DICTIONNAIRE ENCYCLOPÉDIQUE

DES

SCIENCES MÉDICALES

PARIS. — IMPRIMERIE A. LAHURE
Rue de Fleurus, 9.

DICTIONNAIRE ENCYCLOPÉDIQUE

DES

SCIENCES MÉDICALES

COLLABORATEURS : MM. LES DOCTEURS

ARCHAMBAULT, ARLOING, ARNOULD (J.), AUBRY (J.), AXENFELD, BAILLARGER, BAILLON, BALBIANI, BALL, BARTH,
BAZIN, BEAUGRAND, BÉCLARD, BÉHIER, VAN BENEDEN, BERGER, BERNHEIM, BERTILLON, BERTIN, ERNEST BESNIER, BLACHE,
BLACHEZ, BOINET, BOISSEAU, BORDIER, BORIUS, BOUCHACOURT, CH. BOUCHARD, BOUCHEREAU, BOUISSON,
BOULAND (P.), BOULEY (H.), BOUREL-RONCIÈRE, BOURSIER, BOUVIER, BOYER, BROCA, BROCHIN, BROUARDEL,
BROWN-SÉQUARD, BURCKER, CALMEIL, CAMPANA, CARLET (G.), CERISE, CHAMBARD, CHARCOT, CHARVOT, CHASSAIGNAC,
CHAUVEAU, CHAUVEL, CHÉREAU, CHOUPPES, CHRÉTIEN, CHRISTIAN, COLIN (L.), CORNIL, COTARD, COULIER, COURTY,
COYNE, DALLY, DAVAINE, DECHAMBRE (A.), DELENS, DELIOUX DE SAVIGNAC, DELORE, DELPECH, DEMANGE,
DENONVILLIERS, DEPAUL, DIDAY, DOLBEAU, DUBUISSON, DU CAZAL, DUCLAUX, DUGUET, DUPLAY (S.), DUREAU, DUTROULAU,
DUWEZ, ÉLY, FALRET (J.), FARABEUF, FÉLIZET, FÉRIS, FERRAND, FOLLIN, FONSSAGRIVES, FOURNIER (E.),
FRANCK (FRANÇOIS), GALTIER-BOISSIÈRE, GARIEL, GAYET, GAYRAUD, GAVARRET, GERVAIS (P.), GILLETTE,
GIRAUD-TEULON, GOBLEY, GODELIER, GRANCHER, GRASSET, GREENHILL, GRISOLLE, GUBLER, GUÉNIOT, GUÉRARD,
GUILLARD, GUILLAUME, GUILLEMIN, GUYON (F.), HAHN (L.), HAMELIN, HAYEM, HECHT, HECKEL, HENNEGUY, HÉNOCQUE,
HEYDENREICH, HOVELACQUE, HUMBERT, ISAMBERT, JACQUEMIER, KELSCH, KRISHABER, LABBÉ (LÉON), LAUBÉE,
LABORDE, LABOULBÈNE, LACASSAGNE, LADREIT DE LACHARRIÈRE, LAGNEAU (G.), LANCEREAUX, LARCHER (O.), LAVERAN,
LAVERAN (A.), LAYET, LECLERC (L.), LECORCHÉ, LEDOUBLE, LEFÈVRE (ED.), LE FORT (LÉON), LEGOUEST, LEGOYT,
LEGROS, LEGROUX, LEREBOULLET, LE ROY DE MÉRICOURT, LETOURNEAU, LEVEN, LÉVY (MICHEL), LIÉGEOIS, LIÉTARD,
LINAS, LIOUVILLE, LITTRÉ, LUTZ, MAGITOT (E.), MAHÉ, MALAGUTI, MARCHAND, MAREY, MARTINS, MATHIEU,
MICHEL (DE NANCY), MILLARD, DANIEL MOLLIÈRE, MONOD (CH.), MONTANIER, MORACHE, MOREL (B. A.), NICAISE,
NUEL, OBEDENARE, OLLIER, ONIMUS, ORFILA (L.), OUSTALET, PAJOT, PARCHAPPE, PARROT, PASTEUR, PAULET,
PERRIN (MAURICE), PETER (M.), PETIT (L.-H.), PEYROT, PINARD, PINGAUD, PLANCHON, POLAILLON, POTAIN, POZZI,
RAULIN, RAYMOND, REGNARD, REGNAULT, RENAUD (J.), RENAUT, RENDU, REYNAL, RITTI, ROBIN (ALBERT),
ROBIN (CH.), DE ROCHAS, ROGER (H.), ROLLET, ROTUREAU, ROUGET, SAINTE-CLAIRE DEVILLE (H.), SANNÉ, SANSON,
SCHÜTZENBERGER (CH.), SCHÜTZENBERGER (P.), SÉDILLOT, SÉE (MARC), SERVIER, DE SEYNES, SOUBEIRAN (L.),
E. SPILLMANN, TARTIVEL, TESTELIN, THOMAS, TILLAUX (P.), TOURDES, TRÉLAT (U.), TRIPIER (LÉON), TROISIER,
VALLIN, VELPEAU, VERNEUIL, VÉZIAN, VIAUD GRAND-MARAIS, VIDAL (ÉM.), VIDAU,
VILLEMIN, VOILLEMIER, VULPIAN, WARLOMONT, WIDAL, WILLM, WORMS (J.), WURTZ, ZUBER

DIRECTEUR : A. DECHAMBRE

SECRÉTAIRE DE LA RÉDACTION : L. HAHN

PREMIÈRE SÉRIE

TOME VINGT-HUITIÈME

DER — DIA

PARIS

G. MASSON

LIBRAIRE DE L'ACADÉMIE DE MÉDECINE
Boulevard Saint-Germain, en face de l'École de Médecine

P. ASSELIN

LIBRAIRIE DE LA FACULTÉ DE MÉDECINE
Place de l'École-de-Médecine

MDCCCLXXXIII

DICTIONNAIRE

ENCYCLOPÉDIQUE

DES

SCIENCES MÉDICALES

DERMATOSES (*suite*). QUATRIÈME PARTIE. COMPLICATIONS. ASSOCIATION DES AFFECTIONS CUTANÉES ENTRE ELLES. RAPPORTS DES DERMATOSES AVEC LES AFFECTIONS DES AUTRES SYSTÈMES ORGANIQUES. Dans cette partie de notre travail, nous devons passer en revue : 1º les associations des symptômes organiques de la peau et leurs rapports avec les dermatoses élémentaires; 2º les associations des dermatoses génériques, leurs rapports avec les affections spéciales; 3º les rapports et associations des affections spéciales; 4º les rapports des dermatoses ou affections cutanées avec les affections des autres systèmes organiques.

A. ASSOCIATION DES SYMPTÔMES ORGANIQUES. Il y a quelquefois et même assez souvent, dans le symptôme organique de la peau, l'apparence de deux symptômes : de là des symptômes complexes qui jettent de l'obscurité sur le diagnostic : c'est la tache qui comprend des boutons, c'est le bouton qui s'associe à des taches. Citons des exemples : dans l'érythème papuleux ou papulo-tuberculeux il y a des saillies boutonneuses; il y a des papules dans l'urticaire, et l'urticaire est une tache; il y a des vésicules miliaires dans certaines variétés de roséole, et la roséole est élémentairement une tache. Il y a des vésicules dans le strophulus ou le lichen des enfants à la mamelle, et le strophulus est une papule. La tache congestive est parfois associée à la tache hémorrhagique, ainsi qu'on l'observe dans le purpura arthritique et dans l'urticaire hémorrhagique. Le lichen lividus est une éruption boutonneuse associée à des taches d'érythème; le bouton est l'élément principal, la tache l'élément secondaire.

Les boutons humides coexistent souvent avec des boutons secs qui tantôt ne sont qu'une phase d'évolution de l'affection élémentaire, et qui d'autres fois la traduisent à la période d'état. Les vésicules et les bulles se trouvent réunies, se rapportent aux mêmes genres ou à des genres différents. Quand plusieurs vésicules se réunissent, elles donnent lieu à une large phlyctène qui a l'apparence d'une bulle, mais qui n'est qu'une pseudo-bulle. La véritable bulle est la lésion élémentaire du pemphigus dont le siège anatomique, ainsi que nous l'avons dit, diffère de celui de l'eczéma.

On peut trouver associées sur le même sujet des vésicules d'eczéma, d'herpès,

et des bulles de pemphix. Dans le mycosis généralisé, on peut rencontrer
simultanément des taches semblables à celles de l'érythème, des vésicules qui
simulent l'eczéma, des papules de pseudo-lichen, des tubercules et des tumeurs
du volume d'un œuf de pigeon et même beaucoup plus grosses. Des exfoliations
parasitaires coexistent souvent avec des exfoliations épidermiques ou sébacées
qui ne donnent que bien rarement lieu à des erreurs de diagnostic. On trouve
souvent associées les squames et les croûtes; ce qui conduit à prendre un
pityriasis ou un psoriasis pour un eczéma ou un impétigo. Ce fait d'association
de deux symptômes organiques, la squame et la croûte, s'explique le plus
ordinairement par l'action irritante des topiques ou l'action pathogénétique des
remèdes intérieurs. Les ulcères coexistent souvent avec des croûtes. Ils sont
simples ou composés. C'est ainsi qu'un ulcère unique peut être en partie
syphilitique, en partie variqueux. Il en est de même des cicatrices.

*Rapports des symptômes organiques de la peau avec les dermatoses élémen-
taires.* La dermatose élémentaire, c'est le travail éruptif, l'évolution de la
lésion depuis le début jusqu'à la terminaison. Mais les éléments éruptifs ne se
produisent pas tous en même temps, la marche de l'éruption est successive, de
telle sorte que certains éléments sont à la période de maturité ou de plus haut
développement, et même à la période de terminaison ou de dessiccation, alors
que d'autres ne font que paraître sur le tégument. L'élément éruptif à la
période d'état, c'est la lésion élémentaire, c'est l'ordre willanique. Il ne faut
pas la confondre avec les périodes antécédentes ou subséquentes qui sont des
lésions primitives ou des lésions consécutives. Cette erreur est malheureusement
très-fréquente, et est cause que beaucoup de médecins voient tant de syphilis
polymorphes, et tant de conversions ou de transformations dans une seule et
même affection cutanée : de là l'admission par certains auteurs d'eczéma squameux, papuleux, tuberculeux.

La confusion du symptôme organique ou de la période actuelle de l'affection
avec la période d'état donne journellement lieu à de graves erreurs de diagnostic.
Cette faute a été préjudiciable à plus d'un concurrent pour le Bureau central :
en présence d'un malade atteint de variole au début, ne voyant que des taches
ou de légères saillies sur le corps, le candidat croit à la rougeole, sans rechercher
s'il n'existe pas sur certains points quelques pustules ombiliquées, notamment
sur la muqueuse buccale, où la marche de l'éruption se fait plus vite que sur
la peau, et, pressé d'arriver au diagnostic, il néglige d'interroger le malade
pour s'éclairer d'après les symptômes qui ont précédé l'éruption.

Tous les jours, on prend le pityriasis pour de l'eczéma, et l'eczéma pour du
pityriasis. C'est pour échapper à une pareille erreur que quelques dermatologistes
ont imaginé de dire eczéma pityriasique.

Dans le mycosis fongoïde généralisé, il peut se rencontrer des taches, des
vésicules, des papules, des tumeurs. Si l'on s'arrête à la période papuleuse, on
dira *lichen hypertrophique*, erreur qui dépend de ce que l'on confond la période
papuleuse avec la période d'état, qui est une tumeur.

B. Associations des dermatoses génériques; rapports avec les affections
spéciales. Les dermatoses génériques sont isolées, distinctes dans le plus grand
nombre des cas. Le plus souvent elles sont uniques sur le même sujet, parfois
multiples, au nombre de deux, trois ou même d'un plus grand nombre; elles
peuvent coexister avec des affections accidentelles, comme les sudamina, avec
des difformités, comme les affections dyschromateuses, les verrues, le mollus-

cum, etc. : de là des erreurs nombreuses dont nous reparlerons au chapitre du diagnostic. Chaque jour, en effet, nous voyons confondre l'eczéma avec l'herpès, l'eczéma avec la miliaire, l'acné avec le sycosis, l'herpès avec l'hydroa, etc.

Il n'est pas rare de voir les genres se succéder sur la peau dans le cours d'une même maladie constitutionnelle. Un pityriasis, un érythème, précèdent l'eczéma. Ainsi dans l'arthritis cutanée nous voyons pendant quelques années se produire au printemps ou à l'automne, sur la figure et le dos des mains, de simples rougeurs érythémateuses qui plus tard, aux mêmes époques de l'année, sont remplacées par des poussées eczémateuses : dans ces cas, les genres diffèrent, mais la nature de l'affection est toujours la même. On peut en dire autant de l'hydroa vésiculeux, qui pendant quelques hivers est souvent précédé de simples taches érythémateuses. Il en est de même de l'eczéma scrofuleux du cuir chevelu qui, après avoir duré un temps plus ou moins long, se trouve remplacé par un pseudo-pityriasis, et enfin plus tard par un véritable pityriasis de nature arthritique.

La conversion des genres est rare; cependant dans beaucoup de cas il est impossible de la révoquer en doute : l'eczéma arthritique se transforme en lichen, transformation d'autant plus facile à comprendre que notre eczéma arthritique était considéré comme un lichen par les élèves de Biett; l'eczéma scrofuleux se transforme en lupus, l'impétigo bénin en impétigo malin.

Remarquons, chose assez singulière, que la conversion se fait plus facilement entre genres appartenant à des lésions élémentaires différentes qu'entre genres appartenant à la même lésion élémentaire. C'est ainsi qu'on ne voit jamais l'eczéma se transformer en herpès ou en pemphigus, d'où il résulte que Hardy n'est pas pardonnable d'avoir identifié l'herpès préputial avec le genre eczéma.

Si plusieurs affections génériques distinctes coexistent sur le même sujet, nous disons qu'il y a rapport de coïncidence; si les genres se confondent, il y a rapport de cohérence ou de cohésion; ce sont des genres composés.

La coïncidence de deux affections génériques de même nature ou de nature différente s'offre tous les jours à notre observation. Rien de plus ordinaire que de rencontrer sur le même sujet de l'acné et de l'eczéma arthritique, ou bien encore de l'acné rosée et du psoriasis herpétique; la première affection est arthritique, la seconde est herpétique.

Les genres cohérents constituent en général des espèces distinctes : je citerai, comme exemples, l'érythème et l'acné dans la couperose, qui le plus souvent traduit l'arthritis; le pityriasis et l'acné miliaire réunis forment le pityriasis acnéique, affection essentiellement arthritique; l'érythème et le lichen par leur cohérence donnent lieu au lichen lividus, affection également d'origine arthritique.

Le genre peut se convertir en affection propre ou en affection spéciale. Il y a alors complète métamorphose de l'affection générique. Nous avons vu l'eczéma et le pemphigus, le pityriasis et le psoriasis, se transformer en herpétide exfoliatrice.

Dans quelques cas, il existe des rapports de balancement entre les genres, entre l'eczéma et le lichen, par exemple. Mais l'alternance des affections cutanées avec celles des muqueuses est bien plus fréquente que celle des affections de la peau entre elles. Il n'est pas rare de voir la bronchite alterner avec l'eczéma. On voit aussi très-souvent l'eczéma alterner avec la névralgie.

Dans ces coïncidences, il importe de ne pas confondre les genres avec les espèces, surtout lorsqu'il s'agit d'affections de cause externe. Ainsi, dans la psore, l'eczéma, le lichen, l'ecthyma, le pemphigus, se trouvent souvent réunis comme genres qui tous procèdent d'une même cause ou d'un même principe, la piqûre de l'acare. La psore se trouve parfois associée à la blennorrhagie et à la syphilis : aucun rapport de cause à effet n'existe entre ces trois maladies, chacune se traduisant par des éruptions différentes de nature sur le tégument externe.

C. Associations et rapports des affections spéciales. Il arrive souvent que l'on constate chez le même sujet des dermatoses de diverse nature. Ce sont des affections de cause externe qui compliquent les dermatoses de cause interne. D'autres fois ce sont des affections aiguës qui viennent compliquer les affections chroniques. Règle générale : quand la maladie aiguë survient dans les premières périodes de la maladie constitutionnelle, celle-ci est avantageusement modifiée; c'est ce que l'on observe quand l'érysipèle survient chez un sujet atteint de lupus ou de mycosis. Quand au contraire l'affection aiguë vient compliquer une maladie constitutionnelle arrivée à la dernière période, le mal est aggravé. Nous savons, en effet, que nombre de malades succombent à des phlegmasies ultimes, dans la période de cachexie des maladies chroniques.

Ce sont là de véritables complications, mais non des associations.

Il y a association d'affections spéciales lorsqu'on observe sur la même région, ou sur des régions plus ou moins distantes les unes des autres, des affections en voie d'évolution et appartenant à des maladies constitutionnelles différentes, à des diathèses, etc. A quelle cause attribuer l'existence, sur le même sujet, de plusieurs unités pathologiques? Le plus souvent cette coexistence s'explique par l'hérédité paternelle et maternelle; on tient de sa mère l'acné rosée, on hérite de son père le psoriasis. Mais, sans remonter à la cause de ces affections, les auteurs ont réduit à trois chefs les relations directes qui peuvent exister entre les affections spéciales et les influences qu'elles exercent les unes sur les autres.

1° *Répulsion ou antagonisme.* Il est des maladies qui ne peuvent coexister ensemble, et cette répulsion d'une maladie pour une autre s'appelle en pathologie l'antagonisme. La vaccine neutralise ou affaiblit la variole; la variole suspend le cours de la rougeole; le rhumatisme articulaire aigu suspend la blennorrhagie, qui reprend son cours après la guérison du rhumatisme.

L'antagonisme se remarque plutôt dans les maladies aiguës que dans les maladies chroniques; il est complet ou incomplet, et en général il est de règle que la maladie la plus forte fait taire la plus faible.

Il y a, en général incompatibilité entre les affections des diverses périodes d'une maladie constitutionnelle. L'eczéma scrofuleux une fois disparu ne revient jamais quand la scrofule est à la seconde ou à la troisième période. M. Pidoux, qui cherche à se rendre compte des bons effets des Eaux-Bonnes dans la phthisie scrofuleuse ou arthritique, par le retour des accidents constitutionnels de la peau que réveillerait l'emploi de ces eaux thermales, se trompe étrangement, à notre point de vue du moins. Pour nous, en effet, l'amélioration qui se produit à la réapparition des affections cutanées doit être uniquement attribuée à la révulsion. Ces nouveaux accidents cutanés sont dus à l'action direce ou pathogénétique des eaux sulfureuses. Ce ne sont ni des scrofulides ni des arthritides.

2° *Provocation.* Quelquefois les maladies, loin de se repousser, semblent au contraire s'attirer. Les affections cutanées artificielles provoquent le développement des affections constitutionnelles. C'est ainsi que pendant ou après la psore nous voyons se manifester des eczéma ou des impétigo de diverse nature et surtout des affections de nature herpétique. Après les teignes du cuir chevelu viennent des pityriasis et des eczéma chroniques souvent fort rebelles. Le sycosis de la lèvre ou de la barbe de nature parasitaire provoque bien souvent le développement d'un sycosis arthritique. Nous savons que la syphilis provoque dans bien des cas le développement des dartres. Ce fait est surtout remarquable dans les syphilides palmaire et plantaire qui, après un certain nombre de récidives, se trouvent remplacées par des pityriasis ou eczéma dartreux, et plus souvent encore par une sorte d'ichthyose locale qui bien souvent résiste à tous les agents thérapeutiques.

3° *Simultanéité d'évolution.* Les espèces sont distinctes et ne sauraient se confondre aussi bien en pathologie cutanée qu'en histoire naturelle. Quand deux ou trois maladies constitutionnelles coexistent sur le même sujet, on retrouve leurs caractères distinctifs dans les manifestations cutanées. Nous voyons souvent la scrofule et la syphilis marcher côte à côte, sans qu'il en résulte une influence quelconque de l'une sur l'autre. Aussi Gibert n'était-il pas en droit d'invoquer une prétendue incompatibilité entre ces deux maladies constitutionnelles pour s'excuser d'avoir inoculé la syphilis à des malades atteints de lupus d'origine scrofuleuse. Chez ces derniers les accidents syphilitiques ont guéri sous l'influence d'un traitement spécifique, mais le lupus, loin de guérir, a été plutôt aggravé.

La scrofule et la syphilis ne sauraient se *fusionner* l'une dans l'autre : il n'y a pas de métis en pathologie : nous ne saurions donc admettre ce que l'un de nos plus célèbres syphiliographes appelait scrofulate de vérole.

Ce que nous venons de dire de la scrofule et de la syphilis, nous pouvons le dire également de l'arthritis et de l'herpétis, qui peuvent se trouver réunies sur le même sujet, et ne s'influencer aussi que sous le rapport de l'étendue et du degré d'intensité des affections cutanées. Que le psoriasis survienne chez un sujet atteint d'acné rosée, il restera borné à quelques larges placards squameux et pour ainsi dire stationnaires; de son côté, l'acné rosée ne fera que de faibles progrès.

Quant aux rapports des affections spéciales d'une même entité constitutionnelle, c'est par les lois de l'évolution symptomatologique que nous apprenons à les connaître. En effet, les affections spéciales de la maladie constitutionnelle se succèdent dans un ordre déterminé. C'est là un fait que nous avons mis hors de toute contestation par nos travaux en dermatologie. Avant nous ce fait était absolument ignoré. Ricord avait, il est vrai, distingué des syphilides précoces et des syphilides tardives, mais cette distinction était un peu vague et par trop générale. J'ai substitué des divisions qui donnent une idée plus précise de l'ensemble des manifestations cutanées si variées de la syphilis.

J'ai admis trois formes principales de la syphilis cutanée : 1° la plaque; 2° la syphilis cutanée commune; 3° la syphilis maligne, et partagé en trois temps successifs la syphilis cutanée commune : 1° au premier temps correspondent les syphilides exanthématiques; 2° au deuxième temps les syphilides circonscrites résolutives; 3° au troisième temps les syphilides ulcéreuses ou circonscrites, tardives, qu'il importe de ne pas confondre avec les syphilides malignes.

J'ai partagé en trois temps successifs la marche de la scrofule cutanée : 1° scrofulides bénignes (gourmes, pseudo-dartres) ; 2° scrofulides malignes, non ulcéreuses; 3° scrofulides ulcéreuses.

. Enfin j'ai aussi fixé l'époque des manifestations cutanées spéciales de l'arthritis et de la dartre ou herpétis; la première époque est caractérisée par des affections pseudo-exanthématiques; la deuxième par les arthritides et les herpétides vulgaires; mais nous n'avons pas le groupe des affections ulcéreuses, comme dans les syphilides et les scrofulides; l'ulcère est le grand caractère distinctif de ces deux ordres de maladies constitutionnelles.

Conversion des affections spéciales. Cette conversion est intéressante à connaître parce qu'elle est d'une importance extrême dans la pathologie cutanée. La même affection générique peut traduire sur le même sujet aux divers âges de la vie des maladies essentiellement différentes. Ainsi l'eczéma traduit la scrofule dans l'enfance et l'arthritis dans l'âge adulte; il en est de même de l'érythème, érythème induré dans l'enfance, érythème noueux ou papulo-tuberculeux dans l'adolescence et l'âge adulte; le lichen traduit la scrofule dans l'enfance, la dartre dans un âge avancé. D'autres fois l'affection change de forme. La plaque palmaire se convertit en psoriasis arthritique; l'eczéma des oreilles se convertit en lupus fibro-plastique, l'impétigo bénin en impétigo ulcératif, le psoriasis buccal arthritique en épithélioma ou en syphilide tuberculeuse. Plus rarement l'espèce change de genre : on voit cependant parfois l'eczéma herpétique se convertir en psoriasis de même nature, et réciproquement il est plus ordinaire de voir l'eczéma arthritique se convertir en psoriasis de même nature. Enfin le genre subsiste, la nature change. C'est ce qui arrive fort souvent pour l'intertrigo, qui de simple affection de cause externe produite par la sueur, revêt plus tard les caractères de l'intertrigo arthritique ou de l'intertrigo scrofuleux.

Rapports des affections spéciales avec les affections génériques. Quatre cas peuvent se présenter :

1° *Unité de genre, unité d'espèce* (eczéma arthritique, lichen herpétique). C'est le cas le plus ordinaire, il n'y a chez le malade que des variétés de forme et des variétés de siége; 2° *diversité de genres, diversité d'espèces* (psoriasis herpétique et acné rosée). Le malade est tout à la fois atteint d'acné rosée et de psoriasis herpétique; la première affection se rapporte à l'arthritis, la seconde se rattache à l'herpétis; 3° *unité de genre, diversité d'espèces* (eczéma psorique et eczéma herpétique). Ce cas se rencontre fréquemment dans la psore. Le traitement externe fait disparaître l'eczéma de cause externe; l'eczéma herpétique persiste et prend même du développement après la guérison de la gale; il réclame l'emploi de la médication arsénicale; 4° *unité d'espèce, diversité de genres* (herpès et sycosis parasitaires). L'herpès circiné et le sycosis tuberculeux peuvent exister ensemble chez le même malade. Les deux affections sont de même nature, mais les genres herpès et sycosis sont différents.

D. Rapports des dermatoses avec les affections des autres systèmes organiques : 1° *Rapports avec les affections des muqueuses.* Le système qui se rapproche le plus de la peau par sa constitution anatomique est le système muqueux. La peau est le tégument externe; elle se continue avec la membrane muqueuse qui est le tégument interne. Toutefois la similitude des deux membranes tégumentaires est d'autant plus grande qu'elles se rapprochent davantage l'une de l'autre. Dans la profondeur de nos organes, les muqueuses font partie des viscères et l'étude de leurs lésions appartient à la pathologie viscérale, de même que leur anatomie fait partie de la splanchnologie. C'est donc sur les muqueuses accessibles à la vue et au toucher que nous trouverons des éruptions presque identiques avec celles de la peau. Sur les muqueuses dont l'examen direct n'est possible qu'à l'aide de certains instruments, le spéculum, le laryngoscope, l'uréthroscope, etc., les éruptions s'éloignent déjà beaucoup de celles de la peau, et sur les muqueuses profondes ou viscérales elles s'en éloignent tellement que leur analogie avec celles de la peau est douteuse encore pour un grand nombre de dermatologistes.

Les membranes muqueuses extérieures ont avec la peau une très-grande analogie d'organisation. Cependant il y a des différences anatomiques très-importantes à connaître entre la structure de la peau et celle des muqueuses. Certains éléments sont communs aux deux membranes; il en est d'autres qui sont particuliers à chacune d'elles : d'où l'on peut conclure que sur les muqueuses nous devons retrouver des symptômes organiques et des genres que nous avons signalés sur la peau, et d'autres affections exclusivement réservées aux membranes muqueuses, tels que les catarrhes qui ne sauraient être assimilés ni à l'eczéma, comme l'a fait Tilbury Fox qui appelle l'eczéma le catarrhe de la peau, ni aux flux sébacé ou sudoral. De plus nous avons sur les muqueuses des éruptions spéciales, comme l'aphthe, qui n'est point un herpès.

La distinction des muqueuses extérieures et des muqueuses profondes est très-importante pour l'étude des lésions et des affections génériques. Nous n'admettons pas pour notre compte ces eczéma, ces herpès, ces pemphigus que certains auteurs, entraînés par un amour exagéré de l'analogie, se plaisent à reconnaître sur la muqueuse bronchique et sur la muqueuse gastro-intestinale; c'est la fantaisie substituée à l'observation rigoureuse des faits.

Que dire encore de ceux qui voient dans l'albuminurie scarlatineuse une scarlatine des tubes de Bellini ! L'anasarque est une complication et non une partie de la scarlatine, de même que la pneumonie lobulaire est une complication de la rougeole et non une rougeole des bronches.

L'histoire des affections des membranes muqueuses est encore bien incomplète, ainsi que le remarque M. Guéneau de Mussy dans sa monographie de l'angine glanduleuse. Évidemment cela tient aux doctrines localisatrices qui font de la lésion toute la maladie et nient les rapports des affections d'un système avec celles d'un autre système, à l'exception toutefois du système nerveux dont l'affection est transformée souvent par les organiciens en cause efficiente des lésions des autres systèmes.

Parmi les auteurs qui se sont particulièrement occupés des affections des membranes muqueuses nous citerons : Rayer (*Parallèle des lésions des deux téguments. Traité des maladies de la peau*, III° volume), Guéneau de Mussy (*Traité de l'angine glanduleuse*), et plus récemment Isambert, de si regrettable mémoire, dont les remarquables travaux ont été colligés en un volume, ouvrage publié après la mort de l'auteur par son ami le docteur Cadet de Gassicourt (voy. *OEuvres posthumes*, etc.).

On trouve sur les muqueuses comme sur la peau des symptômes organiques des affections génériques. Nous en avons déjà parlé dans nos considérations générales sur les dermatoses élémentaires et les dermatoses génériques; nous n'y reviendrons pas. Mais on constate aussi sur les muqueuses des affections génériques qui leur sont propres : ce sont les catarrhes.

Pour ce qui est des affections spéciales, nous les partageons comme celles de la peau en affections de cause externe et affections de cause interne:

Affections de cause externe. Les membranes muqueuses sont protégées par leur situation même contre l'action des causes extérieures. Les poils qui se trouvent sur les orifices naturels arrêtent les corps légers pulvérulents qui, s'ils ne rencontraient pas cet obstacle, pénétreraient dans leurs cavités; le mucus qui lubrifie leur surface modère l'action plus ou moins excitante des liquides qui passent sur ces membranes. Néanmoins on peut reconnaître sur les muqueuses comme sur la peau trois ordres d'affection de cause externe.

1° *Affections traumatiques.* Stomatites produites par dents cariées; aphthes; vulvite des premières approches; éruptions ecthymatiques sur la langue, la bouche, le pharynx, qui surviennent pendant l'emploi de la potion stibiée, etc.

2° *Affections parasitaires.* Algues, muguet; végétations cryptogamiques du col utérin. Les champignons des membranes muqueuses ne sont pas les mêmes que ceux de la peau, ce qui se conçoit aisément, puisque ces derniers vivent aux dépens des poils, de l'épiderme et des ongles, et que ces éléments n'existent pas sur les muqueuses, si ce n'est à l'entrée des ouvertures naturelles. C'est à tort que Maurice Raynaud a cru trouver un trichophyton sur la langue; il aura sans doute confondu l'algue ou un autre champignon avec le trichophyton.

3° *Affections pathogénétiques.* Le soufre donne lieu à de l'érythème laryngé, le mercure à l'eczéma hydrargyrique de la vulve, à des gingivites et stomatites ulcéreuses; la belladone produit une sécheresse et même un érythème scarlatiniforme de la gorge.

AFFECTIONS DE CAUSE INTERNE. Conformément à notre classification nosologique nous admettons sur les muqueuses comme sur la peau des éruptions pestilentielles, fébriles, exanthématiques, pseudo-exanthématiques, phlegmasiques, hémorrhagiques, constitutionnelles, cachectiques et diathésiques.

Ainsi, dans les exanthèmes ou fièvres éruptives, les éruptions des muqueuses ne manquent presque jamais. Les angines varioleuse, morbilleuse, scarlatineuse, font essentiellement partie des fièvres éruptives.

Dans les pseudo-exanthèmes, les éruptions des muqueuses ne sont plus aussi constantes; c'est même un bon caractère que l'absence de l'éruption sur la muqueuse de l'arrière-bouche pour distinguer les roséoles morbilleuse et scarlatineuse de la rougeole et de la scarlatine.

Quelques auteurs ont admis une fièvre herpétique parmi les fièvres éruptives : l'herpès phlycténoïde remplirait ici le même rôle que l'éruption de la rougeole ou de la scarlatine. Mais je ne puis admettre cette fièvre qui pour moi n'est qu'une synoque, une fièvre éphémère jugée par un herpès. C'est un phénomène critique, et non le corps de la maladie; la fièvre n'est jamais proportionnelle à l'éruption comme cela a lieu dans les fièvres éruptives. Si l'herpès plus ou moins généralisé pouvait jouer le rôle de l'exanthème fébrile, nous ne verrions pas chaque jour des zonas très-étendus se produire sans être accompagnés de fièvre à leur début. Je ne puis donc assimiler l'herpès fébrile à la fièvre éruptive.

Si l'éruption du pseudo-exanthème est une maladie rare sur les membranes muqueuses, il n'en est plus de même des pseudo-exanthèmes arthritiques, comme l'hydroa, le pemphigus aigu, l'érythème papulo-tuberculeux, etc.

Les phlegmasies des muqueuses catarrhales, pseudo-membraneuses ou phlegmoneuses, ne sont pas rares. Je ne fais que les mentionner ici. Il en est de même des hémorrhagies, du purpura des muqueuses, des hémorrhoïdes, que je considère comme une complication ordinaire de la dartre et surtout de l'arthritis.

Les manifestations des maladies chroniques sur les muqueuses sont d'une importance plus grande pour le dermatologiste.

J'ai suivi sur les membranes muqueuses la scrofule et la syphilis, la dartre et l'arthritis dans toutes les périodes de leur évolution. Je renvoie sur ce sujet à mes *Leçons sur la scrofule* publiées il y a vingt ans et à mes *Leçons sur l'arthritis et la dartre.*

La scrofule se traduit aussi par des affections spéciales sur les yeux (conjonctivite angulaire, kératite, opacité de la cornée, blépharite purulente, hypopyon, choroïdite, perforation de la cornée, etc.); sur le conduit auditif (otorrhée purulente, suppuration de la cavité tympanique, perforation de la membrane du tympan, etc.); sur la muqueuse utéro-vaginale (granulations et érosions du col, catarrhe purulent, etc.).

J'ai décrit aussi d'une manière toute spéciale les syphilides des membranes muqueuses. La syphilis cutanée se présente à l'observation sous trois aspects différents que j'appelle les trois grandes formes de la syphilis tégumentaire, indépendamment de l'accident primitif qui souvent se dérobe à tous nos moyens d'investigation. Ces trois grandes formes sont la plaque, la syphilide commune et la syphilide maligne précoce. Les deux premières s'observent très-souvent sur les muqueuses, peut-être moins souvent cependant qu'on ne le croit généralement, parce que, depuis Hunter, on confond sur les muqueuses la papule avec la plaque. Pour moi, ces deux éléments sont très-différents, non-seulement par leurs caractères objectifs, mais encore par leur mode d'apparition, leur développement, leur marche et leurs rapports avec les autres accidents de la syphilis.

Une chose assez remarquable, c'est que la syphilide précoce maligne s'observe rarement sur les muqueuses, tandis que dans les syphilides exanthématiques ordinaires une partie de l'éruption se montre sur ces membranes. Dans les arthritides on voit souvent l'éruption se propager aux muqueuses ou se produire spontanément et exclusivement sur elles. Dans les herpétides, au contraire, cette propagation n'a pas lieu; le plus souvent les ouvertures naturelles sont des barrières infranchissables, et le psoriasis, si généralisé qu'il soit, ne se propage pas aux membranes muqueuses.

Il faut encore mentionner le catarrhe. La chronicité du catarrhe appartient essentiellement aux catarrhes symptomatiques, et quand ils sont chroniques ils s'accompagnent de certaines altérations de la muqueuse ou du tissu sous-muqueux, caractères qui sont utiles pour le diagnostic de l'espèce. Ainsi, la folliculite hypertrophique, suppurante et ulcérative, caractérise la scrofule; la folliculite hypertrophique et rosée ou rouge foncé caractérise l'arthritis; l'hypertrophie papillaire appartient plus spécialement aux catarrhes dartreux. C'est le séjour des produits altérés sur les muqueuses enflammées qui donne lieu à ces altérations. Ces produits sont rares dans la dartre, aussi ne constate-t-on qu'une simple éruption granuleuse, papillaire; ils sont crus et âcres dans l'arthritis: de là ces ulcérations granuleuses du col utérin produites par la stase des produits muqueux sur cet organe et baignant la surface vaginale du museau de tanche. Le produit est du pus ou du muco-pus dans la scrofule; il donne lieu à des folliculites suppuratives. Le catarrhe dartreux est rare sur les muqueuses rapprochées de la peau; il devient plus fréquent sur les muqueuses profondes du larynx, des bronches, de l'intestin, de la vessie. La bronchite capillaire n'est bien souvent que la manifestation de l'herpétis sur les muqueuses profondes.

Les cachexies et les diathèses se manifestent aussi sur les muqueuses extérieures. Nous avons eu maintes fois l'occasion de voir sur les divers points de la muqueuse bucco-pharyngienne, sur la muqueuse du gland, du rectum, du col utérin, se produire l'épithélioma, qui marche aussi plus rapidement sur les muqueuses que sur la peau. La lèpre se traduit sur les muqueuses extérieures par des éruptions tuberculeuses et des ulcères; on sait combien elles sont fréquentes sur la pituitaire et la muqueuse du voile du palais.

Je viens de passer rapidement en revue les affections élémentaires, génériques et spéciales, des membranes muqueuses. Il ne me reste plus qu'à dire quelques mots des rapports de ces affections avec celles de la peau. Nous les exposerons sous trois chefs principaux :

1° *Rapports de causalité.* L'affection cutanée peut être la conséquence d'une affection des membranes muqueuses, tels sont : les érythèmes du nez et de la lèvre supérieure dans le coryza, du gland, de la région vulvaire, inguino-crurale dans la blennorrhagie, des paupières et des joues dans la conjonctivite oculaire.

Relation de genre et de nature. Plusieurs cas peuvent se présenter. Les deux affections, celle des muqueuses et celle de la peau, sont identiques par le genre et par la nature; la première apparaît sur la muqueuse et se propage sur le tégument externe, comme cela a lieu en général dans les maladies aiguës, les fièvres éruptives, les pseudo-exanthèmes fébriles; la seconde prend naissance sur la peau et n'envahit que plus tard les membranes muqueuses, comme cela a lieu le plus ordinairement dans les maladies chroniques (lupus).

Dans les maladies chroniques, les genres communs sont le plus habituellement l'eczéma, l'impétigo, l'hypertrophie crypteuse ou acnéique, le psoriasis. Le psoriasis des muqueuses est plus rare que l'eczéma et se rattache presque toujours à l'arthritis. C'est ce que nous avons observé pour le psoriasis buccal et lingual, le psoriasis du gland, de la vulve et des conduits auditifs. Le psoriasis herpétique généralisé est très-fréquent et presque jamais ne se propage sur les muqueuses accessibles à nos moyens d'investigation. Il en est de même de l'eczéma dartreux.

Lorsque les genres sont identiques, l'affection des muqueuses coexistant avec l'affection cutanée peut en être considérée comme une partie intégrante. C'est la même affection avec des troubles fonctionnels différents qui dépendent de l'organisation de la muqueuse et de sa fonction spéciale. Ainsi, la lésion de la muqueuse oculaire donnera lieu à des troubles de la vue, à la photophobie, à l'épiphora; celle de l'oreille aux troubles de l'audition, à des bourdonnements, à des bruits divers, de cloche, de moulin, etc., à une surdité plus ou moins grande; les lésions de la gorge et de la langue à une sensation de sécheresse, de brûlure, à des picotements sur les bords de la langue, à des difficultés de mastication et de déglutition. Si l'affection siége sur la muqueuse uréthrale, la fosse naviculaire, le malade se plaindra d'un prurit à l'extrémité de la verge, de vives souffrances pour uriner.

Le prurit est souvent très-vif sur les ouvertures naturelles, mais dans ces cas il a la peau pour siége, car, sur les muqueuses, ainsi que l'a fait justement remarquer le professeur Lasègue, le prurit se transforme en une sensation de picotement, de brûlure ou seulement de sécheresse, d'âcreté.

Dans ces coexistences d'affections cutanées et muqueuses où le genre est identique, la différence d'aspect des lésions tient uniquement à la différence d'organisation : ainsi l'hydroa et le pemphigus, l'eczéma sur les muqueuses, s'offrent sous forme d'excoriations entourées d'anneaux blanchâtres formés par l'épithélium macéré. La période vésiculeuse de l'affection n'a qu'une durée momentanée.

Il y a coexistence de deux affections différentes quand les genres sont diffé-rents. C'est ainsi que le psoriasis buccal ou lingual coexiste souvent avec un eczéma de l'anus ou du nombril, ou un intertrigo des aisselles, des régions inguinales. La folliculite pustuleuse, ou l'affection que Guéneau de Mussy et

Lasègue appellent angine acnéique, coexiste avec de l'eczéma impétigineux, de l'acné sébacée de la face; l'angine glanduleuse avec du pityriasis du cuir chevelu, de l'acné rosée, de l'eczéma anal ou de l'eczéma centrifuge des mains et des pieds; le pityriasis du cuir chevelu avec chute des cheveux coexiste encore assez souvent avec l'eczéma du prépuce et du gland, le prurit vulvaire, l'eczéma du clitoris et des nymphes.

Rapports de succession des affections. Ces rapports sont généralement réglés par l'évolution des maladies constitutionnelles. Les affections des muqueuses précèdent presque toujours celles de la peau. Dans ces rapports, il importe de distinguer encore le genre et la nature de l'affection. L'angine scrofuleuse bénigne après guérison est suivie plus tard d'un eczéma scrofuleux, d'une acné sébacée ou d'un lupus; il y aura dans toutes ces affections identité de nature, c'est-à-dire que toutes elles seront sous la dépendance de la scrofule. Il en est de même quand à la suite d'une ophthalmie scrofuleuse laissant des taies sur la cornée survient un lupus ou une scrofulide pustuleuse maligne au bout d'un temps plus ou moins long; la première affection marque la première période de la scrofule, la deuxième indique la seconde période. Mais, si l'angine scrofuleuse est suivie d'un eczéma anal, d'un eczéma sec, lichénoïde circonscrit, d'un lichen circonscrit, d'une acné rosée, les affections seront différentes de nature; le premier indiquera la scrofule, les autres l'arthritis. Le cas où l'on voit la scrofule précéder l'arthritis est très-commun.

Rapports d'alternance ou de balancement. Il y a rapport d'alternance ou de balancement quand les affections cutanées et muqueuses se remplacent mutuellement. L'eczéma peut alterner avec le coryza; j'ai vu l'eczéma des jambes alterner avec un flux séreux hémorrhoïdal, l'acné rosée alterner avec le catarrhe utérin. Dans tous ces cas de remplacement réciproque d'une affection cutanée par une affection des muqueuses, il y a identité de nature, mais le genre varie dans la plupart des cas.

2° *Rapports des affections de la peau avec celles du système lymphatique.* Les rapports des affections de la peau avec celles du système lymphatico-ganglionnaire sont les plus directs et les plus ordinaires après ceux du système muqueux. On comprend en effet que le système lymphatique superficiel soit le premier à ressentir les souffrances de la peau, comme le système lymphatique profond est le premier à ressentir les impressions morbides des membranes muqueuses. Toutefois, nous avons depuis longtemps fait remarquer que ce retentissement des états morbides de la peau sur les vaisseaux et ganglions lymphatiques dépend bien plutôt de la nature de la maladie que de la transmission de l'irritation cutanée sur les ganglions lymphatiques, ce qui explique pourquoi les ganglites et dégénérescences ganglionnaires sont bien plus fréquentes dans la scrofule et la syphilis que dans la dartre et l'arthritis, alors même que les genres cutanés dans les deux maladies constitutionnelles sont identiques.

Les affections du système lymphatique sont, comme celles de tout autre système organique, de cause externe ou de cause interne. Les premières sont les ganglites causées par le traumatisme, l'action du froid, etc.; les secondes rentrent dans nos divisions nosologiques. Ce n'est pas ici le lieu d'en faire l'énumération.

Les relations des affections lymphatiques avec celles de la peau sont des relations de causalité ou de simple coïncidence. Nous n'avons pas ici, comme pour les membranes muqueuses, des rapports d'alternance ou de balancement.

Comme rapports de causalité, nous pouvons citer pour exemples l'engorgement des ganglions sous maxillaires au début de l'érysipèle de la face, le bubon satellite du chancre, etc.

Comme rapports de coïncidence, les affections ganglionnaires qui accompagnent les scrofulides et les syphilides superficielles, et qui sont des affections de même nature ou de même origine. On ne doit pas les confondre avec les ganglites symptomatiques d'une affection cutanée ni avec les ganglites produites directement par l'absorption du virus syphilitique. Un caractère distinctif bien remarquable des ganglites scrofuleuses et syphilitiques est l'absence dans les premières et la présence dans les secondes de l'induration des vaisseaux lymphatiques que l'on sent en passant légèrement le doigt sur la peau comme des cordons offrant de distance en distance des nodosités qui répondent aux valvules de ces vaisseaux.

Dans les diathèses, tout le monde sait qu'on observe fréquemment des ganglites et dégénérescences ganglionnaires caractérisées par la présence du produit diathésique C'est ainsi qu'on trouve des ganglions hypertrophiés, infiltrés de mélanose, dans les maladies d'Addison et de Frerichs, du tubercule dans les ganglions lymphatiques chez les phthisiques, etc. Mais la plus remarquable de ces diathèses est la lymphadénie cutanée ou le mycosis, essentiellement caractérisée, soit sur la peau, soit sur les ganglions ou sur d'autres organes, par le produit morbide que les histologistes appellent lymphadénome.

5° *Rapports des dermatoses avec les affections du système locomoteur.* Les dermatoses aiguës, aussi bien que les dermatoses chroniques, ont de fréquentes relations de succession, de nature et d'alternance, avec les affections de l'appareil locomoteur. Pour les dermatoses aiguës, nous pouvons citer comme exemples les rapports de l'érythème noueux, de l'érythème papulo-tuberculeux avec le rhumatisme Pour les dermatoses chroniques, ce sont surtout l s affections cutanées des trois maladies constitutionnelles que Pidoux appelle capitales, la scrofule, la syphilis et l'arthritis, qui ont plus particulière e t des relations fréquentes avec les affections des muscles, des articulations et du système osseux. Dans les deux premières périodes de ces trois maladies constitutionnelles, les affections sont nerveuses, congestives ou inflammmatoires, et peuvent alterner avec les dermatoses; dans la troisième période, les affections sont fixes et il n'y a plus d'alternance possible. Ainsi, dans les premières périodes de la syphilis, nous observons des rhumatalgies, de la courbature, des périostites passagères; dans la troisième période, des nodus, des tumeurs blanches, des périostoses, des exostoses permanentes. Dans les premières périodes de l'arthrite, on constate aussi des myodynies, des névralgies rhumatismales, des arthritis passagères, des rhumatismes aigus, qui souvent se balancent avec des dermatoses ou coexistent avec elles, et dans la troisième période des arthropathies fixes avec matière. Dans les périodes avancées de la scrofule, les dermatoses disparaissent le plus souvent pour être remplacées par des tumeurs blanches, des ostéites scrofuleuses; dans les premières périodes de cette maladie constitutionnelle qui se traduisent par des dermatoses cutanées et muqueuses, les affections articulaires sont rares, à moins d'une cause déterminante traumatique qui en provoque le développement prématuré.

Quelques auteurs ont admis aussi des tumeurs blanches herpétiques; mais, ainsi que nous l'avons dit et répété bien souvent dans nos leçons, cette opinion reposait sur une confusion des dermatoses scrofuleuses avec les dermatoses herpétiques ou dartreuses.

4° *Rapports des dermatoses avec les affections de l'estomac et de l'intestin.* Les relations des affections cutanées avec les affections gastro-intestinales n'ont jamais été niées; loin de là, elles ont été constatées dans tous les temps par les bons observateurs : « *primarium forsan cum cute consensum obtinet* « *ventriculus* », a dit Lorry (introduction aux *Maladies de la peau*, art. 6, p. 26, *Tractatus de morbis cutaneis*).

Mais, si ces relations n'ont jamais été niées, elles ont été très-inexactement expliquées et faussement interprétées. Essayons donc de les apprécier à leur juste valeur.

Si, sur les muqueuses accessibles à nos moyens d'investigation, nous avons pu établir une division d'affections génériques reposant sur l'évolution de la lésion élémentaire, cela est ici de toute impossibilité par la raison que, sur les muqueuses de l'estomac et de l'intestin, la lésion élémentaire échappe à nos moyens d'investigation; elle est une lésion et non un symptôme organique, comme sur la peau, puisqu'on ne peut l'apercevoir. Le genre ne peut être établi que d'après un ensemble de symptômes qui dénotent le trouble de la fonction. On a dit, il est vrai, que la langue est le miroir fidèle de l'estomac, et que toute affection générique ayant son siége sur le dos de la langue indiquait un état morbide identique sur la muqueuse gastrique ou intestinale. Cette assertion n'est qu'une hypothèse à chaque instant démentie par les faits.

Nous pouvons partager en trois groupes les affections génériques du tube intestinal : 1° les *affections nerveuses*, simples troubles fonctionnels, sans altération appréciable des organes qui en sont le siége, genres *sine materia* (dyspepsies et gastralgies stomacales et intestinales); 2° les *affections sécrétoires*, gastrorrhée et entérorrhée; 3° les *affections organiques proprement dites*, genres *cum materia*, ramollissement simple, cancer constitutionnel. Quant aux affections spéciales de l'estomac et de l'intestin, notre division nosologique leur est parfaitement applicable. Nous aurons donc des affections de cause externe, sous la dépendance du traumatisme, du parasitisme ou du pathogénétisme, et des affections de cause interne, pestilentielles, fébriles, exanthématiques, phlegmasiques, hémorrhagiques, constitutionnelles et diathésiques. Or, toutes ces affections peuvent coexister avec des affections cutanées qui dépendent de la même cause ou reconnaissent une étiologie différente. Comme exemples d'une coïncidence tenant à la même cause, je puis citer les taches arsénicales développées sur un sujet chez lequel surviennent gastrodynie, coliques et vomissements, ou l'empoisonnement par les moules que caractérisent la cardialgie, les vomissements répétés, en même temps que se montre sur tout le corps l'éruption ortiée.

Nous avons vu l'affection spéciale de la peau disparaître tout à coup pour être remplacée par une affection spéciale du tube gastro-intestinal. Ce fait s'est maintes fois offert à notre observation dans l'épidémie de suette miliaire que nous avons observée en 1852 à Sarcelles, commune des environs de Paris, qui a perdu près du tiers de ses habitants par suite des ravages causés par cette épidémie. Chez plusieurs malades nous avons vu la suette se transformer en un véritable choléra asiatique. Ce sont ces faits qui m'ont suggéré l'idée d'écrire pour le concours de la médaille d'or en 1852 un mémoire que j'ai intitulé *Parallèle de la suette et du choléra*, mémoire publié plus tard dans la *Gazette médicale de Paris*, et dont la conclusion était que la suette miliaire n'est autre chose que le choléra par la peau.

Parmi les hémorrhagies et fluxions qui se font à la surface de l'intestin, il en est une à laquelle nous devons une mention spéciale, je veux parler de l'hémorrhoïde à cause de ses relations avec les affections de la peau. C'est une maladie arthritique. Beaucoup de symptômes rattachés à la maladie hémorrhoïdaire appartiennent en effet à l'arthritis, tels sont : l'acidité de la salive, la perte prématurée des cheveux, les dartres circonscrites, etc.

Dans les maladies chroniques constitutionnelles, diathésiques et cachectiques, nous avons aussi des affections spéciales de l'estomac et de l'intestin. Pour l'arthritis et l'herpétis, nous trouvons dans les premières périodes des affections gastro-intestinales qui alternent avec les affections cutanées; rien de semblable n'existe pour la scrofule et la syphilis; je ne connais pas de dyspepsie ou d'entéralgie syphilitique, pas plus que je ne connais de dyspepsie ou d'entéralgie scrofuleuse. Dans la quatrième période, toutes les maladies constitutionnelles peuvent se traduire sur les viscères par des affections spéciales. Les viscéropathies constitutionnelles sont encore à l'étude, mais on arrivera à faire pour elles le travail qui a été fait pour les affections viscérales alcooliques et syphilitiques.

Dans les cachexies, nous ne trouvons que des affections organiques fixes, qui n'alternent pas avec les affections cutanées.

Dans les diathèses, le produit morbide se dépose bien souvent tout d'abord sur l'estomac et l'intestin, ce que l'on observe surtout pour le cancer et le tubercule intestinal qui distingue la phthisie essentielle de la phthisie scrofuleuse.

Rapprochons actuellement les genres cutanés des genres gastriques et intestinaux, afin de mieux apprécier les relations qui peuvent exister entre eux, et les explications qu'en ont données les auteurs.

Dans les affections génériques exanthématiques, nous avons l'érythème et l'urticaire qui jouent un rôle important dans les rapports des affections de la peau avec celles du tube gastro-intestinal. Ce sont les variétés d'érythème composé, ou l'érythème acnéique, que nous désignons sous le nom de couperose, et l'urticaire chronique ou cnidosis, qui nous intéressent ici tout particulièrement.

La couperose est fréquemment accompagnée de dyspepsie ou de gastralgie. Les auteurs n'ont pas manqué d'attribuer, dans ce cas, l'affection érythémateuse et acnéique de la face à la dyspepsie. A l'appui de cette hypothèse on invoque ce qui se passe dans la couperose alcoolique, où l'estomac est atteint d'abord et la face consécutivement. Nous pourrions répondre simplement que la couperose alcoolique est une affection de cause externe, la couperose constitutionnelle une affection de cause interne; mais, dans la couperose alcoolique, ce n'est pas la dyspepsie qui produit la couperose, c'est l'alcool transporté en nature dans le foie, sur la peau de la face et sur le cerveau. Dans la couperose constitutionnelle, où est l'agent toxique pour expliquer la succession des deux affections : dyspepsie d'abord et couperose ensuite ?

Si, dans la couperose arthritique, l'affection de la face était la conséquence de la dyspepsie, on se demanderait pourquoi la couperose scrofuleuse se produit sans dyspepsie. La vérité est que la couperose précède, accompagne ou suit la dyspepsie, et que le seul lien qui relie ces deux affections est la maladie constitutionnelle qui les tient toutes deux sous sa dépendance.

L'urticaire chronique ou cnidosis coexiste fréquemment, peut-être 8 fois sur 10, avec la dyspepsie; pour expliquer ce rapport on a, ici encore, attribué l'urticaire à la dyspepsie; c'est la dyspepsie qui produit l'urticaire, et l'on s'appuie pour soutenir cette opinion sur l'*urticaria ab ingestis;* mais il s'agit dans ce dernier cas d'une urticaire de cause externe, et non d'une urticaire de cause interne ou constitutionnelle. Comme la couperose, celle-ci précède, accompagne ou suit l'affection gastrique, tandis que dans l'urticaire *ab ingestis* l'affection gastrique précède toujours le développement de l'éruption ortiée. On voit donc que la théorie qui explique le rapport de la dyspepsie avec l'affection cutanée par une relation de cause à effet ne repose que sur deux erreurs : la confusion des affections de cause externe avec celles de cause interne, et le vice de logique si ordinaire : *post hoc, ergo propter hoc.*

Les genres vésiculeux sont moins souvent accompagnés de troubles gastriques que les genres exanthématiques. De plus, il est d'observation que les dartres humides s'accompagnent d'autant moins de troubles gastriques et intestinaux qu'elles s'étendent à de plus larges surfaces et sont plus sécrétantes : ainsi, les eczéma de l'anus, du prépuce, de la paume des mains, du nombril, de la lèvre supérieure, coïncident plus souvent avec des accidents dyspeptiques que les eczéma très-étendus et très-suintants des oreilles, du cuir chevelu et des membres. L'herpès phlycténoïde successif et chronique, et l'hydroa, sont très-souvent accompagnés, précédés ou suivis de troubles gastriques ou intestinaux.

Parmi les genres pustuleux, nous devons signaler plus particulièrement le sycosis, qui a des rapports si importants et si ordinaires avec la dyspepsie. Trousseau me demandait un jour si par mon traitement rapide de l'épilation suivie de parasiticides je ne craignais pas d'aggraver la dyspepsie qui l'accompagne et le précède si souvent. Évidemment Trousseau confondait le sycosis parasitaire avec le sycosis arthritique. La guérison du premier n'entraîne pas la dyspepsie, mais il n'en est pas de même de celle du sycosis arthritique qui aggrave quelquefois la dyspepsie coexistante et parfois la fait naître quand elle n'existe pas.

Dans les affections génériques, papuleuses et squameuses, on rencontre moins souvent des complications gastro-intestinales, mais la règle du rapport de ces affections n'en subsiste pas moins ; cette règle est que plus l'affection cutanée est circonscrite et peu étendue, plus est fréquente la dyspepsie. En effet, on voit bien plus souvent des troubles fonctionnels de l'estomac ou de l'intestin chez les malades atteints de lichen circonscrit, de pityriasis ou de psoriasis limités, que chez ceux qui ont ces affections disséminées sur la presque totalité de l'enveloppe tégumentaire. Jamais les psoriasiques invétérés ne sont mieux portants que quand ils ont la peau couverte d'écailles. Ce fait trouve son explication dans des considérations physiologiques. La peau, dans l'état de santé, est auxiliaire du poumon par le dégagement d'eau et d'acide carbonique qui s'opère à sa surface, auxiliaire du foie par l'excrétion de matières grasses et de cholestérine, auxiliaire du rein par l'excrétion des acides ; quand elle se couvre d'écailles, ses fonctions n'ont plus lieu que très-incomplétement ; le poumon, le foie et le rein sont obligés de se passer de cet auxiliaire et d'exagérer leurs propres fonctions. Mais, si les fonctions de la peau se rétablissent, les fonctions du poumon, du foie et du rein, deviennent moins actives, l'absorption intestinale diminue, et comme conséquence on voit se produire la dyspepsie et les autres troubles de l'estomac et de l'intestin.

En définitive, voici ce que nous apprend l'observation : dans les maladies constitutionnelles, la dyspepsie est très-fréquente, intermittente, périodique dans les premières périodes ; elle est permanente, organique, liée à un ramollissement de la muqueuse, à un cancer du tube digestif dans les cachexies terminales. Dans les premières périodes de la scrofule et de la syphilis, la dyspepsie gastro-intestinale est un fait exceptionnel, et peut être considérée comme une complication. Dans l'arthritis et l'herpétis, la dyspepsie est fréquente et fait partie du cortége symptomatologique de ces deux maladies. C'est une affection qui appartient à l'unité pathologique au même titre que la dermatose. Plus la dermatose est généralisée, moins est fréquente la dyspepsie, d'où il suit qu'elle existe plus souvent dans l'arthrit s que dans l'herpétis.

Les affections génériques qui coexistent ou alternent le plus souvent avec la dyspepsie sont la couperose, l'urticaire, l'eczéma, l'herpès, le sycosis, le furoncle, le lichen, le prurigo, le psoriasis. Il y a des dermatoses qui ne traduisent sur la peau que des affections arthritiques, comme la couperose, le sycosis et l'herpès, et ce sont elles qui coexistent le plus souvent avec la dyspepsie.

A chaque genre, à chaque espèce d'affection cutanée voit-on correspondre une forme ou variété particulière de dyspepsie? C'est la question qu'il nous reste à résoudre.

Avant tout il est bon d'indiquer quelles sont les variétés de dyspepsie que nous devons admettre.

Les dyspepsies ont été partagées en idiopathiques et deutéropathiques; les premières seules nous intéressent ici. On les a divisées en hypersthéniques et asthéniques; cette division ne nous paraît pas admissible en ce qu'elle est purement théorique et trop générale. D'autres divisions plus importantes et plus précises reposent, les unes sur les phénomènes mécaniques et chimiques de la digestion, les autres sur les substances ingurgitées.

Le premier classement comprend trois variétés principales : 1° la *dyspepsie acescente* ou *acide;* 2° la *dyspepsie muqueuse* ou *pituiteuse;* 3° la *dyspepsie flatulente;* 4° la *dyspepsie nerveuse* ou *spasmodique,* appelée encore rumination ou mérieisme.

La division fondée sur la composition des substances alimentaires nous donne les variétés qui suivent : 1° la *dyspepsie des liquides;* 2° la *dyspepsie des solides,* plus fréquente que celle des liquides, elle comprend : a. la *dyspepsie des substances azotées ou protéiques;* b. la *dyspepsie des substances grasses;* c. la *dyspepsie des féculents, du sucre et des matières sucrées.*

Dans nos leçons sur les rapports des dermatoses avec les troubles gastriques, nous avons réu i en un seul les deux classements des affections dyspeptiques admis par les auteurs. Pour nous, la dyspepsie des substances protéiques coexiste le plus souvent avec la dyspepsie simple, et non avec la dysp psie acide, comme on l'a avancé par erreur. La dyspepsie des substances grasses, du beurre, des huiles, des graisses, se trouve habituellement réunie à la dyspepsie acescente. C'est à cette forme qu'il faut aussi rapporter le soda ou fer chaud, sensation de chaleur brûlante avec constriction de l'œsophage, mais alors nous avons affaire à un genre composé, dyspepsie et gastralgie. La dyspepsie des féculents, jointe le plus souvent à celle des matières sucrées, correspond à la dyspepsie flatulente. Je ferai remarquer toutefois que la dyspepsie des féculents n'entraîne pas toujours celle des matières sucrées.

Rapprochons maintenant ces formes spéciales de la dyspepsie des affections génériques de la peau. L'observation nous apprend que les genres sycosis, urticaire et couperose, sont ceux qui s'accompagnent le plus fréquemment de dyspepsie, et qui coïncident le plus souvent avec les variétés flatulente, acescente, pituiteuse acide. Les genres eczéma, pityriasis et psoriasis, coexistent le plus ordinairement avec la dyspepsie simple, la dyspepsie pituiteuse neutre ou alcaline, la gastrorrhée et l'enterrorrhée, la gastro-entéralgie et les dyspepsies spasmodiques.

Remarquons tout d'abord que la première série composée des genres sycosis, urticaire et couperose, ne traduit le plus souvent que l'arthritis sur le tégument externe, d'où il suit que les dyspepsies flatulente, acide et pituiteuse acide, seront presque toujours de nature arthritique. D'un autre côté, les genres eczéma, lichen, pityriasis et psoriasis, traduisent tout aussi bien l'arthritis que la dartre, les dyspepsies simple et pituiteuse pourront appartenir, soit à l'arthritis, soit à l'herpétis.

Le problème le plus difficile à résoudre et le plus important pour la pratique est d'indiquer à quels caractères on reconnaîtra la nature de la dyspepsie, à savoir: si elle est arthritique ou herpétique ; c'est le diagnostic de l'espèce. Assurément, la coexistence d'une affection cutanée de nature arthritique ou dartreuse simplifie la question et aide beaucoup au diagnostic; les antécédents peuvent être aussi d'une grande utilité; il y aura lieu de poser le diagnostic « dyspepsie arthritique », si le sujet est atteint d'affection du cœur, sujet aux congestions sanguines vers la tête, à l'asthme humide, aux douleurs articulaires, à des atteintes de néphrite calculeuse, etc. ; le diagnostic de l'herpétis, s'il est sujet à l'asthme sec, aux migraines, aux névralgies franches, etc. Mais, si les antécédents viennent à manquer, est-il possible d'établir le diagnostic par les seuls caractères objectifs des dyspepsies arthritique et dartreuse? ou doit-on se borner à dire simplement qu'à tel genre d'affection cutanée correspond le genre dyspepsie simple?

Garrod a donné pour caractères de la dyspepsie arthritique : l'engorgement du foie, un commencement d'ictère, l'oppression, la langue rouge sur les bords, blanchâtre au centre ; mais il a évidemment confondu l'embarras gastrique et l'hépatite légère avec la dyspepsie. Il faut entendre par dyspepsie le simple trouble des fonctions de l'estomac, sans complication d'aucune sorte du côté du foie.

J'ai admis trois genres dans les affections gastriques sans altération matérielle appréciable à nos moyens d'investigation; la dyspepsie, la gastralgie et la gastrorrhée. Eh bien, ce qui se passe sur la peau pour l'association des affections génériques peut également avoir lieu sur l'estomac et contribuer singulièrement à éclairer le diagnostic de l'espèce, ou, ce qui revient au même, de l'origine du mal. Il est vrai que les genres ne sont pas toujours réunis, mais ils le sont parfois sur l'estomac comme sur la peau, et même à ce point que quelques auteurs, entre autres le professeur Tardieu, les ont confondus dans une description commune sous le nom de gastro-entéralgies. Or, quand deux genres se réunissent, s'associent pour ne former qu'une seule affection, ils donnent lieu à une affection spéciale. Il y a longtemps que j'ai proclamé cette vérité pour la peau ; l'eczéma, l'impétigo et l'acné sébacée réunis constituent une scrofulide exsudative, le lichen et l'érythème (lichen lividus), une affection arthritique, le psoriasis et l'eczéma, une affection spéciale de l'herpétis, le pityriasis et l'acné, une affection spéciale de l'arthritis (pityriasis acnéique).

Il en est de même pour les genres de la muqueuse gastrique. La dyspepsie acide avec la gastralgie dite soda ou fer chaud est une dyspepsie composée de nature arthritique. La dyspepsie pituiteuse acide habituelle coexistant avec des accès violents de gastralgie et des crampes d'estomac, ou bien avec une cardialgie constante, est une dyspepsie arthritique rhumatismale ou goutteuse. Si à une dyspepsie acide s'ajoute le *vertigo à stomacho*, on a affaire encore à une dyspepsie arthritique.

La dyspepsie simple avec gastralgie irradiant par douleurs lancinantes, revenant par accès, et la gastrorrhée, neutre ou alcaline, compliquée de gastralgie, appartiennent à la dartre.

Sur l'intestin, les choses se passent comme sur l'estomac. La dyspepsie intestinale est aussi indépendante de l'entéralgie et de l'entérorrhée qui n'est autre qu'un véritable catarrhe de l'intestin consistant dans une hypersécrétion des glandes de Brunner et de Peyer. Ce catarrhe ne doit être confondu ni avec l'entérite, ni avec la dysenterie; c'est contre lui que Trousseau prescrivait des lavements d'eaux sulfureuses quand, à une certaine époque, il admettait l'herpétisme et considérait le soufre comme le spécifique des affections dartreuses.

Ce que j'ai dit des affections génériques et spéciales de la peau relativement aux affections gastriques est applicable aux affections de l'intestin. Ici d'ailleurs le diagnostic est souvent simplifié par ce fait de l'association si fréquente des affections gastriques avec les affections intestinales. Enfin, pour compléter les rapports de la peau avec le tube digestif, il faudrait parler des genres *cum materia*, c'est-à-dire du ramollissement, de l'ulcère simple et du cancer considéré comme genre et comme espèce, mais ce sujet est encore à l'étude, et les faits que nous possédons ne sont pas assez nombreux pour entraîner la conviction du lecteur.

5° Rapports des dermatoses avec les affections hépatiques et spléniques. Pour nous, le foie et la rate sont loin d'offrir dans leurs relations avec la peau la même importance que le tube digestif ou l'appareil broncho-pulmonaire, et si nous en parlons avant d'aborder l'étude des rapports de la peau avec les bronches, c'est uniquement parce que nous les considérons comme des annexes du tube digestif. Dans les pays chauds, les affections du foie sont plus fréquentes que dans nos climats, on ne remarque pas que ceux qui en sont ou qui en ont été atteints soient plus sujets que d'autres aux affections cutanées.

Distinguons d'abord deux groupes d'affections hépatiques que nous désignerons comme ceux de l'estomac par genres *sine materia* et genres *cum materia*.

Les genres *sine materia* sont l'hépatalgie et l'*ictère simple;* je ne parle, bien entendu, que de l'ictère nerveux (la jaunisse), et non de l'ictère symptomatique d'une affection organique. Les genres *cum materia* (genres organiques) sont : 1° l'engorgement simple (congestion hépatique); 2° la cirrhose; 3° la stéatose. Peut-être faudrait-il compter encore parmi les genres organiques le tubercule, le cancer et d'autres néoplasmes, mais leurs rapports avec les affections cutanées sont moins connus et beaucoup moins importants. Nous n'en parlerons pas.

Quant aux affections spéciales du foie, elles sont aussi de cause externe ou de cause interne; en voici un petit aperçu :

1° AFFECTIONS DE CAUSE EXTERNE .
$$\begin{cases} \textit{Traumatisme} \dots \dots \begin{cases} \text{Contusions.} \\ \text{Plaies.} \end{cases} \\ \textit{Parasitisme} \dots \dots \begin{cases} \text{Hydatides.} \\ \text{Échinocoques.} \end{cases} \\ \textit{Pathogénétisme} \dots \dots \text{Hépatite arsénicale.} \end{cases}$$

Phlegmasies.	{	Hépatite.
		Abcès du foie.
Hémorrhagies.	{	Hémorrhagies.
		Apoplexie hépatique.
		Syphilis hépatique.
	Maladies	Scrofule hépatique.
2ᵉ AFFECTIONS DE CAUSE INTERNE..	*constitutionnelles.*	Arthritis hépatique.
		Herpétis hépatique.
		Manifestations lépreuses hépatiques.
Cachexies.	{	Stéatose du foie dans le pemphigus
		successif et chronique.
		Pigmentation.
Diathèses.	{	Cancer.
		Lithiase biliaire.

Dans l'état morbide, les rapports de la peau avec le foie ne sont pas toujours directs, subordonnés à la maladie; entre le foie et l'affection cutanée se place un intermédiaire, comme la dyspepsie, l'hémorrhoïde ou l'action d'une cause locale. Quelques explications sont ici nécessaires pour bien faire comprendre ma pensée. Tout le monde connaît le prurigo ictérique, qui bien souvent fait le désespoir du malade et du médecin. Quelques auteurs, Hardy, Potain, attribuent ce prurigo à une névrose; nous le regardons, nous, comme dû à l'action toute mécanique d'une bile altérée sur les nerfs de la peau : en effet, il n'existe pas dans l'ictère simple; on le voit diminuer graduellement au fur et à mesure que disparaît l'ictère, les antispasmodiques ne calment pas les souffrances du malade.

Certains auteurs ont aussi rattaché les plaques jaunes des paupières (décrites par moi, il y a vingt ans, sous le nom de stéatose des paupières, et qui n'ont de nouveau aujourd'hui que les noms de *xanthelasma* et de *vitiligoidea* imposés par les Anglais et les Allemands à cette affection) et le *molluscum*, que nous avons appelé cholestérique, à l'action toute locale de la bile sur la peau et sur le tissu sous-cutané. J'ai vu un cas qui semblait s'accommoder parfaitement à cette interprétation. C'était un jeune homme entré dans mon service de l'hôpital Saint-Louis en 1869, et couché au n° 22 du pavillon Saint-Mathieu. Ce jeune malade avait un foie qui remplissait l'abdomen et le corps couvert de taches jaunes et de petits tubercules jaunâtres ou jaune verdâtres, isolés sur certains points, réunis sur d'autres, et formant de larges plaques très-dures et très-saillantes. L'examen microscopique fait par notre interne nous apprit que ces tubercules étaient en grande partie constitués par les principes de la bile et surtout par la cholestérine. Cependant nous ne pouvons voir dans ce fait comme dans ceux cités par les auteurs qu'une simple coïncidence de plaques jaunes avec l'affection du foie, et non des relations de cause à effet. Les taches jaunes et les tubercules du molluscum fibro-cellulo-graisseux peuvent exister sans affection du foie, sans bile et sans cholestérine. D'un autre côté, quand ces affections coexistent avec une lésion de l'organe hépatique, on comprend que les principes de la bile peuvent se rencontrer dans ces plaques et ces tumeurs aussi bien que dans les autres parties saines de l'organisme. Enfin, pour terminer ce qui a trait aux rapports de cause à effet entre le foie et la peau, signalons encore ces quelques faits si remarquables d'ouverture de kystes hydatiques dans le péritoine immédiatement suivis, dit-on, d'urticaire généralisée.

Arrivons aux rapports des genres cutanés avec les genres hépatiques. La couperose, l'urticaire, le sycosis, l'ecthyma, le pemphigus, l'eczéma, en un mot, les mêmes affections génériques que nous avons dit coexister le plus souvent avec la dyspepsie, sont aussi ceux qui se rencontrent le plus ordinairement avec l'affection hépatique. Il est vrai que dans la plupart des cas on voit aussi la dyspepsie, l'hémorrhoïde, les coliques hépatiques, s'ajouter à l'affection du foie, et les trois ordres de symptômes se produire successivement ou simultanément. Mais dans quelques cas les affections des voies digestives sont absentes, et le rapport de coïncidence s'établit directement entre le foie et l'affection cutanée. J'ai eu l'occasion d'observer un engorgement simple et partiel du foie coexistant avec un eczéma du dos du pied. Les deux affections étaient ensemble ou séparément deux manifestations spéciales de l'arthritis, avec des caractères objectifs propres à les faire reconnaître l'une et l'autre, et l'une sans l'autre. L'engorgement du foie s'est dissipé assez promptement sous l'influence de l'huile de ricin administrée trois fois par semaine à la dose de 20 à 30 grammes.

Rapprochons enfin les affections spéciales de la peau des affections spéciales du foie. Commençons par la couperose.

La couperose est alcoolique, arthritique ou scrofuleuse.

La couperose alcoolique peut être accompagnée d'ictère et de cirrhose. Il n'y a jamais d'engorgement simple ou de congestion hépatique au début, comme il y en a dans les affections du foie consécutives aux affections organiques du cœur. Lancereaux admet au début de la cirrhose la congestion hypertrophique, mais il ajoute qu'on peut sentir des granulations à la surface du foie, d'où il conclut qu'on a affaire en pareil cas à de la cirrhose et non à de la congestion simple. L'ictère est rare dans la cirrhose, mais il peut survenir pendant le cours de l'alcoolisme, même alors qu'il n'existe pas de cirrhose.

La couperose arthritique est la plus fréquente de toutes les variétés de couperose. Dans la majorité des cas, elle est accompagnée de dyspepsie : or, quand l'ictère se produit dans ces circonstances, c'est toujours consécutivement à la dyspepsie, et alors il est léger, d'une durée éphémère, fait partie de ce que l'on a décrit sous le nom d'embarras gastrique. D'autres fois l'ictère est plus accentué, sa durée est plus longue, il s'accompagne d'une augmentation de volume du lobe gauche du foie ; c'est à un autre genre d'affection hépatique que nous avons affaire, c'est-à-dire à un engorgement simple, qui habituellement se termine par la résolution dans un espace de temps relativement court.

L'engorgement simple ou la congestion partielle de l'organe hépatique peut aussi coexister avec l'urticaire arthritique ; il fait cesser, pour un temps, les poussées à la peau, et doit être considéré en quelque sorte comme une crise du paroxysme ortié. La fluxion, au lieu de se jeter avec plus de force sur la peau et de donner lieu à un purpura urticans, se répand sur le foie, produit une congestion active, augmentation, distension du parenchyme et ictère.

Enfin, nous avons vu la couperose scrofuleuse coexister avec une teinte ictérique légère. Dans ce cas, il y a de l'acné sébacée et, selon la remarque très-juste de Frerichs, la graisse est déposée dans *deux entrepôts*, le foie et l'appareil glandulaire de la peau, qui est grasse et d'un aspect comme velouté. C'est là un fait qui a bien son importance pour le diagnostic.

Parmi les genres pustuleux, le sycosis et l'acné sont ceux que l'on voit plus particulièrement coexister avec les affections du foie.

Le sycosis arthritique de la lèvre supérieure est très-souvent accompagné de dyspepsie, et parfois d'ictère et d'engorgement simple du foie. L'affection hépatique peut être reconnue comme étant de nature arthritique aux seuls caractères qu'elle nous présente, indépendamment de sa coexistence avec une affection cutanée.

L'acné syphilitique est de toutes les formes de la syphilide exanthématique celle qui, le plus souvent, coexiste avec l'ictère de la période secondaire.

L'ecthyma et le rupia, soit dans la syphilis maligne précoce, soit dans la période ulcéreuse de la syphilis commune, sont encore les affections cutanées qui entraînent le plus ordinairement à leur suite la cirrhose et les gommes.

La cirrhose syphilitique est en général hypertrophique, et offre à la surface du foie des déformations, des bosselures que l'on peut reconnaître par la palpation et qui se distinguent des granulations dont est accompagnée la cirrhose alcoolique.

Dans la forme maligne de la syphilis, l'hépatite syphilitique peut se produire sans avoir été précédée d'exostoses, de périostoses ou de gommes ; généralement le contraire a lieu dans la forme commune.

L'eczéma anal, affection cutanée d'origine arthritique, coexiste parfois avec des hémorrhoïdes, avec la lithiase biliaire ou urinaire, et peut aussi dans ces conditions se compliquer d'engorgement simple du foie.

Le pemphigus cachectique est souvent accompagné de stéatose du foie ; ce fait viendrait à l'appui de l'opinion émise par le docteur Auguste Dumoulin, qui regarde le pemphigus comme une lésion tardive de la scrofule, si nous ne savions que la stéatose du foie peut se produire dans toutes les cachexies.

Toutes les stéatoses hépatiques se ressemblent ; elles ne sont pas en général accompagnées d'ictère. Quelquefois cependant, l'ictère et, plus souvent encore une teinte pâle, anémique, coexiste avec la stéatose ; c'est le plus souvent une teinte cachectique. Si la stéatose du foie est très-développée, si la glande a acquis un volume considérable et occupe presque toute la cavité abdominale, on a le plus souvent affaire à la scrofule (maladie de Budd).

La lithiase biliaire n'est pas, pour nous, une affection générique ; nous ne saurions par conséquent admettre l'opinion de Sénac, qui regarde la lithiase biliaire comme une affection d'origine arthritique (*Des coliques hépatiques*, par Sénac, médecin consultant à Vichy). Il est vrai que la colique hépatique calculeuse est souvent précédée et bien souvent aussi accompagnée d'affections cutanées de nature arthritique, mais elle ne fait pas partie du cortége symptomatique de l'arthritis, parce qu'elle n'a pas sa place marquée dans l'évolution de la maladie et qu'elle peut exister sans avoir été précédée ni être accompagnée d'aucune affection de nature arthritique. Nous ne pouvons donc la considérer que comme une complication très-fréquente de l'arthritis.

Résumons en peu de mots ce que l'observation nous apprend touchant les affections génériques et spéciales du foie.

Quelques affections du foie ont des caractères objectifs qui nous permettent d'en assigner l'origine ; d'autres ne peuvent être diagnostiquées que par les caractères subjectifs et des signes puisés à d'autres sources, comme l'hérédité, les affections concomitantes et les affections qui ont précédé et qui dépendent de la même maladie.

L'hépatalgie ou colique hépatique sans calculs, caractérisée par des vomissements bilieux et rapprochés, est essentiellement arthritique.

L'engorgement simple partiel du foie, qui siége sur le lobe gauche, sur le lobule intermédiaire, douloureux à la pression, est aussi une affection d'origine rhumatismale.

La congestion hépatique avec augmentation de l'organe en totalité est paludéenne, alcoolique ou mécanique, et ne peut être diagnostiquée comme affection spéciale par les caractères objectifs.

La cirrhose est alcoolique, syphilitique, cardiaque ou arthritique; ce n'est que dans quelques cas particuliers qu'on peut arriver au diagnostic de la nature par les seuls caractères objectifs.

Enfin, la stéatose est une affection commune à toutes les cachexies primitives et constitutionnelles, et qui, dans la plupart des cas, n'a par elle-même aucun signe qui puisse en déceler la nature.

Nous ne dirons que quelques mots des rapports des dermatoses avec les affections de la rate. Ces rapports sont plus rares encore que ceux du foie, et bien souvent l'affection hépatique n'est que le prélude de l'affection splénique. Il ne faudrait pas croire cependant, comme on l'admet assez généralement aujourd'hui, que l'affection de la rate n'est que la conséquence de celle du foie, car, si les rapports anatomiques du foie et de la rate par l'intermédiaire de la veine porte peuvent rendre compte des troubles circulatoires des deux organes, la cause mécanique de ces troubles ne saurait expliquer la dégénérescence des parenchymes qui est tout entière subordonnée à l'origine du mal, à sa nature, c'est-à-dire à la maladie à laquelle elles se rattachent; c'est ce qu'a parfaitement établi notre distingué collègue, M. Ernest Besnier (*voy.* art. RATE).

Existe-t-il des rapports d'origine entre les affections de la peau et les affections de la rate? On peut très-certainement admettre la coexistence de la couperose alcoolique et de la cirrhose hépatico-splénique; l'alcoolisme est la cause commune de ces deux affections.

Quelques auteurs ont admis des fièvres intermittentes exanthématiques : telle, par exemple, la fièvre intermittente ortiée. L'urticaire peut avoir une marche intermittente et disparaître par l'emploi du sulfate de quinine, mais le plus souvent, dans ces cas, il n'y a pas de congestion splénique.

Dans les maladies constitutionnelles, dans les diathèses et les cachexies, les produits morbides peuvent se localiser sur la rate comme sur les autres viscères : il n'y a là toujours que des rapports de nature ou d'origine et non des rapports de causalité.

6° *Rapports des dermatoses avec les affections des voies respiratoires.* Dans l'état physiologique, avons-nous dit déjà, la peau doit être considérée comme un auxiliaire de l'arbre bronchique, puisqu'elle contribue comme le poumon à la combustion de l'hydrogène et du carbone du sang par l'exhalation qui se fait à sa surface d'eau et d'acide carbonique. On peut conclure de là que la peau ne saurait être le siége d'une dermatose un peu étendue sans que la muqueuse bronchique en soit plus ou moins influencée et prédisposée à la maladie par suite d'une suractivité fonctionnelle de l'appareil respiratoire.

Nous distinguerons ici, comme nous l'avons fait pour les organes digestifs, les affections vitales et nerveuses que l'on observe dans les premières périodes ou dans la période intermittente des maladies constitutionnelles, d'avec les affections organiques proprement dites, comme la phthisie bronchique, la phthisie pulmonaire et la phthisie catarrhale, qui appartiennent plus spécialement à la période cachectique des états morbides constitutionnels.

Ici encore, comme pour l'appareil digestif, nous ne pouvons suivre de l'œil l'évolution des lésions qui nous guide si souvent dans l'étude des affections de la peau. Il est d'ailleurs certain que ces lésions ne présentent pas des types morphologiques aussi multipliés que ceux de la peau : ce que prouve l'examen laryngoscopique de la muqueuse laryngée. Déjà, en effet, sur le larynx, il faut, quoi qu'on en ait dit, renoncer à trouver des affections génériques analogues à celles de la peau. Les observateurs les plus habiles et les plus expérimentés se sont bornés à signaler sur la muqueuse laryngée des rougeurs, des érosions, des ulcérations, un aspect de brins de velours d'Utrecht (Isambert); il n'est pas même certain qu'on y trouve des affections spéciales identiques quant à la forme à celles de la peau. Isambert élève des doutes sur l'existence des plaques muqueuses dans le larynx, et quant aux syphilides proprement dites, il est bien certain qu'on ne les retrouve pas sur la muqueuse laryngée. Règle générale : on peut dire que sur les membranes muqueuses qui nécessitent pour leur examen l'emploi de certains instruments les éruptions ne sont ni aussi accentuées ni aussi diversifiées que sur la langue et la muqueuse bucco-pharyngienne. Nous ne parlons, bien entendu, que d'affections génériques, et non d'affections spéciales comme la laryngite pseudo-membraneuse, les laryngites de la rougeole, de la variole, de la morve, de la syphilis, etc.

Nous établirons notre division des affections génériques sur un ensemble de caractères symptomatiques propres à nous les faire reconnaître. Pour le tube digestif, nous avons admis trois genres que nous allons retrouver sur la muqueuse des voies aériennes. Au catarrhe gastro-intestinal correspond le catarrhe des voies aériennes, à la dyspepsie ou difficulté de digérer, nous opposons la dyspnée ou difficulté de respirer; enfin, la gastrodynie se trouve ici représentée par la bronchodynie.

De ces trois affections génériques, la plus importante à notre point de vue était, dans les affections gastro-intestinales, la dyspepsie; puis venait ensuite la gastralgie; le catarrhe ne jouait qu'un rôle tout à fait secondaire. Sur les voies aériennes, l'affection qui nous intéresse le plus, à cause de sa fréquence et de ses nombreuses relations avec les affections cutanées, c'est le catarrhe; vient ensuite la dyspnée périodique ou permanente, puis la bronchodynie.

Ces trois affections génériques s'observent surtout dans la période intermittente des maladies constitutionnelles, tandis que dans la période de cachexie, ce sont les phthisies bronchique et pulmonaire, tuberculeuse et gommeuse, qui caractérisent ces maladies.

Les affections spéciales des voies aériennes sont de cause externe ou de cause interne. De même que la dyspepsie peut être l'effet de causes mécaniques ou physiques, d'aliments insuffisants ou de mauvaise qualité, de même la dyspnée peut être produite par la respiration d'un air froid ou chargé de substances irritantes ou délétères.

Le catarrhe laryngo-pulmonaire peut être pathogénétique. Il est bien probable aussi qu'il existe, sur les voies aériennes, des affections parasitaires que nous ne connaissons pas. Jodin, se fondant sur l'analyse des membranes croupales et sur ses études micrographiques, avait cru devoir rattacher le croup et l'angine couenneuse à des parasites qui, primitivement déposés sur la membrane muqueuse, auraient provoqué le développement de l'inflammation pseudo-membraneuse. Cette théorie, appuyée d'ailleurs d'arguments tirés de la clinique, n'a été, que je sache, ni contrôlée ni confirmée par d'autres observateurs.

Les affections de cause interne sont les bronchites épidémique, morbilleuse, varioleuse, etc., les phlegmasies et les hémorrhagies des voies aériennes, les catarrhes constitutionnels les affections syphilitiques du larynx, de la trachée, des bronches, du poumon, puis les manifestations bronchiques des diathèses et des cachexies.

Maintenant, mettons en regard des affections génériques de la peau les affections génériques du tube laryngo-pulmonaire. Viennent en premier lieu les genres exanthématiques de Willan et les couperoses qui sont des genres composés d'érythème et d'acné.

Le cnidosis et l'acné rosée coexistent souvent sur le même sujet et, dans beaucoup de cas, on voit le cnidosis exister seul dans l'adolescence, et plus tard, à l'époque du retour chez les femmes et parfois beaucoup plus tôt, être remplacé par la couperose. Dans ces cas, la dyspepsie est constante; il n'en est pas de même de la dyspnée et de la bronchorrhée. La dyspnée accompagne assez souvent l'urticaire généralisée; c'est pour donner l'explication de cette dyspnée que les auteurs, et Trousseau en particulier, ont admis l'extension de l'urticaire sur l'arbre bronchique; mais il n'en est rien; l'urticaire ne dépasse pas l'ouverture de la glotte, seulement elle occasionne la tuméfaction de la muqueuse et par suite apporte un obstacle mécanique à l'entrée de l'air dans le larynx, d'où la dyspnée qui en est une conséquence forcée. On voit souvent l'urticaire coexister ou alterner avec la bronchite catarrhale.

De toutes les affections génériques de la peau, l'affection eczémateuse est incontestablement celle qui offre le plus de relations avec la muqueuse laryngo-pulmonaire. Cette fréquence a été signalée par Isambert pour les catarrhes du larynx, mais elle existe plus communément encore pour les catarrhes bronchiques.

L'herpès récidivant, affection essentiellement arthritique, dont j'ai fait l'histoire au point de vue du genre et de l'espèce il y a plus de vingt ans, coexiste presque constamment avec des affections que je rattache à l'arthritis, telles que les rhumatisme subaigu ou chronique, bronchite rhumatismale, dyspepsie, etc. Doyon a écrit un mémoire sur l'herpès récidivant qui vient après le chancre.

Son opinion sur le rôle du chancre préexistant, sur la cause efficiente et la cause déterminante de cet herpès, ne diffère de celle que j'ai émise dans mes leçons sur l'arthritis et la dartre qu'en ce qu'il rattache cette affection à la dartre, confondant dans une seule unité diathésique les manifestations de l'arthritis et de l'herpétis. Hardy ne veut pas que cette affection se rattache à l'arthritis, parce qu'on la voit se produire sur des individus qui ont été atteints d'eczéma; mais l'erreur de Hardy est plus grande encore que celle de Doyon, car d'abord il confond le genre herpès avec le genre eczéma, ce que ne fait pas Doyon, et ensuite il s'appuie sur cette confusion des deux genres pour rattacher l'herpès récidivant à la dartre. Sans doute, lui dirons-nous, l'herpès successif et chronique se rencontre souvent chez des individus qui ont été atteints d'eczéma, mais d'eczéma circonscrit, de nature arthritique, et non d'eczéma herpétique.

Les genres pustuleux, comme le sycosis, se rencontrent moins souvent compliqués d'affections des voies aériennes que d'affections gastriques.

Le pityriasis arthritique, et notamment le pityriasis capitis, coexiste souvent avec la laryngite (Isambert). C'est, suivant le même auteur, l'affection cutanée que l'on observe le plus souvent en coïncidence avec les laryngites chroniques. Isambert se pose la question de savoir si la laryngite dans ces cas offre des caractères spéciaux qui la distinguent; il n'en trouve qu'un seul que l'on peut constater à l'aide du laryngoscope, c'est la localisation et l'aspect velvétique de l'affection ; mais ce signe appartient aussi bien à l'arthritis qu'à l'herpétis, et ne saurait par conséquent servir de caractère distinctif.

Quelques mots encore sur les rapports des affections spéciales de la peau avec les affections spéciales des bronches.

Il importe avant tout de ne pas confondre les genres bronchiques avec des symptômes. La bronchorrhée constitutionnelle ne doit pas être confondue avec la bronchite idiopathique ou avec le catarrhe symptomatique d'une maladie du cœur. Le catarrhe constitutionnel est apyrétique ; il récidive et finit par devenir permanent comme l'affection cutanée. La dyspnée constitutionnelle n'est pas la dyspnée des maladies organiques du cœur, c'est la dyspnée récidivante ou la dyspnée permanente et progressive de la bronchite capillaire. La dyspnée existe plus ou moins dans toutes les bronchites ; l'oppression, la difficulté de respirer, s'observent aussi bien dans les catarrhes scrofuleux que dans les catarrhes arthritiques. Mais il ne faut pas confondre cette dyspnée symptomatique du catarrhe ou de la bronchite avec une dyspnée beaucoup plus intense qui a seule le droit d'être regardée comme une affection à part que caractérisent suffisamment son intensité, sa périodicité ou sa permanence progressive : telle est la dyspnée de l'asthme, telle est celle de la bronchite capillaire.

Pour résoudre le problème de la détermination des espèces aussi bien sur la peau que sur les voies aériennes, il faut avant tout tenir compte des antécédents morbides du malade et de la famille, et des affections concomitantes.

D'un autre côté remarquons que certaines affections génériques deviennent des affections spéciales quand il s'agit de déterminer les rapports d'affections cutanées qui alternent avec des affections des bronches. Si l'urticaire, le sycosis ou l'hydroa, alternent avec le catarrhe bronchique ou avec l'asthme, ces dernières affections seront nécessairement arthritiques.

Nous venons de dire que le genre eczéma avait plus de rapports que tout autre avec les affections des bronches, et que parmi ces dernières la bronchorrhée était celle qui occupait le premier rang par son importance. Parlons donc des rapports de l'eczéma avec le catarrhe pulmonaire, en nous plaçant au point de vue de la séméiotique spéciale.

Et d'abord posons une règle générale qui ne souffre que de bien rares exceptions : la coïncidence permanente des deux affections appartient plus particulièrement à la scrofule ; il en est de même de l'évolution simultanée des deux affections, tandis que l'alternance ou le balancement des deux affections appartient plus particulièrement à l'arthritis et à l'herpétis.

Mais il importe de connaître avec plus de détails les caractères que présentent, dans ces circonstances, les genres cutanés et bronchiques, caractères qui font de ces genres des affections spéciales. Tantôt l'eczéma est fixe, généralement assez étendu, accompagné de croûtes formées par la dessiccation d'une humeur séro-purulente. Le catarrhe pulmonaire survient à la suite d'un refroidissement : aigu tout d'abord, il débute à la manière d'un rhume ordinaire par le coryza, l'angine et la bronchite ; l'affection arrive promptement à la période de coction : il y a toux, dyspnée plus ou moins forte, expectoration facile de crachats muco-purulents épais et abondants. La fièvre tombe assez rapidement, si elle existait au début. Quant à l'eczéma, il reste stationnaire, semble diminuer tout d'abord un peu par le fait de la révulsion bronchique ; mais bientôt la sécrétion eczémateuse reprend son allure habituelle. La durée de la coexistence de l'eczéma et de la bronchorrhée muco-purulente est indéterminée ; nous avons affaire dans ces cas à un eczéma scrofuleux coïncidant avec un catarrhe pulmonaire également scrofuleux.

Dans d'autres circonstances l'eczéma n'a plus autant de fixité; il disparaît soit spontanément, soit sous l'influence de traitements rationnels, pour reparaître, il est vrai, bien souvent sur le même siége au bout d'un certain temps, provoqué par le retour des saisons, les intempéries atmosphériques ou les écarts de régime, etc. La bronchite catarrhale qui vient si souvent compliquer cette forme d'eczéma survient parfois au moment où disparaît l'affection cutanée, et il arrive assez souvent que, dès que le catarrhe se guérit, l'eczéma vient le remplacer, en telle sorte que dans de pareils cas le rapport d'alternance ou de balancement ne saurait être nié. Ces faits ont laissé croire à certains auteurs que le catarrhe n'était autre que l'eczéma sur les muqueuses : aussi Tilbury Fox ne craint-il pas d'appeler l'eczéma le catarrhe de la peau. Nous avons déjà dit ce qu'il faut penser d'une pareille manière de voir, et nous n'y reviendrons pas. D'ailleurs, les choses ne se passent pas toujours ainsi; dans le plus grand nombre des cas, les deux affections coexistent ou existent séparément, et relèvent toutes deux de l'unité constitutionnelle; l'action révulsive ou dérivative ne saurait être mise à contribution pour expliquer les relations que ces affections peuvent avoir entre elles : aussi ne suis-je que médiocrement partisan de la pratique qui consiste à chercher par des frictions d'huile de croton ou l'application de vésicatoires à rappeler un eczéma pour guérir un catarrhe pulmonaire survenu par suite de sa disparition. Si le catarrhe pulmonaire n'était que l'affection sécrétante de la peau transportée sur la muqueuse pulmonaire ou intestinale, on ne verrait pas cette sécrétion se produire à la suite de simples érythèmes, d'urticaire ou de lichen. Il me paraît évident que dans ce cas l'affection des muqueuses, identique par sa nature avec celle de la peau, n'offre cependant ni les mêmes caractères, ni la même modalité pathogénique : en un mot, la nature des deux affections est la même, le genre est différent.

La bronchorrhée arthritique est très-tenace; elle est caractérisée par une expectoration abondante de crachats muco-puriformes, et non purulents comme dans la scrofule : c'est le catarrhe pituiteux de Laennec. C'est ici le lieu de parler d'un signe important indiqué par C. Collin, inspecteur des eaux de Saint-Honoré, le râle crépitant fin au-dessous du creux axillaire qui décèlerait la congestion pulmonaire des sujets arthritiques. On comprend facilement de quel secours serait la constatation de ce signe dans un cas douteux.

Quels sont les rapports de l'eczéma avec l'asthme?

Avec l'eczéma scrofuleux, il y a de la gêne de la respiration, de l'étouffement causé par la tuméfaction de la muqueuse bronchique et les produits épaissis de la sécrétion catarrhale; mais il n'y a pas de dyspnée constitutionnelle, qu'il ne faut pas confondre toutefois avec la dyspnée que produit la compression des bronches dans la phthisie bronchique.

L'asthme et la bronchite capillaire ne sont pas de la scrofule.

Avec l'eczéma arthritique, nous avons l'asthme humide, qui n'est qu'un symptôme du catarrhe à peu près comme dans la scrofule. Cependant il y a ici un élément spasmodique plus prononcé et dont il faut savoir tenir compte pour ne pas confondre le catarrhe arthritique des bronches avec le catarrhe scrofuleux. Il y a des exaspérations et des rémissions dans l'asthme humide, mais il n'y a pas des intervalles de santé parfaite entre les accès, comme dans l'asthme nerveux ou l'asthme herpétique.

Les auteurs ont considéré comme dû à la goutte *remontée* un asthme qui se présenterait avec tous les caractères de l'asthme essentiel. Je crois que dans ces cas il ne s'est agi que d'un asthme humide avorté. Mais, de même que nous voyons sur la peau deux affections de nature fort différente, par exemple, le lupus et l'eczéma arthritique, nous pourrons trouver réunis sur un même sujet un asthme essentiel avec des arthropathies rhumatismales ou goutteuses. C'est ainsi que j'ai observé quelquefois le psoriasis herpétique coexistant avec un rhumatisme noueux ; c'est de cette façon que l'on peut s'expliquer les deux faits rapportés par Baal d'un asthme sec compliqué d'arthropathies diverses. Je crois encore devoir dire que l'arthralgie jointe au gonflement des jointures n'indique pas toujours et nécessairement la goutte ou le rhumatisme.

Enfin, c'est avec l'eczéma dartreux qu'on observe le plus ordinairement la coexistence ou l'alternance de l'asthme sec ou nerveux et la dyspnée permanente et progressive de la bronchite capillaire idiopathique.

Quant à la bronchodynie rhumatismale ou herpétique, elle coexiste rarement avec de l'eczéma, surtout de l'eczéma fort étendu ; la plupart du temps les malades n'ont que des déterminations légères sur le tégument externe, tels que du pityriasis circonscrit ou quelques furoncles. Ce sont des malades dont l'existence est plutôt tourmentée par des douleurs et des rhumatalgies que par des affections cutanées.

Pour ce qui est des autres affections génériques de la peau considérées dans leurs rapports avec les affections des voies respiratoires, voici ce que l'observation nous apprend : L'acné pustuleuse, l'impétigo, le lichen à grosses papules et relativement peu démangeant coexistant avec des catarrhes purulents, permanents et sans alternance avec les affections cutanées, appartiennent à la scrofule. Pour le sycosis, le lichen et le psoriasis arthritique, nous avons comme affections coïncidentes ou alternantes la bronchorrhée arthritique, l'asthme humide et la laryngodynie ou la bronchodynie rhumatismales. Enfin, pour la mélitagre herpétique, le lichen et le psoriasis dartreux, les affections correspondantes seront le catarrhe sec, l'asthme nerveux, la névralgie bronchique. L'alternance des affections cutanées avec les affections respiratoires sera ici plus prononcée que dans les affections scrofuleuses et arthritiques. C'est au début du psoriasis herpétique qu'il faut chercher les rapports avec les affections bronchiques et la migraine, et non quand le psoriasis est disséminé sur tout le corps. Souvent la première période n'est constituée que par des migraines ou par des accès d'asthme ; ces affections cessent dès que se manifeste le psoriasis qui s'étend dans ces cas avec une grande rapidité sur tout le corps. Il semble que la migraine, l'asthme ou la bronchorrhée, n'aient été que la première période du psoriasis à l'état latent. Dans la dernière période de la dartre invétérée que j'appelle herpétide exfoliatrice survient souvent la bronchite capillaire. L'herpétide semble s'améliorer, mais toute la dartre se porte, pour ainsi dire, sur le poumon, et le malade ne tarde pas à succomber. J'ai fait, à l'hôpital Saint-Louis, en 1868, deux autopsies de malades atteints de psoriasis invétéré qui avaient succombé après nous avoir offert pendant deux mois tous les signes d'une bronchite capillaire généralisée. En outre, chez l'un, nous trouvâmes quelques portions du poumon gangrénées, et chez l'autre quelques noyaux de pneumonie lobulaire. Nous considérâmes ces deux dernières lésions comme des complications ultimes.

Je ne puis terminer ce chapitre sans dire un mot des rapports des affections cutanées avec la phthisie.

La phthisie bronchique n'est pas pour moi la phthisie catarrhale, que je n'admets pas, c'est la dégénérescence tuberculeuse ou l'adénite caséeuse des ganglions bronchiques; elle appartient à la scrofule. La phthisie gommeuse est une affection propre à la syphilis et n'appartient qu'à elle; il en est de même de la phthisie tsarathique qui n'appartient qu'à la lèpre. Mais la phthisie tuberculeuse est pour moi une affection commune à la scrofule et à la diathèse tuberculeuse, et peut-être même à toutes les maladies constitutionnelles. Les études histologiques modernes sur le tubercule n'ont nullement infirmé ma manière de voir. J'ai maintenu l'unité scrofule à une époque où l'histologie pathologique voulait en distraire l'écrouelle, qui en est l'affection la plus caractéristique : on nous accorde aujourd'hui que l'écrouelle doit faire partie de la scrofule parce que c'est de l'adénite caséeuse et non du tubercule; on ne veut pas admettre la phthisie scrofuleuse (Hérard et Cornil) parce que, outre la pneumonie caséeuse, il y a des granulations miliaires dans le poumon; mais l'inflammation caséeuse n'est pas nécessairement précédée de granulations miliaires, et si à l'autopsie des sujets morts de phthisie on n'en trouve pas, Virchow nous dira : c'est de la scrofule, tandis que, si le sujet était mort un peu plus tôt et qu'on en eût trouvé quelques-unes, le sujet serait mort de tuberculose et non de scrofule. Évidemment, c'est attacher trop d'importance à la présence ou à l'absence d'un produit morbide! Pourquoi le tubercule ne se développerait-il pas sous l'influence de la scrofule aussi bien que sous celle de la diathèse? Nous avons d'ailleurs toute l'évolution antérieure de la maladie pour nous démontrer que la dernière affection, celle à laquelle le malade succombe, se rattache manifestement à la même origine.

La phthisie scrofuleuse a des caractères qui lui sont propres, tirés de sa bénignité relative, de la lenteur de sa marche, de l'absence de sueurs, de diarrhées, de lésions laryngées et intestinales, que n'explique pas, comme ont voulu le faire croire Hérard et Cornil, la localisation de l'affection sur un seul côté du thorax.

Est-il nécessaire d'ajouter que les affections spéciales de la peau disparaissent au fur et à mesure que fait des progrès la phthisie spéciale correspondante?

7° *Rapports des dermatoses avec les affections du cœur.* Ils sont nombreux et souvent difficiles à apprécier à leur juste valeur.

Nous admettons pour le cœur comme pour les autres viscères des affections *génériques* et des affections *spéciales*.

On peut compter au nombre des affections génériques *sine materia* la congestion simple, la cardialgie et la cardiopathie fonctionnelle caractérisée par les intermittences et les palpitations nerveuses, qui est pour le cœur l'équivalent de la dyspnée pour le poumon, de la dyspepsie pour l'estomac. Ce sont les affections qui nous offrent les rapports les plus directs avec les dermatoses.

Parmi les genres organiques ou *cum materia*, nous avons l'endocardite, la myocardite, la sclérose valvulaire, la stéatose, etc.

Les affections spéciales du cœur sont de *cause externe :* traumatiques, parasitaires (hydatides), ou pathogénétiques (digitaline, poisons du cœur); ou de *cause interne :* fébriles, exanthématiques (myocardites aiguës des fièvres éruptives); phlegmasiques (cardite, péricardite), hémorrhagiques, constitutionnelles et diathésiques.

La cardialgie est rhumatismale ou névralgique. Dans le premier cas, elle est vive, violente, et ne dure qu'un instant. On l'observe surtout dans le rhumatisme chronique ambulant; la douleur quitte une articulation, un muscle quelconque, pour se porter sur le cœur, ce qu'indique la suspension momentanée de ses battements ou une palpitation plus ou moins violente. Cette cardialgie coexiste quelquefois avec des affections cutanées de nature arthritique; il n'y a là qu'une relation d'origine.

La palpitation est organique, sanguine ou nerveuse. La palpitation arthritique peut se rattacher à ces trois ordres; il importe au point de vue pratique d'en établir le diagnostic. La palpitation organique de nature arthritique arrive en général à une période de l'arthritis où n'existent plus les affections cutanées. Elle est le plus souvent un symptôme de l'endocardite ou des lésions valvulaires qu'elle entraîne après elle et fait partie de l'arthritis viscérale. La palpitation sanguine se rencontre dans la chlorose et dans l'anémie. La palpitation nerveuse d'origine rhumatismale ou goutteuse survient le plus souvent dans la deuxième période de l'arthritis, accompagnée d'arthralgies ambulantes et d'affections cutanées.

La congestion cardiaque ne doit pas être confondue avec l'hypertrophie. C'est ainsi que l'hypertrophie cardiaque de la grossesse, de la période fébrile intermittente des fièvres paludéennes, des fièvres typhoïdes, etc., n'est pour nous qu'une congestion simple et non une hypertrophie.

Cela posé, abordons les rapports des dermatoses avec les affections du cœur.

a. Existe-t-il entre la peau et le cœur des *rapports de causalité?* Si nous consultons les anciens auteurs, nous ne manquerons pas de trouver des faits multipliés dans lesquels l'affection organique du cœur a été rattachée à une métastase dartreuse. Mais il importe de distinguer ici le fait et la théorie : le fait est exact, la théorie est erronée. Les choses doivent être interprétées d'une tout autre façon. La dartre, comme chacun sait, n'est bien souvent qu'une manifestation de l'arthritis sur le tégument externe, l'affection organique n'est aussi bien souvent (je ne dis pas, comme MM. Potain et Rendu, dans l'immense majorité des cas) que la manifestation de l'arthritis sur le cœur. Or, quand la dartre disparaît, soit spontanément, soit sous l'influence de traitements plus ou moins intempestifs, survient la période viscérale de l'arthritis caractérisée par des altérations organiques du cœur. D'où il faut induire que l'affection organique du cœur n'est pas produite directement par la métastase dartreuse, mais simplement favorisée dans son développement par la disparition de la dermatose.

Nous en dirons autant de la couperose que MM. Potain et Rendu rattachent bien à tort suivant nous aux affections mitrales. La couperose arthritique coexiste plus souvent avec des affections cardiaques légères, des souffles dus à une modification du sang, des palpitations arthritiques, qu'avec la cyanose et des affections organiques des valvules du cœur. Assurément la stase du sang dans les capillaires de la face en favorise le développement, mais en général la couperose disparaît dès que l'asystolie commence à se produire. J'ai vu fréquemment l'association de la couperose et de l'affection cardiaque se transmettre héréditairement, le plus souvent dans le cas de souffle systolique ayant son maximum à la base et à droite.

La couperose scrofuleuse n'est jamais accompagnée de lésions cardiaques, tandis que les couperoses alcooliques peuvent parfaitement coexister avec des affections organiques du cœur, parce que l'alcool produit directement les unes et les autres.

b. Rapports de nature. Ainsi, il est admis par tout le monde aujourd'hui que les affections de la peau et les affections du cœur ont des causes qui leur sont communes, la diathèse rhumatismale et la diathèse goutteuse que nous réunissons sous le nom d'arthritis. Mais sont-ce là les seules causes constitutionnelles des lésions cardiaques? L'herpétis, la scrofule et la syphilis ne donnent-elles jamais lieu à des lésions du cœur?

L'influence de la syphilis paraît généralement admise. D'après Rollet, nous aurions une sclérose cardiaque de nature syphilitique, ce que n'admettent pas tous les auteurs, et des gommes dans le myocarde, dont aucun auteur ne peut mettre en doute la nature syphilitique.

Le rôle de l'herpétis et de la scrofule est plus difficile à déterminer. MM. Potain et Rendu (*voy.* art. Cœur) refusent à la diathèse scrofuleuse une action directe sur le cœur; quant à l'herpétis, ils ne lui reconnaissent qu'une action indirecte par l'intermédiaire du poumon. La diathèse herpétique, disent-ils, produit la bronchite chronique et l'emphysème, et l'on sait combien ces lésions ont d'influence sur le cœur. Senac, traducteur de Stokes, admet indistinctement l'influence des deux diathèses sans dire à laquelle des deux il accorde la supériorité. Pour nous, la question se présente différemment; il ne s'agit pas de savoir quelle est la part qui doit être faite à l'arthritis et à l'herpétis dans la production des affections du cœur, mais simplement de connaître dans quelle proportion relative se montrent les affections cardiaques pendant le cours des deux maladies constitutionnelles. Or, nous n'hésitons pas à déclarer que la période viscérale de l'arthritis se traduit bien plus souvent par des affections organiques du cœur que la période viscérale de l'herpétis. Nous nous rendons compte des opinions si contradictoires des auteurs en les attribuant uniquement à des erreurs de doctrine. Ceux qui voient dans la diathèse herpétique une source aussi féconde de maladies du cœur que dans la diathèse arthritique confondent évidemment les dartres herpétiques avec les dartres arthritiques; ceux qui voient dans la bronchite et dans l'asthme d'origine herpétique des influences morbifiques pour le cœur confondent le catarrhe sec et l'asthme nerveux d'origine herpétique avec le catarrhe muqueux et l'asthme humide, qui sont des manifestations rhumatismales ou goutteuses.

8° *Rapports des dermatoses avec les affections des organes des sens.* Les dermatoses troublent, par leur présence sur les organes des sens, les fonctions sensoriales, non-seulement celles du tact et du toucher, mais encore celles de la vue, de l'ouïe, du goût et de l'odorat. Remarquons toutefois que ces troubles ne sont que les symptômes des dermatoses elles-mêmes, qu'elles soient génériques ou spéciales. Ainsi de l'érythème, de l'eczéma, de l'impétigo, etc., comme affections génériques et comme affections spéciales; pour l'œil, par exemple, les conjonctivites gonorrhéique, rubéolique, scarlatineuse, variolique, scrofuleuse, arthritique, herpétique, sont toujours accompagnées de désordres plus ou moins graves dans l'exercice des fonctions visuelles. Ce sont là les dermatoses de l'œil; elles ont pour siége son enveloppe extérieure qui se continue avec la peau environnante. Il en est tout autrement des affections profondes qui ont leur siége sur les divers éléments anatomiques qui entrent dans la constitution des organes des sens, et c'est sur ces dernières que nous voulons, dans ce paragraphe, attirer l'attention du lecteur.

Les névroses, les névralgies, les congestions des organes des sens, ont-elles des rapports de nature avec les dermatoses? Assurément oui. Ces rapports méritent d'être étudiés par les médecins spéciaux, aussi bien pour les maladies aiguës que pour les maladies chroniques, pendant le cours des maladies constitution- nelles, des diathèses et des cachexies.

Déjà les inflammations génériques et spéciales des diverses membranes de l'œil ont été l'objet de recherches approfondies de la part des plus célèbres ophthalmologistes. On peut dire même qu'ils ont apporté à la description de ces affections spéciales une richesse de détails qu'il serait à désirer de trouver dans les traités spéciaux sur les affections des organes de l'audition, du goût et de l'odorat. Ces auteurs ont admis et décrit des iritis, des choroïdites, des réti- nites, etc., d'origine arthritique, scrofuleuse, syphilitique, herpétique, qui toutes peuvent avoir été précédées, être accompagnées ou suivies de dermatoses de même origine.

Les cataractes ont-elles quelques rapports avec les dermatoses? Tout le monde sait que la cataracte vient souvent compliquer le diabète, complication lui-même de l'arthritis. Les arthritides ont donc souvent des rapports, sinon d'origine, du moins de coïncidence avec les cataractes.

9° *Rapports des dermatoses avec les affections du système nerveux.* Rat- tacher toutes les dermatoses à des lésions du système nerveux central, périphé- rique ou intermédiaire, telle est aujourd'hui la tendance générale des esprits. Or, nous croyons que cette tendance n'est que le résultat d'une erreur de doc- trine et peut avoir de fâcheuses conséquences pour la pratique. Nous devons donc la combattre en réfutant les arguments des auteurs qui ont cherché à l'étayer par des faits expérimentaux et par des observations, exactes sans doute, mais susceptibles de diverses interprétations. Il y a déjà longtemps que j'ai combattu la théorie qui fait engendrer les affections d'un système par celles d'un autre système (voy. *Examen critique des opinions actuelles en pathologie cutanée*).

Plus que tout autre, M. Rendu s'est montré partisan de l'intervention du système nerveux dans l'étiologie des dermatoses, et a présenté la question de la façon la plus spécieuse. Nous allons suivre de point en point son argumen- tation.

M. Rendu part de ce fait clinique que les dermatoses sont accompagnées de modifications nombreuses et variées de la sensibilité tactile, algésique et ther- mique, qui dénotent un trouble de l'innervation : cela est évident, et sur ce point nous sommes tout à fait de son avis. Mais de là à admettre que les lésions du système nerveux produisent des dermatoses, il y a loin. Voyons donc comment s'y prend M. Rendu pour arriver à cette étiologie.

On peut, dit notre honoré confrère, arriver à reconnaître l'influence étiolo- gique du système nerveux sur les dermatoses : « Voici, dit-il, un argument qui me paraît avoir une grande valeur : lorsqu'on a affaire à une affection fran- chement provoquée, artificielle, non développée sur un terrain diathésique, les modifications de sensibilité que l'on constate sont précisément celles qui carac- térisent l'inflammation simple de la peau, tandis qu'on ne rencontre pas les impressions dissociées, si habituelles dans les éruptions diathésiques. » Assu- rément, c'est là un caractère fort important, et M. Rendu peut se flatter d'avoir enrichi d'un signe nouveau le diagnostic des affections de cause externe et de celles de cause interne. Mais ce caractère est-il un argument en faveur de la thèse que soutient M. Rendu : l'intervention du système nerveux central dans la production des dermatoses? Non, et il en convient lui-même en disant que ces troubles de la sensibilité périphérique peuvent être l'effet de l'excitation ou de la compression des houppes terminales des nerfs cutanés.

M. Rendu invoque un autre argument, la symétrie des éruptions cutanées. Suivant l'auteur, les influences extérieures ne sauraient donner la raison de la distribution symétrique des éruptions, si ce n'est toutefois pour l'érythème et l'eczéma des aisselles, le psoriasis des genoux et des coudes, où l'influence extérieure est évidente. La sympathie pour les parties similaires est également rejetée. A la symétrie s'adjoignent parfois, dit-il, la coexistence ou l'alternance de certains accidents nerveux, comme les migraines et les névralgies, qui contribuent encore à faire admettre le système nerveux comme l'intermédiaire obligé des éruptions arthritiques et dartreuses. Puis M. Rendu appelle l'attention sur certaines symétries plus rares d'affections cutanées telles que le purpura et le pemphigus, pour faire voir qu'il ne s'agit pas seulement des seules affections vésiculeuses. Il rapporte quelques observations dans lesquelles l'éruption cutanée avait été précédée de prodromes nerveux, de névropathies diverses, et sans autres arguments, il conclut à la nature nerveuse de certaines éruptions cutanées, le zona, le pemphigus, etc. Mais encore, dirons-nous, sur quoi repose une pareille opinion? Uniquement sur le *post hoc, ergo propter hoc*.

Je voudrais maintenant, dit M. Rendu, répondre à cette question : Les affections cutanées en tant que *manifestations nerveuses* dépendent-elles d'une lésion centrale de la moelle ou d'une lésion périphérique des nerfs? Il y a, dit-il, une première catégorie de faits sur la nature desquels il ne peut s'élever aucun doute : ce sont les zonas produits par le traumatisme. Mais on ne produit pas à volonté des zonas en frictionnant la peau, en piquant ou en contusionnant les nerfs. Que de fois j'ai vu le nerf cubital fortement comprimé et contusionné sans qu'il en résultât l'apparition d'un zona ou d'un eczéma sur le trajet de ses ramifications. Tout au plus peut-on admettre dans ces cas de zonas dits traumatiques que la blessure des nerfs a agi comme cause occasionnelle : les lésions de la sensibilité périphérique dans le zona, M. Rendu le sait mieux que personne, ne sont pas celles que l'on observe dans les affections cutanées artificielles.

« En regard de ces faits, il y en a d'autres au contraire pour lesquels l'origine centrale de l'éruption est indiscutable. C'est à Brown-Séquard, et à M. Charcot surtout, qu'on doit la connaissance de ces accidents qui surviennent dans le cours des maladies organiques du système nerveux, et particulièrement de la moelle épinière.... Ces troubles *trophiques* se caractérisent par des érythèmes fugaces, symétriques, des éruptions vésiculeuses ou bulleuses, quelquefois même des lésions qui simulent l'eczéma.... C'est maintenant une notion clinique courante que ces troubles sont fréquents dans l'ataxie locomotrice, et généralement dans toutes les myélites qui intéressent les régions postérieures de la moelle; on les a même signalés dans les myélites aiguës, et M. Dujardin-Beaumetz en cite des exemples dans la dernière épidémie de méningite cérébro-spinale qui sévit à Dublin; Grimbaw rapporte également des faits d'herpès et de pemphigus survenus dans le cours de la maladie. »

Ajoutons qu'un des médecins les plus distingués de la Faculté de Paris, M. le docteur Fernet, ne voit dans la pneumonie aiguë qu'un herpès du poumon dû à la névrite du pneumogastrique.

Une chose qui m'étonne tout d'abord, c'est de voir que l'on s'appuie sur une affection qui n'est jamais symétrique pour démontrer que la symétrie implique l'intervention du système nerveux central. Mais, si le zona est si fréquent dans la sclérose des cordons postérieurs de la moelle, dans les méningites cérébro-spinales, pourquoi donc est-il toujours unilatéral? J'ai bien vu, dans le cours de ma longue pratique, des doubles zonas, mais d'un seul côté, l'un au-dessus de l'autre; je n'ai jamais observé un seul cas de zona formant une ceinture complète (zona de Pline). Il est vrai que Charcot et Bärensprung ont, dit-on, trouvé l'altération cause du zona dans les ganglions postérieurs et non dans l'axe de la moelle. Il n'en est pas moins vrai qu'on se demandera toujours pourquoi cette altération n'existe que d'un seul côté quand l'ataxie locomotrice ou la sclérose de la moelle occupe les deux côtés à la fois.

La névralgie intercostale peut exister sans zona, et qui n'a pas vu des zonas exister sans névralgie? M. Rendu rapporte un cas de zona qui avait été précédé longtemps à l'avance d'une névralgie intercostale. Ce n'est qu'à la seconde attaque de névralgie que s'est montrée l'éruption herpétique; ce qui prouve incontestablement l'indépendance des deux affections. Je vois en ce moment une dame qui a eu plusieurs névralgies intercostales séparées par d'assez longs intervalles; une seule de ces névralgies s'est accompagnée de zona; je ne vois pas pourquoi le zona ne reviendrait pas, si la névralgie était la cause de l'éruption herpétique : or, tout le monde sait que les récidives du zona sont extrêmement rares. Comme pour le système périphérique, je ne puis admettre ici que la coïncidence ou tout au plus l'action déterminante du système nerveux central, mais non une cause essentielle ou efficiente. D'ailleurs, la nature d'une affection en modifie la morphologie, et que le zona soit dû au froid, à la névralgie, à la névrite, à la myélite aiguë ou chronique, sa forme est toujours la même. A quoi donc sert-il de savoir si le zona est un symptôme de névrite, d'ataxie locomotrice, de méningite cérébro-spinale, puisque cette notion étiologique ne peut servir ni pour le diagnostic, ni pour le pronostic, ni pour le traitement de l'éruption cutanée? N'est-il pas plus utile, comme l'a fort bien dit M. Baudot, de savoir que le zona est un pseudo-exanthème qui se termine par résolution dans un court espace de temps et guérit seul et spontanément comme les autres affections de la même classe (voy. Gazette hebdomadaire, compte rendu et critique du livre de M. Léo Testu).

M. Rendu, admettant sans conteste un zona traumatique et un zona dû à une altération des centres nerveux, se demande pourquoi on ne rattacherait pas aussi au système nerveux périphérique le zona spontané, qui ne diffère en rien du zona traumatique. Mais en quoi, dirons-nous, diffère-t-il du zona symptomatique des affections de la moelle? en rien : et pourquoi dès lors le rattacher plutôt au système périphérique qu'au système nerveux central?

En résumé, nous ne saurions faire une exception pour les affections du système nerveux qui, comme celles des autres systèmes organiques, n'ont avec les dermatoses que des rapports de nature, d'alternance ou de coïncidence, mais non des rapports étiologiques ou de cause à effet. Voyons en quoi consiste le premier genre de rapports. Les affections du système nerveux sont aussi des affections de cause externe ou des affections de cause interne. Les premières sont traumatiques (contusions, blessures), parasitiques (hydatides), ou pathogénétiques (alcooliques et narcotico-âcres). Les secondes sont génériques ou spéciales. Aux genres *sine materia* se rattachent l'encéphalodynie, la myodinie et la névralgie, l'encéphalopathie fonctionnelle et la névropathie. Les genres *cum materia* sont la congestion cérébrale, la sclérose, etc.

Les affections spéciales sont les manifestations sur le système nerveux des fièvres, des phlegmasies, des hémorrhagies et des maladies chroniques.

Rapprochons les genres cutanés des affections génériques du système nerveux central et périphérique.

L'encéphalodynie aiguë (céphalalgie) existe au début des affections cutanées fébriles. La céphalée (encéphalodynie chronique) s'observe au début de la syphilis secondaire et précède ou accompagne les syphilis exanthématiques. Si elle coexiste avec des syphilides ulcéreuses ou des gommes cutanées, elle dépend d'une compression du cerveau par suite de lésions syphilitiques intra-crâniennes.

A l'encéphalodynie se rattache la *migraine*, affection habituellement périodique et essentiellement constitutionnelle. La migraine précède, accompagne ou suit les dermatoses ; elle constitue souvent, à elle seule, la première période de l'herpétis. Quand la dermatose fait son apparition, la migraine disparaît ; parfois elle alterne avec l'affection cutanée ; plus rarement, elle continue à se montrer par accès plus ou moins éloignés pendant le cours de la dermatose.

La névralgie avec ou sans congestion du nerf affecté coexiste souvent avec les dermatoses ; elle les précède, les accompagne, les remplace ou leur succède ; elle peut les provoquer, de même que la dermatose peut favoriser le développement de la névralgie. Les relations qui existent entre les dermatoses et les névralgies sont des relations d'origine commune, des rapports de balancement ou de simple coïncidence.

La névrodynie des filets terminaux des nerfs est étudiée avec les affections des organes dans la structure desquels entrent ces filets nerveux.

A l'encéphalopathie fonctionnelle se rapportent les paralysies du mouvement et du sentiment, les convulsions, les névroses générales (l'hystérie, l'épilepsie, l'hypochondrie, la folie).

La paralysie est, dans l'immense majorité des cas, le symptôme d'une lésion cérébro-spinale ou des cordons nerveux. L'affection qui donne lieu à la paralysie a été souvent précédée de dermatoses ; il est rare, quand elle survient, que les dermatoses ne cèdent pas complétement la place. C'est qu'alors les maladies constitutionnelles, qui sont caractérisées pendant les premières périodes de leur évolution par des dermatoses, entrent dans la troisième ou la quatrième période, époque à laquelle disparaissent les affections cutanées dans le plus grand nombre des cas. Toutefois, il n'est pas rare de voir des syphilides et même des scrofulides persister encore quand se produit la paraplégie ou la paralysie partielle d'un ou de plusieurs muscles.

Dans la cachexie lépreuse, on peut dire que la peau est d'autant moins altérée que les paralysies de mouvement et de sentiment sont plus accusées.

Quels sont les rapports des dermatoses avec les névroses générales ? Les annales de la médecine ancienne nous fournissent un nombre considérable de faits d'hystérie, d'épilepsie, d'hypochondrie, survenus par suite d'une métastase dartreuse ; mais on sait qu'avec leurs théories humorales les Anciens se trouvaient moins embarrassés pour expliquer la succession des affections morbides de divers organes que les modernes avec l'intervention du système nerveux. Cependant, il existe des cas où cette influence de la dermatose sur la névrose générale ne saurait être niée. J'ai rapporté plus haut deux faits d'alternance de l'eczéma et du psoriasis avec l'hypochondrie et la folie qui ne sauraient laisser prise au doute.

J'ai vu souvent coexister des scrofulides malignes avec l'épilepsie, mais le plus ordinairement, dans ces cas, on doit considérer l'épilepsie comme une complication tout à fait étrangère à l'évolution de la maladie scrofuleuse. Il se pourrait cependant qu'on eût affaire à une épilepsie symptomatique produite par un tubercule de la moelle épinière, de même que l'on voit une tumeur gommeuse du cerveau ou une exostose intra-crânienne amener l'épilepsie syphilitique.

Dans ces genres *cum materia*, la congestion cérébrale coexiste ou alterne souvent avec les affections cutanées de nature arthritique telles que l'urticaire et l'acné rosée, surtout chez les sujets qui sont en même temps atteints d'affections du cœur.

La sclérose spinale est souvent précédée de dermatoses; quelques affections cutanées peuvent aussi se produire pendant son évolution. C'est à tort, selon nous, que ces dermatoses tardives ont été uniquement attribuées à la sclérose; elles n'en sont, le plus souvent, que de simples complications, ou constituent des affections de même origine que la sclérose elle-même.

Un mot enfin sur le rapprochement des dermatoses spéciales et des affections spéciales du système nerveux. L'eczéma arthritique et le psoriasis herpétique sont les dermatoses spéciales les plus communes, et ce sont elles aussi qu'on observe le plus souvent en correspondance avec les affections spéciales du système nerveux. Les genres correspondants, migraine et névralgie, qui sont aussi les deux affections nerveuses que l'on observe le plus habituellement dans les deux maladies constitutionnelles, l'arthritis et l'herpétis, nous fournissent-ils des caractères propres à distinguer l'affection spéciale? Je ne puis que répéter ici ce que j'ai dit dans mes *Leçons sur l'arthritis et la dartre*, à savoir que la migraine arthritique débute par la céphalalgie, la lourdeur de tête, les tintements d'oreilles, les éblouissements, tandis que la migraine herpétique est caractérisée par une douleur fixe, lancinante, ayant pour siège un seul côté de la tête (*hémicrânie*), la région orbitaire avec irradiations sur la région temporale, accompagnée de nausées et de vomissements qui généralement viennent terminer la crise.

10° *Rapports des dermatoses avec les affections des voies urinaires.* Il y a entre les sécrétions de la peau et des reins une sorte de balancement qui fait que, quand les unes augmentent, les autres diminuent. Dans les grandes chaleurs de l'été, lorsque la peau est couverte de sueur, les urines sont rares, et, inversement, dans l'hiver, quand la sueur est rare, les urines sont abondantes. Il semblerait d'après cela que les affections des voies urinaires dussent avoir des relations étroites avec celles de la peau, mais ce serait une grande erreur de conclure de l'état physiologique à l'état pathologique. Les relations de la peau avec le rein ne sont guère plus multipliées que celles de la peau avec l'organe sécréteur de la bile. J'ai dit déjà que la peau peut être couverte d'écailles et de croûtes sans qu'il en résulte un grand trouble du côté des voies urinaires. Le docteur Baud (*Maladies des organes génito-urinaires*, p. 504. Paris, 1868) émet une opinion qui semble contredire notre manière de voir : « Il est peu de maladies des reins qui ne retentissent sur l'organe cutané; il est peu de maladies de la peau qui laissent les reins indifférents. » Assertion qui est vraie, si on l'applique uniquement aux produits sécrétés, mais qui est fausse, si on l'applique aux affections.

Il ne faut pas s'en tenir à l'étude isolée des affections pour avoir une idée exacte des rapports de la peau avec l'appareil urinaire. Il faut surtout remonter à la maladie, c'est-à-dire à l'origine commune des affections de la peau et de celles des voies urinaires. Nous allons procéder dans cette étude comme nous l'avons fait pour les autres appareils, et en particulier pour le foie.

Ici nous aurons également des affections génériques et des affections spéciales.

Aux genres nerveux nous rattachons la colique néphrétique sans calculs et la polyurie ou diabète insipide; aux genres *cum materia*, la congestion rénale simple, la cirrhose, les affections décrites par Lancereaux sous les noms de néphrite proliférative, néphrite épithéliale, néphrite caséeuse, néphrite leucomateuse.

Les affections spéciales sont de cause externe ou de cause interne. Ces dernières sont fébriles, phlegmasiques (néphrite parenchymateuse), hémorrhagiques, constitutionnelles, diathésiques, cachectiques.

Parmi les affections spéciales, la lithiase urinaire qui se rattache à la diathèse calculeuse mérite une mention à part, à cause de ses fréquentes relations avec les dermatoses arthritiques et avec le diabète, autre complication non moins ordinaire de la maladie à laquelle nous donnons le nom d'arthritis. L'augmentation proportionnelle des urates dans la composition de l'urine et la présence de l'acide urique dans le sang sont des accidents propres à l'arthritis; mais la gravelle et la pierre sont pour nous des complications et non des affections exclusivement développées sous l'influence de cette maladie. Il est certain que l'on rencontre très-fréquemment la gravelle chez les goutteux et les rhumatisants, accompagnée ou non de dartres arthritiques, mais ce qui prouve qu'elle n'en est point un symptôme ou une affection propre, c'est qu'on l'observe indistinctement à toutes les périodes de l'arthritis, et que par conséquent elle est en dehors de son évolution régulière, c'est que d'ailleurs elle peut exister seule, indépendante de toute attache avec l'arthritis.

La maladie de Bright, qu'il ne faut pas confondre avec l'albuminurie symptomatique, caractérise une cachexie.

A la néphrite catarrhale ou épithéliale se rattachent les néphrites scarlatineuse, érysipélateuse, typhoïde, etc.; à la néphrite interstitielle, la syphilitique, la plombique; à la stéatose du rein, les néphrites alcoolique, phosphorique, etc., enfin à la néphrite leucomatosique les néphrites scrofuleuse et cachectique.

La névralgie du rein ou la colique néphrétique sans calculs est le plus souvent confondue avec la lithiase rénale. Bien souvent, en effet, elle est suivie de calculs qui, plus tard, sont expulsés par l'urine; mais dans quelques cas elle existe seule et, comme la colique hépatique sans calculs, se rattache également à l'arthritis. Toutes les affections cutanées de nature arthritique peuvent la précéder ou l'accompagner, et leur existence est le signe le plus important pour déceler l'espèce de névralgie rénale à laquelle on a affaire.

Le diabète insipide ou polyurie est un flux urinaire; c'est une névrose de la sécrétion rénale comme la sialorrhée est une névrose de la sécrétion salivaire, comme la spermatorrhée est une névrose de la sécrétion spermatique. La polyurie ne doit pas être confondue avec la polydipsie; elle est parfois intermittente et a une durée plus ou moins longue. Nous en avons dernièrement observé un cas remarquable chez un homme de cinquante ans, atteint de rhumatismes vagues, de maux de tête fréquents et d'eczéma anal. Le rhumatisme et la polyurie ont cédé promptement à l'emploi du salicylate de soude.

La polyurie se rattache également aux névroses générales. La clarté des urines, les spasmes et autres accidents nerveux la distingueront suffisamment de la polyurie arthritique.

La congestion rénale active peut exister seule, sans autre complication, n'avoir qu'une durée courte et disparaître sans laisser de traces. Lancereaux en donne comme symptômes la polyurie sans altération de l'urine, qui cependant peut contenir un peu de sang et donner un précipité d'albumine par l'acide nitrique. Cette polyurie est difficile à distinguer de la polyurie nerveuse : aussi, quand on dit qu'on la voit surtout chez les hystériques, les épileptiques, évidemment on la confond avec la polyurie nerveuse. Un signe distinctif important serait la mensuration du rein, mais cette mensuration n'est pas facile à déterminer. Dans la congestion active, il existe une douleur profonde de la région lombaire, douleur qui est absente dans la polyurie nerveuse.

Comme la polyurie simple, la polyurie avec congestion rénale se rattache à l'arthritis et aux névroses générales. L'altération de l'urine et les accidents concomitants, les antécédents du malade, serviront à établir le diagnostic.

Nous n'entrerons pas dans la description des néphrites génériques et spéciales ; ce que nous en avons dit plus haut suffit à démontrer qu'elles peuvent avoir été précédées ou être accompagnées de dermatoses ayant une origine identique avec celle des affections rénales.

Les affections des capsules surrénales ont-elles quelques rapports avec les affections cutanées? A part les dégénérescences, qui font partie des cachexies, des diathèses et des maladies constitutionnelles parvenues à la quatrième période, il est encore certaines lésions de ces capsules qui, dit-on, jouent un rôle important dans la maladie d'Addison. Cette opinion repose sur un fait qui est loin d'être prouvé, à savoir que la capsule surrénale est l'organe producteur et le réservoir du pigment cutané. Chacun sait que, dans nombre d'autopsies de sujets qui ont succombé à la maladie bronzée, les capsules surrénales ont été trouvées dans un état d'intégrité parfaite.

Esquissons à grands traits les relations des dermatoses avec les affections de la vessie. Le petit tableau ci-dessous nous fait connaître les affections vésicales que nous devons mettre en regard des affections cutanées.

AFFECTIONS DE LA VESSIE

1° Affections génériques	Genres *sine materia* (névroses).	Cystalgie. Cystorrhée. Cystopathie fonctionnelle.	Dysurie. Rétention.
	Genres *cum materia*	Cystite catarrhale. Néoplasies.	
2° Affections spéciales	De cause externe	Traumatisme. Parasitisme. Pathogénétisme.	
	De cause interne	Cystite phlegmoneuse. Hémorrhagie vésicale. Lithiase (pierre). Catarrhes constitutionnels. Néoplasies constitutionnelles. Cancer. Papillome ou fongus. Kystes, etc.	

La cystalgie ou névralgie vésicale, indépendante de toute affection organique, de tout corps étranger dans la vessie, se reconnaît surtout aux caractères de la douleur et à sa marche qui, le plus souvent, est périodique intermittente. Comme la névralgie rénale, elle est sous la dépendance de l'arthritis ou d'une névrose générale ; les antécédents rhumatismaux ou goutteux, la coexistence de dartres arthritiques, aideront à distinguer la cystalgie rhumatismale de la cystalgie hystérique. Dans la névralgie rhumatismale, dit un excellent et profond observateur, il y a émission habituelle d'urines que troublent des matières sédimenteuses, jaunâtres, limoneuses, formées par du mucus, de l'urate d'ammoniaque, des phosphates calciques et magnésiens. Mais, suivant nous, cette altération de l'urine est précisément le caractère qui distingue le catarrhe ou la cystorrhée de la névralgie simple.

La dysurie générique sera distinguée d'abord de la dysurie symptôme, puis reconnue ensuite comme espèce rhumatismale ou goutteuse ou rattachée à la névrose générale dont elle fait partie. On comprend de quelle importance est, dans ce cas, l'existence de dermatoses spéciales pour arriver au diagnostic complet du genre et de l'espèce.

La cystorrhée consiste dans une sécrétion exagérée de la muqueuse vésicale. C'est un catarrhe simple comme la bronchorrée ou la gastrorrhée. Son existence est loin d'être admise par tout le monde. Le docteur Vallette, auteur de l'article CYSTITE du *Dictionnaire de médecine et de chirurgie pratiques*, rejette le catarrhe essentiel et nie toute influence des diathèses rhumatismale et goutteuse ou herpétique sur le développement de la cystite catarrhale; il regarde comme controuvé le fait rapporté par Fernel d'un catarrhe vésical terminé par un catarrhe chronique. Les métastases, pour lui, n'ont jamais existé que dans l'esprit de ceux qui les ont inventées. D'un autre côté, le docteur Baud admet des catarrhes vésicaux développés sous l'influence des diathèses dartreuse, rhumatismale et goutteuse : « Il a vu et traité, à Contrexéville, des catarrhes essentiels ordinairement accompagnés de catarrhes bronchiques et de manifestations cutanées plus ou moins intenses, et tout guérissait en même temps. » Il est à regretter que M. Baud n'ait pas jugé à propos de nous donner une description, si sommaire fût-elle, de ces éruptions cutanées.

La cystite catarrhale chronique peut compliquer l'arthritis et l'herpétis. Baud nous donne encore les moyens de reconnaître, par l'analyse des produits sécrétés et excrétés, si l'on a affaire à l'une ou à l'autre de ces deux maladies constitutionnelles : « Les calculeux, dit-il, ne peuvent être bien conseillés et bien compris que si on les range en deux classes distinctes, dont l'une a pour caractères distinctifs l'acidité exagérée des sécrétions et excrétions, et dont l'autre est régie par un état tout contraire, c'est-à-dire par l'alcalinité insolite des produits sécrétés et excrétés. »

Les sujets de la première catégorie sont les plus nombreux; dans les matériaux de la transpiration, il a trouvé les mêmes matières uriques, et cette excrétion vicieuse serait, selon lui, la cause de beaucoup d'affections cutanées désignées pêle-mêle sous le nom de *dartres*. Chez les femmes dont les urines charrient fréquemment des sédiments briquetés, Baud a constaté l'érythème des grandes lèvres, le prurit vulvaire. Tous ces malades, ajoute-t-il, ont employé en vain les sulfureux : ils sont guéris à Contrexéville.

Ceux de la seconde catégorie, dont les liquides sudoral et urinaire sont également privés de leur acidité normale, ont un aspect terreux, parcheminé; la peau est aride, écailleuse. On voit plus tard survenir l'œdème, l'infiltration séreuse, les hydropisies. Ce dernier état s'observe particulièrement chez les vieillards goutteux.

Tels sont les faits observés et relatés par le docteur Baud. Pour nous, les malades de la première catégorie sont des arthritiques; ceux de la seconde des herpétiques ou des goutteux atteints de psoriasis ou d'eczéma herpétiques, et mieux encore d'herpétide exfoliatrice. On sait que le caractère essentiel de l'herpétis ou de la dartre, considérée comme unité pathologique, est de donner lieu à une surabondance de productions épidermiques composées de matières cornées, de phosphates et de carbonates calcaires. Or, ces mêmes matières se retrouvent dans les urines des herpétiques parvenus à la troisième ou à la quatrième période de la maladie constitutionnelle. Aussi la gravelle blanche est-elle plus commune chez les herpétiques ou chez les goutteux atteints de psoriasis dartreux que chez les rhumatisants. J'ai donné des soins, pendant deux ou trois années consécutives, à un jeune homme atteint d'eczéma généralisé, d'asthme et de catarrhe vésical alternant soit avec le catarrhe pulmonaire, soit avec l'affection cutanée. Les urines étaient troubles, alcalines, et donnaient par le refroidissement un dépôt abondant, glaireux, composé de mucus, de cellules épithéliales et de sels calcaires. Le traitement a consisté dans l'emploi des préparations arsénicales et des balsamiques qui ont produit du soulagement, mais non une guérison complète.

Nous ne dirons rien des néoplasies constitutionnelles, qui généralement ne se produisent qu'à la dernière période de ces maladies, et n'ont par conséquent que des rapports d'origine et de succession avec les affections cutanées. On les distinguera des néoplasies diathésiques et cachectiques par les antécédents des sujets, les caractères des dermatoses qui ont précédé leur apparition, l'évolution de la maladie et l'évolution particulière de l'affection vésicale.

Parmi les affections spéciales, il en est une, la lithiase urinaire, qui plus que toute autre a des rapports avec les affections cutanées, rapports de coïncidence, peut-être même de causalité. Pour nous, la pierre ou la lithiase urinaire n'est pas plus que la gravelle et le calcul biliaire une affection propre de l'arthritis. Ce n'est qu'une complication, mais une complication fréquente et sans doute favorisée dans son développement par les produits spéciaux de l'arthritis, l'acide urique et les urates. J'ai donné des soins pendant plusieurs années à M. F., atteint de rhumatismes, d'un eczéma des bourses, d'un psoriasis lingual et buccal ayant envahi toute la membrane muqueuse de la bouche, et de gravelle urique. Après un traitement alcalin longtemps prolongé, après plusieurs cures aux eaux de Royat, M. F. était complétement débarrassé de son psoriasis lingual, de son eczéma et de la gravelle, et semblait jouir d'une santé parfaite, quand il fut pris d'accidents qui firent soupçonner l'existence d'une pierre dans la vessie. On constata la présence d'un calcul volumineux, et l'opération de la taille fut pratiquée. C'est aux suites de cette opération que le malade succomba.

Les dermatoses ont des rapports avec les affections des voies uréthrales, soit directement de cause à effet par le contact de l'urine plus ou moins altérée sur les parties avoisinantes, soit par la nature des affections qui, du côté de la peau aussi bien que du côté de l'urèthre, relèvent de la maladie dont elles ne sont, les unes et les autres, que des manifestations sur la peau ou sur les muqueuses.

a. Relations de causalité. Chez les enfants à la mamelle, le contact prolongé de l'urine avec les cuisses, la région ano-périnéale, amène des érythèmes, de l'eczéma artificiel, des ulcérations, etc. Chez l'adulte, l'urine chargée de glycose amène de l'eczéma, de l'herpès glando-préputial, du phimosis, de la gangrène; chez la femme, l'urine graveleuse ou diabétique produit du prurit, de l'érythème vulvaire, des furoncles, par son contact direct avec la peau. Chez l'homme et chez la femme, ces mêmes accidents inflammatoires peuvent résulter du contact de la peau avec le pus de la blennorrhagie uréthrale.

b. Relations de nature. Nous admettons des blennorrhées constitutionnelles, le plus souvent consécutives à l'uréthrite blennorrhagique, et plus fréquentes chez l'homme parce que l'uréthrite gonorrhéique est plus fréquente chez lui que chez la femme. Ces blennorrhées ont perdu leur caractère contagieux ; elles sont accompagnées de prurit uréthral, de douleurs plus ou moins vives. Les antécédents et les affections concomitantes peuvent seuls éclairer le praticien sur la nature de l'uréthrorrhée constitutionnelle.

11° *Rapports des dermatoses avec les affections des organes génitaux.* Les dermatoses qui siégent sur les organes génitaux externes peuvent, dans les deux sexes, donner lieu par le prurit et l'irritation qu'elles occasionnent à des névroses plus ou moins graves, telles que le satyriasis et la spermatorrhée chez l'homme, l'hypersécrétion de la glande vulvo-vaginale, l'hyperesthésie vulvaire et le vaginisme chez la femme. Ce sont là des rapports de causalité. Le plus souvent il n'y a entre les dermatoses et les affections des organes génitaux que des rapports d'origine ou de nature. Pour donner une idée générale et succincte de ces relations, il est nécessaire de les étudier séparément chez l'homme et chez la femme.

a. *Organes sexuels de l'homme.* Commençons par les affections testiculaires.

Nous admettons pour le testicule, comme pour les autres organes glandulaires, des affections génériques et des affections spéciales. En face du cadre dermatologique nous aurons le petit tableau ci-dessous pour les affections du testicule :

AFFECTIONS TESTICULAIRES

AFFECTIONS GÉNÉRIQUES.	Genres *sine materia*. . .	Névralgies. Spermatorrhée. Congestion.
	Genres *cum materia*. . .	Sclérose. Néoplasmes.
AFFECTIONS SPÉCIALES	De cause *externe*	Traumatisme (blessures, etc.). Parasitisme (hydatides). Pathogénétiques.
	De cause *interne*	Orchite phlegmoneuse. Orchite blennorrhagique. Orchite pseudo-exanthématique. Néoplasmes constitutionnels. Lymphadénome. Cancer, tubercules, etc.

La névralgie et la rétraction testiculaire sont, comme on sait, des symptômes ordinaires de la gravelle ; mais ce n'est pas de cette espèce de névralgie que nous voulons parler en ce moment. Dans les dermatoses qui ont pour siége les bourses, la région anale, ano-périnéale, les malades se plaignent souvent de douleurs profondes dans les testicules, sans que la douleur augmente par la pression de ces organes ; c'est là une névralgie essentiellement arthritique qu'il ne faut pas confondre avec la névralgie iléo-scrotale.

La spermatorrhée nous intéresse bien autrement que la névralgie testiculaire. Les pertes séminales coexistent fréquemment avec les dermatoses, et font souvent le tourment du malade et le désespoir du médecin. Quelle est la cause de ce flux parfois immodéré qui rend si souvent tristes et profondément mélancoliques les sujets qui en sont affectés ? La spermatorrhée tient à des causes extrêmement variées ; je n'ai à m'occuper que de ses relations avec les dermatoses. Or, il est évident que le prurit et les démangeaisons que causent le prurigo et l'eczéma en provoquent souvent l'apparition aussi bien chez les dartreux que chez les arthritiques.

Souvent la spermatorrhée est provoquée, en quelque sorte mécaniquement, par la masturbation, par la cystite et la blennorrhagie ; mais elle peut aussi constituer une névrose et se rattacher comme telle aux maladies constitutionnelles ; ce qui le prouve, c'est qu'on la voit disparaître comme les dermatoses qui l'accompagnent sous l'influence des traitements alcalins ou arsénicaux, alors qu'il n'existe aucune éruption sur les organes sexuels.

Devons-nous, avec Lallemand, admettre une métastase de la dermatose comme cause de la spermatorrhée? Cela est possible, mais je ne connais aucun fait authentique à l'appui de cette manière de voir.

La congestion testiculaire est traumatique, pseudo-exanthématique, blennorrhagique.

La congestion pseudo-exanthématique est celle qui succède aux oreillons; la tuméfaction des bourses, la couleur violacée de la peau, le peu de sensibilité du testicule à la pression, les circonstances antécédentes, la distingueront suffisamment de l'orchite traumatique et de l'orchite blennorrhagique.

La sclérose ou l'orchite interstitielle d'origine syphilitique est souvent précédée et parfois accompagnée de syphilides tuberculeuses ou tuberculo-ulcéreuses.

Dans les affections spéciales figure la tuberculose du testicule et surtout de l'épididyme, affection essentiellement scrofuleuse fréquemment précédée ou même accompagnée de scrofulides cutanées ou muqueuses. Il en est de même de l'orchite dite caséeuse.

Les gommes testiculaires se distinguent par leur siége, par leur marche, des tubercules ; elles se rattachent toujours à la syphilis et sont précédées ou même accompagnées de syphilides circonscrites.

AFFECTIONS DU PÉNIS

1° Affections génériques. . . .	Sine materia.	Névralgie.
		Impuissance.
		Priapisme.
		Congestion.
	Cum materia.	Sclérose.
		Néoplasies.
2° Affections stationnaires.		Phimosis.
		Paraphimosis.
		Hypospadias.
3° Affections spéciales.	De cause externe	Traumatisme (plaies, blessures, chancres, etc.).
		Parasitisme.
		Pathogénétisme.
	De cause interne	Inflammation de la verge.
		Syphilides.
		Scrofulides.
		Arthritides.
		Herpétides.
		Néoplasies constitutionnelles.
		Affections diathésiques.

Bornons-nous à dire quelques mots des relations des dermatoses, considérées d'une manière générale, avec l'organe de la copulation et de l'émission spermatique.

Et tout d'abord il est évident que, parmi ces relations, il ne saurait y en avoir de plus directes que celles qui sont la conséquence des dermatoses siégeant sur l'organe lui-même. L'érythème, l'herpès, l'eczéma du prépuce et du gland, l'eczéma du fourreau de la verge, donnent lieu, non-seulement à du prurit, à des démangeaisons, mais encore à des névralgies du pénis. Si, dans ce cas, les dermatoses occupent exclusivement les organes sexuels, elles se rattachent le plus habituellement à l'arthritis, et se compliquent parfois d'uréthrorrhée.

La névralgie du pénis accompagne quelquefois le priapisme, mais à coup sûr, dans ce cas, elle ne constitue pas une affection isolée, indépendante; elle n'est qu'un effet d'une érection portée au delà de ses limites normales, érection qui peut être provoquée par la blennorrhagie, la balanite, l'eczéma et le prurigo des bourses, l'eczéma périnéal dit hypertrophique.

L'impuissance qui résulte de la non-érection, la verge restant molle, flasque, malgré les irritations vénériennes et les désirs érotiques, se remarque parfois chez les sujets atteints de dermatoses. Le plus souvent, dans ces cas, ou il existe une affection grave de la moelle ou du cerveau, ou bien les affections cutanées sont de celles qui ont été rapportées à la glycosurie. Sans nier d'une manière absolue l'action du sang diabétique sur la production des dermatoses, nous croyons que la plus large part du rôle étiologique doit être rapportée à la maladie constitutionnelle que nous avons décrite sous le nom d'arthritis.

Parmi les affections spéciales, nous n'avons à mentionner dans cet article que le phimosis accidentel considéré comme affection de cause externe, et l'induration partielle du corps caverneux comme affection de cause interne.

La congestion du pénis est physiologique dans l'érection, mais il existe une autre congestion, soit active, soit passive : la verge se trouve dans un état permanent de demi-érection. Cet état, sans être douloureux, est parfois très-gênant ; on le voit coïncider avec les dermatoses des organes sexuels.

Au nombre des causes du phimosis se place le diabète. L'urine diabétique peut amener l'irritation, l'inflammation du prépuce et du gland, et causer des accidents sérieux sur lesquels M. Gustave de Beauvais a appelé l'attention des praticiens. On voit ces mêmes accidents compliquer parfois l'uréthrite et la balanite blennorrhagique.

Induration partielle du corps caverneux, fibrome, sclérose, nœuds ou ganglions, telles sont les diverses dénominations sous lesquelles cette affection a été désignée. On l'observe généralement chez les sujets avancés en âge, et le plus souvent elle fait partie des dernières périodes de la syphilis. C'est en quelque sorte un accident attardé de la vérole; dans ce cas, elle a toujours été précédée de syphilides. Mais quelquefois cette affection ne paraît pas devoir être rattachée à la syphilis.

b. *Organes sexuels de la femme.* Existe-t-il des rapports de causalité entre les affections des organes sexuels de la femme et les dermatoses? Évidemment ces rapports ne sauraient être niés dans un grand nombre de cas, mais ils ont été généralement mal appréciés par les auteurs. On a, ici comme toujours, commis des erreurs de doctrine, confondu la cause efficiente avec la cause déterminante, le symptôme avec l'affection.

Que le masque des femmes enceintes soit dû à la parturition, personne n'en doute. Qu'une foule de pigmentations diverses se rattachent à des affections morbides de l'appareil utérin, nous ne faisons aucune difficulté de le reconnaître; mais, remarquez-le bien, il ne s'agit là que de symptômes organiques et non d'affections cutanées en voie d'évolution. Il n'en est pas de même quand on veut admettre un *herpès gestationis*, un eczéma, un lichen, un prurigo, engendrés soit par la grossesse, soit par un trouble quelconque de la menstruation, soit même par une affection morbide de l'utérus. Ici, l'on confond évidemment la cause provocante avec la cause efficiente. C'est ce qu'a parfaitement vu M. Martineau, auteur d'un ouvrage sur les affections utéro-vaginales, écrit sous l'inspiration des plus saines doctrines (voy. *Traité clinique sur les affections de l'utérus et de ses annexes*, par Martineau, médecin de l'hôpital de Lourcine. Paris, 1878). Nous nous permettrons cependant de faire un reproche au docteur Martineau, c'est d'avoir admis des relations directes de causalité entre les affections de l'utérus et celles d'autres systèmes organiques, comme, par exemple, des dyspepsies sympathiques d'affections de l'utérus, et des affections de l'utérus sympathiques de la dyspepsie : la dyspepsie et l'affection de l'utérus sont sous la dépendance de l'arthritis, et le traitement antiarthritique ou le traitement alcalin les guérit toutes deux, mais ce n'est pas parce que la première guérit par les alcalins que la seconde doit disparaître comme n'étant qu'une affection sympathique, comme le pense à tort M. Martineau. Son erreur repose sur la confusion du symptôme avec l'affection. Je ne nie pas que la métrite puisse s'accompagner de vomissements et autres désordres du côté de l'estomac ou des intestins, mais ce sont là de simples troubles fonctionnels qui suivent l'affection utérine *comme l'ombre suit le corps*. Ce n'est pas là la vraie dyspepsie qui peut précéder, accompagner ou suivre l'affection de l'utérus, et qui, comme cette dernière, se trouve immédiatement liée à la maladie constitutionnelle, fait, en un mot, partie de son cortége habituel.

Les dermatoses de cause externe ont parfois des rapports de causalité avec les affections du conduit vulvo-utérin. Ce conduit, en effet, livre passage à des produits de sécrétion normale ou morbide qui provoquent, par leur contact avec les parties sur lesquelles ils s'écoulent, des dermites artificielles, et, chez les personnes prédisposées, des affections diverses, telles que l'eczéma, l'impétigo, le lichen, les furoncles, etc. Passons rapidement en revue les rapports d'origine et de nature des dermatoses avec les affections des organes sexuels de la femme.

a. *Ovaires.* Il y a des névralgies de l'ovaire et sans doute aussi des névroses fonctionnelles qui empêchent la rupture des vésicules de Graaf en s'opposant à la descente de l'œuf dans le pavillon de la trompe. Ce sujet prête infiniment à l'hypothèse et n'a été que fort peu étudié ; j'en dirai autant de la congestion et même de l'ovarite considérée comme genre. Il n'en est pas de même des affections spéciales connues sous les noms de kystes de l'ovaire, d'hydropisies enkystées, d'ovarite chronique, sclérosique, caséeuse, tuberculeuse, syphilitique, etc. On a attribué à la répercussion des dermatoses les hydropisies enkystées de l'ovaire, et par conséquent admis une relation de causalité entre les dermatoses et les kystes ovariques ; mais, ici comme ailleurs, c'est encore à une erreur de doctrine qu'il faut rapporter cette opinion hypothétique. On ne doit voir dans la succession de ces deux affections, dermatoses et kystes ovariques, que deux périodes successives d'une même maladie constitutionnelle. Il en est de même pour les lésions syphilitiques, tuberculeuses, de l'ovaire, qui ont été précédées de syphilides ou de scrofulides, ou qui coexistent avec elles : ce ne sont que des périodes successives de la syphilis et de la scrofule.

b. *Utérus.* Devons-nous, avec Becquerel et Nonat, rejeter toute intervention des *diathèses* dans l'étiologie des affections de l'utérus? Sur ce point, Becquerel est très-affirmatif ; il nie d'une manière absolue l'influence du scorbut et de la scrofule, du vice herpétique, sur la production des ulcères du col utérin, et n'admet que les manifestations de la syphilis. On voit souvent, dit-il, des affections de la peau chez les femmes atteintes de maladies de l'utérus, mais ce n'est là qu'une simple coïncidence. Il est clair que Becquerel pose mal la question : il ne s'agit pas de savoir si les dermatoses sont causes d'affections utérines, mais de savoir s'il n'existe pas une cause efficiente commune aux dermatoses et aux affections utérines. Est-ce que les dermatoses syphilitiques sont cause d'affections utérines de même nature? Assurément non. La cause efficiente des dermatoses et des affections utérines syphilitiques est un principe diathésique qui engendre les premières et les secondes. Il en est de même pour les (autres maladies constitutionnelles.

La scrofule, dit Nonat, prédispose à la leucorrhée, mais aucun signe spécial ne peut faire reconnaître la leucorrhée scrofuleuse.

Cette doctrine, qui voit dans les affections de l'utérus autant de maladies indépendantes, est aujourd'hui fortement battue en brèche. Le professeur Courty a établi d'une façon indiscutable l'influence des *diathèses* dans la production des affections de la matrice; mais c'est au docteur Martineau que l'on doit le travail le plus remarquable qui ait paru sur l'étiologie et la symptomatologie générale des affections de l'utérus et de ses annexes.

Avant d'aborder les rapports des dermatoses avec les affections morbides de l'utérus, signalons un rapport des dermatoses avec la menstruation qui n'a pas suffisamment attiré l'attention des auteurs. Je veux parler de cette aggravation qui se remarque presque toujours, peu de temps avant les règles, et diminue au fur et à mesure que le sang coule. Cette même aggravation des dermatoses, nous la constatons chez les hommes porteurs d'hémorrhoïdes peu de jours avant l'apparition de la crise hémorrhoïdale. L'aggravation des dermatoses quelques jours avant les époques mensuelles est en quelque sorte habituelle chez les femmes atteintes de couperose : aussi les voyons-nous venir plus souvent à ce moment consulter l'homme de l'art pour lui faire voir que le traitement n'a aucune action sur le mal.

Pour l'utérus comme pour les autres viscères, nous admettons des affections génériques et des affections spéciales, des genres nerveux et des genres *sine materia*. Aux genres nerveux se rattachent l'hystéralgie ou la névralgie utérine et la dysménorrhée; aux genres *cum materia* la congestion, la métrite chronique, les néoplasies. Les affections spéciales sont de cause externe (traumatiques, parasitaires, pathogénétiques), ou de cause interne (métrite parenchymateuse, puerpérale, hémorrhagies utérines, métrites constitutionnelles, cachectiques, diathésiques).

L'hystéralgie ou névralgie utérine n'est pas admise pour tout le monde. Valleix croit qu'elle n'est qu'une variété de la névralgie lombaire. On ne doit pas donner le nom d'hystéralgie à la colique utérine qui précède ou accompagne si souvent les époques mensuelles, car dans ces cas il existe toujours une congestion de l'utérus. La névralgie utérine peut être de nature rhumatismale et coexister avec des dermatoses arthritiques. Il est une autre variété d'hystéralgie qui revient par crises, à intervalles de temps inégaux, et coexiste souvent avec des coliques sèches chez les malades atteintes de psoriasis herpétique. On distingue cette dernière de l'hystéralgie rhumatismale par le caractère des douleurs, qui sont lancinantes et irradiantes, tandis que dans la névralgie utérine d'origine arthritique la douleur est sourde, profonde, analogue à celle du lumbago, et augmente par les mouvements du corps qui retentissent sur la matrice.

L'hystéralgie d'origine hystérique sera facile à distinguer de celles que nous venons de mentionner.

Dans le cours des dermatoses aiguës ou chroniques, on observe assez souvent des troubles de la menstruation; généralement, la dysménorrhée, l'aménorrhée, s'observent plus fréquemment chez les arthritiques que chez les herpétiques. Il en est de même des hémorrhagies utérines, qui sont plus fréquentes chez les premières que chez les secondes.

Martineau admet des métrites constitutionnelles. La métrite scrofuleuse se reconnaît à la tuméfaction hypertrophique du col utérin, aux ulcérations, à des leucorrhées spéciales et interminables. Joignez l'existence ou la préexistence des scrofules bénignes et malignes, l'habitus des malades, leurs antécédents, les antécédents de la famille, et dans la plupart des cas vous ne conserverez aucun doute sur le diagnostic. Il en est de même pour le diagnostic de la métrite arthritique caractérisée par les rhumatalgies, l'hystéralgie rhumatismale, le catarrhe utérin muco-puriforme, les granulations du col, qui ne s'ulcère pas comme dans le cas précédent; l'écoulement souvent mêlé de sang, les hémorrhagies utérines, etc.; pas de doute non plus sur le diagnostic de cette affection. Il est plus difficile d'arriver à établir l'existence de la métrite syphilitique et de la métrite herpétique, qui sont d'ailleurs plus rares que les métrites scrofuleuse et arthritique.

Les dermatoses scrofuleuses et syphilitiques sont parfois accompagnées de lésions spéciales qui se rattachent par l'origine à l'une ou à l'autre de ces deux maladies constitutionnelles : tels sont les tubercules et les myxomes intra-utérins pour la scrofule, les fibromes et les gommes pour la syphilis.

c. *Conduit vulvo-utérin.* Les dermatoses peuvent se développer sur tous les points de ce conduit, par propagation de l'affection cutanée. C'est ainsi que l'on voit dans quelques cas, rares, il est vrai, mais très-réels, l'eczéma vulvaire envahir les parois vaginales et se montrer jusque sur le col utérin. Dans d'autres circonstances, l'affection débute par un point quelconque de la muqueuse vaginale (voy. *Rapports des dermatoses avec les affections des muqueuses*).

Les affections de la peau ont des rapports de causalité et des rapports de nature avec les affections du conduit vulvo-utérin. Ce conduit, en effet, livre passage à des produits normaux et anormaux plus ou moins altérés qui irritent les parties sur lesquelles ils coulent et produisent sur la vulve, les petites et les grandes lèvres, la partie interne et supérieure des cuisses, des dermites artificielles, et, chez les personnes prédisposées, des affections diverses comme l'eczéma, l'impétigo, le lichen, les furoncles, etc.; ce sont les mêmes affections que produit l'urine plus ou moins altérée ou chargée d'acide urique ou de glycose, par son contact avec les parties génitales externes dans les deux sexes.

Mais ces relations étiologiques ne sont pour rien dans les rapports que les dermatoses peuvent offrir à notre observation avec les vaginites, le catarrhe utéro-vaginal, la leucorrhée, affections si communes chez les femmes avant, pendant et après la vie menstruelle.

Sur le vagin, comme sur les autres organes, se produisent des affections génériques et des affections spéciales.

Aux affections génériques se rattachent la névralgie et le vaginisme, et la vaginite catarrhale.

Les affections spéciales sont de cause externe (traumatiques, parasitaires, pathogénétiques).

Celles de cause interne sont : la vaginite blennorrhagique; la vaginite pseudo-membraneuse; les hémorrhagies vaginales; les pseudo-exanthèmes du vagin (herpès du vagin, herpès du col); les catarrhes vaginaux constitutionnels, chlorotiques, diathésiques).

Les névralgies vaginales, qu'il ne faut pas confondre avec l'hyperesthésie, et la leucorrhée, sont des affections génériques.

On peut dire de la névralgie vaginale ce que nous avons dit de l'hystéralgie.

La leucorrhée est la simple exagération de la sécrétion vaginale, mais elle succède bien souvent à la vaginite, et peut se rattacher à toutes les maladies constitutionnelles, aux cachexies chlorotiques et autres. Le produit de la sécrétion varie selon le siége : celui de la glande vulvo-vaginale est clair, transparent, filant et acide ; celui du vagin est laiteux, blanchâtre, généralement acide ; celui de la face interne de l'utérus et du col est albumineux, en paquets fixés sur l'ouverture vaginale du col utérin ; il est alcalin.

La leucorrhée, quelle que soit son abondance, n'a pas de caractères propres à en faire distinguer les espèces.

Le catarrhe utéro-vaginal se distingue de la leucorrhée comme le catarrhe bronchique se distingue de la simple bronchorrhée.

Le catarrhe chronique du vagin a toujours été précédé de vaginite. Le produit sécrété se rapproche davantage des produits inflammatoires ; il est souvent accompagné d'épaississement de la muqueuse ou du tissu sous-muqueux, d'hypertrophie du col, lésions qu'on ne rencontre pas d'habitude avec la simple leucorrhée.

Nonat admet que la scrofule prédispose au catarrhe utéro-vaginal, mais il ajoute qu'aucun caractère spécial ne le distingue des autres. Telle n'est pas notre manière de voir. Nous avons donné, comme signes distinctifs du catarrhe scrofuleux, l'abondance du produit de sécrétion, la surabondance des globules blancs et des globules de pus, la tuméfaction, l'induration, les bosselures du col utérin, les granulations jaunâtres, purulentes, suivies d'ulcérations relativement profondes de cet organe ; dans le catarrhe arthritique, la participation de l'utérus à la production du catarrhe, l'écoulement peu abondant, assez souvent mêlé de sang, paquets albumineux traversant l'orifice du col, granulations sans ulcérations ou avec ulcérations superficielles du col utérin.

Dans le catarrhe herpétique, l'écoulement est peu abondant, accompagné de prurit vulvaire, de démangeaisons persistantes, car il est bon de remarquer que tous ces catarrhes succèdent bien souvent à des blennorrhagies, et que, dans le principe, le produit morbide cause des éruptions artificielles qui disparaissent promptement, si le catarrhe spécifique n'est pas entretenu par un vice constitutionnel.

d. *Mamelles.* Les dermatoses s'observent assez souvent sur les mamelles, surtout pendant la grossesse et la lactation, à ce point que M. Hardy a pu dire que l'eczéma des mamelles se montrait chez la femme dans deux conditions différentes : l'état puerpéral et la psore ; ce qui n'est pas parfaitement exact, car l'eczéma des mamelles se présente fort souvent à l'observation avec tous les caractères de l'eczéma arthritique. Ce qu'il y a de certain, c'est que l'état puerpéral favorise le développement des dermatoses : d'où est venue l'opinion populaire qui attribue certaines dartres à un *lait répandu*.

La névralgie mammaire est sous la dépendance de l'hystérie ou d'une affection utérine, et dans ce dernier cas elle peut avoir été précédée de dermatoses.

Sur les mamelles se traduisent fréquemment les manifestations tardives des maladies constitutionnelles et des diathèses, qui ont des rapports de nature avec les dermatoses. C'est en se plaçant à ce point de vue doctrinal qu'il serait utile d'étudier et de classer les nombreuses variétés de tumeurs qui peuvent avoir leur siége sur ces organes.

CINQUIÈME PARTIE. Séméiotique. La séméiotique de la peau comprend deux parties distinctes : 1° le diagnostic des divers ordres de symptômes ; 2° les signes que le symptôme nous fournit pour arriver à la connaissance de la maladie et pour en établir le pronostic.

Chapitre premier. Diagnostic des symptomes. § I. *Troubles fonctionnels.* Les troubles de la sensibilité générale de la peau sont, le plus ordinairement, faciles à reconnaître. Toutefois, on ne saurait trop se mettre en garde contre les ruses et les exagérations de certains malades. Il faut souvent répéter l'expérience à diverses reprises, et la répéter pendant que l'attention du malade est distraite par une conversation sur un sujet étranger au fait qu'il s'agit de vérifier. Il importe aussi de dérober à la vue des malades les instruments dont on se sert et les manœuvres de l'opérateur. C'est ainsi que l'on pourra s'assurer de l'existence et des degrés d'intensité de l'anesthésie et de l'hyperesthésie cutanées.

L'hyperesthésie a été à tort confondue avec la dermalgie, qui est la véritable névralgie de la peau. Sans doute la douleur peut exister dans l'hyperesthésie, mais il n'en est pas moins vrai que cette dernière consiste essentiellement dans l'exaltation de la sensibilité tactile, et que la douleur ne peut avoir lieu sans que le tact ait été mis en jeu.

Pour constater l'existence de l'anesthésie thermique, M. Rendu emploie de préférence les corps froids et, pour avoir une juste idée de l'analgésie, conseille de se servir du compas de Weber et de Brown-Séquard.

L'analgésie hystérique, la plus remarquable de toutes par son étendue, sa propagation au tégument interne, aux parties profondes, aux viscères eux-mêmes, ne sera pas confondue avec l'analgésie lépreuse, circonscrite, compliquée de taches, siégeant de préférence aux poignets parfois, mais non toujours, comme on l'a avancé à tort, sur les taches et les tubercules.

Les troubles de la sensibilité spéciale échappent souvent à l'œil de l'observateur. Le médecin est quelquefois obligé d'interroger à ce sujet le malade qui, soit par honte, soit par toute autre cause, n'ose pas en parler devant lui. C'est ce qui arrive souvent pour la perte de l'odorat, dans l'ozène, que j'ai souvent diagnostiquée par la seule odeur que répandent les malades pendant la consultation.

Les fonctions sensoriales sont souvent troublées dans les dermatoses, mais le plus ordinairement on ne constate qu'une diminution, une exaltation ou une perversion momentanée de ces fonctions. La perte absolue de l'odorat, du goût, de la vue, de l'ouïe, tient à une lésion plus profonde de l'organe ou de sa fonction. C'est ainsi que la perte complète de l'ouïe ne saurait jamais être rapportée à un simple pityriasis ou à un eczéma des conduits auditifs.

§ II. *Produits de sécrétion et d'excrétion.* Reconnaître les différents produits de sécrétion cutanée, ne les confondre ni entre eux ni avec des produits étrangers à la peau, et déposés à sa surface, est en général chose simple et facile. Cependant il peut arriver que, à un examen superficiel, on prenne pour de la sueur l'humeur sébacée qui couvre le front ou le nez de certaines personnes atteintes d'acné sébacée fluente. On a même conseillé dans ces cas, pour éviter l'erreur, de se servir de papier Joseph qui s'imbibe de l'humeur huileuse ; mais le simple [contact du liquide avec les doigts et la constatation par la vue des orifices dilatés des glandes sébacées suffisent et tranchent nettement la difficulté. Cette erreur en entraîne une autre qui a des conséquences fâcheuses, de confondre, par exemple, le *pityriasis capitis* avec l'acné sébacée du cuir chevelu, deux affections qui réclament des traitements essentiellement différents.

Une coloration artificielle de la peau peut parfois embarrasser le praticien et lui faire croire à une sueur locale, colorée, alors qu'il n'a devant lui qu'une affection simulée. Nous avons vu à l'hôpital Saint-Louis une jeune fille amenée par un médecin de province qui nous la présentait comme étant atteinte de chromhidrose : or, l'analyse de la matière colorante détachée des paupières démontra au pharmacien en chef de cet hôpital qu'il s'agissait d'une pommade ferrugineuse contenant plus de fer qu'il n'en existe dans toute la masse du sang. La ruse était si grande chez cette jeune personne qu'elle avait déjoué tous les moyens employés pour s'assurer du fait de la sécrétion anormale, et trompé les infirmières chargées de la surveiller jour et nuit.

L'humeur sébacée et le cérumen peuvent renfermer des acares que le microscope permettra facilement de découvrir. Les insectes (*acari folliculorum*) sont les parasites de l'humeur sébacée, et n'indiquent nullement que ce produit de sécrétion ait subi une altération quelconque ; ils ne révèlent leur présence par aucun trouble fonctionnel, par aucun symptôme organique.

L'humeur sébacée, par sa concrétion, forme des enduits jaunâtres, glutineux comme du mastic, des concrétions brunes ou noires, des cornes qu'il ne faut pas confondre avec les cornes épidermiques. Ces enduits jaunâtres pourraient être confondus avec des croûtes faviques, mais la forme arrondie et saillante de ces dernières, l'odeur spécifique, l'état graisseux des premières, la sécheresse des secondes, et, au besoin, l'examen microscopique, éclaircissent bien vite le diagnostic.

Au premier abord, les taches sébacées noirâtres pourraient être prises pour des taches produites par le nitrate d'argent, pour des nævi mélaniques, pour des épithéliomes ; le détachement des croûtes sébacées et la dilatation des orifices folliculaires sous-jacents, la composition de la croûte, sont des caractères suffisants pour établir le diagnostic différentiel.

L'examen microscopique, le volume, la forme, la couleur, le degré d'adhérence des cornes épidermiques, ne sauraient permettre de les confondre avec les cornes sébacées.

Le cérumen peut s'accumuler dans les conduits auditifs et former des concrétions que l'on confond parfois avec de petites boules de coton imprégnées elles-mêmes de cérumen desséché. Ces corps étrangers sont comme de petites pierres qui pressent sur la membrane du tympan et occasionnent des douleurs profondes, de la dureté de l'ouïe, des tintements d'oreilles, des étourdissements ; ici, l'erreur n'est pas grave, car l'indication thérapeutique est toujours la même : c'est d'extraire le corps étranger.

Nous ne dirons rien du diagnostic des productions épidermiques, pileuse et unguéale. Nous en avons déjà parlé en traitant des exfoliations en général, et des exfoliations épidermiques en particulier (*voy.* aussi les articles CHEVEUX, POILS et ONGLES, de ce Dictionnaire).

§ III. *Troisième ordre de symptômes (éruptions).* 1° *Diagnostic des symptômes organiques.* La vue et le toucher pouvant être appliqués au diagnostic des éruptions tégumentaires, il semblerait que rien ne dût être plus facile que de reconnaître ces éruptions ; et cependant ce diagnostic est quelquefois assez embarrassant.

Les éruptions des muqueuses sont en général plus difficiles à reconnaître que celles de la peau, parce qu'elles ont des caractères moins tranchés, et que les phases d'évolution sont de plus courte durée sur les muqueuses que sur la peau. Pour parvenir à les découvrir sur les muqueuses profondes, on se sert de divers instruments, tels que l'abaisse-langue, le *speculum uteri, ani*, l'otoscope, le rhinoscope, le laryngoscope, etc.

Joseph Frank recommande d'examiner au grand jour les éruptions cutanées, et non à la lumière artificielle ; de s'armer de la loupe et même du microscope au besoin, s'il peut servir à éclairer le diagnostic, dans les cas obscurs.

L'âge, le sexe et surtout les diverses colorations normales de la peau humaine, rendent le diagnostic plus ou moins difficile. C'est ainsi que les éruptions sont plus difficiles à reconnaître chez les nègres que chez les blancs.

Les diverses formes des éruptions peuvent être confondues entre elles : les taches saillantes avec les boutons, les boutons vésiculeux avec les boutons papuleux, les papules avec les tubercules, les vésicules avec les bulles. Voyons donc quelles précautions il faut prendre pour éviter ces erreurs qui peuvent compromettre la réputation du médecin et porter préjudice aux malades.

Passons en revue les différents ordres de symptômes organiques :

a. *Taches.* Et d'abord, avec un peu d'attention, on ne confondra pas les taches pathologiques avec des teintures appliquées sur la peau, avec des altérations de couleur produites par l'insolation ou par des agents chimiques, tels que les acides nitrique ou picrique, ou avec des lésions physiques, comme les piqûres d'insectes ou les contusions, avec des nævi ou taches congénitales. Il suffit d'ailleurs, pour éviter toute erreur, de pratiquer un lavage qui fait disparaître la coloration artificielle et, pour les autres cas, de s'enquérir des antécédents du malade, de prendre en considération la permanence des macules et d'en constater avec soin les caractères. C'est ainsi qu'on ne prendra pas pour une piqûre de puce une tache de purpura, si l'on fait attention que, dans le premier cas, il existe autour de l'ecchymose déterminée par la piqûre de l'insecte une petite aréole rose qui disparaît par la pression, tandis que la tache du purpura ne s'efface pas ; caractère excellent quand la piqûre de puce est récente, mais non quand elle est ancienne. A cette époque, en effet, l'aréole rose a disparu, et la tache hémorrhagique persiste seule : c'est alors par le point central de la tache qui correspond à la piqûre de l'insecte que l'on établit le diagnostic. La pression du doigt sert à distinguer toutes les taches congestives des taches hémorrhagiques ; elle sert également à distinguer la tache simplement congestive de la tache inflammatoire ; cette dernière non-seulement disparaît aussi par la pression, mais donne au doigt une sensation de chaleur, de tension, de dureté de la peau, qui n'existe pas pour la tache congestive.

Pour savoir si des taches sont primitives ou consécutives, il faudra s'informer de tous les phénomènes qui ont précédé leur apparition. Enfin, c'est en explorant les parties sous-jacentes à la peau qu'on apprendra si les taches sont idiopathiques ou symptomatiques d'une lésion plus profonde. Ainsi, dans un cas où il existait sur la jambe une bosselure qui simulait un *erythéma nodosum*, nous avons découvert, en palpant le tibia, une exostose, et rectifié ainsi une erreur que quelques médecins, fort habiles d'ailleurs, avaient commise faute de s'être livrés à cette exploration.

Les taches présentent souvent des surélévations, des saillies plus ou moins circonscrites qui pourraient les faire confondre avec des papules, et même des tubercules. Ces saillies sont si remarquables dans l'urticaire que quelques auteurs, en Angleterre surtout, ont fait de la papule ortiée une lésion primitive à part sous le nom de *whess*. Cette manière de voir ne nous paraît pas juste. On doit conserver, dans l'ordre des taches, toutes les éruptions congestives où l'étendue de la macule superficielle l'emporte sur celle des saillies. Or, il existe des cas d'urticaire où il ne se rencontre pas de saillies papuleuses (*urticaria plana*), et dans l'*urticaria tuberosa*, au fort de la poussée, les taches rouges ou violacées sans saillie sont toujours plus nombreuses et plus étendues que les saillies tuberculeuses.

Le diagnostic des taches pigmentaires est généralement facile (voy. *Diagnostic des maladies cutanées*).

b. *Boutons.* Lorsqu'ils sont dans leur période d'état, les boutons sont généralement faciles à reconnaître. Cependant il ne faudrait pas prendre pour une éruption boutonneuse ce phénomène tout physiologique qui consiste dans l'érection des follicules pileux déterminée par le froid.

S'il est nécessaire, dans le diagnostic des boutons, de tenir compte des formes intermédiaires, il faut avouer aussi que celles-ci ont été trop multipliées par les willanistes.

Ainsi, entre la vésicule de l'eczéma et la pustule de l'impétigo, Cazenave place la vésico-pustule de l'eczéma impétigineux et la puro-vésicule de l'achore. Mais c'est surtout M. Devergie qui a fait un grand abus des formes composées.

Certaines circonstances peuvent jeter un peu d'incertitude sur le diagnostic différentiel des différentes sortes de boutons.

La présence de la sécrétion purulente au sommet de la pustule suffit pour la distinguer de la papule, mais, lorsque la croûte est tombée, cette distinction peut devenir difficile. Tous les jours en effet on voit ainsi confondre la syphilide pustuleuse lenticulaire avec la syphilide papuleuse, et réciproquement.

De même, certaines éruptions papuleuses dont les papules présentent un peu de transparence au sommet peuvent être prises pour des éruptions vésiculeuses : c'est en piquant avec une épingle le petit point brillant qu'on s'assure de l'élément primitif.

On confond souvent aussi les papules et les tubercules avec des engorgements folliculeux : l'acné varioliforme, par exemple. Le seul moyen d'éviter l'erreur en pareil cas, c'est de chercher le point noir qui correspond à l'orifice du follicule, et de tenir compte de l'aspect du bouton qui, dans l'acné varioliforme, ainsi que son nom l'indique, ressemble à la pustule ombiliquée de la variole.

Il n'est pas rare non plus de voir se commettre des erreurs sur la nature des boutons. Ainsi les tubercules de la troisième période de la teigne tonsurante, dans la barbe, sont confondus avec des engorgements purement inflammatoires. Mais la connaissance des phénomènes qui ont précédé l'engorgement, c'est-à-dire l'herpès circiné, et la présence au milieu de la partie malade de poils cassés et engaînés, indiqueront s'il est de nature parasitaire ou simplement inflammatoire.

c. *Exfoliations.* Bien que le plus souvent on puisse à première vue reconnaître les exfoliations, leur diagnostic peut dans certains cas présenter des difficultés. Ainsi on peut confondre celles qui sont parasitaires avec les autres. Le pityriasis versicolor, par exemple, peut non-seulement être confondu avec les éphélides et le lentigo, mais encore avec le pityriasis simple. Dans les éphélides

et le lentigo, l'exfoliation manque, aucun prurit ne se fait sentir ; dans le pityriasis simplex, l'exfoliation existe, il y a quelques démangeaisons, et cependant le diagnostic est parfois très-difficile. Il faut tenir compte de la coloration particulière que donne à la peau le mélange de l'épidermophyton avec
l'épiderme, et au besoin recourir au microscope, qui lèverait immédiatement
tous les doutes.

On pourrait également prendre une acné sébacée concrète pour un lupus
érythémateux (herpès crétacé de M. Devergie) ; le fond cicatriciel est un caractère excellent qui sert à distinguer cette dernière affection de l'acné ; en outre,
la concrétion de l'acné sébacée n'est pas aussi sèche que celle du lupus érythémateux ; si on la détache, on voit au-dessous d'elle les orifices des glandes plus
dilatés que. dans le lupus érythémateux, où les glandes sébacées s'atrophient,
tandis qu'elles sont hypertrophiées dans l'acné sébacée.

Il importe aussi de distinguer entre elles les diverses variétés d'exfoliations :
la croûte peut, au premier aspect, simuler l'eschare ; mais la première est contiguë, surélevée, insensible par elle-même, quoique transmettant la sensation
aux parties profondes, et ne présente pas à son pourtour de cercle inflammatoire,
tandis que la seconde est continue, déprimée, dépourvue de toute vitalité et
entourée par une aréole inflammatoire.

Quoi de plus difficile souvent que de distinguer l'exfoliation épidermique
simple de l'exfoliation épidermique et séro-albumineuse, en d'autres termes, le
pityriasis de l'eczéma à sa période pityriasique ! Le microscope peut être employé
utilement dans ce cas : il décèlera l'unique présence de cellules épidermiques
dans le premier cas, et l'épiderme mélangé de globules pyoïdes dans le second.

Il est aussi fréquent de voir l'exfoliation parasitaire prise pour une exfoliation
croûteuse ou épidermique ; le favus pour un impétigo, le trichophyton à la
période pityriasique pour un simple pityriasis.

Il importe enfin de ne pas confondre le sillon de l'acare avec des égratignures
ou des souillures de la peau. La loupe ne permettrait pas, en pareil cas, une
bien longue erreur.

d. *Ulcères.* Le diagnostic des ulcères ne présente de difficultés que quand
ils sont placés profondément sur les muqueuses, mais alors, au moyen de divers
instruments qui corrigent la disposition naturelle des parties, on peut les découvrir avec assez de facilité. C'est ainsi que le spéculum, en écartant les parois
vaginales, permet de distinguer ceux qui siégent sur le col utérin ; que l'abaisse-
langue permet de voir ceux qui sont placés sous la partie la plus reculée du
pharynx. Il en serait de même de l'otoscope pour les ulcères et perforations de
la membrane du tympan, de l'uréthroscope pour les ulcères de la muqueuse
uréthrale. Parfois, nous voyons ces ulcères par réflexion à l'aide d'un miroir,
comme ceux de la face supérieure du voile du palais, de la muqueuse laryngée,
au moyen du laryngoscope.

Les ulcérations ne seront pas confondues avec les véritables ulcères. Cette
méprise, involontaire ou à dessein, n'a que trop souvent lieu pour les lésions du
col utérin. Que de fois j'ai vu des femmes que ce mot ulcère, sorti de la bouche
du médecin, avait jetées dans le plus profond découragement, alors cependant
qu'elles ne portaient que de simples érosions granuleuses sur le col utérin !

e. *Cicatrices.* Les cicatrices sont généralement faciles à reconnaître avec
un peu d'attention. On ne les confondra ni avec le vitiligo, ni avec la chéloïde.
Cependant, il est certaines petites cicatrices, comme celles du lupus acnéique,

qui échappent à l'observation, si l'on n'emploie pas la loupe pour les bien voir. Il importe aussi de ne pas prendre pour des cicatrices pathologiques celles qui sont artificielles et consécutives, par exemple, à des piqûres de sangsues, à des brûlures, à l'application de l'huile de croton, à des mouchetures de ventouses scarifiées, etc.

2° *Diagnostic des affections génériques et des difformités*. A. *Affections génériques*. Le diagnostic du symptôme organique actuel une fois bien établi, il ne s'agit plus pour arriver au diagnostic des genres que de connaître à quelle variété de symptôme élémentaire on a affaire. Malheureusement, au moment de l'examen du malade, le symptôme élémentaire n'existe pas toujours, ou bien la lésion n'est pas arrivée à sa période d'état, ou la période d'état est passée depuis un temps plus ou moins long. Il est vrai que, l'éruption étant successive, on trouve, chez le même malade, la lésion à son début, à sa plus haute période ou à son déclin, ce qui fait qu'on voit tout à la fois des taches, des boutons, des exfoliations et des ulcérations; mais cela n'arrive pas toujours, et souvent il ne reste que des exfoliations qui par leur aspect ne permettent pas d'établir le diagnostic de l'affection générique. Aussi voit-on journellement des médecins qui disent érythème quand il s'agit d'un eczéma à son début, ou pityriasis quand ils se trouvent en face d'un eczéma à son déclin.

D'un autre côté, les difficultés que présente dans son diagnostic la lésion élémentaire conduisent à des erreurs dans le diagnostic des affections génériques. La vésicule de l'eczéma est souvent à peine apparente; le liquide qu'elle contient se résorbe promptement, la petite saillie que forme la base de la vésicule persiste, on croit la lésion élémentaire papuleuse, et l'on diagnostique lichen au lieu de diagnostiquer eczéma. Chez les vieillards, où la peau est souvent comme ichthyosique, une vésicule à parois très-fines s'élève à peine du fond des fentes entre les écailles, elle se rompt presque aussitôt, la sécrétion eczémateuse s'établit, ou des squames eczémateuses se forment; et dans le premier cas on dit « eczéma fendillé », c'est-à-dire eczéma sans vésicules, et l'on en conclut que la vésicule n'est pas la lésion élémentaire de l'eczéma; dans le second cas, on dit « pityriasis », et ce n'est que quand le suintement arrive que l'on rectifie le diagnostic. Quant à nous, nous admettons qu'il n'y a pas d'eczéma sans vésiculation à la période d'état de l'affection générique. On évitera l'erreur en interrogeant les malades avec soin; l'existence au début de petits boutons miliaires, transparents, le suintement à une époque quelconque de l'affection, sont des faits qui peuvent être relatés par le malade lui-même, et permettront de déterminer le véritable caractère de l'affection générique.

Lorsqu'on se trouve en présence d'une éruption cutanée, on doit donc, pour arriver à un diagnostic précis, rechercher la lésion élémentaire parmi les symptômes organiques actuels; si l'éruption que l'on a devant les yeux est un assemblage incohérent de tous les symptômes élémentaires, on y trouve toujours le bouton, qui est la période d'état de l'affection, et les caractères particuliers de ce bouton indiquent à quelle sorte d'affection générique on a affaire; mais, si ces boutons font défaut, comme cela a lieu si souvent dans l'eczéma, il est d'autres caractères du genre qui vous font connaître quelle a été la période d'état, c'est-à-dire la lésion élémentaire. C'est ainsi que dans une affection où l'on ne rencontre sur la peau que des rougeurs et des squames, comme le pityriasis rubra aigu et le pityriasis simplex, l'existence antérieure d'un suintement séreux vous indique qu'il s'agit d'un eczéma et non d'un pityriasis. C'est encore ce même caractère qui nous permet souvent de distinguer l'eczéma du lichen, l'eczéma de l'acné miliaire.

L'erreur dans le diagnostic du genre n'existe pas seulement pour l'ordre des boutons, mais encore pour l'ordre des taches. Ainsi on appelle érythème copahique la roséole du même nom, ce qui est une contradiction avec la définition de l'érythème, tout cela pour ne pas admettre le genre roséole qui, pour ces auteurs, serait toujours une syphilide. On ne veut pas admettre l'hydroa, et l'on en fait un érythème polymorphe, mais l'érythème serait donc aussi un protée dermatologique, tantôt simplement tache, tantôt vésicule, bulle ou pustule. Si encore la vésiculation n'était qu'accidentelle, comme dans l'érysipèle, cela se comprendrait, mais il n'en est rien ; dans l'hydroa, la vésiculation est constante et représente bien la période d'état, de maturité ou de plus haut développement de l'affection cutanée.

L'affection générique peut être simulée et prise dès lors pour une affection de cause interne, tandis qu'elle n'est en réalité qu'une affection de cause externe. C'est surtout chez les malades qui ont envie de prolonger leur séjour à l'hôpital qu'on observe ces faits de simulation. Tantôt on ne peut incriminer que la paresse, d'autres fois, le besoin pour le malade de s'assurer qu'il est radicalement guéri, et que par conséquent cette guérison doit résister à l'action des causes extérieures ; imbu de cette idée, il se livre immodérément aux grattages qui provoquent le retour de l'affection avec une aggravation décelant l'action des causes traumatiques. Enfin, il est des cas où la simulation n'a pour cause que le besoin de tromper, qui est impérieux chez certaines femmes ; c'est à ce besoin qu'obéissait une jeune fille dont nous avons parlé dans nos Leçons, et qui, chaque matin, nous faisait voir sur son corps une poussée nouvelle de bulles pemphigoïdiques. Comme un jour nous nous étonnions de n'en voir jamais dans le dos, elle en fit venir pour nous les montrer le lendemain matin ; mais n'étant pas douée de la faculté de voir ce qui se passait sur son dos, elle omit d'enlever la poudre de cantharides qui entourait la bulle et dont un rayon de soleil nous fit voir la coloration resplendissante et verdâtre ; la ruse était découverte, on donna l'exeat à cette jeune fille, et les renseignements que nous fîmes prendre par notre interne sur cette jeune malade et sur ses ressources pécuniaires nous prouvèrent que le seul motif de cette tromperie était bien le besoin de tromper pour attirer sur elle l'intérêt du public et se jouer de la perspicacité des médecins. Il n'est pas rare de voir des jeunes gens se couvrir d'éruptions artificielles pour échapper au service militaire. D'autres fois, la crainte de manquer un mariage ou toute autre raison fait qu'on dissimule l'affection cutanée.

Diagnostic des divers ordres d'affections génériques. a. *Affections génériques exanthématiques.* Le diagnostic des exanthèmes willaniques ne présente jamais de sérieuses difficultés. Toutefois, comme les affections génériques des autres sections commencent aussi par des taches congestives, il est important de ne pas confondre la tache congestive de la période d'état avec la tache qui caractérise la première période des affections comprises dans les autres sections. Mais en dehors des signes tirés de la coloration il en est d'autres, comme le siége, la forme, la distribution des éléments éruptifs, le prurit, etc., qui éclairent le diagnostic.

Si les macules sanguines congestives présentent des saillies, des nodosités, elles peuvent être confondues avec des affections papuleuses ou tuberculeuses ; mais dans ces dernières les saillies sont isolées, distinctes, tandis que dans les premières elles se confondent avec les taches qui en constituent la plus grande partie.

Nous avons vu des médecins distingués confondre des affections exanthématiques avec des affections pityriasiques, prendre, par exemple, le pityriasis rubra aigu pour une roséole syphilitique.

L'exanthème générique ne sera pas confondu avec l'exanthème des affections propres de l'érysipèle, de la rougeole ou de la scarlatine.

Notre ordre des macules sanguines congestives comprend trois affections génériques : la roséole, l'érythème et l'urticaire (*voy.* ces mots).

b. *Affections génériques papuleuses.* Les affections papuleuses sont, en général, faciles à distinguer des affections vésiculeuses et des affections squameuses. Cependant il arrive, chaque jour, qu'un médecin diagnostique un eczéma là où un autre confrère ne voyait qu'un lichen, ou bien c'est un pityriasis ou une ichthyose qui sont pris pour un lichen ou un prurigo. Ces erreurs tiennent à ce que l'on ne recherche pas avec assez de soin la période d'état dans les affections cutanées, et que l'on ne possède pas toujours la connaissance exacte des signes qui différencient les affections génériques en dehors de la période d'état.

La sécheresse de la peau, l'intensité remarquable du prurit, les traces nombreuses de grattages, parfois une pigmentation spéciale, contribuent à établir le diagnostic différentiel de ces affections.

Cet ordre ne comprend que deux genres : le prurigo et le lichen.

c. *Affections génériques bulleuses.* L'ordre des bulles ne contient qu'un seul genre, le pemphigus, dont le diagnostic comme genre ne saurait donner lieu à aucune difficulté. Les taches rouges, arrondies, isolées au début, les bulles à la période d'état, les exulcérations larges et superficielles, souvent entourées d'un cercle épidermique contenant encore une sérosité purulente, le distinguent suffisamment, dans ses différentes phases d'évolution, de l'hydroa bulleux, qui est une affection propre, du rupia, qui est une affection générique pustulo-bulleuse.

d. *Affections génériques vésiculeuses.* Les affections vésiculeuses ne sont pas toujours d'un diagnostic facile ; ce qui tient à ce que leur lésion élémentaire n'a en général qu'une très-courte durée, et que c'est par la lésion élémentaire que l'on reconnaît l'ordre, et par les caractères particuliers de cette lésion élémentaire que l'on diagnostique le genre.

Mais, même pendant le temps que dure la vésicule, ne peut-on pas confondre la vésicule de l'affection générique avec la vésicule d'une affection propre, comme la vésicule de la gale, celle de l'hydroa vésiculeux, ou la vésicule d'une lésion accidentelle, le sudamen, la phlyctène de l'érysipèle, de la brûlure, etc. ? On évitera la méprise en se rappelant les caractères particuliers des affections génériques vésiculeuses et ceux que nous avons déjà donnés des vésicules et bulles accidentelles.

Les affections génériques vésiculeuses débutant par des taches pourraient être prises dans cette période pour des affections exanthématiques, mais la période congestive est plus éphémère encore que la période vésiculeuse, et l'erreur ne saurait subsister longtemps. A ce début, on pourrait identifier l'érythème avec ce que nous avons appelé l'eczéma avorté, on pourrait confondre certaines miliaires avec la scarlatine ; on arrivera toujours à établir la véritable nature du mal en complétant le diagnostic par les commémoratifs, l'état général du malade, les affections antérieures, etc.

Quelques auteurs, M. Devergie entre autres, ont confondu les affections vésiculeuses avec les affections squameuses, en admettant que dans le pityriasis rubra aigu il y avait parfois un suintement analogue à celui de l'eczéma, erreur qui s'explique par la confusion de l'eczéma pseudo-exanthématique avec le pityriasis rubra aigu.

Les affections vésiculeuses peuvent être confondues, et le sont journellement, avec les affections pustuleuses. C'est ainsi que l'eczéma est identifié avec l'impétigo par Hardy, et que l'herpès préputial est souvent confondu avec une affection pustulo-ulcéreuse, le chancre.

On confond souvent les affections vésiculeuses entre elles; le genre eczéma avec le genre miliaire ou le genre herpès. Hardy n'a-t-il pas pris pour un eczéma l'herpès préputial? Toutes ces erreurs dénotent une connaissance imparfaite des caractères particuliers de la vésicule qui constitue tel ou tel genre. L'ordre des affections génériques vésiculeuses comprend en effet quatre genres : l'eczéma, l'herpès, la miliaire et la varicelle, et le praticien qui aura fait une étude analytique, approfondie, des modifications que présente la vésicule dans ces quatre affections génériques, ne sera pas exposé à commettre de semblables erreurs.

e. *Affections génériques pustuleuses.* Les affections pustuleuses génériques ne seront pas confondues avec les affections propres, comme les pustules morveuses et farcineuses, les pustules de l'hydroa vacciniforme, les pustules de la variole, etc. ; les symptômes généraux, les phénomènes qui ont précédé ne permettraient pas une pareille erreur.

Les affections pustuleuses sont quelquefois prises pour des affections vésiculeuses; exemple : l'impétigo, qui est regardé par certains auteurs comme une forme de l'eczéma, le rupia placé parmi les genres vésiculeux par Willan.

Les affections pustuleuses profondes ont été confondues avec des affections tuberculeuses; exemple : le sycosis, placé par Willan parmi les affections tuberculeuses.

Au début, les genres pustuleux, qui ne sont que des lésions inflammatoires, peuvent être pris pour des affections génériques exanthématiques : c'est ainsi que la miliaire blanche ou miliaire pustuleuse peut être prise pour une miliaire rouge ou miliaire vésiculeuse; mais la miliaire blanche généralisée, puerpérale, n'est qu'une miliaire vésiculeuse, dans laquelle le liquide contenu dans les vésicules est séro-purulent, tandis que la véritable miliaire blanche ou miliaire acnéique est presque toujours circonscrite. Cependant, elle peut être disséminée sur de nombreuses régions, mais elle diffère encore de l'autre en ce qu'elle a une marche essentiellement chronique.

Nous n'avons pas à nous occuper du diagnostic des genres pustuleux. Nous renvoyons le lecteur pour cette étude aux mots : Ecthyma, Rupia, Impétigo, Miliaire blanche, Mentagre, Acné, Sycosis, Hidrosadénite, Furoncle.

f. *Affections génériques squameuses.* Le diagnostic des affections squameuses est en général assez facile, si ce n'est quand les squames ont été détachées par des lotions, des cataplasmes ou des bains. On peut alors les confondre avec les affections exanthématiques et papuleuses. Le siége, la forme, l'étendue des taches congestives, viendront bien vite en aide au diagnostic.

Les affections squameuses, non dépouillées d'épiderme, peuvent être confondues avec les affections génériques vésiculeuses, pustuleuses, et même avec les syphilides qui, à une certaine époque de leur évolution, présentent des écailles et des croûtes tout à fait semblables aux squames génériques. Il est souvent nécessaire, pour éviter toute erreur, de prendre en considération tous les carac-

tères objectifs et subjectifs, tels que la couleur, l'épaisseur, la forme, le siège
des squames, le liséré rouge qui les entoure, le prurit qui les accompagne, etc.

On ne les confondra pas avec les difformités ichthyosiques, si l'on fait attention
que l'ichthyose est le plus souvent généralisée, congénitale et exempte de toute
démangeaison. On ne confondra pas les syphilides avec les affections génériques
squameuses, si on a soin de se rappeler que les plaques des affections génériques
squameuses sont entourées généralement d'un liséré rouge qui fait défaut dans
les syphilides, et que le plus souvent il existe un léger prurit qui n'est pas
habituel dans les syphilides.

Les affections génériques squameuses sont au nombre de deux : le pityriasis
et le psoriasis (voy. ces mots pour le diagnostic).

   g. *Affections génériques tuberculeuses.*   L'ordre tuberculeux est constitué
par une seule affection générique, le lupus. Les autres tubercules sont des tubercules inflammatoires qui se terminent par suppuration ou gangrène, comme on
en voit dans la scrofule et la syphilis, ou des affections néoplasiques qui sont
aussi des affections propres.

Le lupus, comme affection générique, est souvent confondu avec les tubercules
inflammatoires, surtout avec les tubercules de la couperose ; mais dans la couperose il est rare qu'avec le tubercule il n'y ait pas des taches rosées, de l'acné
sébacée, qui mettent sur la voie du diagnostic. D'ailleurs, la couleur et la
consistance ne sont pas les mêmes dans l'une et l'autre affection ; la couleur
rosée du tubercule couperosique n'est pas la couleur foncée, obscure, livide ou
ocreuse du lupus ; la consistance est plus élastique dans le tubercule du lupus
que dans le tubercule de la couperose.

A l'état de tumeur comme à l'état d'ulcère, on a souvent pris le lupus pour
un cancroïde, mais le début est fort différent. Dans le cancroïde au début il y a
souvent une prolifération épidermique, une sorte de verrue, par laquelle commence l'épithélioma, tandis que dans le lupus c'est une simple tache qui constitue
le premier phénomène. Dans le cancroïde, au début, il y a presque toujours une
exagération de la sécrétion des glandes sébacées ou sudoripares, tandis que
dans le lupus cette exagération n'existe pas. Toutefois, il faut en excepter le
lupus acnéique, mais dans ce dernier la tache rouge ne tarde pas à s'élargir, et
rend le diagnostic facile ; on observe, à la surface de cette tache, des petits points
cicatriciels que l'on ne constate jamais sur les cancroïdes.

A la période d'ulcération, le cancroïde ronge et détruit la peau, mais ne
creuse pas comme le lupus ; les bords de l'ulcère ne sont pas indurés comme
ils le sont dans cette dernière affection (voy. Lupus).

   B. *Difformités.*   Le diagnostic des difformités ne saurait donner lieu à des
difficultés bien grandes, si l'on tient compte : 1° de l'ancienneté du mal ; 2° de
son état stationnaire ; 3° de la simplicité, de l'unicité de la lésion ; 4° de
l'absence du prurit.

Avec ces caractères, il est impossible de confondre les difformités avec des
affections en voie d'évolution. Mais il est une autre question souvent difficile à
résoudre, celle de savoir si la difformité peut se rattacher, à titre de symptôme,
aux maladies constitutionnelles ou aux cachexies. A cette question nous répondrons par l'affirmative. L'achromie est souvent un symptôme de la lèpre, l'hy-
perchromie un symptôme de la syphilis ; le vitiligo peut se rattacher accidentellement à la syphilis ou à l'arthritis ; la pigmentation cutanée est le symptôme
le plus important des maladies de Frerichs et d'Addison.

Quelques mots sur le diagnostic des dermatoses dyschromateuses, boutonneuses et ichthyosiques.

L'achromie ne doit pas être confondue avec la couleur normale de la peau. Cette erreur a été commise par M. Devergie, qui assure que l'achromie est souvent compliquée de pityriasis versicolor, erreur que j'ai redressée depuis longtemps. Les taches brunes ou couleur café au lait du pityriasis versicolor font ressortir la blancheur de la peau qui paraît, sur les espaces que les taches circonscrivent entre elles, plus blanche qu'à l'état normal. On évitera l'erreur en faisant attention que l'achromie est une tache pigmentaire et que l'éphélide parasitaire est un pityriasis, et qu'il existe à la surface de ces taches pityriasiques une exfoliation parcellaire épidermique qui n'existe pas dans l'éphélide pigmentaire. D'autre part, l'achromie peut être méconnue : c'est ainsi que dans le vitiligo syphilitique, beaucoup d'auteurs, Gibert et Hardy entre autres, ne voient que des taches hyperchromiques, et pensent que cette couleur plus foncée de la peau fait ressortir la blancheur des parties environnantes. L'achromie simple ne sera pas confondue avec l'achromie parasitaire. La première est le plus souvent congénitale; l'achromie parasitaire ne l'est jamais. L'achromie simple n'est jamais accompagnée de prurit; il y en a toujours, quelque faible qu'il soit, dans l'achromie parasitaire. Les cheveux sont décolorés, mais non atrophiés dans l'achromie simple, tandis que dans l'achromie parasitaire on trouve les cheveux ou les poils absents, une dénudation complète ou seulement quelques poils follets à la surface des plaques dénudées. Enfin, dans l'achromie parasitaire il y a souvent une hypersécrétion pigmentaire et sébacée qui, jointe aux parasites, donne à la peau des plaques comme une sorte d'hypertrophie du derme qui paraît sale et gras. Ajoutons que l'achromie simple est tout à fait incurable, tandis que, avec du temps et de la patience, on vient presque toujours à bout de guérir l'achromie parasitaire.

La dyschromie, simple difformité, peut être confondue avec le vitiligo qui se montre comme accident dans l'arthritis, et comme affection propre dans la lèpre; mais la dyschromie, simple difformité, n'est accompagnée d'aucun autre accident, et siège indistinctement sur tout le corps, tandis que le vitiligo arthritique est précédé, accompagné ou suivi de manifestations cutanées, articulaires ou musculaires, de l'arthritis, et siége spécialement sur les mains et les parties sexuelles, le scrotum, la verge, et que le vitiligo de la lèpre est accompagné d'anesthésie cutanée, signe caractéristique de son origine.

Dans les difformités maculeuses sanguines il est certains érythèmes couperosiques que l'on pourrait prendre pour des nævi congénitaux ou accidentels, ou pour ce que j'ai appelé l'éléphantiasis des paupières : il importe donc d'en établir le diagnostic.

Sur les régions sourcilières, le front, les joues, les régions temporales ou temporo-maxillaires, quelquefois sur la région thoracique antérieure ou sur les seins, sur les parties sexuelles, se produisent des taches rouges et fort larges, violacées ou d'un rouge-cerise, sans élevure, congestives, qui augmentent par l'exercice actif, après les repas, sous l'influence du travail de la digestion ou sous l'influence d'émotions plus ou moins vives. Ces taches restent stationnaires pendant des années; elles sont plutôt le siège d'un sentiment de chaleur et de tension, surtout pendant les époques menstruelles, que de picotements ou de prurit. Il est souvent difficile de déterminer si elles ne sont que de simples anomalies, ou si elles sont pathologiques, et si l'on doit en entreprendre la cure.

Pour asseoir son jugement, on se rappellera les grands caractères que nous avons donnés comme distinctifs de la difformité, à savoir : simplicité de forme, immutabilité de la lésion, longue durée.

Après des érysipèles successifs, revenant tous les huit, dix ou quinze jours, on voit dans quelques cas survenir sur la face de ceux qui en ont été atteints des rougeurs ou placards roses avec gonflement et renitence du tissu cellulaire sous-jacent. Cette sorte d'érythème hypertrophique, dans laquelle évidemment les vaisseaux lymphatiques jouent un rôle important, se montre surtout aux paupières qui sont tuméfiées, et couvrent plus ou moins la face antérieure du globe oculaire. Nous avons eu à traiter plusieurs sujets atteints de cette affection, et je dois dire que tous les moyens employés pour y remédier ont échoué. Aussi, aujourd'hui, je n'hésite pas à rapprocher cette affection de l'éléphantiasis arabe, de la jambe des Barbades qu'aucun moyen ne peut parvenir à guérir. Ajoutons, cependant, que M. Guibout a, dans ces derniers temps, employé la compression avec quelque succès dans un cas d'éléphantiasis arabe. Il y a eu diminution sensible du volume des parties affectées, mais ce n'est pas là un cas de guérison radicale ; il se pourrait qu'au bout de quelque temps l'intumescence redevînt ce qu'elle était au début du traitement.

Il est une autre affection stationnaire que je rattache au *nævus araneus*. On la voit se produire spontanément ou à la suite d'eczémas plus ou moins prolongés. Elle s'offre sous la forme de plaques rouges, violacées ou rosées, disparaissant sous la pression du doigt, d'autres fois ne disparaissant qu'en partie seulement, plus ou moins étendues, occupant dans certains cas la presque totalité d'une jambe ou de tout le membre inférieur. Ces placards qui, pour moi, doivent être rapprochés du *nævus araneus*, ont été confondus avec le purpura simple ou variqueux, et décrits par M. Hillairet comme une maladie nouvelle de la peau.

Dans les difformités boutonneuses, le *molluscum* que nous appelons *lichénoïde*, et dont on peut voir un beau spécimen déposé par nous au Musée pathologique de l'hôpital Saint-Louis, ne sera pas confondu avec une affection pathologique. Quand il est animé par une circulation plus active, comme après la marche et pendant le travail de la digestion, on pourrait le prendre pour un lichen lividus, et, dans l'état de repos, le confondre avec une syphilide papuleuse. Mais avec un peu d'attention et de réflexion, il sera facile d'éviter cette erreur ; dans la syphilide papuleuse miliaire, il y a toujours une abondante production d'épiderme ; dans le lichen lividus, il y a toujours du prurit, quelque faible qu'il soit ; l'affection n'est pas aussi ancienne, elle n'est pas stationnaire, et ces caractères suffisent pour prévenir toute méprise.

Dans les difformités ichthyosiques, l'ichthyose pilaris a été confondue avec le pityriasis pilaris et le lichen pilaris. Mais dans le pityriasis pilaris, qui est si fréquent au cuir chevelu dans l'un et l'autre sexe, et sur la région sternale chez l'homme, il y a des cercles rouges qui entourent le poil à son insertion cutanée ; des squames existent, mais elles sont caduques, et ne forment pas des saillies comme dans l'ichthyose pilaris ; les poils tombent, mais ne s'atrophient pas et ne se cassent pas au-dessus du canal épidermique comme dans cette dernière.

Dans le lichen, la saillie est formée par le soulèvement de la papille pileuse hypertrophiée, et, dans quelques cas rares, par des cellules polyédriques à noyaux qui remplissent le follicule pileux et remplacent le poil qui a tout à fait disparu.

Considérations générales sur le diagnostic des affections cutanées. Deux causes principales obscurcissent le diagnostic des affections cutanées : 1° les transformations *in situ* des affections ; 2° les associations des divers états morbides de la peau.

A. *Transformations in situ des affections.* Elles se produisent sous l'influence de causes externes ou de causes internes.

a. Les causes externes, comme les grattages, les frictions ou applications irritantes, l'usage intérieur de certaines substances qui ont une action spéciale sur la peau, peuvent changer le caractère propre des éruptions, remplacer un genre par un autre, ou bien même changer le genre et changer l'espèce.

Citons un exemple de chacun de ces cas : Un traitement local irritant transformera un eczéma arthritique papulo-vésiculeux et sec en un eczéma suintant et croûteux que l'on pourra dès lors confondre avec un eczéma artificiel ou scrofuleux.

Chez un galeux dont les grattages ont amené la production d'un eczéma, d'un prurigo, d'un ecthyma, il y a changement de genre, mais l'affection reste toujours de cause externe parasitaire ou artificielle. Sur un malade entré à l'hôpital pour s'y faire traiter d'un eczéma arthritique ou herpétique, des grattages immodérés, exercés le plus souvent dans le but de prolonger le séjour à l'hôpital, pourront faire venir des pustules d'impétigo ou d'acné sur une surface eczémateuse ; il y aura alors changement de genre et de nature, l'impétigo et l'acné étant de cause externe, et l'eczéma de cause interne.

Le même fait se remarque à la suite de l'administration à l'intérieur de certains agents, notamment de l'iodure et du bromure de potassium, qui déterminent si souvent chez les syphilitiques des poussées d'acné iodique ou bromique, affections pathogénétiques qu'il importe de ne pas confondre avec les affections spéciales de la syphilis.

Le mercure employé contre des affections d'origine arthritique ou herpétique ne les guérit pas, mais les modifie et leur donne parfois une ressemblance frappante avec les syphilides.

Pour prévenir toute erreur, dans ces cas difficiles, il est nécessaire d'interroger les malades avec soin, et surtout de se rappeler les caractères qui distinguent les affections de cause externe des affections de cause interne, et les caractères particuliers des éruptions médicamenteuses.

b. Les transformations des affections peuvent survenir spontanément sous l'influence de causes internes. Le plus souvent alors, ce sont des transformations de genres, l'espèce restant la même, tandis que dans d'autres circonstances, il y a à la fois transformation du genre et changement d'espèce. Ainsi, il arrive parfois que, à sa période terminale, l'eczéma revêt les caractères du pityriasis, ou que l'eczéma se change en psoriasis ou en lichen, que même, sur certaines régions, on ait affaire à de l'eczéma, et sur d'autres à du psoriasis. Mais dans la plupart de ces cas, l'affection qui change de genre ne change pas de nature, et, habituellement, on n'a devant soi que des genres simples : aussi est-il inutile de multiplier les genres composés, comme l'a fait M. Devergie.

D'autres fois, disons-nous, il y a changement de genre et changement de nature ; c'est ce qui arrive pour les plaques syphilitiques de la paume de la main, qui, après un certain nombre de récidives, semblent se transformer en eczéma ou en pityriasis palmaire de nature arthritique. C'est encore ce qui a lieu si souvent chez les galeux où l'eczéma psorique se trouve, après la guérison de la gale, remplacé par un eczéma ou un lichen herpétique.

On peut assimiler au même fait la transformation du psoriasis lingual ou de l'acné sébacée circonscrite en épithélioma ; il suffit de connaître la possibilité de pareilles dégénérescences pour qu'on soit en droit de faire des réserves relativement au pronostic, et de surveiller l'affection pour en étudier avec soin les évolutions successives et saisir le moment où la transformation se produit. Quelques auteurs se refusent à admettre ces transformations et prétendent qu'à son début l'affection que nous avons désignée sous le nom de psoriasis lingual est une syphilide, un épithélioma ou une dartre. Assurément, je ne demanderais pas mieux que de me rallier à cette opinion, mais il faudrait connaître les caractères propres à chacune de ces espèces dès la première manifestation de ce que nous appelons le psoriasis lingual. Or, jusqu'à présent, je ne connais qu'un seul travail qui puisse contribuer à éclairer ce point de doctrine, c'est la thèse de M. Debove. M. Debove a examiné au microscope l'état de la langue sur deux sujets qui avaient succombé et il a trouvé chez les deux une sclérose de la langue ; mais ce caractère histologique, important à connaître sans doute, ne peut être d'aucune utilité pour distinguer les affections syphilitiques, épithéliomatiques ou arthritiques, que représenterait à son début le psoriasis de la langue.

J'ai donné des soins pendant quatre ou cinq ans à un malade atteint d'un psoriasis qui occupait toute la langue et donnait à cet organe un aspect tellement brillant et argentin que l'on eût dit une langue d'argent. Le malade avait des antécédents syphilitiques, et sa mère avait succombé à une affection carcinomateuse. Après un traitement alcalin suivi avec persévérance pendant un temps assez long et une saison à Saint-Christau sous la direction du docteur Tillot, le malade, se croyant tout à fait guéri, cessa de venir me voir pendant deux ans environ. Au bout de ce temps survint sur le dos de la langue, dans l'étendue d'une pièce de deux francs, un mamelon papillaire qui n'a pas tardé à revêtir tous les caractères de l'épithélioma. De nouveau, le malade vint réclamer mes soins, et, en raison des antécédents syphilitiques, je crus devoir essayer un traitement spécifique que j'ai bien vite abandonné en voyant qu'il n'améliorait en rien l'état du malade. J'ai parlé à ce malade de l'extirpation du mal ; il hésita, hésitation bien légitime. J'ignore ce qui est advenu depuis. Il me paraît évident que, dans ce cas, le psoriasis de la langue était une affection indépendante de l'épithélioma, et n'a pu en être que la cause occasionnelle.

b. *Association des divers états morbides de la peau.* Nous ne dirons qu'un mot de ces associations, car déjà il en a été longuement question dans la symptomatologie et dans l'article consacré aux rapports des dermatoses entre elles.

Des symptômes organiques différents, divers genres, diverses espèces, peuvent se trouver réunis sur un même sujet. C'est dans ces cas complexes que le médecin doit avoir toujours présents à l'esprit les caractères particuliers de chaque symptôme organique, de chaque genre, de chaque affection spéciale, afin d'éviter des erreurs préjudiciables à la santé du malade ou compromettantes pour sa réputation. Il ne doit pas oublier que les maladies constitutionnelles peuvent s'associer entre elles et avec les diathèses, que les affections génériques peuvent se rencontrer à côté d'affections stationnaires sur le même sujet. Dans les cas d'association de deux ou même de trois maladies constitutionnelles, les caractères propres des affections spéciales lui permettront de rattacher telle ou telle affection au principe d'où elle émane, et dans les cas d'associations d'affections en voie d'évolution avec des affections stationnaires, il se rappellera que les prémières varient d'aspect selon la période d'évolution et que les secondes ne changent pas de figure pendant toute leur durée.

3° *Diagnostic des dermatoses spéciales.* Les affections spéciales peuvent être confondues entre elles ou donner lieu à des doutes qui ne permettent pas d'aller au delà du diagnostic de l'affection générique. On reconnaît la lésion élémentaire, on établit le diagnostic du genre, mais on se trouve dans un grand embarras dès qu'on veut aller plus loin, c'est-à-dire indiquer l'espèce, ou, ce qui revient au même, remonter à l'origine du mal ou à la maladie. Disons de suite quelle doit être la conduite du praticien dans ces cas qui seront pourtant d'autant plus rares qu'on se sera davantage perfectionné dans l'étude des affections de la peau. La règle à suivre est bien simple : c'est de ne satisfaire qu'aux indications fournies par la dermatose élémentaire et par la dermatose générique. Il importe toujours de reconnaître la lésion élémentaire et l'affection générique, quelle que soit d'ailleurs la nature du mal, même dans la syphilis, où, bien souvent, on arrive plus facilement au diagnostic de la nature de l'affection qu'à celui de la lésion élémentaire et du genre, et cela, à cause de l'accentuation si prononcée des signes qui caractérisent l'espèce, dans cette maladie constitutionnelle.

Quel ordre devons-nous suivre dans l'exposé des signes qui caractérisent les dermatoses spéciales? Cet ordre nous est indiqué par notre tableau des affections spéciales de la peau.

Les affections spéciales de la peau sont partagées en deux classes : affections de cause externe, affections de cause interne.

a. Les *affections de cause externe* ne seront pas confondues avec les affections de cause interne. Les signes tirés de l'étiologie de ces affections, des caractères symptomatologiques, de leur marche, de leur durée, et même de la thérapeutique, les distinguent suffisamment des affections de cause interne.

Dans les affections *artificielles*, le siége sur les parties découvertes et les organes sexuels, la forme irrégulière des groupes éruptifs, la multiplicité des symptômes organiques et des genres, les diverses sensations de prurit, de cuisson, de brûlure, serviront à les distinguer de celles des deux autres groupes.

Les affections *parasitaires cryptogamiques* ont une forme régulière qui leur est propre, une coloration spéciale ; le prurit qu'elles occasionnent est généralement faible, elles ont leur siége sur les régions velues et ne seront confondues, ni avec les précédentes, ni avec les affections produites par les parasites animaux.

L'existence de l'insecte, reconnue et bien constatée, suffit au diagnostic des parasites animaux. Dans la gale et les *pediculi pubis*, il n'est pas toujours facile de constater la présence de l'insecte. C'est dans ces cas difficiles qu'il est nécessaire de détacher le parasite au moyen d'une épingle pour s'assurer de son existence, soit à l'œil nu, soit à l'œil armé de la loupe. Un caractère tiré de la symptomatologie différencie les deux groupes d'affections parasitaires : tandis que les affections produites par les parasites animaux sont très-démangeantes, celles qui sont l'effet de parasites végétaux sont à peine prurigineuses. Enfin, remarquons encore que la multiplicité des genres, si ordinaire dans les affections artificielles et professionnelles, ne se retrouve plus dans les affections parasitaires, si ce n'est pourtant dans la teigne tonsurante, la gale et le phthiriasis.

Les *affections pathogénétiques* sont celles qui ressemblent le plus aux affections de cause interne, qui donnent lieu à un plus grand nombre d'erreurs ;

mais l'unité de genre, les caractères objectifs et surtout la recherche de la cause, feront qu'on ne confondra pas la roséole copahique avec les roséoles de cause interne, les acnés iodique et bromique avec l'acné scrofuleuse ou syphilitique.

b. Les *affections de cause interne* donnent lieu à plus d'erreurs dans le diagnostic que les affections de cause externe. Cependant, elles s'en distinguent en général par la régularité des formes, la marche, les évolutions qu'elles subissent, l'obscurité de la cause et la résistance aux moyens thérapeutiques.

Nous avons rattaché les affections de cause interne à dix principes ou classes de maladies. Examinons successivement chacun de ces groupes sous le rapport du diagnostic différentiel.

1° *Éruptions pestilentielles.* Ce sont les pétéchies, les bubons, les gangrènes de la peau. Comme ces lésions n'existent pas dès le début, mais n'arrivent qu'à une certaine période de la maladie, le diagnostic différentiel de la nature des lésions cutanées est facile à établir.

2° *Éruptions fébriles.* J'en puis dire autant des éruptions fébriles. Le diagnostic des taches lenticulaires serait assurément plus difficile, si ces taches ne survenaient pas du douzième au quinzième jour de la maladie.

3° *Éruptions exanthématiques* (*voy.* pour le diagnostic de ces éruptions les mots Rougeole, Scarlatine, Variole). La roséole varioleuse d'Hébra n'est qu'un symptôme de la variole et ne saurait en aucune façon porter le nom d'une affection générique. Il faudrait de même admettre une roséole vaccinale, rubéolique, scarlatineuse. Quant au rash qui survient dans le cours de la variole, et que l'on a considéré peut-être à tort comme un phénomène d'un heureux augure, ce n'est qu'un accident, et non une affection propre ou une affection générique. Il ne peut tenir à la résorption du pus qui a été regardée comme cause du rash qui survient dans la diathèse purulente, puisqu'il se montre pour ainsi dire dès le début de la variole.

4° *Éruptions pseudo-exanthématiques.* Les pseudo-exanthèmes ne seront pas confondus avec les véritables exanthèmes, qui s'en distinguent par leur généralisation, leurs manifestations non-seulement sur la peau, mais encore sur les muqueuses, la fièvre qui les accompagne, la régularité de leur évolution, leur caractère éminemment contagieux.

Ces éruptions peuvent au contraire être facilement confondues avec les éruptions constitutionnelles. Ne voyons-nous pas tous les jours le pityriasis rubra aigu pris pour une roséole syphilitique par des médecins d'ailleurs fort distingués, mais peu versés dans les connaissances dermatologiques; l'herpès fébrile pseudo-exanthématique confondu avec l'herpès périodique d'origine arthritique.

C'est par l'analyse exacte des caractères objectifs de l'affection, les commémoratifs, les affections coexistantes que l'on parvient à éviter l'erreur.

5° *Éruptions phlegmasiques* (*voy.* Erysipèle, Lymphite, etc.).

6° *Éruptions hémorrhagiques.* Le diagnostic différentiel du purpura peut quelquefois embarrasser le praticien. Rien n'est plus facile assurément que de diagnostiquer : hémorrhagie cutanée : mais cette hémorrhagie est-elle essentielle ou symptomatique? Voilà où se trouve la difficulté. Le purpura qui survient par suite d'émotions morales au milieu de la plus brillante santé, chez un sujet exempt de tout symptôme d'affection cardiaque, qui ne se complique d'aucun trouble de la santé générale, qui ne se montre que par poussées successives et a une durée limitée, est un purpura essentiel qu'il est impossible de confondre avec les éruptions scorbutiques et cachectiques. Dans le purpura essentiel, les taches sont parfois seulement rosées, congestives, disparaissant en partie par la pression. Dans le scorbut, les taches sont souvent compliquées de pustulettes, de vibices, d'hémorrhagies sous-cutanées, d'œdème des extrémités, de ramollissement des gencives, d'hémorrhagies nasales. La diathèse hémorrhagique n'est pas le scorbut; elle s'en distingue par la promptitude de sa marche et la généralisation des hémorrhagies par toutes les muqueuses. Nous en avons observé un cas sur une jeune fille de vingt ans jouissant d'ailleurs en apparence d'une santé florissante. Le purpura variqueux, par la coexistence des varices et sa localisation, est d'un diagnostic fort simple.

7° *Éruptions constitutionnelles.* Il faut établir le diagnostic différentiel des éruptions constitutionnelles d'avec celles qui se rapportent à d'autres ordres de maladies et le diagnostic des éruptions constitutionnelles entre elles.

Les éruptions constitutionnelles sont apyrétiques dans l'immense majorité des cas, et ce caractère seul suffirait à les distinguer des éruptions pestilentielles, fébriles, exanthématiques, phlegmasiques, et même assez souvent des éruptions pseudo-exanthématiques. Toutefois, nous avons déjà dit que les pseudo-exanthèmes se rattachaient bien souvent aux maladies constitutionnelles, comme n'en étant que des manifestations aiguës sur le tégument externe. Nous pensons donc que cette classe de maladies disparaîtra avec le temps. Déjà même on ne saurait nier que les érythèmes noueux, papulo-tuberculeux, l'herpès iris, l'érythème polymorphe d'Hébra ou vésiculo-pustuleux de Hardy, soient des manifestations cutanées aiguës de l'arthritis rhumatismale. Or, ces manifestations ont une ressemblance frappante, sous le rapport de la marche et de la durée, des troubles qu'elles occasionnent, avec celles que nous regardons encore comme des pseudo-exanthèmes, tels que le pityriasis rubra aigu, les fièvres ortiée et bulleuse, la roséole scarlatiniforme. Un seul motif nous a porté à faire rentrer le zona, la fièvre ortiée, le pemphigus aigu, l'herpès phlycténoïde, dans la classe des pseudo-exanthèmes, et ce motif est qu'au point de vue du diagnostic aussi bien qu'au point de vue thérapeutique, il n'y a aucune nécessité de les compter au nombre des affections constitutionnelles, puisqu'elles sont toujours faciles à reconnaître comme affections, et que toujours elles disparaissent d'elles-mêmes et sans traitement.

Les phlegmasies et les hémorrhagies qui ont la peau pour siége ne sauraient en imposer pour des affections constitutionnelles : restent donc les diathèses et les cachexies.

Outre les signes tirés de la marche, de la durée, de l'évolution, des caractères spéciaux, et qui souvent suffisent pour asseoir le diagnostic différentiel des éruptions constitutionnelles et diathésiques, le pronostic et la thérapeutique ne nous offrent-ils pas les moyens d'établir cette importante distinction? Les agents thérapeutiques, en effet, ont une action incontestable sur la marche des affections constitutionnelles (mercure pour la syphilis, iode et huile de foie de morue pour la scrofule, alcalins pour l'arthritis, arsenicaux pour l'herpétis) : mais qu'employer pour arrêter la marche du cancer, du lymphadénome, de la phthisie essentielle!

La persistance opiniâtre, la marche, les évolutions des dermatoses cachectiques, ne permettent pas non plus de les prendre pour des dermatoses constitutionnelles.

Les affections constitutionnelles ne sauraient être confondues entre elles. Elles ont un cachet qui les distingue, une physionomie propre, un air de famille qui indique la maladie ou la source d'où elles tirent leur origine. Voici d'ailleurs les principaux caractères qui les différencient.

a. *Scrofulides*. Attaquent le jeune âge ; ne sont pas contagieuses ; ont une tendance à produire l'hypertrophie et l'ulcération des tissus ; sont généralement indolores ; accompagnées d'une réaction incomplète, de phénomènes subinflammatoires, d'engorgements des ganglions compris dans la sphère d'action des parties affectées ; donnent lieu à des produits inflammatoires, fibro-plastiques et caséeux.

Nous les partageons en bénignes et malignes.

Scrofulides bénignes (dartres scrofuleuses). Ne laissent après elles que des maculatures ou des cicatrices légères ; ont une marche lente ; se traduisent par des affections génériques qui attaquent spécialement le cuir chevelu, la figure, et empruntent leurs caractères particuliers à l'hypertrophie, aux produits purulents et sébacés ; affections qui peuvent gagner de proche en proche les parties voisines sans abandonner les parties primitivement envahies. L'eczéma, l'impétigo, le lichen d'origine scrofuleuse, ne sont jamais ni aussi douloureux ni aussi démangeants que les mêmes affections d'origine arthritique ou herpétique. Ils sont accompagnés d'engorgements plus ou moins considérables des ganglions lymphatiques.

L'adénopathie peut exister dans l'eczéma arthritique ou herpétique, mais elle n'est qu'une ganglite sympathique de l'irritation cutanée et n'offre pas les proportions qu'elle nous présente dans la scrofule ; d'ailleurs elle n'est jamais spontanée, primitive, antérieure à l'eczéma, comme cela s'observe souvent dans la scrofule.

Scrofulides malignes. Elles sont plus fixes, plus localisées, moins étendues, mais plus profondes que les scrofulides bénignes. Elles sont d'un diagnostic plus facile : aussi sont-elles les seules scrofulides admises par certains auteurs, entre autres par Hardy. Les genres qui les traduisent sont l'érythème, l'impétigo, le rupia et le lupus. Ces affections produisent sur la peau des rougeurs, des pustules, des tubercules rougeâtres ou couleur sucre d'orge, ocrés, parfois comme semi-transparents, des ulcères qui détruisent la peau et souvent les parties sous-jacentes, perforent les organes. D'autres fois le lupus donne lieu à des intumescences énormes (lupus hypertrophique). Les genres impétigo et rupia donnent aussi lieu à des ulcères, mais en général non destructeurs et jamais accompagnés de proliférations cellulaires comme cela a lieu dans le lupus. Mais les trois affections génériques qui traduisent la scrofule maligne sur le tégument externe laissent après elles, quand elles guérissent, des cicatrices indélébiles et plus ou moins difformes.

Les scrofulides malignes sont surtout remarquables par leur indolence, caractère commun, comme nous venons de le dire, à toutes les affections d'origine scrofuleuse.

Les scrofulides malignes ont un siége d'élection. Sur la figure s'observent plus souvent le lupus et l'impétigo rodens ; sur le tronc, l'ecthyma et le rupia ; sur les membres, indifféremment le lupus et la scrofulide crustacée ulcéreuse.

A la figure, aux parties sexuelles se remarque plus particulièrement le lupus hypertrophique.

b. *Syphilides*. Attaquent tous les âges ; contagieuses ; virus pour cause déterminante ; une affection propre : la plaque avec les caractères très-variés qui dépendent du siége topographique.

Les affections génériques qui les traduisent ont des caractères spéciaux, nette-

ment accusés et plus tranchés que dans les autres maladies constitutionnelles.
Ces caractères résident : 1° dans la couleur (cuivre jaune, jambon cuit, cuivre
rouge); 2° dans la forme (annulaire, en fer à cheval); 3° dans l'absence de
douleur et de prurit; 4° dans le siége topographique (le front, la partie postérieure des épaules, les organes sexuels).

Les syphilides sont communes ou malignes.

Les syphilides communes sont résolutives ou ulcératives; elles sont généralisées
ou circonscrites : de là nos trois classes de syphilides communes.

1° Syphilides généralisées, primitives, exanthématiques;

2° Syphilides résolutives circonscrites;

3° Syphilides ulcéreuses.

Les syphilides ulcéreuses malignes se distinguent des syphilides ulcéreuses
communes en ce qu'elles sont généralisées et ulcéreuses dès le début. Elles se
distinguent des syphilides exanthématiques primitives en ce que ces dernières ne
sont point ulcéreuses et ont des manifestations sur les muqueuses, tandis que
les muqueuses restent généralement intactes dans les syphilides ulcéreuses
malignes.

Les syphilides donnent lieu à des produits inflammatoires, à des néoplasmes;
l'élément fibro-plastique est commun à la scrofule et à la syphilis, mais la gomme
est un produit qui est exclusivement propre à cette dernière et qui caractérise
la maladie constitutionnelle.

Malgré tous ces caractères différentiels, rien n'est plus ordinaire que de voir
confondre les syphilides ulcéreuses avec les scrofulides ulcéreuses. Ce qui explique
jusqu'à un certain point pourquoi Gibert recommandait son sirop de biiodure
hydrargyreux aussi bien dans les scrofulides que dans les syphilides ulcéreuses,
pourquoi Cazenave ne voulait plus voir dans les lupus que de la syphilis héréditaire, et les traitait tous par le mercure et l'iodure de potassium.

c. Arthritides. Les arthritides ne sont ni inoculables ni contagieuses.

Leur cause occasionnelle se trouve, presque toujours, dans les influences
météorologiques; les inflammations de nature arthritique se rapprochent des
inflammations franches, phlegmasiques; elles sont essentiellement résolutives,
et ce caractère appartient non-seulement aux affections cutanées, mais encore
aux inflammations arthritiques des jointures et des viscères; elles ne sont pas
suppuratives comme les inflammations scrofuleuses, ni épithéliales au même
degré que les inflammations herpétiques.

Les arthritides, comme les herpétides, sont mobiles, se déplacent et voyagent
de la peau sur les muqueuses : toutefois la mobilité, le transport d'une région
sur une autre, la reptation, l'extension graduelle, sont plus marqués dans les
affections herpétiques que dans les affections arthritiques.

Les arthritides ne sont pas destructives ni perforantes comme les scrofulides
et les syphilides.

Les affections génériques qui les traduisent sur la peau sont les mêmes que
celles qui décèlent la scrofule et la dartre; mais elles offrent des caractères
particuliers ou des nuances qui n'échappent jamais à un œil exercé.

d. Herpétides. Les herpétides sont si souvent prises pour des arthritides ou
des scrofulides bénignes que nous croyons devoir résumer succinctement dans
un petit tableau comparatif les principaux caractères qui distinguent ces trois
espèces de *dartres :*

TABLEAU COMPARATIF DES SCROFULIDES BÉNIGNES, DES ARTHRITIDES ET DES HERPÉTIDES

(DARTRES DE M. HARDY)

Influence de l'âge et du tempérament.

SCROFULIDES BÉNIGNES.	ARTHRITIDES.	HERPÉTIDES.
Enfance. — Adolescence. — Tempérament lymphatique.	Jeunesse. — Age mûr. — Tempérament sanguin.	Tous les âges. — Tempérament bilieux.

Causes occasionnelles.

Révolution des âges. — Parasite de la teigne faveuse.	Influences météorologiques. Parasite de la teigne tonsurante.	Émotions morales. Parasites du règne animal.

Genres qui les traduisent sur le tégument externe.

1° Érythème.	1° Érythème.	1° Urticaire.
2° Lichen.	2° Urticaire.	2° Roséole.
3° Eczéma.	3° Lichen.	3° Eczéma.
4° Impétigo.	4° Prurigo.	4° Impétigo (mélitagre).
5° Acné.	5° Eczéma.	5° Lichen.
6° Ecthyma.	6° Herpès.	6° Pityriasis.
7° Rupia.	7° Miliaire.	7° Psoriasis.
8° Lupus.	8° Acné.	8° Pemphigus.
	9° Mentagre.	
	10° Pityriasis.	
	11° Psoriasis.	
	12° Ecthyma.	
	13° Furoncle.	
	14° Pemphigus.	

Siége topographique. — Distribution des éruptions. — Symétrie. — Insymétrie.

Débutent généralement par le cuir chevelu, se propagent aux oreilles, au cou, et çà et là gagnent de proche en proche sans abandonner le cuir chevelu. Retentissent sur les ganglions lymphatiques.	Le plus souvent circonscrites, occupant les mains, les pieds, les régions velues, l'anus, les organes sexuels, et le plus souvent d'un seul côté. Si les deux côtés sont atteints, ils le sont successivement, et non simultanément. Quand l'arthritide est généralisée, elle se compose de petits placards irrégulièrement disséminés et séparés par des intervalles de peau saine, et n'ayant pas de tendance marquée à se réunir. L'apparence de symétrie que l'on observe parfois dans ce cas est due à l'apparition de placards arthritiques successifs, mais non développés simultanément. Les arthritides pseudo-exanthématiques font exception à cette règle.	Débutant par la tête, le tronc ou les membres, indistinctement. Chez les enfants, la tête est ordinairement la région la première atteinte; chez les adultes, ce sont les saignées des bras, les plis des jarrets, les oreilles, qui sont le siége du début de l'affection; d'autres fois les aisselles, les aines ou les parties latérales du ventre. — Les herpétides sont assez souvent généralisées dès le début de la maladie constitutionnelle; si elles sont moins étendues, elles se montrent sur plusieurs points à la fois. Lorsqu'elles viennent à disparaître, soit spontanément, soit sous l'influence de traitements appropriés, elles ne tardent pas à se reproduire, souvent sur les points précédemment occupés, mais avec plus d'étendue et de nouveaux placards éruptifs; ce qui n'a pas lieu pour les arthritides. Les herpétides présentent une symétrie remarquable dans leur développement; les arthritides sont insymétriques. Ajoutons que, dans les dernières périodes de la maladie constitutionnelle, les herpétides couvrent toute la surface du corps, tandis que les arthritides abandonnent la peau pour ne plus y revenir.

Multiplicité des lésions élémentaires.

SCROFULIDES BÉNIGNES.	ARTHRITIDES.	HERPÉTIDES.
La scrofule se traduit sur la peau par huit lésions élémentaires, l'herpétis par huit également, tandis que l'arthritis en compte quatorze. — La simplicité des lésions est propre à la dartre. Dans la scrofule, non-seulement on observe des lésions multiples, comme l'eczéma impétigineux, l'achore et l'impétigo, l'impétigo et l'acné sébacée, mais encore comme élément accessoire l'hypertrophie des tissus sous-jacents.	Rarement dans l'arthritis on observe au début une seule lésion élémentaire, comme cela se voit si souvent dans l'herpétis. Presque toujours au contraire il en existe plusieurs en même temps : ainsi, dans l'acné rosée, il y a à la fois des pustules et de l'impétigo hémorrhagique, il y a en même temps des plaques ortiées et des taches hémorrhagiques, parfois même de petites bosses sanguines ; dans le pemphigus arthritique, des bulles et des vésicules ; dans le lichen lividus de l'érythème et des papules. Cette cohésion de lésions élémentaires existe aussi dans la syphilis, mais la difficulté dans le diagnostic n'existe que bien rarement entre les affections arthritiques et syphilitiques, tandis qu'elle se présente assez souvent entre les manifestations cutanées de l'arthritis et de l'herpétis.	La simplicité des lésions élémentaires est un caractère exclusivement propre aux herpétides. Les affections que Willan a prises pour types de ses descriptions appartiennent essentiellement à la dartre, tandis que les lésions métisses (maladies composées de M. Devergie) se rencontrent de préférence dans la scrofule, l'arthritis et la syphilis. Remarquons toutefois que, dans la dernière période de l'herpétis, ces lésions élémentaires se transforment à ce point qu'il n'est plus possible de les reconnaître, toutes présentent le même caractère, et se trouvent réduites à une simple exfoliation épidermique (*herpétide exfoliatrice*). C'est à tort que Gailleton dit que les dartres conservent toujours le même caractère. Il est évident qu'il confond les herpétides avec les arthritides, et ne les suit pas dans leurs évolutions et pendant tout leur cours.

Nature des produits sécrétés et excrétés.

La tendance à la suppuration, aux sécrétions sébacées, appartient plus spécialement aux scrofulides bénignes.	Généralement, dans les arthritides, la sécrétion est peu abondante, quelquefois nulle. Les surfaces sont sèches, couvertes de squames ou de croûtes minces. Toutefois, il est bon de se rappeler que ce caractère se trouve souvent modifié par les applications irritantes, les traitements intempestifs auxquels les malades ont été soumis antérieurement.	On peut dire, d'une manière générale, que les herpétides donnent lieu à une abondante prolifération d'épiderme, soit dans les sécrétions liquides qui caractérisent les herpétides humides, soit dans les croûtes ou les squames plus ou moins épaisses des herpétides sèches.

Marche. — Durée. — Terminaisons. — Récidives.

Les scrofulides bénignes ont une durée fort longue, malgré l'emploi des traitements les mieux institués. Elles peuvent se transformer en scrofulides malignes. Les récidives sont plus rares que dans les arthritides et les herpétides. De même que les arthritides, elles peuvent laisser des cicatrices après elles. Les herpétides ne laissent jamais de cicatrices à leur suite.	Les arthritides ont une marche moins longue que les scrofulides, mais elles récidivent facilement et le plus ordinairement sur les parties primitivement atteintes. Les récidives ont lieu au printemps et le plus souvent peut-être à l'automne et dans les temps froids. Quelquefois elles persistent pendant plusieurs années, et le plus souvent d'une façon périodique ou intermittente ; mais dans les dernières périodes de l'arthritis, elles finissent ordinairement par disparaître complétement.	Les herpétides sont mobiles, se déplacent facilement, se portent d'une région sur une autre. Les récidives sont de plus en plus étendues, et presque toujours symétriques. Elles sont fixes dans la quatrième période de la maladie constitutionnelle.

C'est à l'ensemble de ces caractères, et non à un seul d'entre eux qui toujours peut manquer, qu'il faut attribuer de l'importance pour arriver au diagnostic différentiel des *dartres* scrofuleuses, arthritiques ou herpétiques. Il ne faut pas non plus négliger les signes puisés à d'autres sources : 1° les antécédents du sujet, qui révèlent une prédisposition scrofuleuse ou arthritique ; 2° ceux de la famille, qui indiquent souvent l'hérédité de la maladie constitutionnelle; 3° la coexistence d'affections de même nature, mais de siége différent; l'examen des urines, l'analyse du sang, qui fournissent des données utiles pour le diagnostic; 4° les effets des agents thérapeutiques déjà mis en usage, qui trop souvent n'ont amené aucune amélioration; ce que nous constatons chaque jour sur des arthritiques qui ont pris pendant un temps plus ou moins long des préparations arsenicales, et qui même, au grand détriment de leur santé, en ont été parfois saturés.

8° *Dermatoses diathésiques.* Le diagnostic d'une diathèse ne peut être établi d'une manière positive que dans sa période d'activité. Cependant il est parfois possible d'en soupçonner la présence à l'état latent et avant toute manifestation propre. C'est ainsi que l'existence, chez les parents, d'un cancer ou d'une affection tuberculeuse, fera naître dans notre esprit l'idée de ces diathèses; de même encore on pense à la morve, si un malade, après s'être trouvé en contact avec des chevaux morveux, présente un certain nombre de phénomènes auxquels ce fait donne aussitôt une signification.

Si la diathèse s'est révélée par une affection propre, trois questions sont à résoudre : 1° Quelle est la nature du produit? 2° Quel est le siége de la lésion? Est-il unique ou multiple? 3° L'affection est-elle diathésique ou constitutionnelle?

1° *Quelle est la nature des produits?* Pour arriver à la solution de ce problème on a : *a.* les signes objectifs; *b.* les signes subjectifs; *c.* l'examen microscopique.

a. Signes objectifs. Ici, bien entendu, il ne doit être question que de pathologie cutanée; nous n'avons pas à traiter des diathèses qui se révèlent par des lésions des organes internes. Dans certains cas, la seule inspection du produit morbide suffira pour en révéler aussitôt la nature : la diphthérie sera reconnue à ses pseudo-membranes, la diathèse hémorrhagique aux taches de purpura coïncidant avec le flux hémorrhagique des muqueuses, etc. Dans d'autres cas, le symptôme objectif dominant se présente à notre observation sous la forme d'une tumeur ou d'un ulcère.

S'il s'agit d'une tumeur, c'est la juste appréciation de ses caractères qui contribue pour sa part à établir le diagnostic. Cette tumeur peut être un lipome, un fibrome, un épithélioma, un sarcome, un carcinome, etc., et chacune de ces lésions peut à son tour être confondue avec un kyste, un anévrysme, une périostose, une exostose, etc. Cette simple énumération dit assez combien le problème est complexe, car il n'est pas une de ces lésions qui n'ait donné lieu à des erreurs de diagnostic.

S'il s'agit d'un ulcère, on note sa forme, son siége, l'état de ses bords, son fond, le pus qu'il sécrète, l'état des parties voisines; on interroge les ganglions lymphatiques qui lui correspondent. Toutes ces données ont une grande valeur dans le diagnostic spécial et différentiel.

b. *Signes subjectifs.* Ces signes suffisent rarement à eux seuls pour établir le diagnostic, mais ils fournissent des éléments précieux et s'unissent utilement aux signes objectifs pour les compléter ou en contrôler l'exactitude. Les troubles fonctionnels sont tellement variables dans les diathèses, surtout au début, parfois tout à fait nuls, d'autres fois au contraire déjà très-prononcés, qu'il est difficile de tracer des règles générales.

Les signes *commémoratifs* n'ont pas une moindre importance. Que de fois, en effet, ne resterait-on pas dans le doute sur la nature d'une tumeur, si l'on n'avait, pour s'éclairer, sa marche, la succession des phénomènes, les symptômes qui ont préludé à son apparition, ceux qui l'ont accompagnée dans son développement! Il ne faut pas négliger les renseignements fournis par l'âge, la constitution, les antécédents de famille, la profession, etc., car il en découle des indications de premier ordre.

c. *Signes microscopiques.* La nature du produit morbide est reconnue par l'examen microscopique.

2° *Quel est le siége de la lésion? Est-elle unique ou multiple?* Il faut distinguer le siége topographique et le siége anatomique. On sait qu'un caractère qui ·distingue essentiellement la diathèse, c'est qu'une même lésion, un produit morbide identique peut se rencontrer indistinctement dans tous les systèmes organiques. Il ne faudra pas se contenter de reconnaître la lésion sur une seule où sur diverses régions de la peau, mais encore établir le diagnostic de celles qui pourraient avoir leur siége sur les membranes muqueuses ou sur les viscères intérieurs.

Sur la peau, la lésion peut avoir primitivement son siége dans l'un des éléments qui constituent cette membrane d'enveloppe, le derme, l'épiderme, les glandes, les follicules pileux, les vaisseaux et les nerfs; dire quel est l'élément affecté, c'est établir le diagnostic du siége anatomique.

3° *Quelle est l'origine de la lésion?* Nous avons reconnu le siége et la nature de la lésion, la constitution matérielle ou la place histologique du produit morbide : c'est un fibrome, un tubercule, un sarcome, un carcinome, etc.; une dernière question, la plus difficile et cependant d'une extrême importance, reste encore à élucider : quelle est l'origine, la cause première, si je puis ainsi dire, de la tumeur que nous avons sous les yeux? Cette tumeur est-elle d'origine diathésique ou constitutionnelle? On comprend facilement l'importance de cette question dès qu'on sait que ce n'est pas tant la constitution histologique d'un produit morbide qui en détermine la gravité que la maladie à laquelle ce produit se rattache. Nous admettons que le tubercule, et par ce mot tubercule nous entendons aussi bien la granulation jaune transparente que l'inflammation caséeuse, peut appartenir à la scrofule et à la diathèse tuberculeuse; de même nous admettons que le sarcome et le carcinome peuvent être constitutionnels ou diathésiques. Malheureusement, les études histologiques ne nous ont pas fait connaître encore les caractères qui distinguent les produits morbides d'origine constitutionnelle des produits morbides diathésiques. Ce n'est que par les commémoratifs, les antécédents de famille, la marche de l'affection, l'époque de sa naissance, les conditions morbides au milieu desquelles elle apparaît, les modifications que présentent ses phases d'évolution, que l'on peut parvenir à en établir le diagnostic.

a. *Diathèses inflammatoires.* Le diagnostic des diathèses inflammatoires présente rarement des difficultés. Les éruptions pustuleuses de la morve ne sauraient être confondues avec les pustules de la variole, dont elles diffèrent par leur marche rapide et l'absence d'ombilication, leur localisation sur le visage et les membres, et souvent sur le visage seulement. D'ailleurs elles ne se montrent qu'à la dernière période de la maladie, ont été précédées ou sont accompagnées de jetage et des autres symptômes graves de la morve.

Les abcès et les ulcères farcineux ne seront pas confondus avec les abcès et ulcères scrofuleux; ils en diffèrent par le nombre, le siége et les conditions au milieu desquelles ils se présentent.

b. *Diathèses homœoplasiques.* La diathèse hémorrhagique ne sera pas identifiée avec le scorbut. Sa marche est plus rapide. Dans le scorbut les hémorrhagies
sont moins abondantes, généralisées ; l'œdème, les ulcères, le purpura pustuleux,
le ramollissement putride des gencives, sont encore des caractères qui le distinguent de la diathèse hémorrhagique proprement dite.

La sclérodermie sera distinguée de l'hypertrophie cutanée. Dans cette dernière,
il y a hypertrophie de tous les éléments cutanés; dans la sclérodermie, il y a au
contraire une véritable atrophie de ces éléments; la peau est amincie. On ne
trouve pas, dans l'hypertrophie cutanée, cette rigidité spéciale qui est le cachet
de la sclérodermie.

La chéloïde blanche (morphée d'Erasmus Wilson, chéloïde d'Addison) a été
identifiée par Hardy et par d'autres avec la sclérodermie sous le nom de *sclérodermie en plaques;* mais dans la sclérodermie il n'y a pas dépression de la peau
comme dans la morphée anglaise; on n'y remarque pas ces petites douleurs
lancinantes qui sont le caractère propre de la chéloïde; enfin on ne constate
jamais d'anesthésie sur les plaques de la sclérodermie.

Le *fibrome cutané* diathésique ne sera confondu ni avec le lupus, ni avec la
chéloïde rouge, ni avec le fibrome simple qui n'est qu'un molluscum, une simple
difformité cutanée. Le fibrome diathésique est le fibrome fongoïde de Tilbury
Fox, le sarcome fasciculé de Cornil et Ranvier, la tumeur à cellules fibro-plastiques de Lebert. Cette tumeur n'a presque jamais son siége primitif dans le
tissu cutané ; le plus souvent elle prend naissance dans le tissu sous-cutané; elle
diffère du fibrome simple ou fibrome molluscoïde en ce que ce dernier est
généralisé, souvent congénital, plus lent dans sa marche, et en ce qu'il reste
stationnaire et ne trouble en rien la santé générale. La tumeur fibro-plastique
peut s'ulcérer et amener des désordres graves, ayant de l'analogie avec ceux
occasionnés par le cancer.

c. *Diathèses néoplasiques.* A la période de maturité, il est en général facile
de reconnaître le néoplasme qui caractérise ces diathèses; mais au début, on
peut les confondre avec des éruptions constitutionnelles ou autres. C'est ce qui a
lieu pour le mycosis ou lymphadénome cutané et l'épithélioma.

Ainsi le mycosis peut être précédé d'affections cutanées qui simulent l'érythème, le lichen, l'eczéma; mais avec un peu d'attention on reconnaît que ces
affections ne sont pas des genres et ont une physionomie spéciale qui en décèle
l'origine.

L'épithélioma est une des néoplasies qu'on observe le plus fréquemment sur la
peau et sur les muqueuses avoisinantes, sur la langue, la muqueuse buccale,
vulvaire, etc. Son diagnostic est facile quand l'affection est arrivée à sa période
de maturité, mais au début le diagnostic différentiel offre de sérieuses difficultés.
C'est ainsi que, sur les glandes sébacées, il peut être pris pour de l'acné sébacée
concrète, sur les orifices des glandes sudoripares pour de l'eczéma, sur la langue
pour un psoriasis lingual. Il y a mieux, c'est que le travail pathologique qui
précède l'épithélioma n'est pas, comme on l'a avancé à tort, une production
exagérée d'épiderme ou d'épithélium, mais seulement une sécrétion anormale
des glandes de la peau ou des muqueuses. La circonscription du mal, sa ténacité,
sa persistance, malgré l'emploi d'agents thérapeutiques actifs, l'examen des
propriétés physiques et chimiques et des caractères histologiques des produits
sécrétés, tels sont les moyens propres à éclairer le diagnostic.

Entrer dans plus de détails sur les néoplasmes serait sortir des généralités et anticiper sur l'histoire particulière de chaque néoplasme (voy. *Papillome, épithéliome, adénome, lymphadénome, carcinome, sarcome*).

9° *Cachexies*. L'éléphantiasis des Grecs (*voy.* Lèpre) se distingue à son début par ses taches multicolores, ses tubercules, la paralysie d'un membre et surtout per l'anesthésie cutanée qui a pour siége d'élection les surfaces hypercolorées, et surtout les poignets, même alors que l'on n'y observe aucune coloration anormale. Ces caractères suffisent à distinguer les léproïdes spéciales des affections cutanées de la syphilis et de la scrofule avec lesquelles elles n'ont été que trop souvent confondues.

Quant aux léproïdes communes (impétigo et pemphigus), c'est par leur siége et surtout par la coexistence des léproïdes spéciales qu'on parvient à établir leur diagnostic.

Aux articles Maladie d'Addison, Scorbut, Albuminurie, on trouvera la description et le diagnostic de leurs affections cutanées spéciales.

Reste donc le pemphigus successif et chronique, que nous plaçons au nombre des maladies cachectiques. L'affection bulleuse générique est facile à reconnaître; il n'en est pas de même de l'affection bulleuse cachectique. Cette dernière peut être confondue avec le pemphigus arthritique et le pemphigus herpétique. On reconnaîtra le pemphigus arthritique aux phénomènes inflammatoires qui précèdent et accompagnent le développement de l'éruption, au volume inégal des bulles, à leur disposition en groupes, en anneaux, en demi-cercles, à leur siége sur les muqueuses, les membres inférieurs, les parties sexuelles, et surtout à l'existence antécédente ou à la coexistence de l'eczéma. Le pemphigus herpétique, le seul qui mérite le nom de pemphigus foliacé, est symétrique et se généralise assez promptement; il est accompagné de prurit, de démangeaisons et de troubles généraux moins graves que ceux du pemphigus cachectique; il se transforme à la dernière période en herpétide exfoliatrice.

Le pemphigus cachectique est surtout caractérisé par sa marche, sa succession et les troubles des fonctions digestives; chaque jour on voit naître des bulles nouvelles, tandis que les anciennes disparaissent. L'affection bulleuse peut ainsi parcourir toutes les régions du corps et revenir sur les endroits primitivement envahis. La maladie est continue. Les souffrances sont celles de la brûlure au second degré. La terminaison est toujours fatale, tandis que le pemphigus arthritique se termine généralement par la guérison.

J'ai admis un pemphigus syphilitique, qui se distingue par la couleur de ses croûtes, la profondeur de ses ulcérations. C'est à tort que M. Parrot me compte au nombre des auteurs qui n'admettent pas la nature syphilitique du pemphigus neonatorum (*Gazette des hôpitaux*, n° du 26 juillet 1877, *Leçons sur les manifestations cutanées de la syphilis héréditaire*). Cela prouve que M. Parrot n'a pas lu la deuxième édition de mes *Leçons sur les syphilides*, rédigées et publiées par le docteur Dubuc, Paris, 1866.

Chapitre deuxième. Valeur du symptôme dans le diagnostic et le pronostic des maladies. § I. Valeur diagnostique des symptômes organiques élémentaires. Passons successivement en revue les symptômes simples et composés, dans l'ordre précédemment indiqué.

A. *Troubles fonctionnels*. L'hyperesthésie cutanée a une grande valeur dans le diagnostic et le pronostic des maladies. Parfois elle est l'indice d'une affection de la moelle épinière. C'est ainsi que nous avons vu, chez une jeune malade atteinte de syphilides, l'hyperesthésie des téguments de la cuisse droite précéder de quelques jours la paralysie du membre.

L'hyperesthésie est quelquefois l'avant-coureur de certaines dermatoses, et peut, par son siége et les antécédents du malade, indiquer quels seront le genre et l'espèce de dermatose.

L'hyperesthésie essentielle, le plus souvent associée à l'anesthésie, chez un sujet d'ailleurs bien portant, dénote l'hystérie.

L'anesthésie cutanée est un des signes les plus importants pour le diagnostic de la lèpre à son début.

La perversion de la sensibilité cutanée permet, dans quelques cas, de dire à quel genre de dermatose et à quelle maladie on a affaire. C'est ainsi que la sensation de milliers d'insectes qui courent sur la peau, chez un sujet n'offrant aucune éruption cutanée, dénote une névrose que nous avons décrite sous le nom d'épinyctide.

Le simple prurit peut servir, dans un cas douteux, à distinguer une dermatose herpétique de la dermatose congénère d'origine arthritique donnant lieu seulement à des picotements, à des élancements sur la peau.

La sensation de brûlure sans démangeaisons peut servir au diagnostic du pemphigus et de l'eczéma.

La perte complète de la sensibilité spéciale n'est que bien rarement l'effet d'une simple dermatose siégeant sur l'organe affecté. Si l'olfaction est perdue complétement, si l'ouïe est entièrement abolie, la perte de ces deux sens ne saurait reconnaître pour cause unique un pityriasis ou un psoriasis, un eczéma des fosses nasales ou des conduits auriculaires. Nous avons vu l'eczéma de la conjonctive se terminer par une perte complète de la vue; mais ce résultat désastreux devait être bien plutôt attribué aux cautérisations inopportunes qu'à l'eczéma lui-même qui, quand il est arthritique ou herpétique, est de sa nature résolutif. Les taies de la cornée sont au contraire souvent l'effet de conjonctivites scrofuleuses.

B. *Produits sécrétés et excrétés.* Les sueurs ont une grande valeur dans le diagnostic et le pronostic des maladies (*voy.* Sueurs séméiotiques). Je ne dois parler ici que de la valeur des sueurs dans le diagnostic et le pronostic des maladies où les dermatoses jouent le rôle principal.

Les sueurs abondantes ont une importance capitale dans le diagnostic des éruptions miliaires, chez les personnes exposées à supporter les chaleurs de juin, juillet et août, au milieu des champs, tels que les faneurs et les moissonneurs, par exemple; s'il survient chez eux, après des sueurs abondantes, une éruption miliaire généralisée, on diagnostiquera une variété de roséole de cause externe et sans gravité.

Dans le cours d'une épidémie de suette, si les mêmes affections se produisent, il sera facile de reconnaître la suette miliaire, dont le pronostic est tout aussi grave que celui du choléra.

Dans un cas d'eczéma de nature douteuse, si l'on apprend que le malade est sujet à des sueurs habituelles, il y aura lieu de croire que l'eczéma est d'origine arthritique.

La suppression de la transpiration cutanée, dans les dermatoses, n'est pas aussi grave qu'on pourrait le croire *à priori.* Alibert avait déjà signalé le peu d'influence qu'exerce sur la santé générale cette cessation de la transpiration cutanée dans de pareilles conditions.

L'exagération de la sécrétion sébacée a aussi une valeur très-grande dans le diagnostic et le pronostic des maladies. Dans le plus grand nombre des cas, elle dénote le lymphatisme ou la scrofule, et le pronostic est sérieux, non-seulement en raison de sa valeur diagnostique, mais encore parce que l'acné sébacée, le flux sébacé, sont des affections rebelles, longues et difficiles à guérir.

La suppression de la sécrétion sébacée contribue au diagnostic du pityriasis simplex et surtout de l'ichthyose.

L'abondance de la production épidermique appartient essentiellement à l'herpétis et sert utilement à son diagnostic.

La chute prématurée des cheveux fait partie des signes précurseurs de l'arthritis.

Les altérations des ongles ont, comme chacun sait, une valeur séméiotique rétrospective dans le diagnostic des maladies en général et une valeur pronostique des plus remarquables dans la scrofule et la phthisie (*voy.* ONGLES, *Séméiologie*).

C. *Éruptions cutanées. Considérations générales sur la valeur séméiotique des éruptions cutanées.* Les éruptions tégumentaires sont bien souvent d'une importance extrême pour le diagnostic, le pronostic et le traitement des maladies. Parfois elles caractérisent immédiatement la nature du mal, donnant leur nom à la maladie elle-même, dont elles sont l'élément principal. Dans d'autres circonstances, leur valeur est beaucoup moindre; elles ne sont qu'un épiphénomène, et leur présence n'est nullement nécessaire à l'existence des maladies dans le cours desquelles elles viennent à apparaître.

L'âge, le sexe, le climat, le régime alimentaire, en un mot, les principaux modificateurs physiologiques ou hygiéniques ont une grande influence sur la valeur absolue des éruptions tégumentaires. Dans l'enfance, les éruptions ont moins de valeur que dans la jeunesse ou l'âge adulte, parce que, la peau de l'enfant étant beaucoup plus impressionnable, toutes les éruptions de cause externe, artificielles, s'y rencontrent bien plus fréquemment que dans un âge plus avancé. Il en est de même de celles qui sont éveillées par la sympathie, par l'irritabilité du système nerveux : telles sont les affections qui signalent le travail de la première dentition, feux de dents, *strophulus volaticus, intertinctus,* les gourmes, etc. Chez la femme, et pour les mêmes raisons, les éruptions sont plus fréquentes et ont moins de valeur que chez l'homme : la grossesse, la lactation, la ménopause, donnent lieu à des manifestations cutanées qui, bien qu'indiquant chez elles certaines diathèses, ont cependant une moindre importance, parce qu'elles disparaissent le plus souvent avec la cause qui les a déterminées (lait répandu, herpès de la grossesse, érythème facial, etc.).

Certaines affections cutanées, qui seraient fort graves chez nous, n'ont nullement le caractère de gravité dans les régions intertropicales, parce qu'elles tiennent à l'action de la chaleur et à l'abus des liqueurs fortes.

Les divers ordres d'éruptions n'ont pas tous la même valeur diagnostique : ainsi, la valeur est plus grande pour les taches et surtout pour les boutons que pour les ulcères et pour les cicatrices, qui sont rarement primitifs et surviennent à une époque où le diagnostic de la maladie, dont ils sont un symptôme, est ordinairement établi.

Par leur valeur diagnostique et par leur nature propre, les éruptions n'exercent pas moins d'influence sur le pronostic. Ainsi, quelquefois nous portons un pronostic fâcheux et même mortel d'après les caractères de l'éruption ; il suffit de citer la nature hémorrhagique et gangréneuse des pustules dans la variole noire.

L'importance des éruptions n'est pas moins grande pour la thérapeutique. L'indication d'ouvrir la trachée pour remédier à la suffocation qui survient dans le cours de la variole n'est-elle pas une indication fournie par l'éruption tégumentaire interne, et non par la nature de la maladie?

Les médications dites antipapuleuses et antisquameuses, qui balayent l'éruption tégumentaire et ne guérissent pas la maladie, ne découlent-elles pas des indications tirées de l'éruption seulement?

Valeur diagnostique des dermatoses élémentaires. Cette valeur varie suivant :

a. *Le siége topographique.* Le siége des éruptions influe sur le diagnostic des éruptions elles-mêmes et sur le diagnostic des maladies.

Les éruptions qui envahissent simultanément ou dans un court espace de temps toute la surface cutanée et celle des muqueuses accessibles à nos moyens d'investigation caractérisent les fièvres éruptives (taches de la rougeole et de la scarlatine, vésicules de la suette miliaire, pustules de la variole). L'invasion simultanée caractérise aussi les syphilides exanthématiques, qui se distinguent cependant des précédentes par la lenteur de la marche des éruptions dont le développement a lieu par poussées successives.

La circonscription de l'éruption à une région constitue un caractère séméiotique d'une très-grande valeur; des taches rouges ou des exfoliations épidermiques sur les coudes et les genoux éveillent l'idée d'un psoriasis ou même en indiquent l'existence.

Des boutons sur les poignets, entre les doigts, sur le ventre, la verge, les fesses, laissent soupçonner l'existence de la gale. Des boutons sur le front, la nuque, la face postérieure de l'épaule, la paume des mains, la plante des pieds, font penser à la syphilis. Exclusivement limités à un côté du tronc, ils éveillent l'idée d'un zona. Le siége sur la figure, la face dorsale de l'avant-bras, peut servir au diagnostic différentiel du bouton d'Alep et des boutons syphilitiques.

L'exfoliation épidermique de la paume des mains et de la plante des pieds n'est que trop souvent prise pour la syphilis (psoriasis syphilitique des Anciens), car elle est le plus souvent d'une autre nature.

Une simple exfoliation noirâtre sur le nez caractérise l'acné sébacée.

Le siége des ulcères est un caractère très-important au point de vue du diagnostic. Ainsi, à la présence d'une exulcération suintante derrière l'oreille on reconnaît l'affection eczémateuse si fréquente dans cette région. Les ulcères de la région cervicale éveillent de suite l'idée de scrofule, ceux des parties génitales l'idée de syphilis. Il ne faut, cependant, pas attacher trop d'importance au siége des ulcères, car on s'exposerait à commettre souvent des erreurs de diagnostic. C'est ainsi que journellement on confond les chancres avec les ulcérations herpétiques du prépuce et du gland.

On peut en dire autant des cicatrices du cou et des cicatrices des parties sexuelles.

Les cicatrices n'aident pas seulement au diagnostic de l'affection qui a précédé, elles éclairent encore le diagnostic de l'affection actuelle. C'est ainsi qu'une cicatrice lisse ou bridée, entourée d'une maculature grisâtre ou cuivrée, peut jeter quelque lumière sur le diagnostic d'une tumeur de la jambe ou d'une paraplégie dont le malade serait atteint. Des cicatrices inégales, bridées, du cou ou de la région sternale, pourraient contribuer à éclairer le diagnostic d'une éruption tuberculeuse que le malade porterait aux bras ou aux jambes.

L'existence antérieure d'un chancre est souvent révélée par une cicatrice sur la couronne du gland.

On reconnaît qu'un sujet a été vacciné quand il porte aux bras, au niveau de la dépression deltoïdienne, des cicatrices de vaccine régulière.

Le siége peut encore avoir une valeur négative plus ou moins importante dans le diagnostic. On sait que chaque région a des affections qui lui sont propres ; que, sur certaines régions, certaines affections sont rares ou même n'existent jamais, et cette considération peut venir en aide au diagnostic : c'est ainsi que, dans un cas de diagnostic douteux, pour une affection qui occupe la paume des mains ou la plante des pieds, il ne saurait être question de l'acné, puisque cette affection générique ne peut se rencontrer sur ces régions. Le lichen est fort rare sur le cuir chevelu. Dans la gale, la figure est ordinairement indemne, et ce caractère négatif n'est pas sans utilité pour le diagnostic. Si l'embarras existe entre le diagnostic d'un eczéma arthritique ou herpétique et la gale, l'existence de vésicules plus ou moins nombreuses sur le front, la figure, viendra trancher la difficulté.

b. *Couleur.* La couleur est un caractère d'une haute importance dans le diagnostic, surtout lorsqu'il s'agit des taches.

La couleur qui nous a déjà servi à distinguer la nature des taches peut encore fournir des éléments précieux de diagnostic. En effet, la couleur écarlate des taches scarlatineuses ne suffit-elle pas pour les distinguer des taches roses de la rougeole?

La couleur ardoisée de certaines plaques arrondies du cuir chevelu ne fait-elle pas reconnaître de suite qu'il s'agit d'une teigne tonsurante?

A des places arrondies, dénudées, d'un blanc de lait, disséminées sur le cuir chevelu ou dans la barbe, le praticien le moins expérimenté, pour peu qu'on lui ait fait voir une seule fois cette affection, reconnaîtra facilement la pelade achromateuse.

Les taches fauves de la figure et du tronc font penser à l'éléphantiasis, les taches cuivrées à la syphilis. Toutefois, l'importance que les auteurs ont donnée à ce dernier caractère est trop grande, selon nous, pour un caractère unique, et est cause de bien des erreurs. La couleur chocolat de la face dorsale des bras est un signe qui ne manque pas de valeur dans le diagnostic de l'érythème pellagreux. La couleur jaune des paupières est le signe caractéristique de la stéatose que Rayer a décrite sous le nom de plaques jaunes (*vitiligoidea* des Anglais). Les colorations bronzée, brune et noire, appartiennent à la mélanose, aux inflammations gangréneuses ; très-étendues, sur la peau, sur la muqueuse buccale, elles caractérisent les maladies de Frerichs et d'Addison. La couleur indique souvent à quel ordre ou à quelle variété appartiennent les boutons ; sont-ils transparents, il s'agit de bulles ou de vésicules ; sont-ils jaunâtres, ce sont des pustules. La couleur rouge des papules est un des caractères qui servent à distinguer le lichen aigu du lichen chronique. La couleur noire du bouton appartient aux tumeurs mélaniques, à la gangrène, qui s'en distingue par l'aréole rouge, livide, de la base. La couleur rouge sert à distinguer les végétations charnues des végétations fibreuses ou cornées, ou, ce qui revient au même, les papillomes entre eux. Les couleurs fauve, bronzée et cuivrée, ont la même importance, pour le diagnostic de l'éléphantiasis et de la syphilis, dans l'ordre des boutons que dans celui des taches.

Dans l'ordre des exfoliations, la couleur est aussi un caractère qui ne manque pas d'importance. La couleur café au lait nous sert à distinguer le pityriasis versicolor du pityriasis simplex. La couleur jaune soufrée des croûtes du cuir chevelu suffit parfois à nous les faire distinguer des croûtes de l'impétigo. La couleur brillante, argentée, chatoyante, des squames, sert à distinguer le psoriasis de l'eczéma. La coloration blanc de neige de la gaîne qui entoure les poils cassés de la teigne tonsurante ne nous permet pas de la confondre avec le pityriasis.

Les ulcères grisâtres, entourés d'une auréole cuivrée, sont propres à la syphilis; pâles, blafards, à la scrofule; saignants et d'un rouge vineux, ils décèlent un état scorbutique; violacés, un état variqueux.

La couleur des cicatrices est utile à connaître pour le diagnostic rétrospectif de la syphilis et de la scrofule; dans le doute, si la cicatrice est blanche au centre, rosée à la circonférence, elle sera l'indice d'une affection scrofuleuse préexistante; si blanche au centre, cuivrée à la circonférence, elle dénotera une affection de nature syphilitique. Quant à l'âge de la cicatrice, on peut approximativement le fixer en tenant compte des évolutions successives de la cicatrice. Ainsi, lorsqu'il s'agit d'une cicatrice consécutive à une syphilide, par exemple, elle est d'abord constituée par une portion centrale grise, qui devient bientôt blanche, entourée d'une zone circonférentielle brunâtre. Puis, peu à peu, la coloration blanche centrale empiète sur le pourtour brunâtre, et enfin il arrive un moment où la cicatrice est entièrement blanche.

c. *Forme.* Comme la couleur, la forme est un signe dont la valeur diagnostique est très-grande, mais, comme elle aussi, elle devient une source fréquente d'erreurs. La forme arrondie se remarque surtout dans le parasitisme, la syphilis, les herpétides et les arthritides.

La forme circinée des taches appartient surtout au parasitisme; elle indique l'existence de la teigne tonsurante quand elle est jointe à des taches semi-lunaires, discoïdes, nummulaires. Il est bon de savoir que la tache circinée peut aussi être un symptôme de l'arthritis, de la syphilis, de la scrofule (érythème centrifuge) et même de la lèpre. D'autres caractères tirés du siége et de la couleur, de l'anesthésie cutanée, donnent plus de précision à ce signe et en augmentent singulièrement la valeur séméiotique.

Lorsque le pityriasis et surtout le psoriasis circinata se trouvent dépouillés de leur revêtement épidermique par un bain ou par des lotions répétées, ils s'offrent sous l'aspect de taches circinées et peuvent donner lieu à des erreurs de diagnostic. C'est encore par le siége topographique, par le nombre, l'étendue et la distribution des taches, qu'on parvient facilement à éviter l'erreur.

La disposition en cercles est fréquente aussi dans les syphilides; c'est pourquoi on les prend quelquefois si facilement pour des affections parasitaires. Il n'est pas rare non plus de voir confondre un psoriasis circiné avec une syphilide, parce qu'on donne souvent trop d'importance à un seul caractère, oubliant que le diagnostic ne doit se baser que sur un ensemble de signes.

Mais il est certains cas où la forme des taches suffit à elle seule pour faire reconnaître l'affection. Ainsi, en présence d'une rougeur disposée sous forme de bande le long des vaisseaux lymphatiques, on verra de suite qu'il s'agit d'une angioleucite.

C'est souvent à cause de leur forme qu'on a imposé aux *boutons* certaines dénominations. Ainsi, les crêtes de coq, les choux-fleurs, le favus, la syphilide lenticulaire, ne doivent leur nom qu'à leur ressemblance plus ou moins grossière avec certaines productions animales ou végétales.

La forme seule du bouton peut faire reconnaître le genre auquel il appartient, ou bien indiquer la maladie dont il dépend. La forme ombiliquée de la pustule variolique suffit à asseoir le diagnostic de la variole; la forme ombiliquée de l'acné varioliforme suffit à établir le diagnostic du genre acné.

Dans l'ordre des *exfoliations*, la forme est un caractère précieux; c'est par elle que l'on peut reconnaître immédiatement le favus.

La forme de l'exfoliation épidermique distingue les deux genres squameux pytiriasis et psoriasis; elle est sous forme d'écailles comparables à du son ou bien à des lamelles très-minces dans le pityriasis, en lames beaucoup plus épaisses, d'un aspect plâtreux ou d'un blanc argenté dans le psoriasis. Cette forme de l'exfoliation est un caractère qui suffit à établir le diagnostic différentiel de la rougeole et de la scarlatine, dans la période terminale de ces deux fièvres éruptives : en poussière fine, elle révèle l'existence antécédente de la rougeole, sous forme de plaques ou lamelles celle de la scarlatine.

Qui ne sait que la forme de l'exfoliation siégeant exclusivement à la face palmaire des mains, déchirée au centre, soulevée par le bord interne, est d'une grande valeur dans le diagnostic de la syphilis ?

La croûte imbriquée, qu'on a justement comparée à une écaille d'huître ou de patelle, fait reconnaître le rupia proéminent, et sert à le distinguer de l'ecthyma et du pemphigus.

La forme annulaire de l'exfoliation épidermique sert à caractériser une variété de psoriasis décrite par Willan sous le nom de lèpre vulgaire.

La forme des *ulcères* ne manque pas d'importance: circulaires, taillés à pic, ils sont presque toujours de nature syphilitique; irréguliers dans leur forme, larges, à bords décollés, amincis, ils sont de nature scrofuleuse.

Dans les *cicatrices*, la forme, quoique variable, mérite cependant d'être étudiée : ovalaires et plissées dans l'acné pustuleuse simplex, elles sont ovalaires et gaufrées dans la variole et dans la vaccine; elles forment de petits points cicatriciels blanchâtres, enfoncés, dans l'acné miliaire. Elles sont arrondies et réunies quelquefois de manière à former des fers à cheval, des T, dans la syphilis, rentrées, excavées, dans le lupus acnéique.

d. *Nombre, étendue et disposition.* Des *taches* en petit nombre et occupant une région parfaitement circonscrite dénoncent le plus souvent l'action d'une cause externe ou d'une affection locale plus profonde; des taches multipliées, et surtout occupant toute la surface du corps, plaident en faveur d'une fièvre éruptive ou d'une affection constitutionnelle.

Quant à la disposition, elle est quelquefois caractéristique, comme dans la rougeole, où l'aspect racémiforme des taches constitue un caractère diagnostique très-important et distingue l'éruption rubéolique de l'éruption scarlatineuse.

Le nombre des *boutons* peut être de quelque utilité pour le diagnostic. Règle générale : plus l'éruption est nombreuse, plus le diagnostic est facile. Mais la multiplicité des boutons peut encore servir au diagnostic différentiel des affections de la peau, pour distinguer le lichen du prurigo, la gale de l'eczéma. Les papules du lichen sont plus nombreuses et plus rapprochées que celles du prurigo, les vésicules de l'eczéma sont groupées et plus nombreuses que les vésicules isolées de la psore.

Le nombre des éléments vésiculeux peut éclairer le diagnostic de l'herpès préputial et du chancre. On sait qu'ils sont plus multipliés dans le premier cas, plus rares dans le deuxième.

Sous le rapport de la disposition, les boutons sont confluents ou discrets, disséminés ou groupés; c'est sur ce dernier caractère, qui est commun aux taches et aux boutons, que nous divisons en deux sections nos syphilides résolutives : syphilides exanthématiques et syphilides circonscrites.

Des boutons vésiculeux disposés en forme de Z circonscrivant un des côtés du tronc donnent immédiatement l'idée du zona. Bien que ce caractère tiré de la forme et du siége ait une valeur très-grande dans le diagnostic de l'herpès zoster, il ne suffit pas cependant toujours pour empêcher la méprise. Nous avons vu l'un de nos internes les plus distingués prendre pour un zona une syphilide circonscrite entourant le tronc sous forme d'une demi-ceinture, et tout à fait analogue au zona pour la disposition des éléments éruptifs.

La disposition des boutons en anneaux ou en arcs de cercles se rencontre dans le parasitisme, la scrofule et la syphilis. Mais dans le parasitisme les éléments boutonneux sont des vésicules (herpès circiné), tandis que dans la scrofule et la syphilis les éléments sont ordinairement des tubercules, plus rarement des pustules.

Le nombre des exfoliations n'a d'autre valeur diagnostique que celle fournie par les taches ou boutons qui les ont précédées. C'est ainsi qu'appelé près d'un malade portant un masque brunâtre ou noirâtre sur la figure et des croûtes plus ou moins isolées sur le dos des mains, par le nombre de ces croûtes on peut dire si la variole a été confluente ou bénigne.

Le nombre des exfoliations squameuses ou croûteuses peut encore aider au diagnostic différentiel de l'eczéma et du pemphigus. Dans la première affection, il est rare que la surface entière du tégument soit couverte de croûtes, ce qui arrive quelquefois dans le pemphigus herpétique ou cachectique.

La disposition des exfoliations correspond aussi à celle des taches ou des boutons, et, comme elle, contribue au diagnostic du genre et des variétés (*psoriasis circinata, gyrata, nummularia*, etc.).

Le nombre des *ulcères* n'est pas non plus sans importance pour le diagnostic. C'est dans l'herpès préputial que le nombre des ulcères vient éclairer le praticien qui soupçonne l'existence d'un chancre. La chancrelle peut être multiple, mais les petits ulcères sont écartés les uns des autres, toujours moins nombreux et plus profonds que les ulcérations groupées et très-superficielles de l'herpès préputialis.

Les *cicatrices* varient sous le rapport du nombre autant qu'offrent de variétés les lésions élémentaires qui leur ont donné naissance. Très-multipliées, elles révèlent l'existence antérieure de la variole ou de la syphilis; mais ces dernières sont moins nombreuses, moins régulières et moins enfoncées que celles de la variole.

Il ne faut pas croire qu'une cicatrice unique indique toujours la préexistence d'un seul élément éruptif; plusieurs éléments éruptifs peuvent se réunir, se confondre, donner lieu à un ulcère unique qui sera également suivi d'une cicatrice unique.

e. *Dimensions (étendue, volume, épaisseur).* L'étendue des taches est très-variable. Elle est un des caractères distinctifs de la rougeole et de la scarlatine. Rien ne ressemble moins aux petites taches racémiformes de la rougeole que les grandes plaques de la scarlatine, qui sont quelquefois tellement larges qu'elles donnent à toute une région, la poitrine, le cou, par exemple, une teinte uniforme. Le chloasma pigmentaire ne se distingue de l'éphélide solaire et du lentigo que par l'étendue plus grande de ses taches.

Les taches peuvent être lisses ou granuleuses, être de niveau avec la peau environnante ou faire une légère saillie. Dans les taches ortiées, les protubérances blanchâtres sont tellement remarquables que quelques auteurs ont placé l'urticaire dans l'ordre des papules et non dans les taches. C'est sur les saillies des taches que reposent les distinctions de l'érythème en marginé, noueux, papuleux et tuberculeux. C'est encore sur la saillie des taches que repose notre division de la roséole syphilitique en trois variétés : maculeuse, granuleuse et papuleuse.

Les inégalités de la surface ont moins d'importance séméiotique dans l'ordre des *boutons*, qui sont plus réguliers dans leurs formes que les taches. Cependant, il est quelques cas où l'on doit tenir compte de ce caractère, comme, par exemple, dans le diagnostic des tumeurs hémorrhoïdales et des *marisques :* les premières sont lisses, polies, les secondes présentent à la surface des inégalités qui les ont fait comparer aux fruits du mûrier.

La surélévation des croûtes sert à distinguer l'impétigo, l'ecthyma, le rupia, de l'eczéma impétigineux. La saillie conique des croûtes ne permet pas de confondre le rupia proéminens avec le rupia simplex.

Dans certains cas, l'absence d'inégalités sur les muqueuses est le signe d'un état morbide sous-jacent. C'est ce que l'on remarque sur la langue des pellagreux, qui parfois est lisse comme de l'ivoire ou du marbre, par suite de la disparition des papilles. Cette atrophie des papilles linguales est l'un des meilleurs signes pour établir le diagnostic différentiel de la pellagre.

Dans les *ulcères*, l'état des surfaces sert à distinguer le cancer, la syphilis, la scrofule. Les ulcérations granuleuses sont un effet du catarrhe; on ne doit pas les confondre avec les ulcérations tuberculeuses qui peuvent aussi siéger sur les mêmes régions. Les ulcérations simples ne seront pas confondues avec les ulcères proprement dits; la profondeur sert à distinguer les ulcères chancreux des ulcérations qui succèdent aux vésicules d'herpès.

Dans les *cicatrices*, les inégalités de la surface peuvent servir au diagnostic rétrospectif de la scrofule et de la syphilis; saillantes, bridées dans le premier cas, elles sont lisses et sans aucune saillie dans le second. La cicatrice gaufrée indique la préexistence d'une éruption varioleuse; ovalaire, plissée, la préexistence de l'acné pustuleuse; enfoncée, adhérente aux os, la cicatrice indique que les os, ou du moins le périoste, ont été atteints par le travail ulcératif.

Le *volume* des boutons a une valeur très-grande dans le diagnostic des affections génériques et spéciales. C'est d'après le volume qu'on établit les divisions des boutons : vésicules et bulles, papules et tubercules, furoncle et anthrax.

Le volume sert aussi à distinguer entre elles certaines affections génériques: le lichen et le prurigo, par exemple, qui tous les deux rentrent dans l'ordre willanique des papules, et diffèrent surtout par le volume plus considérable des éléments éruptifs dans la seconde affection. Remarquons toutefois que ce caractère distinctif, indiqué par les Willanistes, se trouve souvent en défaut: ainsi, dans le lichen scrofuleux des Anglais, lichen que j'ai décrit sous le nom de lichen à papules déprimées, le volume des éléments éruptifs l'emporte, à coup sûr, sur celui des papules de prurigo.

L'*épaisseur* est un caractère dont il faut tenir compte dans les exfoliations et les cicatrices. Dans les exfoliations épidermiques, elle sert à distinguer le psoriasis du pityriasis, et le psoriasis pityriasiforme du psoriasis vulgaire.

Dans les exfoliations gangréneuses, l'épaisseur de l'eschare indique approximativement quelles sont les parties atteintes.

Dans les cicatrices, l'épaisseur doit être prise en considération; elle aide à faire connaître la lésion qui a précédé, pustule, tubercule, abcès plus ou moins profond.

La *consistance* est un caractère diagnostique d'une haute valeur, mais seulement pour les boutons et les exfoliations. Les boutons sont durs et élastiques, ou fluctuants. C'est par la consistance qu'on distingue le tubercule de la syphilide tuberculeuse circonscrite de la papule de la syphilide exanthématique, papule qui, à cause de son volume, a été à tort décrite sous le nom de syphilide tuberculeuse généralisée. C'est par la consistance qu'on distingue les croûtes molles de la syphilide pustulo-crustacée ulcéreuse des croûtes sèches et dures de la syphilide pustulo-crustacée résolutive.

f. *Odeur.* Les signes diagnostiques qu'on retire des odeurs ne doivent pas être passés sous silence, bien qu'en général il faille se défier de la séméiologie olfactive. D'un autre côté, il est parfois nécessaire de se mettre en garde pour éviter toute confusion contre certaines odeurs plus ou moins fétides qui s'exhalent, chez certaines personnes, de l'haleine et de la transpiration cutanée. Cependant il est certain que, si l'on exerçait plus le sens de l'odorat, il fournirait souvent des indications séméiotiques précieuses. On conçoit d'ailleurs que les signes tirés de l'odeur doivent se rencontrer exclusivement dans les exfoliations et les ulcères. Les boutons ne peuvent frapper le sens de l'odorat que quand ils sont ulcérés ou recouverts d'exfoliations.

Une odeur caractéristique, *sui generis*, fait reconnaître la gangrène.

L'odeur de souris caractérise les exfoliations faviques.

L'odeur de pourri contribue pour sa part au diagnostic des lymphadénomes cutanés arrivés à la période de ramollissement et d'ulcération.

L'odeur fétide qui s'exhale des narines indique l'ulcération profonde de la pituitaire, et qu'il ne s'agit pas seulement d'une simple érosion, comme cela arrive le plus habituellement dans l'eczéma ou l'impétigo simple des fosses nasales.

Marche, durée, évolution. L'évolution des éruptions cutanées est de la plus haute importance pour le diagnostic. Quand l'éruption commence, il est difficile d'en bien reconnaître les véritables caractères : ce n'est qu'au bout de quelques jours qu'ils se dessinent nettement. Au début, la tache peut être confondue avec le bouton, la papule avec la vésicule ou avec le tubercule. Cette erreur dans le diagnostic différentiel de l'éruption tégumentaire rejaillit nécessairement sur le diagnostic de la maladie. C'est ainsi que la variole peut être confondue avec la rougeole, l'eczéma rubrum avec l'érysipèle, les gourmes avec les teignes, etc.

Des taches apparaissant tout à coup, disparaissant brusquement, ne peuvent appartenir qu'à l'urticaire.

Une marche régulière, une durée bien déterminée, caractérisent les fièvres éruptives.

Enfin, lorsqu'une éruption se fait par poussées successives, que sa marche est lente, on peut être sûr qu'une influence diathésique préside à son développement.

Il en est de même pour les boutons. Les éruptions boutonneuses de nature syphilitique ont une marche très-lente, tandis que dans les fièvres éruptives (variole, varicelle, vaccine, herpès fébrile) les boutons ont une marche déterminée toujours plus rapide.

La durée des exfoliations épidermiques est très-variable, suivant la nature de la maladie, plus récidivante et plus prolongée dans les herpétides que dans les scrofulides et les arthritides. Si elles sont persistantes et congénitales, elles caractérisent l'ichthyose cutanée et l'ichthyose pilaris.

La durée, la marche et l'évolution des ulcères dépendent de la nature de la maladie, et aussi du mode de traitement mis en usage.

Les ulcérations simples, les érosions, indiquent une lésion superficielle du tégument, et n'ont qu'une courte durée.

Les ulcères qui creusent et durent longtemps tiennent à une lésion organique plus profonde, et indiquent l'existence d'une diathèse ou d'une maladie constitutionnelle. Dans quelques cas, ils résultent d'un mode vicieux de pansement, d'un traitement intempestif, comme il arrive pour les ulcères variqueux; d'autres fois, ils sont produits et entretenus par des parasites (ulcères phagédéniques).

L'évolution des cicatrices éclaire souvent le diagnostic des lésions qui lui ont donné naissance. Il suffit, pour justifier cette affirmation, de rappeler les divers temps d'évolution des cicatrices scrofuleuses et syphilitiques.

§ II. Valeur pronostique des symptômes organiques élémentaires. Toutes les modifications des éruptions tégumentaires que nous venons de passer en revue exercent aussi une influence plus ou moins grande sur le pronostic.

Le siége a une valeur pronostique incontestable. Tout le monde sait que les éruptions tégumentaires internes sont, toutes choses égales d'ailleurs, plus graves que celles qui siégent à l'extérieur. Celles qui sont situées sur les parties découvertes, près des ouvertures naturelles, sont plus fâcheuses non-seulement parce qu'elles sont plus difficiles à guérir, mais parce qu'elles peuvent se propager aux muqueuses, compromettre un plus grand nombre de fonctions, gêner l'exercice des organes buccaux, de la vue, de l'odorat, de l'ouïe, des fonctions génito-urinaires, et enfin parce qu'elles laissent souvent après elles des cicatrices, des difformités plus ou moins grandes. L'anatomie des régions rend suffisamment compte des difficultés qu'on éprouve à obtenir la guérison des affections qui siégent sur telle ou telle région.

L'ordre des symptômes élémentaires fait varier le pronostic. Une tache est généralement moins sérieuse qu'un tubercule, par exemple; l'exfoliation a, dans la plupart des cas, moins de gravité que l'ulcère. C'est que d'abord la tache et l'exfoliation primitive n'entament pas les tissus et ne sont pas suivies de cicatrices, et qu'en second lieu elles sont en général les symptômes de maladies moins graves. Cette indication pronostique ne doit pas être prise dans un sens absolu, mais relatif; il est certain qu'une tache de lèpre au début est plus grave qu'une tache exfoliée, couleur café au lait, produite par le microsporon furfur.

L'éruption discrète est en général plus avantageuse que l'éruption confluente ou cohérente. La dissémination de l'éruption tégumentaire sur tout le corps a plus de gravité dans les maladies chroniques que dans les maladies aiguës.

L'étendue individuelle des éruptions cutanées, la disposition des éléments éruptifs, ont en général une valeur pronostique en rapport avec la valeur diagnostique. Cependant, le symptôme seul peut avoir une très-grande valeur au point de vue pronostique; il suffirait de citer les vastes ulcères qui occupent quelquefois la totalité des membres inférieurs ou une très-grande étendue du tronc, ou ces gangrènes qui surviennent à la région sacrée ou sur les régions trochantériennes dans le cours des fièvres typhoïdes, et deviennent quelquefois une cause de mort alors que le malade est guéri de sa fièvre typhoïde.

La brusque apparition des éruptions tégumentaires, la simultanéité de l'éruption, annoncent en général une durée moins longue de la maladie et moins de ténacité dans l'éruption elle-même.

Si l'éruption disparaît promptement, la maladie offre en général peu de gravité.

Si l'éruption est tenace, si surtout elle récidive souvent, c'est une circonstance fâcheuse qui annonce assez souvent l'incurabilité de la maladie.

Il est en général avantageux pour les malades que l'éruption conserve toujours son même caractère. Le passage d'un ordre à un autre annonce souvent l'ancienneté et l'incurabilité du mal.

Les taches cicatricielles ou maculatures n'ont pas la même importance au point de vue pronostique que les vraies cicatrices. Le pronostic de celles-ci varie beaucoup suivant leur siége, leur étendue, leur nombre, les brides qui les accompagnent et qui peuvent s'opposer plus ou moins à l'exercice des fonctions.

Le siége des taches influence le pronostic. Elles sont d'autant plus fâcheuses qu'elles siégent sur des parties découvertes. On sait combien les femmes du monde sont malheureuses et souvent inconsolables lorsqu'elles portent sur la figure des taches congestives ou pigmentaires qui résistent aux traitements les plus variés et se montrent d'une opiniâtreté désespérante. Nous avons vu dans des cas pareils la couperose engendrer des idées de suicide.

Dans les fièvres éruptives, les taches multipliées et confluentes aggravent le pronostic. Il en est de même de la couleur des taches congestives lorsqu'elle devient violacée, brunâtre ou noirâtre.

La durée des taches doit aussi être prise en considération dans le pronostic. Les taches de naissance ne guérissent pas; les taches ou difformités acquises peuvent disparaître à la longue, comme le *nœvus à pernione*, par exemple.

Les boutons, en tant qu'affections locales, sont infiniment plus sérieux que les taches; ils peuvent entraîner immédiatement des accidents nombreux : gêne ou empêchement absolu des fonctions, destruction de plusieurs couches ou même de toute l'épaisseur de la peau, troubles de la sensibilité, douleur ou prurit, et devenir ainsi cause de mort, si la fonction empêchée est, comme la respiration, par exemple, indispensable à la vie, ou entraîner des accidents cérébraux très-graves : folie, hallucinations, et même conduire le malade au suicide par la ténacité des troubles de la sensibilité (*prurigo podicis*, prurigo des parties génitales).

La signification pronostique se tire des caractères communs et des caractères particuliers.

Le siége peut donner de la gravité à des boutons qui ailleurs seraient à peu près innocents. Ainsi, dans le voisinage ou à la surface des voies respiratoires, ils peuvent entraîner une asphyxie mortelle; sur la conjonctive, une pustule qui s'ulcère est infiniment plus grave qu'une pustule semblable sur le tronc. Le volume et le nombre ajoutent toujours à la gravité des boutons en troublant les fonctions et en désorganisant la peau.

Les boutons occupant toute l'enveloppe cutanée peuvent, bien qu'innocents par eux-mêmes, intercepter les fonctions perspiratoires de la peau et être suivis d'accidents fort graves.

La valeur pronostique des exfoliations est loin d'avoir l'importance de celle des taches et des boutons.

Un seul groupe, celui des exfoliations gangréneuses, a de la gravité et comme signification générale et comme affection locale; elles peuvent à leur chute laisser des ulcères dont les accidents seront exposés plus loin. Les autres exfoliations n'ajoutent rien dans la grande majorité des cas à la gravité des maladies dans lesquelles elles se montrent. Elles sont même favorables dans les fièvres éruptives, parce qu'elles annoncent la fin de la maladie. Mais dans certaines circonstances il n'en est pas ainsi, et les exfoliations par leur abondance contribuent à l'épuisement du malade, à la détérioration générale de l'économie : c'est ce qui arrive dans l'herpétide exfoliatrice.

Comme affections locales, les exfoliations sont toujours désagréables, et elles le sont d'autant plus qu'elles siègent sur des parties découvertes, la face, le cuir chevelu, les mains, qu'elles sont plus généralisées, se renouvellent plus fréquemment, et qu'elles sont plus épaisses; elles peuvent aussi gêner les fonctions perspiratoires de la peau, rendre les mouvements plus difficiles, empêcher la sortie des matières liquides qui se forment sous elles et qui sont ainsi forcées de creuser la peau. Mais, quand les squames et les croûtes sont sèches, il faut bien se garder de les détacher trop tôt; la croûte, ai-je dit souvent, est le meilleur des topiques; c'est un topique naturel à l'abri duquel s'accomplit la restauration de la peau.

Les exulcérations, les érosions, guérissent en général avec facilité, à moins qu'elles ne soient situées sur les ouvertures naturelles, sur les commissures labiales, par exemple, où les mouvements des lèvres et les contractions musculaires déchirent sans cesse les cicatrices commençantes.

Les ulcères proprement dits constituent toujours une affection plus ou moins grave. Ils peuvent être incurables; quand ils disparaissent, ce n'est jamais sans laisser une destruction des tissus qu'ils ont envahis; enfin, ils peuvent amener la mort par des accidents consécutifs à la destruction des tissus ou par l'abondance des produits qu'ils exhalent.

Leur gravité est subordonnée à leur valeur diagnostique : ainsi un ulcère syphilitique est toujours plus facile à guérir qu'un ulcère scrofuleux ou cancéreux.

Le siége, l'étendue, le nombre, la forme, la profondeur, etc., font varier le pronostic.

Siégent-ils près des organes importants, près de conduits excréteurs, dont ils peuvent, par leurs progrès, amener la destruction, on comprend facilement que leur pronostic doit être considéré comme infiniment plus grave que s'ils siégeaient sur le tronc : ainsi, une ulcération de la cornée peut perforer cette membrane et faire perdre la vue; un ulcère de l'intestin peut déterminer une péritonite suraiguë rapidement mortelle.

Si les ulcères sont étendus, nombreux, leur guérison est plus difficile à obtenir, et d'ailleurs la suppuration qui s'établit à leur surface peut par son abondance épuiser le malade et amener une terminaison fatale.

Lorsque les ulcères sont profonds, leur gravité dépend non-seulement de leur longue durée, de la difficulté de leur guérison et de l'affaiblissement général qu'ils produisent, mais encore de la possibilité de la dénudation des os, des vaisseaux et des nerfs, ou de la destruction d'un organe important.

Les ulcères à forme arrondie, serpigineux, qui appartiennent soit à la scrofule, soit et plus souvent encore à la syphilis, sont généralement d'une cicatrisation longue et difficile.

Quand une surface ulcérée sécrète un pus jaune verdâtre, bien lié, louable, en un mot, pour me servir d'une expression consacrée, on doit espérer une prompte guérison; mais le pronostic devient fâcheux quand elle exhale un liquide séreux, ichoreux, fétide.

L'évolution d'un ulcère et ses transformations doivent être prises en considération lorsqu'on veut établir le pronostic. Quand les bourgeons charnus sont d'un beau rouge, quand le fond de la plaie se rapproche de jour en jour de la surface et sécrète un pus louable, sans aucun doute, il y a tendance à la guérison. Lorsque, au contraire, les bourgeons charnus sont mollasses, violacés, lorsque la plaie a un aspect grisâtre et qu'elle exhale un pus sanieux, il est évident que l'ulcère ne subit pas l'évolution qui doit amener sa cicatrisation.

C'est aussi par elles-mêmes et par leur valeur diagnostique que les cicatrices ont de l'influence sur le pronostic. Les cicatrices qui ont leur siège sur les parties découvertes sont plus fâcheuses que celles qui siégent sur les parties cachées, d'abord parce qu'elles déforment les traits, sont parfois hideuses à voir, nuisent aux relations sociales, en second lieu parce que, n'étant pas protégées par les vêtements, elles se trouvent plus exposées à l'action plus ou moins irritante des milieux ambiants.

L'étendue, le nombre, la forme, l'irrégularité des cicatrices, n'ont pas moins d'influence que le siège.

Par leur valeur diagnostique, les cicatrices influent sur le pronostic : des cicatrices de scrofule ou de syphilis font craindre le retour de nouveaux accidents de ces maladies constitutionnelles.

Valeur diagnostique et pronostique des affections génériques. La valeur des affections génériques dans le diagnostic des affections spéciales, ou, ce qui revient au même, dans le diagnostic des maladies, est d'autant plus grande que l'affection générique se rapproche davantage de l'affection propre, et qu'elle est commune à un plus petit nombre de maladies. C'est ainsi que l'herpès iris de Bateman, dont nous faisons une affection propre de l'arthritis, que le lupus, affection qui n'est commune qu'à la scrofule et à la syphilis, ont une très-grande valeur diagnostique. Il en est de même du rupia spontané qui révèle, soit la scrofule, soit la syphilis.

L'affection générique pourra exercer une très-grande influence sur le pronostic, non-seulement par sa valeur diagnostique, mais encore par sa valeur comme genre. Toutes choses égales d'ailleurs, les genres qui ne laissent pas de cicatrices après eux sont moins fâcheux que ceux qui donnent lieu à des cicatrices plus ou moins étendues, plus ou moins difformes.

Les genres humides dépriment les forces et minent plus rapidement la constitution que les genres secs, papuleux et squameux.

Les affections génériques caractérisées par des taches sanguines congestives (exanthèmes de Willan) offrent une évolution si simple et souvent des caractères spéciaux si nettement accusés, qu'elles ont une haute valeur dans le diagnostic de l'affection spéciale. Ainsi, pour le genre roséole, quoi de plus facile à reconnaître que la roséole syphilitique ! et cependant nous savons que des hommes de mérite ont confondu la roséole syphilitique avec la roséole copahique, ou bien encore avec une affection spéciale d'un autre genre, le pityriasis rubra aigu.

Les affections exanthématiques de Willan n'exercent pas par elles-mêmes une bien grande influence sur le pronostic : c'est particulièrement d'après la nature de ces affections qu'il sera possible d'établir un juste pronostic. C'est ainsi que l'urticaire aura une valeur pronostique bien différente selon qu'elle sera de nature pseudo-exanthématique, ou de nature arthritique ou herpétique.

Les affections génériques *papuleuses* ont une valeur diagnostique et pronostique très-variable suivant l'âge des sujets qui en sont atteints. Chez les enfants, la signification du strophulus est assez difficile à déterminer. On hésite souvent lorsqu'il s'agit de se prononcer sur le véritable caractère de l'éruption, c'est-à-dire sur la question de savoir si l'on a affaire à une dermatose artificielle ou si l'on a devant soi une manifestation de la scrofule ou de l'arthritis. Cette difficulté du diagnostic implique nécessairement un pronostic vague et l'indication d'une médecine purement symptomatique.

Dans l'âge adulte, les caractères sont mieux accusés, et l'on passe facilement du diagnostic du genre au diagnostic de la maladie.

Les affections papuleuses ont par elles-mêmes une très-grande valeur dans le pronostic qui, toutes choses égales d'ailleurs, est rendu plus grave par l'excitation douloureuse qu'elles produisent à la peau.

Dans les affections *bulleuses*, nous n'avons qu'un seul genre, le *pemphigus*, qui appartient à des maladies fort différentes. Les signes que fournissent les modifications des caractères du genre ont une grande valeur pour la détermination de l'espèce. C'est ainsi qu'en général il est facile d'arriver au diagnostic du pemphigus artificiel, du pemphigus pseudo-exanthématique ou fièvre bulleuse, du pemphigus arthritique et du pemphigus cachectique. On éprouve plus de difficultés pour établir le diagnostic du pemphigus herpétique à son début. C'est alors qu'il faut puiser à d'autres sources qu'aux caractères objectifs pour arriver à connaître l'espèce : les antécédents des malades, les affections concomitantes, les maladies de la famille, scrutés avec le plus grand soin, pourront fournir des renseignements utiles.

S'il est vrai de dire, d'une manière générale, que les affections *vésiculeuses* appartiennent à des maladies aiguës ou chroniques, il n'en est pas moins certain que l'eczéma seul indique toujours, quelle que soit sa marche, l'existence d'une maladie constitutionnelle. La miliaire, l'herpès, la varicelle, se rattachent le plus souvent, au contraire, à des maladies aiguës. Toutefois, certaines formes de la miliaire et de l'herpès décèlent l'arthritis ou l'herpétis. C'est ainsi que nous avons admis un herpès successif et chronique ou herpès récidivant, comme se rattachant à l'arthritis, une miliaire d'origine herpétique. L'éruption de la varicelle n'est commune qu'à deux maladies, la variole et la syphilis : rien n'est plus facile que d'arriver au diagnostic de l'affection spéciale; à peine s'il est besoin de recourir à d'autres sources qu'aux caractères objectifs pour établir le diagnostic de la maladie.

La valeur diagnostique, dans les affections génériques vésiculeuses, est d'autant plus grande que le genre est commun à moins d'espèces, et sous ce rapport on peut les classer dans l'ordre suivant :

Varicelle, herpès, miliaire, eczéma.

Si nous comparons entre elles ces quatre affections génériques sous le rapport du pronostic, nous pourrons les placer, eu égard à la gravité, dans l'ordre qui suit :

Eczéma, miliaire, herpès, varicelle.

C'est précisément l'ordre inverse que nous venons d'admettre pour la valeur diagnostique.

Dans une seule maladie constitutionnelle, la syphilis, nous trouvons les quatre affections génériques vésiculeuses parmi les syphilides exanthématiques et les syphilides circonscrites, et leur valeur au point de vue pronostique est à peu de chose près le même. Il en est tout autrement pour l'arthritis et l'herpétis, dans lesquelles on ne rencontre que l'herpès, la miliaire et l'eczéma. Le plus important de ces trois genres aussi bien pour le diagnostic que pour le pronostic, c'est l'eczéma. Il est certains accidents qui peuvent compliquer les genres vésiculeux, et que, suivant nous, les auteurs ont à tort rapportés au genre au lieu de les rattacher à l'espèce. L'eczéma des jambes, dit Rayer, favorise l'ulcération des varices. Cela est exact, mais dans ces cas l'eczéma est toujours d'origine arthritique. Quelquefois la varice qui tend à se perforer est la seule cause de l'eczéma, qui doit alors être considéré comme une affection purement artificielle : c'est l'eczéma variqueux proprement dit.

D'autres fois l'eczéma, et surtout l'eczéma des pieds, l'eczéma du périnée, donne lieu à une sorte d'hyperthrophie du corps papillaire (papillome diffus), mais dans ce cas encore il s'agit, non d'un eczéma quelconque, mais bien d'un eczéma arthritique.

La valeur diagnostique des affections génériques *pustuleuses* est aussi d'autant plus grande que l'affection est commune à un plus petit nombre de maladies. C'est pour cette raison que l'impétigo et l'acné pustuleuse qui, dans la plupart des cas, sont des manifestations du lymphatisme, ou, ce qui revient au même, de la scrofule, ont une valeur plus précise, plus restreinte que les genres ecthyma et furoncle, qui peuvent être causés par des maladies fort différentes.

L'ecthyma qui survient chez un sujet couvert d'éruptions vésiculeuses et papuleuses contribue au diagnostic de la gale. L'éruption pustuleuse ecthymatique qui se montre tout à coup sur la figure vers le déclin d'une maladie fébrile aiguë fait parfois reconnaître la morve qui jusque-là avait été confondue avec une fièvre typhoïde.

La mentagre et le sycosis, qui ne sont souvent que deux degrés ou deux formes de la même affection, n'appartiennent qu'à deux maladies, la teigne tonsurante et l'arthritis. Le sycosis représente plus spécialement le parasitisme et la mentagre l'espèce arthritique, ce qui fait que la mentagre est en général plus rebelle que le sycosis, parce qu'elle est sous la dépendance d'une maladie constitutionnelle.

Le furoncle par ses caractères particuliers, sa marche, ses récidives, son siége, une grande valeur dans le diagnostic du diabète, de l'arthritis et du pathogénétisme.

Sous le rapport du pronostic, les éruptions pustuleuses sont, toutes choses égales d'ailleurs, plus graves que les éruptions vésiculeuses et bulleuses, en raison des cicatrices qu'elles laissent toujours après elles.

Le pronostic des furoncles est très-variable : s'ils sont de cause externe, ils sont généralement faciles à guérir; s'ils sont de cause interne, ils peuvent être critiques, et en général alors d'un heureux augure : tels sont les furoncles qui surviennent pendant le décours de la variole et des dartres : *vidi non semel herpetibus fere sanatis furonculos succedere* (Lorry). Les furoncles qui se succèdent à de courts intervalles, alors qu'il n'existe aucune trace de glycose dans l'urine, sont dans la plupart des cas une des expressions les plus opiniâtres, les plus rebelles de l'arthritis cutanée, mais heureusement fort rare.

Le furoncle et l'anthrax surviennent parfois à la suite de dartres intempestivement traitées par l'arsenic. Nous avons donné des soins à un malade qui prenait, malgré nos recommandations, 7 centigrammes d'arsenic par jour pour combattre un eczéma du dos et des membres inférieurs d'origine arthritique, et qui a succombé à un énorme anthrax de la nuque, après avoir eu une nombreuse série de furoncles.

Les affections génériques *squameuses* sont le pityriasis et le psoriasis. Le premier se rencontre dans beaucoup de maladies; sa valeur comme signe n'est pas d'une grande importance pour le diagnostic de la maladie, vu la multiplicité des espèces; il n'en est pas de même du psoriasis qui appartient à deux maladies, l'herpétis et l'arthritis. On sait que le psoriasis arthritique est pour le moins aussi rare que fréquente est l'espèce herpétique, d'où il suit que le genre a une immense valeur dans le diagnostic de l'herpétis ou de la dartre considérée comme maladie constitutionnelle.

Quant à la valeur pronostique du psoriasis, il importe ici de bien distinguer les espèces. Tout le monde sait que l'espèce herpétique ou dartreuse, la plus commune, récidive souvent, toujours en gagnant du terrain, et peut à la longue se convertir en herpétide exfoliatrice.

Dans les affections *tuberculeuses*, nous ne comptons qu'un seul genre, le lupus.

L'affection générique tuberculeuse n'est jamais de cause externe. Sa valeur n'en est que plus grande au point de vue du diagnostic, et les deux affections spéciales se ressemblent si peu que le lupus est pour ainsi dire une affection propre de la scrofule (*voy.* Lupus).

Valeur séméiotique des difformités dans le diagnostic et le pronostic des maladies. Les difformités cutanées se présentent assez souvent à l'observation dans le cours des maladies de longue durée, notamment dans les maladies constitutionnelles et dans les cachexies. Elles peuvent éclairer le diagnostic : citons pour exemples le vitiligo du cou chez les syphilitiques, le vitiligo des mains et des organes sexuels chez les arthritiques, l'achromie lépreuse, etc.

Les difformités rendent toujours plus sérieux le pronostic des maladies, soit par l'influence qu'elles exercent sur les maladies elles-mêmes, ou que les maladies exercent sur elles. Il faut de plus ajouter au pronostic des maladies les accidents que déterminent les difformités elles-mêmes et qui varient selon l'étendue, le siége, la forme, le volume, la couleur et la nature de la difformité (*voy.* Taches et Difformités).

Valeur séméiotique des affections spéciales. Les affections spéciales, avons-nous dit et répété bien des fois dans le cours de cet article, sont de cause externe ou de cause interne.

Les affections de cause externe sont traumatiques, parasitaires ou pathogénétiques.

Au traumatisme cutané se rattachent toutes les affections cutanées de cause externe dites affections artificielles. Quelle valeur peuvent-elles avoir dans le diagnostic et le pronostic des maladies? Quand ces affections se montrent rebelles aux plus simples traitements et se prolongent, alors que n'agit plus la cause qui les a déterminées, elles dénotent, chez le sujet qui en est atteint, l'existence d'un *vice* constitutionnel.

Quand des éruptions artificielles s'ajoutent aux affections de cause interne, elles indiquent ou l'action trop irritante des topiques mis en usage ou l'emploi de remèdes intempestifs.

Les affections artificielles aggravent le pronostic des dermatoses aiguës, survenues spontanément; dans les dermatoses chroniques, elles sont souvent avantageusement provoquées pour en hâter la résolution.

Comme agents de révulsion, les affections cutanées artificielles peuvent rendre de grands services dans la thérapeutique des maladies de cause interne.

Quelle est l'influence du parasitisme cutané sur le diagnostic et le pronostic des maladies?

Le parasitisme cutané dénote-t-il un état morbide quelconque de l'économie? Ainsi, par exemple, le favus serait-il un signe de scrofule ou de lymphatisme ou d'un état cachectique, la pelade un signe de névropathie? Les faits ne semblent pas étayer une pareille manière de voir. Le favus, à la longue, altère la constitution et peut amener la chlorose parasitaire, mais l'état scrofuleux ne saurait être considéré comme nécessaire, ainsi qu'on l'a avancé, au développement du favus. Il en est de même de la pelade, en ce qui touche au système nerveux.

Qui oserait affirmer qu'un état particulier de la constitution est nécessaire à la germination du trichophyton, quand on voit tous les enfants d'un même pensionnat être indistinctement atteints d'herpès tonsurant?

Les seules conditions qui président au développement des parasites végétaux sont des conditions tout à fait locales d'ensemencement du parasite. Il est certain toutefois qu'un terrain morbide diathésique ou cachectique favorise le développement et l'extension du parasite.

Les affections cutanées parasitaires rendent souvent plus difficile le diagnostic des dermatoses de cause interne.

Sous le rapport du pronostic, chaque parasite ajoute son degré de gravité au pronostic de la dermatose de cause interne sans exercer d'influence sur cette dernière.

Les affections pathogénétiques embarrassent parfois le praticien dans son diagnostic. Il suffit de citer l'acné iodique, s'adjoignant assez souvent à l'acné syphilitique et même à l'acné arthritique; les taches arsenicales s'adjoignent aux taches psoriasiques, etc.

Les affections pathogénétiques n'aggravent pas d'une façon sérieuse le pronostic des maladies, mais elles peuvent empêcher la continuation d'une médication énergique et nécessaire, comme l'emploi des balsamiques dans le traitement de la blennorrhagie, comme surtout la médication bromurée dans le traitement de l'épilepsie. La roséole, dans le premier cas, l'acné bromique, dans le second, par leur confluence et leur généralisation, obligent à suspendre momentanément l'agent thérapeutique mis en usage.

Quelques mots maintenant sur la valeur séméiotique des affections de cause interne.

Les affections de la peau n'étant, comme nous l'avons dit, que la traduction des unités pathologiques sur le tégument externe, leur valeur est absolue, et dire : cette dermatose est un eczéma arthritique, un psoriasis herpétique, un impétigo rodens, c'est à la fois diagnostiquer l'affection et la maladie : par conséquent, les dermatoses spéciales ne sauraient avoir d'autre valeur diagnostique

que d'indiquer la période et la forme de la maladie. Ajoutons cependant qu'elles peuvent servir à reconnaître la nature des affections d'un autre système.

Les taches lenticulaires, dites *exanthème pourpré d'Hildebrand*, indiquent l'âge de la fièvre typhoïde. Les taches bleues, dites taches *ombrées*, ont été, à tort, rattachées à l'état fébrile : il résulte des recherches du docteur Duguet et de ses élèves qu'elles sont parasitaires et liées à l'existence des *pediculi pubis*.

Le nombre et la couleur des taches pourprées ont une influence évidente sur le pronostic, dans les fièvres continues. Il en est de même des pétéchies, des bubons et anthrax dans les *maladies pestilentielles*.

Par la confluence et l'intensité de l'éruption, on juge de la gravité des *fièvres éruptives*. On sait quelle importance a dans le cours de la variole l'apparition de cet érythème hémorrhagique que l'on désigne sous le nom de *rash*, et qu'il ne faut pas confondre avec l'hémorrhagie des pustules dans la variole noire ; le premier est plutôt l'indice d'une heureuse terminaison ; la deuxième, au contraire, est un signe du plus fâcheux augure, et presque toujours mortel.

Les *pseudo-exanthèmes* n'ont pas tous la même valeur pronostique. Dans les pseudo-exanthèmes pityriasiques, on peut craindre la prolongation et les récidives de l'éruption. Dans les pseudo-exanthèmes vésiculeux, on a à redouter les complications névralgiques.

Les *phlegmasies* spontanées de la peau qui surviennent comme complications dans le cours des maladies chroniques sont d'un pronostic très-variable. Dans quelques cas, elles modifient très-heureusement l'état du malade. Nous avons vu des lupus et même un mycosis guérir par un érysipèle survenu spontanément. C'est un moyen que la nature emploie parfois pour se débarrasser d'un mal qui résiste à tous nos moyens thérapeutiques. Mais on peut dire que, dans la plupart des cachexies, l'érysipèle aggrave le pronostic quand il ne le rend pas mortel.

Les *hémorrhagies cutanées* ont une très-grande valeur diagnostique et pronostique. Tantôt elles constituent par elles-mêmes toute la maladie (purpura essentiel) ; d'autres fois elles ne sont qu'un des symptômes de la maladie (purpura symptomatique). Le purpura essentiel est toujours d'un pronostic moins grave que le purpura symptomatique.

La véritable dermorrhagie est une affection fort rare et d'un pronostic qui varie selon les conditions dans lesquelles elle se présente : succédanée des menstrues, chez une hystérique, elle n'aura pas évidemment la gravité de celle qui peut se montrer dans le cours de la diathèse hémorrhagique.

Le diagnostic des dermatoses constitutionnelles entraîne nécessairement celui de la maladie dont elles font partie. Leur utilité, dans le diagnostic, ne peut être relative qu'aux périodes et aux formes des maladies constitutionnelles. C'est ainsi que la roséole, le lichen généralisé de nature syphilitique, dénotent la seconde période de la syphilis, et une forme commune ; que les plaques sexuelles seules, sans roséole, indiquent une première période et une forme généralement bénigne ; que la syphilide puro-vésiculeuse, tuberculo-ulcéreuse ou gangréneuse, dès le début, indiquent une forme maligne essentiellement grave.

Il en est de même pour la scrofule : la scrofulide exsudative est une forme bénigne, et représente une première période de la scrofule. Le lupus indique une seconde période, et traduit une forme grave de la même maladie.

Les pseudo-exanthèmes, comme l'érythème noueux, l'érythème papulo-tuberculeux, l'hydroa vésiculeux, traduisent une forme bénigne et révèlent une première période de l'arthritis tégumentaire, l'hydroa vacciniforme et l'hydroa bulleux une forme grave de la même maladie.

Tout le monde admet que le cancer survient souvent chez les dartreux, quelquefois sur le siége même de la dartre (transformation *in situ*), comme cela se voit dans le psoriasis buccal qui dégénère en épithélioma, d'autres fois, et le plus souvent, sur un organe intérieur. D'autre part, il est d'observation que dans les familles de dartreux on trouve bien souvent du cancer; que de fois, en interrogeant les dartreux, nous avons appris que le père ou la mère, et quelquefois tous les deux, avaient succombé à des affections cancéreuses! Or, parmi ces dartres qui ont des relations si étroites avec le cancer, on peut se demander quelles sont celles qui entrent, pour la plus large part, dans ces rapports avec le cancer. Pour la scrofule, il n'y a pas d'hésitation possible : le cancer est ici à peu près hors de cause, bien qu'on ait admis chez les scrofuleux des tumeurs mixtes composées de divers produits néoplasmatiques et des lupus en partie cancéreux. Il ne nous reste donc qu'à comparer, sous ce rapport, les arthritides avec les herpétides.

Généralement, quand le cancer se produit, la *dartre* disparaît. Nous savons, à n'en pas douter, que la dartre arthritique dure moins longtemps, toutes choses égales d'ailleurs, que la dartre herpétique. D'autre part, quand la dartre herpétique s'est généralisée, a envahi tout le corps, le malade, las de voir que tous les remèdes n'ont pas empêché la maladie de se répandre sur toute la surface du corps, se décourage et ne revoit plus le médecin. Il suit de là que nous assistons plus souvent à la manifestation du cancer chez les arthritiques que chez les herpétiques. Tout ce que nous pouvons dire, c'est que, si le cancer est à peu près aussi fréquent chez les arthritiques que chez les herpétiques, les divers néoplasmes confondus naguère encore sous le nom de cancer, tels que papillome, épithéliomes, adénomes, etc., s'observent en plus grand nombre chez les dartreux arthritiques que chez les dartreux herpétiques.

Dans les *diathèses purulentes*, l'apparition du *rash* serait un signe d'une haute gravité. Dans la *diathèse spécifique*, ou la *morve*, les éruptions cutanées, les pustules, les gangrènes de la peau, annoncent une mort prochaine.

Les manifestations cutanées des diathèses néoplasmatiques ont-elles de l'influence sur le diagnostic et le pronostic des affections des autres systèmes? Évidemment, un adénome de la face, coïncidant avec une glande au sein, doit nous porter à penser que cette dernière est absolument de même nature que la première. Dans le mycosis, nous sommes fondés à croire que le tissu réticuleux qui caractérise les *tomates* de la peau doit se retrouver également dans les engorgements ganglionnaires.

Le pronostic est d'autant plus grave qu'il existe plus de manifestations cancroïdiques ou autres à la peau. On sait que les chirurgiens considèrent la carcine cutanée comme un obstacle à l'amputation du cancer du sein.

Les éruptions cutanées des cachexies par leur extension, leur coloration, indiquent les progrès de la maladie dont elles sont les manifestations caractéristiques : c'est ce que nous voyons dans le pemphigus cachectique, les maladies de Frerichs et d'Addison. Le pronostic est d'autant plus grave que l'extension de l'affection cutanée se fait plus rapidement et que s'opère, de jour en jour, une production plus grande des matériaux qui entrent dans la composition de ces éruptions, la sérosité pour le pemphigus, le sang pour le scorbut, le pigment pour les maladies de Frerichs et d'Addison.

SIXIÈME PARTIE. Indications thérapeutiques. Nous n'avons pas à nous occuper ici de la thérapeutique générale des maladies. Ne voyant sur la peau que des symptômes, notre tâche est bien simple, car nous n'avons à faire connaître que les indications thérapeutiques fournies par les symptômes cutanés ou, ce qui revient au même, par les dermatoses simples ou composées, stationnaires ou en voie d'évolution. Passons donc successivement en revue les indications thérapeutiques auxquelles donnent lieu les trois ordres de symptômes que nous avons admis : 1° *Actiones læsæ;* 2° *excrementorum vitia;* 3° *qualitatum externarum corruptiones.*

§ I. Des indications thérapeutiques fournies par les actiones læsæ. Les troubles de la sensibilité cutanée donnent lieu à deux sortes d'indications : 1° agir sur la cause efficiente, c'est-à-dire sur la maladie dont ces troubles ne sont que le symptôme ; 3° agir sur le symptôme lui-même pour le faire disparaître, si cela est possible, ou en amoindrir les effets.

Lorsque les troubles de la sensibilité dépendent d'une cause externe, l'indication d'agir sur la cause est en général facile à remplir ; il en est tout autrement s'ils se sont produits sous l'influence d'une cause interne.

Si l'hyperesthésie cutanée est l'effet d'une névrose générale, comme l'hystérie ou l'épilepsie, les affusions froides, le bromure de potassium, les préparations d'asa fœtida, de valériane et autres, seront mis en usage. Si elle se lie directement, à une affection des centres nerveux, il faudra s'enquérir de la nature de l'affection cérébro-spinale, pour la combattre par des moyens appropriés, tels que le mercure et l'iodure de potassium dans les cas de syphilis.

L'anesthésie cutanée offre les mêmes indications. D'origine hystérique, elle sera combattue par les moyens précités ; de même, si elle est d'origine syphilitique. L'anesthésie lépreuse résiste davantage ; quand elle est liée à un travail local, la production des tubercules, par exemple, on la voit disparaître ordinairement en même temps que les tubercules sous l'influence des lotions et frictions phéniquées. Mais, si elle existe en dehors des taches et des tubercules, comme cela s'observe si souvent, elle résiste ou disparaît beaucoup plus lentement, soit qu'elle existe comme affection essentielle, soit qu'elle se rattache comme symptôme à une lésion des cordons ou des centres nerveux.

Les troubles de la sensibilité liés à une dermatose quelconque disparaissent en général avec la dermatose qui leur a donné naissance. C'est ce que l'on observe pour toutes les affections génériques de la peau.

Les perversions de la sensibilité donnent souvent lieu à des indications spéciales dans le traitement des dermatoses. Il est bien évident d'ailleurs que l'indication est double également ici : atteindre la cause, si cela est possible, agir sur le symptôme : d'où il suit qu'il faut s'attaquer d'abord à la maladie : traumatisme, parasitisme, pathogénétisme, pour les maladies de cause externe; scrofule, syphilis, etc., pour les maladies de cause interne. Remarquons de suite qu'atteindre la cause est souvent le meilleur et le plus court moyen d'arriver à calmer le prurit. Cela n'est-il pas de toute évidence pour la gale et le phthiriasis, les éruptions professionnelles, etc. ? Calmer le prurit est quelquefois l'indication principale dans les dermatoses de cause interne. Cette indication ne s'offre que trop souvent dans l'eczéma, le prurigo et le lichen. Lorsque ces affections se présentent à l'état aigu et sont généralisées, on peut se trouver bien de l'emploi des émissions sanguines qu'on néglige beaucoup trop aujourd'hui, des applications émollientes ou légèrement astrictives : lotions d'eau de riz, de son, de gruau,

de mélilot, soit seules, soit additionnées de quelques gouttes d'acide chlorhydrique, nitrique, phénique, ou mieux encore de coaltar saponiné. Les cataplasmes de fécule de pommes de terre presque froids rendent dans ces cas
d'incontestables services, mais leur prolongation indéfinie a de graves inconvénients : elle entretient l'affection et favorise la sécrétion séreuse. Il faut savoir
y renoncer à temps. Si le prurit se présente dans les dermatoses subaiguës ou
chroniques, on le calme par des lotions boratées et glycérinées, mercurielles ou
saturnines, de cyanure de potassium. La lotion suivante a été recommandée par
Thompson :

	parties.
Acide hydrocyanique médicinal	1
Alcool	2
Eau	20

Mais je dois dire que je n'ai eu que bien rarement à me louer de l'emploi du
cyanure de potassium et de l'acide hydrocyanique comme sédatifs dans le traitement des dermatoses.

Les liniments oléo-calcaires, les poudres d'amidon, de riz, de bismuth, sont
journellement employés dans le même but. Enfin le camphre, incorporé à
l'huile, aux graisses, à la glycérine, a été vanté comme sédatif, mais je pense
que les éloges qui ont été, sous ce rapport, décernés au camphre, sont loin d'être
toujours mérités.

Le prurit des muqueuses exige l'emploi des mêmes lotions, cependant elles
ne conviennent pas à toutes les muqueuses indistinctement, nous employons de
préférence pour la conjonctive oculaire un collyre composé de 250 grammes
d'eau distillée et de 5 à 10 centigrammes de sulfate de cuivre ; pour calmer les
picotements de la langue, un gargarisme ainsi formulé :

Sous-borate de soude	25 à 50 contigr.
Mucilage de semences de coings	10 grammes.
Laudanum	1 —
Eau distillée	300 —

ou bien encore :

Eau commune	300 grammes.
Coaltar saponiné de Lebœuf	10 à 30 —

Le chlorate de potasse à la dose de 1 à 2 grammes peut remplacer le sous-
borate de soude dans le premier gargarisme. Pour calmer les démangeaisons de
l'intérieur des narines, c'est aux injections d'acide phénique au millième avec
ou sans addition de glycérine que nous avons le plus souvent recours ; pour la
muqueuse vulvaire, les solutions de sublimé, de nitrate de mercure, les glycé-
rolés de goudron et mieux encore de tannin et d'amidon.

La peau, avons-nous dit, est un organe de protection pour les parties sous-
jacentes ; mais il peut arriver qu'elle-même ne soit pas suffisamment protégée
par ses annexes. C'est pour obvier à ces inconvénients qu'on emploie des enveloppes protectrices, des appareils prothétiques, des toupets, des perruques, pour
les têtes dénudées, des bas compressifs pour les varices, du coton dans les
conduits auditifs pour prévenir les fluxions auriculaires et dentaires, etc.

La peau, envisagée comme auxiliaire de la respiration, remplit mal ses fonctions quand elle est couverte de squames ou de croûtes. Les bains d'eau sont
indiqués pour détacher ces produits d'excrétion et les bains de vapeur pour rétablir les fonctions exhalantes.

§ II. Excrementorum vitia. Les indications thérapeutiques que fournissent les sueurs, dans les maladies, ressortissent à la séméiotique générale. Quelques-unes de ces indications intéressent plus particulièrement le dermatologiste.

La suppression des sueurs dans les affections squameuses commande l'emploi des bains de vapeur et des sudorifiques. On sait que le sudorifique par excellence est le jaborandi, récemment introduit dans la thérapeutique.

L'abondance des sueurs dans les cachexies est souvent combattue par l'emploi des préparations saturnines, mais alors on augmente la diarrhée qui devient colliquative. Ce balancement entre la peau et l'intestin fait que le plus souvent il est préférable de s'en tenir aux toniques.

Quand les sueurs alternent avec les dermatoses, il est indiqué de recourir au sulfate ou au salicylate de quinine. L'exagération de la sueur sur certaines régions, comme à la paume des mains, à la plante des pieds, aux aisselles, constitue parfois une infirmité dégoûtante et souvent intolérable pour ceux qui en sont atteints. Les poudres astringentes, les lotions froides, styptiques, astringentes, ne réussissent pas toujours à les faire disparaître. Hébra donne le conseil de les supprimer par un procédé particulier consistant surtout dans l'application de substances emplastiques. Ce procédé d'Hébra peut réussir, mais cette suppression d'une sueur habituelle ne me paraît pas exempte de dangers.

L'exagération de la sécrétion sébacée commande l'emploi des alcalins et des astringents extérieurement. Nous employons journellement le borax en dissolution depuis 2 grammes jusqu'à 10 à 12 grammes pour 300 grammes d'eau distillée. La suppression de la sécrétion sébacée sur les régions velues rend les cheveux et les poils secs, arides, et réclame l'emploi des préparations huileuses et des pommades.

Les indications auxquelles donne lieu l'abondance de la production épidermique se confondent avec celles dont il sera parlé, un peu plus loin, à propos des exfoliations et des affections génériques squameuses.

Quant aux moyens hygiéniques, prothétiques et thérapeutiques que nécessitent les altérations de la chevelure et des poils, je renvoie le lecteur qui désire les connaître aux articles : Cheveux, Alopécie, Calvitie, Canitie, de ce Dictionnaire.

§ III. Indications thérapeutiques fournies par les : *Qualitatum externarum corruptiones*. 1° Dermatoses élémentaires. Les dermatoses élémentaires éclairent le diagnostic et par suite deviennent la source d'indications thérapeutiques. Mais, par elles-mêmes, elles ont aussi une action directe sur le traitement. Enfin, elles donnent encore lieu à des indications thérapeutiques concernant le traitement qui doit servir à les faire disparaître.

La valeur diagnostique fait connaître quelle doit être la base du traitement. Réfrigérants et résolutifs dans le traumatisme, parasiticides dans les phytodermites, expectation dans les fièvres éruptives, acides et astringents dans les hémorrhagies, arsenic dans les dartres, mercure dans la syphilis, etc. Chaque caractère de la dermatose élémentaire a ses indications particulières. Ainsi, pour le siége topographique, nous savons déjà que les éruptions tégumentaires internes réclament spécialement les topiques liquides, et que les poudres et les cataplasmes sont d'un emploi difficile et généralement bannis de la thérapeutique des muqueuses. Toutefois, il faut faire quelques exceptions, car tous les jours nous voyons les cataplasmes appliqués sur l'œil, sur le conduit auditif, sur la vulve, et même introduits dans le vagin et portés jusque sur le col utérin pour calmer l'inflammation de ces organes ; il en est de même des poudres absorbantes ou astringentes dont on imprègne des tampons pour le vagin, des mèches pour le rectum, de petites boules d'ouate pour les conduits auditifs, dans le but de tarir les excrétions morbides ou d'agir sur les éruptions tégumentaires internes.

Quand un élément éruptif a son siége près d'un organe important ou dans le voisinage d'un orifice naturel, il est indiqué d'en enrayer le plus vite possible la marche progressive, soit en l'enlevant à l'aide du bistouri, soit en le cautérisant, soit en appliquant à sa surface un topique modificateur qui en provoque promptement la résolution. C'est ainsi que l'on touche avec le nitrate d'argent les pustules naissantes qui ont leur siége sur le bord des paupières ou sur la conjonctive.

Si une éruption siége sur une région de la peau contiguë à une partie saine et que par son contact elle puisse endommager la partie qui n'est pas affectée, il est indiqué d'en délivrer le malade le plus promptement possible et de prendre tous les moyens nécessaires pour éviter le contact de la partie saine avec la partie malade. Le siége des éruptions sur les régions velues réclame la section des cheveux et des poils et quelquefois même la rasure pour faciliter l'application des topiques. Ce précepte, qu'il est difficile de suivre d'une manière absolue, est surtout applicable aux éruptions constituées par des boutons humides.

Le nombre des éléments éruptifs exerce une certaine influence sur la thérapeutique ; si ce nombre est peu considérable, on insiste sur le traitement topique ; si le corps est littéralement couvert de l'éruption tégumentaire, comme dans certaines syphilides, on est naturellement porté à attendre des seuls moyens internes la disparition de l'éruption tégumentaire ; les lotions et les bains sont les seuls moyens externes auxquels on puisse recourir dans ces cas. De même, quand l'eczéma est localisé sur quelques régions, on attaque par toutes sortes de topiques l'affection locale ; mais, si l'éruption est répandue sur tout le corps, il n'est plus permis de recourir aux caustiques ou à d'autres moyens énergiques. Les dimensions trop étendues, le volume trop considérable du produit éruptif causant une gêne plus ou moins grande, sont parfois une raison suffisante d'en débarrasser le malade par la cautérisation, l'injection iodée ou l'instrument tranchant. C'est ce qui a lieu pour les loupes quand elles acquièrent un certain volume. Dans d'autres circonstances, c'est l'évolution et la nature du produit éruptif qui portent le chirurgien à en débarrasser le malade, c'est ce qui arrive pour les tumeurs plus ou moins malignes. Sans doute, il ne guérit pas la diathèse en agissant ainsi, mais il soulage momentanément le patient et prolonge parfois la durée de l'existence.

La marche envahissante des éruptions tégumentaires a fait naître deux indications thérapeutiques : la première de s'opposer à l'évolution de la dermatose élémentaire, quand elle peut entraîner des dangers comme éruption ou avoir des conséquences fâcheuses (cicatrices difformes) ; la seconde de borner l'éruption, d'empêcher sa marche envahissante. Pour remplir la première indication, on a proposé de cautériser l'éruption naissante ou de la soustraire au contact de l'air par l'application d'emplâtres de Vigo, de collodion ; pour remplir la seconde on a essayé de tracer un cercle autour de l'éruption avec le nitrate d'argent, avec le collodion ou toute autre matière emplastique. Tous ces moyens sont loin de réussir constamment et leur emploi n'est pas sans danger.

La longue durée des éruptions tégumentaires engagera l'homme de l'art à mettre en usage toutes les médications topiques dont il pourra disposer ; la courte durée le portera à négliger les éruptions pour ne s'occuper que du traitement de la maladie.

Chaque ordre de dermatoses élémentaires a ses indications particulières.

Caractères particuliers à chaque ordre. 1° *Taches.* Les taches influent sur la thérapeutique par leur valeur diagnostique et par leur valeur propre.

Dans les fièvres éruptives et dans les pseudo-exanthèmes, l'indication la plus ordinaire est de respecter les taches; il arrive quelquefois que leur confluence et leur intensité commandent l'emploi des antiphlogistiques, des émissions sanguines, tandis que dans d'autres circonstances leur petit nombre et leur pâleur commandent d'en favoriser la sortie par des boissons chaudes, toniques, sudorifiques, aromatiques, par les bains tièdes et les ablutions chaudes. Ainsi, c'est dans ces cas que l'on conseille de bien couvrir le malade sans toutefois l'écraser sous le poids des couvertures, comme le font habituellement les gens de la campagne. Si l'éruption, dans le cours des fièvres, vient tout à coup à disparaître, il est indiqué de recourir aux révulsifs cutanés, aux sinapismes, bains chauds, émétique, etc. L'indication la plus générale de la tache dans les maladies chroniques est d'avoir recours aux poudres absorbantes et résolutives d'amidon, de fécule de pommes de terre, de riz, de bismuth.

Dans la syphilis, la persistance des taches, malgré l'emploi des préparations mercurielles à l'intérieur, indique de recourir aux lotions de sublimé, aux douches de même nature, aux bains de vapeur, simples, sulfureux ou cinabrés.

La persistance des taches terminales après qu'a cessé la maladie ou l'affection qui leur a donné naissance ne réclame que des applications topiques que le médecin devra varier suivant les cas.

Les taches congénitales ne peuvent donner lieu qu'à un traitement chirurgical consistant soit à les enlever, soit à oblitérer les vaisseaux dilatés qui les constituent par des injections de perchlorure de fer.

Le nævus *à pernione* guérit souvent seul avec le temps, mais parfois il persiste et ne réclame pas d'autre traitement que le nævus congénital.

2° *Boutons.* De même que pour les taches, la valeur thérapeutique des boutons dépend de leur valeur diagnostique et de leur valeur propre.

La valeur diagnostique n'est pas moins importante que celle des taches, mais elle se confond comme cette dernière avec celle des affections génériques et des affections spéciales dont nous parlerons plus loin.

Parmi les caractères communs aux divers ordres de dermatoses élémentaires, la couleur a ici une importance toute spéciale : ainsi, la couleur jaunâtre d'un bouton prouve qu'il renferme du pus, et dès lors il est indiqué d'évacuer ce produit. De même la couleur violacée et la forme acuminée d'une tumeur suffisent pour montrer qu'il s'agit d'un furoncle et qu'il faut, par conséquent, pratiquer des débridements.

La consistance mérite d'être constatée avec soin, car, dès qu'il y a une fluctuation manifeste, le bouton renferme du pus, et il faut pratiquer une ponction ou une incision suivant les cas.

Caractères particuliers. Toutes les variétés de boutons ont une influence sur la thérapeutique. Les boutons liquides, vésicules, bulles et pustules, seront percés et saupoudrés d'amidon, de fécule, de vieux bois; si la dénudation du derme produit de grandes douleurs, on devra recouvrir les endroits malades d'un linge fenêtré et mieux d'un papier de soie enduit de cérat opiacé ou d'un liniment narcotique.

Les papules réclament l'emploi des lotions ou des pommades alcalines, les applications de goudron ou d'huile de cade.

Les tubercules exigent l'emploi de modificateurs plus puissants, l'huile de cade pure, l'huile de noix d'acajou, les caustiques.

Les abcès dermiques demandent à être ponctionnés avec la lancette.

Le mycosis non ulcéré sera localement attaqué par les emplâtres de ciguë, les pommades de ciguë iodurée. S'il est ulcéré, le coaltar saponiné pur ou mélangé d'une certaine quantité d'eau tiède est le plus puissant modificateur de l'affection.

Les tubercules de la lèpre seront lotionnés avec le solutum alcoolique d'acide phénique au 20ᵉ ou même au 10ᵉ.

De fortes végétations exigent l'excision; si elles sont petites, la sabine, l'alun, le perchlorure de fer, suffiront à les faire disparaître.

Contre l'hypertrophie crypteuse, on emploie les caustiques ou l'excision.

Contre les loupes, l'énucléation, les injections iodées, ou l'extirpation.

Les petits boutons favique et acarien n'exigent pas d'autres traitements que ceux de la gale et du favus.

3° *Exfoliations*. L'exfoliation étant un corps étranger qui doit être rejeté au dehors, l'indication la plus générale à laquelle, par elle-même, elle puisse donner lieu, est d'en favoriser le détachement par les cataplasmes, les lotions, les bains, etc. Il n'y a que peu d'exceptions à cette règle générale de thérapeutique.

Le siége des exfoliations exerce de l'influence sur la thérapeutique. Si elles se produisent sur les muqueuses buccale, pharyngée, vaginale, elles nécessitent l'emploi des gargarismes, des injections de diverse nature ; laryngées ou trachéales, elles peuvent donner lieu à l'opération de la trachéotomie. Lorsqu'elles ont leur siége sur les régions velues, il faut couper les poils près des croûtes avant d'en provoquer le détachement.

La règle générale de favoriser le détachement des exfoliations ne souffre d'exception que pour les écailles minces consécutives aux vésicules, qui peuvent être abandonnées à elles-mêmes, et pour les exfoliations gangréneuses dont la chute pourrait, en raison de leur siége et de leur profondeur, compromettre gravement des organes importants, ouvrir un vaisseau artériel ou une cavité viscérale.

Le nombre, l'étendue, l'épaisseur des exfoliations, apportent quelques modifications au traitement. Si elles sont locales, bornées à une seule région, on pourra mettre en usage les cataplasmes ; les bains et les lotions seraint employés, si elles couvraient toute l'étendue de la surface tégumentaire.

L'odeur fétide indique les désinfectants, chlorure de chaux, vin aromatique, fumigations de benjoin, etc.

La longue durée des exfoliations indique l'emploi d'une médication locale plus active.

La chute des exfoliations nécessite parfois quelques soins hygiéniques. Dans les fièvres éruptives, les malades doivent être pendant la période d'exfoliation soustraits à l'impression de l'air atmosphérique froid qui, frappant sur une peau non encore recouverte de son épiderme, peut déterminer des phlegmasies ou autres maladies plus ou moins sérieuses.

Caractères particuliers. Les diverses variétés d'exfoliations n'ont pas moins d'importance au point de vue thérapeutique.

Les lotions et les bains suffisent pour le détachement des exfoliations furfura-
cées légères. Dans les exfoliations écailleuses, anciennes et sèches, il est souvent
utile de recourir à des modificateurs de la production épidermique, comme le
goudron, l'huile de cade, les pommades alcalines ; c'est la médication antisquameuse proprement dite. La friction peut être faite avec des agents qui n'ont
qu'une action locale, ou avec des remèdes dont l'absorption peut être dangereuse et entraîner des accidents toxiques ; on doit y faire grande attention, surtout
quand on prescrit des frictions générales.

Les exfoliations gangréneuses commandent l'emploi du quinquina, du vin
aromatique, des onguents digestif et styrax, des lotions chlorurées. Les tractions
exercées sur les croûtes sont généralement plus nuisibles qu'utiles.

Les exfoliations cryptogamiques, renfermant en elles le principe de la contagion, exigent pour leur détachement plus de précautions que les autres variétés.
Lorsqu'on le peut, il est bon de les détacher une à une, à l'aide d'une spatule,
et, dans tous les cas, il faut s'opposer autant que possible à la dispersion sur les
parties saines de la poussière cryptogamique. Plus de soins encore sont nécessaires pour le détachement ou la destruction des pseudo-membranes dans l'angine couenneuse et croupale.

Les exfoliations psoriques indiquent la nécessité des frictions rudes sur les
parties où elles siégent, afin d'opérer plus sûrement la déchirure des sillons et
de mettre l'acarus en contact avec l'agent insecticide.

Les exfoliations pseudo-membraneuses indiquent l'emploi du calomel, de
l'alun, du perchlorure de fer, des caustiques.

Nous n'avons point à examiner ici l'influence que les exfoliations peuvent
exercer sur la thérapeutique par leur valeur diagnostique.

4° *Ulcères.* Les ulcères peuvent être curables ou incurables ; dans le second
cas on s'en tient à des soins de propreté et à des pansements méthodiques. Mais,
dans le premier cas, doit-on toujours chercher à obtenir la cicatrisation ?

Sans partager les opinions des anciens, qui regardaient les ulcères comme des
émonctoires par lesquels s'éliminait la matière morbifique, je pense que,
lorsqu'ils existent depuis longtemps et sont devenus une véritable fonction, on
ne doit pas les supprimer sans prendre quelques précautions ; il faut donner
des purgatifs ou établir un exutoire. Il est inutile de dire qu'il n'y aura aucun
danger à guérir un ulcère, si l'on peut directement attaquer le principe du mal
et combattre la maladie qui l'entretient.

Mais, si un grand nombre d'ulcères peuvent être guéris sans inconvénients en
prenant les précautions que je viens d'indiquer, il en est d'autres qui jettent le
praticien dans le plus grand embarras, quand le malade réclame lui-même la
guérison de ses ulcères. Tout le monde sait qu'il est de règle de ne pas entreprendre la guérison d'un ulcère chez un phthisique, parce qu'en général cette
guérison est suivie de l'aggravation des accidents du côté de la poitrine. Il en
est de même de certains eczémas suintants qui, lorsqu'ils se tarissent, aggravent
la bronchite dont le malade est simultanément affecté ou qui alterne avec le
catarrhe de la peau.

Chercher à obtenir la cicatrisation, telle est l'indication générale qui
domine toute la thérapeutique des ulcères. Or, pour arriver à ce résultat,
il y a deux sortes de moyens : les moyens locaux indiqués par l'ulcère lui-
même et les moyens internes indiqués par sa valeur diagnostique. Il ne doit
être question pour le moment que des moyens locaux. Ces moyens sont

nombreux et variés et dépendent des indications particulières que présente l'ulcère.

L'étendue, la profondeur des ulcères, l'odeur plus ou moins fétide qui s'exhale de leur surface, la nature des produits sécrétés, la marche, le processus de l'affection qui leur a donné naissance, ont une certaine influence sur le traitement.

La vaste étendue des ulcères peut indiquer la transplantation d'îlots cutanés; la profondeur des ulcères donne lieu à des indications qui varient selon que les os sont ou ne sont pas affectés; l'odeur fétide réclame l'emploi des désinfectants; le serpiginisme, les applications de coaltar saponiné, des sulfites et des hyposulfites, du stéarate de fer, de l'iodoforme, etc.; à l'état variqueux on oppose la compression, les bandages roulés, les bas élastiques; on fait des lotions avec l'eau de chaux, l'huile de cade et le coaltar plus ou moins mitigés par l'huile d'amandes douces ou par l'eau tiède.

Les différentes variétés d'ulcères que nous avons admises ont chacune un moyen particulier de traitement. Les simples exulcérations, les excoriations qui succèdent à la rupture des vésicules et des bulles, souvent n'exigent que la conspersion de poudres absorbantes, amidon, riz, bismuth, poudre de vieux bois. Les ulcérations granuleuses du voile du palais, du col de l'utérus ou de toute autre surface muqueuse ou cutanée, commandent de simples cautérisations avec le nitrate d'argent, le sulfate de cuivre; les trajets fistuleux seront traités par les injections iodées.

Les véritables ulcères donnent lieu à des indications qui varient suivant les cas : s'ils sont simples, on les soustrait au contact de l'air, on rapproche les bords par des bandelettes agglutinatives, on met la partie affectée dans une position qui favorise la cicatrisation; on a soin d'éviter toute pression sur les parties malades; dans les cas plus compliqués, il y a des indications spéciales à remplir. Ainsi, il faudra cautériser, avec le nitrate d'argent, les bourgeons exubérants, mollasses ou d'un mauvais aspect, inciser les clapiers, exciser les portions de peau décollées et privées de vaisseaux et par conséquent incapables de se cicatriser. Dans tous les cas, il faut surveiller avec soin le travail de cicatrisation pour éviter les cicatrices vicieuses ou difformes, qui trop souvent accusent l'impéritie ou la négligence du médecin traitant. Quant aux moyens internes, ils sont indiqués par la valeur diagnostique de l'ulcère.

5° *Cicatrices.* Les cicatrices, comme les dermatoses élémentaires que nous venons de passer en revue, donnent lieu à des indications thérapeutiques par elles-mêmes et par leur valeur diagnostique.

Les cicatrices vicieuses peuvent indiquer l'opportunité de certaines opérations chirurgicales, telles que : débridement, incision, excision. Si elles se sont produites aux dépens d'un organe important, il peut être avantageux de pratiquer l'autoplastie (rhinoplastie, palpébroplastie), etc.

Les maculatures et les cicatrices imparfaites mettent sur la voie du diagnostic rétrospectif et doivent engager le médecin à continuer le traitement intérieur approprié à la nature du mal.

2°. DERMATOSES GÉNÉRIQUES. Les indications fournies par les dermatoses génériques dérivent :

A. Du processus morbide ou de la modalité pathogénique de l'affection.

B. De l'élément anatomique affecté ou du siége anatomique de la lésion.

A. PROCESSUS MORBIDE. Le processus le plus ordinaire des dermatoses, aussi bien dans l'état aigu que dans l'état chronique, est le processus inflammatoire. En effet, les processus congestif, hémorrhagique, ulcératif, gangréneux, hypertrophique, n'en sont pour ainsi dire que des variétés. Quelles sont donc les indications thérapeutiques auxquelles donne lieu le processus inflammatoire dans les affections génériques de la peau? Considérées d'une manière générale, ces indications se réduisent à l'emploi des antiphlogistiques, qui comprennent les évacuations sanguines, les émollients, les délayants, les sédatifs, les résolutifs, les fondants, les astringents, les substitutifs, les révulsifs et les caustiques.

Mais les antiphlogistiques peuvent être employés extérieurement et intérieurement : de là deux sortes de traitements, le traitement externe et le traitement interne; passons successivement en revue les agents du traitement externe, puis ceux du traitement interne.

§ I. TRAITEMENT EXTERNE. *1° Emissions sanguines.* Les évacuations sanguines locales (*loco dolenti*), si fortement recommandées par les Arabes et par Avicenne en particulier, sont rarement employées aujourd'hui dans la cure des dermatoses génériques. On redoute, et avec raison, l'irritation causée par les piqûres de sangsues ou par les scarifications des ventouses. Nous savons, cependant, qu'aujourd'hui on scarifie les loupes, mais ce n'est pas sans doute à titre d'antiphlogistique que ces scarifications sont mises en usage. C'est uniquement pour arriver plus vite à la destruction des tubercules. Ce mode de traitement rentre évidemment dans les opérations chirurgicales dont nous parlerons plus loin. Les sangsues, appliquées loin du siége du mal, peuvent avoir leur degré d'utilité. C'est ainsi que, dans les couperoses compliquées d'affections organiques du cœur, il peut être avantageux d'appliquer de temps à autre quelques sangsues à l'anus. La ponction des veinules dilatées de la face, dans la couperose variqueuse, a été recommandée par quelques dermatologistes, entre autres par Erasmus Wilson.

2° Topiques antiphlogistiques. Les émollients, sédatifs, résolutifs, astringents et fondants, s'emploient sous forme de bains, de lotions, de fomentations, de topiques semi-solides ou pulvérulents. Chacune de ces préparations pharmaceutiques répond à des indications spéciales, que fournit le processus inflammatoire. Il importe par conséquent de les étudier chacune séparément et de faire connaître les indications qu'elles sont appelées à remplir.

Les *bains* sont les topiques le plus généralement employés dans la cure des dermatoses; mais les bains n'agissent pas seulement comme topiques, ils agissent encore comme moyens internes, par l'absorption de l'eau ou des substances médicamenteuses que contient le véhicule aqueux. Cette absorption a été niée, mais elle est à peu près généralement admise aujourd'hui, surtout quand la peau est couverte d'exulcérations, comme cela arrive si souvent dans les dermatoses. La valeur, trop dépréciée par les uns, a été trop exagérée par les autres :

Les bains, comme les lotions, varient sous le rapport de leur composition, de leur température et de leur mode d'emploi.

Les dermatoses aiguës réclament les bains simples ou émollients, les bains de son, d'amidon, de gélatine, d'huile d'olive, les bains composés avec les décoctions d'herbes émollientes, de guimauve, de pariétaire, de bette, de bouillon blanc; avec les infusions de tilleul, de laitue, etc., on associe parfois les narcotiques aux émollients, têtes de pavot, morelle, jusquiame. Les dermatoses

subaiguës ou chroniques indiquent souvent l'emploi de bains médicamenteux
ayant une action résolutive, stimulante, modificatrice de la lésion élémentaire.
C'est alors que l'on prescrit des bains sulfuro-gélatineux ou simplement sulfureux en ajoutant à 200 litres d'eau commune 200 grammes de gélatine et 15 à
100 grammes de sulfure de sodium ou de potassium, selon le degré d'intensité
du processus inflammatoire, la période de l'affection et la susceptibilité individuelle des malades; des bains alcalins composés avec 200 litres d'eau et 15 à
200 ou même 500 grammes de sous-carbonate de soude; des bains salés avec
500 grammes à 4 kilogrammes de chlorhydrate de soude. On emploie dans le
même but les bains de sublimé ou d'arséniate de soude, les bains aromatiques
liquides. Les bains d'air chaud, de vapeurs aqueuses, sulfureuses, mercurielles,
térébenthinées, auront non-seulement une action modificatrice sur la lésion
élémentaire, mais encore feront tomber les écailles et les croûtes et contribueront
activement au rétablissement des fonctions cutanées.

Après les bains, viennent les *lotions* qui, souvent, peuvent remplacer les
bains et sont même quelquefois préférables, comme cela a lieu dans les fièvres
continues et exanthématiques, dans les pseudo-exanthèmes tels que l'urticaire.

Comme celle des bains, la composition des lotions offre d'innombrables
variétés, et les substances médicamenteuses qui entrent dans la composition des
premiers sont généralement les mêmes que celles qui entrent dans la composition des secondes. Toutefois il est certains agents, doués d'une action caustique,
qui peuvent être employés en lotions et ne sauraient être employés en bains.

Les plus simples lotions sont assurément celles qui sont faites avec les
produits des sécrétions normales. Celse et Galien ont recommandé de laver et de
frictionner les taches de pityriasis simplex avec la salive du matin, qui est acide.
L'urine est un remède populaire, journellement employé contre les engelures.

Les émollients, les narcotiques, les modificateurs, tels que les sulfures et les
alcalins, les préparations mercurielles, etc., dont nous venons de parler à propos
des bains, peuvent aussi être utilisés dans les mêmes circonstances, sous
forme de lotions et de fomentations. La durée des lotions, plus courte que celle
des bains, permet d'employer les substances actives à plus forte dose.

Si dans les dermatoses généralisées on fait surtout usage des bains, dans les
dermatoses locales on a plus souvent recours aux lotions; quand le processus
inflammatoire est intense, on emploie de préférence les lotions émollientes et
sédatives; si l'inflammation cutanée est moins aiguë, on lave les parties affectées
avec des solutions acidulées ou alcalines.

Les acides, dit Rayer, sont d'une utilité plus générale et plus incontestable
que les alcalins. Ce médecin distingué va même jusqu'à dire que chaque acide a
une action spéciale : l'acide sulfurique agirait plus spécialement sur l'eczéma
ulcéré et le lichen agrius; l'acide nitrique sur l'impétigo et le pityriasis. Sans
attacher plus d'importance qu'elle n'en mérite à cette manière de voir de Rayer,
je crois que les acides peuvent rendre de grands services dans la cure des
dermatoses et sont peut-être un peu négligés aujourd'hui. Nous employons
journellement l'acide phénique en solution, à des degrés divers, suivant les cas,
soit comme résolutif, soit comme caustique. L'acide chromique au millième,
l'acide hydrochlorique, l'acide hydrocyanique et l'acide salicylique ont aussi
leur utilité, soit comme simples modificateurs de l'affection locale quand ils
sont étendus d'eau, soit comme caustiques quand ils sont employés à l'état de
pureté.

Les solutions alcalines, en bains, en fomentations, douches capillaires ou pulvérisées, en bains à l'hydrofère, sont d'un usage journalier dans le traitement des dermatoses. On les emploie comme résolutives des papules ou dissolvantes des squames épidermiques. Elles sont donc directement indiquées pour les dermatoses papuleuses et squameuses et ne conviennent que vers le déclin des dermatoses suintantes telles que l'eczéma, l'impétigo et le pemphigus.

Les lotions astringentes trouvent leur indication dans les dermatoses accompagnées de flux séreux ou sébacé, dans les affections cutanées congestives et hémorrhagiques. Les substances astringentes qui entrent dans la composition de ces lotions sont : le borax, l'alun, les sulfates de zinc et de cuivre, les eaux ferro-cuivreuses de Saint-Christau, les solutions d'acétate de plomb, de perchlorure de fer, de nitrate acide de mercure, la décoction de ratanhia, les infusions de roses de Provins, de fleurs de sureau, de mélilot, d'aigremoine, etc., selon le degré d'astringence que l'on veut obtenir.

Les lotions médicamenteuses ont pour véhicule ordinaire l'eau commune. Dans quelques cas le lait et les émulsions remplacent l'eau ; il en est de même de l'huile et de la glycérine que l'on peut aussi substituer à l'eau comme véhicules des lotions. Il est d'ailleurs quelques agents médicamenteux qui se dissolvent mieux dans l'huile ou la glycérine que dans l'eau ; mais il est de la plus haute importance d'employer toujours une glycérine bien pure, neutre, sans acide, et une huile fraîche sans rancidité ; l'éther, l'alcool, le vinaigre, peuvent aussi servir de véhicules dissolvants aux substances médicamenteuses.

Les bains et les lotions peuvent être employés chauds, froids ou tièdes ; chacune de ces températures a eu ses partisans et ses détracteurs. Les bains chauds, les lotions chaudes, congestionnent les parties affectées ; les lotions froides et les bains froids entraînent des dangers de répercussion et de réaction ; pour toutes ces raisons, nous préférons les bains et les lotions tièdes.

Les bains froids et les lotions froides ont été employés dans le traitement des dermatoses aiguës, fébriles ; mais cette pratique, si vantée par Giannini, offre plus d'inconvénients que d'avantages ; elle entraîne des dangers qui la feront toujours rejeter par un praticien sage et expérimenté. Les bains de mer froids et les bains de rivière exaspèrent toujours les dermatoses ; Bayer les conseillait dans l'impétigo circonscrit, dans quelques cas d'eczéma. Ils nous ont toujours paru nuisibles.

Les bains chauds ne peuvent être utiles que pour rappeler une éruption brusquement supprimée ou disparue par délitescence.

Les lotions très-chaudes sont encore, de nos jours, recommandées par quelques médecins dans la thérapeutique de beaucoup d'affections cutanées. Nous donnons la préférence, dans l'immense majorité des cas, aux bains et aux lotions à la température moyenne de 34 à 36 degrés. Ce que nous venons de dire des bains d'eau s'applique aussi aux bains de vapeur. Alibert a vu un homme pléthorique mourir subitement à la suite d'un bain de vapeur trop chaud.

N'oublions pas surtout que la température des bains et des lotions doit varier selon le genre et la nature de l'affection que l'on a à combattre, la période de l'affection, son degré d'excitation et certaines idiosyncrasies tout à fait individuelles.

Le mode d'emploi des bains et des lotions est relatif à l'étendue, à la durée, à la fréquence de ces moyens thérapeutiques et à la manière de les administrer.

Les dermatoses, quelle que soit leur étendue, réclament l'emploi des bains
généraux. Mais lorsque l'affection est bornée aux mains, aux pieds, au membre
viril et à la vulve, peut-on remplacer, comme le font beaucoup de médecins, les
bains généraux par des bains locaux : manuluves, pédiluves et bains de
siége, etc. ? Les bains locaux favorisant l'affluence du sang sur les parties atteintes,
on doit leur préférer les bains entiers. M. Devergie fait une exception pour le
psoriasis palmaire dans lequel il a vu, dit-il, les bains locaux d'eau de vaisselle
ou de tripes produire des effets vraiment merveilleux ! ! !

La durée des bains varie selon leur composition, selon l'intensité plus ou moins
grande du processus inflammatoire, l'âge et la constitution des sujets atteints.
La durée du bain simple chez l'adulte est ordinairement d'une demi-heure à une
heure ; mais souvent on ordonne des bains d'une heure et demie, deux heures
et même d'une durée plus prolongée ; cependant un bain trop prolongé a des
effets plus nuisibles qu'utiles. Hébra n'a rien gagné à tenir pendant six mois,
dans un bain, un malade atteint de pemphigus.

Dans la cure des dermatoses chroniques, nous conseillons à nos malades de
prendre le bain prescrit tous les deux ou trois jours. Si la dermatose est accompagnée d'une sécrétion séreuse ou séro-purulente très-abondante, il est indiqué
parfois de suspendre les bains pour un certain laps de temps. Chez les jeunes
enfants on peut chaque jour administrer un bain et même dans quelques cas deux
fois par jour : à cet âge les bains sont parfaitement supportés. C'est tout le contraire
dans la vieillesse. Aussi recommandons-nous aux vieillards atteints de dermatoses de ne prendre les bains prescrits que tous les trois ou quatre jours.

Les bains de vapeur sont d'une durée beaucoup plus courte que les bains
d'eau ; de même que ces derniers, ils sont pris tous les jours ou tous les deux
ou trois jours. Quelquefois nous les alternons avec les bains d'eau.

Les lotions et les fomentations simples, émollientes ou légèrement résolutives,
peuvent être souvent renouvelées ; les lotions médicamenteuses actives, telles
que celles qui sont faites avec de la teinture d'iode, avec l'huile de cade,
l'huile de cajeput, l'huile de noix d'acajou, ne sont bien reproduites qu'après un
intervalle qui varie de deux à huit ou dix jours.

Les *fomentations* sont peut-être un peu négligées dans la cure des dermatoses.
Elles ont un inconvénient qui est de refroidir au bout de quelque temps les
parties sur lesquelles elles sont appliquées. Il est vrai que l'on peut obvier à cet
inconvénient et maintenir la chaleur en les recouvrant de toiles de caoutchouc
ou de taffetas gommé ; mais elles exigent un repos absolu ; et le repos ne peut
s'obtenir qu'à l'hôpital ou près des stations thermales. Le docteur Tillot usait
de ce moyen aux eaux de Saint-Christau plus qu'aucun autre médecin
hydrologiste.

Les *douches* latérales, ascendantes, capillaires, pulvérisées, les *bains de
vapeur* et douches de vapeur s'administrent à l'aide d'appareils qui constituent
le matériel des établissements hydrothérapiques. Les mêmes appareils existent
près des stations thermales et maritimes. Chacun de ces modes d'administration
peut être indiqué, pour combattre le processus inflammatoire, par l'intensité de
la dermatose, son étendue, son siége topographique sur la peau ou sur les
muqueuses, à l'entrée des orifices naturels ou dans les cavités buccale, pharyngo-
laryngée, uréthro-vaginale. Règle générale, il faut préférer les bains et les
lotions simples, dans les dermatoses aiguës, les bains prolongés, les lotions
fréquemment répétées, les bains de vapeur, les douches, les fumigations, les

bains à l'étuve ou à l'hydrofère, les pulvérisations, dans les dermatoses à l'état chronique. Les bains d'eau et les lotions sont applicables à toutes les dermatoses ; les bains de vapeur simple ou de vapeurs médicamenteuses ne sont applicables qu'à un nombre restreint de dermatoses.

Les bains d'eaux minérales, naturelles ou artificielles, sont des bains médicamenteux et par conséquent ne sauraient tous indistinctement être utiles pour combattre le processus inflammatoire. Les eaux à faible minéralisation, les eaux douces, onctueuses, chargées de glairine, les eaux de Néris, de Molitg, etc., sont celles que l'on doit généralement préférer quand on ne se propose que d'agir sur l'élément inflammatoire des dermatoses.

Les *topiques pulvérulents* sont utiles et d'un fréquent usage dans le traitement des affections vésiculeuses et bulleuses. Ceux que l'on emploie le plus souvent sont les poudres absorbantes d'amidon, de fécule de pommes de terre, de lycopode, de craie, de bismuth, etc. Si l'on veut obtenir une action astrictive ou légèrement astringente, on les mélange dans des proportions variées, avec les poudres d'oxyde de zinc, de borax, d'alun, de tan, de cachou, de sandaraque, de ratanhia, de chêne vermoulu. La poudre de vieux bois a été surtout préconisée par M. Devergie comme un excellent topique dans les affections bulleuses.

Les poudres caustiques peuvent agir comme agents de destruction dans les affections hypertrophiques ou néo-plasmatiques ; comme agents substitutifs dans les inflammations chroniques ; dans les affections ulcéreuses et gangréneuses, telles sont : les poudres d'alun, d'oxyde de cuivre, la poudre arsenicale, etc.

Les poudres toniques, styptiques, désinfectantes, sont journellement employées dans le traitement des affections ulcéreuses (*voy.* ULCÈRES).

Les *cataplasmes* d'amidon, de mie de pain, de farine de riz, de fécule de pommes de terre, sont d'un grand secours dans la cure des dermatoses vésiculeuses, pustuleuses, furonculaires, accompagnées d'un état inflammatoire prononcé ; ils calment le prurit et diminuent l'intensité du travail inflammatoire ; mais il faut que leur application ne soit pas prolongée au delà de certaines limites, car ils favorisent la sécrétion morbide et entretiennent indéfiniment l'affection cutanée. J'ai donné des soins à une dame atteinte d'un eczéma arthritique du dos du pied qu'elle entretenait ainsi depuis cinq ans par des applications non interrompues de cataplasmes de fécule de pommes de terre.

Les cataplasmes de farine de lin ont l'inconvénient de produire fréquemment des éruptions artificielles, par suite de leur fermentation facile et rapide, aussi n'y a-t-on guère recours, si ce n'est dans les dermatoses furonculaires, phlegmoneuses, pour hâter la maturité de ces inflammations suppuratives.

Les *pommades* ont été peut-être trop vantées dans le traitement des dermatoses génériques. Les graisses de porc, de mouton, de veau, d'ours, de poulet, de castor, rendent, dit Rayer, la peau plus souple, et apaisent quelquefois la chaleur et le prurit. Il nous a semblé, au contraire, que les corps gras exaspéraient les inflammations vésiculeuses et pustuleuses de la peau.

Les graisses seules ou mélangées avec un agent médicamenteux quelconque sont surtout indiquées dans les affections squameuses et vers le déclin des affections vésiculeuses et pustuleuses.

Dans leur composition, les pommades offrent autant de variétés que les bains et les lotions : elles sont adoucissantes, résolutives, fondantes, astringentes, toniques ou caustiques, sulfureuses ou alcalines. Le goudron, l'huile de cade, les iodures métalliques, les sulfures, les acides et le plus grand nombre des agents médicamenteux peuvent être incorporés à l'axonge et sous forme de pommades répondre aux mêmes indications que les lotions.

Les pommades conviennent généralement mieux aux affections qui ont leur siége sur les régions velues qu'à celles des régions qui sont dépourvues de poils. Dans les premières, la pommade est retenue à l'insertion des poils et reste plus longtemps en contact avec les parties malades.

Les *onguents* diffèrent des pommades et des cérats par leur excipient résineux. Souvent, cependant, on les confond : c'est ainsi qu'on donne le nom d'onguent de Frank à un mélange d'huile d'amande douce et de blanc de baleine que l'on fait fondre à un feu doux et qu'on laisse refroidir. Nous prescrivons souvent cet onguent dans les dermatoses érythémateuses ou légèrement squameuses. Signalons encore l'onguent de Saturne et d'althæa, l'onguent rosat, employés comme résolutifs, les onguents digestif ou térébenthiné et de styrax, avec lesquels on panse les ulcères de mauvais aspect; l'onguent mercuriel ou napolitain préconisé par certains dermatologistes comme agent antiphlogistique, résolutif ou substitutif, et que nous n'employons guère que comme parasiticide.

Les onguents composés, dans lesquels on incorpore les oxydes métalliques de plomb, de cuivre, de mercure, etc., étaient fréquemment mis en pratique par les Anciens. Aujourd'hui les onguents n'entrent plus qu'exceptionnellement dans la cure des dermatoses. Sont exempts de cette proscription les emplâtres de diachylon, de Vigo, de ciguë, de collodion, qui sont employés à titre de résolutifs, de fondants ou simplement pour soustraire les parties au contact de l'air.

Pour la cure des dermatoses, les onguents et les emplâtres sont chez nous généralement abandonnés, tombés en désuétude; mais il n'en est pas de même en Allemagne. Le professeur Hébra (de Vienne), essentiellement localisateur, a fait revivre dans son pays la pratique des Arabes, et remis en honneur l'emploi des pommades, des onguents composés et des emplâtres de toute sorte.

Tandis que dans les pommades c'est la graisse, dans les onguents la résine, qui servent d'excipients aux substances actives, dans les cérats c'est la cire fondue dans l'huile qui remplit le même rôle.

Les *cérats* sont facilement altérables ; on leur préfère généralement les pommades, si ce n'est dans le pansement des excoriations, des fissures et des ulcères. Les plus employés dans les dermatoses sont le cérat amidonné dont Cazenave faisait un fréquent usage dans le traitement de l'eczéma, le cérat saturné, le cérat opiacé, etc.; leur composition varie comme celle des pommades et des onguents.

Les *savons*, qui sont des oléo-stéarates ou margarates ayant pour base des oxydes métalliques et particulièrement les alcalis, peuvent aussi rendre d'incontestables services dans le traitement des dermatoses chroniques. Le savon noir a été employé en Allemagne dans le traitement de l'acné. M. Lailler, médecin de l'hôpital Saint-Louis, dit s'en être bien trouvé dans l'acné faciale et la couperose. Je dois avouer que chez plusieurs malades qui se sont présentés à ma consultation ces frictions savonneuses, continuées longtemps sur la face, n'avaient nullement amélioré l'état des parties affectées.

Mais aux savons on peut incorporer presque toutes les substances médicamenteuses telles que le goudron, l'huile de cade, le soufre, le sublimé, la pommade d'Helmerich, etc. Il est à regretter que les savons médicamenteux du docteur Mougeot n'existent plus dans le commerce; c'est une perte réelle pour la thérapeutique des dermatoses.

Les savons dissolvent les matières grasses, ne tachent pas le linge, s'enlèvent facilement et, sous tous ces rapports, ont une supériorité marquée sur les pommades, les cérats et les onguents; mais presque toujours ils irritent les téguments et ne conviennent que dans les inflammations chroniques de la peau. Leur emploi donne souvent d'excellents résultats dans les dermatoses squameuses et papuleuses. En ce moment, nous faisons un fréquent usage du savon de coaltar de Wright qui a figuré parmi les produits hygiéniques et médicamenteux de la dernière Exposition. Ce savon convient surtout dans les crasses du cuir chevelu, les affections acnéiques miliaires, pityriasiques, dans l'ichthyose et le pityriasis simplex, les exfoliations palmaires qui constituent comme une sorte d'ichthyose acquise, les hypertrophies épidermiques des talons et de la plante des pieds. C'est le cas de rappeler ici que M. Lebeuf, pharmacien à Bayonne, a eu l'heureuse idée d'introduire la saponine dans la thérapeutique et de s'en servir pour émulsionner le goudron, l'huile de cade, la résine de copahu, etc., toutes préparations dont nous avons déjà parlé dans le cours de cet article et sur lesquelles nous reviendrons plus d'une fois encore en parlant du traitement externe des dermatoses constitutionnelles.

3° *Topiques substitutifs.* Il n'y a pas de ligne de démarcation bien tranchée entre les agents antiphlogistiques, simples modificateurs de la peau enflammée, et les agents substitutifs proprement dits. C'est ainsi que l'huile de cade produira de bons effets ou des effets nuisibles dans le genre eczéma, selon le degré d'intensité du processus inflammatoire, selon la période de l'affection et selon sa nature. Aussi désignons-nous seulement, sous le nom d'agents substitutifs, ceux qui toujours substituent ou ajoutent au processus inflammatoire spontané un processus inflammatoire traumatique.

Dans les dartres rebelles, invétérées, dit Rayer, il y a longtemps qu'on a proposé de transformer les inflammations chroniques de la peau en inflammations aiguës, pour les guérir plus vite. On sait que Galien blâmait généralement l'emploi des topiques actifs, mais que Paul d'Égine, les Arabes, y avaient souvent recours. Les emplâtres cantharidés, les vésicatoires, la joubarbe, la grande chélidoine, le suc d'épurge, ont été préconisés dans le traitement de la couperose et du psoriasis. On a employé dans le même but des sels de cuivre, des substances caustiques et cathérétiques (t. I, *Considérations générales*).

L'action des agents substitutifs sur la peau est simplement irritante ou destructive. Dans le premier cas, la lésion n'est due qu'à l'irritation seule; dans le second cas, elle se produit sous l'influence de la mortification des tissus. On désigne sous le nom de caustiques ces agents qui produisent la mortification d'une ou de plusieurs couches du tégument externe ou même de la totalité de la peau et des parties sous-jacentes, quand la proportion du caustique est trop forte et son action trop longtemps prolongée.

Les topiques substitutifs peuvent, comme les topiques antiphlogistiques, être employés en lotions, en pommades, en pâte, en onguents.

Les bains trop chargés de substances actives deviennent des topiques substitutifs. Aussi est-il de la plus haute importance de formuler les bains artificiels dont la composition doit être subordonnée au processus inflammatoire, au genre, à la période et à la nature de l'affection générique. Le plus ordinairement on ajoute aux bains une trop forte proportion de sulfure de sodium ou de sous-carbonate de soude. C'est là ce qui fait que l'on n'obtient pas toujours de l'emploi des bains composés les effets qu'on serait en droit d'espérer.

Dans les stations thermo-minérales, il serait à désirer que l'on commençât toujours la cure thermale par des bains mitigés par l'addition d'une plus ou moins grande quantité d'eau douce, afin de prévenir les *poussées*, éruptions artificielles qui ne sont d'aucune utilité et, trop souvent, aggravent l'état des malades et empêchent de continuer la cure.

Il est donc très-rare que l'on soit obligé d'employer les substitutifs proprement dits en bains généraux. Il serait moins dangereux de les employer en bains locaux, mais, ainsi que je l'ai déjà dit, nous n'employons guère dans les dermatoses locales les bains locaux, qui sont généralement plus nuisibles qu'utiles.

Les caustiques s'emploient le plus souvent à l'état liquide, acides concentrés, solution concentrée d'azotate d'argent. En pâte (caustique de Canquoin, caustique de Vienne, pâte arsénicale.) En poudre (arsenic, potasse caustique), ou en pierre (sulfate de cuivre, azotate d'argent).

Les caustiques ne sont utiles que dans certaines dermatoses circonscrites, papuleuses, vésiculeuses ou pustuleuses. Tout le monde sait qu'Alibert, dans les derniers temps de sa pratique hospitalière, faisait abus des cautérisations avec le nitrate d'argent. On le voyait parcourant ses salles, un crayon de nitrate d'argent à la main, passer ce crayon indistinctement sur les eczéma, les impétigo, les lichen. A l'exemple de ce grand maître, j'ai essayé cette méthode qui parfois réussit à calmer les démangeaisons, mais qui échoue dans le plus grand nombre des cas. J'ai complétement renoncé à ce mode de traitement dans les dermatoses vésiculeuses et pustuleuses d'une certaine étendue. Rayer réserve la cautérisation avec le nitrate d'argent pour les pustules isolées de l'impétigo des ouvertures nasales et des paupières.

Les caustiques énergiques ne sont jamais employés dans les affections génériques de la peau, si ce n'est quelquefois dans les affections tuberculeuses.

Les topiques substitutifs sont rarement employés comme agents révulsifs dans la cure des dermatoses. On sait que Dupuytren faisait appliquer des vésicatoires sur le centre des érysipèles. Turner a conseillé l'application des vésicatoires sur les joues dans la couperose.

Les révulsifs ont aussi été proposés dans le but de déplacer les dermatoses. Il n'est pas rare de voir encore des praticiens conseiller l'application d'exutoires aux bras ou aux jambes pour détourner un eczéma de la figure ou du cuir chevelu, mais cette pratique, outre qu'elle ne remplit pas le but que l'on se proposait d'atteindre, aggrave le plus souvent la dermatose en augmentant son étendue.

4° L'*enveloppement des parties affectées dans des toiles de caoutchouc vulcanisé* n'est pas pour nous un traitement nouveau. Il y a plus de vingt ans que j'avais appliqué ce moyen sur plusieurs de mes malades atteints d'eczéma des bras et des jambes. Les bandes, gants et bas de caoutchouc, se vendaient chez Garrier, rue du Faubourg Montmartre, n° 9. Il est juste de dire que depuis longtemps j'avais renoncé à ce mode de traitement dont je n'avais pas retiré chez les malades de la ville tout le bien que j'en espérais. Dans les derniers temps, l'enveloppement a été essayé sur une grande échelle, à l'hôpital Saint-Louis, par M. Hardy, qui a vulgarisé en France et à l'étranger ce mode particulier de traitement qui, selon moi, ne mérite pas l'honneur qu'on lui a fait de l'élever à la hauteur d'une méthode thérapeutique. MM. Lailler et Besnier, médecins actuels de l'hôpital Saint-Louis, n'ont eu qu'à se louer de l'enveloppement des parties malades dans les toiles de caoutchouc, et cependant j'ai le regret de ne pouvoir m'associer sans réserve aux éloges que ces distingués collègues ont cru devoir décerner aux sacs de caoutchouc dans la cure des dermatoses génériques. L'enveloppement est nuisible dans les dermatoses généralisées ; même alors qu'il arrête le suintement dans les affections vésiculeuses et pustuleuses, il ne calme pas le prurit, et parfois même ne fait que l'aggraver. Ses indications spéciales sont données par les dermatoses professionnelles qui sont si communes dans les hôpitaux. Il est d'une application difficile, incommode, et ennuyeuse pour le malade de la ville qui, tout en se traitant de son affection cutanée, n'en veut pas moins vaquer à ses occupations habituelles.

§ II. Traitement interne.   Les dermatoses génériques réclament-elles l'emploi de moyens internes? A cette question, il est peu de dermatologistes qui répondraient par la négative ; mais les uns attachent plus de prix aux moyens internes, les autres aux topiques. Parmi ces derniers s'est distingué de nos jours le professeur Hébra (de Vienne), pour qui le traumatisme est la cause presque unique de toutes les affections cutanées. Un médecin qui contesterait l'utilité des remèdes internes, dans la cure des dermatoses, serait pour nous un homme inexpérimenté et un mauvais observateur.

Les moyens thérapeutiques dont se compose le traitement interne des dermatoses pour combattre le processus morbide sont, comme pour le traitement externe, des évacuations sanguines, des émollients, des délayants, des rafraîchissants, des fondants ; mais il en est d'autres qui sont exclusivement dévolus au traitement interne ; tels sont : les amers, les dépuratifs, les dérivatifs sur l'intestin et sur tous les appareils des sécrétions normales, et les agents pathogénétiques.

1° *Évacuations sanguines générales.*   La saignée générale est, à tort ou à raison, à peu près abandonnée aujourd'hui. Cependant Rayer recommandait la saignée du bras au début des dermatoses aiguës, chez les sujets pléthoriques. Il ordonnait de saigner les malades atteints de psoriasis généralisé, d'autant mieux qu'il lui semblait que les saignées étaient indiquées par la couenne plus ou moins épaisse qui se produisait sur le sang tiré de la veine, chez les sujets atteints de cette affection squameuse.

2° *Agents communs aux médications externe et interne.*   Les émollients, les délayants et autres agents peu énergiques s'administrent sous forme de tisanes ; ce sont surtout les dermatoses aiguës qui exigent impérieusement l'emploi des tisanes ; mais il ne faut pas croire qu'elles soient sans utilité dans la cure des dermatoses chroniques. Les boissons aqueuses *lavent* le sang et provoquent les sécrétions normales.

Dans les exanthèmes fébriles, dans les pseudo-exanthèmes, on prescrit les tisanes de mauve, de guimauve, de bourrache, d'orge, de chiendent, de réglisse, les limonades et orangeades, etc. Le lait d'amandes a été particulièrement recommandé par Gibert, notre éminent collègue de l'hôpital Saint-Louis.

3° *Agents particuliers à la médication interne.*   Dans les dermatoses constitutionnelles, on recommande les amers, les *dépuratifs*, les toniques. Les *amers*, tels que houblon, patience, gentiane, pissenlit, douce-amère, trèfle d'eau, fumeterre, saponaire, pensée sauvage, etc., sont journellement prescrits contre les affections génériques de la peau.

C'est bien à tort qu'on a attribué à certaines de ces plantes une action dépurative. En effet, que peuvent-elles *dépurer?* Au temps où on admettait un virus dartreux, il était permis de croire que les prétendus dépuratifs transportés dans le sang agissaient sur ce virus pour en neutraliser les effets ou le chasser au dehors; mais aujourd'hui ces théories n'ont plus cours, et le mot *dépuratif* devrait bien être à tout jamais rayé du vocabulaire pharmaceutique. Dans ces dernières années, les progrès de l'hématologie ont donné lieu à de nouvelles théories chimiques. La matière peccante n'est plus un virus, c'est un acide, l'acide urique et d'autres fois la glycose. Il ne s'agit plus que de neutraliser l'acide par les alcalins ou de mettre obstacle à la production de la glycose par la privation des farineux et des matières sucrées. Nous avons déjà dit que pour nous l'acide urique et la glycose ne sont que des effets des produits de la maladie et non des causes.

Les *toniques* tels que le quinquina, le columbo, le quassia, la centaurée, etc., ne conviennent que chez les sujets faibles, épuisés par de rudes travaux, par les veilles prolongées, par des excès de tout genre.

Les *sudorifiques indigènes* comme le rob de sureau, la tisane de bourrache, qui peut-être n'agissent que par la température du liquide qui leur sert de dissolvant, conviennent aux dermatoses aiguës.

Les *sudorifiques exotiques*, la salseparcille, la squine, le sassafras, le gayac et surtout le jaborandi, sont plus particulièrement employés contre les dermatoses chroniques. On espérait obtenir de grands avantages de l'emploi du jaborandi dans la cure des dermatoses. Mais les résultats n'ont pas répondu à l'attente de ceux qui l'ont expérimenté.

Les *diurétiques*, de même que les sudorifiques, sont également mis en usage dans les dermatoses aiguës et dans les dermatoses chroniques; ils conviennent tout aussi bien dans les dermatoses sèches que dans les dermatoses humides. On prescrit les tisanes de chiendent, de pariétaire, de raisin d'ours (*uva ursi*), etc., seules ou additionnées par litre de 50 centigrammes à 1 gramme d'azotate de potasse. Mais les dérivatifs sur la peau, sur les reins, ne valent pas les dérivatifs sur l'intestin. Les *purgatifs* sont d'un grand secours dans la cure des dermatoses; sans doute, selon le sage précepte de Lorry, il ne faut pas en abuser, mais il faut savoir en user à profit.

Dans les dermatoses aiguës, les *laxatifs* sont indiqués vers le déclin des dermatoses; on purge habituellement les malades une et même plusieurs fois après la guérison des exanthèmes et des pseudo-exanthèmes. On fait prendre aux malades le matin à jeun de 20 à 40 grammes d'huile de ricin, un sel neutre, de la manne ou tout autre purgatif analogue. Chez les enfants, on donne souvent le calomel dans du miel ou la scammonée dans du lait parce que ces substances n'ont ni saveur ni odeur, et que les enfants les prennent sans difficulté, mais elles ont l'inconvénient d'occasionner souvent des coliques.

Quand au début des dermatoses chroniques il existe de l'embarras gastrique, l'éméto-cathartique en lavage peut être administré avec succès. D'autres fois, on prescrit de 15 à 20 ou 30 grammes de sulfate de soude ou de magnésie dans une pinte d'eau de veau à prendre par verrées de deux en deux heures.

Dans les dermatoses chroniques, on purge fréquemment les malades. Les Anciens donnaient la préférence aux *drastiques* tels que l'ellébore, l'élatérium, l'aloès, le jalap, la coloquinte, l'euphorbe, le séné, etc. Dans ces derniers temps, le docteur Constantin Paul a recommandé le podophyllin contre la constipation.

Tous les purgatifs peuvent trouver leur indication particulière, mais en général nous donnons la préférence aux purgatifs doux et surtout aux purgatifs salins. Nous faisons prendre à nos malades, le matin à jeun, tous les trois ou quatre jours, un verre d'eau de Birmenstorf, de Pullna, de Friedrichschall, de Sedlitz, d'Hunyadi Janos, d'eau royale de Hongrie de François-Joseph. Il est rare de trouver des personnes qui aient une répugnance marquée pour ces eaux salines naturelles. Toutefois nous avons vu certains malades préférer le sulfate de soude à la dose de 10 à 20 grammes dans un verre de tisane de chicorée sauvage, l'hydrate de magnésie ou même l'huile de ricin, aux eaux purgatives allemandes ou hongroises. L'huile de ricin a une action manifeste sur l'appareil biliaire, et nous la prescrivons de préférence dans les dermatoses compliquées d'engorgement hépatique. M. Hardy purge ses malades avec le séné à la dose de 4 grammes dans une tasse de chicorée sauvage, mais le séné, quelque bien préparé qu'il soit, produit souvent des coliques, et, encore une fois, nous préférons les sels neutres.

4° *Agents dermo-pathiques ou substitutifs internes.* L'action pathogénétique ou substitutive interne se transforme dans les maladies en action curative, d'où il suit que ces agents sont particulièrement indiqués pour les affections spéciales et non pour les affections génériques, et cependant nous voyons chaque jour des malades qui ont été pendant des mois et des années saturés de mercure, alors qu'ils n'étaient atteints que d'un psoriasis buccal; d'autres qui avaient suivi, pendant deux ou trois ans, des traitements antiscrofuleux, et qui n'avaient qu'un lupus syphilitique; d'autres enfin, et ces derniers ne sont pas les moins nombreux, qui, après avoir inutilement épuisé toutes les préparations et toutes les doses possibles de l'arsenic, guérissent très-vite par l'emploi des alcalins.

Est-ce à dire que le mercure, que l'arsenic, ne sauraient être administrés que dans les affections portant avec évidence et sans erreur possible le cachet de la maladie constitutionnelle d'où elles émanent? Assurément non. Mais dans les cas douteux il faut agir avec prudence, consulter les conditions particulières qui font que l'arsenic peut être administré sans danger et débuter par des doses très-minimes. Nous en dirons autant du mercure, si l'on voulait l'employer, comme le conseille Gubler, à titre d'altérant, et non comme spécifique de la syphilis.

B. L'ÉLÉMENT ANATOMIQUE AFFECTÉ détermine le genre et donne lieu à des indications thérapeutiques particulières qu'il importe de faire connaître. Passons donc successivement en revue les différents ordres d'affections génériques que nous avons admis et voyons ce qu'il y a de spécial dans la thérapeutique de chacun. Il importe ici de ne pas confondre les indications thérapeutiques fournies par les dermatoses élémentaires avec celles de l'affection générique. Il est clair que le genre comprend d'abord l'indication fournie par la dermatose élémentaire, telles que tache congestive, vésicule, papule, et de plus les indications fournies par l'éruption considérée dans son ensemble et plus spécialisée, puisque, par exemple, la tache congestive n'est pas exclusivement réservée à l'affection générique, mais qu'elle appartient encore aux affections maculeuses, stationnaires ou spéciales en voie d'évolution. En outre, le genre est constitué par une forme particulière de la dermatose élémentaire qui par conséquent a ses indications propres. Cela posé, examinons quelles sont les indications principales auxquelles donnent lieu nos divers ordres d'affections génériques.

1° *Exanthèmes ou macules sanguines congestives* indiquent les lotions et les bains. Les bains ne sont pas toujours d'une grande utilité, on peut les remplacer par des lotions adoucissantes acidulées, saturnines ou mercurielles selon les cas, suivies de conspersion de poudres absorbantes ou légèrement astringentes. Les pommades, les onguents et généralement tous les corps gras, sont plus nuisibles qu'utiles ; ils devraient être bannis de la thérapeutique des affections génériques exanthématiques.

2° *Affections génériques vésiculeuses.* L'indication varie selon la période de l'affection. Tout à fait au début, l'indication est la même que celle des genres exanthématiques. A la période d'exhalation, les poudres absorbantes sont particulièrement indiquées. Dans la période d'exulcération, les bains, les lotions styptiques, les poudres astrictives ou légèrement astringentes. Dans la période de desquamation, les pommades de précipité blanc, de calamine, de bismuth, d'oxyde de zinc, peuvent être utilement employées.

Les quatre genres vésiculeux, constitués chacun par une vésicule spéciale, sont loin de donner lieu aux mêmes indications. La ténacité de l'eczéma, quelle que soit sa nature, le prurit qui l'accompagne constamment, la sécrétion abondante dont sont souvent le siége les parties affectées, sa longue durée comparativement à celle de la miliaire, de l'herpès et de la varicelle, donnent lieu à des indications spéciales. Nous avons déjà parlé des moyens de calmer le prurit en général. Celui de l'eczéma au début demande l'emploi des cataplasmes de fécule de pommes de terre, des lotions légèrement boratées et glycérinées ; des bains d'amidon, très-légèrement alcalinisés. On modère et on arrête la sécrétion par les poudres absorbantes, les lotions boratées, les lotions avec le coaltar étendu d'une très-grande quantité d'eau de son ou de fleurs de mélilot. La ténacité et la longue durée de l'eczéma ne commandent généralement que l'emploi des moyens qui sont indiqués par la nature de l'affection. Toutefois, dans les cas douteux, il est permis d'essayer les agents qui, dans l'état de santé, ont une action évidente sur la peau, comme l'arsenic, l'antimoine, le soufre, les cantharides, l'iode, les balsamiques, le mercure, qui peuvent exercer une action modificatrice sur le genre de l'affection. Ces essais ne doivent être tentés que quand on a employé le traitement rationnellement indiqué par la nature de l'affection ; autrement, on s'exposera à des répercussions pouvant entraîner des accidents sérieux et même la mort.

3° *Affections génériques bulleuses.* Le pemphigus, comme genre, ne réclame pas d'autre traitement que celui qui est indiqué par le processus inflammatoire et l'emploi des sédatifs et des opiacés pour calmer les sensations de chaleur et de brûlure qu'éprouvent les malades. Si le pemphigus se présente à l'état chronique, il convient d'administrer les toniques, tels que le vin de quinquina, de gentiane, de columbo, pour relever ou soutenir les forces ; contre la diarrhée, on emploie le bismuth, les opiacés, les astringents, le sulfate de zinc ; l'eau ferro-cuivreuse de Saint-Christau a été très-utile à un de nos malades atteint de pemphigus successif et chronique.

Nous avons déjà parlé des indications que présente la bulle qui doit être percée et évacuée selon le précepte donné par Aétius. Les bains tièdes peuvent avoir leur utilité dans le traitement du pemphigus générique, mais il convient d'en user sobrement, car bien souvent ils congestionnent la peau et provoquent de nouvelles poussées bulleuses. Personne ne sera tenté d'imiter la pratique d'Hébra (de Vienne), qui a laissé six mois dans un bain un malade atteint de pemphigus.

4° *Affections génériques squameuses.* Les genres squameux donnent lieu à deux indications :

1° Dissoudre ou détacher la squame ;

2° Empêcher sa reproduction.

La première indication est facile à remplir par l'emploi des bains, des lotions simples, alcalines, ammoniacales; les cataplasmes et les pommades, l'application des toiles de caoutchouc. Il n'en est pas de même de la seconde : c'est ici qu'il y a lieu de se demander s'il existe une médication antisquameuse qu'il ne faut pas confondre, comme l'a fait M. Devergie, avec la médication antidartreuse. Peut-on dire, en effet, que l'arsenic est un médicament antisquameux? Évidemment non, car, s'il ajourne la reproduction du pityriasis et du psoriasis herpétiques, le plus souvent il reste impuissant dans le pityriasis et le psoriasis de nature arthritique.

5° *Affections génériques papuleuses.* La seule indication que fournisse l'affection générique papuleuse est d'en favoriser la résolution par des remèdes appropriés. Cette résorption peut s'obtenir par une action directe ou par une action indirecte du médicament, autrement dit par des applications topiques ou par des remèdes internes. Le processus ou la modalité pathogénique nous guide dans l'emploi des agents externes; l'expérience acquise nous guide dans le choix des médicaments internes.

Le mode pathogénique de l'état papuleux, c'est la congestion inflammatoire ou l'hypertrophie, d'où l'utilité des antiphlogistiques, des lotions adoucissantes, résolutives, des bains simples amidonnés et des agents fondants ou substitutifs, tels que le goudron, l'huile de cade, l'iode et les alcalins. L'expérience nous ayant appris que les alcalins, administrés à l'intérieur, peuvent donner lieu à des éruptions papuleuses, on en a conclu qu'ils devaient avoir une action sur la peau et agir comme modificateurs de l'affection papuleuse survenue sous l'influence de la maladie, mais cette action n'existe pas seulement pour l'affection papuleuse; elle existe encore pour l'affection vésiculeuse et pustuleuse. C'est donc à tort que certains auteurs, M. Devergie entre autres, ont admis une médication *antipapuleuse.* Il n'existe pas plus de médication *antipapuleuse* qu'il n'existe de médication antisquameuse. Les alcalins guérissent l'affection papuleuse de nature arthritique; l'arsenic guérit l'affection papuleuse d'origine herpétique. J'ai remarqué que les bains alcalins avaient plus d'action sur le lichen simplex et les bains sulfureux sur le lichen à papules déprimées qu'Erasmus Wilson a décrit depuis sous le nom de lichen planus.

6° *Affections génériques pustuleuses.* A. *Genres pustuleux superficiels (pustules psydraciées), impétigo, acné, mentagre, miliaire blanche.* Les indications auxquelles donnent lieu les quatre genres pustuleux dérivent de la modalité pathogénique de l'affection, du siége anatomique de la lésion, de l'ensemble de l'éruption et de ses évolutions successives. Remarquons d'abord que le siége anatomique de l'impétigo n'est pas celui de l'acné et que, quant à la miliaire blanche et à la mentagre, le siége de ces dernières est identiquement le même que celui de l'acné pustuleuse. Il est plus que probable, en effet, que la mentagre et la miliaire blanche ont leur siége dans les glandes sébacées annexées aux poils, à l'état de parfait développement, tandis que l'acné pustuleuse, ainsi que nous l'avons dit déjà, a pour siége les glandes sébacées à poils rudimentaires.

L'impétigo est la seule de ces affections génériques qui, par son étendue et son intensité, réclame surtout des moyens généraux de traitement. Dès le début, les émissions sanguines peuvent être indiquées, bien qu'on y ait recours très-rarement aujourd'hui ; mais les boissons délayantes diurétiques sont utiles au début, et plus tard, dans l'état de chronicité, les tisanes amères, les toniques, les purgatifs doux, répétés tous les trois ou quatre jours, les boissons laxatives comme l'eau de veau ou la tisane de chicorée additionnée de sulfate de soude, ne doivent pas être négligés. Comme topiques, on emploie les bains, les cataplasmes de mie de pain, de fécule de pommes de terre, de riz, les lotions émollientes ou légèrement astringentes. Parfois les bains sont plus nuisibles qu'utiles, en détachant les croûtes et mettant à nu de larges surfaces exulcérées, douloureuses, et très-disposées à s'irriter au contact de l'air. Dans l'impétigo chronique, non-seulement on peut employer les bains de son ou d'amidon, mais encore les bains sulfureux artificiels ou naturels peuvent trouver leur application ; il en est de même des lotions chlorurées, des solutions d'alun, de sulfate de zinc, des solutions de coaltar saponiné de Lebeuf depuis 10 grammes jusqu'à 200 pour 500 grammes de véhicule aqueux. Mentionnons encore les bains et douches de vapeur, et dans les impétigo partiels les applications de nitrate d'argent, de sulfate de cuivre, d'acide chromique étendu d'eau, etc.

Dans les genres acnéiques, le traitement local a une importance plus grande encore que dans le genre impétigo. Il est rarement nécessaire de combattre le processus inflammatoire par les antiphlogistiques, c'est à des modificateurs spéciaux que l'on s'adresse le plus habituellement.

Les bains alcalins, les lotions alcalines chlorurées, iodurées, les bains à l'hydrofère, les douches d'eau alcaline, de Vichy, de Royat, de Saint-Christau ; les applications ou frictions d'huile de cade pure ou mitigée d'huile d'amande douce, tels sont les moyens indiqués et auxquels on a le plus souvent recours.

L'huile de cajeput a été recommandée ; nous l'avons employée nous-même, mais elle n'est pas à beaucoup près aussi efficace que l'huile de cade. Les caustiques et les substitutifs sont mis en usage contre les acnés rebelles. Nous y reviendrons tout à l'heure en parlant des indications fournies par les affections spéciales. On peut se demander si, dans le traitement local de l'acné, il vaut mieux employer les agents médicamenteux ayant de l'action sur les glandes, tels que l'iode et les iodures. On sait que les pommades aux iodures de mercure ont été préconisées dans le traitement de la couperose. Cette considération de l'action pathogénétique du médicament n'a pour nous d'importance réelle que lorsqu'il s'agit de l'administration du remède à l'intérieur, car à l'extérieur la friction, le topique qui irrite la peau agit sur tous les éléments anatomiques, bien que certains d'entre eux, comme les glandes ou les papilles, ressentent plus vivement l'irritation selon telle ou telle variété de topique ; mais dès que l'on prolonge la friction médicamenteuse au delà d'un certain temps, tous les éléments constitutifs de la peau se congestionnent et s'enflamment également. Ainsi Récamier a pu guérir une couperose par la pommade stibiée tout aussi bien et même mieux qu'il ne l'aurait guérie par la pommade au sel de Boutigny. Nous préférons comme substitutif dans le traitement de l'acné l'huile de cade aux iodures de mercure, bien que cette huile n'ait pas une action spéciale sur la glande sébacée. Elle produit, il est vrai, sur les régions pileuses une éruption toute particulière à la base des poils que nous avons appelée *sycosis cadique*, mais cette éruption tient uniquement à ce que l'huile de cade est retenue par les poils et reste ainsi plus longtemps en contact avec le follicule pileux.

.B. *Affections pustuleuses phlyzaciées* (*Ecthyma* et *Rupia*). L'ecthyma et le rupia subissent des évolutions successives qui réclament des soins particuliers. Dans la première période, il faut ouvrir les pustules et les bulles accessoires, s'il en existe ; dans la seconde respecter les croûtes, à moins qu'elles ne persistent trop longtemps. Mais, généralement, il vaut mieux attendre que les surfaces sous-jacentes soient cicatrisées et que les croûtes tombent d'elles-mêmes. Dans la troisième période, ou la période ulcérative, on fait des lotions adoucissantes, résolutives, styptiques, astringentes, des lotions avec le coaltar saponiné plus ou moins étendu d'eau, des toniques en poudres ou en lotions. Enfin, on favorise la cicatrisation par tous les moyens possibles. Si l'affection phlyzaciée est disséminée sur de grandes surfaces, il est surtout indiqué de recourir à un traitement antiphlogistique et plus souvent encore à un traitement tonique, en outre du traitement spécial indiqué par la nature du mal.

Affections génériques pustuleuses profondes (furoncle, hidrosadénite, sycosis). Au début antiphlogistiques, cataplasmes, lotions émollientes. Dès que la suppuration est établie on doit évacuer le pus par une incision ou une ponction faite à la poche purulente. On a conseillé, dans le but de faire avorter les furoncles, l'arnica, l'éther, l'alcool, la cautérisation, etc. ; tous ces moyens atteignent rarement le but ; le plus souvent ils restent inefficaces. Mais il ne s'agit ici que de l'affection furonculaire, multiple et successive, soit comme effet de l'arthritis, soit comme complication du diabète. Or, dans les deux cas, Denucé recommande la médication alcaline et les eaux de Vichy. C'est aussi une médication que nous avons souvent recommandée.

D'autres auteurs ont préconisé les préparations arsenicales dans le traitement des furoncles. Il est certain que l'arsenic donné à fortes doses produit des furoncles isolés, des anthrax d'une gravité extrême, mais dans les cas où on a vu réussir l'arsenic ne s'agissait-il pas plutôt d'une éruption ecthymatique ou impétigineuse que de véritables furoncles ?

Le sycosis passé à l'état chronique réclame impérieusement l'épilation et les parasiticides, s'il est parasitaire, l'épilation seule, s'il est arthritique.

L'hidrosadénite, comme genre, ne commande que l'emploi des antiphlogistiques et de petites injections iodées lorsqu'il existe un pertuis fistuleux communiquant avec la glande sudoripare.

7° *Indications fournies par les affections génériques tuberculeuses.* Nous n'admettons qu'un genre, tuberculeux, le lupus. Or, il faut avouer que les indications fournies par le genre sont d'une bien faible importance à côté de celles fournies par l'espèce.

Les indications communes sont remplies par les bains alcalins ou sulfureux, les douches de même nature, les lotions et frictions iodurées comme agents externes : la médication interne est essentiellement distincte, selon que le pus est d'origine scrofuleuse ou syphilitique, car l'huile de Dippel, le chlorure et le chlorhydrate de chaux et tant d'autres moyens conseillés d'une manière générale contre le lupus par les Anciens, sans distinction d'espèces, ne sont pour nous d'aucune valeur.

Quant aux caustiques plus ou moins énergiques, au raclage, aux scarifications et à l'extirpation des tubercules, ces moyens expéditifs employés par les auteurs modernes ne s'appliquent qu'au lupus idiopathique ou scrofuleux et nullement au lupus syphilitique, puisque ce dernier disparaît promptement sous l'influence des préparations mercurielles et iodurées, administrées à l'intérieur. On sait que Cazenave, dans les derniers temps de sa pratique, considérait les lupus comme des manifestations de la syphilis héréditaire et que son collègue Gibert prescrivait indifféremment son sirop de biiodure contre les affections tuberculo-ulcéreuses d'origine scrofuleuse ou syphilitique. Telle n'est pas notre manière de voir, et cependant nous avons observé nombre de cas de scrofulides tuberculeuses phagédéniques ressemblant si bien à des syphilides de même forme et guérissant sous l'influence de l'emploi alternatif du sirop d'iodure de fer et du sirop de biiodure hydrargyreux, que nous croyons à la nécessité de nouveaux faits pour éclaircir ces points obscurs de doctrine et de pratique médicales. Peut-être l'examen histologique des tubercules qui précèdent les ulcérations lèverait les doutes dans quelques cas en faisant connaître les caractères des produits qui les constituent. Constitués par la gomme, ils seraient évidemment d'origine syphilitique ; par le vrai tubercule, ils seraient vraisemblablement d'origine scrofuleuse.

A ces moyens indiqués par le processus inflammatoire et par le siége anatomique de la lésion cutanée il faut encore ajouter le traitement hygiénique et les modifications qu'apportent au traitement pharmaceutique, hydrominéral ou hydrothérapique, les conditions physiologiques des sujets atteints de dermatoses. Pour peu que la dermatose soit intense, il est nécessaire de régler le régime du malade, sans quoi les remèdes restent inefficaces ; mais le traitement hygiénique ne convient pas seulement pour combattre le processus inflammatoire, il convient encore pour prévenir le retour des dermatoses chez les personnes qui y sont prédisposées. Ce traitement impose des règles à suivre ; il commande, en effet, l'éloignement de toutes les causes que nous avons indiquées comme prédisposant aux dermatoses ou les déterminant. Passons donc successivement en revue ce que Hallé a appelé les matières de l'hygiène, pour y signaler tout ce qui est nuisible à la cure des dermatoses.

Ingesta. Dans le régime alimentaire, on usera d'une sévérité qui sera proportionnée à l'étendue de l'affection et à l'intensité du processus inflammatoire. Dans les cas les plus graves, le malade est mis à une diète absolue. Si le mouvement fébrile est faible, modéré, ou s'il n'y a pas de fièvre, le malade est soumis à la diète lactée ou à une nourriture exclusivement végétale. Si l'affection est moins sérieuse et moins étendue, on recommandera les viandes blanches, le veau, le poulet, le lapin, les végétaux frais, herbacés, tels que chicorée, laitue, scarole, haricots verts, artichauts, etc., les œufs frais, le laitage, les fruits bien mûrs. Le sucre, les entremets sucrés, les végétaux contenant du sucre, comme carottes, oignons, melons, betteraves, etc., seront défendus dans les dermatoses compliquées de glycosurie. De même les farineux, pommes de terre, pois, haricots, fèves, sont absolument interdits aux personnes atteintes de dermatoses compliquées de glycosurie ou de dyspepsie flatulente : ce précepte est de rigueur. Dans toutes les dermatoses, indistinctement, on recommande l'abstention des épices, des aliments de haut goût, des sauces relevées et de la cuisine provençale. Il est certains aliments qui ont une action sur la peau des personnes prédisposées aux *dartres* et qui ne sauraient faire partie de leur régime habituel et doivent leur être défendus quand ces personnes sont atteintes d'affections cutanées ; tels sont : le poisson de mer, les crustacés, homard, langouste, écrevisses, huîtres, clovis, les salaisons comme saucisses, jambon, saucisson. Certains fruits réputés, à tort ou à raison, comme pouvant aggraver ou reproduire l'affection cutanée, comme les fraises ou les framboises, sont généralement interdits aux personnes prédisposées à l'urticaire. Il paraîtrait cependant que ces personnes peuvent impunément s'en régaler, si elles ont soin de les bien laver avant de les manger.

On a remarqué que le changement de régime pouvait exercer une grande influence sur la marche des affections cutanées, et les auteurs tant anciens que modernes n'ont pas manqué de rapporter des faits à l'appui de cette manière de voir. Tantôt il s'agissait d'une nourriture insuffisante qui avait été remplacée par des aliments plus réparateurs; d'autres fois c'est une très-grande sobriété dans le régime, substituée à une nourriture trop succulente qui a été cause de l'amendement rapide survenu dans l'affection cutanée. Gibert rapporte le cas cité par Lorry d'une *dartre rongeante* du visage dont la guérison fut obtenue par la seule substitution d'une diète végétale austère à une nourriture succulente.

Le choix des boissons n'est pas moins important que celui des aliments dans le traitement hygiénique des dermatoses. La meilleure des boissons est le vin coupé avec une suffisante quantité d'eau. Mais tous les vins ne sont pas également bons; il est un choix à faire parmi eux. Nous donnons la préférence aux vins de Bordeaux, qui sont moins capiteux que les vins de Bourgogne. Les habitants du Nord aiment beaucoup la bière et la préfèrent au vin; le cidre est la boisson ordinaire des Bretons et des Normands. Il nous arrive parfois de conseiller la bière de Strasbourg, faible ou coupée avec de l'eau de Vichy; mais nous interdisons formellement l'usage du cidre. Les boissons fermentées dont on fait usage dans certains pays, telles que celles composées avec l'épine vinette, l'hydromel, le porter et l'ale en Angleterre, etc., ne valent pas le vin de Bordeaux étendu de deux ou trois parties d'eau simple ou d'une eau minérale alcaline ou ferrugineuse selon les cas.

Les boissons alcooliques, le vermout, l'absinthe, la chartreuse, etc., sont essentiellement nuisibles aux individus porteurs d'affections cutanées.

En est-il de même du café et du thé? Ici les opinions sont partagées. Quelques médecins pensent que le café noir, loin d'être nuisible, peut au contraire être utile dans la cure des dermatoses. Gigot Suart recommande le café vert qui, suivant lui, s'oppose à la formation de l'acide urique dans le sang. Telle n'est pas notre manière de voir : c'est en nous fondant sur notre expérience personnelle et sur celle des dermatologistes les plus distingués, tels que Rayer et Gibert, que nous excluons du régime des *dartreux* l'usage habituel du café et du thé.

Gesta. Faut-il interdire les exercices corporels aux sujets atteints de dermatoses? Pour peu que l'affection cutanée occupe de très-grandes surfaces ou qu'elle siége sur les membres inférieurs, le repos doit être recommandé. Malheureusement, les malades ne tiennent pas toujours compte de cette recommandation, à moins qu'il n'y ait de la fièvre ou que l'affection ne soit très-sérieuse et répandue sur la presque totalité de l'enveloppe tégumentaire. Rayer a particulièrement insisté sur la nécessité du repos dans le traitement des affections génériques de la peau. Il a vu, dit-il, un *psoriasis*, complétement guéri, après être resté patiemment au lit pendant un mois. Il en est de même, ajoute-t-il, de l'eczéma et de l'impétigo. Mais, sans nier l'influence du repos sur la guérison des dermatoses, je pense que, dans ces faits rapportés par Rayer, il y a eu simple coïncidence entre le repos et la guérison des affections cutanées, et qu'il ne faut pas attribuer au repos plus d'influence qu'il n'en mérite. Les exercices musculaires recommandés par Van Swieten chez les syphilitiques ne font qu'aggraver le mal (Rayer, *Considérations générales sur les maladies de la peau*, t. I).

Le sommeil est bien souvent troublé dans le cours des dermatoses par les démangeaisons insupportables qu'éprouvent les malades. Quand le prurit résiste à tous les moyens employés pour le combattre et ne laisse aucun repos au patient, il est indiqué de recourir au chloral ou aux opiacés.

Circumfusa. L'air pur et tempéré convient aux individus atteints d'affections cutanées, aussi bien qu'à ceux qui y sont seulement prédisposés. On recommande aux malades d'éviter les brusques transitions du chaud au froid, les vents et les courants d'air. C'est assez dire qu'ils ne doivent fréquenter ni les grandes réunions, ni les salons, ni les salles de spectacles.

Toutes les fois que la chose sera possible, on leur conseillera d'habiter dans un climat tempéré, un endroit sec, à l'abri des grands vents et de l'humidité. Il faut éviter les bords de la mer, les cours d'eau, les pays marécageux, le fond des vallées. Les pays à mi-côte sont préférables à ceux situés sur le sommet des montagnes.

Il est souvent utile, dans le traitement des affections cutanées, de connaître la profession qu'exerce le malade. Nous savons, en effet, que cette profession peut être la cause efficiente ou la cause provocante des affections génériques de la peau, chez les cuisiniers, les maçons, les débardeurs, les fumistes, les fabricants de produits chimiques, etc. L'indication qui en découle est d'engager le malade à suspendre son travail, pour un certain temps, et même à changer de profession, si la reprise du travail a pour effet de reproduire toujours les mêmes accidents cutanés. C'est au changement de régime, au repos et à la cessation du travail habituel qu'il faut surtout faire honneur de ces guérisons plus ou moins rapidement obtenues par l'enveloppement de la partie malade dans des toiles de caoutchouc vulcanisé.

Applicata. Faut-il interdire les vêtements de laine, de flanelle, aux personnes prédisposées aux affections cutanées? Alibert a vu certaines personnes être prises d'eczéma dès qu'elles cessaient de porter des gilets de laine, ce qu'il attribue à l'arrêt de la sécrétion sudorale, la laine n'existant plus pour pomper la sueur. D'autre part tout le monde sait que la laine appliquée directement sur la peau couverte d'une éruption quelconque augmente les démangeaisons et ne peut qu'exaspérer le processus inflammatoire ou congestif : il est donc convenable de soustraire, au moins jusqu'à guérison de la dermatose, les surfaces malades au contact de la laine, ce qui est généralement facile, en fixant, par quelques points de fil, à l'intérieur du caleçon ou du gilet de laine, un linge de toile fine correspondant à la partie affectée.

Les soins de propreté, les lotions et les bains sont recommandés d'une façon spéciale, comme moyens préservatifs des affections cutanées. On sait que certains auteurs ont attribué la rareté des dermatoses, chez les Romains, à ce qu'ils faisaient un grand usage de bains. Sans partager cette manière de voir qui n'est qu'une hypothèse toute gratuite, nous n'en croyons pas moins que les bains et les lotions tièdes sont d'une très-grande utilité, soit pour guérir, soit pour prévenir, dans certaines mesures, le retour des dermatoses.

On a conseillé des lotions et affusions froides, répétées chaque matin, dans le but de prévenir le retour des dermatoses et du psoriasis herpétique en particulier ; mais j'ai vu beaucoup de malades qui en ont fait usage et n'ont pas eu à s'en louer. Il semble au contraire que les affusions froides, comme les bains de mer et les bains de rivière, hâtent les récidives plutôt qu'elles ne les éloignent.

Les cosmétiques ne sont d'aucune utilité et peuvent prédisposer aux affections cutanées. On doit donc en défendre l'emploi aux jeunes personnes qui, aujourd'hui surtout, ne craignent pas d'en faire abus (*voy.* HYGIÈNE DE LA CHEVELURE).

Le tabac, quel que soit son mode d'application sur les muqueuses buccopharyngienne et nasale, est nuisible à tous les points de vue et plus encore chez les personnes prédisposées aux dermatoses. Introduit dans les fosses nasales, il provoque la sécrétion de la pituitaire et guérit, dit-on, la migraine, dégage le cerveau, rend les idées plus claires. Tout cela n'est que pure hypothèse, mais ce qui n'est pas une hypothèse, c'est que l'odorat s'affecte par l'usage prolongé du tabac et que chez les personnes prédisposées aux dartres il occasionne des pustules dans les narines, donne lieu à des inflammations sycositiques ou impétigineuses des ouvertures nasales et de la lèvre supérieure.

La fumée de tabac introduite dans la bouche par la pipe, le cigare ou la cigarette, augmente les sécrétions salivaires et fait cracher, mais elle est en partie absorbée et provoque des nausées, des vomissements, des étourdissements et cette ivresse si bien connue des personnes qui n'ont jamais pu s'habituer à fumer. Ces symptômes d'intoxication sont évidemment dus à la nicotine. Chez le plus grand nombre des fumeurs ces accidents n'existent pas ou, s'ils existent au début, l'habitude en fait bientôt justice.

Mais le tabac a d'autres inconvénients qui intéressent davantage le dermatologiste : la fumée de tabac irrite les parois buccales et la langue ; par l'usage prolongé de la pipe et du cigare, des brûlures, connues sous le nom de plaques de fumeurs, se produisent sur la partie interne des commissures et des joues. C'est à tort que ces plaques, qui sont de véritables cicatrices de brûlure, ont été confondues avec le psoriasis buccal. La fumée de tabac favorise le développement du psoriasis buccal et lingual, de l'eczéma et du pityriasis de la langue ; elle hâte le développement de l'épithélioma buccal et lingual. Il importe donc de conseiller aux personnes atteintes de dermatoses et surtout à celles qui sont affectées d'angine granuleuse, de pityriasis ou de psoriasis lingual, de plaques muqueuses des parois buccale et linguale, de ne pas fumer, mais l'habitude de la pipe ou du cigare est une véritable passion à laquelle les fumeurs ne renoncent pas facilement. Il est plus facile d'obtenir des malades qu'ils renoncent aux plaisirs de l'amour et de la table qu'à l'usage de la pipe ou du cigare. Cette affirmation paraît au premier abord paradoxale, mais elle est d'une certitude absolue.

Je ne dirai rien du tabac à chiquer, qui a des inconvénients bien plus graves encore, mais qui d'ailleurs ne trouve d'amateurs que dans la classe la plus infime de la société.

Excernenda et retenta. J'ai déjà dit que l'un des moyens les plus puissants de combattre le processus inflammatoire, dans les dermatoses génériques, est non-seulement de favoriser les sécrétions normales, mais encore de les augmenter par l'action spéciale, pathogénétique, de certains médicaments tels que les purgatifs pour les glandes intestinales, les diurétiques pour les reins, les sudorifiques pour les glandes de la peau. Ces agents sont propres à combattre les dermatoses et à en prévenir les retours. Il est par conséquent nécessaire d'entretenir la liberté du ventre et le libre exercice de toutes les sécrétions normales, chez toutes les personnes prédisposées aux affections cutanées.

Il est une autre fonction sécrétante et excrétante, à laquelle se rattachent des sensations de plaisir ou de volupté, qui réclame souvent l'attention du praticien chez les sujets atteints de dermatoses ; je veux parler de la sécrétion et de l'éva-

cuation spermatique. On remarque que parfois les désirs vénériens sont plus
prononcés, les besoins sexuels plus impérieux que quand la peau est parfaitement
saine. Or, faut-il, dans ces cas, leur interdire d'une manière absolue les rapprochements sexuels ou leur permettre de les satisfaire complétement? Je crois que
ce qu'il y a de mieux à faire, dans l'intérêt de ces malades, est de leur recommander la modération ; d'un autre côté, on fait taire ces désirs immodérés en
calmant les démangeaisons et surtout le prurit des organes sexuels.

Chez la femme, il est une autre sécrétion, celle de la glande vulvo-vaginale, à
laquelle se rattache également une sensation de volupté qui bien souvent est
suivie de douleurs abdominales ou d'un retentissement douloureux sur l'ovaire.
Cette sécrétion est le plus souvent le résultat de plaisirs solitaires ou d'onanisme
conjugal que l'effet du simple coït. Elle n'est d'aucune utilité, si ce n'est de
satisfaire à un besoin purement sensuel, elle entraîne souvent de graves accidents du côté du système nerveux, irrite la muqueuse vulvo-clitoridienne, donne
lieu à des érythèmes, des prurigo très-tenaces et très-douloureux. D'autres fois,
au contraire, ce sont ces affections de la muqueuse qui ont été le point de départ
de la vicieuse habitude par le prurit qu'elles occasionnent. Dans tous les cas, le
médecin ne doit pas hésiter à corriger ce défaut par tous les moyens moraux,
sans laisser ignorer à sa malade les graves désordres que de pareilles manœuvres
peuvent amener dans toute son économie.

Percepta. Les sens exigent des soins particuliers quand les organes qui en
sont le siége sont atteints de dermatoses. Il est indiqué, dès lors, de soustraire
ces derniers à l'action de leurs excitants naturels. C'est ainsi qu'on soustrait
l'œil à l'action d'une lumière trop vive ; que dans la conjonctivite eczémateuse,
on défend les mets épicés ; quand la langue est couverte d'excoriations eczémateuses ou de psoriasis, on applique des tampons de ouate ; des compresses sur
les oreilles, dans les cas d'otite eczémateuse ou furonculaire.

Mais c'est surtout le moral des malades qui peut parfois embarrasser beaucoup
plus le spécialiste en dermatologie. Tout le monde sait la grande influence que
les causes morales exercent sur la production des affections cutanées et plus particulièrement sur les manifestations de l'herpétis.

Malheureusement, l'homme de l'art se trouve souvent désarmé dans ces cas,
et toutes les remontrances qu'il peut faire à ses malades ne changent rien à
leurs déterminations.

Dans les dermatoses de longue durée, les malades se découragent, perdent
tout espoir de guérir, prennent la vie en dégoût et s'abandonnent aux idées de
suicide. S'ils ne sont retenus par une foi ardente ou par une peur excessive de la
mort, ils mettent leur projet à exécution. Le médecin doit s'attacher à relever
leur courage, à calmer leur souffrance physique par tous les moyens qui sont en
son pouvoir, à leur faire prendre patience et à leur persuader que la dermatose,
quelle que soit sa durée, finit toujours par guérir. Le mensonge est permis en
pareille circonstance. Si le malade est enclin à la colère, à la jalousie ou à
quelque autre passion, le médecin fera appel à sa raison, à ses sentiments religieux, et n'aura pas de peine à lui démontrer, par de nombreux exemples, que
ces emportements et ces troubles de l'esprit ont la plus fâcheuse influence sur la
marche et sur la prolongation de son affection cutanée.

Quand les troubles de l'intelligence surviennent à la suite de la suppression
brusque inattendue de la dermatose, il est indiqué de faire tout pour la rappeler
à la peau.

Les conditions physiologiques des sujets atteints d'affections cutanées exercent une grande influence sur la thérapeutique des dermatoses.

Chez les enfants à la mamelle, les éruptions sont bien souvent artificielles et se confondent avec les affections constitutionnelles. Dans les cas douteux, on doit se borner à l'emploi des moyens les plus simples, tels que : boissons émollientes, délayantes, légers laxatifs, onctions huileuses, irrigations avec le lait d'amandes ou même simplement avec le lait de la mère ou de la nourrice, cataplasmes, bains tièdes. Il va sans dire que la syphilis héréditaire fait exception à cette règle.

Devergie conseille de n'entreprendre la cure des dermatoses chez les petits enfants qu'après l'âge de quatre à cinq ans; cette règle est trop générale. Quand le caractère constitutionnel est très-accentué chez les enfants à la mamelle, comme lorsqu'il s'agit d'un psoriasis, on doit de suite entreprendre la cure, en débutant par de très-faibles doses des agents indiqués par la nature de l'affection.

Le travail de la dentition coïncide souvent avec l'apparition de dermatoses plus ou moins généralisées. L'affection la plus commune, à cet âge, est certainement le strophulus ou lichen des enfants, qui dénote le principe d'une maladie constitutionnelle et doit être combattu par des moyens adaptés à l'origine de l'affection cutanée.

Cazenave a cru devoir admettre des maladies des âges et les a toutes indistinctement désignées sous le nom de gourmes. Mieux inspiré, Duchène Duparc a établi trois catégories de gourmes : les gourmes syphilitiques, les gourmes scrofuleuses et les gourmes herpétiques. Ces dénominations indiquent suffisamment que le dernier ne pensait pas comme Cazenave, que la révolution des âges pouvait à elle seule engendrer des maladies spéciales. Pour nous, les révolutions des âges, première et deuxième dentition, puberté, âge critique, ne font que provoquer ou hâter le début des maladies constitutionnelles, mais ne donnent nullement lieu à des maladies spéciales. Cependant, les divers changements que ces époques critiques de la vie apportent dans l'économie donnent lieu à des indications particulières, soit à l'emploi des émollients, des calmants, des antispasmodiques, des ferrugineux, des toniques, dans le détail desquels nous ne croyons pas devoir entrer.

Chez les vieillards, on ne saurait prendre trop de précautions pour éviter la répercussion des dermatoses, qui sont en général très-rebelles à cet âge et si souvent accompagnées d'horribles démangeaisons. Le sexe exerce aussi une influence sur le traitement des dermatoses génériques. Les traitements chez la femme sont poussés moins énergiquement que chez l'homme. Il est cependant quelques préparations que la femme supporte mieux que l'homme. Telle est la teinture de cantharides. Quelques auteurs ont eu tort de dire le contraire.

L'apparition précoce ou tardive des règles apporte aussi quelques modifications au traitement; on associe le fer aux agents indiqués par la nature de l'affection dans les cas d'aménorrhée ou de dysménorrhée. Le perchlorure de fer est utilement administré dans les cas de ménorrhagies ou de méthrorrhagies qui se montrent si souvent dans l'époque de la ménopause.

Le praticien n'oubliera pas qu'il est indiqué de suspendre ou de diminuer les doses des agents énergiques pendant les époques mensuelles et même avant, chez les dames et même chez les jeunes filles dont les époques sont toujours précédées ou accompagnées d'hystéralgies et de coliques utérines.

La grossesse et l'allaitement apportent également quelques modifications au traitement des dermatoses. Quelques femmes, sur l'avis du médecin traitant, suspendent tout le traitement consistant à faire disparaître l'affection cutanée. Cette manière de voir, qui n'est pas la nôtre, se comprend facilement dès que l'on considère les affections de la peau comme étant tout à fait idiopathiques et n'étant jamais les manifestations cutanées de diathèses ou de maladies constitutionnelles. Quant à nous, nous croyons que le traitement intérieur doit être continué avec mesure pendant tout le temps de la grossesse, et que le traitement ne peut qu'être avantageux pour la mère et pour l'enfant. Toutefois, jusqu'au cinquième mois, on doit suspendre les bains et les purgatifs, qui seront remplacés par un régime rafraîchissant et l'usage des lavements plus ou moins laxatifs, selon l'état du ventre.

La grossesse et l'allaitement n'impriment pas des caractères particuliers aux affections, mais ce sont des conditions physiologiques qui en favorisent le développement et commandent l'emploi des topiques émollients et légèrement résolutifs, des délayants et des laxatifs légers à l'intérieur.

L'herpès gestationis décrit comme variété particulière ne diffère en aucune façon de l'herpès phlycténoïde vulgaire et réclame le même traitement. L'eczéma, connu dans la langue populaire sous le nom de lait répandu, n'exige au début que des moyens fort simples pour calmer le processus inflammatoire jusqu'au moment où il persiste avec des caractères qui trahissent son origine constitutionnelle.

La thérapeutique des dermatoses génériques peut être influencée par le tempérament et la constitution des sujets qui en sont atteints. La saignée générale peut-être employée avec avantage au début des dermatoses chez les sujets pléthoriques prédisposés aux congestions faciales ou aux congestions hépatiques.

Chez les individus bilieux disposés aux embarras gastriques, les purgatifs, et en particulier l'huile de ricin, favorisent l'action du traitement antiherpétique. Aux sujets lymphatiques, on conseille les amers, les toniques, les bains de mer, l'hydrothérapie, etc. Mais déjà nous entrons dans le traitement de la scrofule et, qu'on le sache bien, le tempérament n'est pas une maladie. Il en est de même du tempérament nerveux qui ne réclame qu'un traitement moral, car la valériane, l'asa fœtida, le bromure de potassium, l'hydrothérapie, etc., ne sont vraiment indiqués que quand il existe un état morbide, névropathique, tel que l'hystérie, l'épilepsie ou toute autre névrose.

Indications thérapeutiques fournies par les difformités. Les difformités sont le plus souvent incurables. A cette règle il faut cependant faire quelques exceptions pour certaines difformités pigmentaires, pour certaines granulations molluscoïdes qui peuvent disparaître spontanément ou sous l'influence de certains modificateurs tels que les solutions et pommades mercurielles, les fumigations cinabrées, les applications iodées ou résineuses, les douches pulvérisées d'eaux minérales, naturelles ou artificielles, sulfureuses, alcalines, ferro-cuivreuses, etc. Quelques nævi pigmentaires, le nævus *à pernione*, peuvent guérir par des applications ou des injections sous-cutanées ou intra-vasculaires de perchlorure de fer.

Le traitement chirurgical consiste dans les cautérisations, excisions, extirpations. C'est alors, le plus souvent, une difformité cicatricielle qui vient remplacer une difformité maculeuse ou boutonneuse.

N'oublions pas de dire que parfois les difformités pigmentaires disparaissent spontanément, après avoir été inutilement combattues pendant des mois et même des années par une thérapeutique des plus actives. Je citerai comme exemples le vitiligo généralisé et le molluscum cellulo-fibreux.

Le bec-de-lièvre, le spina bifida, sont tout à la fois des difformités et des infirmités; il en est de même de la perte du nez : à ces états morbides stationnaires, la chirurgie remédie par des opérations plus ou moins délicates. Nous n'avons pas à nous occuper ici de ces affections dont l'histoire appartient tout entière à la chirurgie.

Le dermatologiste est souvent consulté par des demoiselles ou des jeunes femmes qui veulent, à quelque prix que ce soit, se débarrasser de poils surnuméraires ou d'un développement insolite, qui siégent sur les lèvres, le menton, les régions latérales de la face, les bras et avant-bras. Ces poils leur donnent toutes les apparences d'un autre sexe, les empêchent d'aller dans le monde, de paraître dans les salons, dans les bals, et les jettent parfois dans une mélancolie qui peut, ainsi que nous l'avons vu, et engendrer le *tœdium vitœ* et conduire au suicide.

Or, il est plus difficile de détruire les poils que de les faire pousser, et, dans ces cas, toutes les pommades épilatoires de sulfhydrate de chaux, de cendres de sarment, de carbonate de soude ou de potasse, le rusma des Orientaux, l'iodure d'arsenic, etc., tout échoue. La rasure et l'épilation ne font que hâter la reproduction des poils; les caustiques légers, nitrate d'argent et même le nitrate de mercure, n'ont aucune efficacité; les caustiques plus énergiques ne sont pas sans dangers et produisent d'ignobles cicatrices, en telle sorte que l'on est réduit au traitement palliatif qui consiste dans l'emploi de certains moyens propres à cacher, dissimuler ou faire disparaître temporairement la difformité. Ainsi, pour l'ichthyose, on fait disparaître les squames épidermiques pendant un mois ou six semaines par l'emploi de l'huile de cade ou du goudron; de même pour les poils surnuméraires ou d'un trop fort développement, on peut par l'épilation précédée de frictions avec les cendres de vigne ou avec l'huile de cade rendre la peau tout à fait glabre pendant six semaines environ. Si l'on se borne à brûler les poils ou à en détruire la tige par le sulfhydrate de chaux, ces appendices cornés ne tardent pas à reparaître au bout de quelques jours.

La compression longtemps prolongée sur les poils surnuméraires, ou des applications fréquemment répétées de collodion élastique, pourraient peut-être empêcher les poils de pousser et au bout d'un temps plus ou moins long oblitérer les follicules pileux. C'est là ce qui arrive dans certaines professions où les membres inférieurs sont en contact et appuyés l'un sur l'autre.

La compression a été essayée dans d'autres difformités et notamment dans l'éléphantiasis arabe par M. le docteur Guibout, médecin de l'hôpital Saint-Louis. Sous l'influence de la compression, les parties tuméfiées diminuent de volume, mais cette amélioration ou même cette guérison apparente ne sont que momentanées, au bout de peu de temps les parties reviennent au volume qu'elles avaient avant la compression.

Dermatoses spéciales. Les affections spéciales et les affections propres font connaître les indications que donne la nature ou l'origine de l'affection cutanée, c'est-à-dire la maladie à laquelle celle-ci se rattache à titre de symptôme. Or, la maladie étant de cause externe ou de cause interne, nous avons également des affections de cause externe et des affections de cause interne, dont il est nécessaire d'étudier séparément les indications thérapeutiques. Nous nous conformerons pour cette étude à l'ordre suivi dans notre tableau des affections cutanées spéciales.

A. *Affections de cause externe.* La principale indication thérapeutique à laquelle donne lieu l'affection de cause externe est de soustraire cette cause, quand elle est toujours présente et agissante. Ce précepte s'applique aussi bien aux affections parasitaires qu'aux éruptions professionnelles, médicamenteuses ou pathogénétiques : c'est ici surtout qu'est vrai l'aphorisme : *Sublatâ causâ, tollitur effectus.* La soustraction de la cause, facile à effectuer pour certains groupes d'affections de cause externe tels que ceux des éruptions mécaniques, professionnelles, médicamenteuses et pathogénétiques, offre plus de difficultés pour les affections parasitaires, parce que dans ces dernières la cause agissante, le parasite, est parfois logé dans la profondeur des follicules pileux et difficile à atteindre.

Le traitement curatif que, le premier, j'ai inauguré à l'hôpital Saint-Louis, en 1850, est encore aujourd'hui selon moi celui qui donne les meilleurs résultats dans la thérapeutique du favus, de la teigne tonsurante et même de la pelade. Je puis en dire autant du traitement de la gale.

De toutes les affections de cause externe, celles qui embarrassent le plus le praticien sont évidemment les éruptions artificielles ou professionnelles. Les difficultés tiennent à deux causes principales :

1° A l'aptitude du malade pour la production des affections cutanées. Il est en effet des personnes chez qui la plus légère injure faite à la peau suffit à déterminer des phénomènes éruptifs;

2° A l'existence chez le sujet d'une maladie constitutionnelle qui entretient l'affection primitivement développée sous l'influence d'une cause extérieure.

C'est bien à tort, suivant nous, que notre ancien collègue de l'hôpital Saint-Louis, le professeur Hardy, se refuse à admettre des eczéma, des impétigo, des lichen de cause extérieure. Suivant lui, toutes ces affections seraient diathésiques; mais alors elles offriraient des caractères particuliers qui ne se retrouvent pas dans les affections exclusivement professionnelles ou artificielles; elles ne disparaîtraient pas sous l'influence de la soustraction de la cause, comme ces dernières, pour ne reparaître que quand le malade reprend de nouveau son travail habituel. C'est ce qui est bien évident pour l'eczéma arsenical chez les fleuristes, pour l'ecthyma et le pemphigus chez les débardeurs; mais, quand l'affection provoquée coexiste avec une affection cutanée développée spontanément sur d'autres parties, on a évidemment affaire à une affection constitutionnelle modifiée par la cause déterminante ou instrumentale, c'est-à-dire par le traumatisme. Chez les petits enfants, combien n'observe-t-on pas d'eczéma, d'impétigo, de lichens artificiels qu'on ne voit plus se reproduire dans un âge plus avancé, quand ils ont une fois disparu, sous l'influence des moyens les plus simples, ce qui prouve leur caractère tout à fait local et l'impossibilité d'admettre qu'ils s'étaient développés sous l'influence d'une maladie diathésique ou constitutionnelle! La seconde indication à remplir après la soustraction de la cause, dans les affections artificielles, parasitaires et pathogénétiques, est de combattre les effets de cette cause par l'emploi des antiphlogistiques, les bains, les lotions émollientes ou légèrement détersives, l'emploi de quelques laxatifs. C'est ce que l'on fait après les frictions insecticides dans la gale et le phthiriasis, dans les teignes après la destruction des champignons.

B. *Affections de cause interne.* a. *Éruptions pestilentielles.* Lotions détersives, toniques, aromatiques, désinfectantes; chlorure de chaux, acide phénique, etc.

b. *Éruptions fébriles;* n'ont aucune valeur thérapeutique. Les taches lenticulaires (*Exanthème pourpré d'Hildebrand*) paraissant du huitième au quinzième jour de la maladie et coïncidant avec l'accentuation des plaques de Peyer. C'est à cette époque qu'on peut employer avec avantage les toniques, les désinfectants, l'acide phénique, le chlorure de chaux, etc.

c. *Éruptions exanthématiques;* commandent généralement l'emploi de l'expectation, de soins purement hygiéniques. On se bornera donc, s'il n'existe pas de complications, à prescrire des boissons chaudes délayantes et la diète dont la sévérité doit être subordonnée à l'intensité de l'état fébrile. On fixera le degré de chaleur nécessaire autour du malade. Rayer dit que la chaleur un peu élevée est salutaire dans la rougeole et nuisible dans la scarlatine.

Les émissions sanguines ont été conseillées dans le but de faire avorter l'éruption; cette opinion de Lamétrie, que Rayer taxe d'erronée, n'a plus de partisans aujourd'hui. Pour rappeler les éruptions trop tôt disparues, on a conseillé les révulsifs cutanés tels que l'urtication et les bains sinapisés.

Les vomitifs sont indiqués, si l'éruption tend à disparaître. Les purgatifs sont utiles vers le déclin des fièvres éruptives.

Nous avons dit déjà que le siége des éruptions varioliques sur la face et les parties découvertes, sur le larynx, donnent lieu à des indications spéciales, nous n'y reviendrons pas.

Les formes bénignes des exanthèmes guérissent seules et sans traitement. Les formes malignes résistent souvent à tous les moyens employés pour les combattre; les toniques, tous les agents préconisés contre les ferments ne sauraient enrayer la maladie qui, malgré tout, marche rapidement vers une terminaison fatale.

Enfin des moyens préservatifs sont employés contre les éruptions exanthématiques. La vaccine est généralement admise comme préservatif de la variole. Il n'en est pas de même de la belladone contre la scarlatine, ni du camphre contre la rougeole. L'effet préservatif de ces deux agents médicamenteux est regardé généralement comme incertain ou nul.

d. *Éruptions pseudo-exanthématiques.* L'indication est ici des plus simples : laisser agir la nature, telle doit être la conduite du médecin. Dans la plupart des cas, on se bornera donc à l'emploi des boissons acidulées, rafraîchissantes, ou de tisanes amères, quelques laxatifs, conspersion de poudre d'amidon. Ces moyens suffisent dans les pseudo-exanthèmes caractérisés par des taches congestives. Dans les pseudo-exanthèmes vésiculeux ou bulleux, on piquera les boutons séreux pour évacuer le liquide qu'ils renferment et l'on saupoudrera d'amidon ou de bismuth les parties affectées. Si l'épiderme se détache, s'il existe de petites ulcérations produites par le détachement de croûtes ou d'eschares, on recouvrira les parties malades d'un linge fin ou d'un papier de soie, enduit de cérat saturné ou opiacé. Les cautérisations dans le zona sont absolument inutiles.

e. *Éruptions phlegmasiques.* Ici, les mêmes préceptes que pour les éruptions pseudo-exanthématiques. On a proposé et mis en usage contre l'érysipèle les lotions émollientes ou sédatives, l'onguent napolitain, les vésicatoires sur le centre des parties affectées ou dans leur voisinage, mais ces moyens sont plus nuisibles qu'utiles; la poudre d'amidon est le seul topique à mettre en usage.

Le nitrate d'argent, le collodion, employés dans le but d'empêcher l'extension de la phlegmasie, comptent plus d'insuccès que de réussites ; cependant les applications de collodion peuvent être avantageuses dans les érysipèles lymphatiques.

f. *Éruptions hémorrhagiques.* Le purpura simple réclame quelquefois la saignée générale chez les sujets jeunes et vigoureux, les laxatifs et les boissons acidulées, les bains de son légèrement alcalinisés. Le purpura successif et chronique demande des moyens plus énergiques ; l'emploi des acides arsénieux et végétaux, les préparations ferrugineuses, notamment le perchlorure de fer, les bains froids. Devergie se loue beaucoup du suc de citron pur dans le traitement du purpura. Le traitement hygiénique sera approprié à l'état général du malade.

g. *Éruptions constitutionnelles.* C'est surtout aux dermatoses constitutionnelles que s'appliquent ces justes réflexions de Rayer, trop oubliées aujourd'hui. Le traitement des inflammations chroniques de la peau est un des points les plus difficiles de notre art, on éprouve une sorte d'hésitation à combattre des affections *qui guérissent quelquefois sous l'influence de remèdes de nature différente et dont la disparition peut être suivie d'accidents plus ou moins graves.*

D'après ces sages paroles de Rayer, il est évident que le premier problème à résoudre est de savoir s'il est toujours utile et s'il n'est jamais dangereux d'entreprendre la cure des dermatoses constitutionnelles ? A cette question nous répondrons sans hésiter : oui, dans l'immense majorité des cas on peut entreprendre la cure des dermatoses constitutionnelles, à une condition cependant, qui est d'administrer les remèdes indiqués par la nature du mal, sans quoi l'on s'expose à voir la guérison des *dartres* être suivie de près par l'apparition d'affections plus graves du côté des organes intérieurs. Il y a plus, c'est que, dans quelques cas exceptionnels, le traitement le plus rationnel amène des accidents graves qui obligent à respecter l'affection cutanée ; le cas que nous avons cité précédemment d'un psoriasis dont la guérison avait été, à diverses reprises, suivie d'aliénation, en est un bien remarquable exemple.

Les indications auxquelles donnent lieu les éruptions constitutionnelles sont multiples et en quelque sorte hiérarchisées.

On a improprement appelé méthode en thérapeutique le traitement systématique par un seul agent dont l'administration serait réglée d'avance et soumise à des lois comme la méthode évacuante, dépuratoire, tonique, etc. Entendue de cette façon, aucune de ces prétendues méthodes n'est applicable à la cure des maladies constitutionnelles. La seule méthode raisonnable est celle qui est dictée par les indications.

Voici quelles sont ces indications, classées dans l'ordre de leur importance thérapeutique :

1° Indications fournies par la nature ou l'origine de l'affection constitutionnelle. Cette indication prime les deux qui suivent, car, quelle que soit la forme de la lésion, quel que soit le genre auquel se rattache cette lésion, l'indication d'agir sur le principe du mal est toujours la même et commande toujours l'emploi du même agent ;

2° Indications fournies par l'affection générique ;

3° Indications fournies par le symptôme organique ou la lésion élémentaire.

Remarquons que ces deux dernières indications sont communes à toutes les maladies constitutionnelles, tandis que la première varie pour chacune d'elles.

En effet, dans toutes les maladies constitutionnelles, mais à des degrés différents pour chacune, nous trouvons des indications communes à satisfaire; que la bulle soit arthritique ou dartreuse, d'origine scrofuleuse ou syphilitique, elle n'en commande pas moins la ponction et l'évacuation du liquide contenu dans la poche épidermique; que l'impétigo soit arthritique ou dartreux, d'origine scrofuleuse ou syphilitique, il n'en faudra pas moins commencer la cure par les adoucissants, les bains tièdes, les cataplasmes de fécule de pommes de terre, les sédatifs, parfois même les émissions sanguines; à l'intérieur les délayants, les laxatifs; mais pour ce qui est de l'indication fournie par l'espèce l'agent médicamenteux variera : la pustule arthritique réclamera l'emploi des alcalins; la pustule herpétique, les arsenicaux; la pustule syphilitique, les mercuriaux; la pustule scrofuleuse, l'iodure de fer.

Bien que cette dernière indication soit la plus importante, au point de vue de la guérison radicale, ou tout au moins de l'ajournement des poussées à la peau, on doit dans beaucoup de cas commencer par remplir les indications pressantes que fournissent la lésion élémentaire et l'affection générique. C'est pour ne pas connaître ce précepte que le plus grand nombre des médecins aujourd'hui donnent de l'arsenic *ab hoc* et *ab hac*, dans les eczéma les plus aigus et les plus généralisés, pratique qui ne manque jamais d'aggraver le mal et d'occasionner des accidents sérieux.

Les Anciens voulaient que l'on commençât toujours la cure des dartres par un traitement préparateur qui consistait dans les émissions sanguines, les purgatifs et les boissons délayantes. Considéré comme une règle générale ce traitement préparateur est tout à fait inutile. Le but que se proposaient les Anciens de disposer la masse du sang à recevoir l'action des dépuratifs n'est qu'une conception imaginaire et toute de fantaisie. Mais, si par là on entend la nécessité de remplir tout d'abord, dans un grand nombre de cas, les indications données par la lésion élémentaire et l'affection générique, avant de s'adresser à l'espèce ou à la nature du mal, nous dirons que cette manière d'agir, justifiée par la pratique, possède toute notre approbation.

Ces indications préliminaires ne se présentent pas avec une égale fréquence dans les maladies de cause externe et dans celles de cause interne.

C'est ainsi, par exemple, que, selon nous, on a trop insisté sur le traitement préparateur dans les gales compliquées d'eczéma, d'impétigo, d'ecthyma, etc. Toutes ces complications ne nous arrêtent que bien rarement. La friction insecticide est encore un meilleur sédatif que les cataplasmes et les bains simples. Dans les dermatoses constitutionnelles, la nécessité du traitement préparateur n'est pas la même pour toutes indistinctement. Ainsi, dans les syphilides, il est rare que l'on soit tout d'abord obligé de combattre le processus inflammatoire avant de commencer le traitement spécifique des syphilides. Dans les affections arthritiques et dartreuses, au contraire, le cas se présente assez souvent, et sur ce point de pratique tous les dermatologistes sont d'accord; il n'en est aucun qui prescrive des doses élevées d'arsenic ou de bicarbonate de soude dans un eczéma généralisé, aigu et très-intense. On commence le traitement par l'emploi des moyens que nous avons indiqués comme propres à amoindrir la réaction inflammatoire et à combattre les complications phlegmasiques, s'il en existe. Cette indication une fois remplie, on procède au traitement indiqué par la nature de l'affection; traitement qui doit subir de nombreuses variations suivant l'acuïté ou la chronicité du mal, la forme élémentaire, le genre, la période de l'affection, sa bénignité ou sa malignité, son étendue, son intensité, son siége, et aussi suivant l'âge, le sexe et la constitution des malades. Nous avons fait connaître les indications fournies par la lésion élémentaire et le genre; il ne nous reste plus qu'à parler de celles qui sont fournies par l'espèce.

Mais, avant de passer successivement en revue les indications thérapeutiques auxquelles donnent lieu les affections de chacune de nos quatre maladies constitutionnelles, il est bon de dire quelques mots sur le traitement consécutif.

Nous avons déjà répondu à cette question. Un traitement préparatoire est-il nécessaire avant d'entreprendre la cure des maladies constitutionnelles? Maintenant il faut répondre à celle-ci. Un traitement consécutif est-il nécessaire après la guérison, ou si l'on veut la disparition des affections cutanées constitutionnelles? En dehors des règles hygiéniques, dont ne doit jamais s'écarter la personne guérie d'une dermatose constitutionnelle, les Anciens conseillaient un exutoire à demeure. Il est encore aujourd'hui beaucoup de médecins qui adoptent cette manière de voir. Cette pratique n'est pas la nôtre; elle repose comme le traitement préparateur sur des théories humorales qui n'ont plus cours aujourd'hui. On peut cependant invoquer la théorie de la révulsion toujours en vigueur, c'est alors par les faits et l'observation qu'il faut résoudre la question. Or, l'observation a démontré que les exutoires ne sont d'aucune utilité et que, bien loin de prévenir les récidives, ils ne peuvent qu'en hâter le développement, par l'irritation qu'ils causent à la peau.

Voyons maintenant quels agents thérapeutiques réclament nos quatre familles de dermatoses constitutionnelles.

1° DERMATOSES SYPHILITIQUES. A. *Traitement interne. Traitement pharmaceutique.* Le chancre induré, les plaques muqueuses, les syphilides exanthématiques et les syphilides circonscrites, commandent l'emploi des préparations mercurielles. Le traitement hydrargyreux ne sera continué que peu de temps après la disparition complète des accidents cutanés ou muqueux, car sa prolongation indéfinie ne saurait ni prévenir les récidives, ni les éclosions des accidents ultérieurs.

Le traitement spécifique est de toute nécessité dans la cure des syphilides, car, si quelquefois la nature peut se débarrasser, seule et sans traitement, des syphilides exanthématiques et de la maladie constitutionnelle elle-même, les caractères indiqués pour distinguer les syphilides bénignes des syphilides malignes sont tout à fait illusoires. La médication mercurielle sera modérée et proportionnée à l'âge et à la constitution des sujets affectés. Les syphilides circonscrites réclament le même traitement intérieur. Dans les syphilides ulcéreuses, l'emploi du mercure seul n'est pas rigoureusement nécessaire; le plus souvent nous associons le mercure à l'iodure de potassium et nous le supprimons de temps à autre dans les syphilides serpigineuses pour le remplacer par les toniques, le fer et le quinquina. Médecin de l'hôpital de Lourcine en 1842, j'ai employé le bromure de potassium à doses élevées contre les accidents secondaires de la syphilis. De ces expérimentations j'ai pu conclure que le bromure de potassium était inférieur comme remède antisyphilitique à l'iodure de potassium, mais que les doses élevées du premier de ces agents étaient mieux supportées que celles du second. Observation que j'ai mise à profit. Plus tard j'ai conseillé le bromure de potassium à hautes doses contre l'épilepsie. Je m'en suis bien trouvé.

Dans les syphilides malignes, les toniques sont indispensables. Le mercure et l'iodure de potassium échouent souvent.

B. *Traitement externe.* Les bains simples, les bains alcalins, les bains sulfureux. Les bains alcalins nous ont paru plus propres à faciliter la résorption du lichen syphilitique que les bains sulfureux. Les bains de vapeur, les fumigations cinabrées, rendent d'incontestables services dans les syphilides papuleuses et tuberculeuses.

Les lotions mercurielles sur les plaques muqueuses et sur les plaques syphilitiques de la peau, les lotions phéniquées, sont chaque jour mises en usage dans le traitement des syphilides. Contre le phagédénisme, on a préconisé l'onguent digestif, l'iodoforme, les emplâtres de Vigo, les sulfites, les pommades au perchlorure de fer et au stéarate de fer (*voy.* pour plus de détails Syphilis, Ulcères).

Traitement hydro-minéral. Disons tout de suite qu'aucune eau thermale ne guérit la syphilis.

Que penser de l'eau d'Aulus et des eaux sulfureuses dans le traitement de la syphilis? Les quelques malades que j'ai envoyés à Aulus n'ont éprouvé qu'une bien faible amélioration sous le rapport des affections cutanées de nature syphilitique. L'analyse, un peu fantaisiste peut-être, qui a été faite des eaux d'Aulus, signale dans ces eaux du mercure, du cadmium, du chrome, etc.; mais il est bien probable que, si le mercure existe dans ces eaux, il ne s'y trouve qu'en quantité infinitésimale et dès lors impuissant contre la syphilis. Quant aux eaux thermales sulfureuses, notamment celles de Luchon et d'Aix en Savoie, il est certain que bien souvent leur administration, tant à l'intérieur qu'à l'extérieur, rappelle les anciennes affections syphilitiques; mais de ce qu'elles ne les rappelleraient pas il ne faudrait pas conclure que la syphilis est radicalement guérie; car il n'est pas de praticien qui n'ait vu des accidents vénériens apparaître chez des individus qui avaient été deux et trois fois aux eaux sulfureuses sans qu'aucune manifestation syphilitique fût venue les avertir qu'ils n'étaient plus débarrassés de la maladie.

On a aussi préconisé contre les syphilides tuberculeuses et gommeuses les eaux chlorurées sodiques fortes, telles que : Salies-de-Béarn, Salins, Balaruc, etc. Je pense qu'elles peuvent être employées comme topiques modificateurs et même comme spécifiques pour l'iodure et le bromure de potassium qu'elles contiennent en quantité notable.

2° Dermatoses scrofuleuses. A. *Traitement interne.* Les agents antiscrofuleux qui méritent d'être placés au premier rang sont l'huile de foie de morue et l'iode. D'autres médicaments non moins importants ont une action plus restreinte et ne conviennent qu'à certaines variétés de scrofulides.

Voyons comment se modifie la thérapeutique antiscrofuleuse selon qu'on a affaire aux formes bénignes ou aux formes malignes de la scrofule cutanée.

1° *Scrofulides bénignes.* Après avoir satisfait aux indications fournies par la lésion élémentaire et par l'affection générique, on institue le traitement de l'affection spéciale. Le médicament le plus usité et sans contredit le plus utile est le sirop d'iodure de fer que nous donnons à la dose d'une cuillerée à soupe matin et soir, dans une tasse de tisane de houblon. Le muriate de baryte et le muriate de chaux, employés seuls ou combinés ensemble, ne sauraient remplacer l'iodure de fer. Il en est de même du sirop de raifort iodé ou de l'iodure d'amidon.

Les chlorures de sodium et de calcium sont loin d'équivaloir à l'iodure de fer. Nous en disons autant du soufre, du mercure, du carbure de fer et d'une foule d'autres agents vantés comme spécifiques contre la scrofule.

La ciguë est un excellent remède que réclament toutes les scrofulides accompagnées d'écrouelles. Les auteurs qui confondent le genre avec l'espèce ne se privent pas d'administrer l'arsenic dans les impétigo et eczéma d'origine scrofuleuse, se souciant fort peu de ce qui peut advenir de cette pratique dangereuse.

Les tisanes amères, les végétaux contenant de l'iode, tels que le cresson, le cochléaria, le raifort sauvage, le houblon, le trèfle d'eau, la scrofulaire aquatique, la racine de bardane, les feuilles de noyer, préconisés par Guersant et Baudelocque, employés soit en vin, soit en sirop comme dans le sirop de Portal, ne peuvent être considérés que comme de simples adjuvants.

Les tisanes de houblon et de feuilles de noyer ont été particulièrement recommandées, en raison des principes amers et astringents qu'elles renferment, par M. Devergie, qui rattache les scrofulides bénignes au tempérament lymphatique; mais le tempérament n'est pas une maladie, et ce qui prouve que pour lui le lymphatisme et la scrofule ne sont que deux degrés de la même maladie, c'est qu'il conseille les mêmes médicaments pour les deux diathèses.

B. *Traitement externe.* Les médicaments qui, administrés à l'intérieur, modifient avantageusement une dermatose constitutionnelle, sont aussi les premiers que l'on emploie comme topiques. C'est ainsi que nous mettons fréquemment en usage contre les scrofulides bénignes les lotions iodées, les applications de teinture d'iode pure ou mélangée d'une certaine quantité d'eau. Gibert employait aussi très-souvent comme modificateur des scrofulides bénignes les onctions et frictions d'huile de morue.

En parlant des indications que présentent les genres cutanés humides, nous avons déjà signalé les heureux résultats que l'on peut attendre de l'huile de cade saponinée ou mitigée par l'addition d'une quantité plus ou moins grande d'huile d'amande douce : or, c'est dans l'impétigo scrofuleux que ces résultats sont surtout frappants. C'est aussi dans le même cas que nous avons eu souvent recours au coaltar saponiné de Lebeuf. Il en est de même des scrofulides pustuleuses acnéiques et des scrofulides papuleuses, mais alors l'huile de cade peut être employée pure.

Les ganglites qui accompagnent si souvent les scrofulides bénignes, réclament comme topiques dans l'état aigu les cataplasmes de fécule de pommes de terre; dans l'état chronique, les frictions avec les pommades iodurées et les pommades à l'extrait de ciguë. Nous prescrivons souvent une pommade ainsi composée :

	grammes.
Axonge	30
Iodure de plomb . . . . }	
Extrait de ciguë . . . . }	de 1 à 3

M. Devergie prétend que l'iodure de plomb, étant insoluble, n'a qu'une faible action résolutive. Il reconnaît toutefois qu'elle est moins irritante que les pommades mercurielles iodurées; mais les iodures de mercure, dit-il, doivent leur action résolutive au mercure et non à l'iode. Dans la pommade d'iodure de plomb et de ciguë, c'est surtout à la ciguë qu'il faut rapporter l'action fondante et résolutive. Rien n'empêche d'ailleurs de remplacer l'iodure de plomb par l'iodure de potassium ou de sodium.

2° *Scrofulides malignes.* L'huile de foie de morue est ici le remède par excellence, mais il faut qu'elle soit donnée à doses graduellement croissantes depuis deux jusqu'à huit et dix cuillerées par jour. A l'hôpital Saint-Louis, nous faisions prendre chaque jour à nos jeunes scrofuleux un plein verre d'huile de foie de morue et nous obtenions des succès véritablement merveilleux. L'huile de ricin, l'huile de raie, les solutions de phosphate ou de biphosphate calcaire, sont loin de valoir l'huile de foie de morue. Lorsque les scrofulides sont accompagnées d'un état anémique ou chlorotique, nous prescrivons l'huile de Godin (huile de foie de morue au benzoate de fer).

Les eaux chlorurées sodiques de Mondorf et de Sierck sont d'excellents adjuvants. On a proposé beaucoup d'autres moyens. Alibert préconisait le chlorure de soude contre la dartre rongeante. Rayer s'était bien trouvé d'un mélange d'iode, de mercure et de soufre. Cazenave traitait les lupus comme des syphilides héréditaires et réduisait toute la scrofule à l'écrouelle. Gibert préconisait son sirop de biiodure hydrargyreux indifféremment contre les ulcères syphilitiques et contre les ulcères scrofuleux. Nous avons dit déjà que les succès obtenus par le mercure et l'iodure de potassium combinés ensemble dans le même sirop nous semblaient devoir s'expliquer par une erreur de diagnostic. Rien n'est, en effet, plus difficile en pathologie cutanée que le diagnostic différentiel de la scrofule et de la syphilis.

Traitement externe. Ici, des modificateurs plus énergiques sont nécessaires. Lugol touchait les tubercules avec la teinture d'iode caustique composée d'une partie d'iode, d'une partie d'iodure de potassium et de deux parties d'eau. Cazenave employait de préférence la pommade au biiodure de mercure. Aujourd'hui on ne se contente plus de ces agents énergiques. C'est au raclage et aux scarifications que l'on a recours pour opérer la destruction ou l'expulsion des tubercules. Ces méthodes employées en Allemagne ont pris naissance sous l'influence des idées localisatrices du docteur Hébra et ont trouvé des adeptes à l'hôpital Saint-Louis de Paris. M. Lailler racle les tubercules à l'aide d'un couteau. M. Vidal les scarifie en travers et en long. Tout ce que j'ai dit de ce traitement chirurgical, c'est qu'il ne prévient pas l'extension du mal, qu'il produit de vives souffrances et donne lieu à des cicatrices fort apparentes. C'est du moins ce que je viens de constater sur une malade sortie du service de M. le docteur Vidal. Ce procédé éminemment chirurgical n'a d'ailleurs aucun avantage sur la pâte de Canquoin vantée par M. Devergie; il nécessite l'emploi des anesthésiques et n'est pas applicable au lupus érythémateux, le plus tenace de tous.

Pendant dix ans, j'ai employé à l'hôpital Saint-Louis, contre les lupus, un puissant modificateur dont je n'ai eu qu'à me louer, surtout pour le lupus érythémateux. Les plus beaux succès que j'aie obtenus dans ma clientèle sont dus à l'emploi de cet agent en frictions ou en simples applications. Je donne encore en ce moment des soins à un homme atteint d'un lupus érythémateux de tout le cuir chevelu qui touche à une guérison complète et radicale; les seuls moyens employés dans ce cas ont été l'huile de foie de morue à l'intérieur et l'huile de noix d'acajou extérieurement.

Traitement hydro-minéral. Quelles sont les eaux qui conviennent le mieux aux sujets atteints de dermatoses scrofuleuses? Les eaux salines, les eaux sulfureuses et les eaux tout à la fois chlorurées, sodiques et sulfureuses, les eaux ferrugineuses, l'eau de mer et les bains de mer, tels sont les agents auxquels nous avons recours pour combattre les différentes formes de la scrofule cutanée près des stations thermales et maritimes.

Aux sujets lymphatiques prédisposés à la scrofule, nous conseillons l'eau de mer, les bains de mer, le séjour près de la mer.

Aux scrofulides bénignes humides, nous recommandons les eaux salines, les eaux sulfureuses faibles, chargées de glairine, les eaux sulfureuses et chlorurées sodiques comme Uriage et Aix-la-Chapelle.

Aux scrofulides malignes, nous ordonnons les eaux chlorurées sodiques fortes et bromo-iodurées : Salies-de-Béarn, Salins, Saxon, Kreuznach.

Près de ces stations, on retire surtout de grands avantages de l'emploi des eaux mères.

Les eaux sulfureuses fortes, telles que Baréges, Luchon, Cauterets, Schinznach, etc., ont été conseillées dans la cure des scrofulides malignes. Elles fortifient sans doute la constitution, relèvent les forces, mais leur action curative ne peut être mise en parallèle avec celle des eaux chlorurées sodiques et bromo-iodurées parce qu'elles ne renferment pas, comme ces dernières, le chlorure de sodium, l'iode et le brome, qui sont les agents antiscrofuleux par excellence. Parfois cependant, quand il existe des ulcères scrofuleux compliqués de phagédénisme, les eaux sulfureuses ont sur cette fâcheuse complication une action plus directe que les eaux chlorurées sodiques.

5° Dermatoses arthritiques. *Traitement pharmaceutique*. A. *Traitement interne*. Après avoir satisfait aux indications fournies par la dermatose élémentaire et l'affection générique, on doit, sans plus tarder, instituer le traitement que commande la nature arthritique de l'affection cutanée. Ce traitement consiste essentiellement dans l'emploi des alcalins.

Willan employait l'eau de chaux et la liqueur de potasse ; Rayer recommandait le sous-carbonate de soude et le sous-carbonate d'ammoniaque à la dose de 2 à 4 grammes dans une pinte d'infusion de chicorée ; Gibert prescrivait le bicarbonate de soude à la dose de quatre grammes dans un litre de chicorée sauvage ; mais ces auteurs ne précisaient pas la nature des affections cutanées contre lesquelles ils employaient ces solutions alcalines. De leurs observations, cependant, on peut conclure qu'ils employaient plus spécialement ces préparations contre le groupe des affections cutanées auxquelles nous avons imposé la dénomination d'*arthritides*.

A moins de complication de glycosurie, nous donnons le bicarbonate de soude dans un sirop quelconque, de pensée sauvage, de fumeterre, d'orme pyramidal, de goudron, de tolu, etc. Ainsi, habituellement nous faisons prendre à nos malades, matin et soir, dans une tasse de tisane amère, une cuillerée à soupe du sirop ci-après formulé :

	grammes.
Sirop de saponaire.	500
Bicarbonate de soude	10

Quand les sels de soude ont été administrés pendant un temps assez long, l'estomac en est parfois saturé et l'on se trouve bien de les remplacer par les eaux bicarbonatées calcaires, comme celles de Pougues, par exemple. Conjointement avec le sirop bicarbonaté, nous prescrivons une eau minérale avec laquelle on coupe le vin aux repas, qui varie selon l'intensité du mal et les indications particulières tirées de l'état général du malade ou des complications. C'est ainsi que nous choisissons de préférence l'eau de Vichy quand l'arthritis est compliquée de glycosurie; que nous prescrivons plus particulièrement les eaux de Royat et de Lamalou aux sujets débilités, les eaux de Contrexéville, si l'arthritis est compliquée de gravelle.

L'iodure de potassium peut être employé avec avantage dans les arthritides compliquées d'arthritis subaiguës ou d'asthme humide. Il convient encore dans certaines arthritides pustuleuses profondes, dans les poussées furonculaires.

D'autres agents tels que l'acide salicylique et le salicylate de soude, le sulfate et le bromhydrate de quinine, le colchique, n'ont plus une action aussi directe sur la peau que les alcalins, ni sur l'ensemble des affections arthritiques de différents systèmes anatomiques; ils ne conviennent guère que dans les complications de dermatoses et d'affections rhumatismales, goutteuses ou névralgiques.

B. *Traitement externe.* Le traitement topique des dermatoses arthritiques est subordonné au genre de l'affection. Toutefois, on peut dire d'une manière générale que les lotions alcalines et les bains alcalins sont d'un emploi plus général et plus utile dans les arthritides que dans les autres catégories de dermatoses constitutionnelles. Nous avons admis trois groupes d'arthritides correspondant à trois périodes de l'arthritis cutanée. Un mot sur les modifications que fait subir à la thérapeutique locale et générale de l'arthritis cutanée chacun de ces trois groupes.

. 1° *Arthritides pseudo-exanthématiques* (érythème papuleux, tuberculeux, noueux, etc.). Ces affections ont une tendance marquée vers la résolution que ne doit point enrayer un traitement perturbateur. Les bains simples, les lotions émollientes ou légèrement résolutives, suivis de conspersion de poudre d'amidon : tels sont les seuls moyens topiques à employer.

2° *Arthritides vulgaires* (vésiculeuses et bulleuses).

Arthritides humides. Le topique qui nous donne ici les résultats les plus avantageux est certainement le coaltar saponiné que nous employons depuis 6 ou 8 gouttes jusqu'à 2 et 3 cuillerées à soupe pour 1 demi-litre d'un liquide aqueux, émollient ou légèrement détersif, comme l'eau de son, de gruau, l'infusion de fleurs de mélilot. Ce liquide doit être employé tiède, en lotions ; on en fait suivre l'application de conspersion de poudre d'amidon, de riz, de lycopode, de bismuth, etc., ou d'une poudre composée d'amidon et d'une faible proportion d'oxyde de zinc, de cachou ou de sangdragon. Si l'affection est très-suintante et très-étendue, on ajourne les bains. Dans les cas moins graves, on prescrit des bains avec 500 grammes d'amidon et de 15 à 60 grammes de carbonate de soude. Les bains de vapeur ne sont utiles qu'à la période de desquamation ou après la guérison de l'affection cutanée, pour rétablir les fonctions de la peau.

Arthritides squameuses. Dans les arthritides squameuses, le coaltar saponiné rend encore des services, mais il demande à être employé à des doses plus élevées. C'est ainsi que nous prescrivons chaque jour, contre le pityriasis du cuir chevelu, cet agent médicamenteux à la dose d'une ou de plusieurs cuillerées, étendu dans un demi-litre d'eau de son, de décoction de bois de Panama ou d'infusion de mélilot. Le savon de coaltar est aussi employé avec grand avantage contre le pityriasis du cuir chevelu, qu'il y ait ou non crasse parasitaire. D'autres topiques méritent aussi d'être signalés, tels que le goudron en lotions ou en pommade, le baume de Tolu, les pommades mercurielles et notamment celle de turbith à la dose de 1 gramme pour 30 grammes d'axonge. Les lotions ammoniacales, celles de sublimé ou d'hydrate de chloral, ont été utilement employées comme topiques antipityriasiques. Les frictions d'huile de cade pure ou mitigée par l'addition d'huile d'amande douce contribuent puissamment à la guérison du psoriaris arthritique qui a son siége sur le devant de la poitrine, dans le dos ou sur les mains.

Arthritides pustuleuses. Cataplasmes de fécule, lotions résolutives, détersives, avec une solution de sous-borate de soude et de glycérine dans les proportions ci-après :

Eau distillée. . . . .   300 grammes.
Glycérine   10   —
Sous-borate de soude. . . . . de 25 à 50 centigr.

On saupoudre d'amidon les parties malades après la lotion.

L'huile de cade, appliquée seulement tous les deux ou trois jours, est un modificateur des plus utiles dans les arthritides pustuleuses rebelles. Dans les arthritides pustulo-tuberculeuses acnéiques, on a conseillé comme résolutifs les iodures et particulièrement les iodures de mercure, incorporés à l'axonge. Rayer recommandait le bromure de mercure comme résolutif des tubercules de la couperose.

Enfin, l'épilation nous a paru rendre des services d'autant plus grands et plus rapidement obtenus que l'arthritide pustuleuse des régions velues était plus ancienne. La cautérisation, après l'extirpation du poil, est complétement inutile.

Arthritides papuleuses. Bains alcalins ; lotions alcalines, applications périodiques d'huile de cade, teinture de colchique (Elliotson) dans le prurigo et le lichen compliqués de rhumatisme ou de goutte.

Arthritides composées. La *couperose*, affection composée tout à la fois d'érythème, de pustules, de papulo-pustules, de phlébectasie capillaire, est diversement traitée par les auteurs : les uns n'ont recours qu'à l'hygiène, d'autres à un seul traitement topique. Quant à nous, qui la regardons comme étant, dans l'immense majorité des cas, une manifestation de l'arthritis, nous employons contre elle nos trois sortes de traitement, interne, externe et hydro-minéral (*voy.* Couperose).

Le *pityriasis acnéique*, autre affection composée de pityriasis et d'acné, disparaît promptement sous l'influence des lotions alcalines ou mercurielles aidées de l'emploi des alcalins à l'intérieur.

L'*intertrigo arthritique*, composé d'érythème et de sycosis, réclame à peu de chose près le même traitement. Ici, l'épilation peut devenir nécessaire.

Arthritides malignes. Les arthritides malignes sont en général d'une curation difficile. Le cnidosis, d'origine arthritique, l'eczéma nummulaire généralisé, l'éruption ecthymato-furonculaire chronique, se trouvent généralement bien de l'emploi des alcalins, *intus* et *extra*. Toutefois, il nous arrive fort souvent d'interdire les bains aux personnes atteintes d'urticaire chronique et de les remplacer par des lotions d'acide acétique ou phénique au millième. Les eaux de Louesche peuvent réussir dans l'urticaire chronique, mais souvent elles ne font que substituer à l'éruption ortiée des éruptions vésiculeuses ou pustuleuses généralisées.

Le sulfate et le bromhydrate de quinine employés à l'intérieur ou bien en lotions étendues dans une suffisante quantité d'eau nous ont quelquefois réussi.

Enfin, c'est avec le perchlorure de fer que nous avons parfois conduit à guérison les malades atteints d'arthritides bulleuses.

Traitement hydro-minéral. Quelles sont les eaux minérales qui conviennent aux sujets atteints de dermatoses arthritiques? Pour répondre consciencieusement et sans idées préconçues à cette question, il importe de bien distinguer les indications que donne le genre de celles que fournit l'espèce, car, bien souvent, ainsi que je l'ai déjà dit, l'indication du genre doit passer avant celle de l'espèce. Si la dermatose est très-étendue, si le processus inflammatoire est très-accentué, on doit préférer les eaux douces, chargées de glairine, à faible minéralisation, laxatives; telles sont: celles de Bigorre, de Néris, de Saint-Gervais, de Molitg, etc., aux eaux bicarbonatées sodiques fortes.

Mais parmi les eaux bicarbonatées sodiques il y a encore un choix à faire. Nous envoyons à Vichy, à Vals, à Carlsbad, les dermatoses compliquées de glycosurie, de gravelle, de coliques hépatiques, d'engorgements du foie, d'hémorrhoïdes. Nous dirigeons sur Royat, sur Saint-Nectaire, les arthritides communes affectant surtout des sujets qui ont eu des gourmes ou quelques manifestations scrofuleuses dans l'enfance.

Les arthritides sèches, localisées, sont presque constamment améliorées ou guéries aux eaux de Royat; mais, si Royat a moins d'action sur les arthritides humides, localisées, il ne faut pas croire cependant que les malades qui en sont atteints ne tirent aucun profit d'une saison passée à ces eaux. Ems, qui offre la même composition chimique que Royat, ne paraît pas aussi efficace contre les dermatoses. Toutefois, avant la guerre avec l'Allemagne, il nous est arrivé souvent d'adresser à Ems des malades atteints de dermatoses arthritiques avec complication du côté des bronches, qui ont été notablement améliorées, sinon complétement guéries. Nous pouvons en dire autant de Schlangsbad et de Niederbronn.

C'est à Saint-Christau que depuis longtemps nous adressions nos arthritides folliculaires et pileuses, les arthritides des muqueuses oculaire, nasale, vulvaire. Saint-Christau agit surtout localement sur ces dermatoses. Nous avons obtenu par l'emploi de ces eaux ferro-cuivreuses la résolution de ces papillomes diffus qui se produisent sur l'eczéma chronique et particulièrement sur l'eczéma des jambes variqueuses. Saint-Christau est une station qui mériterait assurément de ne pas rester dans l'état primitif où elle se trouve actuellement.

Certaines formes d'arthritides, comme la couperose, le sycosis, les furoncles et l'ecthyma successifs et chroniques, réclament les eaux bicarbonatées sodiques fortes: Vichy, Vals, Carlsbad, etc.

Enfin, les complications d'arthritides et d'herpétides seront heureusement modifiées à la Bourboule, si les arthritides sont légères; si elles se compliquent d'angine glandulaire, de laryngite, les eaux du Mont Dore nous paraissent parfaitement indiquées.

4° DERMATOSES HERPÉTIQUES. a. *Traitement interne.* L'arsenic est l'arme principale avec laquelle nous combattons les herpétides. Assurément, cet agent médicamenteux n'est pas un spécifique, mais, employé dans les circonstances opportunes, il fait disparaître et ajourne pour un temps plus ou moins long les récidives de l'affection cutanée. Trop dédaigné par les uns, trop vanté par les autres, il a, sur les affections de la peau en général, et sur les herpétides en particulier, une action qui ne saurait être révoquée en doute.

L'arsenic, employé pour la première fois en Angleterre, a été introduit et popularisé en France par Biett et ses élèves Cazenave et Gibert.

Selon Rayer, on a beaucoup abusé de l'arsenic. Ce médicament, administré dans les dermatoses, est souvent inutile et fréquemment dangereux. Son emploi peut occasionner des douleurs épigastriques, des constrictions à la gorge, des angoisses précordiales, des spasmes, des vomissements, des coliques, de la diarrhée. Ce sont là les premiers signes de l'intoxication arsenicale. Les préparations arsenicales peuvent déterminer des paralysies, la paralysie des organes génitaux. J'ai employé assez souvent l'arsenic à de très-fortes doses et jamais je n'ai vu survenir cette paralysie arsenicale qui effrayait tant ce médecin distingué. Il est à croire que bien souvent on a mis sur le dos de l'arsenic des paralysies lépreuses, dartreuses ou syphilitiques.

Rayer ne conseillait l'arsenic que dans quelques cas assez restreints : tels que les eczéma rebelles de l'anus, des bourses, de la vulve, et dans le lichen circonscrit chronique. On en a fait un grand abus, dit-il, dans le psoriasis, le pityriasis et la lèpre (psoriasis circiné). Selon lui, on ne doit pas l'employer dans les inflammations exanthématiques; il serait dangereux dans les inflammations pustuleuses et bulleuses; il n'en conseille pas l'emploi dans l'éléphantiasis des Grecs, ni dans l'éléphantiasis arabe.

Dans les herpétides, aussi bien que dans les arthritides, on commence le traitement par remplir les indications que nous fournissent la dermatose élémentaire et l'affection générique, puis on institue le traitement arsenical. J'ai l'habitude de commencer par de très-faibles doses et d'augmenter graduellement ces doses tous les trois ou quatre jours. Dans les herpétides humides, je donne au début du traitement 2 milligrammes d'arséniate de soude par jour, puis j'augmente de 2 milligrammes tous les trois ou quatre jours et je ne dépasse guère 16 à 20 milligrammes à prendre en deux fois dans le courant du jour.

Dans les herpétides sèches je commence par 4 milligrammes et fais graduellement monter les doses jusqu'à 40 et même 50 milligrammes par jour, mais dans la plupart des cas je ne dépasse pas 30 milligrammes à prendre en deux fois.

M. Devergie conseille aussi de donner l'arsenic à doses progressives, croissantes, jusqu'à ce que l'on soit arrivé à la dose *médicamenteuse* : mais existe-t-il bien une dose médicamenteuse? Il est de toute évidence que cette dose médicamenteuse varie suivant les sujets et que 5 à 8 gouttes de solution de Fowler ne sauraient pas plus constituer une dose médicamenteuse que 25 à 30 gouttes de la même solution.

Tel sujet n'en supportera pas 12 gouttes, tel autre en prendra 40 sans en éprouver le plus léger accident. Pour fixer la dose *maxima* il est nécessaire d'étudier le malade et de s'arrêter dès qu'il éprouve les moindres accidents d'intoxication. M. Devergie a fait connaître un signe très-important de la saturation arsenicale : c'est l'existence de taches brunes ou d'un brun rougeâtre qu'il ne faut pas confondre avec les taches psoriasiques; elles sont le produit de l'action pathogénétique du médicament et doivent engager le médecin à suspendre la médication arsenicale.

Quant à l'éruption boutonneuse lenticulaire que M. Devergie rattache aussi à l'action de l'arsenic, elle dépend bien plutôt, suivant nous, des frictions avec l'huile de cade ou le goudron, que de l'usage intérieur des préparations arsenicales. M. Devergie défend les acides pendant la médication arsenicale et conseille l'emploi de l'eau ferrée qu'il considère comme un adjuvant très-favorable de la médication arsenicale.

La méthode qui consiste à employer l'arsenic sous forme de granules est commode et agréable, mais elle a un grave inconvénient qui réside dans la mauvaise préparation des granules. Il arrive parfois que la substance active ne se trouve pas également répartie partout et que certains granules contiennent trop d'arsenic, tandis que les autres n'en renferment pas assez. C'est pour cette raison que beaucoup de praticiens préfèrent la liqueur de Fowler ou de Pearson ; nous obvions souvent à cet inconvénient en prescrivant l'arséniate de soude en dissolution dans l'eau. C'est ainsi que nous prescrivons très-souvent cette formule :

Eau distillée . . . . 300 grammes.
Arséniate de soude. . . . . de 5 à 20 centigr.

Une cuillerée à café ou une cuillerée à soupe matin et soir dans une tasse de tisane amère (pensée sauvage, chicorée, fumeterre, etc.).

J'attache peu d'importance à l'emploi de telle ou telle préparation arsenicale : l'oxyde blanc (pilules asiatiques), l'arséniate de soude, de potasse ou d'ammoniaque, peu importe. Il n'en est pas de même de l'arséniate de fer qui est un sel insoluble, assez souvent infidèle, mais qui peut être prescrit à des doses infiniment plus élevées que l'arséniate de soude. Il m'est arrivé bien souvent d'en porter la dose chez mes malades de l'hôpital Saint-Louis ou de la ville jusqu'à 20 et 25 centigrammes par jour.

L'arséniate de fer convient surtout aux jeunes filles chlorotiques, à celles chez lesquelles il y a aménorrhée ou dysménorrhée, aux sujets faibles, débilités. Duchêne Duparc le préférait aux autres préparations arsenicales dans le traitement du psoriasis.

L'arsenic est l'agent essentiel du traitement antiherpétique, mais son action doit être aidée de quelques auxiliaires comme les tisanes amères, les laxatifs, les diurétiques et souvent aussi les alcalins ou les ferrugineux. Il nous arrive souvent, dans les cas complexes, d'ordonner un sirop dépuratif ainsi composé :

Sirop de saponaire . . . . 500 grammes.
Bicarbonate de soude . . . . 10 —
Arséniate de soude . . . . 10 centigr.

Une cuillerée matin et soir dans une tasse de tisane de houblon ou de bardane.

L'arsenic a-t-il des succédanés? On a tour à tour, suivant les temps et les lieux, préconisé l'antimoine, la teinture de cantharides, le mercure, les balsamiques, l'huile de cade, le goudron, le copahu, l'asphalte, le pétrole, l'huile de cajeput à la dose de 2 à 4 grammes par jour, le daphné mézéréum, la poudre de vipère, la douce-amère, l'anémone pulsatile, l'aconit, le raifort sauvage, la ciguë, le cochléaria, le suc de fumeterre, les jus d'herbes, l'orme pyramidal, la scabieuse, l'hydrocotyle et les plantes dites dépuratives de la Réunion (siegesbeckia, ambaville, etc.), le jaborandi, etc. Tous ces remèdes ne valent pas l'arsenic. M. Devergie a cependant cité un cas d'herpétide squameuse où le tartre stibié, employé à la dose de 25 milligrammes par jour, pendant deux ou trois mois, avait réussi, alors que l'arsenic avait complétement échoué. Ces cas sont rares et, depuis que l'arsenic a été importé en France, on a complétement renoncé aux préparations antimoniales si fréquemment employées dans le traitement des dartres par les anciens auteurs. Le goudron à l'intérieur n'est pas sans action sur le psoriasis, il agit comme l'extrait de genévrier et le baume de copahu, mais il ne vaut pas l'arsenic.

Ce serait toutefois étrangement s'abuser, si l'on pensait qu'avec l'arsenic il est facile de se rendre maître de toutes les herpétides ; ce n'est pas un remède infaillible. Dans les herpétides généralisées, surtout chez les vieillards, il arrive souvent que la médication arsenicale ne peut enrayer ni les progrès du mal, ni diminuer le prurit qui fait si souvent le désespoir des malades (*voy.* le mot DARTRES pour plus de détails).

b. *Traitement externe.* Les indications que donne le processus inflammatoire varient pour chaque catégorie d'herpétides :

1° *Herpétides humides* (vésiculeuses, bulleuses, pustuleuses). Cataplasmes de fécule de pommes de terre, de riz, d'amidon ; lotions émollientes, astrictives, astringentes ; topiques huileux, liniment oléo-calcaire, mélange d'huile de cade et d'huile d'amande douce ; conspersion de poudres absorbantes ; dès que le suintement est arrêté, on a recours aux bains à l'hydrofère, aux bains de vapeur, aux bains gélatino-sulfureux ou arsénicaux ; aux pommades de calomel, de calamine, d'oxyde de zinc, aux glycérés d'amidon et de goudron. Le symptôme qui tourmente le plus les malades et embarrasse le plus le médecin, c'est le prurit ; il n'arrive que trop souvent de voir échouer tous les moyens indiqués pour le calmer ; parfois même on se trouve obligé de rappeler le suintement de l'herpétide par des cataplasmes, l'enveloppement des parties malades dans des toiles de caoutchouc, des frictions irritantes qui dénaturent la sensation si insupportable de la démangeaison en la transformant en douleurs que le malade tolère mieux que l'horrible prurit. Ces phénomènes se remarquent plus particulièrement dans les herpétides généralisées des vieillards.

2° *Herpétides squameuses.* Bains alcalins, douches alcalines, bains de vapeur ; frictions d'huile de cade ou de goudron.

L'huile de cade est assurément le topique le plus efficace, mais pour en obtenir tout le succès désirable il faut l'employer pure, en frictions prolongées, non-seulement sur les taches, mais encore sur la peau saine dans l'intervalle des taches. Malheureusement, l'huile de cade répugne souvent aux malades de la ville, à cause de son odeur pénétrante, de sa couleur et des taches indélébiles qu'elle laisse sur le linge. L'huile de cade saponinée ne salit pas le linge, mais elle n'a pas la même énergie d'action et ne saurait remplacer l'huile de cade pure et vraie.

Dans les cas de psoriasis généralisé le goudron est le meilleur succédané de l'huile de cade. C'était l'unique agent auquel Émery, mon prédécesseur à l'hôpital Saint-Louis, avait recours pour combattre le psoriasis. On l'emploie généralement incorporé à l'axonge dans la préparation d'un dixième, mais on obtient des effets encore plus rapides en l'employant sous forme de pâte, en saturation dans l'alcool à 90 degrés. L'essence de bouleau, l'acide phénique, les pommades mercurielles, ne valent ni l'huile de cade, ni même le goudron. Hébra et ses élèves, à l'exemple d'Émery, n'emploient que le traitement local dans les herpétides squameuses. Tous les moyens leur sont bons pour faire disparaître les squames : vésicatoires, cautérisations, raclage, etc. J'ai vu, il y a peu de temps, un malade atteint d'un psoriasis qui depuis longtemps était tombé dans les mains des élèves d'Hébra. Ce malade prétendait que l'arsenic, dont il n'avait d'ailleurs usé que pendant fort peu de temps et à des doses excessivement minimes, avait nui à sa santé générale. Avec la conviction que les remèdes locaux pouvaient seuls le débarrasser de son psoriasis, il s'était prêté patiemment à toutes les manœuvres employées pour le débarrasser de ses taches, et me priait de vouloir bien continuer le traitement chirurgical qui, disait-il, faisait disparaître les plaques psoriasiques. Ces plaques cependant se reproduisaient toujours, mais certainement amoindries sur les nombreuses cicatrices de brûlure au second et au troisième degré dont son corps était littéralement couvert. Cette torture de la peau n'avait point amélioré la santé générale, car il m'a paru profondément débilité. J'ai prescrit à ce pauvre malade les toniques et l'huile de cade en frictions. Il m'avait bien promis de revenir me voir, mais il n'a pas tenu parole : sans doute qu'il se sera mis à la recherche d'un nouveau racleur de la peau.

Le traitement des herpétides squameuses par les pommades mercurielles peut offrir des dangers, si la dartre est disséminée sur tout le corps ; mais, si quelques plaques isolées persistent, vers la fin du traitement, sur les parties découvertes, aux coudes et aux genoux, rien n'empêche d'employer une pommade au proto-iodure ou au sulfo-cyanure de mercure, qui inspire au malade moins de dégoût que l'huile de cade ou le goudron. Rayer employait dans le psoriasis une pommade composée de 30 grammes d'axonge et de 4 grammes de calomel. Cette pommade, dit-il, a tous les avantages de l'onguent napolitain et n'en a pas les inconvénients.

3° *Herpétides papuleuses.* Bains alcalins, lotions alcalines ou phéniquées. Lotions d'acide phénique au 500° ou seulement au 1000°, glycérés de goudron ou d'huile de cade.

4° *Herpétides exfoliatrices.* N'exigent pas d'autre traitement que l'herpétide squameuse, mais trop souvent on en est réduit aux soins de propreté et aux palliatifs.

Traitement hydro-minéral. Lorsque l'herpétide est bien caractérisée, l'eau de la Bourboule nous paraît la seule indiquée parce qu'elle renferme plus d'arsenic que toutes les autres eaux minérales, et quoi qu'on en ait dit, quoi qu'en ait pu dire le docteur Richelot, je doute fort que l'on ait vu des malades atteints de psoriasis ou de pityriasis généralisés revenir du Mont Dore aussi bien *blanchis* qu'on en voit si fréquemment revenir des eaux de la Bourboule.

Le professeur Hardy s'est fait, on ne sait pourquoi, le détracteur opiniâtre des eaux de la Bourboule. Dans une leçon faite il y a quelque temps sur le psoriasis, à l'hôpital de la Charité, M. Hardy, déclinant une expérience qu'il ne pouvait avoir, puisqu'il n'envoie jamais ses malades à la Bourboule, a cru devoir invoquer la mienne et n'a pas craint de me faire dire que je n'avais pu lui citer qu'un seul cas de guérison de psoriasis obtenue à la Bourboule : celui d'un malade qui au bout de quelque temps avait succombé à un cancer de la bouche. Il y a dans cette allégation un fait vrai et une erreur. Le fait vrai est que M. de C..., qui par reconnaissance s'était intéressé à la prospérité des eaux de la Bourboule, a succombé, peu de temps après la guérison de son psoriasis, à une affection cancéreuse. Mais qu'est-ce que cela prouve? Est-ce le premier cas d'une dartre terminée par un cancer. M. Hardy sait bien que non. L'erreur est dans l'assertion que je n'aie cité qu'un seul fait, tandis que j'en ai cité plusieurs. Que M. Hardy rappelle ses souvenirs, et il reviendra, je n'en doute pas, sur cette erreur qu'il s'empressera de rectifier. J'ai cité d'autres cas de guérison prolongée au delà des limites ordinaires, entre autres : celui d'un Anglais qui est revenu à la Bourboule plusieurs années de suite, n'ayant plus une seule tache de psoriasis ; celui d'un marchand de vins qui, au bout de dix ans, n'avait pas vu reparaître son psoriasis. Ce sont là des faits d'une haute importance ; mais il est impossible de dire que ce sont des guérisons radicales, car l'herpétide peut se reproduire à toutes les époques de l'existence, même dans la plus extrême vieillesse.

Les eaux de la Bourboule conviennent encore aux complications d'herpétides et de scrofulides ou d'arthritides ; ce qui s'explique facilement par la composition chimique de ces eaux, qui renferment tout à la fois et en quantité notable de l'arsenic, des chlorhydrates et bicarbonates de soude.

Laugaudin, l'un des médecins les plus distingués de la station de Royat, auteur d'un mémoire fort intéressant sur le traitement des affections de la peau par l'emploi des eaux de cette station thermale, a émis cette opinion que les eczémas secs se trouvent mieux de Royat que les eczémas fluents, ce qui est le contraire à la Bourboule. Considérée d'une manière générale, cette remarque est juste, mais combien de fois n'ai-je pas vu des personnes atteintes d'eczéma humide et circonscrit, revenir de Royat parfaitement guéries. Il est plus vrai de dire : l'eczéma herpétique, qui est souvent généralisé et humide, doit être dirigé vers la Bourboule, tandis que l'eczéma arthritique, qui est le plus souvent sec et circonscrit, doit être adressé à Royat. Toutefois cette règle n'est pas sans exception, car, ainsi que nous ne cessons de le répéter, il faut avant tout satisfaire aux indications que nous donne le processus inflammatoire, et dans les cas, si nombreux d'ailleurs, où la sécrétion inflammatoire est si prononcée, les eaux douces, salines ou légèrement sulfureuses, laxatives, conviennent mieux que les eaux de Royat et de la Bourboule. Telles sont les eaux de Néris, les eaux d'Avène dans l'Hérault, les eaux de Saint-Gervais, et tout particulièrement les eaux de Molitg, dans les Pyrénées-Orientales. On ne peut donc pas dire d'une manière générale que les arthritides sont tributaires de Royat, ni que les herpétides sont justiciables de la Bourboule.

Les eaux de la Bourboule ne sont pas les seules qui renferment de l'arsenic ; celles du Mont Dore et de Plombières, celles d'Avène, en renferment aussi une quantité pondérable ; mais elles sont loin de pouvoir remplacer celles de la Bourboule. Sans vouloir entrer dans les discussions qui se sont élevées entre les médecins de la Bourboule et du Mont Dore, au sujet de l'action arsenicale relative de ces deux sortes d'eaux thermales, je dois dire que mon expérience personnelle m'a appris que le traitement arsenical du Mont Dore n'a pas l'énergie de celui de la Bourboule.

Mais n'existe-t-il pas d'autres eaux propres à combattre, aussi bien que les eaux arsenicales, les herpétides, et en particulier les herpétides humides ! De temps immémorial, on a préconisé comme antiherpétiques les eaux sulfureuses fortes de Baréges, Luchon, Cauterets, Schinznach, Enghien, etc. ; Alibert regardait l'eau sulfureuse comme le spécifique de la dartre. Biett et ses élèves, Cazenave et Gibert, considéraient le traitement sulfureux comme devant occuper une place importante dans la cure des dermatoses constitutionnelles. M. Hardy et moi nous sommes insurgés contre l'existence de ces propriétés thérapeutiques, généralement et exclusivement attribuées aux eaux sulfureuses. C'est à tort qu'on a accusé mes doctrines en dermatologie d'avoir été la cause du discrédit dans lequel sont tombées les eaux sulfureuses fortes, puisque Hardy et moi nous sommes loin de nous rencontrer sur le même terrain doctrinal... La pratique seule nous a conduits l'un et l'autre à émettre cette opinion que les eaux sulfureuses fortes aggravent les dermatoses, quelle qu'en soit la nature, et surtout les dermatoses humides. J'ajouterai toutefois qu'elles ont moins d'effet nuisible et sont même quelquefois utiles dans les dermatoses scrofuleuses, tandis qu'elles sont généralement inefficaces ou nuisibles dans les dermatoses arthritiques ou herpétiques. Certaines eaux fort peu minéralisées, ni arsenicales, ni sulfureuses, font aussi appel aux affections cutanées et en particulier aux herpétides : telles sont les eaux de Louesche ; mais ces eaux n'agissent que par la température et le mode de balnéation. En revenant de ces eaux, les malades peuvent dire comme disent ceux qui sortent de l'hôpital Saint-Louis : Nous sommes nettoyés, *blanchis*, mais non guéris. J'ai vu des psoriasiques revenir de Louesche ne portant plus sur le corps aucune trace de l'affection squameuse, mais bientôt la dermatose se reproduisait comme de plus belle. Jamais l'échéance des récidives n'est aussi longue qu'après le traitement arsenical.

Telles sont les indications auxquelles donnent lieu les dermatoses constitutionnelles, quand elles sont simples, mais il est d'observation que très-fréquemment les dermatoses constitutionnelles se compliquent entre elles. Rien n'est plus ordinaire que de voir la syphilis associée à la scrofule, à l'arthritis ou à l'herpétis. Or, ces complications de dermatoses réclament aussi des traitements mixtes : c'est pourquoi nous associons souvent le fer et le quinquina au mercure et à l'iodure de potassium, l'arsenic au bicarbonate de soude. Toutefois, il est bon d'être prévenu que ces complications ne sont pas aussi communes qu'on pourrait le croire : aussi voyons-nous avec peine des malades venir chaque jour nous consulter avec des ordonnances signées de nos confrères les plus distingués, sur lesquelles nous voyons prescrit un sirop composé d'arséniate et de bicarbonate de soude pour combattre soit une arthritide pure de tout mélange, soit une herpétide des plus accentuées. De là à la pratique de M. Devergie, qui conseille d'employer dans les cas douteux, un sirop composé dans lequel il fait entrer tout à la fois l'arsenic, le mercure, le fer, l'iodure de potassium et l'huile de foie de morue, il n'y a qu'un pas. Ce mélange veut dire simplement : la nature, plus habile que moi, saura bien distinguer le remède qui lui convient.

Les médications composées sont celles qui s'adressent à la réunion, sur le même sujet, de deux ou trois maladies constitutionnelles : la médication qui ne s'adresse qu'à une seule unité pathologique peut être constituée par divers agents, mais qui tous concourent au même but ; pour nous, ce n'est pas là une médication composée.

En résumé, dans les dermatoses constitutionnelles, on a successivement à remplir l'indication fournie par la lésion élémentaire, l'indication donnée par le genre et l'indication que commande la nature, l'origine ou l'espèce de l'affection. Ces trois ordres d'indications n'ont pas une importance égale pour toutes les maladies constitutionnelles parce que le processus inflammatoire varie pour chaque catégorie de nos dermatoses constitutionnelles. C'est ainsi que dans la syphilis on peut presque toujours débuter par l'indication relative à l'espèce ; cependant, il est quelques syphilides pustuleuses généralisées, accompagnées d'une réaction inflammatoire si prononcée, qu'il convient tout d'abord d'avoir recours aux bains, aux lotions émollientes, légèrement résolutives, pour calmer l'inflammation. Il en est de même pour les plaques muqueuses accumulées sur la région vulvaire ou anale congestionnée et fort douloureuse. Le temps n'est pas encore très-éloigné où l'on recommandait dans ces circonstances l'emploi des antiphlogistiques et les applications de sangsues.

Après la syphilis vient la scrofule. Bien que pour les scrofulides il y ait moins souvent lieu que pour les arthritides et les herpétides de satisfaire aux deux premiers ordres de nos indications avant d'instituer le traitement antiscrofuleux

proprement dit, cette nécessité de combattre tout d'abord le processus inflammatoire se rencontre parfois dans les scrofulides bénignes et particulièrement dans
les genres eczéma et impétigo.

Quant aux arthritides et aux herpétides, nous avons assez parlé déjà des soins
préalables à donner aux personnes qui en sont affectées pour qu'il ne soit pas
besoin d'y revenir.

ÉRUPTIONS DIATHÉSIQUES. L'indication générale que commandent les éruptions
cutanées diathésiques est d'agir, si cela est possible, sur le processus morbide :

1° Combattre le processus inflammatoire par les cataplasmes adoucissants, les
lotions émollientes et légèrement détersives, les styptiques, les astringents, les
caustiques ;

2° Le processus hypertrophique réclame les applications et frictions iodurées ;
la ciguë ;

3° Le processus néo-plasmatique des modificateurs spéciaux, les sédatifs, les
opiacés, les caustiques, l'ablation, l'amputation par l'instrument tranchant ou la
ligature, la section par le procédé galvano-caustique. Passons rapidement en
revue les affections cutanées spéciales comprises sous ces trois processus.

Au processus inflammatoire se rattachent les éruptions de la diathèse purulente simple et celles de la diathèse purulente spécifique. Le rash de la diathèse
purulente, les placards d'érythème, ne réclament que de simples lotions
phéniquées.

Les éruptions de la diathèse purulente spécifique sont les éruptions morveuses et farcineuses.

A la diathèse hypertrophique ou fibroïdique se rattachent la sclérodermie et la
chéloïde. Les moyens qui semblent avoir réussi dans ces cas sont : les bains de
vapeur, les douches de vapeur, les bains alcalins, les douches alcalines, les bains
alcalins à l'hydrofère, les émissions sanguines, les préparations mercurielles,
l'iode, l'iodure de potassium et l'hydrothérapie des bains de mer. On a aussi
pratiqué l'ablation des plaques peu étendues et circonscrites ; ces opérations
ont toujours été suivies de récidive.

Dans le processus néo-plasmatique sont comprises les manifestations cutanées
de la lymphadénie, de la diathèse tuberculeuse, épithéliomatique, cancéreuse, etc.
(voy. MYCOSIS, ÉPITHÉLIOMA, CANCER, TUBERCULE).

ÉRUPTIONS DES CACHEXIES. J'ai divisé les cachexies en cachexies constitutionnelles et cachexies diathésiques pour rappeler mon ancienne division des maladies constitutionnelles et des diathèses.

Je n'avais d'abord admis que trois maladies constitutionnelles : la syphilis, la
scrofule et l'arthritis, que plus tard Pidoux désignait sous le nom de maladies
capitales. La dartre figurait dans les diathèses ; aujourd'hui, sous le nom
d'herpétis, la dartre fait partie de nos maladies constitutionnelles. Quant aux
cachexies, classe nouvelle que j'ai admise dans mes leçons sur le traitement
pharmaceutique et hydro-minéral des affections de la peau, je l'ai divisée en
deux sous-classes. Dans la première de ces sous-classes se trouvent au nombre
des cachexies constitutionnelles la lèpre et le scorbut, et dans la seconde, cachexies
diathésiques, le pemphigus successif et chronique, les maladies d'Addison et de
Frerichs, les maladies de Bright et le diabète. Les deux cachexies lèpre et scorbut
n'ont d'autre indication commune que celle des toniques, les vins généreux, le
quinquina, le colombo, la gentiane, le quassia, etc., et l'emploi extérieur des
bains et des lotions phéniquées (voy. LÈPRE, SCORBUT). Cette indication n'est pas

d'ailleurs exclusive pour la lèpre et le scorbut, elle est la règle exclusive pour toutes les maladies comprises dans la classe des cachexies.

Le pemphigus successif et chronique ou pemphigus cachectique réclame une bonne hygiène, un traitement local bien ordonné et l'emploi à l'intérieur du fer et des toniques de toute sorte. Dans un cas, les eaux de Saint-Christau mises en usage sous la direction de l'habile inspecteur de ces thermes, M. Tillot, ont paru exercer une modification avantageuse et arrêter momentanément la marche de l'affection bulleuse.

Contre les maladies d'Addison et de Frerichs, on emploiera l'hydrothérapie qui agit comme modificateur général ; nous avons vu une grande amélioration se produire sous l'influence des antiscrofuleux et plus particulièrement des eaux chlorurées sodiques et iodo-bromurées.

Le diabète idiopathique ne sera pas confondu avec la glycosurie symptomatique. Vichy est la station thermale recommandée le plus souvent aux sujets atteints de cette maladie ; ces eaux sont surtout indiquées dans les cas où les sujets ont conservé leur embonpoint ; quand il existe un affaiblissement très-grand des forces, il faut recourir aux eaux reconstituantes, et c'est alors que les bains de mer seront employés avec avantage.   BAZIN.

DERMATOSES[1]. ANATOMIE PATHOLOGIQUE GÉNÉRALE. L'anatomie pathologique générale des dermatoses doit nécessairement servir d'introduction à l'étude clinique de ces dernières. Il est en effet indispensable, avant de rechercher les signes, les symptômes, l'évolution d'une affection cutanée quelconque, de savoir exactement en quoi consiste, dans le cas considéré, la lésion matérielle du tégument. Cette première considération conduit à l'étude des *lésions cutanées élémentaires*, dont la constitution intime soulève certains problèmes anatomiques qui n'ont pas toujours été résolus, et qui parfois même n'ont pas encore été posés.

Or, la principale raison des incertitudes qui subsistent (en dehors, bien entendu, des cas où les lésions du tégument n'ont pu être encore étudiées, ce qui constitue une simple lacune) et le motif pour lequel certaines manifestations qui se produisent à la peau n'ont pas reçu une explication anatomo-physiologique suffisante, c'est que jusqu'à présent l'on n'a pas tenu un compte assez grand de certaines données de morphologie générale qui dominent l'histoire de la peau tout entière. Le système cutané, lieu de la réception de toutes les impressions extérieures communes, et qui sert aussi de substratum et comme de support aux organes spécialisés pour certains sens (toucher, goût), est relié, chez les animaux supérieurs, aux deux principaux systèmes de l'organisme, le système nerveux et celui du squelette intérieur. La circulation du tégument, tant sanguine que lymphatique, forme un département absolument spécial du système de l'irrigation générale. Enfin, la peau à peine modifiée s'introduit dans les cavités internes du corps et s'abouche avec le tractus digestif à ses deux extrémités. Dans ce parcours invaginé pour ainsi dire, la peau garde ses propriétés morphologiques, évolutives et formatives fondamentales. En se modifiant plus profondément sur certains points, elle se transforme en des organes ou même en

---

[1] Ce travail tout entier, fondé sur des recherches personnelles, n'ayant pas paru susceptible d'être encadré dans l'article DERMATOSES de M. Bazin, on a préféré laisser celui-ci tel que l'avait rédigé notre éminent et regretté collaborateur, qui a surtout envisagé l'anatomie pathologique de la peau au point de vue clinique, et donner une place distincte à l'article de M. le professeur Renaut.   A. D.

des appareils spéciaux qui gardent de leur origine cutanée comme un ressouvenir constant que certaines circonstances pathologiques exaltent et réveillent pour ainsi dire. De là l'homologie des lésions, des flux congestifs, des productions néoplasiques de certains organes, avec les analogues produits à la surface du tégument ; de là ces manifestations à la fois cutanées et intérieures de certaines maladies ou de certaines diathèses. Toutes les relations multiples et diverses dont nous venons de donner le simple aperçu, et qui ont fait dire judicieusement que la dermatologie est le plus vaste champ ouvert à la pathologie générale, restent indéfiniment obscures, si l'on ne possède pas, sur l'anatomie et la morphologie générales de la peau, des données satisfaisantes. Bien des questions au contraire s'éclairent d'une vive lumière dès que l'on possède ces notions et qu'on les applique à la clinique. Malheureusement, les connaissances auxquelles je fais ici allusion sont encore loin d'être complètes. Sur bien des points, la science actuelle ne possède encore que quelques jalons. C'est une raison de plus pour profiter des notions acquises et pour signaler les lacunes qui restent encore à combler. Avant donc d'entrer au cœur même de la question d'anatomie pathologique qui fait l'objet de cet article, je vais exposer brièvement un certain nombre de faits d'anatomie générale, de morphologie et d'embryologie, indispensables à acquérir, si l'on veut se faire une idée juste du tégument cutané des animaux supérieurs, de son évolution, de ses fonctions générales et de ses réactions vitales. J'aurai du reste soin d'éviter d'introduire, dans l'exposé qui va suivre, des détails d'anatomie pure non applicables directement à la médecine. Le lecteur trouvera ces détails suffisamment explicites à l'article Peau (*Anatomie*) et ne devra nullement considérer le chapitre suivant comme renfermant l'histoire complète de la structure et du développement du tégument et des phanères.

SECTION PREMIÈRE. Anatomie générale médicale de la peau. La peau, ou tégument, considérée dans le sens le plus général que comporte ce terme, est la partie de l'organisme qui sépare le milieu intérieur des animaux (tissu connectif, lymphe, sang) du milieu extérieur dans lequel ils se meuvent et puisent l'oxygène. A l'origine ce tégument n'est nullement différencié du reste de la surface du corps. Les organismes monocellulaires, tels que les amibes, ne sont point limités extérieurement par une couche distincte. Leur protoplasma jouit de toutes les propriétés vitales répandues dans sa masse à l'état diffus, et, sans cesse en mouvement, il se déforme à chaque instant pour produire des pieds temporaires ou pseudopodes, émanés d'un point quelconque de sa substance, que nulle partie différenciée ne vient limiter à la périphérie.

Au fur et à mesure que l'organisme inférieur des protistes s'élève dans la série, l'on voit se développer graduellement la tendance à l'individualisation, et avec elle celle à la *limitation du corps*. Le tégument primordial se montre alors sous la forme d'une simple barrière défensive. A la périphérie, le protoplasma sécrète une substance muqueuse qui durcit à l'air, englobe des grains de sable ou d'autres corpuscules étrangers à l'organisme, et forme ainsi une sorte de muraille solide autour du corps mou de l'animal. Sur un seul point, cette enveloppe est discontinue : c'est par ce point que le protoplasma continue à émettre des pseudopodes destinés à sa locomotion et à la préhension des matériaux alibiles qui font la base de son alimentation. Ainsi : *limiter le corps et lui former une enveloppe défensive*, telle est la première tendance, et pour ainsi dire la caractéristique initiale du tégument primordial (exemples : *Difflugia oblonga*, amibe à carapace sablonneuse. — *Quadrula symmetrica*, amibe à cuticule durcie formée de plaques quadrangulaires.)

Une seconde tendance que l'on voit se développer dans le tégument primordial des animaux inférieurs est celle à la production d'organes spécialisés du mouvement et de la sensibilité. Les réactions énergiques des animalcules, dès qu'on touche à un point de leur cuticule, montrent bien que cette dernière est devenue l'agent distinct de la sensibilité. D'autre part cette même cuticule, sur certains points, devient le siége d'organes adaptés exclusivement aux mouvements qui, chez l'être individualisé par la production cuticulaire et dont les mouvements amiboïdes ont cessé d'exister, consistent en des filaments vibratiles auxquels on donne le nom de *flagellums et de cils*. Certains même de ces appendices, tels que le flagellum des noctiluques, sont assez hautement différenciés pour devenir les agents d'un mode élevé de contractilité, le mode *brusque*, et sont striés en travers à la façon des fibrilles élémentaires des muscles à contraction brusque des animaux supérieurs. Ainsi se marquent, dès le début, les relations étroites qui doivent exister, chez les animaux supérieurs, entre l'appareil cutané et l'appareil musculaire soit involontaire, soit volontaire. Le tégument jouit donc, à son origine, des propriétés *sensitivo-motrices*, et résume en lui seul l'appareil nerveux moteur sensitif et les agents contractiles commandés par ce dernier.

Nous voyons donc se localiser dans la portion périphérique du protoplasma des protistes, dans cette portion semi-cuticulaire qui limite la périphérie du corps de ces animaux et que l'on appelle l'*exoplasme*, les propriétés fondamentales du tégument : la *fonction défensive*, l'*impressionnabilité* en présence des agents extérieurs. Le tégument est en outre le point de départ des *réactions motrices* et supporte les organes moteurs. La portion centrale du protoplasma de l'amibe, ou *endoplasme*, reste le milieu intérieur, le siége des phénomènes nutritifs, et ne communique plus avec l'extérieur que par l'orifice toujours ouvert au niveau duquel manque le tégument, et que l'on appelle le cytostome.

Si l'on joint à ce qui précède que certains points de l'exoplasme des Acinètes sont l'origine de longs processus qui vont à la rencontre des proies, les captent, et font passer, comme des suçoirs, le contenu liquide de la proie saisie dans le milieu nutritif endoplastique, et que d'autre part l'exoplasme de nombre de rhizopodes sécrète une carapace soit calcaire, soit siliceuse, dont les matériaux sont élaborés d'abord dans le milieu nutritif, puis disposés à la surface du corps méthodiquement, l'on voit que le tégument primordial formé par cet exoplasme est à la fois *défensif, sensitivo-moteur, absorbant* et *sécrétant*. Toutes ces propriétés physiologiques sont localisées à son niveau. Chose en tout point remarquable, ce seront toujours là les propriétés distinctives du tégument considéré dans la série animale.

Mais ce n'est pas la seule considération intéressante qui découle de l'étude sommaire que nous venons de faire. En étudiant la première différenciation de la région tégumentaire chez les protistes, nous avons mis en lumière le rôle immense de cette dernière dans l'organisme. En effet, dans le cas considéré, cet organisme se réduit à une seule cellule, et nous voyons que toutes les fonctions importantes, à l'exception de celles de la nutrition proprement dite et de la reproduction(?), se sont localisées dans l'exoplasme : *Impressionnabilité, mouvement, absorption, sécrétions, limitation extérieure et défense de l'animal* (phanères spiculaires, etc.), tout est fonction de cette couche extérieure de protoplasma qui représente la peau primitive. C'est enfin par l'exoplasme que l'animal respire, et qu'il introduit dans sa masse l'oxygène nécessaire aux actions chimiques constamment renouvelées qui caractérisent le mouvement vital.

Si nous quittons maintenant le règne des protistes et si, cessant de considérer des organismes unicellulaires, nous étudions le développement du tégument chez les animaux supérieurs, nous voyons que ce tégument est, à l'origine, constitué par ce que l'on appelle l'*ectoderme*.

Lorsque la masse ovulaire s'est segmentée de façon à constituer, en vertu de ses bipartitions successives, une agglomération de cellules ou *morula*, sur un point l'on voit se former la tache embryonnaire, et les cellules se disposer sur deux rangées concentriques pour constituer les deux feuillets primordiaux du blastoderme. Ces feuillets sont l'*ectoderme*, qui représente le tégument primitif, et l'entoderme, qui représente le tube digestif ou plutôt la surface digestive embryonnaire. Au début ces deux feuillets sont accolés et constituent tout l'animal. Certains organismes conservent longtemps cette forme simple. Leur entoderme s'invagine et double l'ectoderme, l'animal a la forme d'un sac simple formé par un cœcum digestif, entodermique que coiffe et double l'ectoderme. Hæckel a donné le nom de *Gastrea* à cette forme initiale. Les deux feuillets blastodermiques contigus sont formés de cellules individualisées et souvent à ce stade l'ectoderme porte des cils, émanant de ses cellules constitutives, et qui sont une expansion de leur masse protoplasmique adaptée au mouvement faisant saillie à l'extérieur. L'ectoderme est aussi le lieu de la réception des impressions sensitives et l'origine des réactions motrices des appendices ciliés, il respire l'oxygène ambiant, il sécrète des produits cuticulaires. En un mot, il est doué de toutes les propriétés que nous pourrions nommer *tégumentaires*, que nous avons vues précédemment résider dans l'exoplasme des organismes monocellulaires, des *Protistes*.

Au début de deux des articles signés par nous dans ce Dictionnaire (*voy.* CORDONS NERVEUX, SYSTÈME NERVEUX) nous avons insisté sur ce fait bien connu que, chez les polypes hydraires, l'ectoderme est composé de cellules *névro-musculaires*. Chez l'hydre d'eau douce, étudiée jadis par Trembley, les cellules du tégument se composent d'un corps, d'un pédicule, et d'une expansion contractile, disposée non plus en dehors de l'ectoderme, comme les cils et les flagella, mais étendue longitudinalement sous le revêtement continu formé par les corps cellulaires. Au-dessous donc d'une couche de cellules disposée à la surface du corps à la façon d'un revêtement épithélial existe une nappe d'éléments contractiles, solidaires des cellules épithéliales, et doublant ces dernières. La portion épithéliale de la cellule névro-musculaire est reliée avec son expansion contractile par un pont très-court de substance protoplasmique qui sert de conducteur entre les deux. Les sensations se produisent dans les corps cellulaires épithélioïdes, car l'impression reçue à la suite des contacts se transforme *in situ* en incitation motrice qui commande la contraction de l'expansion musculaire de la cellule du tégument. Impressionnabilité, sensibilité, réaction excito-motrice, mouvement, c'est-à-dire la somme des actions nerveuses animales ou de relation, se passent donc dans un seul et même élément différencié de l'organisme inférieur de l'hydre, *dans le tégument*.

Chez les animaux supérieurs aux polypes hydraires, l'organisme se complique, et les fonctions motrices et nerveuses ne sont plus confusément répandues dans l'ectoderme. Certains points de ce dernier se spécialisent. Chez certains vers, on voit, sur la ligne médiane qui marque l'axe longitudinal du corps, la partie profonde de l'ectoderme proliférer sur un point et former un amas de cellules qui se poursuit dans la direction axiale de l'embryon, de façon à dessiner un cylindre plein et rectiligne. Ce cylindre se poursuit sur un certain trajet, puis s'effile à ses deux extrémités et cesse d'exister. Si l'on suit les progrès du développement, on reconnaît que cet amas cylindrique est l'origine des ganglions nerveux cérébroïdes de l'animal (Kowalewsky).

Ainsi, chez les animaux inférieurs, le premier centre nerveux distinct qui apparaît est une différenciation du tégument primitif. Au lieu d'être répandues dans toute la peau, comme chez les polypes hydraires, les fonctions nerveuses vont se localiser, pour subir un développement plus grand, et s'individualiser pour ainsi dire dans un bourgeon spécial émané de l'ectoderme. Voilà la première différenciation fondamentale de l'ectoderme, et l'adaptation du tégument, spécialisé sur un point, aux fonctions exclusives de la *névrilité*.

En même temps que cette modification se produit dans les organismes qui s'élèvent, on en voit paraître une autre, d'ordre tout aussi important. Entre les deux feuillets primordiaux, entoderme et ectoderme, s'en développe un troisième qui n'existait auparavant que d'une façon rudimentaire ou nulle. Je veux parler du feuillet moyen ou *mésoderme*[1]. Ce feuillet existe bien formé chez tous les animaux supérieurs aux Cœlentérés. Il se clive rapidement en deux lamelles secondaires interceptant dans leur écartement la cavité viscérale, la première des séreuses (la cavité pleuro-péritonéale des embryologistes et le schizocèle des zoologistes). Les deux lamelles précédées divergent pour circonscrire et entourer cette cavité, la lamelle supérieure s'accole à l'ectoderme, c'est la lamelle *fibro-cutanée*. La lamelle inférieure s'accole à l'entoderme et prend le nom de lamelle *fibro-intestinale*. Si, laissant de côté cette dernière lamelle, nous considérons la lamelle fibro-cutanée dans la série de ses modifications évolutives, nous la voyons, adjacente au tégument primitif, se souder à lui, devenir son support fibreux, son *derme* par sa partie superficielle, tandis que par sa partie profonde elle développe les masses musculaires striées, les aponévroses, les pièces solides du squelette primordial.

Ainsi est constituée la *peau embryonnaire*, résultant de l'union de l'ectoderme primitif et de la lamelle fibro-cutanée du feuillet moyen, dans laquelle l'appareil tout entier des mouvements de relation se développe avec ses muscles, ses tendons, son tissu cellulaire diffus et son squelette. D'un autre côté nous savons que l'ectoderme fournit, en se spécialisant sur certains points, les éléments primordiaux du système nerveux. Chez les vertébrés, c'est l'ectoderme déprimé en sillon médullaire qui fournit, nous l'avons vu (*voy.* Système nerveux en général), les éléments premiers du névraxe primitif, le revêtement épithélial du canal de l'épendyme. On voit donc facilement que la peau affecte une véritable parenté embryologique à la fois avec l'axe nerveux myélencéphalique (c'est-à-dire avec le système qui perçoit les impressions reçues par elles et les transforme en incitations motrices), et d'autre part avec le système locomoteur de relation qui obéit à ces incitations. En d'autres termes tous les éléments de ce double système

---

[1] La terminologie des feuillets blastodermiques varie suivant les auteurs; voici quels sont les termes les plus adoptés et leur équivalence :

Feuillet externe ou corné. . . .	=	Ectoderme. . .	=	Épiblaste.
Feuillet moyen ou vasculaire . .	=	Mésoderme. . .	=	Mésoblaste.
Feuillet interne ou muqueux . .	=	Entoderme. . .	=	Hypoblaste.

forment une dépendance originelle de la peau, c'est-à-dire de la vaste surface qui va recevoir les impressions extérieures.

Dès que la peau embryonnaire s'est formée, chez les embryons des animaux supérieurs, par l'union de l'ectoderme et de la lamelle fibro-cutanée, sa fonction glandulaire commence à se montrer par l'apparition, au sein du tégument primitif, des rudiments de la glande excrétoire la plus importante de l'organisme, le *rein*, dont les glandes sudoripares, qui naissent plus tard, formeront ultérieurement comme le diminutif. Dès le second jour, chez l'embryon de poulet, les coupes transversales faites dans la région des vertèbres primitives permettent de voir, immédiatement au-dessous de l'ectoderme et adjacent à ce dernier, un groupe de cellules qui s'élève de chaque côté de la portion non divisée du mésoderme, c'est-à-dire de la masse protovertébrale. Ce groupe cellulaire, situé en dehors des protovertèbres, et qui fait saillie dans l'espace triangulaire intercepté par l'ectoderme en haut, l'angle supéro-externe des vertèbres primitives en dedans et le feuillet moyen en dehors, est le rudiment du canal de Wolff, ou rein primitif d'Oken.

Que l'origine de ce canal soit dans la portion du mésoderme qui constitue la somatopleure ou lamelle fibro-cutanée (Remak, Kölliker) ou que, comme le pense Hensen, et comme je crois l'avoir vérifié sur l'embryon de poulet, il prenne naissance par suite d'une invagination longitudinale des cellules de l'ectoderme, entre les protovertèbres et la lame fibro-cutanée, il n'en est pas moins initialement une dépendance de la peau embryonnaire. Le seul litige qui soit soulevé relativement à son origine exacte consiste en ce qu'on soutient d'une part qu'il vient de l'épithélium cutané primordial, et d'autre part qu'il procède au derme primitif représenté par la somatopleure dans sa région juxta-ectodermique. Au point de vue purement médical qui nous occupe il suffit de voir que le canal excréteur du rein primitif procède du tégument dont il est une différenciation organique pure et simple. Et comme le rein primitif est lui-même un bourgeonnement du canal de Wolff, nous retrouvons encore ici entre le rein et la peau la parenté embryologique que nous avons constatée pour le névraxe et le système locomoteur à contractions brusques. Ainsi se conçoivent mieux les relations étroites que la clinique montre exister entre certaines lésions cutanées et le fonctionnement de la sécrétion urinaire. La raison de l'influence réciproque des lésions cutanées et des lésions rénales se trouve de la sorte éclairée d'une vive lumière.

D'autres organes encore, tels que le cristallin, par exemple, naissent, comme le canal de Wolff et celui de l'épendyme, aux dépens de la peau embryonnaire ou de l'ectoderme seul. Mais il faut maintenant abandonner cette étude et indiquer brièvement comment la peau primitive se comporte aux deux extrémités du tractus intestinal et se raccorde avec lui au niveau de sa partie supérieure ou bucco-pharyngienne, et de son extrémité inférieure, terminale ou cloacale.

Le tube digestif primordial formé par l'union de l'entoderme et de la lamelle fibro-intestinale se termine à ses deux extrémités par ce que l'on appelle le préintestin (tube pharyngo-œsophagien) et en arrière par le cloaque. Bientôt la cavité buccale, revêtue par l'ectoderme, se met en rapport avec le préintestin, et d'un autre côté des bourgeons partis de la peau primordiale s'enfoncent de l'extérieur vers le cloaque et le divisent bientôt en une chambre rectale et une urogénitale, séparées par une cloison planiforme. Chez l'homme et les mâles des mammifères supérieurse cette chambre uro-génitale reste indivise, mais chez les femelles elle se sectionne en deux chambres secondaires, l'une urinaire, l'autre vaginale.

Sur les divers points où le tractus intestinal est mis en rapport avec la peau embryonnaire réfléchie, des modifications importantes à connaître et d'un intérêt médical direct ne tardent pas à se produire.

A. La paroi propre du préintestin ou œsophage primordial est formée par la lamelle fibro-intestinale. C'est un fait sur lequel sont d'accord tous les embryologistes. Un second fait sur lequel on n'est pas moins d'accord, c'est que chez l'adulte le revêtement épithélial de l'œsophage jusqu'au cardia, ainsi que les glandes qui sont des produits de sa formation, est absolument identique avec celui du pharynx et de la bouche, c'est-à-dire qu'il reproduit absolument aussi le type de l'ectoderme. Chez certains animaux, l'épithélium ectodermique se prolonge jusqu'au milieu de l'estomac, c'est le cas des solipèdes, et l'on pourrait multiplier les exemples. Que s'est-il donc passé? Aux premières heures de la vie embryonnaire, comme on peut facilement le montrer par des préparations et des coupes d'embryon de poulet du premier au cinquième jour, l'épithélium du préintestin était réellement formé par l'entoderme. Mais, une fois que l'intestin antérieur s'est ouvert dans la cavité bucco-pharyngienne revêtue d'épithélium ectodermique, son revêtement est devenu lui-même analogue à l'ectoderme. L'épithélium tégumentaire primitif a poussé, pour ainsi dire, dans la portion supérieure du tractus intestinal en prenant la place de l'entoderme. L'histoire bien connue des greffes épidermiques montre que les cellules du corps de Malpighi semblent parfois produire, sur les éléments auxquels elles sont contiguës, comme une sorte d'action de contact, et que ces éléments, s'ils sont indifférents comme les cellules embryonnaires d'une plaie suppurante et exposée, dirigent leur évolution sous cette influence de manière à former des cellules au type Malpighien. Peut-être est-ce ainsi que se forme, de proche en proche, la modification de l'épithélium du tractus intestinal qui transforme ce dernier en un épithélium pavimenteux stratifié, à évolution cornée, et absolument identique, au fond, à celui qui recouvre une surface exposée de la peau, celle de l'épithélium de la cornée, par exemple. Peut-être aussi y a-t-il végétation directe de la fente bucco-pharyngienne vers l'estomac, le long du tube préintestinal. Je ne veux pas discuter ici la question ni choisir entre ces deux hypothèses. Toujours est-il qu'à part une région mixte voisine du pharynx le reste du préintestin conserve sa structure générale du type intestinal, comme si l'épithélium de Malpighi avait simplement végété à la surface de la lamelle fibro-cutanée. C'est ce que l'on peut bien voir au niveau du bourrelet qui marque la jonction de l'épithélium de l'œsophage et de celui de l'estomac.

Mais aux dépens de ce préintestin que nous venons de voir de la sorte envahi par l'épithélium ectodermique ne se forment pas que l'œsophage et la chambre cardiaque plus ou moins compliquée de l'estomac des vertébrés à respiration aérienne. L'arbre bronchique et son confluent laryngo-trachéal proviennent également d'un bourgeonnement de sa paroi antérieure. Aussi retrouvons-nous l'épithélium Malpighien sur les cordes vocales, et le revêtement épithélial de l'arbre bronchique est-il d'un type tout à fait analogue à celui que prend l'ectoderme des fosses nasales et de la paroi supérieure du pharynx. Il est cilié et présente des glandes construites sur le type des glandes olfactives, bucco-pharyngiennes et œsophagiennes. Nous allons voir bientôt du reste quel rôle joue l'épithélium cilié dans la constitution de l'ectoderme considéré dans la série. En un mot, le système vecteur de l'air, le poumon bronchique ou muqueux, est une émanation de la portion antérieure du tube intestinal, portion vectrice des matériaux d'ingestion solides et liquides ; nous avons vu d'autre part que ce préintestin représente, par la nature de son épithélium, un véritable département de la peau invaginée sur ce point à l'intérieur. Voilà une notion précieuse qui permettra d'apporter quelque lumière dans certaines questions, notamment dans celle, jusqu'à présent demeurée obscure, des relations des affections de la muqueuse bronchique avec les lésions analogues du tégument.

B. De même que dans le préintestin, l'ectoderme, suivi dans sa réflexion et sur un certain parcours par la lamelle fibro-cutanée qui forme son derme, se poursuit au niveau de la chambre cloacale pour former la partie inférieure de la muqueuse du rectum, la muqueuse du vagin et celle du col de l'utérus, enfin le revêtement épithélial de l'urèthre et de la vessie. Au point de vue embryologique, par exemple, le col utérin est une véritable portion de la peau, si l'on ne considère que sa muqueuse, et c'est un organe distinct du corps, également à ce dernier point de vue. C'est pourquoi les cancroïdes et tous les épithéliomes, qui affectionnent de préférence la peau, se développent si fréquemment à son niveau.

Les prolongements de l'ectoderme dans les diverses subdivisions du cloaque primitif conservent du reste ordinairement le type que nous étudierons plus loin sous le nom de type *ectodermique de Malpighi* et, même dans la vessie, cet épithélium invaginé conserve des tendances à la disposition stratifiée compliquée et à l'évolution cornée. Les analogies morbides des néoplasies de cette région avec celles de la peau sont aussi dans tous les cas aussi nombreuses et étroites. Elles sont du reste suffisamment connues : c'est pourquoi nous n'insisterons pas, pour le moment, davantage sur ce sujet.

ÉTUDE DES CARACTÈRES GÉNÉRAUX DE L'ÉPITHÉLIUM ECTODERMIQUE ET DES DIVERS TYPES FONDAMENTAUX DE CET ÉPITHÉLIUM. Dès que les trois feuillets du blastoderme sont formés dans les embryons d'oiseaux ou de mammifères, l'ectoderme, qui constitue à lui seul le feuillet externe, supérieur, ou épiblastique, prend les caractères exacts d'un épithélium vrai, c'est-à-dire qu'il est formé de cellules soudées entre elles par un ciment, disposées en couches de revêtement, et dans lesquelles ne pénètreront jamais les vaisseaux canaliculés, sanguins ou lymphatiques.

Même avant, du reste, que le feuillet moyen se soit développé à l'état distinct, et, par exemple, sur le blastoderme de l'œuf de poule fécondé et non couvé, l'ectoderme existe déjà sous forme de couche de revêtement formée par une rangée de hautes cellules prismatiques. Selon l'avis de plusieurs auteurs jouissant en embryologie d'une grande autorité, et parmi lesquels il faut compter Kölliker, tout le feuillet moyen, c'est-à-dire celui qui va donner les séreuses et les deux lamelles fibro-intestinale et fibro-cutanée, ne serait au fond qu'une différenciation organique de l'ectoderme. De la sorte, le tégument primitif deviendrait l'origine première du stroma complet du corps, sauf l'épithélium de l'intestin et de ses glandes annexes. Mais cette conception est peut-être trop générale, en tout cas elle ne repose pas sur des faits assez indiscutables pour que nous puissions dès maintenant l'accepter dans sa rigueur. Quoi qu'il en soit, l'ectoderme fœtal présente un caractère tout à fait spécial, il est formé de cellules épithéliales qui montrent une tendance manifeste à la stratifica tion en lits superposés. Cette tendance sera celle qui se montrera le plus marquée dans le revêtement ectodermique définitif : aussi convient-il de la signaler et d'y insister.

a. *Ectoderme embryonnaire.* L'ectoderme du fœtus est différent de celui du poulet dans les cinq premiers jours de l'incubation. Ce dernier ectoderme offre seulement le type *limitant* et stratifié. Il est formé de cellules prismatiques qui paraissent disposées en rangées superposées dans les portions centrales de l'embryon, tandis que ces mêmes cellules forment à la périphérie du germe une couche unique ne comprenant d'ordinaire qu'un seul élément dans son épaisseur. Les éléments cellulaires, au voisinage du bourrelet du germe, par exemple, sont nettement délimités dans leurs contours par des traits rectilignes. Cela revient à dire que le protoplasma de deux cellules adjacentes entre elles n'est pas fusionné sur la ligne de contact. Mais là où l'ectoderme s'épaissit, comme, par exemple, pour former le tube épendymaire ou névraxe primitif, les cellules sont disposées sur deux ou trois rangées, et il est assez difficile de voir si les rangées successives sont reliées entre elles par des pédicules protoplasmiques. En d'autres termes, on ne peut savoir si les cellules d'une rangée sont le produit du bourgeonnement de la rangée qui est au-dessous. L'examen de certaines préparations d'embryon de poulet serait néanmoins favorable à cette dernière hypothèse qui étendrait les conclusions de Lott sur le développement de l'épiderme à la multiplication des cellules de l'ectoderme fœtal. En tout cas les cellules s'individualisent rapidement, car on les voit séparées pour la plupart des cellules adjacentes par un trait horizontal brillant et rectiligne. Ainsi dans l'ectoderme fœtal les cellules ont déjà le type épithélial, sont individualisées et stratifiées. Mais elles n'ont encore aucune tendance manifeste à produire soit la substance kératogène, soit des cils, soit enfin des couches analogues à celles de l'émail des dents.

Plus tard cependant cet ectoderme individualisé déjà, mais dans lequel aucune tendance évolutive spéciale ne s'est encore montrée, va subir une série de différenciations organiques pour s'adapter à des fonctions spéciales. Examinons actuellement les différents types morphologiques auxquels son évolution va le conduire.

b. *Type ectodermique défensif. Type adamantin.* Chez certains animaux, et notamment chez l'Amphioxus, les cellules de l'ectoderme, au lieu de se stratifier, restent disposées sur une seule rangée. Ces cellules deviennent prismatiques allongées, restent claires, se strient dans le sens de leur hauteur et sécrètent une cuticule dure, solide, à leur surface libre. Cette cuticule peut s'infiltrer de sels calcaires et former une sorte de vernis résistant qui limite et défend à la fois la surface du corps. Tout le tégument de l'Amphioxus est construit sur ce type. Chez les vertébrés supérieurs mammaliens, l'ectoderme ne prend cette forme qu'en une seule région, c'est à savoir au niveau de l'*organe de l'émail* des dents. Le type adamantin de l'ectoderme est cependant, on le voit, une forme pour ainsi dire primordiale du revêtement épithélial du tégument. L'organe qui sécrète l'émail est donc autre chose qu'une sorte de souvenir morphologique d'une forme de l'épithélium tégumentaire généralisée, chez certains termes de la série des êtres qui s'échelonnent en ligne directe vers le type vertébré. La nature, quand elle veut former l'émail des dents, suit la loi d'économie formulée par M. Milne-Edwards; elle a recours à une forme d'ectoderme déjà existante, et imprime au tégument embryonnaire qui entoure les germes dentaires la tendance évolutive qui conduit à l'édification de ce type particulier.

c. *Type ectodermique moteur. Épithélium ectodermique à cils vibratiles.* Un certain nombre d'animaux présentent, soit dans les premières périodes de leur existence, soit pendant toute la durée de celle-ci, un épithélium cutané cylindrique à cils vibratiles. Comme son représentant chez les protozoaires, l'*exoplasme*, l'ectoderme peut donc, en dehors de ses propriétés limitantes et défensives, acquérir des qualités motrices. Parfois même, comme chez l'hydre d'eau douce, les cellules sont à la fois motrices, réceptives, perceptives et excito-motrices; ce que nous avons dit précédemment ailleurs sur ce sujet nous dispense d'y revenir maintenant (*voy.* SYSTÈME NERVEUX). De même que la forme adamantine, la forme ciliée de l'ectoderme est limitée sur certains points chez l'homme et les animaux supérieurs.

Chez ces derniers, c'est dans la portion de la bouche primitive, qui s'est séparée pour former les fosses nasales, et sur la face postérieure du pharynx, que se localise le revêtement du type cilié. Ce revêtement existe aussi dans la portion du préintestin qui s'est spécialisée pour former l'arbre bronchique, le *poumon muqueux*, avec les mêmes caractères qu'il présente dans le pharynx et les fosses nasales. On peut donc, à la rigueur, considérer tout le revêtement du système aérien comme une forme particulière ciliée de l'épithélium tégumentaire. On voit du reste, dans le pharynx et sur les replis aryténo-épiglottiques, l'épithélium à cils vibratiles succéder à celui du type Malpighien sans modification appréciable du derme sous-jacent. Bien plus, dans ces régions de passage, l'épithélium de stratifié devient cilié, puis de nouveau stratifié sur des points très-voisins, comme si les deux formes se mêlaient. Un point à retenir, c'est donc que les voies aériennes supérieures et leur revêtement épithélial ne sont que de la peau transformée et adaptée à des fonctions spéciales. [1]

d. *Type ectodermique glandulaire.* Entre les cellules prismatiques de l'ectoderme des embryons de poissons (exemple : les Truites), on rencontre intercalées en grand nombre des cellules mucipares ayant la forme d'un petit godet et montrant un orifice persistant sur leur face libre. Ces cellules sont de véritables petites glandes monocellulaires à mucus. Ce sont des cellules caliciformes. En dehors d'elles, l'ectoderme ne présente pas de dépressions glandulaires. En se modifiant d'une certaine façon, les cellules ectodermiques peuvent donc prendre la forme et les fonctions *glandulaires.* Au fur et à mesure des progrès de la différenciation organique, cette fonction glandulaire, au lieu d'être diffuse sur toute la surface du tégument, et d'avoir pour agents des cellules sécrétantes isolées, se localise dans certains bourgeons partis de l'ectoderme et invaginés dans la lamelle fibro-cutanée transformée à sa partie supérieure pour constituer le chorion. C'est ainsi que la plupart des glandes buccales sont des glandes à mucus dont les éléments sont un peu différents dans leur forme des cellules caliciformes de la peau embryonnaire des Salmonées, mais qui sont identiques à ces dernières au point de vue de la fonction mucipare. Les glandes sudoripares sont aussi assez analogues, par leur revêtement de cellules claires, aux glandes

[1] Il ne faudrait pas déduire de ce qui précède que l'épithélium à cils vibratiles appartienne *exclusivement* au revêtement cutané modifié pour sa fonction. Les cellules à cils vibratiles sont aussi une modification de l'épithélium de l'entoderme. Chez les vertébrés inférieurs, tels que les lamproies, tout le tractus intestinal présente un épithélium cilié, sans autres éléments interposés.

muqueuses et salivaires du tégument buccal, mais elles sont tout à fait différenciées pour la sécrétion de la sueur, qui n'existe que chez les animaux dont
la vie est aérienne. Quant aux glandes sébacées, elles sont en relation étroite
avec l'ectoderme corné ou kératinisé dont nous devons maintenant nous occuper.

    e. *Type ectodermique corné ou kératinisé. Épithélium du type Malpighien.*
Chez les amphibies nus, les oiseaux, les mammifères et parmi eux l'homme,
l'évolution de l'ectoderme tend à faire revêtir à ce dernier le *type corné* que
l'on pourrait également appeler *type Malpighien*, à cause de l'étude précise qu'a
faite de sa constitution le célèbre anatomiste de ce nom.

Le revêtement épithélial de la peau se montre disposé sous deux formes très-
distinctes : 1° il est étalé en nappe (peau des amphibies nus, peau du fœtus des
mammifères) ; 2° ou bien il représente une surface multipliée par la formation
de plis et d'éminences papillaires.

1° L'*ectoderme étalé en nappe simple* repose sur la lame fibro-cutanée qui
constitue son derme et qui est elle-même disposée en surface planiforme. Ce
derme est lui-même une simple modification du tissu fibreux des aponévroses.
Il est formé de faisceaux connectifs et de fibres élastiques disposés par plans
qui se croisent dans divers sens et qui souvent s'intriquent à la façon des fils
qui constituent par leur union une étoffe feutrée. Les cellules fixes de ce tissu
ne diffèrent pas fondamentalement de celles du tissu fibreux, c'est-à-dire qu'elles
sont ordonnées suivant la direction axiale des fibres connectives, dans les intervalles desquelles elles sont contenues et dont elles prennent les empreintes.
Dans ces mêmes intervalles des faisceaux fibreux circulent librement les cellules
lymphatiques, enfin les vaisseaux sanguins viennent y former un réseau de
mailles capillaires. La face supérieure du plan fibreux dermique est lisse et se
termine elle-même du côté du revêtement épithélial stratifié par une minime
bordure de substance fondamentale hyaline. C'est sur cette couche limitante
ou *basale* que reposent les cellules de Malpighi.

Sur la peau de la grenouille commune ces cellules forment deux ou trois
rangées seulement. C'est là qu'elles sont aussi le plus facile à étudier.

Les cellules de Malpighi sont formées d'un corps cellulaire protoplasmique
qui n'est point limité à la périphérie par une cuticule membraneuse : ce sont
des cellules nues. Au centre existe un noyau ovalaire renfermant un nucléole.
Autour du noyau est une zone claire. Enfin, à la périphérie, la cellule polygonale
(ou plutôt polyédrique) présente une série de dentelures qui s'étendent à travers
la ligne de ciment clair qui la sépare de sa voisine et qui va rejoindre, vers le
milieu de cette ligne, des prolongements semblables émanés d'une cellule voisine. Si donc l'on considère la coupe optique d'une cellule, on voit que son bord
est festonné par une série d'arcs de cercle rentrants dans sa masse, et dont les
intersections interceptent une série de pointes angulaires qui font saillie dans
la ligne de ciment. Ce sont ces pointes que Schultze, après les premiers travaux
de Schrön, considérait comme s'engrenant à la façon des dents des roues den-
tées. Depuis, Bizzozero montra que l'union des dentelures s'opérait, non à
la façon des doigts de la main qu'on intriquerait en faisant pénétrer les extrémités des doigts d'un côté dans les espaces interdigitaux de l'autre, mais bien
à la façon de ces mêmes doigts que l'on ferait se toucher par leurs pulpes. Au
point d'union, l'on remarque souvent une sorte de nodule en saillie qui a fait
croire jusqu'ici qu'une soudure existait sur les points de contact. Mais en tendant
bien la lamelle d'ectoderme de grenouille que l'on étudie et en la colorant avec

le bleu d'aniline qui teint le protoplasma, les piquants péricellulaires, et laisse le ciment intercépithélial incolore, on voit facilement qu'aucune soudure n'existe et que les pointes se continuent en se fondant les unes avec les autres. Tout dernièrement M. Ranvier a étendu cette observation aux cellules de Malpighi des mammifères et de l'homme. Les cellules des rangées profondes de l'ectoderme sont donc formées d'une masse protoplasmique nue, renfermant un noyau, et se continuant avec les masses similaires des cellules voisines par une série de dentelures qui sont des expansions de la portion périphérique ou *exoplastique* du protoplasma. Dans cette conception, toutes les cellules de l'ectoderme non encore kératinisées sont *solidaires entre elles* et n'ont subi qu'une individualisation incomplète. Cette notion est de haute valeur et importante à retenir pour expliquer le mode de production et d'évolution de certaines lésions cutanées.

La substance cimentaire qui sépare et relie les cellules ectodermiques des couches profondes est brillante, réfringente, molle, et semble formée par un liquide dense, tenace, et de consistance colloïde. Ce ciment particulier diffère des autres en ce que l'argent ne l'imprègne point ou ne le fait que très-irrégulièrement. Il forme, en s'insinuant de mille manières entre les innombrables pointes dentelées qui hérissent les cellules, une sorte de labyrinthe de substance molle, ou de chemin colloïde que les matériaux nutritifs nécessaires à l'entretien de la vie du corps de Malpighi suivent facilement, pourvu qu'ils soient cristalloïdes, et que même, ainsi qu'on s'en convainc fréquemment en anatomie pathologique, les cellules lymphatiques migratrices peuvent aisément parcourir.

Mais au-dessus de ces couches de cellules molles en existent d'autres très-différentes formées par les cellules cornées de la peau, dont le corps protoplasmique s'est transformé en une lame de substance cornée dont les lignes de contact sont remplies par cette même substance, et dont le noyau atrophié montre clairement que l'évolution vitale de l'élément est à peu près terminée. Comment s'effectue cette kératinisation?

Sur la peau du doigt d'un enfant de quelques semaines, durcie convenablement après avoir été fixée dans sa forme, nous pratiquons des coupes transversales que nous colorons ensuite à l'aide du picrocarminate d'ammoniaque. L'ectoderme montre trois plans superposés de cellules. Les unes, profondes, sont cylindriques ou plutôt cubiques, et implantées normalement à la surface du derme, elles sont colorées en rose orangé. Une seconde couche, linéaire, granuleuse, à cellules non dentelées distinctement, s'étend comme une ligne mince au-dessus de la rangée profonde; elle est colorée en rouge pourpre foncé. Au-dessus d'elle, le derme est corné et incolore. Il y a donc dans la peau trois couches fondamentales entrant dans la constitution de l'ectoderme stratifié. Nous les appellerons *couche génératrice, couche granuleuse, couche cornée*. De plus, l'observation que nous venons de faire nous indique qu'en deçà de la couche granuleuse et au delà la constitution de l'ectoderme est changée du tout au tout, puisqu'en deçà les cellules sont dentelées et qu'au delà elles sont kératinisées et ont perdu leurs dentelures. Ceci nous conduit directement à rechercher si, dans la couche granuleuse, il ne s'effectue pas de modifications particulières en rapport avec le processus de kératinisation des cellules ectodermiques.

2° L'étude de l'*ectoderme compliqué ou disposé en surfaces multipliées* va nous permettre de résoudre quelques points du problème que nous venons de poser : vers le troisième mois de la vie intra-utérine, la peau du fœtus humain cesse d'être partout uniformément plane. Il se forme à sa surface, dans certaines régions, des lignes disposées comme des sillons sur un champ (exemple : la pulpe des doigts) : ces lignes ont pour but de *multiplier la surface ectodermique* de même que les sillons d'un champ de blé ont pour objet de multiplier la surface de la terre arable. De plus sur chacun de ces sillons se produisent de petites éminences alignées en files, et que l'on nomme des papilles, qui ont comme les sillons pour but de rendre plus considérable la surface revêtue par les couches ectodermiques. Les sillons et les papilles sont le résultat d'un bourgeonnement du derme qui soulève le revêtement épithélial en vallonnant pour ainsi dire sa surface. Nous étudierons plus loin comment s'effectue ce bourgeonnement chorial. Au niveau des sillons et des papilles, et dans leurs intervalles, l'ectoderme présente une stratification compliquée qui est la suivante.

Au niveau des papilles le derme se termine par une mince bordure hyaline que nous nommerons *couche vitrée* et qui présente des festons ou dentelures. Dans les intervalles des papilles cette couche vitrée forme une limite nette dépourvue de sinuosités, comme dans les portions, du reste, où le tégument est resté disposé en surface planiforme. Au-dessus de cette limite festonnée ou plane s'étend l'ectoderme stratifié. Il forme une série de couches distinctes dont voici l'énumération sous forme de tableau :

A. *Stratum de Malpighi à cellules dentelées solidaires*	*a.* Couche génératrice, ou des cellules prismatiques, *couche fondamentale de Malpighi* *b.* Couche rétiforme, ou *lacis de Malpighi*.
B. *Stratum granulosum à cellules indépendantes, secrétoires*.	*c.* Une ou deux rangées de cellules granuleuses.
C. *Stratum corneum à cellules cornées, soudées, à noyaux atrophiés*.	*d.* Lame homogène profonde ou *stratum lucidum*. *e.* Lame feuilletée. *f.* Lame homogène superficielle, *desquamante*.

A. **Stratum de Malpighi.** Toutes les cellules qui forment cette couche présentent le caractère commun d'être dentelées à leur périphérie et anastomosées *en réseau* par ces dentelures.

Les cellules qui confinent directement au derme, et qui par conséquent forment la rangée inférieure, sont toutes *cylindriques ou prismatiques ;* elles sont implantées perpendiculairement à la surface de la peau et non à celle des saillies papillaires qu'elles recouvrent. Elles montent donc toutes sensiblement dans le sens vertical, à la façon des tiges du blé qui poussent dans un champ labouré. Ces cellules présentent, sur leurs faces profondes en rapport avec les festons du derme, de grossières dentelures protoplasmiques qui s'*engrènent* avec les saillies et les dépressions de la surface dermique. Dans les sillons interpapillaires ces dentelures manquent, et la cellule repose par une face plane sur la surface dermique plane elle-même.

Les cellules cylindriques sont reliées les unes aux autres et avec celles des couches sus-jacentes par des pointes protoplasmiques qui ne diffèrent pas de celles que nous avons décrites en général. Ces cellules se teignent fortement par le carmin, renferment fréquemment des grains de pigment noir, et leurs noyaux ne sont jamais atrophiés. Nous verrons plus tard que l'on peut enlever toutes les couches ectodermiques qui les recouvrent sans que l'ectoderme perde la propriété de reproduire ses couches stratifiées et compliquées. Pourvu que la rangée profonde des cellules cylindriques subsiste, elle suffit à elle seule pour *régénérer* le reste du lacis Malpighien, la zone granuleuse et le stratum corné qui la recouvre. C'est pour ce motif que j'adopte pour elle le nom de *couche génératrice*, proposé par M. Ch. Remy dans son travail inaugural sur la structure de la peau.

Les cellules de la couche rétiforme constituent ce que Malpighi avait nommé *réseau* ou *lacis muqueux*. C'est pourquoi l'on peut, avec M. Ranvier, nommer cette région *lacs de Malpighi*. Là les cellules sont polyédriques, mais, au lieu d'être aplaties latéralement et d'avoir leur grand axe normal à la surface générale de la peau, elles présentent ce grand axe, ainsi que leur plus grande surface, disposés parallèlement au plan général cutané. Si donc elles procèdent (comme on en verra la démonstration au sujet de l'anatomie pathologique de la phlyctène profonde) des cellules de la couche génératrice, elles ont subi une sorte de retournement, et ont évolué de 90 degrés environ autour de leur axe primitif. C'est à cette sorte de locomotion que M. Ranvier rapporte les *longs prolongements* qu'il a observés sur ces cellules. Ces prolongements relient les cellules du réseau de Malpighi à quelques-unes de leurs similaires situées à une certaine distance, au-dessus ou au-dessous, ou latéralement. En dehors de là leurs pointes se comportent comme il a été dit plus haut et se touchent au milieu de la ligne de ciment intercellulaire. On voit par ce qui précède, et par la comparaison avec l'ectoderme du fœtus, que le lacis de Malpighi est une couche surajoutée, surtout destinée à combler extérieurement les vallonnements créés par les excroissances papillaires ; elle comble surtout les dépressions interpapillaires au niveau desquelles elle acquiert son maximum d'épaisseur. Aussi, sur les espaces dépourvus de sillons et de papilles, se réduit-elle à un rudiment, tandis que la couche profonde de cellules génératrices ne manque jamais.

B. *Stratum granulosum. Couche kératogène de Ranvier.* J'ai constamment trouvé cette couche dans l'ectoderme stratifié des régions munies de papilles. Dans les portions lisses de la peau, elle est parfois réduite à une ligne mince ne comprenant qu'une seule hauteur de cellules dans son épaisseur et on la voit même complétement disparaître. Elle n'existe pas dans l'entoderme de la cornée ni de l'œsophage. Quand le lacis malpighien et le stratum corné s'épaississent, comme dans les papilles colossales qui se développent autour de l'ulcère du mal perforant, la couche granuleuse se stratifie et présente plusieurs rangées cellulaires superposées.

Les cellules de la couche granuleuse diffèrent à la fois de celles du réseau de Malpighi et de celles du stratum corné. Sur les préparations de la peau non colorée elles forment une traînée blanche, ce qui avait conduit d'abord Œhl et Schrön à la confondre avec le *stratum lucidum*. Mais cette ligne blanche est due à ce que les cellules précitées renferment, au sein de leur masse protoplasmique, des granulations nombreuses et réfringentes. Ces granulations se comportent à la manière des grains d'une émulsion ; chaque granule est le siège de phénomènes de réflexion totale à sa surface, et de là résulte l'aspect opalescent. Le nom de zone opaque conviendrait donc bien mieux à la ligne granuleuse que celui de zone transparente que lui avaient donné les premiers observateurs. Les cellules de la couche granuleuse ne possèdent plus de prolongements protoplasmiques réguliers. Elles sont très-incomplétement solidaires les unes des autres. La ligne granuleuse comprise entre les couches épidermiques solidement soudées entre elles par la substance cornée, et celles du lacis de Malpighi dont les éléments constitutifs sont rendus solidaires entre eux par les prolongements épineux du protoplasma, *constitue donc le point faible du stratum ectodermique considéré dans son ensemble.* A son niveau, le corps de Malpighi et les couches cornées peuvent se cliver d'une façon relativement facile. Cette notion est importante; nous la verrons ultérieurement jouer un rôle capital dans l'explication du mode de formation de la phlyctène superficielle.

Quand on colore une coupe de la peau, soit avec les solutions d'hématoxyline dans la glycérine, soit avec le picrocarminate d'ammoniaque, on reconnaît que les cellules de la zone granuleuse se teignent énergiquement en violet ou en rouge. Le noyau n'est pas la partie la plus colorée dans la cellule; au contraire, il a souvent commencé à présenter des signes non équivoques d'atrophie. On ne peut donc considérer cette zone, avec Langerhans, comme un point où les cellules de l'ectoderme reprennent des caractères embryonnaires avant de se transformer en cellules cornées. La coloration foncée vient de ce que les éléments cellulaires sont imprégnés d'une substance que le carmin et l'hématoxyline colorent énergiquement. Cette substance est liquide; quand on comprime la préparation, on la voit sortir des cellules sous forme de flaques réfringentes et colorées en rose foncé par le picrocarminate et en beau violet par l'hématoxyline. Dans l'état normal, la substance précitée imprègne non-seulement la masse cellulaire, mais elle est réunie en grosses gouttes distinctes au sein du protoplasma qui devient de la sorte granuleux. Ainsi les cellules de la zone granuleuse jouissent de propriétés sécrétoires particulières. La substance qu'elles forment dans leur sein a été nommée par M. Ranvier *éléidine*, et cet histologiste éminent la considère comme jouant un rôle actif dans le processus de kératinisation de l'ectoderme.

C. *Stratum corné.* a. *Lame homogène profonde.* En effet, immédiatement au-dessus de la zone granuleuse les cellules de l'ectoderme changent du tout au tout, elles n'ont plus aucun prolongement protoplasmique, elles sont constituées par une lame mince de protoplasma comme desséché, transparent comme du verre. Les noyaux s'atrophient de plus en plus, à peine autour d'eux existe-t-il une minime couronne granuleuse. Les cellules se disposent par lits horizontaux dont les lamelles, formées par des lignes de cellules superposées, sont serrées au point de donner à l'ensemble un aspect absolument homogène au premier coup d'œil. C'est à cette couche homogène profonde du stratum corné qu'il faut, avec M. Ranvier, réserver le nom de couche transparente ou de *stratum lucidum*. Le *stratum lucidum* est donc situé immédiatement au-dessus, et non au niveau de la zone granuleuse de Schrön. Bien que transparentes comme le verre, déjà kératinisées, et solidement unies entre elles par la substance cornée intercellulaire, ces cellules sont encore imprégnées d'éléidine. Quand on colore la peau par le picrocarminate d'ammoniaque, on voit en effet cette substance sortir du *stratum lucidum* et former des flaques colorées à la surface de la préparation (Ranvier).

b. *Lame feuilletée intermédiaire.* Dans cette région la transformation cornée est parfaite, les cellules ne sont plus imprégnées d'éléidine, elles forment des lits horizontaux serrés disposés à la façon d'un système de tentes et interceptant des fissures que l'action des liquides développe parfois considérablement. C'est à cette disposition que l'épiderme corné doit la propriété de se gonfler en présence de l'eau et de ses analogues. Lorsque les liquides alcalins ou acides pénètrent par diffusion dans ces espaces, ils dissolvent en outre la substance cornée qui unit les cellules épidermiques et met ces dernières en liberté. On voit par ce qui précède qu'au fur et à mesure que la kératinisation s'achève le liquide kératogène disparaît comme s'il était utilisé dans la transformation. Il est donc très-probable que l'éléidine joue, en effet, un rôle important dans le phénomène, puisqu'on la voit apparaître dès qu'il commence et disparaître après son entier achèvement.

c. *Lame homogène superficielle desquamante.* La zone feuilletée est plus ou moins épaisse suivant que l'épaisseur du stratum corné est elle-même plus ou moins considérable. C'est à elle que ce stratum doit en majeure partie sa hauteur, variable suivant les régions et l'état d'incitation formative de l'ecto-derme en un point donné. Superficiellement cette couche est limitée par une zone dans laquelle les cellules cornées, réduites à des lames minces portant les empreintes les unes des autres et n'offrant plus qu'un vestige de noyau, sont disposées en lamelles serrées constituant par leur ensemble une couche mince homogène et translucide. C'est cette lame homogène qui donne à la peau son vernis. Par sa face supérieure, cependant, elle desquame incessamment d'une façon insensible, c'est pourquoi nous l'appellerons couche desquamante. Nous étudierons plus tard en son lieu la série de modifications qui se passe dans l'épi-thélium du tégument et qui amène la desquamation au niveau de la couche superficielle ou même dans la profondeur des couches ectodermiques dans cer-tains cas et sous certaines influences.

Nous avons acquis maintenant une série de notions suffisantes sur le revête-ment ectodermique, et nous pourrons comprendre les modifications qu'il subit dans une série de circonstances déterminées par l'état morbide du tégument. Pour les détails d'anatomie pure que nous avons négligés et qui sont nombreux, nous renvoyons simplement le lecteur à l'article Peau (*Anatomie*) de ce Diction-naire et aux traités d'anatomie et d'histologie classiques.

Étude des conditions anatomiques relatives a la nutrition de la peau. L'étude que nous allons entreprendre a pour but d'établir une sorte d'*anatomie topographique médicale* du tégument, et de déterminer quels sont, sur un point donné, ses moyens de vivre et de réagir. La question se divise en deux points distincts : 1° quels sont les éléments de vitalité du derme et comment sont-ils distribués? 2° quelles sont les conditions qui président à la vitalité des couches ectodermiques et comment s'entretient cette vitalité?

1° *Éléments de la vitalité du derme cutané.* Nous avons vu que le derme est formé de tissu fibreux dans la constitution duquel entrent de nombreux réseaux élastiques destinés à assurer la solidité et la résistance du tissu. Dans certaines régions le tissu du derme se comporte comme une véritable pièce du squelette, et par sa partie profonde il donne insertion à des tendons qui sont une émanation de son tissu fibreux et qui sont destinés aux muscles peauciers. Chez le cheval et dans certaines régions la face profonde du derme se résout ainsi en une véritable natte de tendons minuscules. Dans les régions où la peau s'est compliquée par l'édification des papilles, le derme est comme tendu entre le tissu connectif propre de ces papilles et le tissu conjonctif lâche sous-cutané. Au-dessus et au-dessous de lui l'on trouve dans ces régions une nappe de tissu connectif de la nutrition dans lequel les faisceaux de la trame connective sont indépendants entre eux et du réseau des cellules fixes. Voilà un premier point à retenir intéressant au point de vue des productions papillaires anomales du tégument. D'un autre côté, le tissu fibreux du derme envoie, chez l'homme, de distance en distance, des prolongements qui cloisonnent le tissu cellulaire sous-cutané, en le pénétrant perpendiculairement ou obliquement. Ces prolongements segmentent donc le tissu cellulo-adipeux en une série de loges que les Anciens appelaient les *cônes fibreux de la peau*, nom que nous leur conserverons. Les cônes fibreux jouent en anatomie pathologique un rôle capital; ils constituent une *région de la peau*, c'est pourquoi nous devions, sans y insister du reste, signaler leur existence.

La peau doit sa vitalité aux réseaux sanguins qui la parcourent et qui se superposent en plans vasculaires parallèlement à la surface du tégument. La distribution des dermatoses à la surface de ce dernier serait absolument inintelligible, si l'on ne connaissait le mode exact de distribution de ces vaisseaux. Je prendrai pour type de ma description l'appareil vasculaire de la peau munie de papilles (par exemple, celle de la pulpe des doigts) parce que les réseaux vasculaires atteignent à ce niveau leur maximum de complication et que ceux des régions dépourvues de papilles sont une simplification pure de ceux des régions papillaires.

Le réseau vasculaire sanguin le plus superficiel et le plus typique est le *Réseau des papilles*. Chacune de ces éminences renferme un bouquet vasculaire qui, de sa base, s'élève vers son sommet. Il est rare que ce bouquet soit formé simplement d'une artériole afférente, d'un capillaire courbé en anse et d'une veinule efférente. Communément ce premier réseau est constitué par une série d'arcades superposées qui lui donnent l'aspect d'une petite houppe. Les capillaires s'élèvent jusqu'à l'extrême limite de la papille sans jamais pénétrer dans l'ectoderme. Souvent, au niveau du point où ils se recourbent, ils se contournent en huit de chiffre. Tout ce petit système est entouré de tissu connectif délicat dont les faisceaux sont sensiblement parallèles à l'axe de la papille. Dans les régions tactiles, ces minces bandes de tissu connectif séparent seules le corpuscule du tact du réseau vasculaire qui lui est adjacent.

Tous les bouquets vasculaires des papilles, dirigés perpendiculairement à la surface du tégument, s'ouvrent dans un *réseau vasculaire à mailles serrées* qui suit, parallèlement à la surface de la peau, la ligne de base des papilles. Ce second réseau est le *Réseau planiforme anastomotique sous-papillaire*. Il est lui-même réuni par des anastomoses à un second réseau qui lui est parallèle, mais dont les mailles sont beaucoup plus larges, moins nombreuses, et formées par les vaisseaux afférents ou troncs de distribution. Tandis que le réseau sous-papillaire (qui existe seul sans bouquets dans les régions lisses de la peau) est situé à la surface du derme, le second réseau planiforme avec lequel il communique s'étale à la limite inférieure du chorion. Les anastomoses entre ces deux réseaux se font par des traits vasculaires assez grêles, qui traversent irrégulièrement le derme en formant un lacis à très-larges mailles. Si nous négligeons maintenant les petits réseaux particuliers des glandes cutanées, nous voyons que la vascularisation la plus complexe de la peau comprend quatre plans de vaisseaux qui s'étagent, à partir de la surface, dans l'ordre suivant :

1° Plan des bouquets papillaires ;

2° Réseau planiforme anastomotique sous-papillaire ;

3° Réseau anastomotique intra-dermique à vaisseaux grêles ;

4° Réseau planiforme profond des vaisseaux afférents.

De ce dernier réseau se détachent des rameaux qui s'avancent, en suivant les parois des cônes fibreux de la peau, dans l'épaisseur du tissu conjonctif sous-cutané. Ils se résolvent dans l'aire des cônes fibreux en une série de vaisseaux à mailles innombrables qui s'insinuent entre les vésicules adipeuses et entourent chacune d'elles comme le feraient les mailles d'un filet. Ce cinquième réseau est celui du panninule graisseux sous-cutané. Quant aux veines, elles suivent généralement le trajet des artères, il faut seulement noter qu'elles se renflent en sinus sur certains points (tels que dans les papilles gustatives de la langue), disposition qui paraît corrélative au perfectionnement local de la sensibilité tactile.

Mais la description précédente, quelle que soit son utilité pour la localisation de certaines lésions cutanées congestives, ne nous renseigne jusqu'ici nullement sur le véritable mode de distribution du sang dans la nappe choriale. Pour nous renseigner il faut avoir recours à la *méthode des injections incomplètes*, qui seule peut nous faire connaître les points où l'activité circulatoire du tégument est maxima ou minima. Si nous suivons les progrès d'une injection faite avec une masse bleue, par exemple, nous constatons un premier fait, c'est que *le derme s'injecte par points isolés*. Nous voyons bleuir la peau de distance en distance ; *la tache bleue offre dès le début une forme arrondie*, de nouveaux points, en forme de traits cette fois, s'injectent dans l'intervalle des premiers, et quand l'injection est complète les espaces incolores disparaissent. Il faut maintenant discuter soigneusement ces faits.

L'apparition des taches bleues, rondes et isolées, montre d'abord que la peau est divisée en une infinité de territoires vasculaires autonomes jusqu'à un certain point, puisqu'ils s'injectent d'abord séparément. Examinons maintenant, à l'aide de coupes faites normalement à la surface de la peau, l'état de la circulation dans les points marqués par l'*aire coronale* d'une tache bleue résultant d'une injection incomplète. Nous verrons que chacun des petits territoires vasculaires dont nous venons de parler est commandé par une petite artère profonde dont la distribution forme un cône vasculaire à base arrondie et tournée vers la surface libre de la peau. Cette base, *vue de face*, paraît naturellement plus ou moins régulièrement circulaire. Chaque artériole profonde préside de la sorte à la nutrition d'un segment cutané particulier, qui se termine à la surface par une aire limitée par une courbe fermée. Cette disposition donne la clef d'une série de phénomènes. Elle montre d'abord qu'il existe dans la peau des aires au niveau desquelles la distribution du sang présente une activité maxima et qui ne se confondent pas avec leurs voisines. Elles sont seulement reliées à ces dernières par un système d'anastomoses moins facilement perméables que ne le sont les vaisseaux sanguins compris dans l'aire elle-même. Ce sont les *cônes vasculaires* de la peau qui sont aussi de préférence le siége premier des congestions. J'ai injecté plusieurs fois avec la masse bleue des doigts de varioleux au niveau desquels on voyait distinctement plusieurs papules. En suivant la marche de l'injection, il était facile de voir que les premiers points injectés étaient exactement correspondants à l'aire arrondie occupée par les papules. La lésion s'était faite de préférence au niveau des points de circulation maxima ou de *pleine circulation*. Supposons maintenant que l'artériole qui commande un cône vasculaire cutané soit paralysée brusquement par une action nerveuse névroparalytique. Tout le système qui lui correspond va s'injecter de sang sous haute pression, le département vasculaire va s'hyperémier (macules rondes de l'érythème) ou parfois même devenir le siége d'un œdème aigu (papules rondes de l'urticaire). Enfin, la pression peut devenir telle que le liquide de l'œdème, se répandant dans tous les sens, et trouvant dans l'épaisseur de l'ectoderme une couche moins solide, va cliver cet ectoderme au niveau de la zone granuleuse, remplir l'espace ainsi développé, et soulever le stratum corné en une bulle qui, elle aussi, comme sa marge congestive, comme la papule œdémateuse, présentera un contour circulaire. *Nous avons ainsi l'explication de la forme arrondie d'une série de lésions cutanées élémentaires*, et cette explication nous est fournie exclusivement par la sorte d'histologie topographique des vaisseaux du tégument sur laquelle nous venons d'insister. Nous devrons faire à ce propos une dernière remarque, c'est que la disposition des vaisseaux en cônes vasculaires, terminés du côté de la surface de la peau par des aires coronaires, est d'autant plus marquée dans les régions dépourvues de papilles qu'à ce niveau le réseau planiforme anastomotique sous-papillaire est peu développé. C'est pourquoi, dans les exanthèmes, la face dorsale des doigts est le siége ordinairement de macules distinctes, tandis qu'en même temps, fort souvent, la face palmaire, couverte de papilles, présente une rougeur beaucoup plus diffuse.

Le second élément de la vitalité du derme cutané est fourni par la circulation lymphatique, active sur ce point au plus haut degré. On sait que le système lymphatique de la peau est extrêmement riche; l'injection d'un liquide coloré, faite par piqûre en un point quelconque, le remplit avec une extrême facilité. On voit alors qu'à l'origine les voies lymphatiques ne sont autre chose que les intervalles des faisceaux fibreux de la peau. Ce sont des fentes limitées par les faisceaux dermiques et par une mince couche élastique qui n'apparaît, d'ailleurs, que lorsque la lacune lymphatique acquiert de grandes dimensions. Ces fentes ne diffèrent des plus petits espaces interfasciculaires que par le revêtement endothélial qui les tapisse. Quand un œdème lymphatique, amené, par exemple, par la dégénération fibreuse atrophique des ganglions, envahit le derme, on voit, sur des coupes de la peau durcie dans l'acide osmique ou dans l'alcool, que la lymphe occupe non-seulement les trajets à parois irrégulièrement prismatiques dont je viens de parler, mais encore les espaces interfasciculaires. Elle s'insinue entre tous les éléments du derme et les entoure comme le ferait une injection interstitielle de gélatine opérée par simple piqûre du tégument. Je ferai remarquer, à ce propos, qu'il n'y a point lieu de décrire, comme on l'a fait, des gaînes lymphatiques distinctes autour des vaisseaux sanguins artériels de la peau. Il est plus exact de dire que le derme lui-même n'est rien autre chose qu'une éponge lympathique. La lymphe et ses éléments figurés, les globules blancs, s'insinuent dans tous les interstices de ses éléments anatomiques constitutifs. Ils sortent de capillaires sanguins autour desquels, dans la peau congestionnée, on les voit accumulés en traînées; ils parcourent les espaces interfasciculaires du derme, cheminant de lacune en lacune en vertu de leurs mouvements amiboïdes, et finissent par tomber dans un espace interfasciculaire élargi en lacune lymphatique comme je l'ai décrit ailleurs en détail. De ces lacunes partent des trajets tapissés d'endothélium, et dont les parois sont simplement formées par un large écartement des faisceaux du derme. Ceci revient à dire que les voies de la lymphe sont ici simplement creusées dans le derme et communiquent à toute hauteur avec les espaces interfasciculaires de ce dernier, dont ils ne sont séparés que par une barrière endothéliale insuffisante, comme on sait, pour arrêter la progression des cellules migratrices. Mais au fur et à mesure qu'ils descendent dans la peau vers la limite inférieure du derme, ces trajets lymphatiques lacuneux tendent à se régulariser. Le cours de la lymphe s'effectue alors dans des canaux dont la paroi devient de plus en plus distincte, le liquide nutritif s'endigue de plus en plus, mais les parois vraies de ses vaisseaux ne se constituent à l'état distinct, et ces vaisseaux eux-mêmes ne deviennent valvulés que dans les cônes fibreux de la peau où ils pénètrent, et sont entourés, comme tous les lymphatiques véritablement canaliculés, par les vésicules adipeuses. Cette disposition explique pourquoi, lorsque le derme devient le lieu d'une diapédèse active (comme c'est le cas dans l'érysipèle), c'est surtout dans le pannicule adipeux que les lymphatiques, gorgés de globules blancs et présentant leurs parois infiltrées de ces mêmes globules, peuvent être facilement mis en évidence.

On voit que le derme cutané, faiblement vascularisé et simplement parcouru par les branches anastomotiques grêles qui unissent le plexus sanguin sous-capillaire au réseau sanguin afférent juxta-panniculaire, est surtout parcouru par la lymphe qui baigne tous les éléments. Nous avons dit que ce derme a une structure très-analogue à celle des tendons, des expansions tendineuses et des aponévroses. Il affecte, comme tout le tissu fibreux, de nombreux rapports avec la lymphe, et c'est surtout par l'intermédiaire de ce dernier liquide qu'il est nourri. Le derme est, de tous les tissus du groupe connectif, celui dans lequel on saisit le mieux les origines des lymphatiques, la communication de ces derniers avec les espaces interorganiques, et l'existence même de la lymphe dans ces derniers. Il nous faut maintenant aborder la seconde question que nous nous sommes posée au début de ce paragraphe, et rechercher quel est le mécanisme de la nutrition des couches ectodermiques.

2° *Mode de nutrition de l'ectoderme proprement dit.* Les cellules ectodermiques ont une vie active. Elles émanent primitivement de la rangée unique des cellules épithéliales du feuillet externe du blastoderme, elles se reproduisent, ainsi que nous le verrons plus tard, aux dépens des cellules cylindriques profondes de la couche fondamentale et même de toute cellule du stratum de Malpighi mise dans de bonnes conditions à la surface d'une plaie bourgeonnante (Reverdin), mais en dehors de là nous connaissons mal leur mode de reproduction qui est pourtant incessant. En effet, à partir de la couche génératrice les noyaux des cellules de Malpighi subissent une atrophie progressive qui peut être suivie régulièrement à mesure que l'on s'élève vers la surface libre du tégument, qui se poursuit dans la couche granuleuse et qui atteint son maximum dans la couche homogène supérieure ou desquamante du stratum corné. Nous examinerons le phénomène de régénération en détail lorsque nous parlerons de la régénération de l'ectoderme (*voy.* GREFFE), mais non-seulement pour que cette régénération incessante s'effectue, mais encore pour que la vitalité de la cellule en voie d'évolution se maintienne jusqu'au terme de son cycle vital, il est nécessaire que les matériaux de la nutrition pénètrent dans l'épaisseur du revêtement stratifié de l'ectoderme.

La substance molle du ciment interépithélial, analogue par sa consistance au corps vitré de l'œil ou encore à la substance molle du cartilage fœtal, offre un chemin colloïde facile aux cristalloïdes des sucs nutritifs. Mais nous savons, en outre, que les cellules migratrices de la lymphe, à la façon de petites glandes unicellulaires mobiles (Ranvier), jouent un rôle considérable dans les phénomènes nutritifs et doivent pour cela aborder les tissus. Il est une substance abondamment répandue dans les cellules de l'ectoderme fœtal et qui manque absolument dans l'ectoderme adulte, c'est la substance glycogène. Cette substance, qui constitue pour les cellules en voie d'évolution comme une sorte de réserve alimentaire, est accumulée aussi dans l'ectoderme en cours de multiplication pour être utilisée dans cette multiplication elle-même. Ceci revient à dire qu'elle est nécessaire à l'évolution des cellules épidermiques de nouvelle formation. L'ectoderme adulte n'ayant plus cette réserve disponible accumulée, il suit de là logiquement que le glycogène nécessaire à l'entretien de ses cellules en activité et à l'édification de celles qui se renouvellent incessamment doit lui être apporté au fur et à mesure. C'est le système lymphatique, en effet, qui lui en fournit incessamment. Les globules blancs, chargés de glycogène, abordent le stratum ectodermique et lui apportent cette substance. Ce que je viens de dire du glycogène pourrait s'appliquer au pigment. Nous verrons, à propos des pigmentations anomales de la peau, que les globules blancs sortent des vaisseaux chargés de cette substance qu'ils viennent déposer dans l'ectoderme, après l'avoir pénétré. Beaucoup d'autres matériaux d'entretien et de rénovation sont sans doute apportés à l'ectoderme de cette façon par les cellules lymphatiques. La seule substance que paraisse sécréter véritablement l'élément cellulaire ectodermique est la substance kératogène qui se forme au sein des cellules granuleuses de la zone de ce nom. Mais en dehors du glycogène, de l'oxygène, du pigment, de la graisse, qui sont conduits dans l'ectoderme par les cellules migratrices, nous connaissons mal les matériaux nombreux et divers de nutrition et de rénovation qui sont ainsi apportés à l'épithélium du tégument. L'origine des sels qui entrent dans sa constitution est mieux connue : ils sont amenés avec le plasma lymphatique à l'état de solutions cristalloïdes qui se répandent facilement par diffusion dans la masse du stratum de l'ectoderme et abordent facilement de la sorte ses éléments constitutifs.

Mais comment se fait cet abord des éléments figurés de la lymphe et des cellules du corps muqueux de Malpighi? Les cellules migratrices de la lymphe parcourent, on le sait, très-librement le tissu connectif des papilles ou celui qui, dans la peau non compliquée par des plis, confine directement à la rangée profonde des cellules cylindriques du corps muqueux. On pourrait se demander si c'est sur cette limite que se font les échanges entre les cellules profondes de l'ectoderme et les cellules migratrices de la lymphe. Je crois cependant qu'il n'en est rien, et que les cellules lymphatiques franchissent incessamment la limitante élastique ou vitrée du derme, et qu'elles se répandent dans le corps muqueux pour cheminer dans ses interstices et aborder directement les éléments cellulaires qui le composent. Pour bien comprendre la façon dont les choses se passent au contact du derme et de l'ectoderme, il faut cependant savoir exactement ce qui constitue un système de thèques intra-épithéliales.

L'épithélium cylindrique de l'intestin et de l'estomac de certains poissons (ex. : la Chevaine), disposé en couche de revêtement sur un derme muqueux planiforme, donne la clef du système des thèques auxquelles je fais allusion. Les cellules épithéliales n'ont plus, de distance en distance, la forme régulière d'un cône ou d'une pyramide allongés. Elles ont, au contraire, la forme de cylindres dont on aurait taillé la base en sifflet. Deux cellules adjacentes, encochées de cette façon et se touchant de manière à former deux figures symétriques, interceptent nécessairement une sorte d'arcade ogivale entre les contacts de leurs pieds effilés avec le derme muqueux. Si maintenant un groupe de trois, quatre ou cinq cellules, se réunissent de cette façon, elles intercepteront au même point une véritable petite calotte demi-elliptique ou demi-sphérique. C'est à cette calotte, qui forme une petite loge à la partie inférieure ou profonde d'une rangée d'épithélium cylindrique, que je donne le nom de *thèque*.

Ces thèques ne sont point des espaces vides. On les voit remplies par une,

deux ou plusieurs cellules présentant les caractères généraux des cellules lymphatiques, et qui sont ainsi accumulées dans la cavité. Elles sont donc sur ce
point en contact avec de nombreux éléments épithéliaux auxquels elles peuvent
céder certains matériaux nutritifs. Ces cellules peuvent du reste aller plus loin et
pénétrer entre les cellules cylindriques jusqu'à la surface libre. Telle est l'origine des globules de mucus. Ces cellules elles-mêmes viennent du derme
muqueux qui, au voisinage de l'épithélium, est tellement infiltré de globules
blancs, que ces derniers se disposent à la file entre les faisceaux ou sur la ligne
de contact de la lame fibreuse dermique et de son revêtement épithélial.

L'ectoderme cilié des fosses nasales, du pharynx, des replis aryténo-épiglottiques et du vestibule laryngé, renferme un système complet de thèques tout à
fait analogue.à celui que l'on rencontre dans l'intestin des poissons. Ici donc
nous voyons clairement comment s'effectue le contact entre les éléments de la
lymphe et ceux de l'épithélium qui nous occupe. Mais dans l'ectoderme corné de
la peau l'observation est plus difficile.

Sur de minces coupes de la peau du prépuce soumise à une légère irritation
chronique et obtenues après fixation absolue, par l'acide osmique à 1 pour 100,
de petits fragments de peau que l'on venait de retrancher, j'ai observé des particularités intéressantes et une disposition rappelant absolument les systèmes de
thèques intra-épithéliales que je viens de décrire au sein de l'épithélium pris-
matique. Après coloration de la coupe mince par l'éosine à 1 pour 100, l'on voit
nettement l'ectoderme teint en rose pâle séparé par une ligne nette du derme
qui présente une coloration d'un bistre clair, et dont les cellules fixes, les
migratrices, ainsi que les fibres élastiques, sont marquées en rose intense. Au
niveau du fond des sillons interpapillaires, on sait que cette limite du derme et
de l'ectoderme est lisse et non plus festonnée comme au niveau des papilles. La
ligne de contact est marquée par un trait net, d'une minceur extrême. Au voisinage de cette ligne on voit, dans les espaces interfasciculaires du derme, des
cellules lymphatiques plus ou moins nombreuses, suivant les points que l'on
soumet à l'observation. Ces cellules, fixées souvent dans leur forme à l'état
d'expansion amiboïde, s'approchent jusqu'au bord extrême de la limitante dermique. Au delà de cette dernière, on voit, de distance en distance, des cellules
tout à fait analogues aux cellules lymphatiques par leur forme et leur coloration; elles occupent, au nombre d'une ou deux, parfois même de trois, un
petit espace intercepté par l'écartement de deux ou trois cellules cylindriques
de la couche génératrice de Malpighi. En s'écartant, ces cellules laissent libre
un espace tout à fait analogue à une petite thèque. Il est donc incontestable que
les cellules migratrices pénètrent normalement dans le stratum ectodermique
dont les éléments s'écartent les uns des autres pour leur former de petites loges
adventices [1].

Que deviennent maintenant ces cellules? Quelles sont les limites de leur progression à travers le lacis malpighien dans l'état normal? Après avoir joué leur
rôle d'agents vecteurs de matériaux assimilables, se fixent-elles dans l'ectoderme
pour prendre part à sa rénovation, ou au contraire sont-elles rejetées comme le

[1] Depuis que cet article a été écrit a paru le septième fascicule du *Traité technique
d'histologie* de M. Ranvier. M. Ranvier a constaté de son côté que les cellules migratrices
abordent le corps muqueux et le pénètrent, et que l'on trouve ces cellules engagées dans le
réseau malpighien sous forme de corps étoilés, que le chlorure d'or teint énergiquement,
et qui, contrairement à la première assertion de Langerhans, n'ont aucun rapport avec les
filaments nerveux intra-épithéliaux.

sont les globules blancs qui traversent les épithéliums cylindriques et qui deviennent des globules de mucus? Il est difficile de répondre à ces questions, surtout à la dernière. En tout cas, dans certaines circonstances qui accompagnent, par exemple, la formation des phlyctènes et des pustules, non-seulement les cellules migratrices pénètrent l'épithélium stratifié du tégument, mais encore elles vont s'accumuler dans les cavités des vésicules, des bulles ou des pustules, et au-dessous de ces dernières on en trouve un grand nombre qui cheminent entre les cellules du corps de Malpighi, qui est alors envahi et comme infiltré de globules blancs.

Nous avons vu que les globules blancs qui pénètrent dans l'ectoderme s'insinuent d'abord dans l'écartement de deux cellules adjacentes de la rangée profonde qui s'écartent pour les loger. Cela revient à dire qu'elles suivent, dans leur migration intra-épithéliale, la voie du ciment semi-liquide qui unit et sépare les cellules de Malpighi. M. Ranvier va même jusqu'à considérer ce ciment comme une sorte de système de méats lacunaires remplis de liquide, et dans lequel peuvent circuler non-seulement les sucs, mais les cellules blanches. Ce sont là des voies étroites, mais, comme les cellules du corps muqueux sont des masses molles très-élastiques, il est probable qu'en poursuivant leur migration les globules blancs les écartent les unes des autres comme ils le font au moment même de leur entrée dans l'ectoderme.

Ainsi l'ectoderme, qui paraît se renouveler aux dépens de sa propre substance, et qui, dans cette conception (théorie de Lott), peut être considéré, à tout moment de son existence, comme un résultat direct de la prolifération du feuillet externe du blastoderme, admet, lorsqu'il est sorti de la phase embryonnaire, des éléments étrangers qui viennent lui apporter les éléments de sa nutrition. Ces éléments sont les globules blancs, production d'un autre feuillet blastodermique, et qui sont les agents principaux des phénomènes nutritifs interstitiels des tissus. Comme tous les éléments hautement et exclusivement spécialisés par la différenciation organique, les cellules ectodermiques ne possèdent plus une nutricité assez active pour suffire aux besoins de leurs propres échanges organiques. Elles empruntent ce qui leur manque au milieu nutritif général intérieur, dont les globules lymphatiques sont les éléments actifs (voy. PEAU (Anatomie), SYSTÈME NERVEUX EN GÉNÉRAL (Terminaisons des nerfs sensitifs dans la peau, poils tactiles, etc.).

SECTION II. ANATOMIE PATHOLOGIQUE DES INFILTRATIONS ŒDÉMATEUSES DE LA PEAU. D'après la définition qu'en ont donnée MM. Cornil et Ranvier (Manuel d'hist. patholog., p. 442 et suiv.), l'œdème est, au point de vue anatomo-pathologique, caractérisé par un épanchement de sérosité albumineuse qui s'effectue entre les faisceaux du tissu conjonctif et qui les écarte les uns des autres. Cette sérosité ne contient point de substance fibrinogène, car elle ne se coagule pas au contact de l'air ni après addition de globules rouges du sang. Cette propriété la distingue des exsudats inflammatoires.

Lorsqu'un œdème s'effectue dans le tissu conjonctif lâche, un certain nombre de phénomènes se produisent dans le tissu envahi. L'irruption brusque du liquide séreux sorti des vaisseaux détermine dans ce dernier de véritables effets traumatiques. On sait que le tissu connectif diffus ou de la nutrition est constitué par trois réseaux entremêlés et non ordonnés entre eux, c'est-à-dire indépendants les uns des autres : 1° le réseau des faisceaux connectifs qui se croisent dans tous les sens comme les fils d'une étoffe feutrée ; 2° le réseau des fibres élastiques qui se comportent de la même façon et donnent la solidité au tissu ; 3° enfin, le réseau des cellules fixes qui sont des lames de protoplasma qui se poursuivent dans tous les sens par leurs expansions membraniformes ou filiformes qui vont rejoindre leurs similaires dans un plan antérieur, postérieur ou latéral. Ce réseau de cellules fixes n'est pas *ordonné* par rapport aux deux premiers ; il en est indépendant et s'insinue entre les faisceaux connectifs et les réseaux élastiques, à la façon des fils d'une étoffe brochée par rapport aux réseaux de la chaîne et de la trame qui les soutiennent (*voy.* J. Renaut, *Applications de l'éosine soluble dans l'eau à l'étude du tissu conjonctif, Arch. de physiologie*, 1876). Il résulte de là que les cellules fixes ne sont autre chose que des lames protoplasmiques maintenues étalées dans tous les sens par leurs prolongements. Lorsque la subite irruption d'un liquide se produit sous pression, dans un pareil système, les prolongements protoplasmiques qui maintiennent les cellules étalées sont brusquement rompus sur nombre de points, et les éléments cellulaires dont ils émanaient obéissent à leur élasticité et se rétractent. En se rétractant, ils reviennent avec force sur eux-mêmes, et expriment les liquides qui les gonflaient soit au dehors d'eux, sous forme d'expansions sarco· diques, soit à leur intérieur sous celle de gouttelettes réfringentes qui, au bout d'un certain temps, se transforment en grains graisseux. En même temps, les cellules, qui ne sont plus maintenues étalées, prennent la forme de plaques granuleuses irrégulières qui nagent dans le liquide de l'œdème, dans les espaces interceptés par les éléments de la trame conjonctive dissociée par l'introduction du liquide de transsudation. Ces phénomènes se passent aussi bien dans l'œdème artificiel produit par une injection liquide sous-cutanée que dans l'œdème spontané (J. Renaut, *Société de biologie*, 1878). Ils sont donc d'ordre mécanique et en quelque sorte traumatique. Ces faits expliquent surabondamment les lésions observées il y a déjà nombre d'années dans l'œdème spontané par M. Ranvier (Manuel cité, *ibid.*).

Mais un fait que l'on n'observe que dans l'œdème spontané, et nullement dans les œdèmes artificiels résultant d'une injection interstitielle, c'est l'infiltration du tissu œdématié par les globules blancs ; cette infiltration du tissu connectif lâche par les cellules migratrices, considérée à tort par Cohnheim comme la caractéristique de l'inflammation, existe tout aussi bien dans l'œdème que dans cette dernière (Ranvier). La cause de ce phénomène double de la transsudation séreuse et du départ des globules blancs dans les mailles du tissu connectif réside dans la dilatation névro-paralytique des petits vaisseaux contractiles de la région. Dès que l'atonie vasculaire qui résulte de cette paralysie a dépassé certaines limites, variables du reste pour les points divers de l'économie, la transsudation séreuse et la migration globulaire se produisent, et l'œdème se montre, même en dehors de toute oblitération ou de tout encombrement de la circulation veineuse en retour (Ranvier).

Nous venons de rappeler sommairement ici les lésions générales de l'œdème du tissu connectif lâche et les conditions qui déterminent son apparition dans ce tissu. Mais l'œdème cutané n'a pas une anatomie pathologique aussi simple. Il se produit en effet dans le derme, et nous avons vu combien est différent du tissu connectif lâche celui qui constitue la couche choriale de la peau. Le derme est formé de tissus fibreux dont les *trousseaux*, comme disaient les anciens anatomistes, présentent une structure analogue à celle des tendons. Ceci revient à dire que les cellules fixes sont ici ordonnées en files dont la direction suit celle des espaces prismatiques interfasciculaires. De plus, ces cellules sont appliquées à la surface des faisceaux comme des tuiles courbes sur une colonne de même rayon. Les réseaux de la trame connective ne sont donc plus ici indépendants et facilement dissociables ; ils sont au contraire solidaires l'un de l'autre et étroitement unis. Enfin, les parties qui constituent par leur union le tissu du derme, sont solidement unies et reliées par un système de mailles élastiques, qui enveloppent les groupes de faisceaux connectifs à la façon des réseaux d'une nasse ou d'un filet. Comme ces mailles élastiques se poursuivent en formant un système continu dans toute l'épaisseur du derme, on voit combien la dissociation de ce dernier par un brusque flux liquide est rendue difficile, pour ne pas dire impossible.

Ce qui vient d'être dit permet de supposer *à priori* que la peau doit s'œdématier difficilement, à l'inverse du tissu connectif lâche, et que l'œdème lui-même, lorsqu'il arrive à se produire dans cette membrane, doit présenter une évolution très-différente de celui .de la couche cellulaire sous-cutanée. Nous allons présentement étudier et analyser ces différences.

A. Étude de l'œdème diffus de la peau : infiltration œdémateuse par envahissement. Il est rare que l'œdème généralisé de la peau de toute une région se montre primitivement, et, quand il se produit, c'est le plus souvent sous l'influence d'une action névroparalytique. On voit en effet quelquefois, chez des sujets atteints d'hémorrhagie et de ramollissement cérébral, l'œdème cutané se montrer, pour ainsi dire, d'emblée sur tout le côté paralysé, sans qu'on trouve à l'autopsie d'obstacle à la circulation en retour dans les veines de la peau. Mais ce n'est pas ordinairement ainsi que se produit l'œdème cutané. Le plus souvent cet œdème est consécutif à celui du tissu cellulaire, à un œdème local ou à une anasarque sous-cutanée existant depuis longtemps. Voici comment s'effectue dans ce cas l'envahissement du derme par la sérosité. Au début, quand l'infiltration œdémateuse n'occupe encore que le tissu conjonctif lâche, la peau est luisante, tendue, lisse et polie. Quand on la déprime avec le doigt, on sent bien parfaitement que ce n'est pas elle-même qu'on écrase, mais bien les mailles infiltrées de sérosité du tissu subjacent. Au bout de quelques semaines, l'œdème, s'il persiste et s'il est intense, envahit le derme à son tour ; l'aspect de la peau change alors. Au niveau des parties œdémateuses le tégument ne donne plus au doigt la sensation d'une membrane mince et élastique enveloppant un membre infiltré, mais quand on la prend entre l'index et le pouce, de manière à former un pli, *l'empreinte du doigt reste dans la peau elle-même*, qui paraît épaissie et imprégnée d'une substance molle. En même temps, sur certains points, apparaissent des *taches blanches, isolées ou confondues de manière à former des sortes de réseaux.* Ces taches font saillie comme le centre des papules de l'urticaire, et elles se prononcent quand on essaye de plisser la peau en les comprenant dans l'épaisseur du pli. Sur la peau de la partie supérieure et interne de la cuisse, au niveau du triangle de Scarpa et sur les parois abdominales, au-dessus du pli de Fallope, ces plaques œdémateuses sont ordinairement plus marquées. Souvent, à leur niveau, quand l'œdème subjacent est devenu excessif, l'épiderme s'éraille et se plisse finement comme dans les vergetures. Il peut enfin se rompre et il en résulte une crevasse par laquelle la sérosité s'écoule au dehors.

Le processus dont nous venons de faire l'étude à l'œil nu et pour ainsi dire clinique (en dermatologie, l'anatomie pathologique à l'œil nu et les descriptions cliniques se confondent souvent en grande partie) est instructif au plus haut degré. Nous voyons en effet que le derme est envahi d'abord *par points papuleux* arrondis que réunissent ensuite entre eux des traînées réticulaires. Ceci nous montre que le départ de la sérosité se fait par cônes vasculaires distincts et que la haute 'pression qui détermine ce départ est d'abord circonscrite aux cônes vasculaires de distribution. C'est dans l'aire de ces derniers que se fait en premier lieu la lésion ; c'est pour cela qu'elle affecte d'abord une forme arrondie.

Plus tard, ces plaques œdémateuses prennent un développement excessif et souvent s'éraillent en laissant suinter la sérosité. L'explication de ce phénomène est donnée naturellement par ce fait que nous avons signalé plus haut, à savoir que sous les couches ectodermiques, dans la région papillaire, le derme redevient un tissu lâche, et reproduisant à un certain degré le type du tissu connectif diffus ou de la nutrition générale. L'extensibilité de cette bande juxta-ectodermique peut être suffisamment marquée pour que la papule œdémateuse se développe librement jusqu'à s'érailler. Mais quelles sont maintenant les lésions histologiques produites dans le derme par suite d'un pareil état ?

Histologie pathologique de l'œdème diffus de la peau. Les modifications subies par les tissus qui entrent dans la constitution du tégument ont encore été peu étudiées dans le cas particulier de l'œdème. Il y a déjà longtemps, cependant, que Teichmann entreprit des recherches sur les changements éprouvés par les vaisseaux lymphatiques dans ce cas ; mais le travail le plus important est celui de Young (*Zur Anatomie der ödematösen Haut*, in *Wiener Acad. Sitzungber.* Bd. LVII, S. 951, 1868), qui constata que, dans la peau œdémateuse, outre les capillaires lymphatiques, on rencontre au milieu du derme de grands espaces remplis de liquide. Ces espaces sont circonscrits par des faisceaux épais de tissu conjonctif fibrillaire, mais des plus fortes travées émanent des tractus, très-délicats pour la plupart, qui traversent la cavité dans tous les sens, et forment un réseau des plus élégants à l'intérieur de cette dernière. Ces cavités, dépourvues de paroi propre, communiquaient les unes avec les autres de manière à former un véritable système caverneux. M. Young les considéra comme des espaces lymphatiques et pensa qu'elles étaient le siége même de l'œdème. Dans le liquide qui les gorgeait il trouva une grande quantité de globules blancs, c'est-à-dire les éléments figurés mêmes de la lymphe.

La signification attribuée par Young à ces cavités cloisonnées ne se trouve, on le voit de prime abord, nullement en rapport avec la connaissance que l'on possède actuellement sur la structure des vaisseaux lymphatiques du derme. Une semblable disposition semble surtout répondre à l'état du tissu conjonctif lâche dans l'œdème, et tout porte à croire que les cavités en question ne sont que les mailles du tissu fibreux du chorion, dissociées par l'accumulation de la sérosité sous une pression considérable. Cette dissociation extrême peut en effet s'effectuer sur deux points particuliers de la peau : 1° à la limite du chorion et du tissu cellulaire sous-cutané, alors que les faisceaux fibreux du derme se dissocient, pour ainsi dire, pour se confondre avec le tissu cellulaire lâche ; 2° autour des glandes sudoripares qui sont plongées chez l'homme, sur beaucoup de points de la peau, dans une petite atmosphère de tissu cellulaire lâche qui forme, en réalité, leur milieu nutritif particulier. Les notions que l'on possédait sur la structure du tissu connectif à l'époque où Young publia son travail, étaient du reste telles que l'œdème ne pouvait guère s'expliquer par la séparation des éléments anatomiques du tissu. En effet, dans la théorie des cellules plasmatiques de Virchow, qui régnait alors, pas plus que dans la conception fort peu différente des canaux du suc, due à Recklinghausen, et qui succéda à la théorie plasmatique, on ne pouvait se faire une idée de l'œdème autrement qu'en supposant une énorme distension des lymphatiques caniculés et de leurs expansions également caniculaires : les cellules creuses étoilées ou les canaux du suc, que l'on croyait en communication directe avec les derniers vaisseaux blancs. Les points dilatés que l'on trouvait remplis de liquide au sein du derme devaient donc être nécessairement considérés *à priori* comme des lymphatiques distendus. Mais nous avons montré dans l'un des paragraphes précédents que les radicelles lymphatiques ne sont nullement des espaces cloisonnés par des fibres conjonctives entre-croisées, et que cet aspect est, au contraire, celui que revêt le tissu conjonctif quand on dissocie artificiellement ses éléments par une injection interstitielle, ou qu'il acquiert spontanément quand cette dissociation est effectuée par le liquide d'un œdème.

Mais dans le derme, en dehors des points juxta-panniculaires et périglandulaires que nous venons de signaler, l'œdème ne produit pas un effet mécanique de dissociation. Les éléments de la trame connective, solidement reliés par les faisceaux élastiques, restent en place. Les cellules fixes disposées à la surface de ces faisceaux ne sont pas non plus sensiblement atteintes par le traumatisme ; elles restent aussi en place, et leurs expansions protoplasmiques membraneuses, en forme d'ailes, ne sont pas régulièrement rompues comme le sont celles du tissu conjonctif diffus en pareil cas. *L'œdème dermique respecte donc le réseau des cellules fixes* sur la majorité des points. Cependant, quand on fait une coupe de la peau après que l'œdème a duré un certain temps, on voit que l'épaisseur de cette dernière est légèrement augmentée. Les vaisseaux sanguins sont très apparents, souvent gorgés de sang et environnés par un nombre souvent considérable de globules blancs qui les suivent, pour ainsi dire, en formant des traînées. Dans le derme, on voit dans l'intervalle des faisceaux fibreux un certain nombre de globules blancs ; ceux-ci peuvent être plus ou moins abondants, mais leur nombre dépasse de beaucoup celui des cellules migratrices que l'on rencontre dans la peau normale. Ils forment souvent des amas ou des îlots irrégulièrement disséminés. En un mot, les lésions de l'œdème se limitent presque exclusivement à deux des termes de ce dernier : la transsudation séreuse et l'infiltration par les globules blancs, les lésions du tissu connectif dues à la dissociation violente du tissu n'ayant pu se produire à cause de la résistance même de ce dernier.

Mais, pour n'être pas modifiés à la façon que concevait d'abord Young, les capillaires lymphatiques n'en présentent pas moins des modifications remarquables, que j'ai signalées dès 1874 dans ma thèse inaugurale, et que j'ai constamment retrouvées depuis. « Leur section ne se montre nullement sous la forme de cavités cloisonnées par des fibres, mais bien sous l'apparence de lacunes creusées entre les faisceaux du tissu fibreux et *revêtues intérieurement d'une couche endotheliale continue, formée de cellules à gros noyaux vésiculeux,* reposant sur une mince couche de fibres élastiques très-délicates, et suivant le contour des faisceaux fibreux du derme dans toutes leurs sinuosités » (*Contribution à l'étude anatomique et chimique de l'érysipèle et des œdèmes de la peau,* p. 31). Ces lacunes sont donc bien des lymphatiques, puisqu'elles sont tapissées d'un endothélium continu qui se poursuit sur la paroi dans tout le cours de la fente, et je ne conçois pas comment **M.** Ch. Remy a pu m'objecter, à propos de leur nature lymphatique, qu'il serait nécessaire, afin d'être plus sûr de cette dernière, de démontrer sur la paroi l'existence d'un épithélium. Signaler dans un travail une omission que l'auteur n'a pas faite, et contester ses conclusions sur ces données constitue une méthode de discussion plus facile que scientifique (*voy.* Ch. Remy, *Anat. normale de la maladie de la peau de l'homme.* Paris, 1878, p. 59).

· Ainsi, tandis que dans la peau normale les lacunes lymphatiques du derme sont disposées en forme de fente et conséquemment peu reconnaissables, au premier abord, au milieu du tissu fibreux et sans injection préalable, à cause de l'affaissement de leurs parois, *dans l'œdème elles sont excessivement dilatées* et apparaissent, sur les coupes faites perpendiculairement à la direction des faisceaux conjonctifs qui les limitent, comme de larges espaces étoilés béants.

Si, à l'aide de la seringue de Pravaz remplie de bleu de Prusse, on pique superficiellement la peau œdémateuse de manière à injecter les lymphatiques de cette membrane, on remplit facilement les lacunes élargies que nous venons de décrire. On s'assure que l'injection a réussi quand on voit le liquide pénétrer dans le tissu adipeux sous-cutané en suivant un lymphatique d'un certain calibre reconnaissable à ses valvules; sur les parois des lacunes, incomplétement remplies par le bleu, on retrouve d'autre part la couche endothéliale caractéristique: on peut donc éviter facilement les chances d'erreur. Dans l'aire d'un certain nombre de lacunes, où n'a pas pénétré l'injection, l'endothélium desquamé forme des amas de cellules caractéristiques.

La dilatation des capillaires lymphatiques m'a paru constante dans l'œdème de la peau, qu'il soit diffus ou localisé par papules. *La lésion que je viens de décrire est donc en quelque sorte la caractéristique anatomo-pathologique de l'œdème cutané.* Elle fait acquérir aux vaisseaux blancs des dimensions considérables dépassant de beaucoup, parfois, celles des plus gros troncs vasculaires sanguins du tégument, dont ils sont toujours séparés par une certaine épaisseur de tissu fibreux. Cependant, sur certains points, deux ou trois lacunes lymphatiques peuvent se disposer de manière à entourer un vaisseau sanguin, mais constamment *à distance*, et sous forme de croissants creusés dans le tissu fibreux. Elles ne forment jamais au tronc vasculaire une véritable gaîne, analogue à celle que l'on trouve dans le mésentère ou le tissu sous-muqueux de la grenouille.

L'infiltration globulaire, la transsudation séreuse et la dilatation souvent excessive des capillaires lymphatiques du tissu fibreux au derme, constituent donc les caractères principaux de l'œdème de la peau. Les vacuoles cloisonnées de Young ne sont que des points de tissu connectif diffus englobés dans le derme et œdématiés à la façon du tissu connectif lâche. On conçoit bien du reste que les lymphatiques soient énormément dilatés dans l'œdème d'un tissu qui en est criblé et qui ne laisse pas distendre mécaniquement ses espaces interfasciculaires. Le liquide transsudé file dans les lymphatiques comme celui d'une injection interstitielle de bleu de Prusse, et il les distend à cause de la haute pression sous laquelle il est poussé. Cette réplétion se fait sans rupture, puisque les lymphatiques initiaux ne sont que des espaces interfasciculaires géants, spécialisés pour la circulation de la lymphe et revêtus d'une couche endothéliale d'épaisseur et de résistance faibles. Ces lymphatiques seraient du reste absolument clos et sans communication directe avec les espaces interfasciculaires qu'ils n'en seraient pas moins envahis et dilatés par le liquide exsudé qui pénétrerait dans leur cavité, soit par effraction de la mince couche endothéliale, soit par diffusion au travers de cette dernière. Les cellules migratrices abondamment répandues dans le derme et actives viennent se joindre à ce liquide, et on les retrouve dans les capillaires lymphatiques (exemple constaté: la papule d'urticaire). Ces globules blancs sortent évidemment des vaisseaux par diapédèse, sous l'influence de la congestion passive ou active de ces derniers. On sait en effet que la haute pression intra-vasculaire et le ralentissement du cours du sang dans les vaisseaux favorisent l'issue des globules blancs en leur permettant d'adhérer aux surfaces, de pousser des pseudopodes, et de perforer les parois vasculaires à l'aide de ces derniers. Si l'on curarise un têtard de grenouille, on voit la diapédèse se faire dans l'épaisseur de sa lame natatoire en l'absence de toute blessure. Quelle est la raison de ce fait? probablement en ce que le sang qui circule dans les capillaires émet incessamment de l'oxygène pour le céder aux tissus. Si ce sang s'arrête ou si son cours se ralentit sur un point donné, cette émission continue à s'opérer et l'oxygène s'accumule incessamment à un même niveau. Cette accumulation est rendue plus considérable par ce fait que dans le vaisseau dilaté se logent un plus grand nombre de globules rouges qu'à l'état normal. Les mouvements amiboïdes des globules blancs sont alors éveillés d'une manière active, ces globules adhèrent à la paroi vasculaire, la percent de leurs pseudopodes, et la diapédèse se produit. Dans l'œdème aigu d'origine névroparalytique, cette diapédèse est abondante, rapide, et s'accompagne de phénomènes congestifs qui modifient parfois considérablement la physionomie générale de l'œdème.

Œdème circonscrit de la peau proprement dit; papules œdémateuses. Le type de l'œdème circonscrit et aigu de la peau est la papule d'urticaire qui forme une élevure saillante, uniforme, arrondie, à pourtour rouge auréolaire, et à centre blanc et tuméfié, à la surface du tégument. Sa saillie blanche répond à la portion du derme infiltré; son auréole rose à la zone de congestion vasculaire qui l'environne et l'agrandit. L'apparition de la rougeur précède toujours celle de la papule. La teinte blanche de cette dernière est bien due à l'injection interstitielle du derme par la sérosité. Car, si l'on pique la peau avec une seringue de Pravaz et si l'on y pousse une injection d'eau, l'on reproduit la tuméfaction pâle et prurigineuse de l'urticaire.

Le prurit de l'injection hypodermique d'eau, comparable à celui de l'urticaire, est vraisemblablement dû à l'action chimique ou mécanique de l'eau sur les ramuscules nerveux sensitifs intra-dermiques. Examinons cette double hypothèse: d'un côté, M. Ranvier a montré qu'un courant d'eau, dirigé pendant quelque temps sur un nerf abolit au bout d'un certain temps ses propriétés. L'eau agit sur les cylindres d'axe, les gonfle, dissocie leurs fibrilles constitutives, de telle sorte que le filament axile prend un aspect fibrillaire. En même temps que ce phénomène se produit au niveau d'un étranglement interannulaire, on voit, au-dessus et au-dessous du trait de ce dernier, la myéline refluer comme par une sorte d'action de refoulement, et l'anneau du tube nerveux s'élargir outre mesure. Le protoplasma, qui comble les espaces dépourvus de myéline au niveau de l'étranglement subit lui aussi une lésion et paraît semé de vacuoles. Enfin, si le nerf arrosé n'est pas très-volumineux (tel est, par exemple, le sciatique d'un lapin), on voit au bout de dix-huit à vingt minutes ce nerf perdre toutes ses propriétés comme s'il avait été sectionné en travers. Toutes les solutions cristal-

loïdes analogues à l'eau agissent sur les nerfs de la même façon. Or on sait que
les éléments anatomiques, dont les propriétés sont sur le point de disparaître,
subissent une exaltation temporaire de ces propriétés. Voilà pourquoi en grande
partie l'œdème artificiel du derme est, au début, vivement prurigineux. Mais
bientôt après, ainsi que l'a fait surtout remarquer Dieulafoy, le prurit fait place
à une zone d'anesthésie. Cette anesthésie tient à la perte complète des propriétés
des nerfs sous l'influence de l'action de l'eau.

Je connaissais parfaitement ces faits lorsque j'écrivis, en 1876, l'article d'anatomie pathologique cutanée qui termine le manuel de MM. Cornil et Ranvier,
mais je n'y pus pas alors insister, à cause du caractère élémentaire et sommaire
des descriptions de ce livre classique, descriptions sur lesquelles je devais nécessairement modeler les miennes. Mais actuellement je dois poser cette question :
Le prurit de l'urticaire est-il dû à l'action osmotique du liquide transsudé qui
forme l'œdème, et cette action, si elle existe, est-elle analogue à celle qui se
produit sur les nerfs arrosés d'eau distillée?

Il ne s'agit certainement pas ici d'une action *identique* à celle de l'eau.
Cohnheim et M. Ranvier ont montré que l'on pouvait faire vivre assez longtemps
dans l'eau simplement salée des éléments anatomiques délicats. Le dernier de
ces deux auteurs a en outre fait voir qu'au bout de cinq heures un sciatique
dénudé de lapin gardait, sous un courant d'eau salée maintenu à la température
de + 37 degrés, toutes ses propriétés, bien que les étranglements annulaires
fussent élargis et le cylindre d'axe devenu fibrillaire. Ceci montre que les solutions salines calculées, comme l'était celle employée par M. Ranvier, de manière
à constituer un sérum artificiel pour les globules rouges du sang, sont presque
inoffensives à l'égard du cylindre d'axe et des autres éléments constitutifs des
tubes nerveux. Il est donc vraisemblable que le sérum ou le plasma lymphatiques,
qui servent physiologiquement à leur irrigation, n'ont aucune action analogue à
l'eau pure sur ces parties.

Mais le plasma, dans l'état physiologique, n'aborde jamais les tubes nerveux
par grandes masses, ni sous pression. Lorsqu'il le fait dans l'état pathologique
(œdème des nerfs, névrite interstitielle), les fonctions des tubes nerveux sont plus
ou moins rapidement compromises sans que l'on sache exactement encore
aujourd'hui quelles sont les lésions précises subies par les éléments des cordons
nerveux dans ce cas. Quoi qu'il en soit, il est une expérience, très-facile à faire,
qui montre bien que le liquide des œdèmes injecté dans le derme agit presque
exactement à la façon de l'eau au point de vue de la douleur provoquée. Le
liquide d'une ascite immédiatement injecté dans le chorion à l'aide d'une seringue
de Pravaz produit de suite le prurit et une papule blanche d'urticaire artificielle.
D'où vient la douleur dans ce cas? très-vraisemblablement surtout de ce que
l'injection a été faite *sous pression*. Le derme est inextensible, les liquides incom-
pressibles; ils ne peuvent se répandre brusquement dans tous les sens, ils filent
dans les espaces interfasciculaires en les distendant énergiquement. Les troncs
nerveux intra-dermiques sont alors mécaniquement comprimés, et une sensation
douloureuse du prurit se produit par un mécanisme tout à fait analogue à la
production des fourmillements douloureux dans l'aire de distribution d'un nerf
sensitif longtemps comprimé. En résumé donc, dans l'urticaire artificielle et
dans l'urticaire spontanée, c'est surtout par suite des effets mécaniques de
l'inondation du derme par un liquide que se produit la sensation douloureuse
de prurit. L'œdème du tissu intra-fasciculaire d'un nerf solidement enclos dans

sa gaîne lamelleuse amène de la même façon les douleurs caractéristiques de la névrite interstitielle, douleurs si vives, par exemple, dans la névralgie satellite du zona, qui n'est elle-même au fond qu'un œdème aigu d'un nerf mixte.

L'œdème localisé de l'urticaire et la congestion qui l'environne ont la forme arrondie ou plus généralement celle d'une courbe fermée. Ceci tient à ce que l'origine de la lésion réside dans l'atonie d'une artériole de distribution commandant un cône vasculaire particulier. Cette atonie est évidemment dans la majorité des cas d'ordre névro-paralytique. Chez certaines hystériques ou au cours de certaines fièvres (dothiénentérie, méningite tuberculeuse) on acquiert la preuve de ce fait d'une façon bien simple. Si l'on raie la peau avec l'ongle ou avec une pointe de crayon de manière à former un dessin ou des lettres, et si l'on observe ensuite ce qui se passe, on voit d'abord la peau pâlir, se crisper le long de la ligne de dessin. Ceci montre que les éléments contractiles du derme (et dans l'espèce ce sont les parois des artérioles et des veinules) entrent en activité et se resserrent peu après, et brusquement le dessin paraît en rouge incarnat. Si l'on poursuit l'observation, l'on voit naître au sein de la bande rouge une série d'élevures, qui se confondent rapidement sur leurs limites de manière à former une crête saillante. Cette crête pâlit, prend peu à peu l'aspect d'une traînée d'œdème, et l'on voit un mot, une figure ou un emblème se dessiner sur le tégument à l'aide d'une bande diversement contournée d'érythème ortié. Ici l'on suit toutes les étapes de la névro-paralysie vasculaire réflexe : anémie due à la contraction au début, relâchement hyperémique, production de l'œdème. J'ai répété bien de fois cette expérience avec mon maître Lorain, qui aimait à stigmatiser de la sorte les hystériques.

Les lésions du tégument au niveau d'une papule d'urticaire sont exactement celles de l'œdème de la peau. Mon ami le docteur Poncet (de Cluny) a montré en 1875 à la Société de biologie des préparations d'érythème ortié, dans lesquelles existaient les lésions œdémateuses typiques, et notamment la dilatation des lymphatiques lacunaires du derme. Ces lymphatiques étoilés sont énormément dilatés dans ce cas, et renferment des caillots de lymphe lorsqu'on a fixé la peau vivante dans sa forme par l'acide osmique ou l'alcool absolu, aussitôt après l'avoir retranchée. J'ai depuis vérifié de nouveau l'existence des lésions précitées dans le tégument atteint d'œdème aigu. Mais il est un point sur lequel il faut maintenant insister, parce qu'il est particulier à l'œdème aigu d'origine névro-paralytique, et qu'on ne le rencontre point régulièrement dans l'œdème consécutif à l'anasarque ou œdème par propagation : je veux parler de l'infiltration lymphatique dans les espaces interfasciculaires du chorion.

On peut poser en principe que, dans tout flux localisé d'origine névro-paralytique, il sort un certain nombre de globules rouges des vaisseaux. Quand la pression intra-vasculaire est intense, quand les anses capillaires sont gorgées de globules rouges accumulés, si une active diapédèse se produit, les globules blancs sont suivis dans leur passage à travers la paroi par un nombre plus ou moins considérable de globules rouges. Ces globules se précipitent à la suite des blancs qui ouvrent une issue, si temporaire qu'elle soit, dans la membrane qui limite le capillaire. *Ils se comportent comme des corps flottants entraînés par une veine fluide.* Voilà pourquoi dans toutes les lésions d'ordre névro-paralytique, dans la phlyctène du zona, par exemple, on trouve toujours des globules rouges mélangés avec les cellules migratrices de l'exsudat. La même chose se passe dans les œdèmes aigus de la peau et du tissu cellulaire sous-cutané. Le phénomène est surtout appréciable aux paupières, lorsque leur tissu cellulaire lâche et leur lame dermique s'œdématient à la suite d'accès violents de névralgie. On observe alors sur le tégument, en même temps que les effets ordinaires de l'œdème, l'apparition d'une teinte ecchymotique qui persiste souvent plusieurs jours et qui suit toutes les phases régressives de l'ecchymose telle que nous les décrivons plus loin.

La papule de l'urticaire vraie, ou érythème ortié, renferme toujours soit dans la zone blanche centrale, soit dans la portion auréolaire congestive et péri-œdémateuse, des globules rouges infiltrés dans les mailles du derme. Ces globules sont plus ou moins nombreux. Quand leur nombre dépasse certaines limites, la papule ortiée prend un caractère ecchymotique ou même hémorrhagique. L'urticaire hémorrhagique est du reste depuis bien longtemps connue des cliniciens, et, décrite par Willan et par Rayer sous le nom de *purpura urticata*, elle a été depuis l'objet d'un intéressant travail de Jütte (*Zeitschrift für klin. Med.*, 1859).

Les papules ortiées de cause externe dues à la piqûre des abeilles, des orties, des poils végétaux du *Dolichos pruriens* et du *Malpighia urens*, sont de petits œdèmes de la peau dont l'anatomie pathologique ne diffère pas sensiblement de celle de l'urticaire spontanée. Je n'en parle ici que parce que ces petites lésions, provoquées chez un animal au niveau d'un point où sa peau est nue (plante du pied, face interne des lèvres chez le cobaye, par exemple), peuvent servir au dermatologiste pour étudier et démontrer les lésions qui accompagnent l'œdème cutané aigu et circonscrit.

Congestions œdémateuses de la peau, papules congestives. Nous avons vu que la papule de l'urticaire est le type de l'œdème aigu et localisé du tégument. Son centre est franchement et exclusivement occupé par les lésions de l'œdème qui a amené, une fois sa production effectuée, l'anémie de l'élevure centrale papuleuse par compression de ses vaisseaux. Mais dans tous les flux localisés du tégument la transsudation séreuse déterminée par la congestion locale n'est pas aussi intense que dans l'urticaire ; cette transsudation séreuse existe néanmoins au niveau et dans l'aire de l'hyperémie et détermine sur ce point le gonflement du tégument sous forme de papule. Les lésions de l'*érythème papuleux* peuvent être prises comme exemple de cette forme d'œdème incomplet ; parfois du reste on voit au sein des larges îlots purpurins saillants à la surface de la peau se produire des points anémiques qui présentent une complète identité d'aspect et de lésions avec l'œdème central de la plaque d'urticaire. Il n'y a donc pas lieu d'insister sur les lésions histologiques qui se produisent dans ce cas. En même temps que l'inondation séreuse modérée, l'on voit alors se produire à peu près régulièrement l'infiltration du derme par les globules rouges. Aussi, à la suite de l'affaissement des saillies papuleuses, observe-t-on à leur niveau une légère teinte jaunâtre ecchymotique accompagnée d'une desquamation furfuracée dont nous donnerons plus tard l'explication en exposant le mécanisme général suivant lequel s'opère la desquamation.

Nous avons vu, à propos de l'œdème palpébral de nature névralgique, que le tissu cellulaire sous-cutané participe fréquemment à la congestion œdémateuse du derme sus-jacent. C'est ce qui arrive au plus haut degré au niveau des lésions produites dans la peau par l'érythème noueux. Dans ce dernier cas, voici ce que l'on observe : un mouvement fluxionnaire d'ordre congestif se fait dans toute la région qui doit être bientôt envahie par la congestion œdémateuse : de là l'apparition de douleurs vives dans la continuité du membre affecté et au niveau des articulations de ce dernier. L'œdème localisé se produit ensuite par points successifs et détermine l'apparition de nodosités papuleuses du derme. Mais au-dessous de ces points œdémateux dermiques, dans le tissu conjonctif sous-cutané, un œdème se produit en même temps et vient servir de base à la lésion de même nature qui existe dans le derme. Bientôt une nouure œdémateuse solide est formée par l'union de l'œdème dermique et de l'œdème du tissu sous-cutané, au niveau de chaque lésion. Cette nouure persiste le plus ordinairement pendant longtemps, elle semble durcir progressivement alors. C'est qu'il s'opère, au sein de la lésion qui nous occupe, une série de phénomènes corrélatifs à l'existence de l'œdème prolongé, ou œdème dur du tégument dont nous allons maintenant donner la description.

ÉTUDE DE L'ŒDÈME PROLONGÉ DU TÉGUMENT. LÉSIONS DE L'ŒDÈME DUR. Lorsque l'œdème de la peau consécutif à celui du tissu cellulaire lâche se prolonge pendant un certain temps, le derme s'épaissit de plus en plus. Tous les auteurs ont noté cette sorte d'hypertrophie de la peau dans les membres inférieurs des malades atteints depuis longtemps d'œdèmes des jambes entretenus pendant des mois et des années par une affection cardiaque ancienne, une cirrhose du foie, ou développés au cours de certaines cachexies. Les modifications histologiques qui surviennent dans la peau ainsi hypertrophiée sont connues de tous les médecins. C'est autour des malléoles, sur la face dorsale du pied, sur les parties latérales du ventre et au-dessus du pénil que siége de préférence l'induration. Cette dernière intéresse à la fois la peau et le tissu cellulaire sous-cutané, ainsi que les pelotons cellulo-adipeux du panniculе là où il existe. Ce tissu cellulo-adipeux prend toujours dans ce cas un développement assez considérable, l'*œdème dur* de la peau est dès lors constitué. Il devient difficile de déprimer le tégument, qui ne reçoit plus l'empreinte du doigt comme une cire molle, mais qui donne lieu à une sensation de résistance élastique.

En même temps, la surface de la peau, de lisse et polie qu'elle était, devient rugueuse, les orifices pileux s'écartent et s'élargissent, leur fond présente une coloration violacée ou brunâtre, et il en résulte un piqueté régulier sur la peau. Lorsqu'on essaye de faire un pli en serrant entre l'index et le pouce une certaine épaisseur des téguments, on produit, en ramenant la sérosité sous les couches épidermiques, l'apparition de sortes de petits îlots blancs compris entre les dépressions pileuses, de telle sorte que la peau prend l'aspect d'une surface chagrinée à gros grains.

Si l'on vient à faire une coupe de la peau au niveau des points où se montre cette sorte d'œdème hypertrophique, on constate que le derme est considérablement épaissi. Il peut mesurer 1 demi-centimètre, 1 centimètre et même plus. Le panniculе adipeux est encore plus épais, dans quelques cas il atteint 5 et même 8 centimètres; il forme une masse solide qui fait corps avec la peau et qui se coupe nettement avec elle. Quand on laisse un lambeau de la peau excisée revenir sur lui-même, il ne diminue plus considérablement de volume comme il le faisait dans l'œdème récent ou aigu ; même quand la rétractilité du derme a chassé une certaine quantité de sérosité, l'on constate encore que la peau est très-épaissie.

Sur la peau ainsi modifiée l'on obtient avec une remarquable facilité l'injection de tout le réseau lymphatique à l'aide d'une simple pipûre faite avec la canule tranchante d'une seringue de Pravaz. L'injection pénètre à la fois dans les vaisseaux blancs et dans les soulèvements irréguliers du derme, semblables aux vergetures, qu'on observe si souvent dans ces cas sur la peau de l'abdomen. Quand on pratique des coupes, on reconnaît que les lacunes lymphatiques présentent dans le derme des dimensions considérables, de telle sorte que cette membrane est comme percée de larges trous béants. Mais cette dilatation exagérée de lymphatiques ne donne pas une explication satisfaisante de l'hypertrophie de la peau et de l'épaississement accompagné de rigidité que l'on observe dans le pannicule adipeux.

La cause de l'hypertrophie paraît consister pour le derme dans une inflammation chronique et subaiguë. Non-seulement, en effet, l'on constate qu'une grande quantité de globules blancs s'est répandue dans les mailles du chorion et le long des vaisseaux sanguins, mais encore que de nombreux îlots de tissu embryonnaire se sont formés sur divers points et que, dans les parties profondes, il existe une véritable prolifération du tissu conjonctif. De cette dernière, l'épaississement de la peau s'explique de lui-même, car on sait que l'hyperplasie des tissus est le résultat ordinaire de leurs inflammations chroniques.

L'épaississement, l'induration, la rigidité particulière acquise par le tissu adipeux dans l'œdème cutané chronique, semblent reconnaître une cause très-peu différente. Sur un grand nombre de points les vésicules adipeuses sont revenues à l'état embryonnaire. On voit alors de larges travées de cellules indifférentes séparer les vésicules, et les cellules propres de ces dernières se multiplier dans l'intervalle compris entre la membrane anhiste et le globe graisseux central dont le volume diminue progressivement. On détermine des modifications tout à fait analogues quand on irrite expérimentalement le tissu adipeux, qui devient rigide et dur en même temps qu'il prolifère. Cette induration du pannicule est la principale raison de la production des noûres solides telles qu'on les rencontre dans l'*erythema nodosum* complétement développé. L'œdème cutané, celui du tissu cellulaire lâche et celui du pannicule, se superposent de manière à constituer une masse solide qui semble implantée dans les parties profondes de la région et qui, au niveau de la partie antérieure de la jambe, siège fréquent de l'érythème noueux, semblent au premier abord comme faire corps avec le tibia.

L'inflammation chronique qui vient d'être décrite est peu différente de l'induration inflammatoire consécutive au phlegmon. Cependant, quand elle est encore peu ancienne, on ne remarque pas de modifications très-considérables dans la substance fondamentale du tissu conjonctif. Les faisceaux de ce dernier ne montrent pas la transformation d'aspect colloïde signalée par Rindfleisch, et les cellules migratrices agminées en îlots ne subissent pas la transformation purulente. Mais, dans certaines formes d'œdème chronique de nature cachectique, le liquide qui distend les mailles du derme se rapproche beaucoup des exsudats inflammatoires, en ce qu'il donne lieu à un réticulum fibrineux dans lequel sont retenus les globules blancs infiltrés dans le derme. Cette forme, qui semble intermédiaire à l'œdème chronique simple de la peau et à l'œdème lymphatique proprement dit qui s'accompagne souvent d'éléphantiasis vraie, donne aussi lieu à une hypertrophie cutanée considérable. Je l'ai étudiée surtout dans la peau du bras d'une malade qui fait l'objet de l'observation VI de ma thèse inaugurale (page 102) et qui était atteinte de carcinome de la mamelle avec œdème chronique considérable de la peau de tout le membre supérieur. Il existait dans ce cas à la fois, au sein du chorion, une abondante infiltration de globules blancs, des îlots de prolifération du tissu connectif lâche intra-dermique autour des glandes sudoripares, des amas de tissu embryonnaire disposés autour des bulbes pileux ou isolés dans la peau. L'exsudat avait donné naissance à un réticulum fibrineux analogue à celui de l'œdème inflammatoire.

On remarquera que l'œdème cutané longtemps prolongé tend à produire une sorte d'inflammation chronique et subaiguë du tissu conjonctif du derme, et que cette dermite est de nature hypertrophique. De plus, sur leurs limites respectives, l'œdème de la peau et les inflammations véritables de cette membrane semblent se rapprocher jusqu'à se confondre. Nous utiliserons cette notion plus tard, lorsque nous chercherons à catégoriser les conséquences générales des inflammations et des œdèmes aigus ou chroniques du tégument.

Il convient également de signaler quelques conséquences des lésions caractéristiques de l'œdème cutané, c'est à savoir l'influence de la transsudation séreuse de l'infiltration globulaire et la dilatation des lymphatiques, sur la vitalité du tégument. Bien que l'œdème, en se prolongeant dans le tissu du derme, y détermine une série de réactions qui conduisent à son hyperplasie, comme nous le verrons plus loin en détail, il n'en est pas moins vrai que, lorsqu'il a envahi la peau, cette membrane est placée par le fait dans des conditions de *moindre résistance vitale*. En effet, l'œdème établi dans le derme agit rapidement sur les vaisseaux sanguins pour les comprimer, et restreindre leur circulation d'une façon considérable : de là l'aspect blanc et exsangue du centre de la papule d'urticaire. D'autre part, le derme est infiltré de globules blancs souvent très-nombreux. Supposons un instant que la migration de ces derniers soit entravée, et qu'ils ne puissent vivre avec une activité suffisante, dans le milieu œdémateux qui les contient, pour gagner les lymphatiques efférents : ils mourront dans le trajet, et se transformeront en globules de pus. Enfin les lymphatiques sont dilatés, largement béants, aptes à recevoir et à absorber les produits septiques. Surviennent maintenant un traumatisme de la peau et des phénomènes inflammatoires consécutifs, la lymphangite, l'érysipèle, la gangrène enfin, pourront se produire avec facilité dans un tissu qui vit dans un état persistant d'anémie et d'infiltration globulaire d'une part, et dont les éléments anatomiques fonctionnent d'autre part dans un milieu intérieur anomal constitué par le liquide de l'œdème. Depuis que j'ai étudié l'anatomie pathologique de l'œdème cutané, je redoute plus que tout autre peut-être les actions traumatiques exercées sur le tégument œdématié lui-même qui recouvre une anasarque, et je considère qu'y pratiquer des mouchetures avec une lancette afin d'évacuer au dehors le liquide qui gonfle le tissu connectif lâche, c'est simplement ouvrir la porte à l'angioleucite, à l'érysipèle, au phlegmon diffus et à la gangrène, qu'on observe du reste si fréquemment à la suite de l'opération illogique que je viens de signaler [1].

---

[1] Je dois signaler encore ici un fait qui n est pas sans intérêt au point de vue du danger qu'il y a de mettre un liquide interorganique en contact avec l'air chargé de germes. Il y a déjà longtemps que Ranvier m'a signalé ce fait curieux, à savoir que, si l'on sacrifie un chien en été, et qu'avec une pipette effilée à la lampe on puise de la lymphe dans son péricarde, aussitôt après la mort cette lymphe ne contient aucun organisme inférieur, mais une demi-heure ou une heure plus tard elle est remplie de bactéries. Ce fait montre que les liquides interstitiels même physiologiques comme la lymphe des séreuses renferment une infinité de germes et qu'il suffit de créer des conditions favorables à leur développement pour que celui-ci s'effectue très-rapidement. Mettre le tissu conjonctif œdémateux en rapport direct avec l'air par une moucheture est donc encore dangereux au point de vue de la possibilité de favoriser dans ce cas le développement de germes vivants nuisibles.

ŒDÈMES LYMPHATIQUES DE LA PEAU. Parmi les formes de l'œdème chronique de la peau, l'une des plus curieuses et des moins connues est sans contredit celle que Virchow a décrite sous le nom de *leucophlegmasie* et que Rindfleisch désigne sous le nom de *pachydermie lymphangiectasique*. Dans ce cas, le liquide qui gonfle les espaces interfasciculaires du derme n'est plus analogue au sérum du sang et au liquide des hydropisies, spontanément incoagulable. Il prend au contraire tous les caractères de la lymphe. L'œdème qui résulte de cette stagnation lymphatique devient rapidement un œdème dur. Quand on sectionne la peau et le panicule adipeux sous-cutané au niveau de la lésion, l'on voit que leurs tissus forment une masse solide, analogue à celle que présenterait le derme et le tissu adipeux sous-cutané qui le double, *si on les avait fait congeler*. Sur les points où la peau est fine, comme au niveau des grandes lèvres et au prépuce, qui sont comme les points d'élection de l'œdème lymphatique, cette membrane prend un aspect gras, tremblotant, comme si l'on avait injecté dans son épaisseur et dans le tissu connectif subjacent une masse à la gélatine. Le tégument ne prend alors qu'imparfaitement l'empreinte du doigt, la dépression en godet s'effectue à peine, et tout se passe comme si l'on cherchait à déprimer une masse à la fois infiltrée de sucs et élastique.

Si maintenant on fait une coupe de la peau fraîchement recueillie sur le cadavre, on voit que le tissu adipeux sous-cutané se coupe nettement avec elle comme si l'union des deux tissus formait une masse homogène. Après coloration convenable de cette coupe mince faite à l'aide du picrocarminate d'ammoniaque, par exemple, on constate que la section du tégument présente un aspect tout à fait analogue à celui qui serait offert par une coupe de la peau dans laquelle on aurait fait une injection interstitielle de gélatine. Les faisceaux fibreux du derme sont disjoints au maximum ; leurs espaces interfasciculaires sont considérablement développés, les cellules fixes sont en place et forment des chaînes à la surface des faisceaux (nous avons vu en effet que l'effort mécanique développé par une injection interstitielle ou par une inondation œdémateuse, sous quelque pression qu'elles soient effectuées, ne peut modifier sensiblement les rapports réciproques des faisceaux connectifs et des cellules fixes). Ces cellules conjonctives n'offrent aucun signe de prolifération ni de retour à l'état globuleux. Quant aux globules blancs, ils forment une infiltration périvasculaire et intra-dermique qui ne présente en elle-même rien de particulier. Tout l'intérêt de la préparation consiste dans l'infiltration de la lymphe.

Cette dernière remplit tous les espaces interfasciculaires développés, et ce, sur un grand nombre de points, au-dessous des varices lymphatiques quand elles se produisent, au pourtour des lacunes lymphatiques étoilées et à une certaine distance de ces dernières. A ce niveau le tissu fibreux du derme paraît comme distendu par une injection interstitielle solidifiée. *La stase lymphatique prend donc dans ce cas son origine dans les espaces interorganiques du tissu connectif*. La lymphe coagulée dans ces espaces sous forme de caillots, roses après l'action du carmin, transparents et granuleux, se poursuit dans les fentes interfasciculaires et pénètre sous forme de traînées dans les canaux lymphatiques revêtus d'endothélium continu. Ces canaux sont eux-mêmes dilatés par des caillots de lymphe festonnés sur leurs bords et à la surface desquels l'endothélium caractéristique a desquamé. Nulle part mieux que dans de pareilles préparations on n'acquiert la certitude que les vaisseaux blancs du derme ne sont que des espaces interorganiques spécialisés, communiquant sur tout leur parcours avec les fentes interfasciculaires du derme dont ils sont le confluent. Je conserve depuis huit ans des préparations d'œdème lymphatique qui servent comme de témoins à l'assertion qui précède et qui ne permettent pas un seul instant de douter de son exactitude. Je ne réfuterai donc pas plus longuement l'opinion de quelques anatomistes de l'école improprement dite française qui opposent aux faits qui précèdent une dénégation systématique, parce qu'une semblable discussion serait en tous points stérile et ferait simplement perdre du temps au lecteur.]

Non-seulement, dans l'œdème lymphatique de la peau, les vaisseaux absorbants intra-dermiques sont dilatés et remplis par la lymphe stagnante, mais encore ils peuvent devenir variqueux. On voit alors, dans les régions du tégument riches en lymphatiques, comme la peau du prépuce, de la verge et du pli de l'aine, paraître des cordons noueux variant de la grosseur d'une plume de corbeau à celui d'une plume de cygne et se dirigeant dans le sens des lymphatiques superficielles (ou intra-dermiques) de la région. Ces cordons s'envoient réciproquement des branches anastomotiques nombreuses. Il en résulte un lacis noueux formant parfois un relief semblable à celui que font les veines au dos de la main quand on a posé une ligature autour du poignet. La coloration de ces cordons est blanchâtre, elle tranche sur le fond plus animé du tégument à la manière des vergetures, mais les nouures diffèrent totalement de celle-ci, en ce qu'elles disparaissent sous la pression du doigt, puis se remplissent ensuite lentement en reprenant leur volume normal. En un mot, elles sont *réductibles*. A leur niveau, l'épiderme ne présente ordinairement pas d'éraillure : il y a donc tout lieu de penser de prime abord que le réseau noueux précité est formé par des lymphatiques dilatés ; l'examen cadavérique justifie cette présomption. Ordinairement les varicosités qui nous occupent sont un peu affaissées après la mort, mais cependant encore bien distinctes. Si maintenant l'on pique l'une d'elles avec une seringue de Pravaz chargée de bleu de Prusse rendu soluble par des hydratations successives, l'injection s'effectue avec une entière régularité, et tandis que le réseau noueux se remplit sur une étendue de quelques centimètres, le lacis lymphatique du derme s'injecte de son côté très-complétement. En incisant la peau au niveau des parties injectées, on voit que la matière à injection s'est accumulée en masses noueuses au niveau de la varice lymphatique présumée. De ce point ou confluent partent des lignes bleues qui entrent dans le derme. Un peu plus loin la coupe du derme lui-même est semée de tractus et de points bleus qui sont les sections de ses rameaux et de ses espaces lymphatiques ; un grand nombre de points bleus discontinus entourent les vaisseaux sanguins de distribution en formant à leur périphérie comme une sorte de couronne lorsqu'ils ont été sectionnés en travers.

Ainsi, dans l'œdème lymphatique, la lymphe retenue dans les espaces interfasciculaires du derme gonfle ces derniers et les injecte, pour ainsi dire, sur une série de points. L'action des réactifs coagulants fixe cette lymphe dans sa situation exacte et permet de montrer que, lorsqu'il existe un obstacle de l'écoulement du liquide nutritif, ce dernier stagne dans les mailles du derme où il avait pris naissance, ou dans lesquelles tout au moins il est refoulé par suite du défaut d'excrétion par des voies libres. Les lymphatiques canaliculés de la peau, et qui n'existent que dans les parois des cônes fibreux du tissu cellulo-adipeux sous-cutané, sont également envahis par la stase et mécaniquement dilatés. Enfin, comme dans l'œdème chronique, le tissu cellulo-adipeux qui double la peau est infiltré de globules blancs qui se répandent en traînées dans les intervalles des vésicules adipeuses, lésion qui est, nous l'avons vu, corrélative à la production de l'œdème dur sous-cutané. Cet œdème dur accompagne régulièrement l'apparition de l'œdème lymphatique.

Il nous faut actuellement dire un mot des causes anatomiques qui amènent, dans le tégument, la stagnation de la lymphe, et entraînent par cela même l'apparition de la variété d'œdème que nous décrivons. Dans les cas où l'œdème lymphatique se produit dans la peau, l'on constate ordinairement une stase de la lymphe et une dilatation de ses canaux vecteurs jusque dans les ganglions lymphatiques qui sont le confluent des voies efférentes de la lymphe dans la région envahie. Dans un cas que j'ai particulièrement étudié, et dans lequel l'œdème lymphatique occupait les deux membres inférieurs, les organes génitaux externes et la portion sous-ombilicale de la paroi abdominale, la dilatation des canaux lymphatiques remontait jusqu'au pli de Fallope et se poursuivait dans les ganglions de l'aine et jusqu'à ceux qui entourent l'aorte abdominale. *Les glandes lymphatiques modifiées sont transformées en tissu fibreux* et devenues à peu près imperméables, elles font corps avec le tissu adipeux qui les entoure et qui forme autour d'elles une masse indurée dans laquelle il faut pour ainsi dire les sculpter. Ce tissu adipeux présente les lésions de l'œdème ou de l'inflammation subaiguë que nous avons déjà plusieurs fois mentionnées. Les lésions œdémateuses se poursuivent donc jusqu'aux ganglions. Il en est de même de la stase lymphatique. Le centre des glandes lymphatiques cirrhosées montre, entre les sections des artères et des veines, de vastes lacunes irrégulières dépourvues de paroi propre, et contenant des caillots rétractés garnis de couches d'endothélium lymphatique desquamé qui ont suivi la lymphe solidifiée dans sa rétraction. La dilatation des vaisseaux blancs se prolonge donc jusque dans la substance médullaire des ganglions lymphatiques.

Il est, on le conçoit, naturel de penser que l'obstacle au cours de la lymphe au niveau des glandes devenues fibreuses est la cause prochaine de l'œdème lymphatique, tout à fait de la même manière que l'augmentation de la pression dans les veines est la cause prochaine de l'œdème séreux. Quant à l'hypothèse formulée par Rindfleisch, à savoir que l'obstacle au cours de la lymphe résulterait, dans l'œdème lymphatique de la peau, uniquement de l'hyperplasie et de la néoplasie des muscles lisses du derme (*Hist. pathol.*, trad. française, p. 237), elle ne saurait être soutenue, puisqu'on trouve des dilatations lymphatiques et de la lymphe épanchée dans le tissu fibreux du derme, dans le cas où les muscles lisses de la peau n'ont subi aucune trace d'hyperplasie, ou même sur des points du derme au niveau desquels il n'y a d'autres muscles lisses que ceux des vaisseaux sanguins, qui restent naturellement en dehors de la question.

Il serait difficile de dire exactement pourquoi, dans certains cas, lorsqu'un œdème de la peau se prolonge, l'inflammation chronique des ganglions, aboutissant à une véritable cirrhose, se montre sur certains points, et même semble se généraliser, tandis que dans d'autres cas tout se borne aux effets ordinaires d'un œdème chronique. Mais on comprend que, dans cette dernière forme, l'œdème lymphatique ait une grande tendance à se produire, à moins que la dilatation des lymphatiques ne se fasse avec une force d'expansion suffisante pour triompher de la résistance des ganglions devenus fibreux en les dilatant eux-mêmes. C'est peut-être pour cela que, dans l'observation si remarquable de M. Trélat (*Bulletin de la Société de chirurgie*, 1864, p. 306), le sujet affecté de varices lymphatiques se prolongeant jusqu'au canal thoracique *ne présentait dans l'aine aucun ganglion apparent*. Il n'y avait pas non plus d'œdème lymphatique dans la peau des membres, mais cette observation est l'une des rares dans lesquelles le fait n'ait pas été noté. Du reste cet œdème lymphatique ne se produit que si *toutes les voies lymphatiques* efférentes d'une région ont été oblitérées. Un bon exemple du fait est fourni par ce qui se passe dans la lymphangite des vaisseaux blancs efférents du dos de la verge. Quand une lymphangite subaiguë survient dans la partie moyenne du cours d'un des vaisseaux principaux et d'un seul côté, il se fait une énorme varice lymphatique unilatérale en amont de l'obstacle, mais l'œdème lymphatique n'envahit la peau du prépuce que si *tous les vaisseaux* efférents sont pris de lymphangite sur le dos de la verge ; la couronne du gland est alors entourée par un anneau de lymphatiques bosselés et dilatés, et le tégument s'œdématie en se gorgeant de lymphe ainsi que le tissu cellulaire lâche sous-cutané.

La prolongation de l'œdème lymphatique conduit à des effets analogues à ceux qui résultent de la persistance de l'œdème diffus et séreux du tégument. Il se fait alors une dermite hyperplasique qui conduit à certaines formes d'éléphantiasis. Pour le moment je me contenterai d'indiquer le fait, réservant la discussion pour le chapitre des inflammations chroniques de la peau et des dermites à tendances hypertrophiques.

Nous venons de voir que l'œdème lymphatique peut avoir deux origines distinctes : 1° l'oblitération des voies efférentes de la circulation de la lymphe ; 2° la persistance de l'œdème séreux qui, en dilatant les lymphatiques et en les irritant chroniquement par le double effet de la dilatation mécanique et du transport incessant d'un liquide anormal, finit par déterminer sur un point de leur parcours des inflammations oblitérantes. En résumé donc, la cause prochaine de la variété d'œdème que nous décrivons réside dans l'imperméabilité des vaisseaux lymphatiques efférents, que cette imperméabilité soit survenue primitivement, ou qu'elle se soit montrée consécutivement à l'irritation produite sous l'influence d'un œdème séreux prolongé du tégument. C'est dire, en d'autres termes, que l'œdème lymphatique est toujours passif, à l'inverse de l'œdème séreux qui peut se développer, dans le tégument comme partout ailleurs, soit sous l'influence d'une congestion active, soit au contraire d'une stase amenée par un obstacle à l'écoulement du sang par les veines.

SECTION III. Des hyperémies cutanées non œdémateuses. *Macules congestives.* Nous avons vu qu'un flux congestif se produisant du côté de la peau peut déterminer, s'il est intense : 1° l'œdème pur, la papule anémique ortiée plus ou moins étendue en surface ; 2° la congestion œdémateuse. Ces deux lésions existent réunies dans la papule de l'urticaire, dont le centre œdémateux et anémique est constamment entouré d'une auréole purpurine formée par la congestion œdémateuse périphérique. Cette dernière forme de congestion se présente isolée dans la lésion de l'érythème papuleux. Mais il est des congestions de la peau qui ne s'accompagnent pas d'œdème et qui déterminent l'apparition, sur le tégument, de simples macules congestives, sans œdème et sans relief. Nous allons examiner, dans ce paragraphe, les circonstances qui déterminent la production de ces hyperémies maculeuses.

Lorsqu'on injecte les vaisseaux sanguins d'un doigt fraîchement enlevé, et que la matière à injection consiste dans un liquide coloré, tel, par exemple, que le bleu de Prusse rendu soluble dans l'eau par des hydratations successives, voici ce que l'on observe, si l'on suit les progrès de l'injection dans le tégument : les cônes vasculaires du derme se remplissent d'abord un à un, et la peau se couvre de taches bleues arrondies ou festonnées séparées par des points où l'injection n'a pas pénétré. Il en résulte un système de macules sans aucun relief dans les intervalles desquels la peau n'est pas injectée. Si l'on poursuit l'injection, la pression augmentant, les systèmes anastomotiques qui réunissent par des traits vasculaires les aires de distribution principales se remplissent à leur tour, et la peau devient uniformément bleue. Enfin, si, l'injection étant achevée et les vaisseaux cutanés remplis en totalité, l'on maintient la pression pendant un certain temps, on voit, au niveau des points qui se sont injectés les premiers, se produire des sortes de papules congestives et œdémateuses artificielles. Le liquide de l'injection, lorsque la poussée est devenue trop forte, diffuse dans le tissu dermique périvasculaire et distend les espaces interfasciculaires de ce dernier. Comme le bleu de Prusse est incapable de diffuser lorsqu'il a été préparé convenablement, c'est seulement l'eau de la solution colorée qui transsude et la papule œdémateuse artificielle qui résulte de cette transsudation paraît sous forme d'un relief d'un bleu pâle. On voit par cette expérience qu'en cas d'hyperémie ce sont les points d'activité circulatoire maxima qui se remplissent les premiers, et que, lorsque l'atonie vasculaire a dépassé certaines limites, c'est-à-dire quand les aires vasculaires ont été remplies au maximum, c'est dans le domaine de ces dernières que s'effectue le point de départ de l'œdème congestif.

Nous pouvons maintenant comprendre facilement le mode de production des hyperémies maculeuses du tégument, dont le type clinique est fourni par les roséoles. Dans le cas de roséole émotive, qui survient le plus souvent sur la peau de la poitrine et du cou des femmes quand on les découvre brusquement, nous assistons à la réplétion des vaisseaux cutanés exactement comme dans le cas où nous suivons les progrès d'une injection artificielle dans le tégument. Un réflexe frappe d'atonie les vaisseaux contractiles qui président à la distribution du sang dans la peau. Rapidement apparaissent des macules rosées, sans aucune saillie, et présentant un contour circulaire ou festonné, toujours disposé en courbe fermée. Au bout d'un certain temps les points de la surface cutanée qui séparaient primitivement ces macules diminuent d'étendue parce que la rougeur s'accroît par extension graduelle s'opérant sur les limites des macules de roséole, ces dernières s'agrandissent progressivement et leurs zones d'extension arrivent peu à peu à se rejoindre et à se confondre; dans ce stade les vaisseaux anastomotiques se remplissent. Enfin, lorsque sur de nombreux points voisins les macules de la roséole se sont confondues, on a une congestion générale de la peau, un point d'érythème diffus. Si à ce moment, chez des sujets très-impressionnables comme le sont certaines filles hystériques, on fait une raie sur le tégument couvert de la plaque érythémateuse, on peut faire apparaître une véritable plaque ortiée. L'hyperémie congestive simple et l'œdémateuse sont donc les points extrêmes d'un même phénomène général.

Ce qui vient d'être dit rend compte de la disposition bien connue des roséoles de tout ordre, et de l'aspect particulier de l'érythème de la rougeole proprement dite. Comme dans ces cas tout se borne à la simple réplétion des aires vasculaires d'activité maxima, l'on conçoit qu'après la mort la lésion ne laisse plus de traces. C'est à peine si l'on trouve dans le derme, autour des vaisseaux, des cellules migratrices plus nombreuses qu'à l'état normal. Mais, quand l'hyperémie congestive s'est longtemps prolongée, comme dans l'exanthème de la rougeole, il en résulte une série de modifications dans la nutrition de l'ectoderme, dont l'évolution est activée et ne se fait plus régulièrement : de là la desquamation furfuracée qu'on observe après la disparition de l'hyperémie, et dont nous donnerons plus loin le mécanisme. Dans la roséole de la syphilis, au bout d'un certain temps l'épiderme prend un aspect légèrement gaufré, comme pityriasique, dû vraisemblablement aussi aux troubles nutritifs que subit l'ectoderme au niveau des points maculeux. Enfin, lorsque la congestion a été diffuse et soutenue, comme dans la scarlatine ou une brûlure au premier degré, la desquamation se fait par larges lambeaux.

J'ai donné, dans ce paragraphe, une idée générale de la façon dont s'effectue l'hyperémie simple dans le tégument. Mais l'action névro-paralytique qui détermine chaque variété d'hyperémie se distribue sur les vaisseaux contractiles de façons toutes diverses pour chaque cas particulier. La *distribution de l'atonie vasculaire détermine seule la configuration des macules congestives et règle leur répartition sur le tégument.*

Voilà pourquoi l'exanthème de la rougeole n'a pas la configuration exacte de celui de la roséole copahique, que cette dernière diffère par sa forme et sa distribution de la roséole émotive, et que la roséole syphilitique possède elle-même son type défini, distinct de celui des autres roséoles par la forme de ses macules et leur mode de répartition à la surface de la peau. On pourrait répéter ces considérations à propos de n'importe quel érythème congestif à disposition maculeuse, aussi n'insisterons-nous pas davantage sur ce sujet.

Il convient de dire maintenant quelques mots de la façon dont se produit l'érythème simple au niveau des points du tégument qui ont été envahis par une cicatrice. Dans ce cas la production de l'hyperémie vasculaire présente quelques particularités intéressantes. Au niveau d'un vésicatoire qui a longtemps été maintenu, et dont l'application prolongée a abouti à l'établissement d'un état subinflammatoire chronique, et sur une cicatrice vraie résultant de la réparation d'une perte de substance de la peau (cicatrices des moignons des doigts, par exemple), la congestion simple s'effectue avec une prédilection toute particulière. Dans la rougeole, par exemple, on voit apparaître sur ces points un érythème en nappe qui peut même devenir papuleux par points, c'est-à-dire s'accompagner d'œdème. La diffusion de la rougeur tient dans ces cas à ce que les petits vaisseaux ont, sous l'influence du processus inflammatoire, perdu en tout ou en partie leur contractilité propre. Ce qui montre bien qu'il en est ainsi, c'est ce qui se passe au niveau d'une cicatrice vraie de la peau, survenue soit à la suite d'un traumatisme, soit consécutivement à une inflammation chronique diffuse du tégument telle qu'on l'observe, par exemple, dans la sclérodermie systématique ou dactylée (Hardy). Les petits vaisseaux de ces régions sont des capillaires, des artérioles ou des veinules dont la structure est embryonnaire. Ceci revient à dire que leurs tuniques contractiles sont ou absentes, ou incomplètes, ou enfin insuffisamment commandées par les nerfs vasculaires. *La région est donc desservie par un système de vaisseaux atones*, et la contraction des vaisseaux qui manque fait que le sang se précipite dans les réseaux distributeurs comme dans un système de tubes inertes. Si l'on met le moignon d'un doigt amputé dans une situation déclive, il devient le siége d'une hyperémie passive, par stase, attendu que les artérioles du tégument n'ont pas la contractilité nécessaire pour expulser le sang des réseaux capillaires contre la pesanteur. La cicatrice bleuit alors et peut devenir même le siége d'un œdème léger. Si au contraire la main est levée, et si dans cette situation favorable à la circulation du sang on exécute des mouvements actifs, la cicatrice rougit et devient chaude. Dans une situation intermédiaire à ces deux positions extrêmes, la circulation du point cicatriciel s'effectue avec la même régularité que celle des points voisins où la peau est saine. Dans la sclérodermie les phénomènes précités sont très-apparents. Mon ami le professeur Ball les a justement fait remarquer, mais il me semble les avoir attribués à tort à des actions nerveuses d'ordre vasculo-moteur, tandis que l'anatomie pathologique me paraît d'accord avec l'observation clinique pour faire de ces variations la conséquence de l'état atomique et embryonnaire des vaisseaux du point sclérodermique ou cicatriciel.

Les congestions simples de la peau déterminent, avons-nous vu, là où elles existent, une certaine augmentation de l'activité de la diapédèse. Comme cette dernière est constamment accompagnée de l'issue d'un certain nombre de globules rouges du sang, l'on conçoit facilement qu'au niveau des anciens érythèmes congestifs répandus en nappe et dans l'aire des anciennes macules hyperémiques on voie se produire des taches fauves ou brunes qui ne sont autre chose que le résultat des transformations des globules rouges du sang épanché. Ces taches fauves sont des ecchymoses très-légères, mais qui ne disparaissent que lentement. D'autre part nous savons que la nutrition de l'ectoderme subit des modifications au niveau des points congestionnés. Ces modifications entraînent, outre la desquamation que nous avons signalée, un dépôt plus considérable du pigment noir dans les couches profondes du corps de Malpighi. Cette pigmentation est toute naturelle. Le pigment cutané vient de la matière colorante du sang sorti des vaisseaux. Nous venons de voir que cette matière colorante est répandue abondamment dans les mailles du derme sur les points congestionnés, il n'est donc pas étonnant qu'à ce niveau l'ectoderme s'en charge anormalement, puisqu'il lui suffit de la puiser dans les portions du chorion qui lui sont subjacentes. Les agents du transport du pigment qui, ainsi que nous le verrons plus tard, sont les globules blancs, sont du reste plus abondamment répandus que partout ailleurs, au niveau des macules congestives et des plaques d'érythème (voy. plus loin Dystrophies de la peau, maladie bronzée).

SECTION IV. Hémorrhagies de la peau. Dans la peau, comme dans les autres tissus, les hémorrhagies peuvent provenir de la rupture des capillaires sanguins, ou du passage du sang à travers leurs parois ramollies : dans ce dernier cas on dit qu'elles se produisent par diapédèse.

Nous laissons de côté dans ce paragraphe les hémorrhagies dues à la section de la peau et provenant de la division des vaisseaux d'un certain calibre; nous considérerons ces hémorrhagies comme n'appartenant point au cadre des dermatoses (voy. article Hémorrhagies) et nous ne nous occuperons ici que des hémorrhagies interstitielles de la peau et de leur évolution.

Lorsqu'à la suite d'une contusion, ou de toute autre action analogue, les petits vaisseaux de la peau sont rompus sans déchirure du derme, les globules rouges, les globules blancs et le plasma sanguin, s'infiltrent dans les espaces interfasciculaires du derme et développent ces derniers. Si le sang n'a pas été répandu en grande quantité, il en résulte simplement une macule hémorrhagique qui s'étend irrégulièrement en nappe. Quand au contraire le sang s'est écoulé en grande quantité dans un point circonscrit, il dissocie les faisceaux du derme, s'infiltre dans le tissu cellulo-adipeux sous-cutané, et donne ainsi lieu à l'apparition d'une bosse sanguine.

Si l'on examine une hémorrhagie interstitielle du derme sur une coupe transversale de cette membrane, on voit que le noyau hémorrhagique s'est poursuivi, à partir de son point d'origine, en s'insinuant comme un coin dans le tissu dermique. La lésion dans son ensemble prend l'aspect d'une lentille biconvexe. La tranche de sang épanché acquiert donc son épaisseur maxima au centre de la lésion, et cette épaisseur décroît à mesure que l'on s'avance vers la périphérie. Au début le sang épanché dans la peau forme une masse d'un rouge vineux et constitue une macule persistante ineffaçable par la pression du doigt. Mais on sait que les globules rouges du sang, une fois qu'ils sont sortis des vaisseaux et jetés dans les espaces interorganiques, sont voués à une destruction certaine et rapide. Cette destruction s'effectue d'une manière systématique et ses agents sont les globules blancs (ou cellules lymphatiques) qui, épanchés avec les rouges, ne tardent pas à les capter, à les morceler et à les réduire en pigment. Le processus systématique auquel je viens de faire allusion est celui de l'*ecchymose*.

A son début l'ecchymose, quelle qu'en soit l'origine primitive, consiste simplement dans la suffusion d'une grande quantité de globules rouges dans les espaces interfasciculaires du derme et dans les mailles du tissu conjonctif lâche sous-cutané. A cet état elle constitue une macule d'un rouge plus ou moins vineux, analogue à celui que produirait, sur une feuille de papier, une tache de sang veineux ou une solution d'hémoglobine réduite. En effet, les globules rouges répandus hors des vaisseaux perdent rapidement leur oxygène et se comportent optiquement comme une solution hémoglobique privée de ce gaz. A sa périphérie, la tache ecchymotique présente rapidement une auréole verdâtre : or on sait que les solutions d'hémoglobine concentrée ont une coloration d'un rouge franc et que, de plus en plus diluées, elles deviennent d'un rouge verdâtre. Si l'on examine au spectroscope une solution concentrée d'hémoglobine, tous les rayons du spectre, hors les rouges et les orangés, sont complétement absorbés. Diluons cette solution graduellement, il arrivera un moment où elle laissera passer les rayons verts ; poussons la dilution plus loin, les rayons bleus passeront à leur tour. Une ecchymose se comporte comme une solution d'hémoglobine de plus en plus diluée. Rouge sombre d'abord, elle présente bientôt à sa périphérie une zone verdâtre, puis jaunâtre, puis bleuâtre, acquérant ainsi l'aspect d'une cocarde. Les zones concentriques de cette cocarde s'amoindrissent de jour en jour et parfois d'heure en heure, et l'ecchymose disparaît en présentant, de la périphérie au centre, toutes les teintes que nous venons d'énumérer. Le point central se décolore le dernier en subissant les mêmes modifications que le pourtour. Que s'est-il passé ? Le centre de l'ecchymose contient un grand nombre de globules rouges, formant une masse interstitielle ; sa périphérie offre des tranches de moins en moins épaisses qui agissent conséquemment comme des solutions de moins en moins colorées d'hémoglobine, à mesure qu'on s'approche de la limite extérieure. De là les différences de coloration entre le centre de l'ecchymose et sa marge. Reste à expliquer la diminution graduelle et centripète de la tache ecchymotique. Au milieu des globules rouges extravasés, les globules blancs agissent ; ils détruisent les rouges, en transportent au loin les débris sous forme de pigment, et le phénomène est d'autant plus sensible que l'action des globules blancs se porte sur des tranches moins épaisses de l'îlot ecchymotique. Or nous venons de voir que cet îlot a la forme lenticulaire, l'épaisseur du sang extravasé diminuant avec la distance au centre de l'extravasat. Il n'est donc pas étonnant que les globules blancs enlèvent les globules rouges de la périphérie d'une façon plus appréciable qu'au centre, et, la variation de coloration étant fonction du nombre des globules rouges accumulés, on comprend facilement que l'ecchymose passe par diverses teintes, et se restreigne, de la périphérie au centre. De plus les cellules migratrices viennent en majorité des vaisseaux voisins, elles cheminent dans le derme vers l'îlot sanguin qui semble les attirer comme le font les flaques d'air ou la rigole aérifère d'une préparation limitée par deux verres : il n'est donc pas étonnant que leur point de concours soit la marge de la lésion, et que l'îlot ecchymotique soit attaqué en premier lieu à la périphérie. Le sang étant accumulé sous pression dans les lames du tissu fibreux du derme, les globules blancs ne peuvent par suite pénétrer d'emblée jusqu'au centre de l'hémorrhagie, et sont obligés de l'aborder par sa zone périphérique. En morcelant les globules rouges du sang extravasés dans le derme, en les englobant pour les digérer en quelque sorte, les globules blancs actifs deviennent l'origine de la pigmentation consécutive à l'ecchymose. Dans un article que j'ai eu l'honneur de faire en collaboration dans ce Dictionnaire avec mon regretté maître Gubler, le mécanisme général de cette pigmentation a été étudié dans ses détails (*voy.* article SANG, *Pathologie générale*, 2e s., t. VI, p. 526) : il est donc inutile d'insister ici davantage sur ce point. Un fait parfaitement acquis, c'est que les cellules migratrices d'une région récemment envahie par l'ecchymose, et accumulées dans cette région avec leur activité normale, sont chargées de grains de pigment qu'elles transportent avec elles dans leurs migrations ultérieures. De là la persistance, durant un certain temps, d'une teinte fauve ecchymotique au niveau des anciennes lésions hémorrhagiques, telles, par exemple, que l'érythème noueux et à un moindre degré l'érythème papuleux. Mais ordinairement le derme ne garde pas dans ces cas de taches persistantes, analogues aux *taches sépia* d'Andral que l'on observe sur les membranes séreuses qui ont été le siége d'inflammations répétées. La différence tient ici aux faibles modifications éprouvées dans le derme par le système des cellules fixes sous l'influence de l'œdème ou même de l'inflammation. Nous avons vu que le derme se laisse difficilement dissocier par l'exsudat. Il suit de là que le réseau des cellules fixes n'est pas rompu comme il l'est, dans des cas analogues, au sein du tissu cellulaire lâche. Les éléments du tissu conjonctif ne reviennent pas alors sur eux-mêmes par rupture de leurs prolongements, ils n'éprouvent pas une irritation traumatique qui les modifie assez profondément pour leur faire reprendre consécutivement l'état embryonnaire. Dans ces conditions ils n'absorbent que peu ou point les corps étrangers analogues aux poussières, comme le sont les grains de pigment transportés par les cellules migratrices. En un mot, ils n'ont pas une grande tendance à se pigmenter et la teinte ecchymotique est seulement passagère au niveau du siége des lésions produites. Il en est autrement lorsque l'inflammation a été longtemps maintenue sur un même point. Alors, quand bien même cette dernière ne se serait accompagnée que d'extravasations insignifiantes de globules rouges, la pigmentation se produit et se maintient, dessinant exactement les limites de la lésion. C'est ce que l'on observe au niveau d'un vésicatoire entretenu pendant un certain temps ; la raison du fait est que les cellules fixes du derme ont été dans ce cas sensiblement modifiées par l'inflammation, qu'elles sont revenues à l'état embryonnaire et qu'elles sont par suite devenues capables d'absorber les granulations inertes.

Dans nombre de cas, les hémorrhagies de la peau se font dans l'aire de distribution de certains vaisseaux du derme, et leur répartition à la surface du tégument est réglée par des actions névro-paralytiques particulières. Les taches hémorrhagiques intra-dermiques du scorbut, du purpura, les pétéchies, en un mot, sont produites de cette façon. Au point de vue de leur évolution elles ne diffèrent pas des hémorrhagies en nappes dues à la rupture traumatique des vaisseaux du derme (par une contusion). Elles passent par toutes les phases régressives de l'ecchymose. Il en est de même des hémorrhagies en quelque sorte incomplètes qui résultent de l'atonie extrême des vaisseaux d'une région de la peau envahie par l'œdème aigu et dans lesquelles le sang est sorti des vaisseaux à la suite d'une abondante diapédèse. Ces lésions diffèrent des hémorrhagies vraies en ce qu'elles n'ont pas l'aspect de macules hématiques proprement dites. Aussi, au lieu de la coloration hématique franche de ces dernières, présentent-elles dès le début une simple coloration d'un rouge bleuâtre, analogue à celle de la zone, disposée, dans l'ecchymose, autour de l'extravasat sanguin et central de cette dernière.

Nous étudierons plus loin les hémorrhagies dues à la rupture de vaisseaux ramollis par une inflammation quelconque de la peau. Quant à cette forme singulière d'hémorrhagie cutanée appelée *hématidrose* ou sueur de sang, et qui se fait par gouttes qui semblent sourdre des orifices glandulaires, en dehors des descriptions cliniques et principalement de celle faite par mon maître, le professeur Parrot, on ne possède à son égard aucune donnée anatomique exacte, et c'est par hypothèse qu'on la fait provenir du réseau vasculaire particulier aux glandes cutanées. Nous devrons seulement ajouter que le phénomène appelé sueur de sang est nettement produit par des actions nerveuses, et qu'il appartient beaucoup plus à l'étude de ces dernières qu'à la dermatologie proprement dite, surtout si l'on se place, comme nous devons le faire ici, au point de vue particulièrement circonscrit de l'étude des dermatoses.

L'hémorrhagie de l'hématidrose se fait régulièrement et sans violence ; on n'observe aucune modification apparente de la peau qui lui soit corrélative. Mais fréquemment un flux hémorrhagipare localisé s'effectue sur un point du tégument avec intensité.

Lorsque le sang, rompant le corps muqueux par suite de sa pression intra-dermique, soulève l'épiderme en bulles, en le clivant au niveau de la zone granuleuse, ou pénètre dans des bulles préformées (pemphigus hémorrhagique, zona hémorrhagique, etc.), il se comporte exactement comme s'il était au contact de l'air. Au bout de peu de temps, il se coagule et forme, avec l'épiderme soulevé, une croûte qui disparaît plus tard par desquamation.

SECTION V. Étude des inflammations diffuses de la peau. L'étude des inflammations de la peau constitue un chapitre important de l'anatomie pathologique des dermatoses. Les lésions inflammatoires existent si fréquemment dans ces dernières, soit à leur origine même, soit dans le cours de leur évolution, que l'assertion qui précède n'a nul besoin d'être justifiée pour être acceptée. Pour bien comprendre l'anatomie pathologique des inflammations de la peau ou *dermites*, il convient, je crois, d'en faire l'étude de la manière suivante :

A. Pour avoir une bonne idée d'un processus anatomo-pathologique, il faut d'abord le définir et le circonscrire dans ses limites. Nous décrirons donc d'abord sommairement les phénomènes principaux de l'inflammation et nous essaierons de montrer quelle physionomie particulière acquièrent ces phénomènes dans les tissus complexes qui forment par leur réunion le tégument cutané.

B. Comme partout ailleurs les inflammations peuvent être dans la peau *diffuses*, c'est-à-dire se répandre en nappe dans cette membrane et sur une grande surface. Après avoir défini l'inflammation cutanée, nous l'étudierons donc dans sa forme diffuse, aiguë et chronique.

C. Enfin les inflammations de la peau peuvent être circonscrites, c'est-à-dire n'occuper à la surface de cette membrane que des points restreints en étendue. L'évolution des *inflammations circonscrites* jette un certain jour sur l'anatomie pathologique des principales lésions élémentaires de la peau, c'est pourquoi nous consacrons à leur étude un chapitre séparé.

A. DE L'INFLAMMATION EN GÉNÉRAL ET DE CELLE DE LA PEAU EN PARTICULIER. C'est l'inflammation de la peau qui a été connue la première et qui a servi de point de départ à l'étude de toutes les autres. Le quadrige classique des phénomènes inflammatoires, *rubor, calor, tumor, dolor*, fut d'abord observé sur le tégument. De nos jours on ne se borne plus à ces données cliniques élémentaires et le problème du mécanisme et des lésions matérielles de l'inflammation a été poursuivi, dans ses détails, dans tous les tissus et dans la plupart des organes. Aussi pouvons-nous actuellement, sinon résoudre absolument, du moins poser ce problème : en quoi consiste le processus anatomo-pathologique de l'inflammation?

Je n'ai nullement l'intention de reprendre, dans ce paragraphe, le long exposé des opinions et des doctrines, particulièrement mobiles, qui se sont produites sur ce sujet depuis longtemps dans la science. Il suffira, je pense, d'étudier d'après les données acquises certains phénomènes qui donnent pour ainsi dire la clef des notions générales qu'il convient d'avoir présentes à l'esprit toutes les fois que l'on discute les phénomènes inflammatoires.

Lorsqu'un corps étranger doué de propriétés particulièrement irritantes, tel, par exemple, qu'un poil glanduleux de l'*urtica urens* ou que le dard imprégné de venin d'une abeille, est enfoncé dans le derme, on observe la série des phénomènes suivants : au pourtour du point lésé, brusquement apparaît une rougeur vive, et une douleur prurigineuse s'établit graduellement. Ceci montre que les vaisseaux contractiles, qui distribuent le sang dans l'aire vasculaire correspondant au point donné, ont été frappés d'atonie ; le sang y afflue sous pression et, quand cette dernière a dépassé certaines limites, le liquide intra-vasculaire transsude dans le derme, il se produit une nouure papuleuse au sein de ce dernier. Le centre de cette papule devient ordinairement blanc et exsangue parce que la contre-pression due à l'accumulation du liquide transsudé dans les mailles du derme a agi mécaniquement sur les vaisseaux pour les comprimer, restreindre leur calibre et entraver par suite leur circulation. Nous savons de plus qu'en même temps que s'effectue le départ de la sérosité s'établit parallèlement une abondante diapédèse de globules blancs. Au bout de quelques heures cependant la petite lésion que nous venons de décrire s'atténue graduellement, puis finit par disparaître sans laisser de traces. Dans ce cas particulier, le derme a-t-il été le siége d'une inflammation passagère?

Si l'on s'en rapportait tout simplement à la théorie introduite il y a peu d'années dans la science par Cohnheim, la réponse ne serait pas douteuse. D'après cet auteur en effet la caractéristique de l'inflammation consiste dans le départ, hors des vaisseaux, d'un exsudat liquide albumineux et d'un nombre plus ou moins surabondant de cellules migratrices. Dans cette théorie, il n'y aurait donc point de différence entre l'œdème actif ou passif, l'état du tissu connectif inter-acineux d'une sous-maxillaire épuisée par l'excitation du nerf tympanico-lingual, enfin même entre les phénomènes produits au niveau des capillaires par la curarisation et une inflammation vraie. La clinique répond cependant qu'un œdème aigu comme une plaque d'urticaire, ou qu'une anasarque amenée par stase, n'ont absolument rien de commun avec une inflammation véritable. Ceci permet tout d'abord de penser que le phénomène seul de la migration en masse des globules blancs n'est pas suffisant pour caractériser l'inflammation. Les faits que je vais maintenant exposer vont confirmer absolument cette réserve et fournir des données complémentaires qui nous permettront d'établir une distinction nette entre la congestion œdémateuse simple et les inflammations vraies.

1. Un corps étranger tel qu'une épine est introduit dans le derme et y reste fixé à l'état de fragment qui joue le rôle de corps étranger. L'expérience est facile à faire et à suivre sur un animal, sur la patte d'un chien, par exemple. Au début il ne se produit rien qu'une douleur, une rougeur congestive, une légère chaleur, qui sont passagères. Mais au bout de quelques jours la peau rougit au point lésé et la rougeur se maintient; peu à peu il se produit de l'œdème qui s'étend autour de la lésion en surface, et se poursuit au-dessous d'elle sous forme de noyau induré sous-dermique; enfin, au bout d'un temps plus ou moins long, le centre de la rougeur œdémateuse devient livide, le derme semble ramolli au niveau de ce point de lividité; il devient bientôt fluctuant, l'épiderme est soulevé par une goutte de pus qui se fait jour à l'intérieur et qui entraîne ordinairement avec elle le corps étranger. Si nous avons pratiqué l'examen de la peau ainsi lésée dans les différents stades que je viens de décrire (ce qu'on peut faire facilement en sacrifiant une série d'animaux), nous pourrons suivre dans le tégument une série de modifications bien différentes, comme on va le voir, de celles qu'il subit quand il est simplement envahi par un œdème.

Dans les premières heures qui suivent la piqûre, on observe autour du corps étranger les lésions de l'œdème simple, congestif et localisé; mais au bout de quelques jours l'exsudation de globules blancs devient plus abondante. Ces globules sont accumulés en traînées dans tous les espaces interfasciculaires du derme qui en sont comme injectés. Le liquide qui sert de véhicule à ces cellules migratrices cesse aussi de présenter les caractères de la sérosité incoagulable de l'œdème; il se charge de substance fibrinogène, et, exposé au contact de l'air, il se prend en une masse fibrineuse. Bientôt les cellules fixes du tissu fibreux dermique, qui dans le cas spécial de l'œdème cutané n'éprouvent que des modifications insignifiantes, deviennent le siége d'une activité formative particulière; elles reviennent à la forme embryonnaire, leur protoplasma mince et comme desséché se transforme en une masse granuleuse et devient le siége de mouvements actifs; les noyaux prennent les caractères de noyaux bourgeonnants, ils s'étirent en biscuit et se divisent. La cellule fixe devient une cellule embryonnaire à noyaux multiples et finit par se résoudre en une série de cellules indifférentes que rien ne permet désormais de distinguer des cellules lymphatiques et des globules blancs du sang, et qui concourent à augmenter le nombre des cellules migratrices infiltrées dans les espaces interfasciculaires du derme.

En même temps que ces phénomènes se produisent du côté des cellules fixes, la substance fondamentale des faisceaux fibreux du derme et celles des fibres et des réseaux élastiques subissent des modifications profondes, liées au retour des cellules conjonctives à la forme embryonnaire. On sait en effet que ces cellules ont pour fonction principale de diriger la nutrition des substances fondamentales qui n'ont point par elles-mêmes d'équivalent cellulaire. En d'autres termes, ce sont les cellules fixes du tissu fibreux qui président à l'édification des fibres connectives et élastiques et qui exercent sur ces dernières, une fois édifiées, une sorte d'influence trophique qui les maintient dans leur forme et règle leurs échanges nutritifs. Une fois que les cellules fixes ont disparu pour former des éléments embryonnaires, les substances fondamentales ne peuvent plus continuer à vivre. Les réseaux et les fibres élastiques, si solides et si peu attaquables par la série des réactifs dissolvants, fondent pour ainsi dire et sont résorbés par les cellules embryonnaires actives du foyer d'inflammation. Les faisceaux connectifs se gonflent, prennent un aspect colloïde, et au bout d'un temps très-court sont également résorbés sans laisser de traces. Le noyau d'inflammation se réduit ainsi, au bout de quelques jours, en une masse de cellules embryonnaires pressées les unes contre les autres, les substances conjonctive et élastique ont disparu. Les vaisseaux sanguins qui traversent le noyau reviennent eux-mêmes à l'état embryonnaire, leur paroi disparaît pour ainsi dire, et ils ne consistent plus qu'en trajets irréguliers creusés au sein d'une masse de cellules indifférentes. Ils laissent dans cet état passer incessamment les globules blancs hors de leur cavité, et ces nouveaux globules émigrés vont augmenter le nombre des éléments embryonnaires du foyer. Bientôt tous ces éléments, accumulés sur un même point, ne peuvent y trouver assez d'oxygène et de matériaux alimentaires pour continuer à vivre. Nombre d'entre eux émigrent dans les lymphatiques situés au pourtour du foyer et les gorgent, mais le plus grand nombre ne peut y parvenir. Ces globules accumulés meurent alors sur place, reviennent à la forme ronde, restent indéfiniment immobiles et deviennent le siége d'un mouvement de décomposition corrélatif à la mort. Leurs matériaux constitutifs se dédoublent en corps chimiquement moins complexes, parmi lesquels se forment des graisses neutres qui surchargent le protoplasma de la cellule morte à l'état de granulations réfringentes, que l'acide osmique teint en noir de bistre. Bref, les cellules embryonnaires du foyer se transforment en globules de pus, c'est-à-dire en corps étrangers minuscules qui devront être rejetés hors de l'organisme avec le corps étranger volumineux et initial [1].

On voit alors se produire du côté du stratum ectodermique une série de modifications que nous étudierons en détail quand nous ferons l'histoire de la *prépustulation* et de la *pustule*. Bientôt se forme, dans le réseau de Malpighi, une série de petites cavités communicantes que le pus envahit et qui ne tardent pas à se confondre en une loge purulente unique à son centre, alvéolaire sur ses bords. Au-dessus de ce foyer purulent le stratum épidermique corné est soulevé, puis finit par se rompre, et le pus est éliminé avec le corps étranger, il s'est fait une inflammation suppurée du tégument.

Le pus une fois évacué, il reste au sein du derme une petite perte de substance dont les parois sont formées par du tissu embryonnaire traversé par des vaisseaux et dont les éléments cellulaires n'ont pas cessé de vivre. Dans ce tissu les vaisseaux bourgeonnent; entourés de masses de tissu embryonnaire, ils deviennent l'origine de ce que l'on appelle les *bourgeons charnus*. Ces bourgeons

---

[1] Nous supposons ici que le corps irritant est capable de mettre en train le processus inflammatoire aboutissant à la suppuration sans discuter la cause initiale de cette action phlogogène, que les travaux de Pasteur tendent à réduire aujourd'hui à l'action de ferments figurés dont est souillé le corps étranger.

croissent, comblent la cavité du foyer vide, font souvent saillie au dehors sous forme d'excroissances minuscules. Enfin, ils s'organisent en passant par toutes les phases ordinaires du développement du tissu connectif.

II. Le premier stade de ce développement, *stade embryonnaire*, vient d'être décrit.

Le second stade, *cellulo-formatif*, lui succède. Dans la masse embryonnaire du bourgeon charnu, les cellules indifférentes ne tardent pas à se diviser en deux groupes. Les unes restent indéfiniment mobiles avec le caractère des éléments migrateurs, les autres se transforment en cellules fixes. Elles deviennent des lames protoplasmiques granuleuses renfermant un noyau unique et présentant à leur périphérie des prolongements membraniformes ou filiformes qui les relient à leurs congénères. En même temps apparaît, entre les cellules, une substance fondamentale molle, identique avec celle du tissu muqueux du cordon, et qui représente la substance fondamentale du tissu connectif qui va se former.

III. Le troisième stade, que j'appelle *telæ-formatif*, est caractérisé par l'apparition des éléments de la trame conjonctive, c'est-à-dire des faisceaux connectifs et élastiques. Ces faisceaux paraissent dans les intervalles du réseau des cellules fixes. Toujours situés en dehors des éléments cellulaires et n'en englobant jamais aucun dans leur masse, ils constituent des substances intercellulaires figurées et non des transformations de cellules. De même que ces éléments avaient disparu à la suite de la transformation embryonnaire des cellules fixes, de même ils se réédifient dès que le réseau cellulo-formatif a fait sa réapparition et se régénèrent certainement sous son influence.

IV. *Stade cicatriciel*. L'apparition des fibres élastiques marque la fin du processus de régénération du tissu connectif et indique le retour à l'état adulte et fixe. Le tissu dermique est remplacé, au niveau du foyer purulent, par un *tissu fibreux de cicatrice* dans lequel les faisceaux connectifs sont énormes, disposés à la façon de ceux d'un tendon et imprimant fortement leur relief sur les cellules fixes. Mais la direction des faisceaux n'est plus ici régulière et ces derniers ne forment pas des systèmes parallèles comme dans les couches du derme sain. Les vaisseaux sanguins sont comprimés par le développement prédominant des faisceaux connectifs et deviennent petits et rares : de là l'aspect toujours anémique de la cicatrice. De plus, cette dernière, composée de tissu fibreux dense, forme un petit nœud dur dans le tégument. Ce nœud peut subsister et même la cicatrice s'accroître (chéloïde saillante) ; le plus souvent il se rétracte en se déprimant et donne lieu à une légère fossette (variole, acné pustuleuse, acné pilaris) au-dessus de laquelle l'ectoderme, qui s'est régénéré, est étendu sous forme d'une couche mince, plane, et ordinairement dépourvue de papilles régulièrement constituées.

La caractéristique de l'inflammation que nous venons de décrire doit être maintenant recherchée. Dès que l'œdème à plasma fibrinogène s'est produit, que l'infiltration globulaire s'est effectuée et que les cellules fixes sont revenues à l'activité, l'*inflammation existe*.

Si dans ces conditions les cellules embryonnaires qui infiltrent le tissu connectif peuvent être éliminées toutes par les lymphatiques, l'inflammation se borne à ses deux premiers stades, *elle se termine par résolution*.

Si au contraire il se forme un îlot embryonnaire avec fonte des substances intercellulaires du derme (connective et élastique) et si cet îlot continue à vivre, il reproduit lentement un tissu nouveau, une cicatrice qui n'aura pas été précédée d'ulcération du tégument. A cela près cette cicatrice sera semblable à celle qui est consécutive à l'évolution des bourgeons charnus. L'inflammation se terminera par *induration cicatricielle*.

Enfin, si l'îlot embryonnaire est volumineux et si un grand nombre de ses cellules indifférentes constitutives subit la mort sur place, il se forme du pus; l'inflammation se termine par *suppuration, ulcération* et *cicatrice*.

Si maintenant nous cherchons à dégager les caractères premiers et généraux du processus inflammatoire, nous voyons qu'il est avant tout caractérisé par le retour des éléments cellulaires fixes et différenciés du tissu considéré à la forme embryonnaire. Les phénomènes antérieurs au stade de prolifération des cellules fixes sont seulement préparatoires à l'inflammation, et en quelque sorte *pré-inflammatoires*. Ceux qui sont postérieurs à ce même stade sont les simples conséquences du retour à l'état embryonnaire et forment la *série des phénomènes consécutifs à l'inflammation*.

Cette série de phénomènes consécutifs montre elle-même une tendance générale constante, à savoir : la reconstitution du tissu envahi *par l'inflammation ;* contrairement à ce qui se passe dans les autres néoplasies, les tissus de nouvelle formation dont l'apparition est déterminée par une inflammation simple subissent une évolution qui les ramène à la forme générale du tissu détruit par le processus inflammatoire. C'est ainsi qu'une tendinite donne lieu à une cicatrice qui reproduit le type du tissu tendineux, une dermite, un tissu qui reproduit le type du tissu fibreux du derme. De même la néo-membrane d'une pleurésie se transforme en fin de compte en une lame transparente recouverte d'endothélium sur ses deux faces, montrant le type parfait d'une membrane séreuse lorsque son évolution est terminée. Enfin l'inflammation d'un os se termine également par la reconstitution des lamelles osseuses avec leur caractère typique.

Mais, pour que cette reconstitution s'effectue, certaines conditions sont nécessaires. Il faut que l'élément différencié atteint par l'inflammation ne soit pas si profondément modifié pour sa fonction, que sa vitalité propre soit devenue presque négligeable, sinon, dès que l'inflammation qui l'envahit est un peu intense, elle ne le ramène pas à la forme embryonnaire, mais le tue purement et simplement comme par une sorte de traumatisme. Pour prendre un exemple, si une inflammation du péricarde reste subaiguë, les cellules musculaires cardiaques subjacentes prolifèrent et reprennent exactement l'aspect des cellules embryonnaires musculo-formatives; l'inflammation cessant, elles reconstruiront des cellules musculaires cardiaques avec leur type normal. Mais, s'il s'agit d'une péricardite suraiguë, les éléments musculaires du myocarde, adjacents à la surface enflammée, n'ont pas le temps de réagir et meurent purement et simplement, leurs noyaux ne se colorent plus par le carmin, le ciment intercellulaire qui soude les cellules cardiaques au niveau du trait scalariforme d'Eberth se dissout, les disques contractiles épais se transforment en gouttelettes de graisse ; il en est bientôt de même des disques minces élastiques, le segment cellulaire myocardique n'est plus qu'un cadavre ; *il est devenu l'analogue d'un globule de pus*. L'inflammation dans toute son intensité crée donc des conditions d'existence difficiles aux éléments anatomiques hautement différenciés, tels que les fibres musculaires, les tubes nerveux à myéline, les cellules nerveuses. Parfois même, comme nous l'avons vu, elle détermine la mort d'éléments actifs au plus haut degré, tels que les cellules embryonnaires ; toute inflammation suppurée aboutit à ce résultat. Le pus n'est donc pas la caractéristique de l'inflammation, mais sa production est *un accident de l'inflammation suraiguë.*

Nous avons acquis, par les considérations précédentes, une notion suffisante de l'inflammation, de son processus évolutif, de ses tendances régénératrices ; nous en avons étudié les stades dans le derme lui-même, nous pouvons donc aborder dès maintenant l'étude anatomo-pathologique des diverses espèces de dermites.

B. ÉTUDE DES INFLAMMATIONS DIFFUSES DE LA PEAU. 1° INFLAMMATION CONGESTIVE DE LA PEAU, DERMITE AIGUË DIFFUSE. Nous prendrons pour type de cette dermite l'une des inflammations les plus fréquentes de la peau, l'*érysipèle*, qui, passant rarement à la suppuration, permet de suivre pas à pas, de son début à son complet effacement, le processus anatomique de la dermite congestive.

Les inflammations congestives de la peau sont caractérisées par la congestion vasculaire intense, le départ des globules blancs et d'un exsudat liquide coagulable, la participation des cellules fixes du derme traduite par leur prolifération plus ou moins active. Ce sont des inflammations légères dans lesquelles la tendance résolutive est la règle, et la suppuration l'exception. Nous allons montrer que l'érysipèle satisfait à toutes ces conditions et constitue véritablement une dermite.

La prédominance de la congestion vasculaire sanguine est montrée par l'effacement de la rougeur après la mort. Cet effacement est ordinairement complet et avait vivement frappé les anciens anatomo-pathologistes. Ils pensaient que sur le cadavre la lésion, purement vasculaire, disparaissait avec l'activité circulatoire et sans laisser de traces. Il n'en est rien cependant. Lorsqu'on incise la peau envahie par un érysipèle, on voit qu'elle est épaissie, gorgée de sucs, et qu'elle repose sur un tissu adipeux sous-cutané solide qui atteint parfois la compacité de la graisse congelée. La sérosité qui s'écoule de la surface de coupe est très-légèrement fibrineuse, contient de nombreux globules blancs et des globules rouges, et enfin des cellules fixes du tissu fibreux du derme dont le protoplasma est redevenu actif et granuleux. Ce premier examen permet donc de penser déjà que le derme est le siége, dans la dermite érysipélateuse, de modifications d'une certaine importance.

C'est M. le professeur Vulpian *qui a fait, le premier, connaître ces modifications (Archives de physiologie,* mars 1868). Il montra en effet, il y a plus de treize ans, que, contrairement à l'opinion des auteurs classiques de cette époque, il n'existe pas seulement dans l'érysipèle une simple congestion du derme accompagnée d'exsudation séreuse, mais que la peau renferme en outre un grand nombre de globules blancs disséminés irrégulièrement dans les mailles du derme, sans tendance aucune à suivre le trajet des vaisseaux sanguins. Cette observation capitale fut répétée plusieurs mois après par MM. Volkmann et Steudner (*Centralblatt für medicin. Wiss.,* 15 août 1868), qui confirmèrent purement et simplement les résultats annoncés par le savant français sans lui rapporter le mérite de sa découverte. Ils prirent en outre soin de spécifier que toute la lésion de l'érysipèle consiste simplement en une exsudation de globules blancs sortis des vaisseaux et répandus dans les espaces interfasciculaires du derme. Ils admirent que les cellules fixes du tissu fibreux dermique n'entrent point en prolifération véritable, et que ces éléments présentent seulement un peu de tuméfaction granuleuse. L'infiltration globulaire commence le long des vaisseaux, et de là pénètre dans tous les sens jusque dans les régions les plus profondes de la peau, où l'on voit les globules blancs s'interposer entre les vésicules adipeuses. Enfin, dans les parties superficielles du derme, les troncs lymphatiques s'entourent ou se remplissent de cellules migratrices. En résumé, MM. Volkmann et Steudner admettent qu'il se produit, dans l'érysipèle, une inflammation très-passagère, bien que très-profonde, et ne différant du phlegmon qu'en ce qu'elle ne détermine pas la fonte de la substance intercellulaire du tissu fibreux. Dans cet ordre d'idées l'inflammation serait, on le voit, caractérisée simplement par l'issue des globules blancs hors des vaisseaux et leur infiltration dans le tissu du derme. Cette conclusion découlait naturellement, à l'époque où elle fut formulée, de la théorie de Cohnheim, qui refusait à la prolifération des cellules fixes toutes participations dans les phénomènes inflammatoires. En un mot, on confondait alors l'inflammation avec l'œdème parce qu'on avait négligé à la fois les renseignements que donne la clinique dans toute question d'anatomie pathologique, et que l'on s'était contenté d'une analyse superficielle des phénomènes produits dans le derme sous l'influence de la poussée érysipélateuse.

Nous avons vu que la caractéristique de l'inflammation vraie consiste dans le retour des cellules fixes du tissu, atteint d'œdème congestif à plasma fibrinogène, à l'état proliférant, puis embryonnaire.

Pour décider donc si l'érysipèle n'est rien qu'une congestion œdémateuse ou s'il est au contraire une inflammation vraie, j'ai cherché à faire, en 1873, une analyse complète du processus érysipélateux, et je suis arrivé aux résultats que je vais maintenant exposer (*voy.* J. Renaut, *Comptes rendus de la Société de biologie*, 1873; *Archives de physiologie*, 1874, et *Thèse inaugurale*, avril 1874).

Sur le cadavre, la peau atteinte d'érysipèle (comme d'une manière générale la peau affectée d'une inflammation congestive quelconque) ne présente plus la coloration carminée si vive que l'on a considérée, avec raison, comme l'un des caractères cliniques importants de cette affection. Le bourrelet périphérique est peu sensible, mais ordinairement le tégument, de couleur rouge sombre ou livide, garde sur les points où l'éruption était intense cet aspect rude et chagriné sur lequel insistait Borsieri et dont nous donnerons plus loin l'interprétation anatomique. Quand on incise la peau, elle paraît épaissie, sa cohésion est augmentée, son adhérence au tissu adipeux sous-cutané l'est aussi, de telle sorte que le derme ne glisse plus sur les couches profondes et qu'il est possible de faire en même temps assez facilement, avec un rasoir bien tranchant, une coupe nette de la peau et des tissus subjacents. D'une manière générale, on peut comparer cet état à celui que présenterait la peau congelée.

Sur une coupe de la peau et du tissu cellulo-adipeux sous-cutané convenablement durcis (par exemple, par l'action successive de l'alcool, de la gomme et de l'alcool), colorée par le picrocarminate d'ammoniaque ou par la purpurine, suivant les méthodes classiques, le premier fait qu'on observe est l'infiltration des espaces interfasciculaires du derme par les globules blancs (Vulpian). Cette infiltration se fait d'abord le long des vaisseaux sanguins qui en sont l'origine même (Volkmann et Steudner). Ces vaisseaux sont dilatés et gorgés de globules rouges qui dessinent ainsi une belle injection naturelle, preuve de l'intensité de l'atonie vasculaire dans la dermite congestive que nous décrivons. Au début de l'érysipèle, ou sur un point de la peau situé à la limite de l'éruption, les îlots de globules blancs ne se trouvent même qu'autour des ramifications vasculaires, et, quand la coupe a sectionné ceux-ci perpendiculairement à leur direction et à celle des faisceaux de tissu conjonctif, ces derniers semblent s'écarter pour faire place aux cellules migratrices accumulées. Il en résulte un espace anguleux dont le vaisseau sanguin occupe le centre et qui est rempli par des globules blancs. C'est probablement cet aspect qui a conduit M. Cadiat à admettre une accumulation de globules blancs dans les gaînes lymphatiques périvasculaires, mais nous avons vu plus haut, à propos de la structure de la peau, que ces gaînes lymphatiques ne sont pas suffisamment démontrées pour qu'on rapporte l'accumulation globulaire précédée à leur replétion. *Le pourtour des vaisseaux sanguins est donc, dans l'inflammation congestive et pour les globules blancs, un premier point de rassemblement.*

Sur les points où l'érysipèle offre une grande intensité, l'infiltration des globules blancs cesse d'être limitée au pourtour des vaisseaux sanguins. Elle a lieu dans toute l'épaisseur du derme. On voit alors de petites cellules s'insinuer entre les faisceaux du tissu conjonctif, les recouvrir par places, se disposer en séries ou en îlots, suivant certaines lois que nous allons étudier tout à l'heure.

Les cellules qui forment l'infiltration dermique sont tout à fait identiques aux globules blancs du sang et de la lymphe. Elles sont en activité, car, même sur le cadavre, on les trouve munies d'un noyau bourgeonnant, bi, tri ou quadrilobé. Elles nagent dans un exsudat chargé d'une faible quantité de fibrine et qui précipite cette dernière sous forme de granulations très-fines déposées à la surface ou dans les intervalles des faisceaux fibreux du derme. Les faibles solutions de fibrinogène précipitent de cette façon; du reste, quand l'érysipèle est phlycténoïde, le liquide des phlyctènes, qui n'est autre que celui des mailles du derme ayant violemment fait irruption dans l'ectoderme et qui l'a clivé au niveau de la ligne granuleuse, est chargé de fibrinogène qui donne naissance à la formation d'élégants réseaux fibrineux que j'ai décrits dans ma Thèse inaugurale, et représentés dans la figure 357 du *Manuel* de Cornil et Ranvier.

L'exsudat de la dermite congestive érysipélateuse est donc de nature fibrineuse, à la façon des exsudats inflammatoires. Et le derme a été le siége d'une *inondation plasmatique* et non pas seulement d'une *inondation séreuse* comme dans l'œdème. Cet exsudat se répand dans tous les espaces interorganiques, et sert de milieu et de véhicule aux cellules lymphatiques infiltrées.

L'infiltration globulaire peut être assez abondante pour remplir absolument, sur certains points, toutes les mailles du derme (Volkmann et Steudner). J'ai vu dans un cas, notamment, la presque totalité de l'épaisseur du chorion bourrée de la sorte par des éléments embryonnaires. Mais ordinairement il existe pour les cellules migratrices de véritables lieux de rassemblement. C'est d'abord, comme nous l'avons indiqué, le voisinage des vaisseaux sanguins; ensuite le *pourtour des poils qui traversent la peau;* les globules blancs s'accumulent en grand nombre dans les intervalles que laissent entre elles les lames superposées de ce que j'ai appelé la gaîne lamelleuse des poils (*voy.* art. Système nerveux, *Anatomie générale, poils tactiles*). Enfin ils se rassemblent en nombre parfois énorme *autour des glomérules des glandes sudoripares* et distendent à ce niveau les mailles du tissu connectif lâche ou de nutrition qui entoure chez l'homme ces organes sécrétoires. A ce niveau, les cellules embryonnaires forment de véritables lacs compris dans l'écartement des faisceaux conjonctifs.

Mais les rapports des globules blancs avec les *lacunes* ou *capillaires lympha-tiques lacunaires* méritent de nous arrêter un instant.

Dans les érysipèles même assez peu intenses par l'éruption, et au-dessous desquels il n'existe point de lymphangite profonde, les capillaires lymphatiques semblent être l'aboutissant des globules blancs infiltrés, comme d'un autre côté les vaisseaux sanguins paraissent être leur point d'origine. Si l'on examine l'état des capillaires lymphatiques de la peau sur plusieurs points différents d'une même coupe, on voit d'abord les globules blancs former des groupes au pourtour de la fente et se ranger en série entre les faisceaux fibreux avoisinants. Bientôt l'accumulation des globules autour des capillaires, jointe à la présence d'un exsudat finement granuleux, masque complétement les détails de structure du tissu fibreux. Sur d'autres points enfin, la fente elle-même est cachée par une quantité de cellules accumulées dans sa cavité et rassemblées à son pourtour. En abaissant l'objectif on la découvre cependant, et la présence de son endothé-lium et celle de sa bordure fibrillaire suffisent pour la faire reconnaître. Il est donc certain que les lymphatiques lacunaires du derme doivent être considérés comme l'aboutissant ordinaire de la migration des cellules lymphatiques. De ces capillaires blancs coupés en travers on voit nettement naître des trajets festonnés qui dessinent comme des rubans anguleux sur la section du derme, et qui s'enfoncent obliquement dans l'épaisseur de ce dernier. Ces trajets sont la continuation des capillaires lymphatiques et sont gorgés de globules blancs ; parvenus sur les limites du derme et du tissu cellulo-adipeux sous-cutané, ils se continuent avec des lymphatiques canaliculés à pourtour régulier et dont les sections transversales montrent une configuration circulaire ou elliptique.

Le phénomène qui vient d'être décrit constitue dans l'érysipèle le premier terme de l'infiltration de la peau. Ce phénomène répond exactement à l'œdème inflammatoire, et il est dû à la congestion excessive du réseau vasculaire sanguin et à l'état particulier de la paroi des vaisseaux qui laisse filtrer de la fibrine dissoute. Un second terme reste actuellement à chercher, à savoir l'existence de la *prolifération des cellules fixes*.

C'est surtout dans les parties profondes du derme, dans le tissu conjonctif qui avoisine le tissu adipeux, qu'on la rencontre le plus ordinairement. Je crois avoir été le premier à la démontrer en 1874 (*Contribution à l'étude de l'érysipèle et des œdèmes de la peau*, G. Masson, 1874). Tout d'abord les cellules fixes disposées à la surface des faisceaux fibreux du derme se gonflent, leur proto-plasma prend un aspect granuleux, leurs noyaux deviennent beaucoup plus gros et plus nettement vésiculeux, puis s'étirent en biscuit ou en sablier, et finalement se divisent. Il en résulte un tissu connectif fibreux beaucoup plus riche en cellules fixes qui se disposent entre les faisceaux de manière à se toucher ; ce processus se continue avec plus ou moins d'activité, surtout au niveau du tissu lamelliforme qui entoure le bulbe des poils, et dans les travées qui cloisonnent les îlots de tissu adipeux. Avec un peu d'attention, il est facile de suivre, sur de bonnes préparations, tous les états intermédiaires entre les cellules fixes du tissu conjonctif et les cellules embryonnaires qui résultent de leurs segmentations successives et de leur morcellement ultime. Rien n'est du reste plus aisé que de distinguer au début les cellules fixes du tissu du derme des globules blancs infiltrés dans ce dernier, à cause des noyaux volumineux et vésiculeux qu'elles présentent. Aucun doute ne saurait donc subsister à l'égard des assertions qui précèdent.

Le tissu adipeux sous-cutané prend à l'inflammation du derme une part considérable. Au début, dans les points seulement atteints par l'œdème inflammatoire, et qui n'ont pas encore acquis l'aspect tendu et la dureté caractéristiques
en clinique, on ne trouve que peu ou point de modifications dans les vésicules
adipeuses ; mais sur les portions de la peau plus malades on trouve constamment
les vésicules séparées les unes des autres par d'épaisses travées de tissu embryonnaire. Très-souvent aussi le globe de graisse central est séparé de la membrane
anhiste de la vésicule adipeuse par une couronne de cellules jeunes, et il a subi
lui-même une diminution souvent considérable de volume. Ces caractères sont
ceux du tissu adipeux embryonnaire, et on les reproduit en irritant expérimentalement le tissu adipeux sain. Il y a donc bien là une véritable inflammation du
pannicule. C'est cette inflammation qui lui donne, dans les dermites congestives, sa solidité insolite, et qui le fait ressembler à un fragment de lipome con-
gelé. Ce phénomène est, en un mot, la principale cause de l'induration en
masse que subit la peau et de son adhérence aux tissus subjacents.

Il résulte de ce qui précède que les globules blancs, sortis des vaisseaux par
diapédèse avec un transsudat légèrement fibrineux, se répandent dans les espaces
interfasciculaires du derme pour cheminer ensuite vers les radicules lymphatiques, et être repris par ces vaisseaux qui les transportent dans les lymphatiques
canaliculés et de là dans le sang veineux. Ce processus est au fond celui de
l'œdème inflammatoire, et il est plus que probable que l'évolution des cellules
migratrices est très-peu différente dans les œdèmes aigus congestifs de la peau
dont le type est fourni par l'érythème papuleux. Mais dans l'inflammation congestive on observe en outre la prolifération des cellules fixes du tissu fibreux du
derme dont les noyaux bourgeonnent, se divisent et, s'entourant d'un protoplasma granuleux et actif, contribuent pour leur part à augmenter l'infiltration
du derme par les globules blancs. Les éléments qui proviennent de la division
des cellules fixes sont en effet de tous points identiques avec ceux qui ont émigré
des vaisseaux.

Sous l'influence de la congestion inflammatoire, l'épithélium stratifié qui
couvre la peau subit des modifications nutritives intéressantes. Sur certains
points le nombre des cellules migratrices qui abordent normalement ce revêtement est de beaucoup augmenté, et l'on voit les globules blancs s'insinuer dans
les couches les plus profondes du corps muqueux de Malpighi, principalement
entre les cellules cylindriques qui forment la première rangée cellulaire et qui
recouvrent les papilles. D'un autre côté l'exsudat liquide, répandu sous pression
dans les mailles du derme, pénètre dans le corps muqueux et gonfle les lignes
de ciment qui apparaissent plus larges et plus brillantes. Les cellules de Malpighi sont, dans ces conditions, lésées plus ou moins profondément dans leur
nutrition propre, et, d'un autre côté, l'état inflammatoire adjacent leur communique une sorte d'incitation évolutive hâtive. Il se passe alors un fait que l'on
retrouve dans toutes les irritations un peu vives et soutenues du tégument. Au
lieu de se faire régulièrement et lentement des couches profondes du corps
muqueux vers les couches superficielles du stratum épidermique, l'atrophie des
noyaux commence à s'effectuer même au niveau de la zone des cellules cylindriques. Cette atrophie se produit par un mécanisme particulier que M. Ranvier
a, le premier, signalé et bien décrit. Les nucléoles s'agrandissent, se remplissent
d'une substance claire, et, en se dilatant, refoulent à leur périphérie le noyau,
qui ne se montre plus alors que sous forme d'un anneau mince que le carmin

teint en rouge, tandis qu'il laisse incolore le nucléole dilaté. Souvent aussi la dilatation du nucléole s'est effectuée d'une façon telle, que le noyau, atrophié par le développement de la cavité nucléolaire prend autour de celle-ci la forme d'une calotte dont la section, sur les coupes, se dessine avec l'aspect d'un croissant. Toujours est-il que bon nombre de noyaux, atrophiés de cette façon, sont absolument détruits avant que l'élément auquel ils appartiennent ait atteint, dans son évolution et sa locomotion vers la surface, le niveau de la zone granuleuse. Les éléments cellulaires ainsi modifiés sont ordinairement nombreux dans le lacis de Malpighi qui recouvre une surface envahie par l'inflammation congestive ; on les voit, sur les coupes parallèles à la surface de la peau et intéressant seulement le corps muqueux, donner à ce dernier un aspect ocellé, tant sont abondamment répandus les cercles incolores qui répondent aux nucléoles dilatés. Cette lésion des noyaux, lorsqu'elle aboutit à une atrophie complète de ces derniers, a une conséquence toute naturelle. La cellule qui a perdu son noyau a perdu toute activité formative ; parvenue à la zone granuleuse, elle est incapable de sécréter la substance kératogène d'une façon suffisamment active pour se souder intimement à ses voisines. Arrivée dans le *stratum lucidum* et dans les couches superficielles de la zone cornée, elle constituera, sur ses lignes de contact avec les autres éléments cellulaires, un petit corps interposé le long duquel existeront des fentes de clivage minuscules. Si de pareilles cellules sont nombreuses sur un point, les fentes existant dans l'épiderme corné à leur niveau pourront se rejoindre plus ou moins complétement, et dessiner le pourtour d'une lame de substance épidermique peu solide et mal soudée avec les lits voisins complétement kératinisés. Parvenue à son tour à la surface, dans la lame homogène qui est le siége de la desquamation insensible, la lame que nous venons de décrire deviendra l'origine d'une petite squame que le moindre effort mécanique détachera, puisqu'elle n'est pas soudée, sur ses bords, avec l'épiderme corné adjacent. L'*atrophie des noyaux par dilatation des nucléoles* est donc la lésion principale qui commande le phénomène de la *desquamation furfuracée*. Nous verrons plus tard comment s'opère la desquamation dite *foliacée*, dont le type doit être pris dans le pemphigus chronique ou *pompholyx* de Willan.

La peau desquame donc à la suite des inflammations congestives, et le flux érythémateux qui accompagne ces dernières semble être l'origine de l'irritation épidermique qui aboutit à la desquamation. En effet toute irritation soutenue, soit intérieure, soit extérieure, du tégument cutané, détermine la production de l'atrophie des noyaux par dilatation des nucléoles. J'ai montré l'influence capitale de l'irritation sur ce phénomène dès 1872 (*Comptes rendus de la Société de biologie*, 1872, et thèse de Farabeuf, *Anatomie et physiologie des épithéliums*, article ÉPITHÉLIUM DE LA CORNÉE). Chez les animaux qui naissent les yeux fermés, si l'on examine la cornée avant l'ouverture des paupières, son épithélium antérieur, qui, comme on le sait, est du type malpighien, ne montre presque pas de cellules renfermant des nucléoles dilatés. Dès que les paupières sont ouvertes, l'irritation amenée par l'action de contact de l'air extérieur aboutit à la production de la dilatation nucléolaire dans un si grand nombre de cellules, que la cornée étalée à plat et examinée dans le sérum iodé paraît ocellée comme une queue de paon. L'air agit d'une façon analogue, quoique moins intense, sur l'épithélium de la conjonctive et de la cornée des animaux qui, comme l'homme, naissent les yeux ouverts. Cette desquamation a, dans ce cas, une importance sur laquelle ce n'est pas ici le lieu d'insister, mais qui rend compte de la facile production des conjonctivites chez les nouveau-nés, quand, sur le *locus minoris resistentiæ* conjonctivo-oculaire, et sur la surface desquamante qui absorbe au maximum, certains contacts sont effectués.

Dans les inflammations congestives, on n'observe pas d'ordinaire la large desquamation en surfaces et en doigts de gant qui a son type dans la scarlatine, pourtant quelques érysipèles desquament ainsi par lambeaux. Il suffirait que la lésion des noyaux eût été générale pour que le phénomène s'expliquât. Cependant je pense que les causes de ce genre de desquamation sont complexes. Dans la scalartine on n'observe en effet pas régulièrement l'atrophie des noyaux par dilatation nucléolaire ; cependant l'épiderme corné se soulève par nappes comme il le fait dans la brûlure au premier degré, ou encore comme on l'observe sur la peau des mains plongées pendant un certain temps dans l'alcool à 90 degrés centésimaux. Dans ces deux circonstances, la chaleur et le réactif coagulant ont certainement agi passagèrement sur la couche cornée dont les éléments ont été frappés dans leur vitalité déjà obscure, et qui, tous simultanément, ont cessé de vivre dans les limites du point d'application de l'agent coagulant. L'épiderme mortifié se lève alors par vastes surfaces, analogues à des membranes, et sur lesquelles on voit les plis et rides de l'épiderme, le moulage des papilles, l'orifice de la gaîne des poils et celui des glandes. La desquamation consécutive à l'érythème scarlatineux est tout à fait identique à celle que nous venons de décrire, et l'énorme chaleur interstitielle qui existait à la peau durant la poussée n'est vraisemblablement pas étrangère au résultat. Je fais ici, bien entendu, une simple hypothèse, qui n'a, je crois, d'autre avantage que de n'être pas en désaccord formel avec les faits observés.

Il arrive souvent, au cours des inflammations congestives, que l'épiderme soit irrité à un si haut degré par l'inflammation dermique adjacente, qu'il réagisse à son tour et devienne le siége d'une sorte de processus inflammatoire particulier. La surface du tégument enflammé se couvre alors de petites élevures, surtout marquées au niveau du visage, et qui lui donnent l'aspect rugueux de l'écorce d'orange. Dans la forme que Borsieri appelait *erysipelas scirrhodes*, ces élevures sont extrêmement nombreuses et typiques. Chacune d'elles correspond à une petite vésicule renfermant une minime quantité de liquide, ce dernier peut faire même absolument défaut. J'ai décrit (thèse inaugurale citée, page 24) déjà depuis longtemps les lésions qui correspondent à un pareil état, et qui sont très-analogues à celles que nous étudierons plus tard à propos de la formation des vésicules et des pustules. On voit, au niveau de chaque élevure, dans la couche moyenne du corps muqueux, des masses opalescentes très-réfringentes, ne se colorant pas par le carmin, se développer dans le protoplasma des cellules épidermiques, grossir, refouler latéralement le noyau, et donner lieu en fin de compte à d'énormes cellules vésiculeuses qui s'ouvrent les unes dans les autres. Dans les cavités ainsi formées, on voit des cellules épidermiques à protoplasma granuleux, semblables à celles de l'épiderme embryonnaire, et contenant un ou plusieurs noyaux vésiculeux. A côté d'elles on rencontre des globules blancs. Ces derniers ne sont vraisemblablement que des cellules migratrices qui traversent la partie profonde du corps muqueux et pénètrent ensuite dans la petite cavité formée au centre de la lésion par suite de la rupture des parois des cellules vésiculeuses devenues adjacentes les unes aux autres. C'est par un mécanisme analogue que se forment les pustules varioliques ou celles consécutives à l'action du croton et du tartre stibié sur la peau et étudiées par M. Vulpian. Nous étudierons longuement ce processus quand nous traiterons de la *prépustulation* et de la formation des vésicules. La modification que subissent alors les cellules de Malpighi est bien différente de celle que produit l'atrophie des noyaux par dilatation des nucléoles, elle consiste dans une véritable irritation formative qui a pour résultat la formation d'une matière réfringente spéciale au sein du protoplasma comme par une sorte de sécrétion morbide. C'est là la façon de réagir des cellules ectodermiques en présence d'une irritation intense, et que l'on peut mettre en parallèle avec les phénomènes inflammatoires.

Lorsque la pression intra-dermique est devenue excessive sur certains points, le liquide exsudé peut produire mécaniquement le soulèvement de l'épiderme et former une bulle à ce niveau. Nous étudierons plus loin le mécanisme simple qui préside à la formation de cette lésion, accidentelle pour ainsi dire, lorsque nous traiterons de la formation des *phlyctènes*.

Évolution des lésions cutanées dans les dermites congestives diffuses. La description qui précède se rapporte aux inflammations diffuses congestives observées dans leur période d'état. Il reste maintenant à rechercher le mode d'évolution des lésions elles-mêmes, et la première question qui se présente, c'est de savoir quels sont les résultats ultérieurs de l'infiltration des globules blancs dans le derme et de la prolifération des cellules fixes qui se produit parallèlement à cette infiltration.

De deux choses l'une : ou l'inflammation congestive se termine simplement par résolution, ou il se produit du pus dans la peau. Ce dernier cas se montre rarement, mais quelquefois cependant et surtout dans les érysipèles intenses on trouve dans le derme un certain nombre d'îlots formés par des globules de pus. Ces globules sont parfois disposés en nappes dans les parties les plus superficielles du derme, notamment dans le voisinage des phlyctènes et à leur base quand elles se sont produites. On distingue aisément ces petits abcès interstitiels des amas de cellules vivantes qui forment l'infiltration globulaire. Les nappes purulentes sont formées d'éléments cellulaires chargés de graisse qui se teignent en noir sous l'action de l'acide osmique à 1 pour 100, et qui sont réfractaires à la coloration par le carmin. Ces éléments cellulaires proviennent des cellules embryonnaires qui, en vertu de leur accumulation en masse sur un point limité, et souvent aussi d'influences encore en partie ignorées, ont cessé de trouver dans le derme où elles étaient infiltrées les éléments de leur vitalité, et sont ainsi mortes sur place. Dans la majorité des cas, ces globules purulents subissent la désintégration granulo-graisseuse et sont probablement résorbés par les lymphatiques, car, peu de jours après la disparition de la rougeur congestive, on ne les retrouve plus dans la peau.

Dès que la rougeur congestive a disparu, les globules blancs encore actifs infiltrés dans le derme commencent à disparaître rapidement. Trois ou quatre jours, et même parfois au bout de douze heures (Charcot), on ne trouve plus dans la peau qu'un très-petit nombre de globules blancs en dégénérescence granuleuse, ou même simplement un détritus granuleux. Mais comment s'opère l'élimination des éléments infiltrés, soit migrateurs, soit nés sur place par prolifération des cellules fines ? La désintégration *sur place* ne peut jamais être assez simultanée et assez active pour déterminer rapidement la fonte (et souvent dans un seul nycthémère) des innombrables éléments embryonnaires qui infiltrent le derme. Les premiers MM. Volkmann et Steudner, raisonnant pour l'érysipèle, ont admis que les lymphatiques prennent une part active au processus de résorption. Je suis pleinement de cet avis en ce qui concerne, en général, les dermites congestives étendues en nappe, et je pense que les globules blancs infiltrés sont largement repris par les lymphatiques autour desquels ils viennent normalement s'accumuler, et qui forment comme l'aboutissant de leur traversée dans les espaces intra-fasciculaires du derme. Dans cette conception, le phénomène de l'infiltration dermique a pour premier terme la migration des globules blancs à travers la paroi des vaisseaux (le long desquels, en effet, ils apparaissent en premier lieu), et pour dernier terme la résorption par les lymphatiques, autour desquels ils s'amassent toujours en quantités considérables, dans lesquels, enfin, on les voit parfois accumulés si abondamment qu'ils *injectent*, pour ainsi dire, tout le système lymphatique de la peau.

Les capillaires lymphatiques, et même les troncules valvulés qui leur font suite, sont, du reste, disposés d'une manière tout à fait favorable à l'évacuation des globules migrateurs, doués de propriétés amiboïdes, et infiltrés dans les espaces interorganiques. Les capillaires communiquent, nous l'avons vu, avec les espaces interfasciculaires du derme dont ils sont en quelque sorte le confluent (le lymphatique n'est en effet qu'un espace interfasciculaire colossal revêtu d'endothélium continu); les troncs canaliculés ont une paroi poreuse formée de mailles du tissu connectif lâche ou de la nutrition, condensées le long du vaisseau entre des réseaux de fibres et de grains élastiques. Cette paroi poreuse est simplement limitée par l'endothélium sinueux du vaisseau absorbant; endothélium mince qui n'est nullement un obstacle à la migration des globules blancs actifs, c'est-à-dire jouissant de la propriété d'émettre des pseudopodes. Les mouvements amiboïdes qui ont percé les capillaires sanguins pour en sortir perceront donc facilement la paroi endothéliale des capillaires lymphatiques pour entrer dans la cavité de ces derniers vaisseaux.

C'est une observation d'anatomie générale bien établie, qui permet d'affirmer ce fait : que la lymphe n'est endiguée dans ses canaux vecteurs que par une simple paroi endothéliale. Les lymphatiques canaliculés qui font suite aux radiculaires sont disposés, à travers les tissus qu'ils parcourent, à la façon de drains poreux dans un terrain. En dehors de l'endothélium, le tissu connectif de la paroi est, il est vrai, condensé, *mais non fondu en membrane*. Et les espaces du tissu connectif de la nutrition sont seulement retrécis : aussi voit-on les cellules migratrices s'insinuer entre les faisceaux juxtaposés qui forment le feutrage pariétal des vaisseaux lymphatiques, et arriver jusqu'au contact de l'endothélium par un trajet direct, sans avoir besoin de passer par les radicules initiales. *A un point quelconque de sa hauteur, le lymphatique reçoit les cellules migratrices des tissus qu'il traverse.* Ce fait peut expliquer à la fois facilement la disparition subite des infiltrations globulaires interstitielles, et l'état de la paroi des capillaires blancs en pareil cas. Cette paroi est bourrée de globules blancs vivants et actifs, à noyau bourgeonnant, et que le carmin colore en rouge intense. Cette disposition se reproduit sur tout le parcours du lymphatique à travers la région infiltrée et cesse d'exister au delà. Enfin, dans les inflammations congestives, la pénétration est encore rendue plus facile que dans l'état normal, car l'endothélium du vaisseau blanc a desquamé au niveau de la région phlegmasiée.

Cette évolution évacuatrice ne peut, bien entendu, exister que pour les globules blancs vivants, qu'ils proviennent de la diapédèse initiale, ou de la prolifération des cellules fixes. Les cellules embryonnaires qui, dans leur navigation, n'ont pas trouvé les éléments nécessaires à leur respiration et au maintien de leur vitalité, meurent dans le trajet, deviennent immobiles, et ne peuvent plus gagner les lymphatiques. Telle est l'origine des foyers purulents du derme qui, isolés et minuscules, peuvent subir l'épaississement sur place, et la désintégration moléculaire ultérieure, et qui, confluents et réunis en nappes importantes, deviennent le siége des abcès localisés que l'on observe quelquefois consécutivement aux inflammations congestives du tégument.

La grande majorité de l'infiltration est due à l'émigration des globules blancs du sang hors des vaisseaux. La prolifération des cellules fixes n'ajoute ordinairement à ces derniers qu'une faible quantité de cellules embryonnaires. Aussi, au début des inflammations congestives dont l'érysipèle est le type, voit-on brusquement baisser le chiffre des globules blancs au sang circulant; en même temps se produisent l'efflorescence cutanée, l'œdème de la peau et la réplétion du derme par les éléments migrateurs (Malassez, *Comptes rendus de la Société de biologie*, mars 1873).

Dans la forme d'inflammation qui vient d'être décrite, la congestion joue le rôle principal. Elle est accompagnée d'une exsudation qui forme l'œdème inflammatoire et qui contient de la substance fibrinogène en quantité plus ou moins abondante. Mais l'exsudat fibrineux ne se dépose pas ordinairement à l'état réticulé dans les mailles du derme, comme il arrive dans les inflammations dont nous allons maintenant nous occuper.

2° Inflammations exsudatives de la peau. a. *Dermite suppurée. Phlegmon simple de la peau.* Cette forme de dermite est, ainsi que nous l'avons dit, une terminaison rare des inflammations congestives diffuses. La suppuration dans l'érysipèle, type de ces dernières, est en effet l'exception (Lordereau). Quand elle se produit, la suppuration du derme n'a pas lieu sur de larges surfaces, mais par points plus ou moins rapprochés. Chacun des petits abcès dermiques est alors identique avec celui qui se produirait dans la peau autour d'un corps étranger. Ce corps étranger est une petite nappe de cellules migratrices passées à l'état purulent, ou un point où l'exsudation est devenue phlegmoneuse, c'est-à-dire a donné lieu à un épanchement de liquide assez abondamment chargé de fibrinogène pour que cette dernière substance ait laissé la fibrine se déposer à l'état réticulé dans les espaces interfasciculaires du derme. Au pourtour de ces îlots la substance fondamentale (fibres élastiques, faisceaux de fibres connectives, se résorbe et disparaît. Il en résulte une petite cavité pleine de pus, creusée dans le derme. Tout autour existe une inflammation diffuse congestive du tissu fibreux dermique. Les vaisseaux sanguins, et surtout les artères de petit calibre, sont enflammés consécutivement; *l'endartérite diminue sensiblement le calibre des vaisseaux et par suite l'apport du sang.* Le foyer purulent s'agrandit aux dépens des tissus ambiants faiblement vascularisés, il se rapproche de la surface. Les couches ectodermiques qui ne reçoivent plus leur nutrition des tissus subjacents infiltrés de cellules purulentes inertes se nécrosent, se dissocient, et l'ulcération se produit. J'appelle sur les détails qui précèdent toute l'attention du lecteur, car ils expliquent le mécanisme fondamental de l'ulcération cutanée, qui se reproduit si fréquemment dans les dermatoses d'origines diverses.

Je ne dirai actuellement rien du mode de bourgeonnement vasculaire observé au niveau de l'ulcération cutanée ni du mécanisme de la cicatrisation, j'en ai parlé à propos de l'inflammation développée autour d'un corps étranger du derme. Quant à la reproduction de l'ectoderme au-dessus de la perte de substance occupée par la plaie bourgeonnante, l'étude en sera faite dans le chapitre spécial consacré à l'étude histologique des greffes épidermiques, dont mon ami le professeur Reverdin a fait la découverte et l'étude première (*voy.* Greffes).

b. *Dermite fibrineuse. Phlegmon diffus de la peau.* Cette inflammation n'est point sensiblement différente de l'inflammation phlegmoneuse diffuse au tissu cellulaire sous-cutané. On peut même dire que le pannicule cellulo-adipeux est toujours, dans ce cas, le siége d'un phlegmon diffus dont la lésion dermique n'est en réalité que l'accessoire. Le phlegmon diffus est, on le sait, caractérisé par une énorme infiltration de globules blancs dans le derme, et par une *inondation plasmatique* des espaces interorganiques. Cela revient à dire qu'en s'échappant des vaisseaux le liquide de l'exsudat ne subit aucune filtration en passant à travers la paroi, et se répand dans les interstices du tissu à l'état de forte solution de fibrinogène. En même temps que l'infiltration globulaire, on observe alors, entre les faisceaux du derme, un réticulum fibrineux délicat qui englobe dans ses mailles les cellules migratrices. Au sein d'un semblable réticulum, les éléments embryonnaires ne peuvent pas facilement se mouvoir et ne tardent pas à mourir sur place, donnant ainsi lieu à une infiltration purulente diffuse du point envahi. Dans certains cas, la fibrine est si abondamment exsudée qu'elle obstrue tous les méats interorganiques. On voit alors se produire très-rapidement une véritable nécrose au derme; c'est ce qui arrive notamment au niveau de la pustule maligne. Les bactéridies charbonneuses occupent en grand nombre, avec les globules blancs, les mailles du réticulum fibrineux, elles s'accumulent dans les vaisseaux et les obstruent. Ces corps avides d'oxygène, joints aux globules blancs émigrés également avides de ce corps, spolient à leur profit les éléments fixes des tissus qui cessent alors de vivre. L'œdème charbonneux n'est qu'un degré atténué de cette sorte de dermite gangréneuse. Il se montre sur de vastes surfaces, s'accompagne d'exsudation fibrineuse (ce qui le distingue de l'œdème simple), et forme des nappes anémiques, dures sous le doigt, qui intéressent à la fois le derme et les tissus subjacents, et qui aboutissent très-vite à la mortification. Quand celle-ci s'est produite, le derme tout entier est infiltré de fibrine granuleuse, et de cellules embryonnaires granulo-graisseuses. Dans le tissu sous-cutané la graisse des vésicules adipeuses s'est fragmentée par places et forme des gouttelettes libres éparses dans les espaces interfasciculaires, ou bien il s'est produit, *sur le vivant,* des cristaux, aciculés ou réunis en étoiles, d'acides gras caractéristiques, que l'on n'observe ordinairement que dans le tissu adipeux recueilli sur un cadavre. Ceci montre simplement que les vésicules adipeuses des cônes fibreux de la peau ont été frappées de gangrène.

3° Dermite pseudo-membraneuse. Diphthérie cutanée. La diphthérie cutanée n'a pas été jusqu'ici étudiée d'une manière spéciale, mais on connaît bien celle du pharynx et de l'isthme guttural; et ces muqueuses étant absolument construites sur le type malpighien, l'on peut jusqu'à un certain point conclure de leurs lésions. L'épithélium du corps muqueux subit ici des modifications remarquables. Il est le siége d'une *inflammation* véritable, qui se traduit par des réactions spéciales.

Nous avons vu, à propos de la production des vésicules au-dessus des nappes d'inflammation congestive, que l'irritation formative se traduit, dans les cellules du corps de Malpighi, par la sécrétion de masses hyalines, globuleuses, situées dans le protoplasma et en dehors du noyau (Leloir). Ces masses croissent, réduisent le corps cellulaire à un mince anneau curviligne et, quand la lésion s'est reproduite sur de nombreuses cellules adjacentes entre elles, il en résulte une série de globes séparés par des traînées protoplasmiques sinueuses contenant des noyaux. Progressivement les boules hyalines s'accroissent, amincissent les traînées protoplasmiques qui les séparent et les rompent en devenant confluentes. Au niveau du point lésé, le corps muqueux se trouve transformé en une série de cavités communicantes, cloisonnées par un système de travées qui ne sont elle-mêmes que les restes des cellules malpighiennes, fusionnées sur leurs limites, et découpées en festons dont la concavité répond à la convexité de chacun des globes réfringents sécrétés au sein de la masse protoplasmique de chacune d'elles. Cette lésion se reproduit régulièrement dans les *prépustulations*.

Toutes les parois cellulaires refoulées par le globe sécrété au sein de la zone protoplasmique se fusionnent sur leurs limites et prennent l'aspect de travées à festons concaves analogues, dans leur découpure, aux travées cartilagineuses directrices de l'ossification dans l'os cartilagineux. C'est cet aspect rameux qui a frappé E. Wagner et qui lui a fait décrire, comme caractéristiques des exsudats diphthériques développés sur les muqueuses du type malpighien, des cellules rameuses offrant l'apparence de cornes de cerf. On voit par ce qui précède que ces cellules sont le résultat de la fusion des cellules malpighiennes adjacentes entre elles, et dont la zone périphérique, celle qui donne normalement naissance aux dentelures caractéristiques, a été aplatie par l'exsudation intra-cellulaire. Les travées cellulaires découpées ont ordinairement subi la transformation mal déterminée que l'on nomme colloïde, et qui se réduit, au point de vue histochimique, à la propriété de se colorer activement sous l'influence des solutions carminées, et à présenter un éclat gras homogène analogue à celui que donne une masse de gélatine colorée en rose par le carmin. Les cellules disposées en corne de cerf ne forment pas à elles seules la fausse membrane diphthérique, comme certains auteurs l'ont affirmé depuis la découverte de E. Wagner. Elles sont plongées dans un exsudat de fibrine fibrillaire stratifié, tout à fait analogue à celui que l'on trouve dans les alvéoles pulmonaires envahis par la pneumonie fibrineuse et englobant, outre les cellules rameuses, de nombreux globules blancs, vivants ou morts, des globules sanguins et des organismes parasitaires (microbes) qui pullulent à ce niveau comme dans toute production exposée à l'air et constituée à la façon des corps poreux. Le rôle de ces parasites est encore tout entier à expliquer, aussi nous ne nous étendrons pas davantage sur ce sujet, traité en son lieu dans divers articles de ce Dictionnaire (*voy.* Diphthérie, Croup, Bactéries, Microbes, Fermentations). La pseudo-membrane d'un vésicatoire ancien renferme d'ailleurs les mêmes éléments que celle de la diphthérie : la caractéristique de cette dernière affection n'est donc nullement dans l'anatomie pathologique. Aussi l'inflammation congestive légère subjacente à la fausse membrane n'offre rien à noter de particulier et, ainsi que le faisait remarquer il y a nombre d'années Trousseau, les modifications épithéliales sont dans ce cas prédominantes.

4° Étude des inflammations diffuses chroniques de la peau. Lorsque des inflammations successives se sont montrées à la peau dans une même région ou, ce qui revient au même, qu'un œdème chronique s'y prolonge, les processus irritatifs, longtemps maintenus, déterminent dans cette membrane des inflam-

mations chroniques. Souvent aussi une inflammation localisée, telle qu'un
ulcère ou une phlegmasie de nature spéciale, comme l'eczéma, produisent au
bout d'un certain temps autour d'elles, dans une zone plus ou moins étendue,
l'apparition d'inflammations chroniques de la peau. Ces inflammations affectent
des tendances particulières suivant leur mode d'origine et les dispositions morbides du sujet sur lequel elles se développent.

.La congestion suivie d'exsudat, même dépourvu de fibrine et complétement
séreux, détermine en effet, lorsqu'elle se reproduit souvent dans une même
région, une série de traumatismes des éléments fixes, et d'autre part une modification telle, du milieu intérieur des éléments anatomiques, que ces derniers
sont par suite mis en état constant d'irritation formative. Il en résulte un état
subinflammatoire de la partie affectée, et en vertu duquel, lentement, les tissus
subissent une série de métamorphoses curieuses. Le processus général des
cirrhoses est alors observé; les éléments cellulaires spécialisés, tels que ceux
des glandes, subissent une atrophie d'abord relative, puis complète. Inversement
le tissu fibreux tend à se multiplier ; de nombreux vaisseaux de nouvelle
formation précèdent son édification, puis disparaissent ensuite étouffés par lui
au bout d'un certain temps. Un bon exemple de l'évolution morbide que nous
signalons est fourni par l'étude de la dermite fibreuse hypertrophique.

1° *Dermite fibreuse hypertrophique.*   Dans cette forme (qui succède fréquemment aux irritations du tégument (pourtour des ulcères variqueux, eczéma chronique des jambes, etc.), le derme est épaissi, et les faisceaux fibreux qui le
composent sont plus volumineux, plus nombreux et plus serrés. Les lymphatiques
capillaires étoilés forment, sur les coupes perpendiculaires à la direction des
faisceaux, des espaces stellaires énormes, revêtus d'endothélium, et au centre
desquels on trouve (sur la peau excisée sur le vivant et fixée de suite dans sa
forme) des caillots festonnés et granuleux de lymphe.

- A cette hypertrophie du stroma fibreux du derme correspond une atrophie
relative du corps papillaire. Les papilles vasculo-nerveuses sont petites et peu
élevées, souvent les corps du tact qu'elles renfermaient normalement (s'il s'agit
d'une région telle que la face palmaire de la main ou plantaire du pied) ont
absolument disparu, et il n'existe plus que des bouquets vasculaires à branches
grêles. Les couches ectodermiques sont minces et les noyaux des cellules du
corps muqueux sont fréquemment atrophiés par les dilatations des nucléoles.
Les coupes du stratum de Malpighi acquièrent un aspect ocellé en vertu de cette
lésion, et la desquamation est presque incessante au niveau de la peau ainsi
enflammée. Quant au tissu adipeux sous-cutané, il fait corps avec le derme, il
est dur parce que, au pourtour des vésicules adipeuses, les cellules ont proli-
féré de telle sorte, et les vaisseaux circumvésiculaires ont été le siége d'une
diapédèse telle, que chaque globe graisseux est diminué de volume et entouré
d'une couronne de cellules embryonnaires. De là vient la consistance dite
lardacée de la peau ainsi modifiée, consistance surtout évidente autour des vieux
ulcères, dont le bord est en relief saillant, et dur comme du bois ou comme de
la peau gelée avec son pannicule sous-dermique.

2° *Dermite papillaire. Papillome diffus de la peau.*   On observe généralement cette forme d'inflammation chronique dans la peau qui a été le siége
d'œdèmes successifs, notamment au niveau du cou-de-pied et au pourtour des
malléoles chez les vieux cardiaques qui sont longtemps restés anasarqués, ou
chez les femmes antérieurement atteintes de *phlegmatia alba dolens* avec oblité-

ration fibreuse de l'iliaque externe. Il convient de faire remarquer ici que c'est l'*œdème fixe* qui agit surtout pour produire les lésions hypertrophiques ; l'œdème mobile des brightiques, si souvent renouvelé qu'il soit, ne semble aboutir au même résultat que dans des cas exceptionnels. La continuité de l'action morbide excitante est ici surtout nécessaire. Quelques auteurs, et notamment Virchow, ont fait de cette dermite une variété particulière d'éléphantiasis (*Elephantiasis verrucosa*). C'est une forme très-analogue qui a été décrite par mon savant maître, M. le professeur Hardy, sous le nom de lichen hypertrophique. Dans cette dernière affection, qui remonte parfois jusqu'au voisinage du genou, et qui accompagne presque régulièrement les varices anciennes non ulcérées, les papules sont parfois énormes et recouvertes chacune d'une couche cornée, disposée comme un étui, et qui les rend semblables aux papilles de la langue de certains animaux. Il s'agit ici véritablement en effet, au point de vue purement anatomique, de véritables *odontoïdes* ou poils cornés. J'ai décrit dans un autre article ces odon-toïdes, sortes de poils cornés qui surmontent une papille isolée ou un groupe de papilles, je n'insisterai donc pas longuement ici sur leur description (*voy.* SYSTÈME NERVEUX EN GÉNÉRAL, *Terminaisons nerveuses dans les téguments*). Les papilles cornées sont parfois si rapprochées et filiformes au cou-de-pied qu'elles offrent à l'œil nu l'apparence des crins parallèles d'une brosse. De distance en distance, on observe des papilles plus grosses, arrondies, et offrant l'apparence des papilles fongiformes de la langue, si l'on supposait ces dernières devenues gigantesques. Ces dernières papilles géantes sont recouvertes d'un épithélium corné mou, facilement desquamant ; elles prennent, lorsqu'elles sont rapprochées, une apparence polyédrique par pression réciproque, et, dans les sillons profonds qui les séparent, il se fait incessamment une évolution épidermique hâtive. Sous l'action des chaussures, et des vêtements ou des bandages, ces sillons interpapil-laires s'exulcèrent, deviennent le siége d'une sécrétion sanieuse et fétide. La surface du tégument est alors informe : des rides, des plis profonds, des mame-lons et des dépressions irrégulières se produisent à son niveau. La peau est sillonnée de plis suintants. Sur les coupes convenablement durcies et colorées par le picrocarminate d'ammoniaque, après que l'on a fait l'injection du réseau lymphatique, on voit les papilles, énormément élargies, formées de tissu connectif embryonnaire à substance fondamentale muqueuse. Les cellules fixes sont ana-stomosées en réseaux, le tissu élastique serré et disposé en nappe granuleuse a disparu. L'éminence papillaire est formée par un tissu analogue à celui qui forme la gelée de Warthon dans le cordon ombilical d'un fœtus de moins de trois mois. Dans ce tissu s'élèvent des anses vasculaires hérissées latéralement de pointes d'accroissement, et offrant l'aspect bien connu des réseaux capillaires sanguins en voie de développement. Ces capillaires communiquent fréquemment entre eux par des traits d'anastomose résultant de la canalisation de leurs pointes marginales. Dans les mailles de ces vaisseaux on voit de vastes trajets lympha-tiques lacunaires injectés de bleu et dont les parois sont tapissées par l'endothé-lium caractéristique. Plus profondément, le derme est infiltré de cellules embryonnaires et ses cellules fixes forment de vastes nappes granuleuses, éten-dues dans les espaces interfasciculaires, et renfermant des noyaux multiples. Les cellules connectives sont donc en voie de prolifération. Sur nombre de points elles se sont résolues en une série de cellules embryonnaires placées en série entre les faisceaux fibreux, comme on l'observe dans un tendon enflammé.

Mais un fait qui offre un grand intérêt, c'est la néoformation vasculaire que l'on observe dans les parties profondes du derme. On voit à ce niveau, au pour-tour des glandes sudoripares, et sur les limites du derme et du pannicule, d'innombrables capillaires embryonnaires intriqués dans tous les sens et arrivant au contact les uns des autres. Dans cette région ou l'on n'observe ordinairement que les arcs de distribution des artères et des veines cutanées, existe une véritable nappe de vaisseaux qui bourgeonnent de la profondeur vers les papilles à travers le derme infiltré. C'est surtout consécutivement aux œdèmes chroniques que j'ai observé ces abondantes néoformations vasculaires, ce sont elles qui sont l'origine même du développement anomal des papilles qui, dans ce cas particulier, ne renferment jamais que des vaisseaux et point d'organes spécialisés du toucher.

D'une manière générale, du reste, les papilles doivent être considérées comme de véritables édifications vasculaires. C'est le bourgeonnement des vaisseaux qui détermine leur apparition. Autour de ces vaisseaux bourgeonnants qui soulèvent l'ectoderme au-dessus d'eux il se forme un tissu connectif qui passe par toutes les phases ordinaires du développement. Ce tissu connectif commence d'abord par être formé par du tissu embryonnaire dont les cellules indifférentes sont toutes semblables les unes aux autres et toutes en contact réciproque ; elles viennent vraisemblablement des globules blancs émigrés de la cavité du vaisseau bourgeonnant. C'est là le stade embryonnaire ; bientôt les cellules embryonnaires se divisent en deux variétés, l'une qui se différencie pour former le réseau *cellulo-formatif* des cellules fixes, l'autre qui reste à l'état indifférent et qui infiltre les mailles du tissu muqueux. Plus ou moins rapidement s'édifie au sein de la gelée muqueuse une trame connective formée de faisceaux onduleux grêles de tissu connectif. La papille adventice s'accroît encore à cette période, mais plus tard apparaît le tissu jaune élastique qui se dispose sous forme de réseaux de fibres et de grains. Une limitante vitrée paraît alors distinctement sur les limites du derme et de l'ectoderme. La papille adventice est ainsi arrivée à l'état adulte *et ne s'accroît plus*. Il est facile de constater l'évolution que je viens de décrire, soit dans la dermite verruqueuse consécutive aux œdèmes chroniques, soit dans celle qui constitue le lichen hypertrophique ; les papilles montrent dans ces deux cas les différents stades de développement dans des points très-voisins les uns des autres, ce qui montre que, dans cette forme de dermite, l'irritation formative se produit d'une manière continue.

La dermite diffuse dont la description précède constitue donc un véritable *papillome diffus de la peau*. Elle répond à l'une des formes classiques de l'éléphantiasis des Arabes. On a, du reste, réuni sous ce nom les inflammations chroniques les plus diverses. La loi générale du développement des éléphantiasis n'est pas encore connue de manière à être formulée, mais on sait actuellement que, lorsque des inflammations congestives réitérées comme l'érysipèle ou des œdèmes prolongés se montrent et *envahissent la peau* d'une manière durable, cette dernière s'hypertrophie et devient le siége d'une tuméfaction éléphantiasique. Dans tous les cas observés par nous depuis plus de dix ans, la seule lésion constante a été dans ce cas la dilatation des capillaires lymphatiques, c'est-à-dire une *lésion d'œdème*, soit séreux, soit congestif, soit enfin lymphatique. Quant à la forme de la dermite chronique elle-même, elle peut varier considérablement, comme on va le voir dans le paragraphe qui suit.

3° *Lésions du tégument dans les diverses formes d'éléphantiasis des Arabes*. Nous avons fait voir que les dermites diffuses chroniques, quelle qu'en soit d'ailleurs la cause première, présentent une tendance commune : l'hypertrophie de la peau avec ses divers types.

a. Si l'œdème a duré longtemps, on peut voir se produire sur de larges surfaces un engorgement dur constitué par une stase de la lymphe dans les espaces interfasciculaires du tissu conjonctif, dans les lymphatiques capillaires dilatés, et dans les troncs lymphatiques afférents des ganglions. Ces derniers sont alors transformés en masses de tissu fibreux, ils deviennent imperméables, et jouent un grand rôle dans la production et le maintien de la dermite éléphantiasique (pachydermie lymphangiectasique de Rindfleisch, œdème lymphatique, lymphangite éléphantiasique). Cette forme succède aux œdèmes répétés et n'est pas rare dans la peau des membres inférieurs des anciens cardiaques qui ont été le siége d'un œdème passif prolongé. Mais son siége de prédilection est la peau du scrotum, de la verge et du prépuce. On voit assez communément l'éléphantiasis se développer, chez la femme, au niveau des grandes lèvres. Chez l'homme cette localisation de prédilection peut s'expliquer d'une manière satisfaisante; les lymphatiques efférents de la peau du prépuce et de la couronne du gland sont réduits à un ou deux troncs qui sont les aboutissants communs de tous les autres et qui sont les satellites des vaisseaux sanguins dorsaux de la verge. Il arrive fréquemment que ces vaisseaux absorbants collecteurs s'enflamment sur un point de leur trajet, et il se forme alors un nœud de lymphangite oblitérante en amont duquel la lymphe stagne, distend les capillaires lymphatiques et les transforme en varices plexiformes souvent volumineuses. Si le point de lymphangite ne se résout pas, et si la perméabilité du vaisseau blanc dorsal n'est pas restituée, un œdème lymphatique persistant se développe et se maintient; sous son influence la peau du prépuce devient rapidement éléphantiasique, comme le ferait dans les mêmes conditions celle d'un membre dont tous les ganglions seraient devenus fibreux et imperméables (Rigler).

b. Une seconde forme est caractérisée par le retour à l'état embryonnaire de tout le derme hypertrophié, avec production de vastes lacunes lymphatiques entre les bourgeons charnus dans lesquels le chorion cutané s'est transformé. Tel était le cas rapporté par MM. Cornil et Ranvier (*Manuel*, cité p. 250, fig. 130) et que j'ai pu observer en 1868 dans le service de M. Fauvel à l'Hôtel-Dieu, avant que l'opération fût faite par Voillemier. La surface du tégument était devenue analogue à une peau de chagrin à gros grains, et était couverte d'une multitude de points acnéiques de dimensions colossales. Les lésions des glandes dans ces cas n'ont pas été signalées par MM. Cornil et Ranvier; elles étaient vraisemblablement importantes, car la verge était constamment recouverte d'une sorte de séborrhée visqueuse et fétide. Cette variété d'éléphantiasis, comme la précédente, siége fréquemment au niveau des parties génitales externes (peau de la verge, du clitoris, des grandes lèvres).

c. Une troisième forme a été aussi observée et consiste dans un énorme accroissement de l'épaisseur du derme, dû à la multiplication des faisceaux conjonctifs et du réseau élastique; fréquemment alors on voit, au sein du chorion, des masses disséminées de fibres musculaires lisses, disposées par fascicules dans divers sens, principalement dans une direction parallèle à la surface de la peau. Ces masses musculaires sont entourées de réseaux élastiques disposés sous forme de paniers, et qui se réunissent en faisceaux, à la façon des tendons élastiques des muscles arrecteurs des poils, aux extrémités des faisceaux musculaires formés d'un nombre variable de fibres groupées. C'est surtout dans les couches profondes du derme que le développement de ces fibres lisses atteint son maximum ; à ce niveau elles forment des couches superposées, intriquées dans différents sens, et jouent un grand rôle dans l'augmentation d'épaisseur que subit la peau. Telles étaient les modifications du tégument dans le cas d'éléphantiasis recueilli et étudié par Debove, cas qu'il m'avait communiqué et que j'ai cité dans ma thèse de doctorat (Thèse citée, p. 39). Comme dans les autres formes d'éléphantiasis, les capillaires lymphatiques sont ici dilatés, gorgés de lymphe, ou se montrent remplis d'endothélium desquamé et largement béants.

Généralement dans ces cas la peau est rugueuse, sillonnée de rides ou de plis, mais ne présente pas d'excroissances en forme de verrues. On a donné en chirurgie à cette éléphantiasis le nom d'*éléphantiasis lisse ou glabre*, mais, quand l'épaississement de la peau s'accompagne d'hypertrophie papillaire et de néoformations vasculaires, on dit que l'éléphantiasis est *verruqueuse*. Cette forme, indiquée par Virchow, a été l'objet d'un travail particulier de M. Van Lair et nous paraît devoir se confondre avec la dermite végétante que nous avons décrite plus haut sous le nom de lichen hypertrophique ; elle n'est nullement spéciale et peut être amenée par toute espèce d'irritation chronique et superficielle du tégument. Lorsque, dans l'éléphantiasis verruqueuse, les papilles formées de tissu embryonnaire ou de tissu muqueux prennent des dimensions énormes, on appelle l'affection cutanée *elephantiasis tuberosa seu nodosa*. L'ulcération à la surface de la peau hypertrophiée de diverses manières est aussi appelée d'un nom particulier : l'*éléphantiasis ulcéreuse* ; toutes ces dénominations ont plutôt un sens clinique qu'anatomo-pathologique précis, aussi n'insisterai-je pas davantage à leur sujet.

C. INFLAMMATIONS CIRCONSCRITES DE LA PEAU. *Anatomie pathologique des principales lésions élémentaires connues en dermatologie.* L'œdème inflammatoire, l'inflammation proprement dite et les phénomènes ulcératifs, au lieu de siéger sur de vastes surfaces, peuvent être circonscrits. Il se produit dans ces cas des lésions locales qui, histologiquement, affectent d'ordinaire l'un quelconque des types décrits par les cliniciens sous le nom de *lésions élémentaires* de la peau.

L'étude détaillée de ces lésions, au point de vue de l'anatomie pathologique, de la genèse et de l'évolution, constitue l'intérêt majeur de cet article. Malheureusement nos connaissances sont loin d'être complètes au sujet de la structure intime des diverses lésions élémentaires cutanées : l'exposé qui va suivre sera donc nécessairement incomplet. En le faisant, j'aurai d'ailleurs soin d'indiquer les lacunes nombreuses qui subsistent actuellement, afin d'attirer sur ces sortes de *desirata* anatomo-pathologiques l'attention des observateurs subséquents.

a. Presque toutes les lésions élémentaires du tégument présentent une configuration arrondie. La marge de la lésion est disposée suivant une courbe fermée toutes les fois que cette dernière est d'ordre *congestif*, c'est-à-dire déterminée par les modifications circulatoires survenues dans le domaine de la distribution d'un vaisseau sanguin afférent. Nous avons cherché à expliquer ce fait au début même de cet article, en montrant qu'il existe dans ce dernier une série de cônes vasculaires, non pas absolument autonomes, puisqu'ils sont reliés entre eux par de nombreux traits anastomotiques, mais jouissant du moins d'une certaine individualité. Les lésions congestives siègent d'ordinaire dans des territoires vasculaires spéciaux, qui ont été frappés d'atonie par la lésion neuro-paralytique qui met en train la détermination morbide cutanée d'ordre fluxionnaire. Cette dernière se produit d'abord dans les limites du cône vasculaire intéressé, et comme ce cône a sa base dirigée du côté de la peau et que cette base est limitée par une courbe fermée, il suit de là que les lésions élémentaires, maculeuses, papuleuses, pustuleuses ou phlycténoïdes, et enfin hémorrhagiques ou ulcéreuses, ont un pourtour plus ou moins régulièrement arrondi qui dessine plus ou moins exactement les limites des territoires vasculaires répondant à une artériole ou à une artère de distribution frappée d'atonie.

Suivant que l'action neuroparalytique a porté sur un troncule volumineux de distribution (sur une petite artère) ou, au contraire, sur un tronc contractile minime, comme une artériole proprement dite, la lésion congestive localisée prend des apparences diverses. Quand le territoire vasculaire intéressé est vaste, c'est-à-dire quand il répond à une grosse artériole et à ses branches, la lésion offre l'aspect dit *nummulaire*, c'est-à-dire qu'elle siége sur des aires plus ou moins nettement circulaires rappelant, par leurs dimensions, celles des diverses pièces de monnaie usuelle. Quand, au contraire, c'est une toute petite artériole qui est paralysée, le bouquet de capillaires qui en émane est seul pris par la congestion, et la lésion revêt le type *ponctué*, ou disposé en forme de gouttes. La lésion à la fois congestive et maculeuse du psoriasis, sur l'anatomie spéciale de laquelle nous insisterons plus loin, offre de bons exemples de ces variétés.

La lésion congestive de la scarlatine se traduit par un fin piqueté ou un pointillé qui tigre la peau et lui donne l'apparence d'une surface granitée. Si l'on examine l'exanthème scarlatineux à la loupe, on reconnaît que, là où il est discret et typique, chaque point minuscule d'érythème présente un pourtour arrondi. Il en est de même des macules de la roséole émotive qui sont arrondies ou festonnées, et qui font contraste avec la peau blanche qui occupe les intervalles des macules. Mais sur certains points les lésions deviennent confluentes. Les traits anastomotiques qui unissent les différents bouquets vasculaires sont envahis par la congestion lorsque la pression intra-vasculaire dépasse certaines limites. Les îlots congestifs arrondis sont dès lors reliés par des bandes rosées qui répondent à la dilatation des capillaires communicants. C'est ce que l'on voit nettement, dans la scarlatine en particulier, lorsque l'exanthème forme, au niveau des plis de flexion, par exemple, des plaques d'un rouge homogène. La marge de la lésion présente tous les intermédiaires entre la nappe erythémateuse et l'exanthème disposé par points. On voit ainsi que les lésions congestives localisées peuvent, en s'exagérant par places, se changer en lésions diffuses, au fur et à mesure que l'action neuroparalytique recule le long des vaisseaux de distribution pour affecter des troncs de plus en plus volumineux.

Les considérations qui précèdent permettent de saisir le mécanisme de la production des lésions localisées et congestives du tégument, et d'expliquer leur mode d'extension et leur transformation par places en déterminations diffuses. Les lésions cutanées élémentaires qui sont soustraites à l'influence vasculaire directe se comportent d'une tout autre façon.

b. Sous l'influence de lésions nerveuses qui paraissent être principalement d'origine dégénérative (Déjerine, Leloir) on voit se montrer sur le tégument des modifications circonscrites, d'ordre atrophique ou dystrophique, telles que les zones d'aplasie lamineuse ou les plaques de vitiligo. Les premières consistent dans une sorte de cicatrice qui n'est pas précédée de plaie et qui se développe spontanément ; les secondes consistent dans une répartition inégale du pigment noir au niveau de la sphère envahie. La forme de ces lésions est tout à fait irrégulière; elles courent par bandes festonnées, par îlots, se disposent en macules rondes ou en courbes ouvertes, suivant la distribution particulière des nerfs intéressés.

Dans quelques cas seulement, dont l'exemple le plus frappant est fourni par la forme de psoriasis que l'on appelle la lèpre des Grecs, les lésions primitivement congestives se comportent de cette façon et se développent d'une manière en quelque sorte *centrifuge*. Il est probable que, dans ces cas (Déjerine), les nerfs qui répondent au point envahi du tégument subissent des modifications particulières qui déterminent à la fois des troubles nutritifs dans leur sphère de distribution, et des modifications des vaisseaux; mais c'est là une simple hypothèse que des faits positifs seuls peuvent permettre d'affirmer ou d'infirmer.

c. Enfin les lésions parasitaires localisées ont un type général particulier qu'il convient d'indiquer ici sommairement. La plupart des parasites, après s'être développés sur un point de la peau, cessent de trouver sur ce point, au bout d'un certain temps, les conditions nécessaires au maintien de leur vitalité. Le centre primitivement envahi guérit alors, mais à son pourtour et annulairement le parasite végète et s'étend. La lésion prend par suite un aspect annulaire et continue à s'accroître par sa périphérie, tandis que son centre se débarrasse constamment des parasites, à la façon d'un terrain épuisé par la culture.

Ce mode d'évolution et d'extension des lésions, qui donne à quelques-unes d'entre elles un aspect caractéristique en cocarde, pour être plus spécial aux affections parasitaires qu'aux autres, ne s'observe pas moins dans des dermatoses où le parasitisme n'a été jusqu'ici nullement constaté. Tel est, par exemple, la forme hydroïque appelée par les auteurs *herpès iris;* tel encore l'*eczéma marginé,* au sein duquel la production parasitaire est contestée. Les types que nous venons de donner dans les trois alinéas qui précèdent ne sont donc pas toujours observés, et nous avons ici voulu simplement exprimer les tendances générales affectées par les déterminations cutanées dans la grande majorité des cas, sans prétendre donner une théorie générale et exclusive des conditions de leur production, de leur extension et de leur évolution.

1° HYPERÉMIE LOCALISÉE DE LA PEAU. MACULE CONGESTIVE. On donne, en dermatologie, le nom de macule à une tache qui se produit sur un point du tégument *sans relief de ce dernier corrélatif à la lésion.* Ainsi comprises, les macules peuvent se montrer sur des surfaces lisses, ou sur des parties de la peau envahies par une maladie cutanée qui la déforme. Pour prendre un exemple, une tache émotive peut se montrer sur la peau de la poitrine couverte de chéloïdes, et se superposer à l'une de ces dernières, sans cesser pour cela d'être une simple lésion maculeuse.

En étudiant plus haut les conditions de production, d'état statique et d'évolution des hyperémies cutanées en général, nous avons fait l'histoire entière de la macule congestive. Cette dernière est un point circonscrit d'érythème déterminé par la réplétion exagérée des vaisseaux et renfermé dans la limite des aires vasculaires interressées par l'action neuroparalytique. Comme cette dernière ne peut frapper qu'une artériole (c'est-à-dire un vaisseau encore contractile), le diamètre des macules congestives les plus petites, telles que les points minuscules de l'exanthème scarlatineux discret, montre exactement quelle est l'étendue du territoire commandé par les derniers vaisseaux soumis à l'influence du système nerveux. Ce territoire, jusqu'à un certain point autonome, est certainement moindre que 1 millimètre carré; en effet, le pointillé scarlatineux est à peine visible à l'œil nu et paraît encore très-fin à la loupe.

2° INFLAMMATION CONGESTIVE ET LOCALISÉE DE LA PEAU. PAPULE CONGESTIVE. Lorsqu'une inflammation congestive, au lieu de s'étendre en nappe, est localisée sur une petite surface, il se forme une élevure rouge et circonscrite que l'on appelle une papule, et dont le type peut être fourni par les îlots d'extension, isolés de la nappe principale, que l'on voit autour de l'exanthème érysipélateux en voie d'augment. Sur une coupe d'une pareille lésion, il est facile de reconnaître que la peau est modifiée comme dans toute autre inflammation congestive. Les espaces interfasciculaires du derme sont remplis de jeunes éléments, les vaisseaux sont entourés de cellules embryonnaires qui leur forment des sortes de gaînes; enfin, l'élevure papuleuse est due à l'œdème inflammatoire localisé.

Le plus souvent, au bout de quelque temps, les papules s'affaissent, la peau subit une légère desquamation à leur niveau, et, si l'on pratique alors l'examen histologique, on trouve cette membrane presque absolument normale. Cet effacement complet de la lésion existe régulièrement dans les syphilides papuleuses simples; on l'observe même dans le psoriasis, affection cutanée de forme papulo-squameuse, dans laquelle l'inflammation circonscrite qui crée la papule existe pour ainsi dire chroniquement, s'exacerbant de temps en temps par poussées. Dans la papule du psoriasis, l'inflammation du tissu cellulaire et l'œdème siégent au-dessous des élevures du tégument, immédiatement au-dessous du corps muqueux et dans le derme. L'évolution épidermique devient, au-dessus de ce point envahi par l'inflammation subaiguë, extrêmement active, et la dilatation des nucléoles amenant rapidement l'atrophie des noyaux sur une multitude de points, les lamelles épidermiques qui se renouvellent incessamment desquament avec facilité sous forme d'écailles argentées. Quand il se prolonge sur un point de la peau, le psoriasis détermine l'hypertrophie des papilles et la dilatation des vaisseaux (Neumann). Nous retrouvons ici la tendance hypertrophique des dermites chroniques sur laquelle nous avons déjà longuement insisté.

Dans le *prurigo* et le *lichen*, où la papule a aussi une existence très-prolongée, les papilles s'accroissent en hauteur et en largeur d'une manière considérable dans quelques cas; l'inflammation est ici plus profonde que dans le psoriasis; la petite dermite chronique locale amène l'épaississement du derme, et souvent aussi, d'après H. Derby (*Sitzungsberichte der kais. Akad. Wien*, 1869), des lésions des poils, la multiplication des fibres musculaires lisses du derme, et l'accumulation de la lymphe dans les espaces interfasciculaires du tissu conjonctif du chorion. De la sorte, chaque papule de prurigo ou de lichen invétérés présenterait l'apparence d'un petit nodule éléphantiasique. D'après ce que nous avons dit plus haut, ces lésions sont, du reste, la simple conséquence de la dermite congestive longtemps prolongée.

3° LÉSIONS DES COUCHES ECTODERMIQUES DANS LES INFLAMMATIONS CIRCONSCRITES DE LA PEAU. PHLYCTÈNES SUPERFICIELLES ET PHLYCTÈNES PROFONDES. Lorsque l'œdème, qu'il soit d'ailleurs le résultat d'une infiltration séreuse pure localisée ou d'un flux inflammatoire également localisé, s'opère sur un point de la peau avec assez d'intensité pour que la tension du liquide exsudé dans les mailles du derme dépasse la limite de la résistance des couches ectodermiques, ces dernières cèdent sur une certaine surface et se soulèvent pour former une bulle ou une phlyctène; ces deux lésions élémentaires ne diffèrent du reste que par leur grandeur, le mécanisme de leur formation restant identique. C'est pourquoi nous décrirons sous le nom de *phlyctènes* toutes les lésions du même ordre grandes et petites. Le terme de phlyctène est en effet presque tombé en désuétude dans le langage clinique, nous le reprendrons avec avantage pour lui assigner une valeur anatomo-pathologique définie, indépendante, et n'ayant rien à voir avec la forme et le volume variables de la lésion considérée.

a. *Phlyctène superficielle.* La phlyctène superficielle est une lésion bulleuse qui a son type dans la brûlure au second degré ou dans la bulle consécutive à l'application d'un vésicatoire à la surface du tégument. Ceci revient à dire que la formation des bulles se produit d'une manière générale, par le mécanisme de la vésication. La vésication consiste en un soulèvement des couches cornées de l'épiderme sur un point localisé. Si l'on étudie attentivement la bulle produite par l'action d'une substance vésicante, on reconnaît aisément qu'au niveau de cette dernière l'épiderme est soulevé immédiatement au-dessus de la zone granuleuse du corps muqueux de Malpighi. La *voûte* de la bulle est, en d'autres termes, formée de bas en haut : 1° par le *stratum lucidum* de Œhl (ou la lame cornée homogène inférieure adjacente à la zone granuleuse); 2° par la couche épidermique moyenne feuilletée; 3° la couche épidermique superficielle ou desquamante.

Le *plancher* de la bulle est limité à la surface par la zone granuleuse qui est fragmentée et dissociée; au-dessous d'elle on voit le réseau de Malpighi, la couche de cellules cylindriques et la ligne des papilles, s'il en existe dans la région. A ce niveau, le corps de Malpighi est ordinairement infiltré de cellules migratrices qui sont contenues dans les lignes de ciment qui séparent les cellules malpighiennes les unes des autres. Le derme est aussi, sur le point correspondant aux limites de la phlyctène, infiltré de globules blancs parmi lesquels on rencontre quelques globules rouges, fait qui rend compte de la teinte ecchymotique plus ou moins marquée, et de la pigmentation anomale que l'on observe au lieu et place des lésions bulleuses évoluées.

La *cavité* de la bulle est remplie par un liquide albumineux et fibrineux, citrin lorsqu'il est de récente formation, et qui renferme un nombre considérable de globules blancs actifs. J'ai constaté qu'ils jouissent de la propriété de pousser des pseudopodes dans les bulles récentes de pemphigus successif. L'exsudat renferme aussi de rares globules rouges. La proportion de ces globules sanguins peut, dans certaines circonstances (bulles hémorrhagiques), s'élever tellement que la cavité de la phlyctène paraît remplie par du sang presque pur. Dans le zona névralgique en particulier on trouve toujours, d'après mon maître M. Lailler, une ou deux bulles présentant une teinte hémorrhagique, et dans toutes la présence des globules discoïdes du sang peut être observée.

Le mécanisme de la lésion que nous venons de décrire est très-simple : une branche de distribution, formée par une artériole contractile et qui commande la vascularité d'un ou de plusieurs cônes vasculaires, est brusquement frappée d'atonie (par exemple, sous l'influence d'une action neuroparalytique); toute l'aire de distribution du vaisseau est alors envahie par une congestion sanguine intense, terminée à la surface de la peau par une aire arrondie et au niveau de laquelle la pression peut devenir rapidement telle, que le départ du plasma sanguin se produise instantanément dans les limites exactes de l'hyperémie. Si ce départ est assez brusque et se fait sous assez forte pression, la tension du liquide exsudé, se propageant dans tous les sens, agira mécaniquement sur les couches ectodermiques et tendra à les soulever. Sous cette influence, le liquide de l'œdème pénètre d'abord par diffusion le réseau de Malpighi, qui s'infiltre de globules blancs et de rares globules rouges. Mais on sait que tous les éléments cellulaires de ce réseau sont solidaires entre eux, reliés solidement par leurs prolongements protoplasmiques unissants. Ils résistent donc à l'effort de dissociation dans toute l'épaisseur de la couche malpighienne proprement dite. D'un autre côté, le liquide exsudé sous pression est arrêté, à la base du *stratum corneum*, par la lame cornée homogène inférieure (*stratum lucidum*) qui se laisse pénétrer difficilement. Mais entre cette lame cornée et le corps muqueux homogène existe la zone granuleuse (*stratum granulosum*), dont les cellules ne sont point soudées, et dont le protoplasma relativement délicat est morcelé par les nombreuses granulations de substance kératogène qu'il contient. Cette ligne forme, avons-nous dit, le véritable point de moindre résistance du stratum ectodermique : aussi, parvenu au niveau de la ligne granuleuse, le produit de la transsudation soulève les couches cornées en bloc, les détachant des couches subjacentes. En d'autres termes, l'ectoderme est séparé en son stratum corné et en son stratum de Malpighi comme par une sorte de clivage ; les couches cornées sont distendues et forment la voûte de la phlyctène, celles de Malpighi en constituent le plancher, le liquide de l'œdème remplit la cavité formée par l'écartement, et développée par suite du décollement qui s'est opéré au niveau de la zone granuleuse qui est alors dissociée, morcelée, de façon que certaines de ses cellules se soulèvent avec la voûte, tandis que d'autres restent adhérentes au plancher.

Évolution de la phlyctène superficielle. Elle est très-simple : le liquide épanché, contenant des globules blancs vivants, est d'abord clair ou légèrement citrin à la façon du liquide de l'anasarque. Les globules blancs actifs ont en effet un indice de réfraction peu différent du plasma qui les renferme et ne troublent pas sensiblement la transparence de ce dernier. Mais au bout d'un certain temps, si la voûte de la phlyctène n'est pas crevée artificiellement, les globules blancs séquestrés ne tardent pas à mourir. Ils se chargent alors de granulations graisseuses et transforment le liquide exsudé en une sorte d'émulsion. Le contenu de la bulle est alors opalescent. Si les globules blancs étaient nombreux, il peut même prendre les caractères du pus véritable dilué. Ordinairement la voûte de la phlyctène, formée par les cellules épidermiques soulevées, se ramollit par une imbibition due à la présence du liquide sous-jacent ; ce dernier s'écoule par une fissure, et la bulle s'affaisse à la surface du corps muqueux.

Nous avons dit que l'exsudat récent de la cavité bullaire est d'abord liquide, mais contient de la substance fibrinogène coagulable. En effet, le liquide retiré de la bulle d'un vésicatoire ou d'un pemphigus, et abandonné à lui-même dans un verre à pied, se prend spontanément en gelée, *même après avoir été filtré*, de façon qu'il ne renferme plus un seul élément cellulaire en suspension. La coagulation s'effectue du reste, au bout d'un certain temps, dans l'intérieur même de la bulle. Le réticulum fibrineux est délicat, cloisonne la cavité de la phlyctène d'une manière très-élégante et emprisonne dans ses mailles les globules rouges et blancs. Ordinairement le réseau fibrineux s'élève du plancher de la phlyctène vers sa voûte, en formant des séries superficielles d'arcades régulières.

Lorsque la bulle s'est transformée en un petit abcès intra-épidermique, elle détermine au-dessous et autour d'elle des réactions inflammatoires de voisinage.

Telle est l'origine de l'auréole rosée d'inflammation congestive qui se montre secondairement, par exemple, autour des bulles du pemphigus vrai. Il peut même arriver que l'inflammation soit suffisante pour déterminer la production d'un foyer de suppuration au-dessous de la bulle, ou même, dans certaines circonstances, une nappe de gangrène superficielle ; c'est ce que l'on voit se produire, notamment, dans certains états cachectiques qui accompagnent les formes aiguës et graves des exanthèmes bulleux.

Dans les cas ordinaires, les cellules du corps muqueux, qui forment le plancher de la bulle reconstituent plus ou moins rapidement les couches stratifiées d'épiderme corné. On voit alors apparaître, à la surface du corps dénudé, une mince zone granuleuse qui se recouvre rapidement d'un stratum corné infiltré de substance kératogène dans ses couches profondes. Cet épiderme nouveau est à la fois mince et disposé à desquamer. Il est en effet sécrété dans un milieu humide, et par un corps de Malpighi soumis à une sorte d'irritation traumatique qui détermine l'évolution hâtive des éléments cellulaires. On sait que dans ces conditions la dilatation des nucléoles se produit activement et détermine l'atrophie des noyaux. De là la facile desquamation que l'on observe dans les couches cornées régénérées, et l'apparition de lames foliacées qui couvrent l'aire de la bulle en voie d'évolution. Parfois même, comme c'est le cas dans le pemphigus chronique, l'irritation longtemps continuée détermine dans le derme une irritation formative qui aboutit à l'édification sur ce point de papilles adventices. Cette disposition rend compte de la forme végétante que l'on observe dans certains cas de pemphigus chronique.

Dans les cas où le plancher de la phlyctène est soumis à une irritation soutenue (comme, par exemple, dans le vésicatoire entretenu) le corps de Malpighi peut subir des modifications inflammatoires véritables. Il se modifie, réagit à sa manière ; ses cellules deviennent globuleuses, s'ouvrent les unes dans les autres, en un mot, reproduisent la série des transformations qu'on observe dans la diphthérie ou dans la prépustulation ; de la fibrine se dépose en outre à la surface de la lésion, qui prend de la sorte une apparence pseudo-membraneuse. Ces modifications sont pour ainsi dire la règle dans les phlyctènes qui évoluent dans l'intérieur de la cavité buccale (aphthes, pemphigus aigu à détermination buccale, bulles palatines de la varicelle, de l'herpès, de l'hydroa).

C'est probablement sur des bulles ainsi irritées que Neumann a fait ses recherches d'anatomie pathologique. Cet auteur admet en effet, à l'intérieur de la phlyctène, l'existence d'un réticulum formé par des cellules étoilées, anastomosées, résultant de la modification des cellules du corps muqueux. Jamais cet aspect n'existe dans les bulles récentes du vésicatoire, de l'érysipèle, ni du pemphigus, ainsi que j'ai pu m'en assurer à diverses reprises depuis mes premières recherches sur ce sujet.

En résumé donc : *la phlyctène consiste dans le décollement du stratum épidermique qui se sépare du corps muqueux au niveau de la ligne granuleuse et développe, au sein de l'ectoderme et dans son épaisseur, une cavité adventice que remplit le liquide albumineux et fibrineux, chargé de globules blancs et de quelques globules rouges, liquide sorti des vaisseaux sous l'influence d'un œdème brusque et localisé.* Ce caractère de siège intra-ectodermique a été signalé pour la première fois par mon ami M. Lordereau (*Suppuration dans l'érysipèle*, thèses de Paris, 1875), dont l'observation a été constamment confirmée depuis.

Il convient d'étudier maintenant les diverses conditions qui président à la formation des phlyctènes superficielles. L'observation clinique et l'expérimentation sont ici d'accord pour montrer qu'elles se peuvent produire dans deux circonstances principales dont le type est fourni : 1° par les phlyctènes qui accompagnent la brûlure au deuxième degré; 2° par celles qui se produisent secondairement sur les surfaces hyperémiées ou œdémateuses.

Les phlyctènes de la brûlure, localisée et au second degré, sont en quelques sortes *primitives*. Si l'on touche la peau avec un corps chauffé insuffisamment pour l'escharifier sur place, que voit-on se produire, en effet? une sensation vive, caractéristique, à laquelle succède une rougeur arrondie qui, au bout de quelques instants, est exactement recouverte sur ses limites par une bulle. Sur le point ainsi brûlé, et au bout de quelques instants, toute rougeur périphérique a disparu. Il ne reviendra autour de la bulle d'auréole rouge que lorsque la phlyctène aura subi des modifications ultérieures, consécutives au passage de son contenu à l'état purulent et à la réaction sur la peau de cet abcès intra-épidermique.

Examinons maintenant ce qui se passe, non plus dans une brûlure assez intense pour produire immédiatement une phlyctène, mais bien dans une *brûlure intense au premier degré*. Immédiatement après la brûlure, la peau rougit, il se forme une nappe d'érythème, et sur cette nappe, de place en place et là où l'agent vulnérant a porté son action d'une façon prédominante, on voit apparaître des papules œdémateuses. Ces papules sont formées par des îlots d'œdème congestif, qui peuvent même çà et là prendre le caractère d'œdème pur, et former des élevures en apparence exsangues comme celles de l'urticaire. C'est alors que, *secondairement*, sur ces plaques œdémateuses, congestives ou anémiques, qui subsistent et forment des élevures persistantes, on peut voir naître des bulles. Ces bulles, à l'inverse de celles que nous avons décrites dans la brûlure au second degré, peuvent être considérées comme consécutives à l'érythème œdémateux traumatique dont elles constituent un épiphénomène bulleux surajouté. Aussi ne recouvrent-elles point dans leur totalité les plaques d'œdème et restent, au contraire, bornées au niveau des points où la pression intra-dermique du liquide exsudé est parvenue progressivement à son maximum, tandis que, dans la congestion subite de la brûlure au second degré localisée, cette congestion, exactement circonscrite aux limites de l'aire vasculaire frappée d'atonie, a simplement été le prélude du développement de la bulle, et a cessé d'exister immédiatement après que cette dernière s'est produite.

Il existe donc un mode de production des phlyctènes que l'on pourrait appeler primitif, et qui a son type dans la brûlure localisée au second degré, dans le vésicatoire, dans le pemphigus proprement dit. La lésion cutanée est alors immédiatement bulleuse, et succède à une hyperémie intense circonscrite aux limites exactes de la lésion. Dans un second cas, les bulles apparaissent sur un œdème, inflammatoire ou passif, déjà préexistant et disposé en nappe. Elles se produisent sur des points où la tension intra-dermique est devenue excessive. Ainsi se produisent les bulles de l'érysipèle, de l'érythème papuleux, de l'urticaire, de l'eczéma rubrum, et ce à la façon d'un simple accident surajouté.

b. *Phlyctène profonde.* Nous venons de voir que la phlyctène superficielle est produite par le décollement des couches cornées qui se détachent du corps de Malpighi au niveau de la ligne granuleuse. Dans certaines régions, comme la plante des pieds, la paume des mains, au niveau de points où l'épiderme corné a acquis une grande épaisseur et une dureté voisine de celle des lames unguéales, le clivement de l'épiderme ne s'opère pas au niveau de la ligne granuleuse, mais le stratum ectodermique est soulevé en entier, et le plancher de la bulle qui se produit alors est formé par la limite même du derme. Dans certaines formes du *mal plantaire perforant*, ou consécutivement à des contusions intenses, on voit se former, par exemple, à la plante du pied, une grosse bulle à parois épaisses et qui se montre d'abord remplie de sang. Au bout de quelques jours, si l'on a l'occasion d'examiner la lésion, l'on reconnaît qu'elle n'a de la phlyctène simple que l'apparence. La voûte est formée à la fois par le stratum corné, la couche granuleuse et le stratum de Malpighi, de telle sorte que les papilles sont restées au fond, simplement recouvertes par leur couche de cellules cylindriques. Si, à côté d'une pareille lésion récente, il en existe une semblable de date ancienne, et qui a commencé à se réparer, on est surpris de voir qu'au-dessous de cette sorte d'arrachement de l'ectoderme, comprenant toutes ses couches moins une, il s'est reformé un ectoderme complet avec son réseau de Malpighi, sa couche granuleuse est un mince stratum corné. Les couches épithéliales de la peau sont donc ici superposées et doubles ; la face profonde de la voûte de la phlyctène présente une série de saillies et de dépressions répondant aux sillons interpapillaires et au relief des papilles, la cavité est remplie par un reticulum fibrineux récent ou déjà granulo-graisseux, renfermant des éléments cellulaires migrateurs et des globules sanguins morts et déformés. Que conclure de là, sinon que la couche profonde des cellules cylindriques, dont les éléments sont restés adhérents par îlots à la surface papillaire dénudée, a agi comme une véritable *zone génératrice* qui a reproduit l'ectoderme tout entier ?

J'ai donné le nom de *phlyctène profonde* à la lésion qui vient d'être décrite, et que l'on retrouve, en dehors du traumatisme et du mal plantaire perforant, dans certains cas de pemphigus (Pierret) et d'herpès zoster (Chandelux). Le diagnostic anatomique de cette variété est du reste facile à faire, même sur le vivant. Il suffit pour cela d'enlever, en l'excisant, la voûte de la phlyctène, de la durcir dans l'alcool absolu, la gomme et l'alcool, en suivant le procédé classique, et d'en faire des coupes perpendiculaires à la surface. Si de pareilles couches, convenablement colorées par le picrocarminate d'ammoniaque et examinées dans la glycérine, ne montrent que le *stratum corneum*, il s'agit d'une phlyctène superficielle. Si elles montrent à la fois les couches cornées, la ligne granuleuse et le corps de Malpighi terminé par limite festonnée, il s'agit d'une phlyctène profonde (*voy.* à ce propos mes *Leçons sur la structure de la peau*. Paris, Masson, 1880, p. 27 et 28).

4° IRRITATION DU CORPS MUQUEUX DE MALPIGHI, VÉSICULES. *Théorie de la pré-pustulation.* Les vésicules de l'eczéma, celles qui se forment à la surface de la peau érysipélateuse, ou que l'on a produites artificiellement à l'aide de l'huile de croton, ne se forment pas par le même mécanisme que les phlyctènes. Elles prennent naissance dans l'épaisseur même du corps muqueux ; ordinairement, le *stratum lucidum* et la zone granuleuse les limitent en haut et ne prennent point de part à leur constitution.

On sait que les cellules du réseau ou lacs de Malpighi sont, à l'état normal, départies en deux zones. L'une claire et hyaline entoure le noyau, l'autre périphérique est dense, et présente le caractère de formations exoplastiques. C'est de la zone périphérique de la cellule que partent les épines protoplasmiques qui traversent les lignes de ciment interépithéliales et qui rendent solidaires les uns des autres les corps cellulaires adjacents entre eux. Quand une vésicule va se former sur un point, la zone centrale périnucléaire des cellules malpighiennes du point intéressé s'agrandit et forme un cercle clair autour du noyau. Ainsi que je l'ai fait remarquer il y a plusieurs années (*Manuel* de Cornil et Ranvier, p. 1196), on voit alors cette zone occupée par une sorte de boule opalescente, très-réfringente, et qui ne se colore pas par le carmin. Dans les préparations examinées non plus à l'état frais, mais après l'action des réactifs coagulants et durcissants tels que les solutions chromiques ou l'alcool, le globe réfringent que nous venons de mentionner se résout en une série de granulations qui prennent l'aspect d'une fine poussière; c'est à cet état que M. Leloir les a récemment décrites (*loc. cit.*). Le noyau de la cellule ainsi transformée reste central ou plus rarement est déjeté sur le côté de l'élément devenu vésiculeux. La zone périphérique hérissée de pointes est refoulée mécaniquement de façon à se réduire à une mince bordure granuleuse; les pointes protoplasmiques sont écrasées et par suite du tassement qui s'opère dans une série de cellules de Malpighi adjacentes entre elles; enfin la ligne de ciment qui séparait ces cellules est elle-même effacée par la pression, et le point intéressé du corps muqueux prend l'aspect d'un tissu végétal. Bientôt les cloisons qui séparent les cellules tuméfiées se rompent, et les éléments cellulaires vésiculeux, devenus énormes par places, s'ouvrent les uns dans les autres, constituant de la sorte une cavité infractueuse, cloisonnée, contenue dans la couche moyenne du corps de Malpighi. On trouve dans cette cavité des cellules épidermiques à un ou plusieurs noyaux, tuméfiées et granuleuses, et soit rendues libres, soit englobées dans les mailles du reticulum produit par la transformation caverneuse. Ces dernières cellules sont alors analogues aux capsules de cartilage qui persistent au sein des travées directrices de l'ossification, dans l'os cartilagineux.

Ces modifications occupent la nappe moyenne du réseau de Malpighi, c'est-à-dire la couche intermédiaire à la zone granuleuse et à la couche de cellules cylindriques profondes. Au niveau de ces dernières et dans les parties du corps muqueux qui les recouvrent immédiatement (c'est-à-dire dans une hauteur marquée par la superposition de 5 à 6 cellules malpighiennes) on observe une autre altération. Les cellules semblent frappées de nécrose; leur noyau ne se colore plus régulièrement par le carmin, l'hématoxyline et la purpurine; le corps protoplasmique, dans toute sa portion périnucléaire, prend un aspect grenu caractéristique de cet état que l'on est convenu d'appeler la tuméfaction trouble. La zone périphérique des cellules, celle d'où émanent les pointes de Schultze, subit çà et là la même modification, si bien que, si l'on traite les coupes par le pinceau, les corps cellulaires s'enlèvent avec facilité et dégagent le réseau compliqué de la substance unissante; ce réseau se montre alors comme un treillis à mailles innombrables et diversement disposées, dont les fils sont formés de grains minuscules que le picrocarminate d'ammoniaque colore en jaune et qui se teignent en rose vif sous l'influence de l'éosine. On croirait ainsi avoir sous les yeux un réseau délicat de grains élastiques, tel que celui que Ranvier a démontré dans les parties les plus internes de la gaîne lamelleuse des nerfs. Nous discuterons un peu plus loin la nature de ce reticulum qui n'a rien de commun avec un dépôt de fibrine fibrillaire. La fibrine fait son apparition plus tard dans l'appareil caverneux de la vésicule, comme nous allons le voir tout à l'heure.

Ainsi, dans les parties superficielles attenantes à la ligne granuleuse, la vésicule se forme par la transformation cavitaire de l'épithélium. Cette transformation précède celle des parties profondes attenantes à la couche génératrice, et qui consiste dans la tuméfaction trouble des cellules de Malpighi, leur ramollissement, leur désintégration, et, en fin de compte, le dégagement sur ce point du réseau de la substance cimentante.

Sur leurs limites, ces deux ordres de lésions, l'une superficielle et l'autre profonde, se mélangent de diverses façons. On voit des bandes de tissu malpighien granuleux et ramolli s'élever dans la zone envahie par la métamorphose cavitaire, et cette dernière, d'autre part, envoyer des prolongements dans la profondeur, jusqu'au voisinage de la couche de cellules cylindriques. Quoi qu'il en soit, à ce stade, l'appareil réticulaire formé au sein du corps muqueux par les cavités commençantes dues à la transformation vésiculeuse des cellules, et par le ramollissement de ces mêmes cellules, avec dégagement par places du réseau de la *kittsubstanz*, cet appareil cloisonné, dis-je, ne contient pas encore les éléments de la lymphe ni les corpuscules rouges du sang; il est vide ou plutôt seulement rempli par les débris des cellules désintégrées, par les noyaux devenus libres des cellules vésiculeuses, par les produits rares de la prolifération de l'épithélium malpighien irrité, et qui, en échappant au ramollissement ou à la transformation vésiculeuse, a subi l'incitation formative et a donné lieu à des cellules à noyaux multiples. Tout est seulement préparé pour recevoir un exsudat venu des vaisseaux et qui sera de nature lymphatique, purulente, hémorrhagique, s'il arrive à se produire. Pour ces raisons, j'ai proposé dès 1878 de réserver à ce stade préparatoire le nom de *stade de prépustulation* (*Leçons sur la structure de la peau*). Il est du reste identique dans les vésicules et dans les pustules, les premières n'étant, au point de vue histologique, qu'un cas particulier et pour ainsi dire la miniature des secondes.

Avant d'aller plus loin, je ferai remarquer que la transformation vésiculeuse des cellules de Malpighi, consistant au fond dans la tuméfaction et l'extension de leur zone *active* de protoplasma disposée autour du noyau, représente exactement la *réaction inflammatoire* du corps muqueux. C'est constamment par elle que l'on voit débuter les lésions de nature irritative, quelles qu'elles soient, dont le stratum malpighien devient le siége. Dans l'eczéma rubrum, dans les papillomes, consécutivement à l'application des corps irritants, c'est-à-dire dans les circonstances où l'ectoderme est attaqué par les agents producteurs de l'inflammation proprement dite, c'est ainsi qu'il répond à l'excitant. L'ectoderme, dont l'individualité embryologique est si bien marquée, conserve dans ses réactions inflammatoires une originalité particulière que j'ai fait remarquer, il y a plusieurs années, et sur laquelle je dois encore insister ici, parce que cette notion domine l'anatomie pathologique tout entière du corps muqueux et conséquemment des dermatoses qui en sont le siége.

Quand la prépustulation a préparé, dans l'épaisseur du corps muqueux de Malpighi, une série de cavités facilement accessibles aux liquides venus des vaisseaux, et que par désagrégation des couches profondes de l'ectoderme il n'existe plus de couche solide limitant le derme à sa surface et empêchant l'exsudation des liquides dont il est baigné, un nouveau stade se produit dans l'évolution de la vésicule, c'est celui de la *vésiculation proprement dite*, qui, dans les lésions plus volumineuses telles que celles de la variole, prend en clinique le nom de *pustulation*, bien que le phénomène ne soit nullement diffé-

rent dans son essence et ne se distingue du premier que par quelques
détails.

La vésiculation est parfaite lorsque la lymphe ou le liquide de l'œdème venu
des vaisseaux a envahi l'appareil réticulaire. Les cavités de ce dernier sont alors
remplies de cellules migratrices présentant les caractères des globules blancs du
sang. Renfermés dans le reticulum, ces éléments cellulaires subissent au bout
de peu de temps la transformation graisseuse, et, dans certains cas, la vésicule,
claire d'abord comme une goutte de rosée, se montre comme un grain jaune
opaque. La fibrine peut alors se déposer dans les cavités de la prépustule et les
cloisonner de réseaux élégants. Cette transformation se remarque très-nettement
dans les éruptions miliaires rhumatismales et les bulles de la varicelle, qui ne
sont que des variétés de vésicules (comparez Vulpian, in *Comptes rendus de
l'Acad. de médecine*, 1871. — Neumann, *Handbuch der Hautkrankheiten*,
1868, et Biesiadecki, *Sitzungsberichte der k. k. Akad. Wien*, 1867).

Dans l'eczéma, la transformation purulente n'a pas le temps de se faire, et
les vésicules très-fines et nombreuses se rompent prématurément et laissent
écouler le liquide encore à l'état de sérosité, mais, si l'on maintient le liquide
exsudé en contact avec la peau en enveloppant cette dernière d'une toile imperméable (*Méthode d'enveloppement* de mon maître, le professeur Hardy), il prend
au bout de vingt-quatre heures environ tous les caractères du pus, parce que les
cellules migratrices qu'ils renferment meurent alors, et cessent d'être transparentes en se chargeant de graisse.

5° PUSTULATION. ANATOMIE PATHOLOGIQUE DU TYPE CLINIQUE DES PUSTULES. PUSTULE
VARIOLIQUE. La pustule de la variole doit servir de type à la description de
toutes les autres parce que, dans une maladie cyclique qui évolue régulièrement, il a été dès longtemps facile de suivre la lésion étape par étape, de
déterminer l'époque précise de chacune de ces dernières, et qu'enfin tout le
monde se fait une idée nette des différentes périodes et de l'évolution d'une
lésion si fréquemment observée, et si frappante dans ses changements successifs. L'anatomo-pathologiste qui aura pris une bonne idée du processus de
la pustule variolique pourra donc comprendre aisément l'évolution des autres
lésions pustulaires, si fréquemment observées en dermatologie et dans des
circonstances si diverses.

L'anatomie pathologique de la pustule variolique a été depuis Cotugno (1771)
l'objet de controverses incessantes; ces controverses n'ont pas cessé d'exister
depuis l'application du microscope et des méthodes histologiques à l'étude des
lésions morbides. Je pourrais exposer ici d'abord l'état de la science, puis
donner le résultat de mes propres recherches. Je suivrai cependant une marche
inverse. Dans tout sujet discuté, et repris dans ses détails, il est en effet avantageux d'exposer les faits et de n'en venir que secondairement à l'historique;
le lecteur peut seulement, de cette façon, participer à la critique des théories
précédentes et se faire en fin de compte une idée synthétique nette du sujet
traité.

Si l'on étudie la pustule de la variole au quatrième jour de la maladie sur
la peau du visage, ou plus généralement si l'on prend pour objet d'étude une
lésion naissante, encore à l'état papuleux, on ne trouve autre chose que les
lésions ordinaires de la *papulation*. Il n'existe rien qu'une lésion congestive du
derme, identique à celle que nous avons étudiée plus haut en parlant des
papules hyperémiques.

A ce moment, on peut constater un fait singulier : sur la peau retranchée du cadavre une ou deux heures après la mort, et dans laquelle on a poussé une injection vasculaire, les vaisseaux étant bien perméables et les tissus restant encore véritablement vivants (les doigts amputés sont favorables pour cet objet), on constate que, dans la zone qui répond à la papule, les capillaires ne se distendent pas pleinement par l'injection. Ceci tient simplement à l'œdème léger qui établit une contre-pression dans le derme. Cet état ne cessera d'ailleurs d'exister qu'au moment où s'établira, avec la suppuration, le ramollissement des vaisseaux sur lequel a insisté avec raison M. Ranvier (article ÉPITHÉ-LIUM, *Dictionnaire de médecine et de chirurgie pratiques*, et Cornil et Ranvier, *Manuel d'histologie pathologique*, page 1198).

Bientôt la lésion papuleuse passe à l'état de prépustule. Ici, comme dans la vésiculation décrite à l'article précédent, deux faits peuvent être observés : 1° l'apparition d'un appareil réticulaire au sein du réseau ou lacis de Malpighi, au-dessous de la ligne granuleuse et du *stratum lucidum* qui restent intacts et forment la voûte de la lésion ; 2° le ramollissement de la portion profonde du réseau de Malpighi et le dégagement du reticulum de substance cimentante intercellulaire.

Dans les parties profondes, ce reticulum, dégagé par l'action du pinceau, se montre sous forme de filaments fins. Au sommet des papilles et au fond des dépressions interpapillaires ses fibres s'élèvent verticalement comme des pinceaux de traits parallèles reliés fréquemment les uns aux autres par des filaments transversaux. Cet aspect répond à l'apparence striée des cellules malpighiennes, qui semblent, dans le sens de la hauteur et jusqu'au voisinage de la ligne granuleuse, avoir reçu l'empreinte de traits de ciment élevés le long d'elles dans une direction générale verticale. Plus tard, ces faisceaux de substance intercellulaire à direction parallèle seront refoulés de place en place et comme tassés les uns contre les autres par suite de l'irruption brusque de la lymphe, et formeront ces rétinacles sur la nature desquels les auteurs ont tant discuté.

La lésion dégénérative qui frappe de mort les éléments du corps muqueux dans leur totalité, c'est-à-dire qui aboutit à la résolution de la masse proto-plasmique entourant le noyau et de l'exoplasme dentelé en une masse granuleuse, siége ordinairement à la portion profonde et centrale de la prépustule. A la surface de cette portion centrale et à la périphérie, c'est la transformation cavitaire qui domine. Sur la marge de la lésion, cette transformation existe dans toute la hauteur du corps muqueux. Ainsi, tandis qu'au centre ce dernier subit simplement l'atrophie granuleuse dans environ la moitié de son épaisseur, à la périphérie chaque cellule augmente de volume, pour devenir cavitaire, dans toute l'étendue du corps muqueux. Naturellement donc, un bourrelet marginal se forme. C'est là *la cause principale et la plus commune de l'ombilication du début.*

L'altération cavitaire m'a paru constituer une sorte de réaction inflammatoire particulière des cellules du corps muqueux, dont on voit alors l'élément resté actif, le protoplasma périnucléaire se gonfler et refouler l'exoplasme dentelé. Mais cette sorte de réaction de l'ectoderme autour de la rondelle centrale et profonde qui paraît frappée de nécrose n'est pas ce que l'on observe de plus remarquable dans la formation de l'appareil réticulé prépustulaire de la variole. Au moment où le processus de réticulation débute, on remarque, sur des pustules excisées immédiatement après la mort, plongées de suite dans l'acide osmique à 1 pour 100 et durcies secondairement dans l'alcool absolu, l'existence de nombreux corpuscules ronds, brillants, résistant aux réactifs tels que la potasse et affectant tous les caractères d'un *microbe*. Ce microbe joue, dans le mécanisme de la transformation cavitaire, un rôle capital et qui, à ma connaissance, n'a encore été signalé par personne.

Le microbe des pustules varioliques est constitué par de petites sphérules brillantes, à peu près toutes du même diamètre, bien que, dans l'état jeune, les sphères qui paraissent l'origine de toutes les autres soient un peu plus volumineuses. Ce microbe pullule dans la lymphe de la vésico-pustule variolique, au troisième ou quatrième jour de l'éruption. Conservé dans la chambre humide et à air il germe; les produits de la germination sont des spores placées bout à bout, de telle sorte que les îlots parasitaires sont constitués par de courtes branches formées de grains ronds successifs. Je ne saurais affirmer si ce parasite sphérulaire constitue un état particulier des bactéridies observées par Weigert dans le pus et la sérosité variolique ainsi que dans les organes recueillis dans les autopsies de varioleux.

Je réserve aussi absolument ici la question de savoir si le microbe que je viens de décrire ici rapidement joue ou non un rôle dans l'infection variolique, ou s'il est simplement le produit de la germination, dans un milieu favorable, de l'un quelconque de ces parasites sporulaires que l'on rencontre si souvent dans l'épaisseur des couches épidermiques. Ce que je veux étudier, c'est son rôle mécanique; il est aisé de se convaincre que ce rôle est considérable.

Le parasite paraît d'abord dans la zone circumnucléaire ou endoplastique des cellules du corps muqueux. Parfois, à quelque distance de la prépustule variolique, on le voit se développer et pulluler dans une cellule tout à fait isolée au sein du corps muqueux, et éloignée de l'appareil réticulaire. L'endoplasme s'agrandit alors considérablement; la cellule considérée forme une grande vésicule dont le noyau, central ou déjeté, est baigné par un liquide grenu, au sein duquel les réactifs coagulants précipitent parfois de la fibrine fibrillaire, et qui est rempli d'organismes sporulaires que l'éosine teint en rose et l'hématoxyline en violet foncé à la façon des spores de la levûre de bière. Les cellules de corps muqueux, qui entourent cette petite lésion, ou *nid primitif* du microbe, sont aplaties mécaniquement et prennent l'aspect des couches les plus périphériques d'un globe épidermique.

Dans l'appareil réticulaire au début, les mêmes microbes existent; ils sont serrés et nombreux dans le corps de Malpighi voisin du reticulum déjà formé, ils entourent les noyaux, et constituent la *soi-disant poussière protoplasmique* observée par M. Leloir dans la portion claire des cellules affectées de la lésion qu'il décrit sous le nom de cavitaire. En se développant ainsi, en s'entourant d'un liquide coagulable évidemment émané du sang et dans lequel il se cultive au sein de chaque cellule malpighienne, le *microbe* de la pustule variolique joue un rôle énorme dans la production de l'appareil réticulaire. C'est son liquide de culture qui élargit sans cesse la zone endoplastique circumnucléaire, qui refoule l'exoplasme, aplatit les pointes de Schultze et fait ouvrir les cellules les unes dans les autres. Il serait cependant inexact de dire que, lorsque cette ouverture a lieu, partout les pointes qui traversent les lignes de ciment ont disparu. Sur nombre de préparations faites après l'action de l'acide osmique, on voit certaines parois interalvéolaires du reticulum formées de chaque côté par une bordure exoplastique de laquelle se détachent des pointes de Schultze traversant des lignes de ciment. Et ceci est d'autant plus intéressant que, plus bas, on voit le filament de *Kittsubstanz* devenir libre et participer au réseau intérieur de substance unissante, ce qui montre bien qu'il ne s'agit ici nullement de fibrine.

Terminaison de la période de prépustulation. Invasion du plasma filtré. Au centre de la lésion, et formant son plancher, les couches profondes du corps muqueux sont granuleuses et frappées de nécrose. La couche génératrice commence à être lésée, elle a subi la tuméfaction trouble, mais ses noyaux se colorent encore avec activité, elle est vivante et forme une barrière à la diapédèse complète. La portion superficielle du centre de la future pustule est occupée par le reticulum; à sa marge, la hauteur de l'ectoderme est augmentée par le développement général des cellules malpighiennes devenues vésiculeuses. La couche granuleuse et tout le stratum épidermique intacts passent sur la lésion en dessinant à son centre un léger ombilic dû à l'épaisseur moindre sur ce point. Le reticulum ne renferme que le liquide rare de culture des parasites prépustulaires. La prépustule est vide de lymphe.

A ce moment, le derme est plutôt anémique que congestionné sous la lésion. Point de vaisseaux pleins, ni de traînées de globules blancs périvasculaires, ni d'infiltration lymphatique des espaces interfasciculaires du tissu fibreux. *J'insiste sur ces faits qui sont typiques de la période.*

Dans cet état, brusquement, la prépustule est envahie par un flot ascendant de liquide. Le long des traits verticaux de fibrilles cimentaires, écartant les cellules génératrices de la couche profonde cylindrique, ce liquide monte, envahit tout, refoule les lignes de ciment sous forme de bandes à traits rapprochés; certaines régions du reticulum sont aplaties entre deux fusées liquides et forment des lames rétinaculaires englobant dans leur épaisseur des cellules malpighiennes non encore devenues vésiculeuses au point d'éclater. Ainsi se forment des traînées verticales ou obliques, ou flabelliformes, sur l'interprétation desquelles les auteurs ont varié, et que Basch et Auspitz considéraient comme le corps muqueux normal dissocié et aplati. Bientôt tout est rempli; le liquide pris par le réactif coagulant se montre sous forme de masses grenues festonnées sur leurs bords, absolument semblables aux caillots de lymphe. Elles en diffèrent pourtant par un caractère fondamental : *elles ne renferment aucun globule blanc ni rouge, il n'en existe point non plus alors d'erratiques dans le derme,* du moins en quantité anormale.

Le liquide qui envahit d'abord la prépustule comme par une sorte d'effraction contient de la fibrine, qui coagule parfois alors en fibrilles, s'intriquant avec les réseaux de la *Kittsubstanz,* cloisonnant les mailles de l'appareil réticulaire; ceci rend compte des avis divers des auteurs relativement à la nature de cet appareil. Quant à l'absence totale de globules blancs, elle a une autre signification; le liquide primitif de la prépustule, qui l'envahit et bossèle sa voûte de façon à produire l'aspect grenu décrit par MM. Rilliet et Barthez sous le nom de piqueté de forme, n'est donc autre chose que du *plasma sanguin ou lymphatique filtré, dépourvu d'éléments anatomiques figurés.*

Dans le plasma qui remplit l'appareil réticulaire de la prépustule les parasites continuent à vivre et à pulluler. Cependant ils sont moins nombreux dans les fusées de lymphe que dans les plus hautes mailles du reticulum, ce qui montre bien que l'irruption du liquide fibrino-albumineux constitue un phénomène secondaire, et qui termine en quelque sorte la période de prépustulation.

Le réseau alvéolaire délicat édifié pendant la durée du développement de la prépustule, et qui, lorsque l'on examine une prépustule récente et pour ainsi dire *sèche*, offre une remarquable régularité, est alors rompu, distendu, tassé en bandes ou en lames, de mille façons diverses, par suite de l'envahissement de la cavité aréolaire préparée par le plasma sanguin qui la distend. A ce moment la couche génératrice des cellules cylindriques est encore à peu près intacte; vraisemblablement c'est elle qui s'oppose encore à l'envahissement des couches ectodermiques par les globules blancs, et qui *filtre*, pour ainsi dire, la sérosité sortie des vaisseaux.

Période de pustulation proprement dite. Les phénomènes dont nous venons de donner la description n'ont qu'une existence transitoire. Bientôt la prépustule se change en pustule vraie par le mécanisme suivant :

La couche génératrice ou des cellules cylindriques est à son tour affectée de tuméfaction trouble; les éléments, avant de mourir, subissent une sorte de retour à l'état actif. On voit les cellules prendre un aspect piriforme et faire saillie dans la cavité prépustulaire, retenues seulement par un pied délié à leur base d'implantation sur la limite extérieure du derme. Dans cet état, la ligne des cellules cylindriques apparaît comme bourgeonnante; les extrémités supérieures renflées des cellules renferment un noyau souvent bosselé, multiforme et muni d'excroissances comme celui des cellules de la moelle des os ou des globules blancs de la lymphe. Le protoplasma circumnucléaire est granuleux et gonflé, l'exoplasme en devient indépendant et fait corps avec les traits de substance cimentaire; bientôt, de place en place, les cellules ainsi modifiées se désagrègent, mettent en liberté le réseau formé par la *Kittsubstanz* et les coques exoplastiques intimement soudées, et dégagent simplement le réseau des filaments cimentaires par une sorte de fonte granuleuse de l'élément cellulaire considéré dans son entier. L'exoplasme et l'endoplasme se fragmentent alors en même temps. Ces phénomènes s'accomplissant sur nombre de points à la limite du derme et de l'ectoderme, il n'existe plus entre les deux de barrière épithéliale pouvant agir comme filtre, et le liquide sorti des vaisseaux continue à envahir la cavité prépustulaire cloisonnée en entraînant avec lui une quantité considérable de globules blancs, accompagnés dans leur migration, comme il arrive toujours, par un plus ou moins grand nombre de globules rouges.

A ce moment, au-dessous et au pourtour de la pustule, la constitution du derme change du tout au tout. Les vaisseaux sanguins s'élargissent au point d'acquérir leurs dimensions extrêmes. Ils sont le siège d'un afflux sanguin énorme accompagné d'une stase qui se marque, sur les préparations, par l'accumulation de nombreux globules blancs dans la cavité des vaisseaux; bientôt la paroi de ces derniers subit une sorte de ramollissement. Les injections de bleu de Prusse rendu soluble dans l'eau par des hydratations successives diffusent tout autour des capillaires (Ranvier). En même temps la diapédèse des globules blancs s'effectue; ces globules sortent des vaisseaux, forment le long d'eux des traînées, se répandent dans les espaces interfasciculaires au derme, gorgent les fentes et les trajets lymphatiques de ce dernier, et s'accumulent en grand nombre sur la ligne de contact du derme et de l'ectoderme. La barrière formée par la couche génératrice n'existant plus, ils émigrent par masses dans la cavité réticulée et en remplissent les alvéoles. Un véritable foyer de lymphe inflammatoire est alors formé au sein de l'ectoderme. Les globules blancs, séquestrés dans un espace limité, ne tardent pas à mourir. Ils se chargent de granulations graisseuses, le liquide de la pustule acquiert par suite un aspect lactescent, puis jaune. Enfin l'action du pus détruit plus ou moins rapidement le reticulum dans sa partie moyenne. A moins qu'une partie solide, un poil ou le canal contourné d'une glande sudoripare, ne traverse précisément à son centre la pustule devenue purulente, la voûte de cette dernière, dégagée de ses connexions avec les parties profondes, se soulève librement et l'ombilication disparaît. Le pus peut même fuser sur les côtés de la lésion, décoller le stratum corné du corps muqueux au niveau de la ligne granuleuse. La pustule centrale est alors entourée d'une sorte de petite phlyctène annulaire. Cet aspect a été remarqué par les Anciens ; sa signification, on le voit, est tout anatomo-pathologique. C'est un cas particulier de la pustulation et rien autre chose.

L'infiltration du derme existe, au-dessous de la pustule, dans toute la hauteur, et s'observe surtout, comme dans l'érysipèle, le long des gaînes lamelleuses des poils, dans l'atmosphère de tissu cellulaire lâche qui entoure les glandes sudoripares, et même parfois dans le tissu adipeux sous-cutané subjacent à la lésion. De là l'induration générale, la rénitence, et l'état comme massif et homogène du tégument au-dessous d'une pustule suppurée et à son pourtour. Quand les pustules sont confluentes, on conçoit que cette tuméfaction soit générale. Elle gagne même alors, au travers des cônes fibreux de la peau, la nappe de tissu conjonctif lâche destinée au glissement et séparant la peau et son pannicule de la masse fibro-musculaire subjacente. Telle est la raison de l'œdème que l'on voit survenir dans la variole et sur lequel les auteurs anciens ont tant insisté. Cet œdème n'est prédominant aux paupières et à la face dorsale des mains et des pieds qu'à cause de la présence, sur ces points, d'une couche connective abondante et lâche.

L'inflammation du derme est la conséquence inévitable de l'infiltration cellulaire dont il devient le siége. Cette inflammation commence à se produire dans la portion du chorion sous-jacente à la pustule. Lorsque les cellules épithéliales de la couche génératrice ont été toutes détruites, la limite du derme, gorgée de globules blancs qui occupent ses espaces interfasciculaires, ne tarde pas à se comporter comme la paroi d'un abcès creusé dans le tissu connectif; elle bourgeonne comme un petit ulcère du chorion, suppure elle-même et guérit avec destruction du corps papillaire quand il existe, ou de la couche la plus superficielle du tissu fibreux, s'il s'agit d'une portion du tégument restée planiforme. Le résultat de ce processus est une cicatrice enfoncée, caractéristique, que cette destruction même du tissu fibreux dermique a rendue inévitable. Cette cicatrice n'existe que dans la variété de pustules appelées à tort par l'école allemande *diphthéritiques*, c'est-à-dire dans lesquelles il s'est produit une véritable nécrose du derme consécutive à l'infiltration de fibrine et de pus dans les mailles de ce dernier. C'est ce qui arrive dans la variole confluente, et aussi dans quelques pustules périacnéiques, telles que celles développées autour du comédon de l'*acné pilaris*, qui arrive à former dans le derme un véritable corps étranger, expulsé par le mécanisme ordinaire de l'abcès circonvoisin. Les pustules simples, celles de l'*impetigo larvalis*, par exemple, ou celles qui, comme on l'observe dans certaines varioloïdes, sont à peine le siége de la suppuration, ne laissent au contraire aucune trace parce que le chorion n'est pas sphacélé au-dessous d'elles.

La voûte de la pustule variolique est constituée, avons-nous vu, par la totalité des couches épidermiques, y compris la plus solide et homogène de toutes, le *stratum lucidum.* Cette voûte, reliée au début aux parties profondes par les filaments du reticulum prépustulaire, résiste et ne se déchire pas. Quand la cavité de la pustule est devenue le siége d'un abcès à la suite duquel les filaments réticulaires se désagrégent ou se rompent, les couches cornées s'affaissent en se ridant, ou, dans la variole confluente, elles forment à la surface du tégument criblé de pustules un revêtement analogue à un mince parchemin mouillé. Ce n'est que lorsque la cicatrisation s'est opérée au-dessous de la pellicule cornée que celle-ci desquame. La squame, qui s'enlève et laisse à nu la jeune cicatrice, est arrondie, comme la pustule dont elle formait la voûte. Dans l'intervalle des pustules disséminées sur le tégument, l'épiderme desquame également. Au voisinage des pustules, les couches ectodermiques sont en effet le siége de modifications évolutives et nutritives intéressantes.

Même à l'époque où l'infiltration énorme et subite de cellules embryonnaires qui coïncide avec la transformation de la prépustule en pustule ne s'est pas encore produite, et où la prépustule est vide ou remplie de lymphe filtrée, dépourvue d'éléments anatomiques figurés, l'ectoderme des régions de la peau voisine des pustules présente, à un haut degré, les phénomènes connus de l'incitation formative. La limite du derme et des couches de Malpighi présente, outre les cellules fixes discontinues, parallèles et presque adjacentes à la ligne génératrice, des cellules embryonnaires plus nombreuses qu'à l'état normal. Ces cellules embryonnaires occupent les espaces interfasciculaires du derme; d'autres sont situées exactement sur la ligne de démarcation entre le derme et l'ectoderme, d'autres enfin ont pénétré, entre les cellules cylindriques, au niveau d'un trait de ciment qu'elles élargissent. Elles se sont creusées de cette façon une sorte de petite *thèque* ou cavité entre le pied de deux cellules malpighiennes. La voûte de la thèque est formée par le retour au contact des cellules cylindriques dont les pieds sont écartés; les pointes de Schultze, élastiques et subissant une élongation qui triple ou quadruple leur longueur et efface leur nœud brillant interconique, contournent l'élément embryonnaire interposé. Le plus souvent, sur les préparations mêmes de peau vivante traitée de suite par l'acide osmique en solution à 1 pour 100, la cellule embryonnaire, capable de se contracter, se ratatine avant d'être fixée dans sa forme et se ramasse dans un coin de la thèque creusée au sein du ciment pour le contenir. Cette thèque paraît alors comme un petit cercle clair ou comme une arcade dont la base est formée par la limite du derme. Quelquefois cependant la cellule embryonnaire est fixée dans son état complet de développement. Enfin, l'on voit certaines de ces cellules embryonnaires s'allonger, et comme ramper en s'élevant dans la substance cimentante, passant sous les pointes de Schultze qui s'écartent sur leur passage à la façon de filaments élastiques. Je n'insisterai pas davantage sur ces faits; ce que je viens de dire suffit pour montrer que l'ectoderme péripustulaire reçoit une quantité inusitée de cellules lymphatiques dans son épaisseur, à la façon des tissus privés de vaisseaux lorsqu'ils deviennent le siége de modifications du type inflammatoire.

En même temps, les cellules du corps muqueux présentent, au voisinage des pustules, des indices non équivoques d'incitation formative. Outre que nombre d'entre elles montrent à un haut degré l'atrophie des noyaux par dilatation des nucléoles, on voit certaines cellules de la couche génératrice se diviser manifestement. Le noyau s'étrangle en biscuit, puis deux noyaux adjacents se montrent; le pédicule protoplasmique s'effile et la nouvelle cellule semble monter, en ligne droite, pour gagner le réseau de Malpighi. On trouve quelquefois une ligne verticale de cellules placées en série moniliforme et reliées par de longs pédicules cheminant dans les lignes de ciment. A la base d'une pareille végétation l'on trouve toujours un corps cellulaire *nucléé*, et non un simple amas de protoplasma. Ceci nous porte à croire que la théorie évolutive proposée par Lott, et qui suppose que la partie profonde, protoplasmique, du pied sur lequel s'élève une cellule ectodermique pour gagner le *rete Malpighi*, régénère un noyau qui devient l'origine d'un nouveau corps cellulaire, distinct du corps cellulaire *élevé*, n'est au fond qu'une hypothèse qui n'est pas justifiée par l'observation positive des faits.

Dans la peau couverte par l'exanthème variolique, les glandes sudoripares sont le siège d'une activité considérable. Dès le début elles fournissent une sécrétion abondante et continue, qui coagule sous forme de moules brillants dans les canaux excréteurs et les injecte. Il se passe ici le même phénomène que dans la diaphorèse agonique sur laquelle j'ai insisté ailleurs (voy. *Comptes rendus de la Soc. de biologie*, 1878, et thèse d'agrégation de mon élève et ami, le docteur Bouveret, 1880). De plus, l'infiltration du tissu connectif lâche périglandulaire, que j'ai signalée comme l'indice le plus constant de l'activité sécrétoire des glandes en grappe, est ici portée à son maximum. Le tissu connectif lâche qui entoure les glomérules sudoripares est tellement gorgé de globules blancs (à une époque où les portions superficielles du derme ne le sont encore nullement, et où la prépustule n'est remplie que de lymphe dépourvue d'éléments figurés), que les glandes sudoripares paraissent entourées d'une sorte de lac lymphatique.

Sur les préparations fixées peu d'instants après la mort par l'acide osmique à 1 pour 100, les mailles du tissu connectif périglandulaire, écartées, rapprochées, séparées encore de mille manières par l'action des globules blancs qui les distendent, prennent un aspect analogue au tissu réticulé des ganglions lymphatiques. Ces faits d'anatomie pathologique rendent surabondamment compte de la diaphorèse continue, prolongée, que l'on observe au début de la variole, et du caractère visqueux de la sueur constaté à ce moment par les cliniciens.

En résumé, dans l'évolution de la pustule variolique, type de toutes les lésions du même genre, et qui, pour cette raison, devait être étudiée ici avec détails, bien que l'exanthème variolique n'entre pas dans le cadre des dermatoses admises par l'école française, on observe la succession des périodes suivantes :

1° La *prépustulation*, caractérisée par la tuméfaction trouble des couches profondes du corps muqueux, la végétation du microbe et la transformation vésiculeuse des couches superficielles et latérales de ce même corps, la formation réticulaire ;

2° La *vésiculation*, caractérisée par l'envahissement du réseau multicavitaire par la lymphe filtrée, chargée de fibrinogène ;

3° La *pustulation*, caractérisée par la destruction de la couche génératrice, l'infiltration congestive et inflammatoire du derme, l'irruption du plasma chargé de globules blancs dans l'appareil réticulaire, et la transformation purulente de ces globules ;

4° La *cicatrisation*, caractérisée par le bourgeonnement du derme dénudé et par la formation d'un tissu dermique de réparation et de couches ectodermiques stratifiées et restant toujours planiformes, c'est-à-dire ne reproduisant pas le corps papillaire, s'il existait auparavant dans la région envahie.

Les opinions des auteurs qui ont précédé peuvent actuellement être rappelées et discutées avec plus de fruit. Nous allons les indiquer brièvement et les grouper de façon à faire pour ainsi dire l'historique de la question par groupe d'idées. Toute autre méthode serait à la fois fastidieuse pour le lecteur et sortirait de l'esprit général de ce Dictionnaire.

Historique succinct des idées des auteurs relativement à la pustule variolique. Nous ne parlerons pas ici des auteurs anciens ; tant que l'histologie n'a pas été appliquée à l'étude des lésions anatomo-pathologiques, les phénomènes intimes que l'on observe si aisément avec une bonne technique et le microscope sont restés absolument cachés ; on ne pouvait alors faire que des hypothèses, qui, répétées maintenant, n'auraient aucune utilité.

a. *La pustule de variole et la théorie de l'exsudat intercellulaire.* C'est au travail fondamental de MM. Auspitz et Basch (*Arch. de Virchow*, 1863) qu'il faut remonter pour avoir la description précise de l'appareil réticulaire de la pustule. Pour ces deux anatomo-pathologistes, le mécanisme de la formation du réseau cloisonné était des plus simples : un liquide ou exsudat se produisait dans les intervalles séparant les cellules malpighiennes les unes des autres ; ce liquide dissociait le corps muqueux. Entre deux ou trois fusées adjacentes les cellules de Malpighi étaient serrées et aplaties en bandes minces ; elles devenaient l'origine de travées cloisonnantes du reticulum. Il s'agirait donc, dans cette conception, d'un véritable *processus d'interposition.* Cette opinion a été adoptée, avec des modifications de détail, par des dermatologistes tels que MM. Hébra, Neumann, Ebstein (*Arch. de Virchow*, 1869), et même par un histologiste de la valeur de M. Biesadecki (*Sitzungsb. der. Acad. v. Wien*, 1867). Il est facile actuellement de reconnaître que ces observateurs n'ont vu que la partie la plus grossière du réseau, modifiée même par l'invasion du plasma. La nature exacte de l'appareil réticulaire leur a complètement échappé.

b. *L'appareil réticulaire considéré comme le résultat de l'hydropisie des cellules malpighiennes.* C'est M. Weigert qui paraît avoir surtout eu cette conception (*Anatomische Beiträge zur Lehre von den Pocken*, 1874). Plus tard, il signala l'existence d'une sorte de nécrose subjacente à la lésion qui consisterait dans le gonflement des cellules par un liquide et qui, après rupture de ces dernières les unes dans les autres, serait l'origine du reticulum *supérieur* (1875). En 1876, j'exposais, dans le *Manuel* classique de MM. Cornil et Ranvier, une théorie analogue, mais je faisais remarquer que, dans la constitution du réseau, entraient des filaments de *Kittsubstanz* dont la présence avait d'ailleurs été découverte dans la pustule variolique, non par moi, mais bien par mon maître et ami le professeur Ranvier (article ÉPITHÉLIUM du *Dictionnaire de médecine et de chirurgie pratiques*). M. Rindfleisch (*Lehrbuch d. pathologischen Gewebelehre*, 1875) adopta à peu de chose près la notion imaginée par Weigert.

c. *L'appareil réticulaire considéré comme le résultat de la transformation cavitaire des cellules de Malpighi.* Nous avons insisté sur cette théorie qui a été formulée par M. Leloir. Elle diffère surtout dans les détails de celle de Weigert et de celle exposée dans le *Manuel* de Cornil et Ranvier.

Enfin quelques auteurs, tels que MM. Cornil (1866), Klebs et même M. Vulpian, ont évité de donner une théorie positive de la formation du reticulum. Il était donc nécessaire, en présence d'observations incomplètes et de conceptions multiples, parfois contradictoires, de reprendre la question avec de nouvelles méthodes, de suivre l'évolution de la pustule, d'introduire dans l'histoire de la formation de son reticulum et de sa base nécrosique des données qui manquaient, afin de donner aux lecteurs de ce Dictionnaire une idée claire du mode de développement de la variété de pustules que l'on considère avec raison, en clinique, comme le type de toutes les autres.

6° TUBERCULES. Lorsqu'une inflammation chronique se produit dans les parties profondes du derme et qu'elle s'y maintient, ce dernier revient à l'état embryonnaire d'abord, puis soulève les parties superficielles de la peau et forme une nodosité donnant au toucher la sensation d'une *induration profonde circonscrite*. C'est là ce que l'on appelle en dermatologie un tubercule, attribuant au mot une signification simplement clinique qui exclut tout rapport avec la tuberculose. Les caractères des principaux tubercules seront indiqués à propos des manifestations cutanées de la *syphilis*, de la *lèpre*, de la *scrofule*, de la *morve* (*voy.* ces mots), qui s'accompagnent ordinairement de lésions élémentaires tuberculiformes. Un tubercule, quelle qu'en soit la nature, peut d'ailleurs ou s'ulcérer, ou se transformer en une nodosité fibreuse, ou même se gangréner, selon que la maladie qui l'a produit affecte des tendances dégénératives, formatives ou gangréneuses.

7° ÉTUDE DES INFLAMMATIONS CIRCONSCRITES PÉRIGLANDULAIRES. Les inflammations circonscrites périglandulaires sont souvent dans la peau le résultat de l'accumulation du produit de sécrétion dans l'intérieur de la glande ou de son canal excréteur. C'est de la sorte que se forment les *sudamina*, les principales formes de l'acné, et les pustules qui se forment à l'entour des poils dans le sycosis inflammatoire ou dans la forme appelée arthritique par M. Bazin.

Sudamina. Je ne veux pas ici entrer dans le détail des circonstances étiologiques qui déterminent cette petite lésion ; ce point de l'histoire du sudamina a d'ailleurs été traité très-largement dans l'article remarquable de mon ami M. Besnier sur le RHUMATISME (*voy.* ce mot). Je parlerai simplement de l'anatomie pathologique.

Quand, au milieu de l'état fébrile, la sueur se produit par flux subits et excessifs, comme il arrive dans le rhumatisme aigu et dans certaines fièvres, on voit apparaître, à la surface du tégument, de petites élevures phlycténoïdes qui sont d'abord transparentes et ressemblent à de petites gouttes de rosée semées sur la peau. La réaction du liquide contenu dans la phlycténule est nettement acide au début (Lailler), ce qui distingue de toutes les autres sécrétions morbides de la peau celle des sudamina. Dans d'autres circonstances, on trouve au contraire ce contenu alcalin (Neumann). Nous verrons dans quelques instants comment cette particularité peut s'expliquer.

Le liquide du sudamen est rempli de globules blancs qui se touchent pour ainsi dire tous et qui restent transparents lorsqu'ils sont vivants. Au bout de peu de temps ils meurent, leurs principes constitutifs se dédoublent et l'un des résultats de ce dédoublement est la production de grains de graisse neutre qui parsèment le protoplasma. La lésion devient alors opaque (miliaire blanche) puis franchement jaune ; le contenu du sudamen est alors du pus et la lésion prend le nom de miliaire jaune.

La voûte du sudamina est formée par le soulèvement des couches cornées de l'épiderme, clivées au niveau de la ligne granuleuse. La lésion est donc *une phlycténule* (*voy.* plus haut l'étude des phlyctènes), le canal excréteur de la glande sudoripare s'ouvre sur le plancher de cette phlycténule dont la cavité prend ainsi l'aspect d'une sorte d'entonnoir cordiforme (voy. *Manuel de Cornil et Ranvier*, p. 1202, fig. 362) qui semble n'être que le résultat de l'excessive dilatation du canal sudorifère dans son trajet à travers le corps muqueux.

Le derme subjacent à un sudamen récent ne présente pas d'infiltration lymphatique, il n'en devient le siége que lorsque le contenu de la phlycténule, étant devenu purulent, s'est transformé en un véritable petit abcès intra-épidermique et a déterminé autour de lui une réaction inflammatoire. Le sudamen s'est alors transformé en *miliaire rouge*.

Mais, par contre, autour du glomérule sudoripare correspondant et profondément situé, le tissu connectif lâche est infiltré de globules blancs, comme il arrive toujours autour d'une glande commandée par des nerfs moteurs glandulaires et mise en activité par l'action directe de ces derniers. L'épithélium du glomérule est aussi en activité, rétracté, granuleux, à noyau développé et central. Cet état anatomique est celui d'une glande sudoripare modifiée par un fonctionnement énergique et soutenu, ainsi que je l'ai démontré ailleurs (*Société de biologie*, 1878). On sait en outre, par les recherches de MM. Navrocki, Luchsinger et Vulpian, que les glandes sudoripares sont mises en action par des nerfs moteurs glandulaires spéciaux agissant à leur égard à la façon de la corde du tympan relativement à la glande sous-maxillaire. On connaît enfin l'énorme pression sous laquelle sont excrétés les liquides glandulaires sécrétés en vertu d'un tel mécanisme : il n'est donc pas permis, je crois, de rapporter le décollement de l'épiderme corné qui forme la voûte du sudamen à une autre cause qu'à une pression subite et brusque, supérieure à la résistance du plan d'adhésion du *stratum corneum* et du *corps muqueux*, déterminée par le jet de liquide lancé par la glande excitée. Et l'on conçoit que dans des maladies qui, comme la fièvre typhoïde, ont des déterminations morbides sur presque tous les appareils glandulaires de l'économie, il suffise d'une courte activité des glandes sudoripares pour produire les sudamina même en l'absence d'un flux sudoral continu arrivant à créer une diaphorèse notable et frappant le clinicien. Voilà probablement pourquoi les sudamina se montrent dans la dothiénentérie en dehors de ce que l'on pourrait appeler le syndrome sudoral. De même dans cette affection le rein est le siége de congestions glomérulaires subites, intenses, capables d'injecter l'albumine ou le sang par masses dans les canaux contournés jusqu'à les faire éclater sans qu'auparavant, ou en même temps, ou consécutivement, la congestion rénale se marque par une diurèse appréciable et continue (*voy.* J. Renaut, *Néphrite et éclampsie typhoïdes* [*Archives de physiologie*, janvier 1881]). Les sudamina paraissent donc formés mécaniquement sous l'influence d'un *véritable coup de sécrétion sudorale*, qui peut être très-peu prolongé tout en étant très-intense. Ce qui concourt à étayer cette conception, c'est le passage d'abondants globules blancs dans la sécrétion. C'est aussi ce que l'on observe dans la sécrétion salivaire de la sous-maxillaire consécutivement à l'excitation soutenue et forte de la corde du tympan.

Avec ces globules blancs il en passe aussi quelques rouges. Dans certaines circonstances, le nombre de ces corpuscules sanguins peut devenir prépondérant. La glande verse alors du sang à la surface du tégument, et l'on est en présence de l'*hématidrose* si bien étudiée il y a déjà nombre d'années par mon maître et ami le professeur Parrot (*voy.* HÉMATIDROSE), affection qui, pour être déterminée par une énorme pression sanguine autour des glomérules sudoripares, n'a pas une relation déterminée avec ce que l'on appelle l'*état sudoral*.

Inflammation du glomérule proprement dit. Elle ne paraît pas être jamais primitive (à ma connaissance du moins), mais elle est très-fréquente dans les cas où les parties profondes du derme sont le siége d'une inflammation prolongée. Les globules blancs envahissent le pourtour du glomérule, s'insinuent et forment des bandes entre ses replis, l'épithélium devient embryonnaire, la lumière du tube s'élargit de place en place sous l'influence de la distension que subit le tube sudoripare de la part des cellules embryonnaires accumulées dans sa cavité. Enfin, au bout d'un certain temps, les anses glomérulaires s'ouvrent les unes dans les autres; il en résulte un aspect caverneux caractéristique de l'inflammation destructive de la glande. Les vaisseaux périglandulaires végètent, poussent des pointes d'accroissement qui pénètrent dans la cavité des tubes, et en fin de compte le glomérule devient un amas de bourgeons charnus, puis un ilot de tissu fibreux qui forme un nodule de cicatrice ou se fond dans la masse cicatricielle générale, s'il s'agit d'une dermite répandue en nappe. C'est ainsi que la peau des lambeaux ménagés par les chirurgiens pour recouvrir les moignons prennent le caractère cicatriciel. Les glandes sudoripares disparaissent alors, et c'est pourquoi les cicatrices restent à peu près constamment dépourvues de sécrétion sudorale. Le même fait s'observe dans les chéloïdes, qui sont des nœuds cicatriciels du derme formant de petits tubercules constitués par un tissu fibreux à faisceaux comme fondus en une masse homogène, et ne renfermant pour ainsi dire plus de vaisseaux ni de cellules fixes dans leurs espaces interfasciculaires arrivés au contact et présentant à l'œil nu la densité et l'aspect du cartilage.

Inflammation des glandes sébacées. Acné. Nous dirons d'abord un mot de l'inflammation phlegmoneuse des glandes sébacées; elle est ordinairement consécutive soit à l'action de certaines substances telles que les iodures ou les bromures sur les glandes sébacées, soit à la distension de ces dernières par ce que l'on appelle un comédon. Autour de la glande kystique dont le contenu constitue un corps étranger dans la peau, il se produit une petite dermite congestive. De là l'induration inflammatoire qu'on observe constamment à la base de la pustule acnéique. Tout autour de la glande, les cellules embryonnaires s'accumulent, de sorte que celle-ci se trouve isolée, au sein du derme, par une nappe inflammatoire. En même temps, au pourtour de l'orifice glandulaire obturé, c'est-à-dire dans la portion tigellaire de la gaîne externe du poil auquel la glande sébacée est annexée, il se produit des lésions du corps muqueux analogues à celles qui accompagnent le développement de la pustule variolique; l'épiderme se rompt enfin et l'on peut extraire par pression le contenu glandulaire (comédon), qui baigne dans le pus du petit abcès périfolliculaire.

La terminaison *par induration* de cette petite lésion est commune. Il se produit autour de la glande une inflammation chronique identique avec celle qui se montre autour des kystes sébacés ou loupes (*voy.* GLANDES SÉBACÉES, LOUPES). Dans ce cas la couche dermique immédiatement adjacente au cul-de-sac sécréteur est constamment formée d'une nappe de cellules embryonnaires qui évoluent de façon à former du tissu fibreux. Ce tissu est édifié lamelle par lamelle, une zone formatrice indifférente restant toujours interposée à la glande et aux lames fibreuses déjà arrivées à l'état adulte. La production acnéique est de la sorte entourée d'une coque lamelleuse qui s'accroît indéfiniment. Si les glandes envahies sont voisines les unes des autres, comme au niveau du nez, il en résulte une lésion confluente, qui donne au tégument un aspect mamelonné. Comme autour de chaque îlot d'acné indurée les vaisseaux bourgeonnent, deviennent variqueux, ou même acquièrent un aspect caverneux, ainsi qu'il arrive dans tous les cas où des productions vasculaires d'origine inflammatoire s'organisent lentement, et deviennent définitives, au lieu de jouer un rôle transitoire à la façon des vaisseaux sanguins des bourgeons charnus. Les mamelons confluents d'acné indurée sont environnés d'un lacis irrégulier de capillaires, d'artérioles et principalement de veinules, toujours irréguliers dans leur trajet, souvent ectasiques. On est alors en présence de ce que l'on appelle en dermatologie l'*acné hypertrophique*. A la surface de ce dernier s'élèvent parfois des productions exubérantes, soit papilliformes, soit même nettement pédiculées, auxquelles on a donné le nom de *molluscum acnéique.* Dans ces inflammations chroniques, on le voit, les glandes obstruées deviennent simplement la cause d'une dermite subaiguë qui affecte, ici comme partout ailleurs, le caractère hypertrophique, vaso-formatif et papillaire végétant. En même temps, les follicules, qui jouent le rôle de corps irritant, sont enkystés d'une façon peu différente de celle qui détermine l'isolement de particules étrangères quelconques, implantées dans le tissu fibreux : des grains de plomb, par exemple.

Nous venons de voir quels sont les effets du comédon acnéique, et quelles réactions inflammatoires du tégument leur correspondent. Mais, pour bien comprendre les conséquences réactionnelles de l'acné et du comédon qui en est le résultat, il est indispensable d'avoir une idée nette de l'anatomie pathologique de cette petite lésion. Cette question n'a pu être traitée à l'article Acné, où l'*élément acnéique*, comme on dit en dermatologie, joue un rôle considérable dans les dermatoses ; je crois devoir indiquer sommairement en quoi il consiste.

L'acné ponctuée peut être considérée comme le type de toutes les autres ; l'acné pustuleuse n'en est en quelque sorte que l'accident. Il est extrêmement facile de l'étudier au niveau des joues, du lobule de l'oreille ou des ailes du nez, où elle est presque constante à partir d'un certain âge. On enlève sur un cadavre frais un fragment de peau de ces régions, on le durcit par l'alcool à 90 degrés centésimaux, la gomme et l'alcool, suivant la méthode aujourd'hui devenue classique, et on le divise en coupes minces faites à main levée et avec les précautions suivantes : on commence par s'assurer de la direction *générale des lignes de glandes*, direction qui répond à celle de l'*implantation des poils follets* de la région. On dirige alors les coupes de manière que, le long d'elles, les poils follets soient placés en série à la façon de pointes courbes sur une muraille ; on est de cette façon certain que la coupe passe par l'axe d'un certain nombre de ces poils : on aura donc ces derniers, leurs gaînes externes et leurs glandes annexes, sectionnés dans le sens de la longueur. Si, au lieu de marcher parallèlement aux lignes d'implantation des poils, les coupes étaient dirigées perpendiculairement à cette direction, on aurait au contraire chance de couper les poils, les gaînes pileuses et les glandes transversalement, puisque l'axe général du système pilo-sébacé est obliquement situé par rapport à la surface du tégument.

　　a. *Mécanisme de la formation de la cavité acnéique ponctuée.* Dans la peau de l'aile du nez atteinte d'acné ponctuée on remarque, sur les coupes longitudinales des poils et des glandes convenablement colorées par le picro-carminate d'ammoniaque ou la purpurine, qu'un grand nombre de très-petits poils follets, dépourvus de moelle et pénétrant peu profondément dans le derme, ne possèdent pas de glandes sébacées annexes régulièrement développées. Ces poils sont restés dans l'état rudimentaire où sont la plupart des cheveux et des poils sur l'embryon humain de sept mois. A la limite de leur tige et de leur racine existe seulement un double bourgeon plein, formé de cellules malpighiennes absolument dépourvues de graisse, et qui, sur les coupes, forment de chaque côté de la gaîne externe de la racine, dont ils sont le renflement, comme deux ailes latérales. Au-dessous de ces ailes commence la gaîne de Henle, doublée plus bas de celle de Huxley et du manteau kératogène de la racine et du bulbe ; au-dessus d'elles, la gaîne externe affecte le caractère de l'ectoderme ordinaire : elle se limite du côté du poil par des couches épidermiques desquamantes séparées du corps de Malpighi par une ligne granuleuse chargées d'éléidine. Enfin, le bulbe pileux, simplement *dessiné* et formé de cellules embryonnaires non différenciées et toutes au contact, est ordinairement dépourvu de papille vasculaire sanguine ; le poil s'y développe comme un ongle dans sa matrice et se termine par une extrémité pénicillée, formée de bandelettes de corne qui pénètrent les cellules ectodermiques de la couche piligène, comme le fait le pied du limbe unguéal à l'égard de la couche malpighienne dont il provient. C'est pourquoi j'appelle cette variété de poils à bulbe plein *poils unguiformes* pour les distinguer des poils papillaires proprement dits, c'est-à-dire munis d'un bouquet vasculaire propre.

Il est facile de se convaincre, même par un examen assez peu délicat, que de pareils poils peuvent fréquemment devenir le siége de l'acné ponctuée. Cette première notion a, on le conçoit, une grande valeur, car elle montre jusqu'à l'évidence que la présence des glandes sébacées n'est pas indispensable à la production de l'acné. Ici la glande se borne à un renflement plein, non sécrétant et insignifiant de la gaîne radiculaire externe ; toute la lésion se développe dans la portion de cette gaîne située au-dessus du bourgeon sébacé, c'est-à-dire dans la *région tigellaire* de la racine pileuse. *C'est l'ectasie de cette région qui constitue la cavité du comédon.*

Souvent cette ectasie a son origine première dans l'implantation d'un ou plusieurs démodex le long de la tige du poil. On voit alors ces arachnides placés la tête en bas, le long du poil follet, et autour d'eux la gaîne externe dilatée se modelant sur leur forme exacte.

D'autres fois l'agrandissement de la région tigellaire de la gaîne n'est pas due au parasite, mais bien à une accumulation exagérée de lamelles épidermiques qui forment autour du poil un énorme bouchon corné. Dans ces conditions, la lumière de la gaîne externe s'agrandit incessamment ; un autre fait très-remarquable, c'est qu'elle s'allonge, comme si le *comédon corné* qu'elle sécrète la dilatait dans tous les sens. Au-dessous de ce comédon on voit la racine du poil s'enfoncer dans le derme, faisant suite à la portion tigellaire englobée dans le bloc corné. Cette racine est courte, la portion bulbaire est aussi atténuée et recouverte d'une épaisse couche kératogène qui cesse brusquement un peu au-dessous du bourgeon sébacé plein, refoulé en bas par le développement du col du follicule pileux. La cavité de ce col, énormément amplifiée, constitue le sac du comédon. On comprend que ce dernier soit alors exclusivement corné, puisqu'il est sécrété par une région de la gaîne pileuse disposée pour la *kératinisation stratiformative*, c'est-à-dire celle qui s'opère par l'intermédiaire de la ligne granuleuse et qui aboutit à la formation de l'épiderme stratifié et desquamant. *Ici donc l'acné ponctuée est simplement une affection de la région tigel-laire du poil follet*, comme nous l'indiquions par avance en commençant cette description.

Examinons maintenant les grands appareils pilo-sébacés, ceux dont les glandes sont bien développées et dont le poil n'est plus à bulbe plein, mais pourvu d'une papille vasculaire. Voyons comment ils deviennent acnéiques?

Le développement de l'acné est, chose tout à fait importante à signaler et à retenir, fondamentalement le même que précédemment. C'est la portion de la gaîne externe du poil, formée par l'ectoderme ordinaire simplement réfléchi, et répondant à la tige pileuse, qui est toujours le siége exclusif de la dilatation kystique. Soit dilatée par le démodex qui s'y implante alors par groupes de 4, 5 ou 6 individus, soit élargie simplement par suite de l'accumulation exagérée des cellules cornées, cette gaîne finit par former d'énormes cavités qui pourraient parfois loger un grain de cendrée et qui sont élargies à leur base, affectant ainsi la configuration d'un cône tronqué ou d'une marmite. Le plancher de la cavité est formé par l'ectoderme de la gaîne externe de la tigelle; le poil traverse droit la cavité où il est refoulé latéralement; l'ouverture à la peau est légèrement rétrécie.

Toujours les glandes sébacées ont leur point d'abouchement dans la gaîne externe du poil, à la partie inférieure du kyste; souvent cet abouchement a lieu au-dessous de lui, le long du poil qui se poursuit, prend ses gaînes internes et arrive à son bulbe après un court trajet. Ordinairement ces glandes sont énormes, à lobes multipliés, et deviennent analogues aux glandes de Meibomius par leur complication. Elles tiennent une large place dans la peau; celles des groupes pilo-sébacés adjacents entre eux et acnéiques arrivent presque au contact et sont séparés seulement par des bandes sinueuses de tissu dermique, semées çà et là parfois d'îlots embryonnaires et de larges vaisseaux à mince paroi, néoformés ou bourgeonnants, tendant à devenir variqueux ou à former même de petits systèmes caverneux. Mais ce qui est remarquable, c'est que les lobes et les lobules sébacés ne sont pas eux-mêmes kystiques. Leurs cellules polygonales, soudées par leurs exoplasmes fondus avec les lignes de ciment, renferment des gouttelettes grais-seuses distinctes, arrangées autour du noyau central à la façon de rangs de perles. Il n'y a pas coalescence de la graisse en gouttes au centre des acini; bref, il s'agit ici de glandes *très-hypertrophiées, mais fonctionnant régulièrement et nulle-ment kystiques*. J'insiste ici sur ce point parce que, outre qu'il constitue une notion nouvelle dans l'histoire de l'acné ponctuée, l'état des appareils pilo-glandulaires dans cette affection est bien différent de celui que l'on observe dans les *loupes* qui, elles, paraissent être de véritables kystes glandulaires par rétention.

Le contenu du kyste formé par l'élargissement du collet du poil n'est pas exclusivement corné dans l'acné ponctuée, affection qui frappe les appareils pilo-sébacés à grosses glandes et à petit poil; il l'est toujours au contraire dans l'*acné pilaris* qui atteint les mêmes appareils à gros poil et à petites glandes : ces dernières sont alors atrophiées par le développement du comédon et ne peuvent le dissocier. Mais cette dissociation s'effectue en partie dans l'acné ponc-tuée; les seuls comédons cornés qu'on y rencontre appartiennent à des poils à bulbe plein dépourvus d'annexes sébacées. Sur les autres comédons, les glandes hypertrophiées versent incessamment leur produit graisseux. Le contenu du kyste est alors mou; on l'écrase aisément quand on l'a exprimé, et on le voit composé d'écailles épidermiques entre lesquelles sont de nombreuses gouttes de graisse ou même des cristaux d'acides gras, enfin des paquets de poils, réunis en faisceaux parallèles à la façon de petits pinceaux microscopiques, et qui sont *tous pénicillés à leur base, sauf un présentant un bulbe plein et un commencement de cassure pénicillée au niveau exact du point de la cassure des autres.* Quelle est maintenant l'origine exacte de ces poils cassés?

On sait que sur les points du tégument où les poils de duvet persistent, ils affectent fréquemment la disposition groupée en bouquets (*ordonnance polygonale*) qui était le mode général d'implantation de la toison fœtale primitive, formée de poils à bulbe embryonnaire plein. Les poils définitifs au contraire se disposent en série linéaire (*ordonnance linéaire*) chez les races humaines supérieures (*voy.* CHEVEUX, POILS, RACES), souvent donc un certain nombre de poils de duvet, dépourvus de glandes sébacées fonctionnant, sont groupés autour d'un kyste acnéique ou même s'ouvrent dans sa cavité. On admet généralement que ce sont ces petits poils qui tombent dans la cavité kystique et concourent à la formation des pinceaux que l'on trouve dans le comédon. Mais ceci n'explique nullement pourquoi les paquets de poils sont réunis en faisceaux parallèles. Il est possible que parfois les poils follets environnants tombent dans le collet élargi de l'appareil pilo-sébacé devenu acnéique ; cependant il existe une autre disposition très-générale dans l'acné du nez, puisque je l'ai trouvée dans plus de vingt préparations, et qui, en dehors de l'hypothèse précédente, rend mieux compte des faits observés.

Étudions la végétation du poil d'un système envahi par l'acné, sur des coupes longitudinales, colorées par la purpurine, faites à dessein épaisses pour ne pas déranger la disposition intérieure du comédon, et montées dans le baume du Canada ou la résine Damar, afin de les rendre absolument transparentes ; sur de pareilles préparations nous reconnaîtrons que les grandes cavités acnéiques renferment presque toutes un paquet de poils dont l'extrémité fait saillie, comme une petite brosse, à travers l'orifice extérieur du kyste. Ordinairement parmi ces poils il en est un plus haut que les autres ; si nous le suivons dans la profondeur, nous reconnaissons que lui seul n'est pas cassé ; que seul il atteint le plancher du kyste, le dépasse, s'engage dans une gaine radiculaire et gagne un bulbe. C'est l'unique poil vivant et végétant du pinceau ; tous les autres, qui lui sont exactement parallèles et qui l'entourent, sont détachés et se terminent à un même niveau par une extrémité pénicillée.

Parfois le poil vivant est implanté solidement dans le derme, végète normalement et ne présente le long de sa tige aucune irrégularité ; mais la plupart du temps il n'en est pas ainsi : ce poil offre, au niveau de la ligne de cassure des poils détachés qui lui sont adjacents, des altérations plus ou moins profondes. Son épidermicule est squameuse, son écorce est fendillée longitudinalement ; le poil présente l'aspect d'un brin d'osier que l'on aurait ployé et reployé sans le casser net, mais seulement de façon à l'énerver et à le fendiller. Enfin sur nombre de poils la cassure est presque complète ; la tige du poil ne tient plus à la portion radiculaire que par quelques bandes de tissu corné appartenant au cylindre cortical qui s'est fendillé. En résumé, le poil végétant est ordinairement en train de se casser au même niveau où existe la cassure des poils détachés. Une fois séparé de sa racine, ce poil viendra grossir le faisceau de poils détachés qui ont la même origine que lui. Provenant tous des cassures successives du même poil, les poils cassés sont tous voisins les uns des autres, tous parallèles entre eux à la façon des brins d'un pinceau ; tous conservent la même direction générale, la même orientation de leur courbure. Ainsi se comporteraient les rameaux successifs d'une même tige que l'on aurait coupés sous terre de façon à les laisser fixes dans leur situation, et dont la souche repousserait uni-tigellaire. Le poil fixe, en effet, repousse sans cesse et se rompt à la même hauteur quand il a atteint certaines dimensions. Il dépose pour ainsi dire sa portion supérieure détachée à côté des autres poils cassés : de là la disposition en pinceau de tout le groupe.

On pourrait se demander quelle est la raison de cette cassure qui paraît s'opérer fatalement à une même hauteur dès que le poil a acquis une certaine dimension. Dans l'acné parasitaire, j'ai constaté que la ligne de cassure est au-dessous de la tête des démodex dans la plupart des cas. Mais cette cassure s'opère en dehors de la présence du parasite qui se trouve ainsi mis hors de cause. Sans préciser davantage, je crois que la principale raison pour laquelle les poils se cassent tous à un même niveau, c'est que, traversant la cavité acnéique, isolés de la position tigellaire de leur gaîne externe qui forme la paroi de cette cavité, infiltrés au maximum par la graine du comédon, ils cessent de trouver les conditions favorables au maintien de leur intégrité organique, et qu'ils se cassent peu au-dessus du point où ils ont été séparés de leurs gaînes, tous au même niveau, parce que sur ce point ils sont soumis à des conditions défavorables identiques.

b. *Formes particulières de l'acné : acné ulcéreuse, acné varioliforme.* Sans entrer dans les détails de l'anatomie pathologique des formes diverses de l'acné prises en particulier (*voy.* ce mot), nous devons indiquer ici brièvement deux formes de cette affection parce qu'elles montrent la relation qui existe entre les modifications pathologiques des glandes sébacées, d'une part avec les affections ulcératives, d'autre part avec les tumeurs.

Acné ulcéreuse. Nous avons dit qu'au pourtour des collets pileux dilatés et transformés en kystes contenant des comédons, les glandes sébacées sont souvent énormément hypertrophiées. Les lobes de glandes voisines arrivent presque au contact. Dans ces cas il n'est pas rare de voir, sur la surface acnéique, se déposer de place en place un enduit ayant la consistance du miel et qui édifie des croûtes molles (*acné sébacée concrète*) formées d'une quantité considérable de graisse et de détritus cellulaires provenant des comédons. Dans quelques cas (et j'en ai observé un chez un scrofuleux qui mourut de phthisie catarrhale) les glandes sébacées deviennent si grosses, et s'amoncellent tellement dans le derme qui les sépare les unes des autres et de l'extérieur, qu'elles ont remplacé presque partout les éléments normaux de la peau. Dans ces conditions, si, au-dessous d'un groupe important de glandes sébacées hypertrophiées, les parties profondes de la peau s'enflamment chroniquement, comme en présence d'un corps étranger, il arrive que certaines artérioles, qui sont comprises dans le foyer d'inflammation subaiguë, participent à cette dernière et deviennent lentement le siége d'une endartérite oblitérante. Lorsque le calibre du vaisseau sanguin s'est effacé ou réduit au delà de certaines limites, la vitalité des tissus s'amoindrit dans l'aire commandée par le vaisseau. Le derme déjà aminci s'ulcère et il se produit une plaie atone, circulaire, s'élargissant lentement d'une façon centrifuge. Le plancher de la lésion est formé par les glandes sébacées mises à nu ; sur la marge existe une sorte de croûte molle, noirâtre, mince et facile à déchirer comme du papier mouillé et constituée par le mélange de granulations graisseuses, de couches épidermiques et de parasites épidermicoles. Cet ulcère, non induré, sans tendance aucune à la réparation, et exhalant une odeur infecte d'acides gras, est l'*ulcère acnéique* qu'il est facile par ces caractères de distinguer du nodule tuberculeux ulcéré de la peau qui fait toujours corps avec le tégument et possède une base indurée et noueuse.

Acné varioliforme. Tous les cliniciens connaissent cette petite lésion. Elle siége ordinairement sur les points où la peau, munie de glandes sébacées, est fine et doublée d'un tissu connectif lamelleux. C'est ainsi qu'on la rencontre aux paupières, sur la peau des tempes, en arrière de l'oreille ou dans le pli cutané lâche qui unit le lobule auriculaire à la joue, enfin sur la peau du pénis. On peut aussi, bien que plus rarement, la rencontrer sur un point quelconque de la peau. L'apparence extérieure de la production morbide est celle d'une pustule récente de variole, encore opalescente et non franchement suppurée. Souvent rien ne manque à cet aspect, pas même l'ombilic; cependant l'acné varioliforme n'a de la pustule que l'apparence. Quand on prend entre les doigts la petite tumeur, on reconnaît qu'elle est solide et qu'elle roule légèrement dans le tissu connectif sous-jacent. Dans sa portion acuminée, au voisinage de l'ombilic, elle offre la translucidité de la corne, mais cette portion elle-même est dure et ne se ramollit jamais. Enfin, si l'on ouvre la lésion avec une lancette, on voit qu'elle ne se vide pas. Pour en extraire le contenu, il faut énucléer ce dernier comme une loupe; il se présente alors sous la forme d'une petite masse lobulée à sa base, ou d'une petite bourse fermée dont l'ombilic occupe le centre. Les dimensions sont parfois celles d'un grain de mil et peuvent atteindre celles d'une noisette. Dans ce dernier cas, les lobules profonds sont nombreux, irréguliers, quelquefois disposés les uns au-dessus des autres en série moniliforme. Au-dessous de la production morbide, le tissu connectif est lisse comme la surface d'une séreuse adventice, et parcouru par des anses vasculaires grêles, larges et à paroi délicate, qui se rompent parfois et donnent naissance à de petits foyers hémorrhagiques. Cette hémorrhagie forme un caillot dans la loge connective vidée par l'énucléation; une marque analogue à celle d'un bouton de variole se produit sur ce point après la cicatrisation. Si la tumeur a été complétement enlevée, elle ne récidive pas, mais, si l'une de ses expansions profondes lobulées a été laissée adhérente au tissu connectif périacnéique, le molluscum de Bateman se reproduit sur place avec tous ses caractères. L'histologie pathologique de l'acné varioliforme a donné lieu à quelques discussions depuis la description que j'en avais d'abord donnée en 1871 (thèse de Misset). M. Vidal notamment a soutenu à différentes reprises que la lésion consistait fondamentalement dans la transformation colloïde des cellules du lobule sébacé devenu acnéique (*Compt. rend. de la Soc. de biol.*, de 1877 à 1879). J'ai pour cette raison repris complétement cette petite question (*Annales de dermatologie*, 1880) et je suis arrivé, je crois, à l'élucider à peu près complétement. Dans l'acné varioliforme, les cellules malpighiennes subissent des modifications évolutives remarquables, très-analogues à celles que l'on observe dans les néoplasies vraies. Ces modifications sont en effet à la fois différentes de celles qui se produisent quand l'ectoderme est irrité, de celles qui aboutissent à la formation des couches cornées lamelleuses, et de celles qui conduisent à l'édification des cellules sébacées ou *pimélogènes* proprement dites.

Sur des coupes d'acné varioliforme faites de façon que la section soit normale à la surface cutanée et passe exactement par l'ombilic, puis colorées rapidement avec le picrocarminate d'ammoniaque de manière à obtenir une élection parfaite, on constate aisément les particularités suivantes : la tumeur tout entière est formée par des bourgeons ectodermiques affectant chacun la forme d'un cône ou d'une larme dont la base est profonde et la pointe superficielle. Toutes les pointes convergent vers le centre du hile, et toutes les bases forment autant de festons profonds, séparés par des lignes étroites de tissu connectif contenant des anses vasculaires à direction ascendante. Sur la coupe, l'ensemble de la lésion offre l'aspect d'un éventail renversé. En réalité, et considérée à l'état solide, la tumeur affecte la configuration d'une bourse à culs-de-sac multiples dirigés excentriquement et disposés en doigts de gant. Tout ce système est d'ailleurs plein, la cavité punctiforme du hile étant elle-même remplie de cellules cornées, résultant de la convergence de toutes les pointes des bourgeons. Les cloisons connectives à vaisseaux ascendants qui séparent ces bourgeons peuvent être considérées comme une modification spéciale de papilles dermiques, qui deviennent longues, étroites, et en quelque sorte linéaires entre les bourgeons. Ces bourgeons eux-mêmes, se continuant avec le corps muqueux de la peau saine périacnéique, paraissent représenter le corps de Malpighi qui comble les espaces interpapillaires de la peau normale. Ici donc toute la structure des glandes sébacées est effacée, et les boutons d'acné varioliforme n'ont aussi aucun rapport avec les poils.

a. *Structure et évolution des bourgeons ectodermiques.* Ces bourgeons sont formés par des cellules du corps de Malpighi, avec lequel ils se continuent sur les limites de la tumeur. La première rangée, adjacente au tissu conjonctif, est formée de cellules cylindriques qui ne diffèrent de leurs homologues dans la peau saine que par leurs très-grandes dimensions. Leur volume et leur hauteur dépassent souvent d'un tiers ceux des cellules cylindriques juxta-papillaires normales. Leur zone protoplasmique centrale périnucléaire est large, un peu granuleuse, translucide, et leur zone corticale est peu épaisse ; on en voit cependant partir des pointes de Schultze. En d'autres termes, la cellule, même à ce niveau, tend à devenir globuleuse par suite du développement prépondérant de la zone centrale.

Dans les couches qui se succèdent en dehors de celle des cellules cylindriques, et qui représentent le réseau de Malpighi, beaucoup d'éléments cellulaires conservent simplement cette forme légèrement globuleuse, en se stratifiant d'ailleurs par lits à la manière ordinaire. Mais au milieu d'eux certaines cellules se modifient plus profondément ; dans la zone centrale dont le noyau occupe le milieu se déposent de grosses granulations hyalines que le picrocarminate colore en rose orangé. Bientôt ces granulations se fondent en une masse formée d'abord de grains cohérents, puis dans laquelle ces grains se fondent, et qui, s'accroissant sans cesse, donne à la cellule des dimensions colossales et une apparence globuleuse. Souvent le noyau reste central, parfois il est rejeté sur le côté. Entre les cellules globuleuses existent des cellules malpighiennes normales ou un peu gonflées. La zone corticale des éléments cellulaires transformés s'amincit et devient une simple paroi membraniforme, qui enveloppe le bloc hyalin central à la façon d'une cuticule ; les pointes protoplasmiques disparaissent alors. Nous sommes ici, évidemment, en présence de la modification qui a été considérée par M. Vidal comme une *transformation colloïde.*

La substance hyaline qui remplit et développe, jusqu'à transformation globuleuse de l'élément, la zone centrale périnucléaire de ce dernier, ne se colore pas en rose pur, comme la substance mal définie que l'on appelle matière colloïde, sous l'influence du picrocarminate d'ammoniaque. Elle prend une teinte d'un rouge brun ou orangé, elle ne se fendille pas, mais elle est rétractile comme une masse de gélatine imprégnée d'eau, car, lorsqu'on fait agir sur elle un réactif coagulant, elle revient sur elle-même en exprimant son liquide sous forme de gouttes. Aussi, au pourtour ou même dans l'intérieur de la boule centrale, on voit, sur les pièces saisies par l'alcool, des vacuoles réfringentes qui ont été creusées par le liquide exsudé au moment du retrait brusque. Ces vacuoles sont irrégulières, lobulées ; il ne faut pas les prendre pour des gouttes graisseuses. L'acide osmique est sans aucune action sur elles et les laisse absolument incolores.

Ainsi la zone centrale hyaline périnucléaire (*endoplasme*) des cellules malpighiennes devient, dans l'acné varioliforme, le siége d'une modification spéciale. Elle est développée dans la majorité des cellules ; elle prend dans nombre d'entre elles des dimensions considérables et se remplit d'une substance translucide, *qui se dépose par grains* d'abord, à la façon des grains graisseux des cellules sébacées normales. La cellule globuleuse conserve en outre son noyau actif, très-souvent central, encore à la façon des cellules sébacées. Peut-on dire avec M. Vidal qu'elle a subi la transformation colloïde, *c'est-à-dire qu'elle est dégénérée et conséquemment morte?* Il est impossible de soutenir une semblable conception. Nous allons voir en effet cette cellule continuer à vivre, et montrer sa vitalité par une évolution cornée aussi régulière que celle que subit toute cellule de Malpighi, dans les couches épidermiques de la peau normale, avec cette différence que la kératinisation affecte ici un type particulier.

Vers l'union de son tiers inférieur avec son tiers moyen, chaque bourgeon de l'acné varioliforme présente une véritable *zone granuleuse* qui, dans les deux bourgeons placés aux deux extrémités d'une même coupe, se continue directement avec la zone granuleuse du corps de Malpighi normal. Cette zone est formée de grosses cellules globuleuses à centre hyalin, entre lesquelles sont des cellules plus petites, moins modifiées ou absolument normales, et disposées en lits stratifiés. L'éléidine se montre, dans toutes ces cellules, sous forme de grains d'un rouge foncé devenant presque bleuâtre sur les préparations conservées dans la glycérine formiquée. Elle est surtout abondante dans la zone corticale (ou exoplastique) des cellules globuleuses, mais on la voit aussi suinter sous forme de plaques des globes développés autour du noyau. La *transformation globuleuse* n'entrave donc nullement la *sécrétion de la substance kératogène*, le globe central s'infiltre d'éléidine comme le fait la zone centrale d'une cellule normale de l'ectoderme *exposé à l'air*. Au-dessus de la ligne granuleuse, extrêmement nette, et même beaucoup plus développée en hauteur que celle des couches épidermiques normales voisines, à cause de l'augmentation de volume des éléments devenus globuleux, toutes les cellules ont acquis l'aspect de petites sphères rendues légèrement polygonales par pression réciproque. La matière translucide, rétractile, occupant la zone centrale périnucléenne, s'est transformée en une véritable boule de corne ; la zone corticale, infiltrée d'éléidine, se fusionne sur ses limites avec ses similaires adjacentes, et soude intimement toutes les boules cornées, que l'acide picrique du picrocarminate colore en jaune pur, tandis que les cloisons formées par la fusion des zones corticales se montrent sous la forme d'élégants traits rouges, qui dessinent un réseau de mailles entre les globes jaunes. Sur les préparations colorées successivement par le violet de Paris et la pyrosine (ou l'éosine), les boules cornées sont bleues comme l'épiderme corné et le réseau qui les relie est teint en rose vif. On obtient ainsi des préparations d'une grande beauté qui montrent en outre, par le défaut de la réaction bien connue de Cornil, que les cellules de Malpighi ne subissent pas ici la dégénérescence amyloïde, comme Kaposi l'avait annoncé tout récemment, ou que du moins cette dégénération n'est pas la règle dans l'acné varioliforme.

Le bourgeon ectodermique se termine donc, du côté du hile, par un *cône corné* qui forme la pointe de la larme à laquelle nous le comparions en commençant. *Ce cône se continue latéralement avec les couches cornées moyennes de l'ectoderme sain*, colorées comme lui en jaune pur après l'action du picrocarminate d'ammoniaque. Enfin, si on le dissocie en ses éléments, on voit rouler dans le liquide une infinité de blocs solides, comme des petites perles de corne, que l'on ne peut écraser par pression, et que ni l'ammoniaque, ni la potasse à 40 pour 100, ni enfin les acides, ne modifient sensiblement même au bout de plusieurs jours. Dans les mêmes conditions, une coupe de carcinome alvéolaire (ou colloïde) est complétement fondue et disparaît pour ainsi dire.

b. *Lignes papillaires, cloisons cornées interbourgeonneuses.* Nous avons dit que les bases des bourgeons sont séparées par des plis papilliformes étroits et longs, parcourus par des vaisseaux ascendants disposés en anses ; le sommet de ces papilles linéaires est recouvert par une mince bande de corps de Malpighi, continue avec celle des deux bourgeons voisins, mais formée de cellules non globuleuses. Au-dessus de cette bande existe une ligne granuleuse, aussi continue avec celle des bourgeons adjacents ; enfin, en dehors de cette dernière, sont des couches cornées lamelliformes, du type ordinaire, disposées sur le sommet de la longue papille, de façon à la coiffer comme le feraient des cornets d'oublie superposés. Ce stratum épidermique forme, entre les cônes cornés répondant à chacun des bourgeons, de véritables cloisons distinctes, mais qui cependant se fusionnent latéralement avec la substance de ces derniers.

La disposition qui vient d'être décrite se rapporte aux tumeurs récentes et de petit volume. Quand l'acné grossit, les bourgeons végètent en tous sens, des ombilics multiples se forment, la disposition en éventail ne s'observe plus sur les coupes et fait place à des formes compliquées et bizarres ; mais constamment l'évolution que nous avons décrite se retrouve dans chaque bourgeon ; l'on y voit de la périphérie au centre : 1° la couche des cellules cylindriques ; 2° la zone du réseau de Malpighi et les cellules globuleuses ; 3° la zone granuleuse ; 4° le cône ou comédon corné. Sur la marge de la lésion, ces différentes couches sont en continuité directe avec leurs homologues de l'ectoderme sain.

La conclusion de ce qui précède est maintenant facile à déduire des faits. Dans chaque bourgeon *plein* d'acné varioliforme, les cellules malpighiennes ont une tendance à devenir globuleuses ; le protoplasma de leur zone centrale périnucléaire est le siége de la modification.

Cette modification, au lieu de consister en un dépôt de grains *graisseux*, comme cela a lieu dans la glande sébacée normale, consiste dans la production d'une substance hyaline particulière, peu différente de celle qui remplit la zone périnucléaire d'une cellule normale de Malpighi, et qui se colore en brun orangé sous l'influence du picrocarminate d'ammoniaque. L'origine de la modification évolutive est donc l'hypertrophie de l'endoplasme périnucléaire des cellules de Malpighi.

Ces cellules ainsi modifiées subissent la transformation cornée régulière, identique à celle qui change en lames cornées desquamantes les cellules normales de Malpighi. Dans ces conditions, la matière protoplasmique qui forme la boule centrale se transforme en un globe corné ; les zones corticales des cellules se kératinisent de la même façon et se fusionnent en se soudant, comme elles le font d'ailleurs dans l'épiderme normal. Enfin, ici, de même que dans la kératinisation stratiformative, l'imprégnation cornée s'accompagne de la disparition régulière des noyaux par atrophie progressive. La *transformation globuleuse* que l'on observe dans l'acné varioliforme n'est donc pas une lésion dégénérative, puisque la cellule survit et subit ultérieurement son évolution cornée ; ce terme doit par suite être substitué, je crois, à celui de dégénération colloïde proposé par M. Vidal.

Lorsque les tumeurs de l'acné varioliforme sont volumineuses, elles peuvent en imposer pour des épithéliomes lobulés. Par son aspect général, la production se rapproche en effet davantage des tumeurs épithéliales proprement dites que de celles que l'on réunit communément sous le nom d'*acnés*. Dans quelques cas même on peut discuter la définition. Comme l'acné varioliforme est toujours une tumeur bénigne, il est donc important de bien fixer les caractères qui la séparent de l'épithélium lobulé. Or, dans la tumeur varioliforme, les îlots de cellules cornées, simulant des globes épidermiques, ne sont jamais formés de lamelles stratifiées ; *chaque globe corné est homogène et unicellulaire.* De plus, l'ensemble de tous les globes cornés est toujours séparé du reste du corps muqueux par une ligne granuleuse d'une énorme épaisseur, en dehors de laquelle le réseau de Malpighi est semé de cellules globuleuses colorées en brun orangé par le picrocarminate d'ammoniaque.

Au point de vue exclusif de l'anatomie générale, l'étude de l'acné varioliforme nous a permis en outre de dégager un fait intéressant : c'est l'existence de productions cornées formées de globes kératinisés répondant chacun au centre d'une cellule malpighienne évoluée. Ce mode de transformation épidermique conduit à la notion d'un type nouveau de développement, distinct à la fois du type normal, et de celui caractérisé par la formation de globes épidermiques à couches concentriques.

SECTION VI. REMARQUES GÉNÉRALES SUR LES DIVERSES TENDANCES ET LES DIVERS MODES D'ÉVOLUTION DES INFLAMMATIONS CUTANÉES. Les inflammations ordinaires de la peau affectent surtout le type congestif et ont beaucoup plus de tendance à se terminer par résolution ou par le passage à l'état chronique qu'à suppurer. C'est ce qu'a bien établi M. Lordereau pour le cas particulier de l'érysipèle (*voy.* Lordereau, *De la suppuration dans l'érysipèle*. Thèse de Paris, 1873). Le type de la *dermite suppurée* est l'inflammation qui survient autour d'une épine implantée dans le tégument ou d'un séton, et aussi l'inflammation pustuleuse de la variole qui se fait par points plus ou moins distants. Ce qui montre encore bien l'exactitude de ce que j'avance (et que d'ailleurs tous les chirurgiens et les dermatologistes ont depuis longtemps observé), c'est que, dans un phlegmon circonscrit consécutif à une lésion de la peau (érysipèle, lymphite réticulaire, par exemple), le derme ne participe pas d'abord à l'inflammation suppurative dont il a été le point de départ ; il reste atteint de simple dermite congestive, et ne suppure que sur le point où s'effectue l'ouverture spontanée de l'abcès. C'est pour cette raison que les phlegmons suppurés décollent le tégument, si l'on ne les incise de bonne heure. La raison de cette tendance est dans la structure fibreuse du derme et dans l'existence de ses nombreuses voies lymphatiques toujours facilement développables, et permettant aux globules blancs sortis des vaisseaux de ne jamais être longtemps arrêtés dans les espaces interorganiques. Inversement, les inflammations *hyperplastiques* de la peau sont fréquentes, de même que les inflammations *dégénératives*, et reçoivent le plus souvent, des maladies générales dont elles sont la manifestation locale, un cachet particulier. C'est même à ce cachet qu'est dû en grande partie l'intérêt des accidents cutanés des affections diathésiques, qui se marquent pour ainsi dire à la peau par des dermatoses spéciales et souvent typiques.

I. INFLAMMATIONS CUTANÉES HYPERPLASTIQUES : DERMITES FORMATIVES. On sait qu'une irritation prolongée du derme aboutit à la production d'une dermite hypertrophique à caractère vasoformatif et végétant, et qu'il se forme même aussi des productions voisines des tumeurs (papillomes diffus de la peau). Cette tendance à la formation du tissu fibreux est toute naturelle dans le derme, où l'inflammation suit la loi formulée par MM. Cornil et Ranvier, à savoir : que les néoplasies inflammatoires reproduisent le type général des tissus qui ont été le siége de l'inflammation. Nous ne reviendrons pas ici sur le papillome diffus qui a été décrit en son lieu, mais nous devons dire quelques mots des chéloïdes.

A. *Chéloïdes fausses.* Assez souvent l'inflammation localisée de la peau, après avoir déterminé une pustule ou une phlyctène profonde, ou bien encore un point de sphacèle, est suivie d'une inflammation secondaire chronique, affectant le caractère formatif. Consécutivement à la variole, à l'application de certaines pommades irritantes (croton, tartre stibié, thapsia), à l'existence de certaines syphilides pustulo-ulcéreuses ou du zona (zona ulcéreux, gangréneux, à phlyctènes profondes), on voit se développer des nœuds de cicatrice qui non-seulement occupent toute l'épaisseur du derme, mais encore se développent, deviennent saillants à la surface de la peau et constituent de véritables fibromes interstitiels. A la coupe, le derme prend sur ces points l'aspect homogène d'un tendon, il crie sous le scalpel, et la section est lisse, grenue, avec un reflet bleuâtre, ou est semée de points opaques minuscules d'un blanc mat ou jaunâtre. Le nodule cicatriciel exubérant est formé de faisceaux serrés les uns contre les autres et disposés dans tous les sens. Les espaces interfasciculaires sont effacés, les cellules fixes atrophiées dans l'intervalle des faisceaux. Souvent ces cellules sont au contraire un peu tuméfiées et chargées de granulations graisseuses ; c'est quand cette dégénération s'est effectuée un peu largement que le nodule fibreux est semé de petits points blancs et opaques, répondant chacun à un nid de cellules fixes granulo-graisseuses. Le plus souvent les faisceaux fibreux sont énormes et comme fondus entre eux sur leurs limites, à la façon de ceux des coques de périhépatite et de périsplénite anciennes. Le nodule fibreux est cloisonné par une énorme quantité de fibres ou de plaques élastiques analogues à celles qui se développent si abondamment dans le carcinome fibreux ; tout autour de lui on voit une zone embryonnaire surtout évidente au niveau des papilles qui sont élargies, formées de tissu embryonnaire, et qui contiennent des vaisseaux jeunes. Dans l'épaisseur de la fausse chéloïde les veines sont dilatées fréquemment et forment de vastes espaces irréguliers. Les couches épidermiques sont minces et la desquamation est active au niveau de la petite nodosité fibreuse ; les glandes sudoripares ont disparu, les glandes sébacées, au contraire, sont souvent devenues acnéiques. On en extrait par pression d'énormes comédons qui sont toujours cornés (Tannes). En résumé, tous ces caractères sont ceux des cicatrices de la peau devenues noueuses et exubérantes.

B. *Chéloïdes vraies.* Les chéloïdes vraies ou spontanées, qui sont de véritables fibromes de la peau, ne diffèrent pas sensiblement des chéloïdes fausses, au point de vue anatomique. Dans quelques cas rares, ces chéloïdes envahissent une grande partie du tégument cutané, formant dans son épaisseur des nouures plates et comme tabulaires analogues à celles de la lymphangite en plaques consécutive à l'eczéma de la face dorsale de la main, forme que M. Lailler et moi avons décrite il y a déjà longtemps et qui est bien connue aujourd'hui des dermatologistes. Ces plaques chéloïdiennes se rapprochent, se fusionnent, et donnent à la peau une apparence pachydermique discontinue ; cette affection a été bien étudiée dans ces derniers temps par mon élève et ami le docteur Rigal (*Société des sciences médicales*, 1880, et *Annales de dermatologie*, 1881). Elle peut s'accompagner d'une cachexie particulière et d'anasarque lorsqu'elle est intense. Les nouures fibreuses ne sont point anesthésiques et présentent une coloration légèrement violacée; leur surface est lisse. Lorsqu'on les enlève sur le vivant, on reconnaît qu'à leur niveau existe une atrophie plus ou moins marquée du corps papillaire et une destruction systématique des glandes sudoripares; mais ce qui est surtout intéressant, c'est la façon dont se développe le tissu fibreux de nouvelle formation ; il ne provient ni d'une transformation d'éléments embryonnaires, comme c'est le cas dans une chéloïde fausse d'origine cicatricielle, ni de l'augmentation progressive du volume des faisceaux fibreux préexistants du derme. C'est dans les espaces interfasciculaires que se développent lentement les nouveaux faisceaux, sans qu'on puisse aucunement invoquer le retour du derme à l'état embryonnaire. Le tissu fibreux nouveau est simplement *interposé* dans les espaces interorganiques du tissu ancien, et il s'en distingue par ce fait qu'il fixe énergiquement le carmin et l'éosine, tandis que les faisceaux anciens restent incolores. Ils ont donc les réactions de cette espèce particulière de fibres connectives que M. Ranvier (*Leç. d'Anat. générale* [CORNÉE], Paris, 1881, pages 154, 158) a décrites dans la cornée transparente sous le nom de fibres suturales et qu'il considère comme représentant les fibres annulaires et spirales des faisceaux connectifs ayant pris dans l'intervalle des faisceaux un développement pour ainsi dire colossal. Le développement toujours interfasciculaire de ces fibres roses dans la chéloïde diffuse milite énergiquement en faveur de cette conception qui me paraît destinée à éclairer d'une vive lumière la pathogénie des fibromes du derme et des autres tissus fibreux développés spontanément en dehors de l'état inflammatoire. J'ajouterai en terminant que, dans de pareilles chéloïdes, un grand nombre de cellules fixes du tissu fibreux du derme ont subi des modifications nutritives analogues à celles que nous décrivons plus loin dans le chapitre consacré à l'une des dystrophies les plus remarquables du tégument, le *xanthélasma* ou *xanthome.*

C. *Papule syphilitique. Plaque muqueuse.* Au début elle ne saurait être distinguée d'une inflammation simple, mais très-rapidement les papilles de la peau s'hypertrophient, le derme s'épaissit, et il se fait une néoformation de faisceaux conjonctifs et de réseaux élastiques au-dessous de l'éminence papuleuse. Le tissu adipeux sous-cutané est revenu à l'état embryonnaire (Neumann) et les glandes sudoripares sont enflammées, souvent en partie devenues caverneuses par suite de l'ectasie de certaines anses de leurs glomérules qui, venues au contact de leurs similaires, se sont ensuite ouvertes les unes dans les autres

(Cornil). Dans les plis cutanés profonds, tels que le sillon interfessier, les plaques muqueuses se recouvrent d'un enduit diphthéroïde qui, ainsi que l'a bien montré M. Leloir, est dû principalement à la transformation vésiculeuse ou cavitaire des cellules du corps muqueux; il se produit de la sorte une espèce d'appareil réticulaire disposé, non plus dans la moitié externe de l'épaisseur du corps muqueux, comme dans les pustules varioliques, mais sous forme d'une mince pellicule incessamment détruite par les frottements des surfaces cutanées au contact et incessamment aussi renouvelée.

Sur les très-vieilles papules syphilitiques qui sont sur le point de disparaître, l'infiltration congestive du derme par les globules blancs n'existe plus, et la lésion consiste seulement dans l'agrandissement des papilles et dans l'existence d'une plus grande épaisseur de tissu fibreux. Ces lésions doivent être rapportées à l'action hypertrophiante de l'inflammation dermique longtemps soutenue.

D. *Tubercule syphilitique.* On confond souvent cette lésion avec la gomme cutanée, car toutes les nodosités excisées sur le vivant et qui m'ont été données à examiner avec le diagnostic : gommes de la peau, étaient des tubercules syphilitiques identiques à ceux que je vais décrire. De ce que je n'ai jamais rencontré dans la peau de tumeurs constituées exactement comme les gommes du foie ou du poumon, je ne veux pas cependant conclure que la gomme vraie de la peau n'existe pas, mais je fais remarquer seulement que ce que l'on considère le plus souvent comme des gommes du tégument externe sont des tubercules constitués comme suit :

La nodosité excisée, ulcérée ou non, est un véritable fibrome qui forme, au sein du derme et dans la partie la plus superficielle des cônes fibreux de la peau, une masse lenticulaire faisant corps et se fondant avec le derme au sein duquel elle s'est développée. Tout autour de cette masse existent des îlots de cellules embryonnaires contenues entre les faisceaux connectifs écartés. A la partie moyenne du nodule, le tissu de nouvelle formation est très-analogue à celui des tendons, tandis qu'à la périphérie il ressemble à celui d'un sarcome fasciculé tendant à revêtir la forme fibreuse; *mais il renferme de nombreux réseaux de fibres élastiques, tandis que le sarcome fasciculé n'en contient pas.* Dans la zone embryonnaire on voit de nombreux vaisseaux de nouvelle formation: les uns sont perméables, les autres sont oblitérés et présentent, lorsqu'on les voit en coupe perpendiculaire à leur direction, l'apparence des cellules géantes que l'on rencontre dans le tubercule proprement dit. Il résulte de là que, pour les anatomo-pathologistes qui prennent la cellule géante pour caractéristique exclusive de la nature tuberculeuse d'une production, le fibrome syphilitique rentrerait dans le cadre des tuberculoses locales, conception évidemment scabreuse, car elle ne tendrait à rien moins qu'à rompre l'unité de la diathèse syphilitique, ce que jamais, et avec raison, n'admettra aucun clinicien.

Régulièrement, l'inflammation de cause spécifique qui a donné naissance au fibrome syphilitique détermine autour de lui, et jusque dans les vaisseaux qui commandent sa nutrition propre, une endartérite très-considérable, de telle sorte que le calibre des artérioles et des artères de distribution est de plus en plus rétréci. C'est ce rétrécissement progressif qui paraît être la cause prochaine et principale des ulcérations qui se produisent au niveau du tubercule. Ce dernier est privé de vaisseaux à son centre, car le développement lent et continu des faisceaux fibreux, qui tendent ici à acquérir le type tendiniforme, les comprime et les atrophie mécaniquement. A la périphérie, la vascularisation est aussi incomplète, comme le prouvent les oblitérations des petits vaisseaux qui donnent naissance aux figures géantes. Quand l'artériole maîtresse qui commande tout le système du nodule vient-elle même à s'oblitérer lentement par endartérite, et que son débit devient tout à fait insuffisant un peu auparavant que sa lumière ne soit totalement effacée, le fibrome syphilitique subit un ramollissement moléculaire lent, il se forme un foyer, puis une ouverture ronde à la peau, démasquant un ulcère induré, car il est creusé dans le tissu fibreux, peu suppurant, parce que son fond est peu vasculaire. Graduellement cependant, et surtout sous l'influence du traitement spécifique, des bourgeons charnus se produisent sur les bords, puis dans le fond de l'ulcère ; ils végètent, comblent la cavité, et la cicatrisation se fait par le mécanisme ordinaire.

§ II. INFLAMMATIONS CUTANÉES DÉGÉNÉRATIVES. Nous venons de voir s'ulcérer une production fibreuse nodulaire. Ce qui est l'exception dans les dermites de nature hyperplastique devient au contraire la règle dans les inflammations du tégument affectant des tendances dégénératives. Ces dermites dégénératives sont ordinairement l'expression cutanée des maladies générales dont les productions typiques sont elles-mêmes naturellement disposées à subir des dégénérescences, soit caséeuses (tuberculose, scrofule), soit gangréneuses (morve, farcin). Il en est de même des dermites survenant soit spontanément, soit après un traumatisme, sur certaines cicatrices telles que celles des anciens ulcères variqueux, et qui s'accompagnent d'une désagrégation moléculaire rapide analogue à la gangrène. C'est dans ces circonstances que l'on voit se produire à la peau les ulcères que l'on appelle *atones*, c'est-à-dire qui n'ont point de tendance à se réparer spontanément, mais au contraire à persister à s'agrandir, par extension, sur leur bord, de la désintégration du tégument qui leur a donné naissance.

A. *Tubercules et ulcères tuberculeux de la peau.* Ils constituent l'une des manifestations les plus rares de la tuberculose : la *dermite tuberculeuse.* Cette inflammation spéciale offre les caractères généraux et typiques des déterminations tuberculeuses ; elle offre à considérer : des *nodules tuberculeux* isolés, agminés, ou confluents, reliés entre eux par une inflammation présentant une physionomie particulière et que pour cette raison j'ai proposé de nommer *inflammation tuberculeuse intercalaire.* Étudions successivement ces deux termes conjugués de la production tuberculeuse en ce qu'ils ont de spécial dans la peau.

La dermite tuberculeuse se montre toujours sur des points localisés de la peau. Je l'ai observée surtout au visage, au pourtour de la bouche ; plus souvent les lésions se montrent sur la langue, vers la base de cet organe, sur les piliers du voile du palais ou les parois buccales, enfin au pourtour de l'anus ; il s'agit toujours ici, on le sait, de modifications de la membrane tégumentaire, simplement invaginée pour tapisser l'excavation buccale. Dans la peau proprement dite les nodosités tuberculeuses se montrent ordinairement agminées dans l'épaisseur du derme ou même dans les cônes fibreux de la peau et les espaces interfasciculaires existant entre les fibres musculaires des peaussiers. On doit distinguer ces nodosités en deux classes : 1° les granulations proprement dites ; 2° les follicules tuberculeux.

Les granulations sont petites, arrondies, isolées ou agminées par groupes. Leur périphérie est formée de cellules très-analogues aux éléments embryonnaires, mais, au lieu d'être libres les unes par rapport aux autres, elles paraissent intimement soudées par un ciment grenu ; elles prennent un aspect polyédrique par pression réciproque. Au centre du nodule existe un point jaune au niveau duquel tous les éléments sont désagrégés et granulo-graisseux ; à la périphérie les espaces interfasciculaires du derme sont gorgés de nombreuses cellules lymphatiques actives qui, en les écartant, dissocient les faisceaux fibreux de mille manières ; parfois, au milieu de ce tissu, l'on voit une figure géante. Entre les granulations, l'infiltration lympathique se poursuit et forme de larges nappes qui réunissent entre eux les nodules par des traînées inflammatoires. Cette inflammation chronique, intercalaire, comme je l'appelle, est tuberculeuse au même titre que la granulation ; les deux lésions évoluent parallèlement avec les mêmes tendances (*voy*. Tubercule). Dans les ulcères tuberculeux vrais, cette tendance est surtout dégénérative, on voit sur peu de points les nodules tuberculeux et leur atmosphère inflammatoire évoluer de manière à se transformer en tissu fibreux et à donner naissance à un point de sclérose locale.

Ordinairement, au milieu de la lésion constituée comme il vient d'être dit, l'on voit se produire des nodules plus volumineux et qui constituent pour ainsi dire des granulations géantes : ce sont les *follicules tuberculeux* (Köster), c'est-à-dire des masses formées ordinairement par une série de granulations fondues pour former un corps plus ou moins lobé, entouré d'une nappe de cellules embryonnaires et dont chaque lobe marginal a pour centre une figure géante ; autour de cette dernière, qui se poursuit dans les coupes successives de façon à représenter une sorte de boyau rameux, les cellules sont ordonnées en couches qui rappellent vaguement la disposition d'un épithélium stratifié. Le centre est ordinairement plus ou moins réduit en fines granulations moléculaires ou graisseuses et se détache sous l'action du pinceau en laissant au milieu du nodule une perte de substance déchiquetée. La zone épithélioïde est formée de cellules qui ne se colorent plus régulièrement sous l'influence des réactifs des noyaux (carmin, purpurine, hématoxyline) ; au contraire, la zone embryonnaire est formée de cellules migratices actives, qui par places et en vertu de leur motilité propre manient et remanient le tissu fibreux dermique de façon à le transformer lentement en tissu réticulé vrai, tout aussi régulier, tout aussi typique, que celui des ganglions lymphatiques, et se comportant de la même façon caractéristique et connue, eu égard aux vaisseaux sanguins qui le traversent ; la paroi de ces vaisseaux, capillaires, artérioles et veinules, est le point de départ des travées rétiformes sur les nœuds desquelles sont disposées les cellules fixes, plates et moulées sur les faisceaux à la façon de l'endothélium épiploïque sur les minces travées de ce dernier.

Cette disposition n'est nullement spéciale à la tuberculose de la peau ; mon élève, M. Champeil, l'a montrée autour des follicules tuberculeux géants du poumon (*Archives de physiologie*, 1881, n° 2), elle est surtout en rapport avec la lente extension de la nodosité tuberculeuse centrale. En effet, au sein du tissu réticulé périfolliculaire, on voit certaines artérioles présenter d'abord un épaississement de leur endothélium qui se tuméfie, devient granuleux et tend à rétrécir la lumière du vaisseau ; bientôt, sur un certain trajet, celui-ci ne laisse plus passer les globules rouges du sang, mais on y voit des globules blancs accumulés ; enfin la lumière vasculaire est absolument obstruée par les cellules lymphatiques et l'endothélium tuméfié, le plasma sanguin interposé entre ces éléments se coagule, et à la place du vaisseau l'on voit une figure géante qui, dans les coupes tangentielles parallèles à l'axe vasculaire, offre l'apparence d'une traînée semée de noyaux dont les uns sont marginaux et viennent de l'endothélium, les autres semés au hasard dans l'épaisseur du moule granuleux et viennent des cellules lymphatiques englobées.

Autour du vaisseau, les cellules lymphatiques des alvéoles du tissu réticulé subissent graduellement la métamorphose épithélioïde ; elles augmentent de volume, prennent un aspect granuleux, s'immobilisent et deviennent polyédriques sur leurs lignes de contact. Au bout d'un certain temps leur noyau rond et clair ne se colore plus. Un nouveau nodule, nodule d'*extension*, s'est ainsi formé, dont le vaisseau oblitéré occupe le centre, et ses limites sont vraisemblablement marquées par celles de l'aire de distribution de ce même vaisseau. Au sein de la masse épithélioïde, sur les coupes traitées au pinceau, l'on voit les vestiges du tissu réticulé et, de distance en distance, de grandes cellules à noyaux multiples, à bords non limités, présentant exactement l'apparence des cellules à plusieurs noyaux qui, dans les ganglions mésentériques examinés au sixième ou huitième jour d'une fièvre typhoïde, sont le résultat de la végétation inflammatoire rapide des noyaux des cellules fixes du tissu réticulé caverneux. Voici donc deux variétés de figures géantes : l'une due à l'oblitération d'un capillaire, l'autre à la prolifération d'une cellule fixe.

Ainsi l'inflammation intercalaire périnodulaire est presque fatalement l'origine d'une extension du nodule par sa marge ; elle devient dégénérative par points à la façon du nodule lui-même. Au bout d'un certain temps cette dégénération s'opère aussi par traînées dans le derme, en dehors des granulations et des follicules tuberculeux ; la dermite tuberculeuse devient caséeuse. La caséification paraît marcher le plus ordinairement de la superficie vers la profondeur ; il est rare qu'un abcès caséeux profond se ramollisse, s'ouvre à la peau par un trajet d'érosion, de manière à démasquer une caverne tuberculeuse intra ou sous-dermique. Peu à peu les faisceaux connectifs, les appareils glandulaires, modifiés par l'inflammation tuberculeuse diffuse du chorion qui les entoure, sont englobés dans la masse caséeuse finement grenue qui en provient, les muscles adjacents au tégument (peaussiers, sphincters) sont à leur tour le siége d'une inflammation destructive ; leur substance contractile se résorbe et disparaît, tandis que leurs noyaux se segmentent, se multiplient et remplissent le sarcolemme. Au bout de peu de temps toute l'épaisseur de la peau est occupée, sur un espace restreint, par des traînées et des points caséeux. Les vaisseaux enflammés, rétrécis, sont oblitérés de proche en proche par des caillots qui deviennent granuleux et qui s'étendent vers les grosses branches de distribution situées sur la limite du derme et des cônes fibreux de la peau. Lorsque la circulation de l'aire intéressée a cessé d'être suffisante pour maintenir la vitalité des parties, celles-ci se désintègrent et un ulcère se produit.

Cet ulcère *ne bourgeonne pas* ; c'est une ulcération *atone*. Il repose sur une épaisseur souvent considérable de tissus dégénérés, et s'agrandit par la destruction moléculaire lente et progressive de son fond et de ses bords. Au bout d'un certain temps, au pourtour d'une pareille lésion, les granulations et la zone inflammatoire qui les entoure étant complétement dégénérées, la distinction entre l'une et l'autre devient absolument impossible, et, au point de vue anatomique, l'ulcère est simplement caséeux. Ce processus est du reste entièrement comparable avec l'évolution des tubercules et des inflammations qui les entourent au sein du parenchyme pulmonaire et dans les muqueuses.

B. *Dermite dégénérative et formative du lupus tuberculeux.* L'inflammation interstitielle du derme qui accompagne l'évolution des tubercules du lupus vulgaire, et ces tubercules eux-mêmes, présentent de telles analogies avec la dermite tuberculeuse légitime (c'est-à-dire celle qui coïncide toujours avec les tubercules pulmonaires et évolue parallèlement à la phthisie), qu'il convient de réunir dans un chapitre commun les deux dermatoses et de ne marquer leur distance que par la succession des deux descriptions.

L'anatomie pathologique du lupus tuberculeux a donné lieu dans ces dernières années à beaucoup de discussions entre les dermatologistes de l'école allemande, car on ne s'était que peu occupé, en France, de ce sujet pourtant de haute importance. Seul, M. Ch. Robin crut pouvoir conclure de l'examen d'un esthiomène ou lupus de la vulve que cette affection consistait en une tumeur mixte à la fois fibro-plastique et épithéliale. Il y trouva en effet : 1° des fibres fusiformes ; 2° des fibres élastiques ; 3° de nombreux amas de cellules épithéliales ; ces dernières, petites, à contour irrégulier, à noyaux pâles, étaient disposées par groupes autour desquels s'enroulaient les fibres fusiformes et du tissu cellulaire. Berger (de Lupo. Greifswald, 1849) soutint que la lésion lupeuse était une production du corps muqueux de Malpighi pénétrant dans le derme et y végétant par suite d'une sorte d'intrusion analogue à celle qui est le point de départ du cancroïde. Bardeleben (Lehrbuch der Chirurgie und Operationslehre, 1859), Billroth (Deutsche Klinik, 1856), Pohl (Virchow's Archiv., Bd. 6), Otto Weber (Man. de Pitha et Billroth, t. II), adoptèrent la même opinion. Pour tous ces auteurs le lupus tuberculeux était une simple variété de l'épithélome lobulé.

De son côté Virchow (Traité des tumeurs, t. II) fit une observation à peu près semblable à celle de Ch. Robin et admit que la néoplasie était constituée par de petits nœuds de prolifération du derme donnant lieu à des foyers de tissu embryonnaire ; mais il vit que ces foyers renferment des cellules épidermoïdales dont la filiation lui échappa, il n'admit pas que le derme subît une transformation d'origine malpighienne et ne rattacha pas les cellules épidermoïdales au bourgeonnement du corps muqueux.

Avec Wedl, Auspitz, J. Neumann, Volkmann, se développe une nouvelle idée, celle des granulations de tissu embryonnaire disposées en nodules. C'est la conception de Virchow moins l'élément épidermoïdal douteux qu'il avait observé comme Ch. Robin. En même temps l'idée ancienne est continuée par Rindfleisch (Traité d'hist. path., édition française). Pour lui le lupus est considéré comme un adénome des glandes sudoripares, et cette production est si caractéristique qu'il s'engage à la reconnaître entre toutes aussi aisément que le carcinome. Chaque nodosité est formée d'une écorce de tissu embryonnaire renfermant une sorte de glomérule enroulé sur lui-même, formé de bandes contournées de grosses cellules que le carmin laisse incolores et qui lui paraissent évidemment représenter l'épithélium des glandes sudoripares ou sébacées, dégénérées et transformées.

La question change totalement de face et entre vraiment dans sa période scientifique avec les recherches de Friedländer (Untersuchungen über Lupus, in Virch. Arch., Bd. 60). Il pense que le lupus n'est autre chose que la tuberculose cutanée. La néoplasie siége dans le derme, elle consiste en amas de cellules embryonnaires entourant et englobant des nodules sphériques, privés de vaisseaux, e facilement reconnaissables par la coloration jaune franche que leur donne le picrocarminate d'ammoniaque. Ces cellules ont un ou plusieurs noyaux vésiculeux, ronds, clairs, et une masse protoplasmique irrégulièrement polyédrique ;

au milieu d'elles se voient constamment des cellules géantes disposées comme dans les nodules tuberculeux vrais, parfois la lésion se propage aux ganglions voisins; bref, elle ne présente aucun caractère distinctif majeur qui permette de la séparer anatomiquement du tubercule,

Colomiatti (de Turin) a tout récemment essayé de faire cette séparation. Il a découvert un fait intéressant, c'est que l'enveloppe d'apparence embryonnaire qui entoure les nodules jaunes de lupus est formée, non d'un tissu de granulation, mais de tissu réticulé analogue à celui des ganglions lymphatiques. Le tissu réticulé pénètre dans la zone des cellules épithélioïdes, qui ne sont elles-mêmes que le résultat de l'évolution dégénératrice des éléments embryonnaires; certaines prennent les caractères des cellules géantes (Colomiatti, in *Annal. universal. di medicin. e chirurgia*, t. 234, nov. 1875). Une pareille production se distinguerait du tubercule vrai, suivant Colomiatti, par un caractère capital : le tubercule vrai ne possède pas une charpente de véritable tissu adénoïde; le reticulum qui le traverse serait formé par les prolongements protoplasmiques des cellules géantes, arborisés et anastomosés de façon à constituer des loges remplies par des cellules épithélioïdes et embryonnaires mélangées.

Tel était l'état de la question lorsque l'un de mes élèves, M. Champeil, démontra l'existence du tissu réticulé vrai autour des gros follicules tuberculeux se développant secondairement dans les nappes de sclérose pulmonaire, c'est-à-dire dans un tissu très-analogue à celui du derme (Champeil, *Soc. des sc. médic. de Lyon*, juin 1880, et *Arch. de physiologie*, mars 1881). Le caractère distinctif indiqué par Colomiatti manquait donc tout au moins de généralité. L'anatomie pathologique du tubercule du lupus fut alors reprise par MM. Chandelux et Larroque, dans mon laboratoire, et la description qui va suivre sera le résumé de celle qu'ils ont exposée dans leur travail (*Anatomie et signification pathologiques du lupus*. Paris, A. Delahaye, 1880).

Nous étudierons successivement : 1° comment le lupus naît, se développe et évolue dans le derme; 2° comment il s'ulcère et produit l'érosion lupeuse; 3° comment l'ulcération se comble et le lupus guérit. Nous aurons, après cette étude, acquis les documents nécessaires et suffisants pour discuter la signification pathologique de la production considérée.

A. *Lésions du derme.* Les premières modifications du derme sur les points où débute le lupus sont essentiellement celles de l'inflammation.

a. La *dermite lupeuse* ne diffère pas sensiblement des autres dermites à évolution subaiguë et lente; elle débute par la superficie du derme et s'étend progressivement dans la profondeur. Les espaces interfasciculaires sont gorgés par l'infiltration embryonnaire, comme dans l'érysipèle; les faisceaux connectifs et les fibres élastiques sont détruits et résorbés plus ou moins rapidement, les premiers se réduisent en fin de compte à de minces tractus filamenteux qui pénètrent irrégulièrement les îlots embryonnaires. Ces derniers résultent à la fois de la prolifération et du retour à l'état jeune des cellules fixes et de l'accumulation des cellules migratrices en foyers, au sein desquels on trouve toujours quelques globules rouges, entraînés par la migration en masse, comme il arrive toujours dans les diapèses actives. Ces globules sont parfois assez nombreux pour former de petites hémorrhagies ponctuées, semées dans les îlots ou le long des traînées interfasciculaires de cellules jeunes.

Au milieu de cette infiltration, certains foyers s'accroissent par prolifération active de leurs éléments propres qui, cessant d'être migrateurs et de parcourir incessamment les espaces interorganiques du derme, se fixent pour se multiplier. Toute cellule qui subit sur place une série de bipartitions successives forme une masse mùriforme : de pareils îlots deviennent donc progressivement nodulaires, et les nodules néoformés, en se développant, rendent bosselée irrégulièrement la surface du derme précédemment planiforme. De là l'apparence montueuse et en fin de compte *tuberculeuse* qu'offre à l'œil nu le tégument au sein duquel se développe le lupus.

Ce stade est celui qu'on pourrait nommer *stade des nodules embryonnaires*, il répond exactement au stade homologue montré par les granulations tuberculeuses de la pneumonie catarrhale fibrineuse tuberculeuse bien connue, car à ce stade les granulations intra-alvéolaires naissantes sont entièrement formées par des cellules indifférentes agglomérées en amas mùriformes.

La distribution des traînées et des nodules embryonnaires du lupus ne se fait pas au hasard. Certaines régions du derme sont, en effet, un lieu de réunion pour les jeunes cellules. C'est ainsi qu'on les voit injecter les trajets lymphatiques exactement comme je l'ai montré pour l'érysipèle; j'ai fait voir aussi (*Société des sciences méd. de Lyon*, 1880) que les lymphatiques canaliculés des cônes fibreux de la peau sont, sur la marge de la lésion, fréquemment injectés, et se poursuivent au loin à travers ou au-dessous du pannicule. Comme les inflammations tuberculeuses, les dermites lupeuses se propagent donc au loin par les lymphatiques, contrairement à l'opinion expresse de Colomiatti.

b. *Formation des nodules ou îlots secondaires.* Bientôt au sein de l'infiltration lymphatique générale, les nodules du lupus s'individualisent; leurs cellules constitutives sont groupées en îlots tout à fait distincts séparés les uns des autres par du tissu conjonctif de nouvelle formation, ils reproduisent, dans leur aspect général, la disposition des follicules d'un ganglion lymphatique. Leur coque connective ne communique plus que par un petit nombre de traînées embryonnaires avec les nappes d'infiltration générale répandues dans le derme, ou avec les nodules similaires plus ou moins voisins. Nous donnerons à ces îlots individualisés le nom d'*îlots* ou *nodules secondaires*. Ils commencent par se montrer dans les couches superficielles du derme qui affecte d'abord au-dessous d'eux sa constitution normale et paraît doublé de son pannicule. Peu à peu de nouveaux îlots se produisent et gagnent les parties profondes jusqu'à ce que le chorion soit entièrement envahi par la néoplasie.

Les îlots secondaires ne sont bientôt plus formés d'une simple agmination lenticulaire ou sphéroïdale d'éléments embryonnaires actifs. Immédiatement en dedans de la coque fibreuse elle-même infiltrée d'éléments embryonnaires, on voit une zone qui en est également formée et qui prend le carmin vivement. Cette nappe embryonnaire envoie des traînées qui morcellent l'îlot et le divisent en aires arrondies ou polyédriques dont chacune représente un îlot primitif embryonnaire. L'îlot secondaire est donc non-seulement individualisé, mais il apparaît comme le résultat de l'agmination d'un certain nombre d'îlots primitifs. Chacun de ces îlots primitifs a évolué dans le sens dégénératif; les cellules qui le composent sont infiltrées de grains, ne se colorent plus par le carmin et ont pris les caractères des globules de pus. Au centre de chaque nodule primitif caséeux on voit une large tache rouge correspondant à une figure géante de Schüppel. Enfin certains îlots secondaires n'ont plus d'atmosphère embryonnaire active et vivante; ils ont dégénéré en bloc et forment de gros nodules caséeux, jetés çà et là dans le derme, et se colorant uniformément en jaune sous l'action du picro-carminate d'ammoniaque.

Les cellules ou figures géantes sont de plusieurs sortes (A) : les unes se pour-suivent de coupe en coupe dans toute l'épaisseur de l'îlot primitif : elles en forment donc non-seulement le centre, mais véritablement l'axe. Coupées en travers, elles se montrent comme des corps granuleux, homogènes, compacts, ayant un éclat gras analogue à celui des anciens caillots dégénérés et devenus colloïdes. Elles sont comme rétractées au milieu d'une sorte de loge à parois mal limitées, formées par des faisceaux connectifs lâchement nattés et devenus eux-mêmes granuleux. Leur contour est festonné irrégulièrement par des arcs rentrants, au point de concours desquels la masse hyaline et granuleuse envoie au dehors des prolongements plus ou moins rameux. Ceux-ci cessent bientôt d'être distincts et ne peuvent être poursuivis au loin. En dedans des festons, la figure géante montre une couronne de noyaux ovalaires, serrés souvent jusqu'au contact sur un côté, distants sur l'autre, à la façon des perles enfilées dans un fil trop lâche et formant un collier à graines irrégulièrement réparties. En dedans de cette couronne, on voit d'autres noyaux disséminés, les uns longitudinaux, les autres transversaux, et analogues à des corps primitivement mobiles et empri-sonnés dans un liquide qui se serait pris en gelée. Dans les coupes qui atteignent tangentiellement la figure géante, on reconnaît que les noyaux marginaux forment à sa surface une sorte de manteau. De pareilles figures sont évidemment des moules de vaisseaux analogues à ceux que nous avons décrits dans les tubercules cutanés. (B) ; D'autres figures géantes sont formées par une masse granuleuse, à contour nettement arrondi ou ovalaire, bordé d'un rang de noyaux régulièrement disposés. L'aire de ces figures n'est occupée par aucun noyau et le picrocarminate d'ammoniaque la teint en jaune verdâtre. (C) ; La troisième espèce de figure géante n'est plus formée par des boyaux granuleux comme les deux précédentes, mais par une plaque indécise sur ses bords, à noyaux multiples, et en tout comparable à un grand myéloplaxe dégénéré.

Autour de la cellule géante occupant soit le centre, soit le bord du petit îlot primitif, les cellules, infiltrées de graisse et ne se colorant plus par le carmin, ont acquis le caractère *épithélioïde*, c'est-à-dire que leur corps cellulaire forme un petit bloc polyédrique ou anguleux séparé des blocs adjacents par des lignes de contact planiformes. De pareilles cellules sont placées en rangées concentriques ou empelotonnées irrégulièrement autour de la figure géante par rapport à laquelle elles semblent s'ordonner. Rarement la bande épithélioïde est étroite, le plus souvent elle forme une zone épaisse ressemblant à l'enveloppe stratifiée d'un globe épidermique. En dehors de la zone épithélioïde les éléments repren-nent la forme arrondie, ce sont des cellules embryonnaires dont les unes sont chargées de graisse, les autres bien vivantes. A la périphérie de l'îlot toutes sont actives. D'abord pressées les unes contre les autres, elles sont, plus en dehors, logées entre les faisceaux de la coque fibreuse écartés les uns des autres, et se montrant en coupe comme des fuseaux; ceux-ci deviennent de plus en plus étroits, à mesure que l'on s'avance vers la périphérie du nodule en dehors duquel l'infiltration diffuse du derme reparaît avec ses caractères.

Les îlots secondaires sont formés parfois de quelques-uns seulement de ces nodules primitifs, parfois aussi d'un grand nombre, soit séparés, soit reliés par des traînées embryonnaires, soit fondus deux à deux, trois à trois, etc., de façon à prendre une apparence lobée. Le nodule secondaire peut devenir ainsi géant et faire relief sur la peau sous forme d'un tubercule visible à l'œil nu.

Si maintenant, comme l'ont fait MM. Colomiatti et Chandelux, on traite au pinceau une coupe mince de peau envahie par le lupus, on met en évidence le tissu réticulé des îlots. La trame de chaque îlot primitif considéré en particulier est formée de *tissu réticulé vrai*, typique par ses travées, ses cellules fixes nodales, les rapports du reticulum avec les vaisseaux sanguins. Le reticulum est à mailles larges, à travées grêles comme celui du tissu caverneux d'un ganglion lymphatique. Il cloisonne l'aire de l'îlot en partant du cercle fibreux qui l'entoure et se comporte à l'égard de ce cercle comme une dentelle tendue sur un petit cadre. A la périphérie, les travées, entre lesquelles sont accumulées les cellules lymphatiques marginales bien vivantes, sont plus épaisses qu'au centre et interceptent des espaces plus étroits. Les aires intertrabéculaires s'agrandissent donc dans la zone épithélioïde en même temps que les travées deviennent de plus en plus délicates et grêles.

Dans l'îlot ou nodule secondaire le tissu réticulé est disposé de la même façon. Comme sa portion la plus facile à mettre en évidence répond à la zone embryonnaire où les cellules lymphatiques ne sont point soudées, et qui marque la limite des îlots primitifs, on voit après un léger lavage au pinceau tous ces nodules élémentaires circonscrits, dans l'aire générale de l'îlot composé par des bandes élégantes de tissu réticulé.

Rapports des nodules du lupus avec les vaisseaux sanguins. Outre les vaisseaux normaux du derme très-dilatés à la surface de ce dernier, on en rencontre un grand nombre de néoformés. Ce caractère est d'ailleurs constant dans les dermites à lente évolution, beaucoup sont çà et là ectasiques, presque tous sont restés perméables. Cependant, le plus communément, au niveau des îlots primitifs ou secondaires on voit certaines cavités vasculaires s'oblitérer et, dans cet état, former l'axe du nodule et montrer tous les intermédiaires entre un vaisseau atteint d'endovascularite et une figure géante. Les figures géantes (B) à contour net sont des capillaires sanguins oblitérés, et il est aussi très-vraisemblable que les figures géantes rameuses ne sont que des vaisseaux sanguins embryonnaires, munis de pointes latérales d'accroissement, qui ont subi l'oblitération, la dégénération et la mort, quand ils étaient encore incomplétement développés. D'autres vaisseaux embryonnaires se rompent et deviennent l'origine de petites hémorrhagies ponctuées dont le derme est parfois semé.

Quelle est maintenant l'évolution spontanée des nodules que nous venons de décrire? Elle affecte régulièrement, comme le tubercule vrai, un double caractère (Chandelux) : certains nodules subissent l'évolution caséeuse, certaines autres l'évolution fibreuse. Ces deux modes évolutifs se voient l'un à côté de l'autre, dans un même îlot secondaire. Enfin, comme dans le tubercule, à côté de lésions anciennes, soit entièrement caséeuses, soit entièrement fibreuses, on en voit de naissantes et tout à fait embryonnaires. *Les lésions lupeuses sont donc le résultat d'un développement successif et non d'une éruption faite en un seul temps.* Ce caractère doit être soigneusement indiqué et retenu, il marque tout d'abord combien la nature du lupus est peu différente, au point de vue évolutif, de celle du tubercule avec lequel il tend de plus en plus à se confondre anatomiquement.

1° La dégénération caséeuse de chaque îlot primitif se fait du centre à la périphérie, et bientôt le nodule entier est transformé d'abord en pus concret (tubercule cru), puis en une bouillie qui offre l'apparence du mastic; enfin, si

· l'ulcération ne se produit pas, en une masse de plus en plus épaisse et qui finit par se calcifier. MM. Chandelux et Larroque ont émis l'hypothèse fort acceptable que la cellule géante rameuse. si analogue aux bourgeons angioplastiques et aux variétés hématoblastiques de myéloplaxes décrits par Malassez, pourrait n'être pas étrangère à cette calcification. On sait que dans les os, dès que la répartition des sels calcaires doit subir une modification de quelque importance (résorption dans l'ostéite raréfiante, dépôt dans la condensante), de grands myéloplaxes en traînée rameuse apparaissent régulièrement, comme s'ils étaient nécessaires au remaniement, formatif ou destructif, de la substance osseuse imprégnée de sels calcaires.

2° L'évolution fibreuse se fait, dans les nodules du lupus, exactement comme dans le tubercule. On voit, à un moment donné, la zone épithélioïde changer d'aspect; les cellules de la périphérie prennent un aspect fusiforme, se colorent en rose par le carmin comme les éléments d'un sarcome fasciculé. Dans l'intervalle de ces cellules paraissent des faisceaux d'abord rétiformes, puis de plus en plus épais. La charpente réticulée s'organise en tissu fibreux à la façon de celle d'un ganglion qui subit la transformation fibreuse. Peu à peu les faisceaux, en s'accroissant, impriment sur les cellules fusiformes adjacentes des empreintes de moulage et, en définitive, ces cellules deviennent des éléments fixes de tissu connectif modelé, ordonnées par rapport aux faisceaux fibreux néoformés qui les séparent.

Les deux modes d'évolution que je viens de décrire peuvent se montrer dans des îlots secondaires séparés dont tous les nodules primitifs deviennent ensemble caséeux ou fibreux. On a ainsi côte à côte de petits foyers caséeux qui s'ouvrent à la peau ou se calcifient, et de petits nœuds de cicatrice formant au voisinage de l'ulcère caséeux un tubercule cicatriciel d'emblée. Enfin, un même îlot secondaire volumineux peut évoluer en partie vers la caséification, en partie vers la transformation fibreuse, de telle sorte qu'un de ses côtés sert de plancher à un ulcère atone et l'autre se constitue à l'état de petit fibrome lobulé; chaque nœud minuscule du fibrome répondant à un nodule primitif, et montrant, à la coupe, des zones concentriques, vestiges de sa constitution première épithélioïde stratifiée.

B. *Période d'ulcération*. Lorsque le derme est infiltré de cellules migratrices et rempli de nodules secondaires, granulations lupeuses géantes ou disséminées dont un grand nombre ont subi l'évolution caséeuse, l'ectoderme cesse d'avoir sa constitution normale. Il offre, au-dessus de la lésion, un épaississement très-marqué. Les couches épidermiques prennent une hauteur et une compacité inusitées. Inversement le corps muqueux de Malpighi subit une modification atrophique particulière; sa couche granuleuse s'amincit, puis cesse d'exister sur les limites du corps muqueux et du stratum corné. On sait que la présence de cette zone infiltrée de substance kératoplastique (éléidine de M. Ranvier) est liée à l'évolution régulière de l'épiderme disposé en stratum desquamant. Quand elle disparaît, l'épiderme s'accumule sans subir par sa face superficielle la desquamation incessante et insensible qui caractérise l'état normal. Il se forme alors des lames cornées épaisses, bien que peu solides, analogues à celles qui couvrent certaines cicatrices ou encore les verrues.

Par sa face profonde, le corps de Malpighi présente des indices positifs de l'activité formative qui accompagne toujours les inflammations dermiques subaiguës. Il enfonce dans le chorion des bourgeons pleins analogues à ceux qui, pendant l'évolution fœtale, forment les premiers rudiments des glandes. De plus, sa surface inférieure subit une série de relèvements dus à la croissance des nodules qui parsèment le derme. Dans les intervalles de ces relèvements l'épiderme semble s'invaginer et former comme des espaces interpapillaires colossaux. Sur des coupes obliques, ces espaces interpapillaires, formés par des cônes pénétrants d'ectoderme, se rejoignent et dessinent une réticulation identique à celle que fournit une coupe oblique du pied d'un papillome. Ceci explique pourquoi certains auteurs ont considéré le lupus comme consistant originairement en une végétation réticulée de l'ectoderme au sein du chorion, et analogue à celle qui s'observe au début des épithéliomes. On voit qu'au contraire, en résumé, la participation de l'ectoderme à la lésion est très-faible et en quelque sorte négligeable. Sa modification est principalement commandée par le mamelonnement de la surface dermique au-dessus des nodosités lupeuses ; c'est là une lésion passive déterminée par le relèvement du derme en mamelons; mamelons qui pincent entre eux les bandes de corps muqueux intermédiaires qui prennent par suite la fausse apparence d'intrusions ectodermiques.

Lorsque le lupus va s'ulcérer, certains nodules devenus énormes deviennent peu à peu immédiatement adjacents au corps muqueux vers lequel ils s'élèvent sans cesse en s'accroissant par leur périphérie. L'ectoderme s'amincit alors peu à peu par une sorte de corrosion. Ce n'est plus alors une couche cornée épaissie qui recouvre le derme mamelonné, mais une mince pellicule analogue à celle qui couvre des bourgeons charnus sur le point de faire saillie en dehors au pourtour d'un trajet fistuleux. Et de fait, l'analogie est complète, car les nodules s'avancent avec leur atmosphère embryonnaire. Quand ils ont atteint l'ectoderme, ce dernier se nourrit mal, souvent il se laisse pénétrer par les liquides interstitiels qu'émettent abondamment les vaisseaux embryonnaires périnodulaires, une phlyctène cloisonnée se forme, puis se rompt, et laisse à nu un petit ulcère atone qui se vide lentement de son contenu caséeux, et sur les bords duquel l'épiderme continue à végéter, recouvrant la surface ulcérée de lamelles minces qui ne peuvent adhérer et qui desquament incessamment. Ce caractère desquamatif des exulcérations lupeuses est bien connu des cliniciens.

C. *Période de cicatrisation.* Le lupus se cicatrise spontanément sur certains points, tandis qu'il s'étend sur d'autres, d'où l'aspect centrifuge de la lésion un peu ancienne, occupée à son centre par une nappe irrégulière de cicatrice, entourée sur sa marge par une couronne de tubercules naissants.

Comme dans la chéloïde spontanée, la cicatrisation peut demeurer tout à fait interstitielle et n'être nullement précédée d'ulcération. Les nodules subissent alors d'emblée et en grand nombre la transformation fibreuse; ce jeune tissu fibreux est rétractile et donne naissance à un élément de cicatrice plan et régulièrement déprimé. Mais à côté de ces nodules certains autres sont devenus à la fois fibreux par leur périphérie, caséeux à leur centre. Ce centre subit à la longue la désintégration moléculaire; il est fractionné et résorbé. L'élément de cicatrice prend alors la forme d'une dépression brusque, commandée par la perte même de substance qui s'est opérée. Enfin, quand le foyer est trop volumineux, il s'ouvre à la peau et se détruit lentement par l'exposition. Quand la masse caséeuse est en partie détruite, la périphérie du nodule ulcéré, formée d'éléments embryonnaires, végète sous forme de bourgeons charnus de bonne nature, l'érosion est ainsi comblée et la guérison se fait comme celle de plaies bourgeonnantes, et un ectoderme aminci, mais pourvu de nouveau de sa couche granuleuse, se réédifie au-dessus des bourgeons charnus devenus fibreux. Quand la cicatrice n'a pas été précédée d'ulcération, la seule modification du corps muqueux et de l'épiderme consiste dans l'effacement des prolongements de l'ectoderme qui disparaissent sur le vallonnement qui leur avait donné naissance. En même temps le stratum corné cesse d'être exubérant dès qu'il s'est reproduit, au-dessus du corps de Malpighi, une zone granuleuse régulière.

Nous devons maintenant dire quelques mots de la *nature* de la dermite à la fois dégénérative et formative dont nous venons d'esquisser l'évolution. Au point de vue purement anatomique, ses analogies avec les inflammations tuberculeuses des tissus fibreux en général et de la peau en particulier sont si frappantes que nous devons poser ici cette question : *La dermite du lupus est-elle un cas particulier de la dermite tuberculeuse?*

Si l'on compare le nodule primitif du lupus à un follicule tuberculeux, type pris dans une membrane analogue à la peau, soit dans la muqueuse linguale ou laryngée, par exemple, on reconnaît sans peine que les deux productions sont près d'être identiques au point de vue anatomique. Les figures géantes, la zone épithélioïde, l'atmosphère embryonnaire périnodulaire, sont disposées de la même façon. Il n'y a de différent que l'existence d'une large bande de tissu réticulé, type environnant la granulation lupeuse disposée en follicule. C'est sur cette différence que Colomatti s'appuyait pour séparer la granulation du lupus du follicule tuberculeux. Mais depuis que mon élève, M. Champeil, a montré qu'autour des follicules tuberculeux, types du poumon et de la prostate, développés au sein de nappes de tissu fibreux ayant au préalable envahi ces deux organes, existe une bande festonnée de tissu réticulé vrai, la distinction proposée par Colomiatti n'a plus de raison de subsister.

α. En effet, partout où un tubercule évolue lentement, par exemple, dans la phthisie fibreuse, dans les tuberculisations prostatiques que l'on sait échapper à la loi de Louis, la zone embryonnaire périfolliculaire marque son activité par le remaniement progressif du tissu fibreux dont les cellules douées de mouvements occupent les espaces interfasciculaires. *Les cellules embryonnaires font ici le tissu réticulé* (Chandelux), comme dans la cavité péritonéale elles *font* l'épiploon fenêtré (Ranvier), comme encore dans la plèvre elles pénètrent les néo-membranes jusqu'à les réduire, après un long temps, en de fines dentelles dont les mailles sont identiques à celles du mésopéricarde et s'étendent dans tous les plans. L'atmosphère réticulée du follicule du lupus et de celui de la phthisie fibreuse a cette seule signification: que la néoplasie nodulaire évolue avec une extrême lenteur au sein d'une masse de tissu connectif modelé, transformable en tissu adénoïde par le mécanisme ordinaire et général qui détermine l'édification de ce tissu.

β. L'inflammation diffuse du lupus, intercalée entre les nodules, est tout à fait identique à sa similaire tuberculeuse légitime; elle se propage par les lymphatiques de la même façon; elle se caséifie ou subit l'évolution fibreuse par îlots non nodulaires absolument comme l'inflammation tuberculeuse intercalaire.

γ. Le follicule du lupus, isolé ou aggminé, affecte, comme celui du tubercule vrai, la double tendance à la transformation fibreuse d'une part, caséeuse de l'autre, qui a fait donner au tubercule le nom de néoplasie *fibro-caséeuse* (Grancher). De plus, dans le lupus comme dans le tubercule, on voit sur un même point, adjacentes les unes aux autres, des productions nodulaires ou intercalaires d'âge différent. Le lupus est une néoplasie fibro-caséeuse, s'étendant par les lymphatiques, et à poussées successives, ainsi que le tubercule proprement dit.

Or, au point de vue anatomique, une lésion peut n'être pas typique par ses éléments. La granulation embryonnaire se trouve ailleurs que dans le tubercule, la figure géante n'est pas caractéristique, le follicule tuberculeux lui-même, avec sa zone épithélioïde et son enveloppe de cellules indifférentes, a été construit pour ainsi dire artificiellement autour d'un grain de poivre de Cayenne ou de poudre de lycopode par M. H. Martin. L'inflammation diffuse intercalaire est une lésion des plus banales; mais ce qui, en anatomie pathologique, doit être considéré comme caractéristique, c'est l'évolution des lésions. Si deux néoplasies construites sur un plan identique offrent les mêmes caractères évolutifs, elles doivent se confondre dans une même désignation anatomique. Nous conclurons donc que *le nodule du lupus qui naît, se construit, évolue, se propage comme le tubercule légitime, est un cas particulier de la tuberculose de la peau.*

La scrofulide lupeuse, de même que la scrofulide ganglionnaire, se confond donc anatomiquement avec la manifestation tuberculeuse vraie du tégument. Cette assertion ne doit cependant nullement trancher la question de l'identité ou de la non-identité de la tuberculose et de la scrofule. L'anatomo-pathologiste qui, après avoir constaté les mêmes tendances évolutives et la même structure dans deux pustules dont l'une serait variolique, et qui affirmerait alors que toute pustule née sur la peau n'est qu'une *variole locale,* ne verrait même pas une opinion aussi étrange discutée par les cliniciens. C'est là cependant la confusion qu'on fait pour le tubercule, quand des faits nombreux, parmi lesquels ceux signalés par mon ami M. H. Martin ne sont pas les moins frappants, montrent que les lésions que l'on considère comme typiques de la tuberculose peuvent, dans des conditions déterminées, s'édifier et évoluer autour d'un grain de pollen qui joue le rôle d'un excitant local minuscule. Toute discussion au contraire cesserait, si l'on admettait que le processus anatomique donnant naissance à des *nodules fibro-caséeux réunis par des traînées d'inflammation diffuse* (infiltration) est un simple mode général de réagir de l'organisme en présence de certains incitants dont quelques-uns seulement sont connus. On pourrait appeler cette inflammation d'un type tout particulier *inflammation tuberculisante.* La clinique et l'expérimentation montreraient ensuite quelles inflammations tuberculisantes sont fatalement progressives et infectieuses, quelles au contraire restent soit temporairement, soit indéfiniment locales. Cette manière de voir n'est pas du reste aussi étrange qu'elle le paraît au premier abord : il n'y a pas de différence histologique entre les lymphadénomes qui se généralisent comme des cancers, ceux qui accompagnent la leucémie et ceux qu'on voit à la peau dans le mycosis fongoïde ; la clinique distingue très-bien les trois maladies, l'anatomiste perdrait son temps à chercher dans la forme du tissu réticulé de l'une ou de l'autre des différences spécifiques qui n'existent pas. Quoi qu'il en soit, je pense qu'il y a lieu de clore ici cette discussion et de renvoyer le lecteur, pour les renseignements pathogéniques, expérimentaux et cliniques, aux articles qui s'occupent spécialement des analogies et des différences entre la SCROFULE et la TUBERCULOSE (*voy.* ces mots).

DERMITES DÉGÉNÉRATIVES DE LA MORVE ET DU FARCIN. Très-analogues aux dermites tuberculeuses, mais s'en distinguant en ce qu'elles n'édifient jamais de follicules à zone épithélioïde et qu'elles évoluent au sein d'une nappe hémorrhagique caractéristique. Ces dermites ne sauraient faire ici l'objet d'un paragraphe étendu, car j'en ai donné la description complète dans l'article MORVE (*voy. ce mot*.

; ‑DERMITE DÉGÉNÉRATIVE LÉPREUSE. TUBERCULE CUTANÉ DE LA LÈPRE. Le derme atteint par la lèpre présente une infiltration embryonnaire diffuse analogue à celle des dermites ordinaires. L'infiltration a son point de départ dans les couches superficielles du derme (Lamblin, *Étude sur la lèpre tuberculeuse*. Paris, 1871, p. 49) et de la pousse des prolongements qui s'enfoncent verticalement vers le pannicule adipeux sous-cutané qui, au bout d'un temps plus ou moins long, est à son tour envahi et transformé en une nappe de tissu embryonnaire cloisonnée par les tractus fibreux qui dessinent les cônes fibreux et qui résistent plus longtemps que les autres tissus. Entre les prolongements embryonnaires qui végètent ainsi de la superficie vers la profondeur le derme a gardé sa structure à peu près normale et forme des bandes étroites. Au sein de l'infiltration embryonnaire se dessinent bientôt des nodules ou granulations qui constituent la lésion typique des tubercules de la lèpre et qui paraissent en majeure partie formés de cellules fixes du tissu conjonctif dermique. Les noyaux de ces cellules se sont multipliés (Ranvier) et ont ainsi donné naissance à des éléments semblables à ceux de la moelle des os, ou mieux à ceux qu'on rencontre, du sixième au huitième jour de la dothiénentérie, abondamment répandus dans le tissu caverneux des ganglions du mésentère. Sur des coupes on reconnaît que la substance fondamentale du tissu connectif (c'est-à-dire les faisceaux conjonctifs, les fibres et les réseaux élastiques) s'est détruite au niveau du nodule lépreux, tandis que les cellules plates du tissu fibreux du derme ont subi une énorme multiplication. L'apparence du tubercule de la lèpre est alors peu différente d'un nœud de sarcome fasciculé. La lésion initiale peut du reste se formuler ainsi : une irritation formatrice portant spécialement sur les cellules fixes.

L'infiltration diffuse du derme par les éléments lymphatiques, la disposition de certains îlots en nodules au sein de cette inflammation, paraissent ordonnées par rapport aux vaisseaux sanguins de la région envahie. Ces vaisseaux sont habituellement très-dilatés au début, et comme creusés au sein du tissu embryonnaire qui court le long d'eux sous forme de traînées ou se dispose en masses nodulaires ; l'endovascularite végétante se produit, mais les vaisseaux ectasiques ou néoformés diffèrent le plus ordinairement de ceux du sarcome en ce qu'ils ne sont pas creusés comme des lacunes à parois mal limitées au sein du tissu embryonnaire.

Comme conséquence de cette inflammation de la membrane interne des vaisseaux, il survient au bout de peu de temps une ischémie du tubercule de la lèpre dont le réseau capillaire ne communique plus avec les parties voisines selon Danielsen et Bœck, qui l'ont trouvé imperméable à leurs injections. Cette séparation du réseau vasculaire du tubercule lépreux et de celui de distribution, encore perméable, s'opère probablement dans certain cas d'une façon brusque. M. Lamblin a en effet signalé, dans les nodules lépreux, l'existence de petites taches noires correspondant à la coupe de vaisseaux ectasiques, dans lesquels on trouve non plus du sang, mais simplement la matière colorante de ce dernier (*loc. cit.*, p. 53, fig. 5). A partir de ce moment la néoformation lépreuse subit la déformation graisseuse du centre à la périphérie. A la surface du tubercule

l'épiderme subit des modifications analogues à celles du lupus en voie d'ulcération ; cette dernière se produit enfin et donne naissance à un ulcère atone.

Non-seulement dans la lèpre le derme est détruit et réduit à une masse
embryonnaire, mais les phanères, les glandes, les nerfs cutanés ou même profonds, subissent des modifications progressives et destructives. Au voisinage des
tubercules, les poils s'atrophient, les glandes sébacées, d'abord irritées sous
l'influence de l'inflammation chronique (d'où l'acné sébacée fluente qui se
produit transitoirement au visage), sont peu à peu envahies et détruites. Il en
est de même des glandes sudoripares dont la disparition s'opère de haut en bas,
en commençant par le canal excréteur, de là la sécheresse habituelle du tégument chez les lépreux. Enfin l'épiderme est très-lisse et mince au pourtour du
tubercule ; il se pigmente en jaune comme à la marge des cicatrices spécifiques,
et cela dès le début, car la détermination cutanée de la lèpre débute par une
macule. Au-dessous de cette dernière et dès l'origine le derme est enflammé et
ses vaisseaux sont dilatés, d'où l'hyperémie permanente qui a fait donner à
certaines formes de la lèpre le nom de *mal rouge de Cayenne*.

Les nerfs sont primitivement atteints d'inflammation interstitielle (Steudener)
et ils peuvent être aussi envahis par des nodules lépreux qui se développent
dans leur gaîne lamelleuse et les compriment (Pierret, *Observations inédites*).
Les corpuscules du tact n'ont pas été retrouvés par MM. Lamblin et Grancher
dans la pulpe des doigts et des orteils, où ils sont cependant très-nombreux.
Ces diverses particularités rapprochent la lèpre des affections dystrophiques
de la peau qui sont nées sous l'influence des lésions nerveuses, bien que le
système nerveux central ne paraisse pas ici plus atteint que dans la sclérodermie (Pierret). L'anesthésie qu'on observe dans la maladie est du reste suffisamment expliquée par l'envahissement des nerfs périphériques, par la néoplasie
lépreuse et par l'atrophie consécutive à la compression produite sur le cordon
nerveux adjacent au niveau des points affectés[1].

SECTION VII. DYSTROPHIE DE LA PEAU. a. *Troubles trophiques consécutifs aux lésions du système nerveux.*   Nous avons insisté suffisamment sur
l'action régulatrice du système nerveux relativement à la nutrition des parties où
il se distribue pour ne pas revenir longuement sur ce point (*voy.* NERVEUX [*Cordons*]). Lorsque les tissus sont soustraits à l'influence des nerfs, leurs éléments
végètent activement, et pour ainsi dire pour leur propre compte. Il résulte de là
des productions aberrantes qui reproduisent le plus souvent le type des néoplasies inflammatoires à lente évolution. Dans certains cas où, au lieu d'être
supprimées, les actions nerveuses sont plus ou moins perverties par suite de
lésions irritatives des cordons nerveux ou des masses ganglionnaires, on peut
voir survenir, dans l'aire de distribution cutanée des rameaux affectés, des
inflammations localisées telles que le zona (Charcot, Bärengsprung), ou le
pemphigus partiel. Dans un dernier ordre de cas les lésions observées sont
d'ordre atrophique. D'après les récentes recherches de Leloir, par exemple,
certaines plaques de vitiligo répondraient à des départements du tégument
commandés par des nerfs affectés de névrite dégénérative. Ces résultats ont

---

[1] L'opinion qui veut que la lèpre soit une maladie parasitaire n'entre pas dans le cadre de
cet article où nous étudierons seulement les *réactions* du tégument en présence des états
morbides. Elle sera mieux placée à l'article PARASITES CUTANÉS (*voy.* ce mot).

néanmoins besoin d'être contrôlés, et surtout complétés, car le vitiligo, par exemple, est une affection maculeuse chronique, ou même tout à fait persistante. Si la macule était le simple résultat de la dégénération des nerfs, aurait-elle des raisons de subsister lorsque ceux-ci auraient subi la régénération? Ou s'agirait-il ici de névrites dégénératives à répétition sans autres troubles que ceux consistant dans la dyschromie cutanée? On pressent donc ici la nécessité de nouvelles recherches.

Œdème de cause nerveuse. M. Ranvier a fait voir le premier que, l'œdème sous-cutané ne se produisant pas même à la suite de la ligature de la veine maîtresse du membre inférieur, il apparaît au contraire aussitôt, dans ces conditions, si l'on coupe le sciatique. Il a en outre montré que la mise en train de l'infiltration œdémateuse est le fait de la paralysie des filets vaso-moteurs du nerf mixte sectionné. Dans les paralysies qui donnent lieu à la contracture et à l'œdème sous-cutané (phénomènes post-hémiplégiques) la peau devient aussi très-facilement œdémateuse, surtout au niveau du bras. La prolongation de l'œdème cutané aboutit même assez fréquemment à la dermite hypertrophique, et la peau devient verruqueuse. Souvent aussi, de temps en temps, le tégument œdématié devient le siége de congestions actives (erythema leve) qui se terminent le plus souvent par résolution, mais qui parfois aussi sont l'origine des gangrènes de position fréquentes en pareil cas, et au niveau desquelles M. Déjerine a récemment découvert l'existence de névrites destructives.

Ulcères perforants. L'influence des lésions nerveuses sur la nutrition de la peau est bien montrée par l'histologie pathologique du *mal plantaire perforant.* Successivement MM. Poncet (de Cluny) et MM. Duplay et Morat ont mis hors de doute ce fait : que les nerfs qui se rendent à la peau voisine de l'ulcère sont le siége d'une dégénération de fibres à myéline analogue à celle qui se produit dans le segment périphérique d'un nerf sectionné (*voy.* CORDON NERVEUX). Dans l'aire de distribution du nerf existe une zone d'anesthésie et d'inflammation chronique au centre de laquelle est l'ulcère. Quand on examine celui-ci par sa face supérieure, on voit que l'ulcération occupe une toute petite surface au fond d'une sorte d'entonnoir creusé dans l'épiderme épaissi. Les parois de cette dépression infundibuliforme se présentent, sur une coupe, taillées en escalier, comme si les couches épidermiques avaient été entamées, par plans, sur des points d'autant plus voisins du centre de l'ulcère qu'on s'avance vers la profondeur. La coupe de la peau au niveau de l'ulcération du mal perforant acquiert ainsi un aspect tout à fait caractéristique.

Le fond de l'ulcère est formé par une couche plus ou moins profonde de désintégration moléculaire dans laquelle on ne trouve plus aucun détail de structure. Au voisinage de l'ulcération, les artères sont enflammées chroniquement et leur calibre est rétréci par la végétation de l'endartère. Les corpuscules de Pacini subsistent et ne paraissent pas avoir subi de modifications analogues à celles des troncs nerveux eux-mêmes ; mais les papilles du derme cutané qui entourent le point ulcéré ont subi des changements caractéristiques. Elles sont devenues véritablement gigantesques. Elles sont hautes et effilées et renferment de longues anses vasculaires ascendantes, mais pas de tubes nerveux à myéline ni de corpuscules du tact (corpuscules de Meissner), ce qui rend bien compte de l'anesthésie que l'on rencontre constamment à ce niveau. Je n'ai pas examiné ces papilles par la méthode de l'or, j'ignore donc si elles renferment des fibres pâles pénétrant dans les couches de Malpighi. On sait du reste que de pareils

nerfs jouent un rôle peu considérable dans les phénomènes du tact ; M. Ranvier
l'a du moins démontré pour la cornée (*Leç. d'anat. générale, la cornée*, 1881).
Le corps de Malpighi lui-même est épaissi considérablement au-dessus des
papilles que je viens de décrire et dans leurs intervalles, il se termine par une
épaisse zone granuleuse remplie de granulations d'éléidine volumineuses.
L'épaississement du stratum épidermique est surtout remarquable au-dessus de
cette ligne kératogène ; il porte presque absolument sur la zone feuilletée dont
les lits, intimement soudés entre eux, forment un tout solide et comme une
masse de corne résistante, constituant au pourtour de l'ulcère infundibuliforme une sorte de bourrelet annulaire. Souvent les lits cornés successifs se
teignent alternativement en jaune et en rose sous l'action du picrocarminate
d'ammoniaque. J'ignore la signification de ce phénomène histochimique, mais je
suis tenté d'attribuer en majeure partie l'accumulation incessante des lits cornés
les uns au-dessus des autres, et leur soudure solide et intime, à ce fait qu'il
n'existe nulle part, sous le bourrelet corné, d'atrophie des noyaux par dilatation
des nucléoles au sein du corps de Malpighi. Les cellules du corps muqueux
évoluent toutes parallèlement ; il n'y en a point d'englobées dans les lits cornés
à l'état de moindre vitalité ; c'est pourquoi il ne se produit pas de fissures
dans les couches épidermiques et conséquemment on n'y observe pas de desquamation.

Les altérations des nerfs qui donnent naissance au mal plantaire perforant
engendrent aussi fréquemment des lésions bulleuses qui siégent soit au talon,
soit sur le bord externe de la plante du pied, soit au niveau de la tête des méta-
carpiens. Dans ces régions, où l'épiderme est épais et très-solide, il se produit le
plus ordinairement des phlyctènes profondes. J'ai décrit suffisamment ces lésions
à propos des phlyctènes pour n'y pas revenir ici. Je ferai seulement remarquer que
dans les inflammations bulleuses localisées produites sous l'influence de l'irritation
des nerfs mixtes, et notamment dans le zona, très-fréquemment la lésion bulleuse
affecte aussi çà et là le caractère de la phlyctène profonde (Pierret, Chandelux).

b. *Dystrophies cutanées sans relation connue avec les altérations du système
nerveux.* Nous avons vu que certains processus inflammatoires interstitiels,
subaigus et comme latents, déterminent des lésions particulières du tégument. En
particulier dans les chéloïdes spontanées et généralisées nous avons constaté la
transformation fibreuse de tous les éléments du derme, l'atrophie de l'ectoderme
et des glandes, et enfin des lésions particulières des cellules fixes du chorion. De
pareilles chéloïdes pourraient tout aussi bien être rangées dans le cadre des
dystrophies que dans celui des déterminations inflammatoires. Elles établissent
en effet la transition entre les inflammations proprement dites et les affections
dystrophiques qui, jusqu'à présent, n'ont pas été démontrées comme dépendant
de lésions positives du système nerveux. Nous prendrons pour type des dermatoses de ce groupe celles qui caractérisent les deux affections dystrophiques qui
montrent les caractères les plus tranchés, à savoir la *sclérodermie* et le
xanthoma.

Sclérodermies. Si nous laissons de côté le groupe de dermatoses encore mal
déterminées que l'on a réunies sous le titre collectif de sclérème des adultes, et
dans lesquelles d'ailleurs les lésions du tégument sont très-comparables à celles
qu'on observe dans les sclérodermies légitimes, nous sommes conduits à distinguer avec le professeur Hardy : 1º une sclérodermie en plaques ; 2º une sclérodermie systématique à laquelle conviendrait aussi bien le nom de *dactylée ;* c'est

cette dernière qui est la mieux connue et qui a été étudiée au point de vue anatomique dans l'excellente thèse de Lagrange (1874).

Dans la sclérodermie en plaques, bien décrite par mon maître M. Hardy (cliniques de l'hôpital Necker et de la Charité, 1876-77), la lésion cutanée se montre d'abord sous forme de plaques fauves au centre, entourées d'une zone ardoisée, faisant un léger relief sur la peau et semées çà et là sur le tégument des jambes, des cuisses, des plis génitaux. Ces plaques restent isolées ou confluent de façon à former, dans le dernier cas, des îlots limités par des festons convexes en dehors. Peu à peu, sur ces plaques non douloureuses, encore souples, nullement anesthésiques (ce qui les distingue nettement de celles de la lèpre), on voit se dessiner des vaisseaux de nouvelle formation. Ces vaisseaux partent de la périphérie de la macule arrondie et convergent vers le centre à la façon des rayons d'une roue. Sur le vivant, on les distingue nettement à l'œil nu; ce sont des capillaires veineux, à parois irrégulières et comme ectasiques, affectant le caractère bien connu des varices intra-dermiques (voy. VARICES). L'ensemble du réseau vasculaire rappelle d'une manière frappante l'aspect de celui des follicules des ganglions lymphatiques. Les macules, d'abord grandes comme une pièce d'un ou de deux francs, s'agrandissent en même temps que leurs vaisseaux se forment; elles atteignent et dépassent même parfois les dimensions d'une pièce de cinq francs d'argent. Constamment, à côté de plaques anciennes, on en trouve de naissantes ou dans l'état de moyenne évolution. Il s'agit donc ici d'une dermatose s'opérant par poussées successives.

Au fur et à mesure que se développe le réseau vasculaire typique que je viens de décrire, l'épiderme s'amincit et devient lisse et brillant; le derme devient dur au centre, il ne glisse plus sur le tissu lâche sous-cutané; à la région prétibiale il semble adhérer au périoste, il acquiert peu à peu la consistance d'une cicatrice lisse. A ce niveau les vaisseaux radiés s'atrophient et les tissus sont exsangues; sur les bords, la peau moins altérée se tend et se plisse comme si elle devenait trop étroite pour recouvrir les parties sous-jacentes. En même temps, la région marginale bleuâtre s'étend; dans la zone des vaisseaux variqueux rayonnants le tégument prend une teinte jaune d'or analogue à celle d'une plaque de xanthoma. Si les lésions sont rapprochées, la jambe semble au malade enserrée dans un bas trop étroit. Enfin, le centre de la plaque s'érode en se fissurant à la façon d'une étoffe usée qui craque, et il se produit un ulcère atone qui guérit par le repos, se reproduit, guérit encore, donnant lieu chaque fois à une cicatrice qui prend le caractère chéloïdien et forme un nœud dur de tissu inodulaire au niveau duquel l'ulcération se répète incessamment. Ni les doigts, ni la langue, ni les lèvres, ne sont atteints systématiquement comme dans la sclérodermie dactyléc.

Il est inutile de reproduire ici le tableau de cette dernière maladie, parfaitement connue, qui débute par les doigts, les orteils, les lèvres et la langue, réduit la peau à une nappe de tégument lisse, mince, trop étroite, craquant aux jointures où se produisent de petites érosions, et envahissant la peau en remontant le long des membres qui se sèment de macules fauves avant que leur enveloppe cutanée s'amincisse et s'atrophie. J'ai vu un cas de sclérodermie de cette nature, absolument généralisée à toute la peau et dans lequel la malade était immobilisée dans une attitude rappelant celle des momies. Si l'on ait l'anatomie pathologique de cette singulière affection, l'on ne trouve aucune lésion du système nerveux, ni périphérique ni central, appréciable par nos méthodes d'investigation *actuelles*. La sensibilité reste partout intacte. Ainsı que l'ont fait voir MM. Lagrange et Duret (*loc. cit.*), l'épiderme est seulement aminci, la couche de cellules cylindriques renferme du pigment diffus au niveau des macules fauves, et l'on trouve aussi quelques grains de pigment dans les espaces interfasciculaires du derme, au voisinage du corps de Malpighi. Le corps papillaire disparaît, les glandes s'atrophient, les faisceaux fibreux du derme subissent des modifications spéciales. Ils deviennent énormes ; trois ou quatre fois plus volumineux qu'à l'état normal, ils absorbent vivement le carmin comme le font les faisceaux connectifs jeunes. Dans les espaces interfasciculaires on trouve des cellules fixes beaucoup plus nombreuses qu'à l'état normal, ainsi que des groupes de cellules migratrices placées à la file les unes des autres, çà et là, sans former une infiltration dermique continue. Enfin le réseau élastique du derme est énormément épaissi. Dans les espaces interfasciculaires il est pour ainsi dire stratifié et l'on trouve des cellules fixes du tissu connectif dans les intervalles de ses mailles.

La couche de tissu adipeux qui double le derme disparaît progressivement par suite d'un processus inflammatoire lent ; la graisse est résorbée peu à peu par les cellules migratrices qui forment des couronnes à la périphérie des vésicules adipeuses. Cet état subinflammatoire du pannicule rend compte de l'aspect compacte, homogène et comme cireux que prend le tégument dès le début. J'ai montré en effet que le retour du tissu adipeux à l'état embryonnaire donne au tégument sus-jacent l'apparence et la résistance de la peau congelée (*voy.* plus haut le paragraphe consacré à l'étude des dermites) ; des traces non équivoques d'inflammation subaiguë existent aussi au niveau des os qui s'atrophient par le mécanisme de l'ostéite raréfiante. On sait que la phalange et la phalangette peuvent même, dans la sclérodermie dactylée, être réduites à de véritables nodules osseux qui prennent l'apparence des sésamoïdes. Au niveau des articulations, des phénomènes analogues de résorption se montrent au niveau des cartilages. Enfin, à la face dorsale de la main ou du pied, au-dessus des points de flexion, sur les interlignes articulaires, se produisent de temps à autre, surtout sous l'influence du froid, de petites ulcérations ponctuées qui guérissent lentement en laissant une cicatrice déprimée analogue à celle de la variole.

Tout ici donc indique l'existence d'un processus lent de *dermite atrophique* à la suite duquel le derme s'amincit, le pannicule se résorbe, les phanères (ongles et poils) se déforment et disparaissent plus ou moins complétement, ainsi que les productions glandulaires ; presque tous les poils de duvet montrent dans un prolongement de leur gaîne externe un poil de remplacement, ce qui montre qu'ils muent incessamment. Les vaisseaux sanguins participent à cette inflammation obscure. Les artérioles, puis les artères de distribution, deviennent le siége d'une périartérite chronique qui s'accompagne assez ordinairement de la perte plus ou moins complète de leur motricité propre. Les artérioles dont les tuniques se sont infiltrées lentement d'éléments embryonnaires, puis sont revenues à l'état fibreux, ont vu leurs muscles annulaires s'atrophier ; il en résulte que les vaisseaux sanguins sont devenus incapables de régler leur débit ; ils se comportent comme les vaisseaux d'un sarcome. Aussi la main pendante bleuit et devient froide, si on la met sur la tête du malade pendant quelques minutes ; à la cyanose succèdent une rougeur écarlate et une chaleur vive. Le froid cyanose aussi les extrémités et les lèvres, la chaleur les fait rougir. M. le professeur Ball a insisté sur ces faits avec raison ; l'état des vaisseaux en rend pleinement compte. Lorsque la maladie fait des progrès l'inflammation se propage à la tunique interne des vaisseaux ; il se produit de l'endartérite qui peut devenir oblitérante et déterminer, si le vaisseau est minime, de petits ulcères atoniques ; s'il est volumineux, de véritables points de gangrène sèche. On voit quelquefois alors tomber les extrémités des doigts.

Il n'existe, à ma connaissance, aucune observation de cette forme de sclérodermie s'étant accompagnée de lésions viscérales comme on en observe dans la lèpre, ni d'atrophie musculaire. On peut considérer, en général, la sclérodermie dactylée comme le type des dystrophies cutanées de la variété atrophique. Jamais elle ne détermine de productions exubérantes et n'a point de forme tuberculeuse, tubéreuse, etc. Elle ne s'accompagne que de phénomènes inflammatoires (par exemple, éruptions pemphigoïdes) ulcéreux ou sphacélants. L'aplasie lamineuse, dont l'anatomie pathologique est encore mal connue et les sclérèmes des adultes, forment avec les deux sclérodermies en plaque et progressive un groupe absolument naturel de *dermatoses atrophiques*.

b. *Xanthelasma.* Un second groupe de dystrophies cutanées comprend les affections offrant un caractère commun que l'on pourrait nommer xanthélasmique ; c'est une lésion d'évolution et de nutrition toute particulière que subissent les cellules fixes du tissu fibreux du derme, et qui consiste dans la transformation de ces cellules, primitivement minces et appliquées sur les faisceaux connectifs, en des masses volumineuses, analogues grossièrement à celles qui forment les ostéoblastes ou les myéloplaxes des os ; masses qui, formées d'abord d'un protoplasma granuleux, se chargent progressivement de fines molécules graisseuses infiltrant le corps cellulaire tout en restant distinctes les unes des autres, quel que soit leur nombre.

Cette transformation singulière s'opère, avons-nous vu, dans certaines chéloïdes spontanées dont la généralisation s'accompagne parfois d'un état cachectique. Mais le type des affections cutanées de ce groupe est donné par la dermatose que l'on décrit sous le nom de xanthoma (Kaposi) ou xanthelasma (Erasmus Wilson) et que Rayer signala le premier en quelques lignes dans son ouvrage classique. La lésion consiste, dans le cas le plus simple, en des « plaques jaunâtres semblables, par leur couleur, à la peau de chamois, légèrement saillantes, molles, sans chaleur ni rougeur, quelquefois disposées d'une manière assez symétrique » (Rayer). A cette description répond la forme *plane* ou en plaques de Chambard (*Ann. de dermatol.*, 1879, p. 242). D'autres fois la dermatose affecte la disposition *tuberculeuse* ou encore tubéreuse ; dans ce dernier cas la lésion fait simplement un nœud interstitiel dans la peau et se présente avec la coloration violacée des bourgeons cutanés du carcinome prêt à s'ulcérer. La forme tubéreuse de Chambard est évidemment une forme de transition entre le xanthoma vrai et nos chéloïdes xanthélasmiques ; elle justifie, on le voit, le nom de dermatoses xanthélasmiques proposé par nous pour embrasser une série de dystrophies cutanées reliées par des caractères similaires.

Quand on fait une coupe à travers un morceau de peau atteint de xanthoma en plaques, on reconnaît que la surface de section est semée de taches jaune d'or qui semblent occuper les espaces interfasciculaires du derme et qui donnent à la lésion sa coloration caractéristique. Ni le raclage ni la pression ne font disparaître ces points jaunes. Ils se teignent en noir foncé sous l'influence des solutions osmiques, ce qui montre déjà qu'ils sont en majeure partie formés de graisse.

L'examen histologique montre que l'ectoderme qui recouvre la plaque de xanthoma est sain, montrant à peine une légère irritation habituelle par la transformation vésiculeuse des noyaux dans nombre des cellules du corps de Malpighi ; parfois aussi les cellules du corps muqueux deviennent vésiculeuses et leur noyau est déjeté sur le côté. Sous les couches épidermiques la partie supérieure du derme est le siége d'une congestion sanguine et montre des globules sanguins répandus dans les espaces interfasciculaires ou même pénétrant dans les couches les plus inférieures de l'ectoderme (Chambard) ; en outre, les cellules lymphatiques et conjonctives les plus superficielles sont tuméfiées et chargées de granulations jaune-verdâtre analogues à de petits blocs de pigment biliaire. Plus profondément les cellules fixes présentent des altérations tout à fait caractéristiques : elles subissent d'abord la tuméfaction trouble, se gonflent, forment des masses elliptiques à gros noyau nucléolé, constituées par un protoplasma granuleux analogue à celui des cellules bourgeonnantes de la moelle des os. Ces cellules fixent énergiquement toutes les matières colorantes. Bientôt on voit des vacuoles apparaître au sein du protoplasma ; ces vacuoles sont fines, nombreuses, incolores, remplies d'un liquide analogue à celui qui forme les gouttes sarcodiques ; Chambard considère ce stade comme répondant à celui d'infiltration albumineuse. Il y aurait intérêt à vérifier l'existence de l'état vacuolaire précité sur des préparations faites après fixation du lambeau de peau par les vapeurs d'osmium, car il se pourrait que la production des vacuoles fût un effet de l'action traumatique exercée par les liquides coagulants sur des cellules dont la constitution moléculaire est délicate et devenue assez semblable à celle des cellules cartilagineuses. Au sein d'une pareille masse le noyau se voit difficilement, il est irrégulier et comme bourgeonnant. Sur la limite de la zone d'accroissement et de la plaque jaune, le protoplasma des cellules fixes est encore plus gonflé que précédemment ; il prend un éclat gras et une teinte jaune clair ; le noyau devient de plus en plus irrégulier, s'étire en sablier et finalement se segmente. Au niveau même des plaques les cellules fixes sont énormes, à noyaux multiples, rendues mûriformes par des gouttes de graisse semées au sein du protoplasma granuleux et présentant une coloration jaunâtre ou jaune d'or. A la limite de l'élément existe une fine membrane enveloppante. Cette membrane n'est pas l'analogue de la capsule des vésicules adipeuses ; elle est formée par une lame du protoplasma, qui s'est condensé et desséché à la périphérie de façon à édifier ce que l'on appelle un exoplasme. Les faisceaux connectifs s'écartent pour loger les cellules ainsi modifiées et disposées par groupes dans leurs intervalles de façon à simuler, à première vue, une sorte d'infiltration du derme par le tissu adipeux, ce qui justifie le terme de *molluscum lipomateux* attribué d'abord par Virchow au xanthoma.

Quand l'affection prend la forme tuberculeuse, l'ectoderme s'amincit au niveau du relief tuberculeux, le corps papillaire est infiltré de goutelettes graisseuses ; cette infiltration des espaces interfasciculaires par la graine libre ou les amas de cellules dégénérées est la cause du relief de la lésion. Les faisceaux connectifs s'atrophient pour faire place à la graisse ; les vaisseaux artériels qui traversent le nodule sont affectés de périartérite et d'endartérite, les veinules et les veines s'atrophient et disparaissent en partie ainsi que les fentes lymphatiques. Les glandes sébacées sont englobées dans le nodule graisseux sans être très-modifiées. Il n'en est pas de même des glandes sudoripares, qui s'effacent peu à peu par le mécanisme ordinaire d'atrophie que nous avons décrit plus haut. Les lésions les plus intéressantes sont celles des nerfs cutanés ; elles ont été découvertes par Chambard et consistent dans une sclérose de la gaîne lamelleuse dont les lames se fusionnent par place et constituent un manchon de substance homogène, se colorant en rose par le carmin comme les tissus fibreux de nouvelle formation. Le tissu connectif intra-fasciculaire subit une sclérose analogue. Les tubes nerveux perdent alors leur myéline, on ne voit plus que la coupe de leurs cylindres d'axe sur les sections transversales. Enfin les cellules endothéliales de la gaîne lamelleuse, et celles du tissu connectif cloisonnant interfasciculaire, ont souvent subi la transformation xanthélasmique, elles sont tuméfiées, granuleuses, semées de gouttes de graisse exactement comme celles des espaces interorganiques du derme.

La forme tubéreuse reproduit les lésions décrites à propos des chéloïdes xanthélasmiques dont elle me paraît constituer simplement un cas particulier.

Les lésions du xanthoma doivent être bien plutôt rapportées à une affection dystrophique du tégument qu'à une variété particulière de tumeurs de ce dernier. On voit en effet que la modification fondamentale, celle des cellules fixes, se retrouve dans une série de formes morbides cliniquement distinctes. Il s'agit donc ici d'un processus général d'ordre mixte, irritatif dans ses premiers stades, régressif dans les derniers, et portant principalement sur les cellules fixes du tissu fibreux du derme. Partout où ce dernier envoie des prolongements et même dans l'œsophage et dans l'arbre laryngo-bronchique (que son origine embryologique rattache étroitement à l'œsophage et par suite au derme cutané) on peut rencontrer là transformation xanthélasmique (Chambard, Obs. II, *loc. cit.*, p. 242) des cellules du tissu connectif modelé ; la gaîne lamelleuse des nerfs y participe probablement en vertu de sa constitution fibreuse. Cette forme d'altération nutritive d'une variété d'éléments cellulaires dont les lésions se bornent ordinairement à celles du type inflammatoire doit être soigneusement retenue, et je ne doute pas qu'on la retrouve dans une série d'affections cutanées qui, comme les chéloïdes diffuses et le xanthoma tubéreux de Chambard, sont tout à fait distinctes du xanthome vrai caractérisé par des plaques ou des nodules jaunes. Le xanthélasma ne rentre pas du reste facilement dans le cadre des tumeurs définies, il suffit pour s'en convaincre de se reporter au travail très-exact et précis de Chambard (*Arch. de physiol.*, 1879), qui reconnaît que, si l'on peut avec quelque raison nommer le xanthome tuberculeux un *fibrome lipomateux*, cette dénomination ne convient nullement à la forme plane. Ainsi donc une lésion donnée ne saurait être une tumeur parce qu'elle est en plaque et le deviendrait sur un autre point du derme parce qu'elle s'y présente sous forme d'un tubercule. Il est infiniment préférable de faire sortir le xanthoma du cadre des tumeurs et de le reporter dans la classe des dystrophies cutanées où il a sa place toute trouvée et toute naturelle.

c. *Altérations dystrophiques de l'épiderme et des produits ectodermiques analogues.* Les types de ces altérations sont l'ichthyose cachectique, celle qui survient au niveau des membres paralysés, enfin l'ichthyose congénitale, qui est une véritable difformité de la peau. Dans certains cas (Leloir) l'état ichthyosique s'accompagne de lésions dégénératives des nerfs cutanés.

Au point de vue des lésions du tégument proprement dit, l'on ne trouve guère, dans l'*ichthyose pityriasique* caractérisée par une squame douce, que les signes de l'évolution rapide des cellules du corps muqueux. Les nucléoles s'agrandissent et atrophient les noyaux d'un grand nombre de cellules qui ne peuvent plus se souder à leurs voisines d'une façon aussi intime que celles dont le noyau n'est pas atrophié. On sait en effet que, lorsque le noyau d'une cellule s'atrophie, celle-ci ne peut plus poursuivre son évolution. Les cellules ectodermiques à noyau disparu meurent avant que l'épiderme corné ait acquis toute sa solidité à leur niveau ; la desquamation incessante résulte de ce processus, ainsi que nous l'avons fait souvent déjà remarquer.

L'*ichthyose cornée* est au contraire caractérisée par une production surabondante d'épiderme sur certains points de la peau. Elle présente une variété, l'*ichthyose pilaire*, improprement appelée pityriasis des poils. Dans cette forme d'ichthyose des couches d'épiderme corné sont nécessairement produites par la gaîne externe du poil, ou plutôt par le repli de l'ectoderme qui en tient lieu et qui entoure la tige du poil au-dessus de l'orifice de ses glandes sébacées annexes. A ce niveau, en effet, l'ectoderme est complet et disposé pour l'évolution épidermique ordinaire (ou stratiformative) ; la ligne granuleuse existe et la gaîne du collet du poil manifeste à l'état normal son activité en sécrétant une petite collerette épidermique péripileuse qui n'est visible que sur les préparations microscopiques et qui desquame et se renouvelle incessamment. Mais, quand la peau d'une région couverte de poils est irritée, dans le pityriasis, par exemple, ou dans le sycosis non parasitaire, on voit apparaître des collerettes épidermiques au point d'émergence du poil. Souvent même on peut les faire glisser le long du poil arraché et les isoler sous forme d'un petit tube. Lorsqu'au lieu de desquamer insensiblement, ou de s'élever en collerettes qui tombent, ces lamelles se soudent à l'état de corne solide, elles s'accumulent autour du collet du poil en s'emboîtant les unes dans les autres à la façon de cornets d'oublies, plus ou moins rapidement, le poil est étouffé par le cône corné, à pointe tournée en bas, qui l'entoure ; il se brise à son point d'émergence. Lorsque l'accumulation d'épiderme continue à s'effectuer, la petite corne péripileuse agrandit latéralement et même déprime de haut en bas la cavité du collet et se creuse une loge dans les parties superficielles du derme, tout à fait à la façon d'un comédon acnéique dont elle a exactement la situation par rapport au poil et à ses gaînes ; la peau prend alors l'aspect d'un chagrin rude à gros grains. Au bout d'un certain temps, le poil et la masse cornée sont expulsés, mais leur logette intra-dermique subsiste et reste marquée sur la peau comme une toute petite cicatrice de variole.

d. *Colorations anomales et non congestives de la peau.* Si l'on met de côté les macules congestives et hémorrhagiques d'une part, de l'autre les colorations déterminées par les diverses crasses parasitaires (telles que, par exemple, le *pityriasis versicolor*), on peut réduire à un petit nombre les colorations anomales du tégument.

1° Les unes sont le résultat d'une véritable *teinture de la peau* soit opérée directement (il s'agit ici de taches qui n'ont rien à faire avec les dermatoses), soit consécutives à l'absorption, puis à l'élimination de certains produits par la peau, capables de s emmagasiner dans cette dernière et de lui faire éprouver une sorte de teinture. Les ouvriers qui manient la fuchsine ont parfois la peau teinte par places en rouge ou en bleu ; la coloration est intra-épithéliale et résiste aux lavages. J'ai vu en 1876, à la clinique de l'hôpital Necker, un malade teint de cette façon ; presque tous ses cheveux, qui étaient blonds, étaient devenus d'un magnifique rouge de carmin. D'autres matières colorantes, la safranine, par exemple, teignent la peau en jaune de façon à simuler un ictère biliaire ; mais un caractère distinctif capital, c'est que, dans le cas de teinture de la peau consécutive à l'élimination de la matière colorante par la voie cutanée, les conjonctives ne sont jamais jaunes, pas plus que la muqueuse buccale.

Dans l'ictère biliphéique, le mécanisme de la coloration anomale du tégument n'est pas sensiblement différent; de même que, lorsqu'on nourrit un animal de coralline *pure* (qui n'est pas toxique), on voit au bout d'un certain temps tous les tissus prendre une teinte rouge brique qui passe au rose vif quand on ajoute un alcali à la préparation, de même la matière colorante de la bile, circulant avec le sang, colore uniformément tous les éléments histologiques des tissus. Il convient cependant de faire remarquer que, dans la peau, cette matière colorante agit à la façon d'un irritant et détermine presque régulièrement de petites inflammations congestives, ponctuées, donnant lieu à la production de petites papules prurigineuses. Souvent aussi se montrent des macules hémorrhagiques ; même dans l'ictère simple on les trouve communément sous forme de taches sanguines très-minimes, analogues à des piqûres d'aiguilles. Elles sont dues à l'action dissolvante des matériaux biliaires sur les globules sanguins : il suffit donc d'en signaler l'existence.

2° A côté de ces colorations anomales produites sous l'influence d'une teinture interstitielle des éléments anatomiques, on doit distinguer celles qui sont le résultat (A) de troubles survenus dans la répartition du pigment normal (B) de l'introduction dans le derme de molécules étrangères à l'économie, le plus souvent métalliques et jouant le rôle d'une sorte de pigment artificiel.

A. Certaines conditions modifient la répartition du pigment dans l'ectoderme. Parfois ce pigment disparaît sur des surfaces petites ou grandes, le plus souvent disposées en aires nettement limitées, comme si l'achromie était commandée par la distribution même des éléments qui apportent à la peau ses matériaux nutritifs ou ses incitations trophiques, c'est-à-dire les vaisseaux et les nerfs. On est alors en présence de ce que l'on appelle le *vitiligo*. Le plus ordinairement les plaques décolorées alternent avec des plaques pigmentées. Dans certaines macules dyschromiques, telles que les masques de grossesse ou ceux qui se produisent d'une façon presque identique chez des personnes affectées habituellement de migraines ou de névralgies, cette juxtaposition de taches fauves de pigmentation et des aires décolorées s'observe à peu près régulièrement. Quelques faits, signalés d'abord par M. Parrot, puis par MM. Déjerine et Leloir, tendent à faire supposer que certaines altérations des nerfs cutanés sont conjuguées à l'affection maculeuse ; cependant de nouvelles recherches sont nécessaires sur ce point. De même, la pathogénie du *lentigo* et des *éphélides* est encore entourée d'une certaine obscurité.

On ne connaît pas non plus d'une manière nette la cause de la coloration ictéroïde des cachectiques (tuberculeux, saturnins, etc.). Cette coloration est parfois bleuâtre (Érasmus Wilson). On trouve seulement alors la pigmentation du corps de Malpighi un peu plus intense. Mais dans la maladie d'*Addison* les lésions de la peau prennent un développement tout particulier et méritent une description spéciale. La peau est alors chargée de pigment, diffus et granuleux, non-seulement au niveau des couches profondes des corps de Malpighi, mais encore et *constamment* dans le derme lui-même.

Si l'on fait une coupe parallèle à la surface de l'épiderme dans la peau pigmentée d'un malade atteint de maladie bronzée, les éminences papillaires et les vaisseaux qu'elles contiennent sont coupés en travers, l'implantation de l'ectoderme sur le derme festonné se voit avec une netteté remarquable ; chaque papille

sectionnée en travers forme un cercle blanc entouré d'une bande brune d'épithélium malpighien. Si la coupe est mince et faite après fixation dans l'alcool
ou le liquide de Müller, on distingue nettement la paroi, la zone périvasculaire
et le contenu des vaisseaux sanguins dont la lumière est bien dessinée. On peut
alors étudier d'une façon précise la topographie du pigment, soit sans coloration
aucune, soit mieux après l'action du picrocarminate d'ammoniaque et de la
glycérine picro-carminée. La pigmentation se montre sous deux aspects :
pigmentation diffuse et *pigmentation granuleuse*.

La pigmentation diffuse consiste dans l'imprégnation des couches profondes
du corps muqueux par une matière d'un brun fauve, assez analogue comme
coloration à la teinte que donne au corps muqueux normal l'acide osmique en
solution à 1 pour 100. Cette matière imprègne le protoplasma des cellules
malpighiennes d'une façon uniforme. Pour le dire en passant, c'est principalement le pigment diffus que l'on trouve dans la peau saine brunie par l'exposition
au soleil. Il semble donc que la substance qui imprègne le protoplasma des
cellules ectodermiques soit capable de foncer sa coloration dans certaines
conditions et de prendre les caractères d'un pigment diffus. Dans la maladie
d'Addison cette coloration foncée n'a pas besoin, pour s'opérer, de l'action de la
lumière intense, puisqu'on observe la teinte brune, analogue à celle du bronze
florentin, sur les parties cachées du corps. Ce qui montre bien que cette coloration est en rapport direct avec l'activité évolutive des cellules ectodermiques,
c'est que dans les plis cutanés, là où l'évolution de l'épithélium malpighien est
surtout active, la coloration brune est aussi plus accusée.

Le pigment granuleux se dépose en grains distincts dans la zone périnucléaire
des cellules profondes du corps muqueux, surtout au niveau de la zone génératrice, qui paraît alors comme une ligne de bâtonnets noirs. Dans ce point, le
dépôt du pigment peut même se faire entre les cellules, dans les lignes de
ciment; il écarte ces dernières pour se loger lorsqu'il est constitué par des
grains volumineux. Il infiltre souvent l'élément cellulaire entier, endoplasme et
exoplasme, couvrant et masquant complétement son noyau. Dans le réseau
muqueux, le dépôt granuleux est moins abondant et occupe ordinairement le
pourtour du noyau.

*Ce pigment granuleux est apporté par les vaisseaux sanguins déjà tout
formé.* Sur de bonnes préparations montrant les vaisseaux bien fixés à l'état de
réplétion, le fait est indiscutable. Dans la lumière des vaisseaux on voit les
globules rouges incolores et au milieu d'eux, de distance en distance, un ou
plusieurs globules blancs dont le noyau irrégulier est coloré en rose et dont le
protoplasma est semé de grains noirs de pigment. Dans les papilles, on trouve
toujours un certain nombre de ces globules pigmentés répandus dans le tissu
connectif, soit le long du vaisseau d'où ils émanent, soit dans les espaces
interfasciculaires. Ils se montrent avec une apparence très-semblable à celle
qu'affectent les globules blancs en train de résorber une ecchymose. Parvenus
dans les espaces du derme, ces globules doués de mouvements actifs déposent,
chemin faisant, le pigment dont ils sont chargés; on en trouve des amas granuleux placés entre les faisceaux fibreux. Les cellules fixes du tissu dermique ou
du pourtour des vaisseaux s'en chargent également et prennent une apparence
analogue à celle des chromoblastes des animaux inférieurs. Enfin les globules
blancs pigmentés abordent la limite du derme et de l'ectoderme et déposent
leurs grains noirs à ce niveau, c'est-à-dire au niveau de la ligne des cellules

cylindriques. Voilà pourquoi c'est surtout cette ligne qui est chargée de pigment granuleux. En résumé, dans la maladie bronzée l'on observe constamment le pigment : 1° dans l'ectoderme; 2° dans le derme ou il est renfermé dans les globules blancs, dans les cellules fixes, ou disposé en amas, ou en traînées dans les espaces interfasciculaires.

. - B. L'imprégnation du derme par les grains noirs est un fait qui s'observe également dans certaines pigmentations de cause externe, notamment au niveau des tatouages des lèvres et des joues chez les saturnins ou les individus long-temps soumis à l'action médicamenteuse du nitrate d'argent. Chez les saturnins la pigmentation est produite par le sulfure de plomb et due à un dépôt métallique non dans les cellules du corps muqueux qui ne sont jamais colorées, mais dans les cellules fixes et les espaces du tissu conjonctif. La pigmentation est surtout abondante au niveau des bandes de tissu conjonctif qui accompagnent les bou-quets vasculaires des papilles, de telle sorte que l'on a pu croire que le sulfure de plomb était contenu dans les vaisseaux eux-mêmes (Cras). Il est facile de reconnaître qu'il s'effectue simplement autour d'eux. En même temps on trouve dans les mailles du derme un certain nombre de cellules migratrices chargées de grains noirs de sulfure plombique et qui jouent probablement un rôle impor-tant dans le mécanisme de la pigmentation en transportant les grains colorés. Mais ces globules blancs ne m'ont pas paru abandonner leurs granules de sulfure dans la lumière des vaisseaux eux-mêmes, de façon à l'oblitérer d'une sorte d'injection granuleuse et à déterminer ainsi, par suite de la suppression de la circulation, les ulcérations de la sertissure des dents qu'on observe communément avec le liseré de Burton.

Je terminerai ici l'anatomie pathologique générale des dermatoses sans aborder l'histoire des lésions cutanées déterminées par les parasites du tégument ni celle de l'envahissement de la peau par les tumeurs. Ces deux sujets seront traités à fond dans les articles spéciaux TEIGNES, PARASITES CUTANÉS et PEAU (Anatomie pathologique générale).

Nous avons vu que l'ectoderme, uni à la portion de la lamelle fibro-cutanée qui lui fournit son chorion, constitue une vaste surface au sein de laquelle évoluent les inflammations, les congestions, les œdèmes, les hémorrhagies, en un mot, tous les processus anatomo-pathologiques communs. Nous avons étudié les lésions élémentaires édifiées par ces processus au triple point de vue de leurs caractères à l'œil nu, de leurs origines et des modifications de structure corré-latives à chacune d'elles. Enfin, nous avons suivi dans le tégument les tendances imprimées par les diathèses à leurs déterminations cutanées.

Si l'on relie entre elles toutes ces descriptions diverses et si on les considère dans leur ensemble au point de vue élevé de l'anatomie pathologique générale, on reconnaît sans peine que, si les dermatoses des divers types reproduisent les caractères principaux des déterminations morbides s'opérant au sein des tissus communs dont le derme est composé, les réactions de l'ectoderme, c'est-à-dire des couches épidermiques et du corps de Malpighi qui les engendre, montrent des réactions accusant une haute individualité. De là la grande valeur des dermatoses en pathologie générale, puisque, sur l'ectoderme, viennent souvent s'imprimer, à l'extérieur et sous les yeux mêmes du clinicien, des expressions diathésiques parfois caractéristiques. De là l'importance de l'étude histologique des dermatoses, sujet vaste à peine abordé jusqu'ici, et dont je n'ai pu même, dans cet article, qu'ébaucher l'histoire.   J. RENAUT.

DERME. *Voy*. PEAU.

DERMINÉS. Une des divisions établies par Elias Fries dans le grand genre Agaric, et comprenant tous ceux de ces Champignons dont les spores mûres, de couleur fauve ou ferrugineuse, présentent plus ou moins la teinte du cuir.

Pour nous conformer, en partie du moins, au renvoi effectué dans ce Dictionnaire à l'article CHROMOSPORÉS (*voy*. 1ʳᵉ série, t. XVII, p. 172), nous donnons ci-après la diagnose de chacun des sept sous-genres qui composent ce groupe ; mais, pour la description des 260 espèces qu'ils renferment, nous croyons devoir renvoyer le lecteur à l'ouvrage de l'illustre mycologue suédois, intitulé : *Hymenomycetes europœi, sive Epicriseos systematis mycologici editio altera*, 1874, pag. 214 et suiv.

1ᵉʳ S. G. PHOLIOTA Fr. Réceptacle convexe, non ombiliqué, à lamelles sèches, inégales ; pédicule squameux, enveloppé d'une cortine ; volva tantôt membraneux, tantôt fixé au pédicule sous forme d'anneau floconneux. — 47 espèces, se développant en automne sur les racines des arbres et les troncs pourris. — Ex. : *A. œgerita* Fr. ou *Champignon du peuplier* de Paulet, à chair blanche, d'une odeur très-agréable ; *A. heteroclitus* Fr., commun sur les troncs de bouleau, bien reconnaissable à son odeur forte, rappelant celle du raifort ; *A. mutabilis* Schæff., très-commun au pied des arbres ; *A. destruens* Brond., sur le tronc des peupliers, etc.

2ᵉ S. G. INOCYBE Fr. Réceptacle d'abord convexe, puis plan, marqué de papilles soyeuses ; volva fibrilleux, fugace, adhérent au pédicule sous forme d'anneau. — 44 espèces, vivant à terre dans les bois humides, principalement dans les bois de pins ou de hêtres. — Ex. : *A. lanuginosus* Bull., commun dans les bois de hêtres ; *A. perbrevis* Weinm., dans les bois humides, etc.

3ᵉ S. G. HEBELOMA Fr. Réceptacle fréquemment irrégulier, mamelonné, parfois visqueux, à lamelles sinueuses ; pédicule nu ; anneau plus ou moins persistant. — 26 espèces, se développant en automne sur la terre, dans les bois, dans les bruyères, parmi les feuilles de pins ou de sapins. — Ex. : *A. crustuliniformis* Bull., très-commun dans les bois, à odeur forte rappelant celle du radis noir ; *A. mesophœus* Pers., commun sur les pelouses, sur le bord des chemins, etc.

4ᵉ S. G. FLAMMULA F. Réceptacle convexe, lisse, squameux, de couleur jaunâtre ; pédicule fibrilleux, creux à l'intérieur ; volva marginal, fugace. — 37 espèces, se développant dans les bois, à terre, ou sur les troncs d'arbres, quelques-uns dans les sapinières. — Ex. : *A. carbonarius* Weinm., commun sur la terre, dans les endroits où l'on a fait du charbon ; *A. picreus* Fr., commun sur les troncs de pins, etc.

5ᵉ S. G. NAUCORIA Fr. Réceptacle membraneux ou charnu, d'abord campanulé, puis aplati, couvert de squamules, à lamelles d'un jaune citron ; volva nul ou très-fugace. — 57 espèces, vivant dans les lieux humides, dans les bois, les jardins, sur les tiges et les feuilles mortes des graminées, parmi les feuilles de sapins, etc. — Ex. : *A. cucumis* Per., qui répand une odeur agréable, analogue à celle du melon ; *A. centunculus* Fr. (*A. limbatus* Quélet), sur les troncs pourris de hêtres ; *A. amœnus* Weinm. ; *A. graminicola* Nees ; *A. carpophilus* Fr., etc.

6ᵉ S. G. GALERA Fr. Réceptacle membraneux, campanulé, glabre, humide, légèrement strié, à lamelles de couleurs variables ; pédicule grêle, fistuleux ;

volva nul ou fugace. — 27 espèces, se développant sur le terreau, dans les bois humides, parmi les mousses, sur les crottins de cheval, etc. — Ex. : *A. rubiginosus* Pers., *A. hypnorum* Batsch, *A. mycenopsis* Fr., etc.

7e S. G. CREPIDOTUS Fr. Réceptacle légèrement membraneux, à lamelles inégales, décolorées, divergentes d'un point commun ; pédicule excentrique, latéral ou nul ; volva nul ou très-fugace. — 15 espèces, se développant, en hiver, sur les troncs d'arbres, quelques-uns sur les branches tombées à terre dans les hautes futaies. — Ex. : *A. palmatus* Bull. ; *A. alveolus* Lasch ; *A. mollis* Schæff. ; *A. applanatus* Pers., etc. ED. LEFÈVRE.

DERMOCHÉLIUS. *Voy.* DERMATOCHÉLYS.

DERMOCYMES (de δέρμα, peau, et χύμα, produit de la génération). Nom proposé sommairement par Is. Geoffroy Saint-Hilaire, pour désigner particulièrement le groupe des monstres *endocymiens* qui se trouvent caractérisés par le siége sous-cutané de l'inclusion (*voy.* DIPLOGENÈSE). O. L.

DERMOÏDE (TISSU). On donne le nom de dermoïde à des kystes uniloculaires dont la poche présente une texture analogue à celle de la peau, avec cette différence que la face épidermique du tissu formerait la surface interne du kyste (*voy.* FIBROMES, KYSTES, OVAIRES, TUMEURS.) D.

DERMOTT (D.-G.). Médecin anglais de la première moitié de ce siècle, enseignait l'anatomie au théâtre anatomique de Windmill-street. Il était membre du collége royal des chirurgiens et médecin au Westminster Dispensary. Ses ouvrages sont relatifs surtout à l'anatomie. En voici les titres :

I. *Illustrations of the Arteries connected with Ancvrism and Surgical Operations.* London, 1824-27, 3 fasc. in-fol. — II. *A Concise Description of the Locality and Distribution of the Arteries of the Human Body.* London, 1827, in-12, pl. col. — III. *A Description of the Reflections of the Peritoneum and Pleura, with Diagrams.* London, 1827, gr. in-8°. — IV. *Introductory Anatomical Lecture, delivered ad the New Theatre of Anatomy, little Windmill-street, Golden square, the* 1. Oct. 1825. In *the Lancet*, t. IX, 1825, 1826, p. 85. — V. Articles dans *the Lancet*. L. HN.

DÉROCHAGE (HYGIÈNE INDUSTRIELLE). Sous les noms de *dérockage*, *décapage* et *ravivage*, on confond souvent des opérations qui ont pour but le nettoyage de pièces métalliques destinées à être brunies, argentées ou dorées. Il faut cependant distinguer le dérochage du décapage, en ce sens que la première de ces opérations consiste à débarrasser la pièce de métal des impuretés : corps gras, sable et oxydes, qui en recouvrent la surface, et cela sans entamer le métal lui-même ; dans le décapage, au contraire, on doit mettre le métal à nu et, pour y arriver plus facilement, enlever une légère couche métallique de la surface. D'une manière générale, le dérochage précède toujours le décapage ; et ces deux opérations ont pour objet le ravivage du métal.

Il n'est guère possible, au point de vue de l'hygiène, de séparer le dérochage du décapage. Aussi n'aurons-nous pas grand'chose à ajouter ici à ce que nous avons dit à l'article DÉCAPAGE.

Le dérochage peut s'opérer par des moyens mécaniques. C'est alors un véritable *ponçage* avec une substance pulvérulente à grains plus ou moins durs que l'on pratique le plus souvent *à l'humide*. Les procédés chimiques sont plus généralement employés, et c'est à l'usage des acides que l'on a alors recours. Pour certains métaux, comme le fer, qu'un bain acide, même très-étendu, attaque rapidement, on enlève l'oxyde qui le recouvre au moyen d'une solution concentrée de carbonate de potasse.

Les accidents auxquels le dérochage mécanique expose les ouvriers sont dus à l'inhalation de poussières dures, métalliques. Le dérochage chimique les soumet à l'absorption des vapeurs acides. C'est dans le dérochage du cuivre, qui donne lieu à la formation d'abondantes vapeurs nitreuses, que les ouvriers sont particulièrement exposés à leur action dangereuse. La nature de ces accidents a été étudiée à l'article AZOTEUX ET HYPOAZOTIQUE (*Hygiène industrielle*) de ce Dictionnaire, par Beaugrand; nous n'avons pas à y revenir.

A côté des *bijoutiers*, des *soudeurs en cuivre*, il nous faut signaler les *graveurs à l'eau-forte*, les *essayeurs de commerce*, les *damasquineurs d'armes*, et enfin les ouvriers qui fabriquent les *perles en verre*, comme catégorie d'ouvriers chez lesquels de pareils accidents ont été observés à diverses reprises.

Dans la fabrication de perles en verre, en effet, l'opération qui a pour but de retirer du centre des perles la portion de tige de cuivre qui y est restée enchâssée, en plongeant ces perles dans un bain d'acide azotique qui dissout le métal, donne lieu à une abondante production de vapeurs nitreuses.

En ce qui concerne les prescriptions d'hygiène professionnelle et industrielle, nous renvoyons à l'article DÉCAPAGE, où la question a été déjà traitée.   A. LAYET.

DÉRODYMES (de δείρα, cou, et δίδυμος, jumeau).   Nom donné aux monstres doubles, qui n'ont qu'un seul corps et une seule poitrine, mais dont le sternum est opposé à deux colonnes vertébrales (*voy.* DIPLOGENÈSE).   O. L.

DEROSNE (Les deux).

Derosne (CHARLES).   Chimiste français, l'auteur de la découverte de la *narcotine*, naquit à Paris en 1780 et mourut dans la même ville en septembre 1846. Il dirigea avec un de ses frères la pharmacie Cadet-Derosne et fit avec lui, en 1806, des recherches sur l'esprit pyro-acétique que fournit la distillation de l'acétate de cuivre. En 1808 il réussit à blanchir le sucre brut par divers procédés, entre autres par l'emploi de l'alcool à 33 degrés. En 1811, modifiant les découvertes d'Achard et d'Hermstaedt, il parvint à retirer 4 pour 100 de sucre des racines de betterave, et présenta à la société d'encouragement un pain de sucre de betterave raffiné. En 1813, il trouva la fabrication du noir animal par la carbonisation des os, et appliqua le charbon à la décoloration et à la purification des sirops de sucre. En 1817, il établit avec Cellier-Blumenthal l'appareil distillatoire continu, demeuré la base de tous les appareils évaporatoires. Ayant observé que le sang frais desséché à basse température forme un produit sec, avec toutes les propriétés de l'albumine, il s'en servit pour la clarification du jus et des sirops sucrés et aussi comme d'un engrais puissant. En 1825, Derosne s'associa avec Cail, mécanicien intelligent et expérimenté; l'usine qu'ils construisirent à Chaillot devint bientôt une des premières pour la construction des machines à vapeur et la fabrication des locomotives de chemins de fer. Durant quinze ans toutes les machines employées par le roi de Hollande pour l'épuration du sucre de ses fabriques dans les colonies furent également fabriquées par Ch. Derosne (Biogr.-Didot).

Derosne était membre de l'Académie de médecine (section de physique et de chimie médicale). Nous connaissons de lui :

I. *Mémoire sur l'opium, lu à la Soc. de pharmacie.* In Annal. de chimie, t. XLV, p. 257, an XI (1805). — II. *Notes sur la formation de l'éther acétique dans le marc de raisin.* Ibid., t. LXVIII, p. 331, 1808, et in *Annal. de la Soc. de méd. du département de l'Eure*, 1809, p. 88. — III. Avec son frère, BERNARD DEROSNE : *Expériences et observations sur la distillation de l'acétate de cuivre et sur ses produits.* Ibid., t. LXIII, p. 267, 1807. — IV. *Traité complet sur le sucre européen de betteraves.* Trad. de l'allem. de FR. CH. ACHARD. Paris, in-8°. — V. Divers articles sur la clarification des sirops, le raffinage des sucres, etc., dans *Journ. de pharmacie*, etc.   L. Hn.

Derosne (BERNARD). Frère aîné du précédent, chimiste et pharmacien comme lui, était également membre de l'Académie de médecine (section de pharmacie). Il mourut en 1855 ou 1856. Il a, comme nous l'avons vu, pris part à quelques-uns des travaux de son frère.   L. Hn.

DERRIS LOUR., (*Fl. cochinch.*, ed. 1790, 432). Genre de Légumineuses-Papilionacées, de la série des Dalbergiées, que nous n'avons considéré que comme une section du genre *Pongamia*, et qui est en même temps extrêmement voisin des *Lonchocarpus*, dont il ne diffère que par l'étroite aile de la gousse. Le *D. pinnata* LOUR. a une racine astringente que les indigènes emploient, en guise de cachou, quand celui-ci leur manque, pour mélanger au bétel. Le *D. uliginosa* BENTH. (*Dalbergia heterophylla* W. — *Pongamia uliginosa* DC.), de l'Inde orientale et de Java, sert de médicament dans ce pays. On l'emploie aussi pour enivrer le poisson. Le *D. Forsteriana* BL., des Célèbes et de Bornéo, est le *Galedupa* de ce pays. Son écorce et son bois servent à faire des fumigations.   H. BN.

BIBLIOGRAPHIE. — BENTH., *in Journ. Linn. Soc.*, IV, Suppl., 101; *Gen.*, I, 540, n. 250. — MÉR et DEL., *Dict. Mat. méd.*, II, 619. — ROSENTH., *Synops. pl. diaphor.*, 1026. — H. BN., *Hist. des pl.*, II, 330.   H. BN.

DES AGULIERS (JEAN-THÉOPHILE). Physicien français que ses travaux sur la physique (ou philosophie expérimentale) et en particulier sur l'électricité, la météorologie, etc., nous engagent à citer. Il naquit le 12 mars 1683 à La Rochelle où son père professait la théologie. Lors de la révocation de l'édit de Nantes, ce dernier passa en Angleterre et fonda une école à Islington. Le fils partagea quelque temps avec le père la direction de cette école, puis de 1702 à 1712 enseigna la physique à l'Université d'Oxford. Il fit ensuite des leçons à Londres et dans plusieurs villes de Hollande, où il fit la connaissance de Ruysch, de Boerhaave, de S'Gravesande, de Huygens. Il eut le bonheur de seconder Newton, devenu vieux, dans ses expériences et ses démonstrations. Des Aguliers mourut à Londres, le 29 février 1744, laissant, outre un certain nombre de traductions d'ouvrages français, un grand nombre de mémoires intéressants insérés dans les *Philosophical Transactions* (1716 à 1742) et traitant de la lumière, des couleurs, des variations du baromètre, de la densité des corps, de la formation des nuages, de l'électricité, de la ventilation des appartements, de l'hydrométrie, etc., etc. Citons encore de lui :

I. *Fire improved, being a New Method of Building Chimneys, so as to Prevent their Smoking.* London, 1716, in-8°. — II. *Physico-mechanical Experiments.* London, 1717, in-12. — III. *A System of Experimental Philosophy, proved by Mechanics.* London, 1719, in-4°. — IV. *A Course of Experimental Philosophy, with 32 Copperplates.* London, 1725-27, in-4°; 1734-45, 2 vol. in-4°; 1763, 2 vol. in-4°. Trad. fr. par PEZÉNAS. Paris, 1751-52, 2 vol. in-4°. —

V. *Diss. sur l'électricité des corps.* Bordeaux, 1742. Trad. en angl., 1742, in-8°, ouvrage couronné par l'Acad. de Bordeaux.
                                                                                L. Hn.

DÉSARTICULATION. *Voy.* Amputation.

DÉSASSIMILATION. *Voy.* Nutrition.

DESAULT (Pierre-Joseph). Un des plus grands chirurgiens du dix-huitième siècle, le maître de Bichat, le fondateur de la clinique chirurgicale française. Il naquit le 6 février 1744 au Magny-Vernois, petite localité voisine de Lure, dans le département de la Haute-Saône. Son père se nommait Claude-Joseph Desault, sa mère était une demoiselle Jeanne Varrin; le ménage ne possédait pour tous biens qu'un lopin de terre qu'ils exploitaient. Le plus jeune de cinq autres enfants (deux filles et trois garçons), Desault fit ses premières études à Lure chez un maître particulier, qui lui apprit les éléments du latin, et le mit à même d'être reçu à la cinquième classe chez les Jésuites, où ses parents l'envoyèrent étudier à l'âge de douze ans. La vie régulière de leur collège convenait à ses goûts déjà tournés vers le travail. Il s'y livra d'abord aux belles-lettres. Ses succès y furent moins brillants qu'en mathématiques, où il avança d'un pas si rapide, qu'à dix-sept ans les livres élémentaires ne lui offrirent rien qu'il n'eût entièrement épuisé. Le penchant qu'il avait pour cette science l'y appliqua longtemps après que le cours ordinaire de ces classes eut été achevé; et lorsque dans la suite, éloigné de sa famille, il manqua pour quelque temps de ressources, l'enseignement de la géométrie lui offrit un moyen honorable de subsister. Il y trouva aussi d'utiles applications à son art. Desault fut envoyé à Belfort pour y faire ce qu'on appelait alors l'apprentissage de la chirurgie. Le hasard, arbitre du choix des professions, ou peut-être son génie qui l'entraînait alors vers les sciences physiques, l'avait déterminé à se livrer à celles-ci et à se refuser aux sollicitations de son père qui le destinait à l'état ecclésiastique. Il trouva pour l'enseignement plus de ressources à Belfort que chez son premier maître, l'un de ces chirurgiens dont le savoir ne se compose que de l'art de préparer quelques médicaments, de saigner et de raser. Des hommes instruits occupaient les places, et il rencontra dans l'un d'eux un ami et un père qui le soutint, l'aida de ses conseils, et voulut même l'attacher à l'hôpital militaire dont il suivit alors les pansements avec une exactitude et un esprit d'observation rares à son âge. Dans ses papiers on trouva, après sa mort, quelques observations recueillies et rédigées par lui à cette époque. A une grande précision dans les détails, un style rapide, quoique peu élégant, se joignent quelques réflexions qu'on croirait être le fruit d'une longue expérience. Vers l'année 1762, Desault était à Paris où brillaient alors Louis, Morand, Sabatier. Quatre ans plus tard, il ouvrit des cours particuliers sur l'anatomie et la chirurgie élémentaire, et tels furent ses succès, que les professeurs privilégiés, piqués de voir leurs écoles devenir désertes, et celle d'un jeune homme à peine sorti des bancs se remplir d'auditeurs, voulurent user d'un droit que leur donnaient des coutumes injustes. Il fut défendu à Desault de faire des cours, et il fallut pour les continuer emprunter le nom d'un médecin célèbre. Sans doute même qu'il eût succombé, si Louis et La Martinière, alors chefs de la chirurgie, l'un par sa réputation, l'autre par sa place, ne l'eussent appuyé de toute leur force. Louis, en particulier, qui l'avait engagé à se livrer à l'instruction, assista plusieurs fois à ses cours pour leur donner par son crédit une consistance que de toutes parts on cherchait à leur ôter. L'envie fut incapable d'arrêter l'essor de Desault, qui fut bientôt nommé professeur à l'École pratique, puis chirurgien du grand Hospice d'humanité (la Charité), enfin chirurgien à l'Hôtel-Dieu, « vaste abîme où allait auparavant se perdre la foule des malades, inutile à l'art, ignoré des artistes, mais qui devint bientôt un dépôt ouvert de toute part à l'observation, et où l'instruction multipliée sous mille formes attira ce grand nombre d'élèves que l'envie d'apprendre attirait depuis longtemps à la suite du grand chirurgien. L'enseignement de la chirurgie, alors resserré dans l'école, s'y traînait sur une suite de théories, plus souvent nées dans le cabinet qu'auprès du lit des malades, moins fidèles images de la nature que fruits brillants de l'imagination. L'élève qu'elles avaient formé, habile à discourir, novice à pratiquer, n'avait pour se diriger dans le traitement des maladies qu'une expérience longtemps composée de ses fautes et de ses méprises. Desault conçut qu'il avait à suivre une route opposée et que, pour être utiles, ses leçons devaient être moins un traité qu'une démonstration des maladies, une inspection raisonnée plutôt qu'un ensemble de préceptes. Il faut voir avant de réfléchir, saisir les apparences avant de pénétrer les causes, et nos idées sont vagues sur tout objet extérieur, si elles ne sont pour nous autant d'images. Les hypothèses passent, l'observation reste ; un coup d'œil jeté sur notre art nous le représente comme une immense colonne s'élevant au milieu des siècles, d'un côté, sur la base toujours intacte des faits observés ; de l'autre, au milieu des ruines éparses des opinions humaines. L'enseignement de l'Hôtel-Dieu fut dirigé d'après ces considérations. Il offrit la première clinique externe qui ait existé en France et la mieux combinée qui ait encore été établie en Europe. Chaque description y était animée par la présence. Chaque opération y offrait aux yeux ce qu'ordinairement on ne présente dans les cours qu'à l'imagination. Chaque malade y devenait, pour les élèves, un livre naturel où, en apprenant à lire d'eux-mêmes, ils puisaient des connaissances exactes et précises, et, lorsque ensuite ils passaient dans la pratique, rien n'était étranger pour eux ; ils continuèrent à marcher dans la même carrière, plutôt qu'ils n'entraient dans une nouvelle. L'habitude de voir avait déjà formé leur expérience... Chez Desault les grâces de l'élocution n'embellissaient point ses discours. Dans les sciences exactes, quel est le mérite de plaire auprès de celui d'intéresser? L'expression fuit et laisse à nu les choses qu'elle recouvrait. Souvent la fécondité de l'une n'est qu'un voile à la stérilité des autres, et tel nous éblouit quand il parle, qui n'a rien dit lorsqu'il a parlé » (Bichat).

Pierre-Joseph Desault mourut à Paris le 1er juin (13 prairial) 1795, et fut emporté par une fièvre maligne à l'âge de cinquante et un ans. On connaît ces vers qui furent gravés au-dessous de son buste, et qui furent reproduits par le *Moniteur* (16 prairial an III, n° 256) :

Portes du temple de Mémoire,
Ouvrez-vous : il l'a mérité,
Il vécut assez pour sa gloire,
Et trop peu pour l'humanité.

D'après un bruit populaire, il aurait été empoisonné pour n'avoir pas voulu participer aux vues criminelles sur la vie du fils de Louis XVI, qu'il avait vu malade dans la prison du Temple, et qui mourut le 10 juin 1795 d'une tumeur du genou droit et d'une affection analogue au poignet gauche. Cette accusation, qui a trouvé des défenseurs jusqu'à nos jours, ne peut résister à l'examen impar-

tial des faits; Bichat l'a combattue par l'ouverture même du cadavre de son
maître, dont il a donné le procès-verbal rédigé par Corvisart, Lepreux et Laurens
(*Vie de Desault*, par Bichat; *Œuvres chirurgicales*, 1798, t. I, p. 47); Sevestre,
dans son rapport fait au nom du Comité de sûreté générale, l'a aussi réduite à
néant (*Convention nationale*, séance du 21 prairial an III; *Moniteur*, 23 prairial). Pelletan et Dumangin, qui ont prêté le secours de leur art à Louis XVII
jusqu'au dernier moment du jeune prince, ont apporté aussi leur parole honnête
pour établir que ce dernier avait succombé à une affection scrofuleuse généralisée.

Enfin nous venons de voir annoncée par un marchand d'autographes une
pièce portant ce titre : *Procès-verbal de la déclaration de Pelletan par devant
M. Pasquier, garde des sceaux, concernant les circonstances de la mort de
Louis XVII, l'ouverture de son corps, et de l'enlèvement de son cœur par Pelletan
lui-même, qui l'a conservé dans un bocal et l'offre au roi Louis XVIII*, minute
aut. de Jacquinot de Pampelune; mars 1817, 7 p. in-f.

Nous ajouterons que par décret du 1er messidor an III (19 juin 1795), et sur
le rapport de Chénier, appuyé par Fourcroy, Mathieu et Louvet, la Convention
accorda à la veuve de l'illustre chirurgien (Marguerite Thouvenin) une pension
annuelle de 2000 livres (*Moniteur*, 4 messidor an III, n° 274).

Desault a peu écrit, s'étant consacré exclusivement à la pratique et à l'enseignement, et s'étant contenté du titre glorieux de fondateur de clinique chirurgicale française. La thèse qu'il a soutenue pour obtenir le grade de maître en
chirurgie porte ce titre : *De calculo vesicæ urinariæ, eoque extrahendo, prævia
sectione, ope instrumenti Hawkinsiani emendati* (Thèses chirurgicales de Paris,
31 août 1786, in-4, 22 pp. Sous la présidence d'Antoine Louis). Bichat a publié
les *Œuvres chirurgicales* de son maître (Paris, 1798-1803, 3 vol. in-8).
J.-J. Cassius a mis au jour un *Cours théorique et pratique de clinique externe*
(Paris, 1803, 2 vol. in-8), qu'il a emprunté à l'enseignement publié par Desault.
On a encore le *Traité des maladies chirurgicales et des opérations qui leur
conviennent*, par MM. Chopart et Desault (Paris, an IV, 2 vol. in-8). L'ouvrage
est précédé de la vie de Desault par Xavier Bichat, ce qui nous fait supposer
que ce dernier est l'auteur de cette édition.

Un autre **Desault** (PIERRE), docteur en médecine, agrégé au Collége des
médecins de Bordeaux, s'est fait connaître par la publication de plusieurs dissertations *Sur la goutte et la méthode de la guérir radicalement, avec un recueil
d'observations sur les maladies dépendantes d'un défaut de la perspiration*
(Paris, 1738, nouv. édit., in-8); *Sur les maladies vénériennes* (Paris, 1738,
in-8); *Sur la pierre des reins et de la vessie* (Paris, 1738, in-8).   A. C.

DESBARREAUX-BERNARD (*Tibulle*-PELLET). Médecin distingué, hygiéniste expérimenté, poëte à ses heures, mais surtout bibliophile des plus habiles,
et ayant acquis une juste célébrité dans le monde des amateurs de livres. Tel a
été Desbarreaux-Bernard, qui a laissé dans sa province une notoriété que les
années ne diminueront pas. Né à Toulouse, le 30 brumaire an VII (20 nov. 1798),
il est mort le 15 février 1880, âgé par conséquent de plus de quatre-vingt-un ans.
Son entrée dans la carrière date de 1814; ce fut, en effet, cette année-là qu'il
se mit à suivre à l'Hôtel-Dieu de Toulouse les leçons de Vignerie, de Dubernard,
de Roaldès, de Muret. Quatre ans après il était à Paris, s'alimentant à la science
répandue par Roux, Boyer, Jadelot, etc., et le 22 février 1825 il était proclamé

docteur, après avoir soutenu un *Essai sur les perforations spontanées de l'estomac.* La ville de Toulouse rappela presque aussitôt le nouveau disciple d'Esculape; les succès l'y attendaient; d'abord une bonne clientèle amenée aisément par l'esprit, la grâce, la gaîté du jeune praticien, les agréments d'une taille élégante et d'une physionomie heureuse, tenue correcte et toujours très-soignée; puis vinrent successivement ces fonctions : médecin des Prisons, du Théâtre, du Pénitencier, du Dispensaire de Saint-Sernin, médecin en chef de l'Hôtel-Dieu, professeur à l'École, membre du Jury médical... Mais Desbarreaux-Bernard était né littérateur; la plume l'attirait et il s'en servit bien. Il chassait de race, comme on dit : sa mère, Lyonnaise d'origine, n'avait-elle pas composé vers 1800, et pour glorifier Bonaparte, une comédie, *Le Petit chemin de Potsdam?* Son père, qui avait été l'idole des patriotes toulousains, maire en 1795 et jusqu'en 1799 administrateur du département, n'avait-il pas été aussi un versificateur habile? Ne disait-on pas de lui-même que, comme Ovide, les vers naissaient sous sa plume sans qu'il y prît garde? Aussi, parmi les quatre-vingt-cinq publications dont M. A. Baudoin a donné la liste dans la charmante et humoristique notice qu'il a consacrée à Desbarreaux, ne trouve-t-on que vingt-huit productions purement médicales. Tout le reste roule sur la littérature, sur la bibliographie en général et sur la bibliographie toulousaine. Il y a là un véritable trésor de curiosités que l'on voudrait bien avoir dans sa bibliothèque. Rappelons seulement que le savant toulousain est le premier qui ait démontré, livre en main, que c'est à Toulouse en France, et non pas à Tolosa d'Espagne, qu'on a imprimé dès 1476 ; qu'il traduisit et adapta à la scène française *Il Pirata* et *La Norma* de Bellini; que son placard lithographié, la *Complainte du frère Léotade*, est fort recherchée des amateurs, non moins que ses *Lanternistes*, sa *Macaronée inédite à bases française et patoise*, son *Pline de Racine*, ses *Trois épîtres d'un homme de lettres, d'un commis voyageur et d'un médecin*, son *Orthographe du mot Tartuffe*, son *Lumbifrage de Sébastien Rouillard* et tant d'autres plaquettes typographiquement soignées comme le font les véritables connaisseurs et amateurs. Nous nous contenterons de citer ici :

I. *Sur un vice d'organisation de l'oreille interne.* Paris, 1823 (?), in-8°, 2 pages. — II. *Essai sur les perforations spontanées de l'estomac.* Thèse de doctorat. Paris, Didot le jeune, 1825, in-4°, 28 pages. — III. *Notice historique sur Guillaume Granié, mort dans les prisons de Toulouse à la suite d'une abstinence prolongée pendant soixante-trois jours.* Toulouse, Aug. Hénault, 1831, in-8°, 20 pages. — IV. *Rapport à la Soc. de médecine sur le concours de 1832* (Extr. du *Bull. de la Soc. de médecine de Toulouse*), in-8°, 14 pages. — V. *Éloge de A. Boyer, chirurgien en chef de l'hôpital de la Charité* (Extr. du *Bull. de la Soc. de méd. de Toulouse*), in-8°, 12 pages. — VI. *Rapport sur les maladies qui ont régné à Toulouse de mai 1837 à avril 1838* (Extr. du *Bull. de la Soc. de méd.*), in-8°, 32 pages. — VII. *Rapport sur la constitution médicale de l'année 1838-1839* (Extr. du *Bull. de la Soc. de méd.*), in-8°, 9 pages. — VIII. *Rapport pour l'année 1839-1840*, in-8°, 6 pages. — IX. *Rapport pour l'année 1840-1841*, in-8°, 7 pages. — X. *Rapport pour l'année 1841-1842*, in-8°, 5 pages. — XI. *Des honoraires du médecin* (Discours prononcé à la séance publique de la Société de médecine de Toulouse le 11 mai 1845). Toulouse, Douladoure, 1845, in-8°, 15 pages. — XII. *Rapport sur le Congrès médical de Paris*, lu à la Soc. de médecine de Toulouse le 2 décembre 1845 (Extr. du *Bull. de la Soc. de méd.*), in-8°, 14 pages, papier de couleur. — XIII. *Des rapports intimes de la philosophie et de la médecine*, discours lu à la Soc. de méd. de Toulouse le 10 mai 1846 (Extr. du *Bull. de la Soc. de méd.*), in-8°, 16 pages, papier de couleur. — XIV. *Essai biographique sur Guillaume Bunel, médecin, docteur régent de l'Université de Toulouse* (Extr. du *Bull. de la Soc. de méd. de Toulouse*, s. d. 1846?), in-8°, 11 pages. — XV. *Discours prononcé sur la tombe de M. Magnes-Lahens le 23 avril 1846.* Toulouse, Douladoure, in-8°, 4 pages, papier de couleur. — XVI. *Petit remercîment (en vers) à MM. de la Société royale de médecine de Toulouse*, 1846, réimprimé en 1879. Toulouse, Éd. Privat, in-8°, 13 pages. — XVII. *Notice bibliographique sur Pierre Fabre, médecin à Toulouse au dix-septième siècle, avec quelques aperçus sur le spagyrisme* (Extr. des *Mém. de l'Acad. des sc. de Toulouse*). Toulouse, Douladoure, s. d. (1847), in-8°, 18 pages, papier de couleur. — XVIII. *Rapport sur les travaux de l'Association des médecins de Toulouse pendant l'année* 1848. Toulouse, Aug. Manavit, 1849, in-8°, 12 pages, papier de coul. — XIX. *Le don d'Orfila et le testament de Lapeyronie*. Toulouse, Chauvin, 1853, in-8°, 11 pages. — XX. *Éloge du docteur Charles Viguerie*, prononcé dans la séance publique de l'Acad. des sciences de Toulouse, le 18 mai 1856 (Extr. des *Mém. de l'Acad.*). Toulouse, Douladoure, 1856, in-8°, 30 pages. — XXII. *Mémoire sur une épidémie d'orchite catarrhale observée, en 1859, dans les salles de l'Hôtel-Dieu Saint-Jacques de Toulouse* (Extr. du *Journ. de médecine de Toulouse*), in-8°, 15 pages. — XXII. *Empoisonnement au moyen des tiges de l'Euphorbia peplus* (dans les *Mém. de l'Acad. des sc. de Toulouse de* 1860). — XXIII. *Rapport sur le concours pour le prix de médecine*, lu en séance publique de l'Acad. des sc. de Toulouse (Extr. des *Mém. de l'Acad.*), Toulouse, Douladoure, s. d. (1861), in-8°, 35 pages. — XXIV. *Introduction au cours de clinique médicale de l'année* 1861-1862. Toulouse, Pradel et Blanc, s. d., in-8°, 24 pages. — XXV. *Les statuts des chirurgiens-barbiers de Toulouse* (Extr. des *Mém. de l'Acad. des sc. de Toulouse*). Rouget frères et Delahaut, 1865, in-8°, 30 pages. — XXVI. *Singularités médicales* (Extr. du *Journ. de méd. de Toulouse*). Toulouse, Rouget frères et Delahaut, 1865, in-8°, 7 pages. — XXVII. *Notice sur Jacques Ferrand, médecin de Castelnaudary, auteur du livre : de la Maladie de l'amour* (Extr. des *Mém. de l'Acad. des sc.*). Toulouse, Douladoure, 1869, in-8°, 24 pages, papier vergé. — XXVIII. *Les eaux thermales en Chine (facétie)*, s. d. Réimprimé en 1870. Toulouse, in-8°.　　　A. C.

DESBERGER (Anton). Médecin allemand, né à Munich le 8 décembre 1789, prit du service dans l'armée bavaroise et y resta jusqu'en 1813 en qualité de chirurgien de compagnie. Il passa ensuite dans l'armée prussienne avec le grade de chirurgien de bataillon; il resta à Berlin plusieurs années. Plus tard nous le retrouvons à Bonn.

Desberger a publié un ouvrage intéressant intitulé : *Biargruna, worin das Pelvimeter pluriformis als neueste Erfindung eines Instruments für Entbindungskunde and als Beitrag zu diesem Theil der Nachkommenschafts-Heilkunde (medicina propagini) abgebildet und beschrieben ist* (Berlin, 1824, pet. in fol., 3 pl.). Biargruna désigne la table runique contenant des préceptes relatifs à la pratique des accouchements. On a encore de lui :

I. *Schwangerschafts-Calender für Ærzte, Geburtshelfer und Hebammen, sowie auch für Frauen welche ihre Niederkunft berechnen wollen*. Berlin, 1827, in-8°. Autre édition sous un titre un peu différent. Gotha, 1831, gr. in-8°. — II. *Archaeologia medica Alcorani medicinae historiae symbola*. Gothae et Erfordiae, 1831, gr. in-8°. — III. *Tod, Scheintod und Begräbnisswesen, als wichtige Angelegenheit der einzeln Menschen und des Staats*. Erfurt, 1833, in-8°. — IV. *Grundriss der vergleichenden Zootomie der Forst- und Jagdthiere*. Gotha, 1834, gr. in-8°. — V. Articles dans *Med.-chir. Zeitung*, etc.　　　L. Hn.

DES BOIS DE ROCHEFORT (Louis). Ce savant homme était fils de Louis-René Des Bois de Rochefort, professeur de chirurgie française et de physiologie à la Faculté de médecine de Paris (mort le 26 janvier 1784), et de Béatrice-Marie Le Roy; son frère, Théodore-Marie Des Bois de Rochefort, fut docteur de Sorbonne, curé de Saint-André-des-Arts, évêque du département de la Somme (*Moniteur* du 18 mars 1741) et député à l'Assemblée législative (1792). Arrêté par les ordres d'André-Dumont (*Moniteur* du 16 septembre 1793), il put échapper aux fureurs de la Révolution, dont il avait accepté tous les principes.

Louis Des Bois de Rochefort, celui qui fait le sujet de cette notice, naquit à Paris en octobre 1750, et y est mort en janvier 1806.

« On doit le considérer, dit Desgenettes, comme un de ces hommes qui, sans laisser de nombreux témoignages de leurs services, n'en méritent pas moins nos souvenirs à cause de l'influence qu'ils ont exercée. Après ses premières études, Des Bois fit à Sainte-Barbe, maison déjà distinguée, un cours de philosophie, et, à peine âgé de vingt-deux ans, il se présenta au concours ouvert à la Faculté de médecine, pour obtenir la réception gratuite. Des Bois succomba dans cette lutte, mais ce fut avec gloire. Son concurrent, mûri par de plus longues études, étant venu à mourir, la Faculté décerna à Des Bois le prix qu'elle avait regretté de ne pouvoir partager. Devenu en quelque sorte le fils adoptif de cette célèbre compagnie, il lui voua une reconnaissance et un attachement qui ne se sont jamais démentis. Des Bois, né avec des passions vives, les conserva toute sa vie; il les porta dans ses études, dans sa pratique à laquelle elles imprimèrent un caractère spécial d'inspiration, et enfin jusque dans ses relations d'amitié, qui furent nombreuses parce qu'il était bon et généreux jusqu'à l'excès. Il devint de très-bonne heure habile praticien et débuta dans cette même communauté de Sainte-Barbe, où on le vit souvent se dépouiller du grave costume doctoral de ce temps, pour se livrer avec plus d'aisance aux exercices de la gymnastique. Un champ plus vaste s'ouvrit devant lui : il devint à trente ans médecin de l'hôpital de la Charité, place toujours honorée par le mérite et qui conduisait infailliblement à la célébrité. Cet hôpital était alors le seul où l'on pût se livrer convenablement à l'observation des maladies internes. Des Bois y donna spontanément le premier exemple de ces leçons de clinique si multipliées ensuite dans la capitale. C'est sous ce rapport qu'il faut le considérer. La nature lui avait donné un coup d'œil rapide et un excellent jugement qui lui faisaient apprécier les vrais caractères des malades, les ressources de la nature et celles de l'art. Un grand nombre de bons médecins se sont formés à cette école, et elle a surtout produit Corvisart, le plus habile professeur de clinique de son temps. Des Bois brilla comme professeur, encore bien qu'il fût peu méthodique dans la composition de ses doctrines, et peu chatié dans son élocution ; mais il attachait par ce désordre même et cette négligence d'un beau talent qui devait moins à l'étude qu'à la prodigalité de la nature. Corvisart a publié les seuls manuscrits laissés par son maître et son ami, et qui ont paru sous ce titre : *Cours élémentaire de matière médicale, suivi d'un précis de l'art de formuler*. Paris, 1789, 2 vol. in-8. »

A. C.

DESBORBEAUX (Pierre-François-Frédéric). Médecin français, né à Caen le 16 mars 1763, fit ses études à l'ancienne faculté de cette ville et y obtint le diplôme de docteur (*Diss. sur le cancer*). Il fit alors un court séjour à Paris, étudiant les sciences physiques et naturelles ainsi que la médecine. De retour dans sa ville natale, il allait se livrer à l'exercice de son art, quand éclata la Révolution; il fut enfermé ainsi que son père pour ses opinions monarchistes, puis après la Terreur fut relâché et vécut à la campagne. Lors de la réorganisation des établissements d'enseignement par Napoléon Iᵉʳ, il devint professeur de thérapeutique à l'école secondaire de médecine de sa ville natale.

Desbordeaux était en outre médecin en chef des hospices de la ville de Caen, médecin de l'hôpital des aliénés, membre du jury médical du Calvados et du conseil municipal de Caen, membre de diverses sociétés savantes, entre autres de la Société de médecine de Paris. Il mourut à Caen le 15 juillet 1821, laissant :

I. *Nouvelle orthopédie ou précis sur les difformités que l'on peut prévenir et corriger chez les enfants*. Caen, 1805, in-8°. — II. *Diss. sur la cause directe des fièvres primitives qui règnent épidémiquement en Europe et sur les moyens de s'y soustraire*. Caen et Paris, 1806, in-12. — III. Divers ouvrages restés manuscrits, parmi lesquels un *Traité sur les maladies des femmes*. — IV. Voy. sur Desbordeaux une *Notice bibliographique* par T. Faucon-Duquesnay. Caen, 1822, in-8°.

L. Hn.

DESBREST. Médecin auquel Dezeimeris consacre la notice suivante : Docteur en médecine de l'Université de Montpellier, médecin des camps et armées du roi, conseiller du roi, intendant des eaux de Chateldon, exerça son art à Cusset, près Saint-Gérant, en Bourbonnais. On a de lui :

I. *Lettre pour et contre l'usage du mercure dans la rage...*, 1758, in-8°. — II. *Traité des eaux minérales et médicales de Chateldon.* Moulins et Paris, 1778, in-8°. — III. *Nouvelles eaux minérales de Chateldon, en Bourbonnais, avec des observations sur leurs effets.* Londres (Paris), 1785, in-12. — IV. *Les Nymphes de Chateldon et de Vichy sur mes bords,* 1785, in-8° (il s'agit des bords de l'Allier). — V. Divers articles dans l'ancien *Journ. de médecine,* qu'on trouvera énumérés dans le *Dictionnaire hist. de* Dezeimeris. L. Hn.

DESCARTES ou **DES QUARTES** (René), de son nom latinisé *Cartesius,* le célèbre philosophe vint au monde à La Haye, petit bourg situé entre Tours et Poitiers, le 31 mars 1596. Nous passerons rapidement sur les détails biographiques, qu'on peut trouver partout, pour examiner avec un peu plus d'attention les doctrines physiologiques et médicales de Descartes, dont l'influence sur la médecine au dix-septième siècle est incontestable.

Descartes fit ses études au Collège des Jésuites de La Flèche et en sortit en 1612. L'année suivante il se rendit à Paris et vécut d'une vie de travail et de solitude jusqu'en 1617, où il prit du service dans l'armée de Maurice de Nassau ; mais en 1618 il quitta le service de la Hollande et se rendit en Allemagne, où la guerre de Trente ans venait d'éclater. Il s'engagea successivement dans les armées de plusieurs princes allemands et, après divers voyages, vint passer l'hiver de 1821 à 1822 à La Haye, en Hollande, puis revint en France. En 1629, il reprit la route de Hollande et resta dans ce pays jusqu'en 1649, changeant continuellement de résidence, pour éviter les relations et les nombreuses visites que lui attirait sa célébrité toujours croissante ; il ne conserva de correspondance régulière qu'avec le Père Mersenne. En 1649, il céda aux instances de la reine Christine et se rendit à Stockholm pour lui enseigner la philosophie. Il refusa tous les honneurs dont cette reine voulut le combler. Mais le grand changement que ce déplacement avait introduit dans sa vie et dans ses habitudes eut pour lui un résultat fâcheux : il tomba malade et mourut à Stockholm le 11 février 1650, à l'âge de cinquante-trois ans.

Descartes a été non-seulement un grand philosophe, le créateur de la *méthode,* mais encore un homme de science ; il ne négligea aucune branche du savoir humain et cultiva particulièrement l'anatomie, la physiologie et la médecine.

L'anatomie l'occupa beaucoup ; voici son propre témoignage : « J'ai considéré non-seulement ce que Vésalius et les autres écrivent de l'anatomie, mais aussi plusieurs choses plus particulières que ce qu'ils écrivent, lesquelles j'ai remarquées en faisant moi-même la dissection de divers animaux. C'est un exercice où je me suis souvent occupé depuis onze ans, et *je crois qu'il n'y a guère de médecin qui y ait regardé si près que moi.* » Descartes ne mérite donc pas le dédain dont il a été trop souvent accablé par les médecins, qui ne pouvaient lui pardonner d'avoir voulu voir par lui-même des faits qu'ils avaient trouvé trop avantageux de croire sur parole, sans chercher à les vérifier, et probablement aussi parce que l'illustre philosophe défendit contre eux les idées harvéyennes sur la circulation du sang, dont ils n'avaient pas eu la perspicacité de deviner la portée avant lui. Nous voyons de nos jours un exemple analogue de l'*invidia medicorum* dans les attaques auxquelles est en but notre éminent Pasteur qui, quoique non médecin, a osé, *proh pudor !* chercher, avec quelques chances de succès, l'explication des maladies infectieuses ou virulentes. Mais passons à l'examen des doctrines de Descartes.

Pour lui le point de départ de toute organisation réside dans certaines particules de matière arrondies par la force de la chaleur; c'est la première idée d'une cellule primordiale. La *chaleur* est la cause immédiate des phénomènes de la vie, le principe de toutes les fonctions organiques. « Il y a une chaleur continuelle en notre cœur qui est une espèce de feu que le sang des veines y entretient, et ce feu est le principe corporel de tous les mouvements de nos membres » (*Œuv. compl.*, t. IV, p. 44). « La vie ne consiste pas dans le mouvement des muscles, mais dans la chaleur qui est dans le cœur » (*ibid.*, t. IX, p. 347), et il est vrai de dire que « le cœur est le premier vivant et le dernier mourant » (*ibid.*, t. IX, p. 355).

Le corps, pour réparer les pertes incessantes qu'il fait, doit s'approprier les substances qui l'entourent, ce qui a lieu par les fonctions de la digestion, de l'absorption, de la circulation et de l'assimilation.

La digestion consiste essentiellement en une *dissolution* des matières alimentaires, et le dernier effet en est la formation du *chyle*, destiné ensuite à passer dans le sang. Ce passage a lieu par l'intermédiaire de petits pores (sorte de crible) qui conduisent le chyle dans une grande veine qui les porte vers le foie et vers d'autres organes. Dans le foie, le chyle s'élabore, prend sa couleur et acquiert la forme du sang (*ibid.*, t. IV, p. 337). Mais le mélange du chyle avec le sang n'est réellement complet que dans le cœur, ce foyer de chaleur, qui le distille en quelque sorte et lui communique définitivement ses qualités vitales et nutritives. Le poumon remplit les fonctions d'un ventilateur, non qu'il active directement le feu, mais il rafraîchit le sang, le condense, le ramène de l'état de vapeur à l'état liquide et le rend propre à alimenter encore le foyer cardiaque (*ibid.*, t. I, p. 189, et t. IV, p. 339). Descartes cependant, dans le *Traité de l'homme* (*Œuv. compl.*, t. IV, p. 389), soupçonne la combustion respiratoire : « l'air de la respiration, dit-il, se mêlant aussi en quelque façon avec le sang avant qu'il entre dans la concavité gauche du cœur, *fait qu'il s'y embrase plus fort* et y produit des esprits plus vifs et plus agités. »

Le sang, se dilatant par la chaleur, *distend* le cœur, en pousse les valvules : celles des artères qui ouvrent de dedans en dehors lui livrent passage, tandis que celles des veines qui ouvrent de dehors en dedans lui résistent ; le cœur, en revenant sur lui-même, après la sortie du sang artériel, donne accès au sang veineux (*ibid.*, t. I, p. 177 ; t. IV, p. 44, 338, 437).

Ici Descartes est en désaccord avec Harvey, dont cependant il avait été l'un des premiers à proclamer la découverte ; c'est même par l'influence de notre illustre philosophe que la doctrine de la *circulation* fut introduite, malgré l'opposition de médecins et de philosophes éminents, dans l'enseignement public.

Quoi qu'il en soit, Descartes n'admettait pas les contractions spontanées du cœur et pensait que le sang artériel s'échappait du ventricule gauche pendant la diastole.

Le sang sort du cœur avec effort et produit les phénomènes du pouls en imprimant une secousse aux parois artérielles (*ibid.*, t. IV, p. 340) ; il est comprimé dans les artérioles qu'il distend et dont les pores laissent passer les petites particules destinées à nourrir les tissus et les organes. La grande masse du sang passe dans les veines et revient au cœur.

Les sécrétions et les excrétions s'expliquent également par le passage des matériaux à travers des pores. Tout, en un mot, dans l'organisme, se fait mécaniquement.

Les pores vasculaires sont diversement situés dans le réseau des canaux sanguins, en sorte que le sang, en arrivant dans le cerveau par les carotides, *s'y crible* (*ibid*, t. IV, p. 464), et les parties les plus subtiles, dégagées par la chaleur du foyer cardiaque, les *esprits animaux*, en un mot, se répandent dans les cavités cérébrales, tandis que les parties plus grossières sont distribuées dans les autres parties du corps. Ces esprits animaux, qui ne sont que des particules matérielles très-subtiles, passent par les pores de la substance cérébrale et arrivent dans les nerfs et delà dans les muscles, « au moyen de quoi ils meuvent le corps en toutes les diverses façons qu'il peut être mû » (*ibid.*, t. IV, p. 45).

Le corps n'a que des mouvements communiqués, dépendant soit de forces extérieures, soit de forces intérieures. Parmi les forces internes qui meuvent le corps, il faut distinguer la *pensée*, cette chose inétendue, impondérable, indivisible, qui doit être rapportée à un élément supérieur, l'*âme*. L'union de l'âme et du corps constitue l'homme. L'âme exerce ses principales fonctions dans le cerveau et par les nerfs se trouve en rapport avec tout l'organisme. Descartes plaçait le siége de l'âme dans la *glande pinéale* (*ibid.*, t. III, p. 500). De là elle rayonne sur l'économie entière, agit sur le corps au moyen des *esprits*, d'un fluide, dont les nerfs sont les conducteurs. Les nerfs sont les *agents intermédiaires et indispensables* de la sensibilité et de la motricité; mais le cerveau et les nerfs ne sont que des organes au service de l'âme : « c'est l'âme qui sent, et non pas le corps « (*ibid.*, t. V, p. 34).

L'âme est mise en relation avec le monde extérieur par des organes particuliers, les sens; les *sensations*, dont ces organes sont le point de départ et le moyen, se réduisent à des modes de mouvements imprimés aux nerfs par les corps, selon leurs qualités. Pour la vue en particulier, c'est le nerf optique qui, par son expansion, la rétine, reçoit l'ébranlement des ondes lumineuses (la lumière n'étant que le mouvement particulier d'une certaine matière subtile sur laquelle agissent les corps dits lumineux) ; l'impression est transmise par le nerf optique au cerveau, où s'accomplit la sensation ; c'est l'âme qui perçoit cette sensation, qui *voit*. Quand l'intermédiaire, cerveau ou nerf optique, est malade, la vue est abolie, malgré l'intégrité de l'œil lui-même. De même, grâce à l'harmonie préétablie entre les modifications de l'organisme et les perceptions de l'âme, des excitations particulières du cerveau ou du nerf optique font éprouver des impressions visuelles qui ne se rapportent à aucun objet matériel ; c'est l'*hallucination* dans l'état de veille, l'*illusion* des rêves durant le sommeil. Ces remarques peuvent s'appliquer à tous les sens; elles servent à expliquer en outre les divers genres de *folie*.

L'*état de veille*, c'est-à-dire l'ensemble des actions et des réactions, qui s'opèrent entre le cerveau et les organes des sens, est dû au mouvement des esprits fournis par le sang. Quand les esprits stimulants du cerveau font défaut, par suite de la dépense qui en a été faite pendant l'état de veille, le cerveau, les nerfs et les organes des sens s'engourdissent : tel est l'*état de sommeil*.

En tant qu'elle perçoit des sensations, l'âme est passive; mais son activité, sa liberté, se manifestent par l'entendement et par la volonté. Mais où elle dépend du corps, c'est par les *passions*, dont le siége n'est pas dans le cœur, mais dans le cerveau, et qui se traduisent au dehors par des signes apparents. D'après Descartes toutes les passions sont *bonnes* de leur nature, et il n'y a que l'excès qui soit mauvais ; on peut l'éviter par l'industrie et la préméditation, mais principalement par la vertu. Nous n'insisterons pas davantage sur cette théorie des passions.

Quant au phénomène de la reproduction, Descartes admet que dans la conjonction de l'élément mâle et de l'élément femelle l'un sert de ferment à l'autre. Nous n'exposerons pas ici ses autres hypothèses relatives au même sujet, pas plus que les idées qu'il a émises sur la constitution de la matière organisée.

En médecine, Descartes attribue toutes les maladies à quelque altération des fluides vitaux ; il n'admet pas d'entités morbides et cherche partout et toujours la lésion matérielle. Sa thérapeutique peut se résumer dans la formule suivante : *beaucoup de soins et peu de remèdes*. Il se montre surtout l'ennemi du *chimisme* et n'admet la saignée qu'avec réserves. L'hygiène de Descartes se réduit aux trois règles suivantes : *sobriété, activité, recherche des pensées agréables*.

Enfin Descartes a fait des remarques très-judicieuses au point de vue de la médecine légale, particulièrement en ce qui concerne l'appréciation exacte de la responsabilité, réclamant une jurisprudence plus circonspecte et plus clémente que celle qui était en vigueur de son temps.

Bertrand de Saint-Germain, que nous avons pris pour guide dans cette étude rapide de Descartes, résume de la manière suivante les mérites éminents du philosophe médecin :

« 1° Descartes a entrevu le rôle important de la cellule élémentaire dans la formation des êtres organisés ;

« 2° Il a été un des premiers et des plus zélés propagateurs de la découverte de la circulation du sang ;

« 3° Il a compris, autant que l'état de la science le permettait, la part qui revient au suc gastrique dans la digestion des aliments ;

« 4° Il ne s'est point écarté de la vérité en faisant des vaisseaux capillaires, qu'il appelle les *petites branches des artères*, le siége des principaux phénomènes de la nutrition, pas plus qu'il ne s'est écarté de la vérité en faisant du cerveau le siége de toutes nos facultés intellectuelles et morales, l'organe supérieur de la pensée et du sentiment ;

« 5° Enfin, nul physiologiste avant lui n'a expliqué le phénomène de la vision d'une manière aussi saisissante et qui se rapproche davantage des données actuelles de la science ».

Malheureusement l'illustre auteur de la *méthode* n'a pas toujours suivi les règles qu'il avait tracées lui-même. Au lieu d'adopter la méthode déductive, entraîné par un besoin irrésistible de tout expliquer, il a procédé *à priori*, soumettant tout à l'arithmétique et aux principes géométriques et n'enfantant trop souvent que de vains échafaudages d'hypothèses. Mais il est à remarquer que pour se tirer d'embarras il ne recourait guère aux causes premières ou à la cause des causes.

Il admet d'une part la pensée, qu'il considère comme la cause de toute certitude ; pour lui le principe de la pensée est l'essence même de l'être, mais à côté de la pensée il y a la matière, qui est sans lien avec elle et qui obéit à des lois toutes différentes, les lois naturelles, les lois mécaniques qui, régissent le monde physique tout entier. Dès lors le corps humain est également et entièrement soumis à ces lois. De là la fameuse conception de l'*homme-machine*, qu'on accuse même Descartes d'avoir empruntée au portugais Gomez Pereira. Les animaux, dans cette hypothèse, sont de simples machines au même titre que

celles fabriquées par l'homme : l'organisme est comparable à une horloge qui se
compose de ressorts et de rouages plus ou moins compliqués, ne marche que
quand elle a été remontée et ne produit tel mouvement que si tel ressort a été
poussé. Il admet que l'impulsion première a été donnée par un être intelligent,
par Dieu ; mais, l'impulsion une fois donnée, il n'admet plus l'intervention
divine. Cette hypothèse de l'automatisme a donné lieu à des discussions pas-
sionnées au dix-septième siècle.

Henri Renerius transporta le cartésianisme en Hollande ; Corneille de Cosenza,
en Italie, où il peut revendiquer en partie la paternité de l'iatro-mécanisme de
Borelli ; Pitcairn, le maître de Boerhaave, en fusionnant la doctrine de Descartes
et de Borelli avec les principes newtoniens, donna le jour à un iatro-mécanisme
outré qu'il importa en Angleterre, sa patrie. Mais, en Allemagne, le déterminisme mécanique de Descartes se heurta au déterminisme de Leibniz. Cet éminent philosophe exerça également une grande influence sur la médecine
à la fin du dix-septième siècle ; c'est pourquoi nous en dirons quelques mots ici,
d'autant plus qu'aucune notice biographique ne lui a été consacrée dans ce Dictionnaire à son rang alphabétique. Pour réparer cette omission, indiquons tout
d'abord brièvement les traits principaux de la vie de Leibniz.

Leibniz (Godefroid-Louis) naquit à Leipzig le 3 juillet 1646, étudia la philosophie à l'Université de sa ville natale sous Thomasius, puis, en 1663, passa à
Iéna, où il suivit les leçons du mathématicien Weigel et de l'historien Bosius.
De retour dans sa ville natale, il y prit ses premiers grades, mais la dispense
d'âge lui ayant été refusée pour se présenter au doctorat, il alla prendre ce titre
à Altdorf, et après avoir décliné l'offre d'une chaire de suppléant à cette université, se rendit à Nuremberg pour remplir les fonctions de secrétaire d'une
société d'alchimistes. C'est là qu'il fit la connaissance du baron de Boinebourg,
chancelier de l'électeur de Mayence, qui l'attira à Francfort et le fit nommer
en 1671 conseiller de la chambre de révision à la cour de Mayence. En 1672,
il se rendit à Paris pour les affaires privées de son protecteur et y fit la connaissance de Huygens et des savants de Port-Royal ; après la mort du baron de
Boinebourg, en 1673, il alla en Angleterre, où il se lia avec Newton, Boyle et
une foule de savants ; en 1674, après avoir été reçu membre de la Société royale
de Londres, il revint à Paris, et de là passa, en 1676, à la cour du duc de
Brunswick-Lunebourg, avec le titre de conseiller, et résida à Hanovre.

A partir de ce moment, délivré des soucis de la vie matérielle, il se confina
dans les études mathématiques et enfanta ses principales découvertes. De 1687
à 1690, il fit d'importants voyages pour recueillir des documents historiques et
diplomatiques intéressant la maison de Hanovre. Enfin, en 1700, il fut élu
membre de l'Académie des sciences de Paris, et en ressentit une si grande joie
qu'aussitôt l'idée lui vint de créer en Allemagne une société semblable ; il
soumit son idée à l'électeur de Brandebourg, qui la mit à exécution, et fonda
en 1701 l'Académie des sciences de Berlin. Leibniz en fut nommé le président
perpétuel. Il mourut à Hanovre le 14 novembre 1716.

Telle fut la carrière de ce célèbre philosophe, qui porta de si rudes coups au
cartésianisme. Dans son système philosophique, Leibniz ne veut plus de ce
créateur de Descartes, qui, après avoir donné à l'univers la première impulsion,
la fameuse *chiquenaude*, se confine ensuite dans l'immobilité ; il n'admet pas
le système des causes occasionnelles de Malebranche, qui suppose l'intervention
continue d'un *Deus ex machina* ; il rejette le panthéisme de Spinosa, veut

échapper au sensualisme de Locke et à la philosophie atomistique, et croit mettre fin à jamais aux discussions métaphysiques entre écoles rivales en imaginant sa doctrine des monades et de l'harmonie préétablie, qui n'est en somme qu'un *réalisme spiritualiste*. Voici brièvement l'exposé de ce système.

Pour Descartes, la somme de matière répandue dans l'univers était invariable; pour Leibniz c'est, au contraire, la somme des forces agissant dans le monde qui est infinie et invariable. Leibniz dépouille la matière de toute activité propre, de toute spontanéité; en sa qualité de matière, elle ne renferme pas en elle, dit-il, la *raison suffisante* de son action et de ses transformations. Composée de substances simples, elle n'est pas elle-même une substance. Quels qu'ils soient et quoi qu'ils soient, les corps de l'univers, organisés ou non, vivants ou inertes, sont formés d'un agrégat d'*unités substantielles* ou *monades*, méritant seules le nom de substances. Ce sont ces monades qui communiquent à la matière la forme, l'activité, la vie, etc.[1]. Mais qu'est-ce que la monade? Est-ce un simple nombre, un atome matériel, une idée? La monade n'est rien de tout cela, mais participe de tout; c'est un point métaphysique, un atome spiritualisé, possédant deux propriétés essentielles, la possibilité d'être ou δυναμις (d'Aristote) et l'activité réelle ou ἐνεργεια; c'est une force simple, renfermant en elle-même le principe de tous ses développements, quels qu'ils puissent être; chaque monade est l'univers en abrégé, c'est un miroir vivant réfléchissant l'univers entier sous son point de vue particulier. Les monades ont reçu leur principe d'action de Dieu, qui est la monade centrale, la monade par excellence; elles en sont une émanation, une image plus ou moins parfaite; elles ont la connaissance ou la perception de l'univers à un degré plus ou moins élevé, et cette faculté se perfectionne de plus en plus en passant des objets inertes, constitués par les monades dormantes, aux êtres organisés, à l'homme, aux esprits, à Dieu. Les monades, étant simples et douées d'une activité indépendante, ne peuvent réagir l'une sur l'autre, et en particulier l'âme, monade centrale de l'homme, ne peut réagir sur les monades qui constituent le corps. Les rapports entre les monades ne sont donc qu'apparents, mais il règne entre elles une *harmonie préétablie* par la volonté du Créateur, harmonie qui fait que toutes les substances, tout en se développant chacune pour soi par une spontanéité et une indépendance parfaites, s'accordent néanmoins si bien, qu'elles semblent *se déterminer* réciproquement, c'est-à-dire jouer les unes vis-à-vis des autres le rôle de cause à effet. De là aussi les idées de Leibniz sur la continuité des phénomènes naturels, se suivant et s'enchaînant d'après les lois immuables (*natura non facit saltus*), idées dont l'application a conduit notre philosophe à plusieurs découvertes importantes, dont la plus belle et la plus féconde a été celle du calcul différentiel; c'est ainsi encore que, imbu de la nécessité d'une transition entre le règne animal et le végétal, il pressentit l'existence des embranchements inférieurs d'animaux, encore inconnus alors et longtemps réunis depuis sous le nom caractéristique de zoophytes.

Tout le système de Leibniz se trouve déjà, dans les œuvres du médecin anglais Glisson, à l'état d'ébauche ou noyé dans le fatras scolastique, il est vrai; il fallut le puissant génie d'abstraction et de généralisation du philosophe allemand pour lui donner la vie en quelque sorte.

Cependant, directement, Leibniz n'a rien fait pour la médecine, quoiqu'il eût

---

[1] C'est l'*atome formel* de Platon, ce sont les *entéléchies* d'Aristote.

la plus haute opinion de cette science « qua nulla est præstantior neque difficilior »; et ailleurs : « La médecine est la plus nécessaire des sciences naturelles... elle est le plus haut point et comme le fruit principal des connaissances des corps par rapport au nôtre. Mais toute la science physique, et la médecine même, a pour dernier but la gloire de Dieu et le bonheur suprême des hommes » (*Opera omnia*, stud. Dutens, t. II, P. I, p. 262). Il considérait la médecine comme trop empirique et regardait comme ses plus sûrs soutiens et ses meilleurs instruments de progrès, les mathématiques, la mécanique, la physique, la chimie et la microscopie; il attachait en outre une importance capitale aux observations bien faites, à l'établissement de principes généraux, etc.

« Sæpe a me admonitum est, dit-il en effet, hactenus Medicinam nimis Empi-
« ricam esse, nec Anatomiam satis ad Physiologiam, aut Physiologiam ad
« Pathologiam, aut Pathologiam ipsam ad Pharmaceuticam prodesse. Magis enim
« observationibus quam rationibus hactenus assequimur, operationes partium
« sensibilium insensibiles, v. g., nervorum et membranarum ad usus vitales,
« et sæpe hæremus circa transitum a statu sano ad morbosum, aut circa reditum
« a morbo ad sanitatem, id est, circa causas et remedia morborum. Sed hæc
« minus mirari debemus, quia Physica specialis omnis fere hactenus in cunis
« jacet. Veterum Græcorum et Latinorum experimenta pleraque periere, et
« ratiocinia eorum quæ supersunt admodum tenuia sunt. Arabes et Latini
« seculorum tenebricosorum aliquid fortasse adjecere ad Pathologiam et Phar-
« maceuticam, sed non magni admodum momenti, multo autem plura veterum
« neglexere et corrupere. Nunc vero ex quo ratiocinia physica, per Mathesin
« vel Mechanicam, et experimenta per microscopiam et chimiam adjuvantur, spes
« est Physicam paulatim crescere et tandem, crepundiis relictis, ad adoles-
« centiam proficere posse. Auctaque hodie non parum per observationes Ana-
« tomia, Physiologia et Pharmaceutica, spes est Pathologiam quoque (quæ
« fortasse maxime hactenus neglecta fuit) insignes progressus facturam, si
« major in observando diligentia adhibeatur, et curatores Reipublicæ Medicorum
« prudentium ac bene animatorum industriam juvent. Observationibus autem
« præsertim circa historiam morborum auctis, novisque aphorismis magno
« numero constitutis, etiam ad veras rationes magis magisque aditus fiat, quæ
« plerumque desunt » (*Opera*, t. II, P. II, p. 148). Leibniz donnait en outre des plans pour une histoire chronologique de la médecine et la formation d'un recueil de rapports sur les épidémies. Mais, s'il avait bonne opinion de la médecine et cherchait même à lui donner sa méthode, il ne croyait pas autant aux médecins[1], car il se laissa mourir sans avoir recours à leur savoir; il eut plus de confiance dans le remède que prépara pour lui un Père jésuite, et après l'absorption duquel son mal empira et amena rapidement la terminaison fatale.

L'influence de la philosophie leibnizienne sur les doctrines médicales ne tarda pas à se faire sentir; son héritier le plus direct fut Frédéric Hoffmann, qui fonda le système appelé par Sprengel *mécanico-dynamique* (*voy.* l'article MÉDECINE [Histoire de la], p. 131); l'*animisme* de Stahl procède également en grande partie de Leibniz, et en passant par l'*irritabilité hallérienne*, dont le germe se trouvait déjà dans Glisson, nous arrivons directement au *vitalisme* moderne.

---

[1] La science de la médecine, disait Leibniz, vaut mieux que celle de la guerre, et serait beaucoup plus estimable, si les hommes étaient sages. L'une et l'autre est des plus difficiles et des plus sujettes au hasard. J'ai peur que les grands médecins ne fassent mourir autant d'hommes que les grands généraux, etc. (*Op.*, t. V, p. 70).

Nous devons nous borner à ces indications sommaires et renvoyer, pour plus de détails sur ces différents systèmes médicaux, à l'article *Histoire de la médecine*.

Mais avant de terminer, nous rappellerons que Descartes et Leibniz furent tous deux mathématiciens hors ligne et que, si Leibniz inventa le calcul différentiel, Descartes trouva l'application de l'algèbre à la géométrie, et qu'en physique il est l'auteur de la fameuse hypothèse des *tourbillons*, qui a rendu tant de services à la science, malgré sa fausseté. Les philosophes du dix-huitième siècle l'ont aveuglement critiquée, ne voyant pas ou refusant de voir qu'elle contenait en germe la théorie de la gravitation universelle de Newton. Rappelons encore que la théorie cartésienne de la lumière, un moment obscurcie par les doctrines erronées de l'émission que Newton associa à sa belle hypothèse de l'attraction, a fini par triompher, et que c'est Descartes qui a imaginé le premier la grande théorie des ondulations.

Resterait à examiner les ouvrages de Descartes; nous nous contenterons d'en dire quelques mots. Son premier ouvrage, qui est en même temps le plus célèbre, c'est le *Discours de la méthode*, que tout le monde a lu et qui parut en 1637 à Leyde; il renfermait comme essais de la méthode la *Dioptrique*, les *Météores* et la *Géométrie*. Ses *Principes de philosophie*, publiés en latin, à Amsterdam, en 1644, renferment l'exposé des lois de la nature et la célèbre doctrine des tourbillons. Le *Traité des passions de l'âme* parut à Amsterdam en 1649. Le *Traité de l'homme* et le *Traité de la formation du fœtus*, où se trouvent surtout exposées les vues physiologiques de Descartes, sont des ouvrages posthumes. Ses *Lettres*, publiées par Clerselier, renferment une foule de détails curieux. Enfin V. Cousin a réuni toutes les œuvres de Descartes (*Œuvres complètes*. Paris, 1824-1826, 12 vol. in-8°, avec planches); Garnier en a publié une autre édition en 1835 (Paris, 4 vol. in-8°), et Foucher de Careil a donné ses *Œuvres inédites* (Paris, 1859-1860, 2 vol. in-8°). *Voy.* encore sur Descartes : BAILLET, *La vie de M. Descartes* (Paris, 1691, in-4°). — MOHRMANN (C.) (præs. REIL), *Diss. de Cartesianæ philosophiæ efficacia in mutanda artis medicæ indole* (Halae, 1797, in-8°). — HOCK (F.-F.), *Cartesius und seine Gegner* (Wien, 1835, in-8°). — SCHAARSCHMIDT, *Cartesius und Spinoza* (Bonn, 1851, in-8°). — BOUILLIER (Fr.), *Hist. de la philosophie cartésienne* (Paris, 1854). — SAISSET (E.), *Précurseurs et disciples de Descartes* (2° édit., Paris, 1862, in-8°). — VOLKEMER (Fr.), *Das Verhältniss von Geist und Körper ins Menschen nach Cartesius* (Breslau, 1869, in-8°).

Quant à Leibniz, ses œuvres complètes ont été publiées entre autres par Dutens (*Opera omnia*, Genevæ, 1768, 6 vol. in-4), Foucher de Careil (Paris, 1859-1875, 7 vol. in-8°) et O. Klopp (Hannover, 1864-1877, 10 vol.). *Voy.* encore sur lui : FONTENELLE, *Éloge de Leibniz.* — GUHRAUHER (E.), *Gottfr. Wilh. Freiherr von Leibnitz* (Breslau, 1842, 2 vol. in-8°).— MARX (K.), *Leibniz in seinen Beziehungen zur Arzneiwissenschaft*, in *Abhandl. der Götting. Soc. der Wissensch.*, 1859, et tirage à part (Göttingen, 1859, in-4°).—DU BOIS-REYMOND, *Leibnizische Gedanken in der neueren Naturwissenschaft* (Berlin, 1871, in-8°). — KIRCHNER (F.), *G. W. Leibnitz, sein Leben u. Denken* (Köthen, 1876, in-8°).　　L. HN.

DESCEMET (JEAN). Médecin fort recommandable auquel l'anatomie de l'œil doit la découverte de la membrane interne de la cornée, qui a reçu le nom de *membrane de Descemet*. Né à Paris, le 24 avril 1732, il fut docteur de la Faculté de médecine de cette ville (30 octobre 1758), et y devint professeur de chirurgie en langue française (1763), et professeur de physiologie (1769). Censeur royal, plusieurs sociétés de médecine se firent honneur de l'admettre dans son sein. Il mourut le 17 octobre 1810. Sa découverte de la membrane de l'humeur aqueuse lui a suscité plus d'un embarras, surtout devant d'autres anatomistes qui la lui contestèrent. On peut voir dans le *Journal général de médecine* (t. XXX, 1769, p. 33), la lettre qu'il écrivit à ce sujet au rédacteur en chef dans cette feuille contre les prétentions de Demours. Dès l'année 1758, Descemet avait déjà parlé d'une nouvelle membrane de l'œil, dans une thèse soutenue à l'École de Paris, alors qu'il n'était que bachelier, et la postérité l'a déclaré vainqueur dans la lutte. On consultera toujours avec intérêt les publications de ce médecin honorable entre tous. En voici les titres :

1. *An sola lens crystallina cataractæ sedes ?* non. Thèse quodlib., 1758; président : Théroulde de Vallun. — II. *Catalogue des plantes du Jardin de MM. les apothicaires de Paris*, suivant la méthode de Tournefort. Paris, 1759, in-8°. — III. *Réponse à M. Demours sur la lame cartilagineuse de la cornée.* Paris, 1771, in-8°. — IV. *Observations sur la choroïde.* In *Mém. de l'Acad. des sciences*, mém. étrangers, 1768. — V. *Rapport (avec Grandclas) au sujet de la section de la symphyse du pubis*, faite par M. Sigault... la nuit du premier octobre 1777. Paris, 1777, in-4°. — VI. *Lettre sur la méthode de traiter la goutte sereine*, in-8°.   A. C.

DESCHAMPS (Les).   Parmi les nombreux médecins qui ont porté ce nom, il y a lieu de mentionner les quatre suivants :

Deschamps (Martial).   La biographie Didot fournit les renseignements suivants sur ce médecin. Il était de Périgueux, et vivait dans la seconde moitié du seizième siècle. Il fit ses études à Paris et fut nommé, en 1575, médecin ordinaire de la maison de ville de Bordeaux. Ayant été attaqué par des voleurs en un voyage qu'il fit dans le Berry, il raconta son aventure dans un livre intitulé : *Histoire tragique et miraculeuse d'un vol et assassinat.* Paris, 1576. Cet ouvrage est suivi d'une *Contemplation chrétienne et philosophique contre ceux qui nient la providence de Dieu.* Jean Daurat l'a mis en vers latins; mais cette traduction ne se trouve point dans ses œuvres. L'*Histoire tragique* a eu plusieurs éditions; on l'a même augmentée et falsifiée en y changeant les noms des personnes et des lieux, ainsi que les dates.

Deschamps (Joseph-François-Louis).   Chirurgien en chef de la Charité, membre de l'Institut. Il naquit à Chartres le 14 mars 1740. D'abord destiné à la prêtrise, il abandonna bientôt cette carrière pour l'étude de la chirurgie. Arrivé à Paris à l'âge de dix-neuf ans, il suivit les leçons de Moreau, et fut admis, en 1764, à l'École pratique, où il remporta les premiers prix fondés par Houstet. Un an après, il obtint au concours la place de *gagnant-maîtrise*, puis celles de chirurgien principal de la Charité et de membre du Collège de chirurgie. Les dernières années de sa vie, qui se termina le 8 décembre 1825, ne furent pas heureuses; il éprouva de vifs chagrins domestiques, et mourut très-pauvre. On a de lui :

I. *De ani fistulâ.* Thèse du collège des chirurgiens, 1er août 1772, in-4°. — II. *Traité historique et dogmatique de l'opération de la taille.* Paris, 1796-1797, 4 vol. in-8°. — III. *Observations et réflexions sur la ligature des principales artères blessées, et particulièrement sur l'anévrysme de l'artère poplitée.* Paris, 1797, in-8°. — IV. *Sur la ligature des principales artères des extrémités.* Paris, 1793, in-8°.   A. C.

On attribue souvent, mais à tort, à Joseph-François-Louis Deschamps, un *Traité des maladies des fosses nasales et de leurs sinus*, an XII, 1804, in-8° de 512 pages, lequel traité n'est que la thèse pour le doctorat, soutenue à Paris, par son fils J.-L. Deschamps, le 17 pluviôse an XII (1804).

Deschamps (Jean-Baptiste). Pharmacien de la maison de Charenton, membre de plusieurs Sociétés savantes, né à Avallon en 1804, mort dans la même ville en 1866. Il s'est fait connaître par d'excellentes publications, dont quelques-unes intéressent directement la médecine, et sont consultées chaque jour par les médecins. Nous signalerons en particulier :

I. *L'art de formuler.* Paris, 1854, in-12. — II. *Du chauffage et de la ventilation des édifices publics,* suivi de la réponse à la critique que M. Gaultier de Claubry a faite de notre mémoire. Paris, 1853, in-8°. — III. *Compendium de pharmacie pratique; guide du pharmacien établi et de l'élève en cours d'études.* Précédé d'une introduction par le professeur Bouchardat. Paris, 1868, gr. in-8°. — IV. Quatre notes ou mémoires envoyés à l'Académie des sciences : *Sur la préparation de l'huile de foie de morue; Sur la quantité d'air nécessaire à la respiration durant le sommeil; sur l'absorption des médicaments par la peau saine.*
A. C.

D'ESCHERNY (David). Médecin anglais, né vers 1730, fut reçu docteur au *Marischal College* d'Aberdeen, le 25 juillet 1758, et licencié du Collége royal des médecins de Londres le 9 avril 1759. Nous ignorons l'époque de sa mort. D'Escherny est connu par les ouvrages suivants :

I. *Treatise on the Causes and Symptoms of the Stone and of the Chief Remedies in Use to Cure this Distemper.* London, 1753, in-8°. Trad. en franç. sous ce titre : *Traité des causes et des symptômes de la pierre et des principaux remèdes en usage pour guérir cette maladie.* Dublin, 1755, in-8°. — II. *An Essay on Fevers, in which their Causes and Effects are particularly considered and two Different Methods of Curing them proposed.* London, 1760, in-8°. — III. *An Essay on Small-Pox.* London, 1760, in-8°. — IV. *An Essay on the Causes and Effects of Gout,* etc. London, 1760, in-8°.
L. Hn.

DESCHISAUX (Pierre). Médecin et substitut du procureur général du grand conseil, naquit à Mâcon, en 1687. En 1724, il entreprit, avec l'autorisation du roi, un voyage en Russie dans le but d'en étudier la flore. Le czar Pierre Ier lui accorda une pension et voulut le charger d'établir à Pétersbourg un jardin botanique. Mais Deschisaux, que des affaires pressantes rappelaient en France, ne put accepter. Il alla néanmoins faire deux ans après un nouveau séjour de quelques mois en Russie, puis passa en Angleterre et revint dans sa patrie. On ignore l'époque de sa mort. Deschisaux a publié :

I. *Mémoire pour servir à l'instruction de l'histoire naturelle des plantes en Russie et à l'établissement d'un jardin de botanique à Saint-Pétersbourg.* Paris, 1725, in-8°; ibid., 1728, in-8°. — II. *Voyage de Moscovie.* Paris, 1727, in-8°; ibid., 1728, in-12 (la première relation d'un voyage en Russie écrite par un Français).
L. Hn.

DESCIEUX (Louis-Cyprien). Né à Thoiry, dans le département de Seine-et-Oise, en 1801, fit ses études à Paris et suivit l'hôpital de la Charité. Reçu docteur en 1823, il alla ensuite se fixer à Montfort-l'Amaury, où il exerça la médecine avec réputation jusqu'à sa mort arrivée vers 1875. Descieux était médecin de l'hôpital de Montfort-l'Amaury, membre du Conseil d'hygiène de Seine-et-Oise, membre correspondant de la Société de médecine de Paris. On a de lui :

I. *Diss. sur le siége des maladies considéré dans les solides et dans les liquides.* Thèse de Paris, 1823, in-4°, n° 10. — II. *Projet d'un système d'instruction agricole complet,* etc. Paris, 1841, in-4°. — III. *Leçons d'hygiène à l'usage des enfants des écoles primaires.* Paris, 1858, in-18. — IV. *Entretiens sur l'hygiène, à l'usage des campagnes.* Paris, 1861, in-12; 4° édit., 1864, in-12. — V. *Influence de l'état moral de la Société sur la santé publique.* Paris, 1865, in-8°.
L. Hn.

DESCOT (Pierre-Jules). Médecin français, né à Paris, fut reçu docteur en 1822 et soutint à cette occasion une thèse très-remarquée sur les affections locales des nerfs, dont il fit paraître une nouvelle édition en 1825. Il se fixa à

Paris et s'occupa spécialement des maladies des voies urinaires. Descot mourut vers 1840.

I. *Diss. sur les affections locales des nerfs.* Paris, 1822, in-4°. — II. *Diss. sur les affections locales des nerfs ; travail fait sous la direction de Béclard... et enrichi de nombreuses observations fournies par MM. Béclard, Dupuytren, Marjolin, Richerand, Roux, Moreau (Evrat), Ribes, A. Richard, Bérard, Bogros et Briquet, avec des additions.* Paris, 1825, in-8°. Trad. allem. libre par J. RADIUS. Leipzig, 1826, gr. in-8°.   L. HN.

DESCOURTILZ (MICHEL-ÉTIENNE). Médecin et botaniste français, né à Boiste, près de Pithiviers, le 25 novembre 1775, vivait encore à Paris en 1836. Le gouvernement l'envoya à Saint-Domingue en qualité de médecin-naturaliste, et il y fonda le Lycée colonial. Lors de la révolte des nègres, sa vie fut en grand danger, malgré les passe-ports de Toussaint-Louverture. Il échappa à la mort, grâce à la reconnaissance d'un nègre qu'il avait soigné, et fut mis en réquisition comme médecin de l'armée noire de Dessalines. Il s'échappa en 1802 et l'année suivante s'embarqua pour l'Europe ; il traversa l'Espagne et la France et vint, croyons-nous, à Paris, où il soutint sa thèse inaugurale en 1814. Il fut ensuite, pendant quelques années, médecin de l'Hôtel-Dieu de Beaumont, dans le Gâtinais, et vint finalement habiter Paris, où il devint membre de la Société linnéenne, qu'il présida par la suite. Il était membre en outre de la Société de médecine pratique et de plusieurs autres sociétés savantes. Nous connaissons de lui :

I. *Propositions sur l'anaphrodisie distinguée de l'agénésie et considérée comme impuissance en amour.* Thèse de Paris, 1814, in-4°, n° 208. — II. *Voyages d'un naturaliste.* Paris, 1809, in-8°, pl. — III. *Code du safranier.* Paris, 1810, in-8°. — IV. *Guide sanitaire des voyageurs aux colonies ou conseils hygiéniques en faveur des Européens destinés à passer aux îles.* Paris, 1816, in-8° ; 2° édit., ibid., 1830, in-12. — V. *Flore pittoresque et médicale des Antilles ou histoire naturelle des plantes usuelles des colonies françaises, anglaises, espagnoles et portugaises,* Paris, 1821-1829, 8 vol. in-8°, pl. — VI. *Manuel indicateur des plantes usuelles aux Antilles.* Paris (1821). — VII. *Anatomie comparée du grand crocodile des Antilles.* Paris, 1825, gr. in-fol., 22 pl. — VIII. *Des champignons comestibles, suspects et vénéneux, avec l'indication des moyens à employer pour neutraliser les effets des espèces nuisibles.* Paris, 1827, in-8°, 10 pl. col. in-fol. — IX. *De l'impuissance et de la stérilité ou recherches sur l'anaphrodisie distinguée de l'agénésie.* Paris, 1831, in-8°. — X. *Cours d'électricité médicale,* 1852.   L. HN.

DESCRIN (J.-B). Nous n'avons pu obtenir que des renseignements fort incomplets sur ce médecin. Il naquit à Courson (Yonne) vers 1775, fit ses études médicales à Paris et y soutint sa thèse inaugurale le 30 frimaire an X (1802). Il exerçait encore son art vers 1835. Nous connaissons de lui :

I. *Nouvelles considérations sur la maladie des femmes à la suite des couches, connue sous le nom de fièvre puerpérale.* Paris, an X (1802), in-8°. — II. *Observations et réflexions sur la loi du 19 ventôse au XI, relative à l'exercice de la médecine, accompagnées d'un plan proposé à ce sujet.* Auxerre et Paris, 1820, 1825, in-8°. — III. *Examen du projet de loi sur l'établissement de vingt écoles secondaires de médecine, etc., faisant suite au mémoire imprimé en 1820....* Auxerre et Paris, 1825, in-8°. — IV. *Nouvelles observations sur la loi relative aux écoles secondaires, présentée à la Chambre de Paris.* Paris, 1826, in-8°.
                                                                                    L. HN.

DESCROIZILLES (Les deux).

Descroizilles (FRANÇOIS). Né à Dieppe, le 20 septembre 1707, mort dans cette ville le 11 mars 1788, y exerça la pharmacie et laissa la réputation d'un vrai savant.

I. *Découverte d'un remède purgatif, fondant et calmant, ou Traité sur un nouveau sel neutre.* Rouen, 1760. — II. *Nouvelles observations sur le sel purgatif,* etc. Rouen, 1762.
                                                                                    L. HN.

Descroizilles (François-Antoine-Henri). Fils du précédent, chimiste dis tingué, naquit à Dieppe le 11 juin 1751 et termina sa carrière à Paris le 14 avril 1825. « Il fut successivement préparateur des laboratoires de Rouelle, profes-seur de chimie élémentaire et appliquée à Rouen, secrétaire du conseil général des manufactures à Paris. On lui doit plusieurs observations chimiques impor-tantes sous le rapport de la théorie et quelques inventions utiles : ce fut lui qui le premier soupçonna que l'alun était un sel double, et qui imagina de mettre un carbonate calcaire en suspension dans l'eau où l'on recueille le chlore pour le blanchiment, méthode qui conduisit à l'utile découverte des chlorures d'oxydes. A lui est due l'idée de construire, d'après le procédé d'analyse des alcalis de Vauquelin, l'instrument connu sous le nom d'*alcalimètre*, dont il étendit l'em-ploi à l'évaluation du titre du vinaigre, et dont il fit en outre un chloromètre propre à évaluer la force des dissolutions de chlorure employées dans les blan-chisseries. On lui doit aussi le premier et seul instrument qui puisse donner les indications sur la valeur vineuse des vins à distiller, l'alambic d'*essai*. Gay-Lussac a depuis perfectionné cet instrument, mais l'idée première n'en appar-tient pas moins à Descroizilles, dont on vante l'activité infatigable, la grande force d'esprit et l'extrême bienveillance » (Guyot de Fère).

I. *Description et usage du Bertholimètre*, etc. Paris, 1802. — II. *Notice sur l'alcalimètre et autres tubes chimico-métriques ou sur le polymètre chimique*, etc. Paris, 1810, 1818, 1824, 1839, 6° édit., 1850, in-8°. — III. *Méthode très-simple pour préserver les blés*, etc. Paris, 1819. — IV. *Notice sur la fermentation vineuse*, etc. Paris, 1822. — V. *Sur la quantité d'eau nécessaire à l'extinction des incendies*, etc. In *Ann. de chimie*, t. LI, 1804. — VI. *Notices pyronomiques*, etc. Ibid., t. LIV, 1805. — VII. *Sur les eaux distillées des plantes inodores, sur la distillation de l'eau destinée à des expériences chimiques et sur les alambics*. Ibid., t. LVII, 1806. — VIII. *Sur l'aréométrie et spécialement sur un nouvel instrument nommé aréométritype*, etc. Ibid., t. LVIII, 1806. — IX. *Sur le blanchiment par la lessive berthollienne*. Ibid., id. — X. *Sur les alcalis du commerce*. Ibid., t. LX, 1806, et t. LXXII, 1809. — XI. *Sur la saumure de violettes, considérée comme réactif*, etc. Ibid., t. LXVII, 1808. — XII. *Sur les fumigations guytoniennes et sur les frictions bertholiennes*. Ibid., t. LXXIX, 1811. — XIII. *Sur le gaz nitreux que l'on a annoncé se dégager dans la cuite du sucre de betteraves*. In *Ann. de chim. et de phys.*, t. XXV, 1824. L. Hn.

DESCURET (Jean-Baptiste-Félix). Médecin littérateur fort distingué. Né à Châlons-sur-Marne, le 5 juin 1795, il est mort à Châtillon-d'Azergues, près de Lyon, le 27 novembre 1872. Il fit de très-bonnes études à Paris, et fut reçu docteur en médecine le 21 mai 1818, après avoir soutenu, chose rare à cette époque, une thèse en latin sur les *Avantages et les inconvénients de l'étude*. Vers la même époque, il obtint aussi le grade de docteur ès lettres. Pendant trente ans il exerça la médecine à Paris, s'y distingua en 1832, lors de l'épi-démie cholérique, et fut longtemps médecin du Bureau de bienfaisance du XII° arrondissement. En 1845, le 25 avril, il reçut la croix de la Légion d'hon-neur. Descuret est auteur des ouvrages suivants :

I. *Dissertatio medica de studii commodis et incommodis*. Thèses de Paris, 21 mai 1818, in-4° de 11 pages. — II. *Note sur une menstruation précoce*. In *Nouv. Journ. de méd.*, t. VII, 1820, p. 100. — III. *La médecine des passions, ou les passions considérées dans leurs rapports avec les maladies, les lois et la religion*. Paris, 1844, 2° édit., in-8°; 1853, 3° éd., 2 vol. in-8°. — IV. Dans la *Biographie médicale*, plusieurs articles, entre autres : Caton l'Ancien, Celse, Desault, Daly, Fourcroy, Laugier, Vauquelin. — V. *Théorie morale du goût.* — VI. *Les merveilles du corps humain*.

En 1822, Descuret a donné, pour la Bibliothèque classique latine, publiée par Lemaire, une édition de Cornelius Nepos, puis un *Supplément au cours de littérature de La Harpe* (2 vol. in-18), lequel supplément a servi de plan au *Répertoire de la littérature ancienne et moderne* (1824), dont il fut un des principaux rédacteurs, et même l'éditeur, si l'on en croit la *Biographie univer-selle et portative des contemporains.*

Enfin, Descuret a laissé manuscrits :

Les médecins moralistes. — L'esprit de la grammaire. — Mémoires d'un vieux médecin.
                                                                                      A. C.

DÉSERT. *Voy.* Géographie médicale.

DÉSESSARTS (Jean-Louis). Fils d'un officier du génie, il naquit à Bruge-logne, près de Bar-sur-Seine (Aube), en 1730. Après avoir commencé ses études à Tonnerre, il vint à Paris les achever au Collége de Beauvais, puis il se mit sur les bancs de la Faculté de médecine qui lui délivra le bonnet doctoral le 22 août 1768, pour en faire ensuite un professeur de chirurgie et de pharmacie, enfin un doyen (1776-1778). Lorsque l'Institut fut créé, Désessarts en fut nommé membre. Après une longue et heureuse pratique, il mourut à Paris, dans le cul-de-sac de Sourdis, le 14 avril 1811, laissant la réputation d'un homme savant, mais s'étant fait trop remarquer par une fâcheuse âcreté de langage dans toutes les discussions qui s'élevaient dans le sein de l'École de Paris. Ses ouvrages portent ces titres :

I. *Traité de l'éducation corporelle des enfants en bas-âge, ou réflexions pratiques sur les moyens de procurer une meilleure constitution aux citoyens.* Paris, 1760, in-8°; ibid., an. VIII, in-8°; trad. en allemand par J.-G. Kruenity, Berlin, 1763, in-8°. — II. *Discours à l'ouverture de la séance publique de la Faculté de médecine de Paris,* 1778, in-4°. — III. *Rapport sur les thèses soutenues en* 1779. Paris, 1779, in-4°. — IV. *Éloge de Hazon.* Paris, 1779, in-4°. — V. *Éloge de Malouim.* Paris, 1779, in-4°. — VI. *Éloge de Michel.* Paris, 1779, in-4°. — VII. *Extraits de la notice sur les maladies de l'an VI.* Paris, an VI, in-8°. — VIII. *Observations sur les maladies qui ont régné en France dans l'an VIII.* Paris, an VIII, in-8°. — IX. *Sur les effets de la musique.* Paris, an XI, in-8°. — X. *Mémoire sur le croup.* Paris, 1807, in-8°. — XI. *Discours sur les inhumations précipitées.* Paris, in-8°. — XII. *Annonce sur les moyens de se prémunir contre les dangers de la petite vérole.* Paris, in-8°. — XIII. *Sur les préparations mercurielles dans la petite vérole.* Paris, in-8°.
                                                                                      A. C.

DE SÈZE (Victor). Ce médecin était de la même famille que Raymond de Sèze, l'un des trois défenseurs de Louis XVI. Peut-être même étaient-ils frères. Né à Bordeaux, vers l'année 1760, il étudia la médecine à Montpellier, où il reçut le titre de docteur à l'époque où Barthez était au début de sa brillante carrière. De Sèze fut le disciple de ce grand homme, et contribua pour sa part au perfectionnement des doctrines de l'École de Montpellier. Retiré à Bordeaux, où il fut agrégé à la Faculté de médecine, il renonça à l'art de guérir pour se livrer à la culture des lettres. L'Institut le compta au nombre de ses associés nationaux. De Sèze fut aussi engagé dans la vie politique. Député aux États-généraux (1789), il joua un rôle assez effacé dans le sein de la Constituante. On remarque seulement son discours sur le *veto* absolu (*Moniteur* du 4 sep-tembre 1789, n° 52), la protection dont il entoura les juifs, pour lesquels il demanda la jouissance de l'état civil, et l'éloge qu'il a fait du juif Gradir, de Bordeaux (*Moniteur* du 30 janvier 1790, n° 30), sa réclamation en faveur de Dudon, procureur général au parlement de Bordeaux, inculpé à l'occasion d'un arrêté de ce parlement (*Moniteur* du 6 mars 1790, n° 65). Dans le mois de mars 1814, de Sèze faisait partie du conseil du duc d'Angoulême ; en 1817, il était recteur de l'Académie de Bordeaux. Nous ne connaissons pas l'époque de sa mort. Le seul ouvrage médical qu'il ait publié porte ce titre : *Recherches physiologiques et phylosogiques sur la sensibilité ou la vie animale.* Paris, 1786, in-8, 334 pp. Ainsi que le fait très-justement remarquer Dezeimeris en parlant de cet ouvrage, « écrit avec talent, mais où se reflètent les idées qui dominaient alors à Montpellier ». L'auteur y attaque le mécanisme et s'élève fortement contre la doctrine brillante de Boerhaave. Dans son enthousiasme pour Hippocrate, il semble admettre que la science médicale a plus à perdre qu'à gagner à toutes les découvertes faites depuis le père de la médecine, en anatomie, en chimie et en physique. Il cite en particulier la découverte d'Harvey, qui n'est, suivant lui, qu'une *simple vérité physiologique.* Partisan du stahlianisme qui, à cette époque, faisait tant de bruit à Montpellier, il crut devoir toutefois le modifier en admettant un autre principe que l'âme pour diriger nos fonctions, principe intimement uni avec elle, mais qui ne jouit pourtant pas des mêmes attributs.   A. C.

DESFONTAINES (René-Louiche). Un des plus célèbres botanistes des temps modernes. Il naquit à Tremblay (Ille-et-Vilaine) le 14 février 1750. Il commença ses études au lieu même de sa naissance, et, comme Linné qu'on destinait au métier de cordonnier, l'enfant fut jugé d'abord incapable de toute instruction. « Il ne serait bon à rien », disait-on, et peu s'en fallut qu'on en fît un mousse. Cependant, envoyé au collége de Rennes, le jeune écolier parvint à s'y dépouiller des timides embarras de son enfance, et, dès la première année, il y remporta plusieurs prix. Vers 1773, Desfontaines vint à Paris pour se consacrer à la médecine. Dans les études si vastes qui servent de prélude à cette carrière, notre débutant, dominé par un heureux instinct, s'arrêta à l'accessoire, remplaçant Hippocrate par Tournefort, Galien par Linné, Esculape par Lemonnier... Lemonnier était alors premier médecin de Louis XVI, et professeur au Jardin des Plantes. Il devina, sous l'enveloppe un peu gauche de Desfontaines, une sagacité fine, un sentiment sérieux de l'étude profonde, unis au cœur le plus délicat et le plus capable d'une inviolable reconnaissance. Il l'encouragea, et décida ainsi d'un avenir auquel la modestie du jeune homme l'eût peut-être empêché d'aspirer. Un sérieux labeur que dirigeaient les conseils de Lemonnier, que soutenait l'amitié de Laurent de Jussieu, qu'animait surtout son amour très-réel pour l'observation, lui valut, en 1783, son admission à l'Académie des sciences. Le désir de s'illustrer, très-vif même dans un cœur modeste, le décida à faire un voyage d'exploration en Barbarie, depuis les frontières de Tripoli jusqu'à celles du Maroc, pays inhospitalier, qui jusqu'alors n'avait été parcouru que par Shaw. On lui accorda les fonds nécessaires, et il partit le 6 août 1783, emportant les instructions de l'Académie. Ce voyage fut heureux. Desfontaines explora la région de l'Afrique qu'il s'était proposé de voir, des bords de la mer jusqu'aux plus hautes sommités de l'Atlas, dont il descendit les pentes méridionales pour s'avancer jusque vers les limites du désert de Sahara. Pendant les deux années que dura ce voyage, Desfontaines fit une abondante récolte de plantes, d'insectes et d'animaux. On rapporte que la relation de ce voyage, confiée à Louis XVI, qui s'était intéressé au voyageur, fut perdue par ce monarque ; et comme il n'y en avait pas de copie elle ne put être publiée. Rentré en France en 1785, il se mit avec ardeur au travail et devint professeur au Jardin des Plantes l'année

suivante. Buffon le donna pour successeur au botaniste Lemonnier. Cette nomination le mit au comble de ses vœux, et le Jardin devint son univers ; il atteignit la vieillesse sans qu'aucun incident remarquable vînt interrompre le cours
de ses travaux qui étaient pour lui des moments de récréation. Comme Lamarck,
dont il était l'ami, il perdit la vue dans les dernières années de sa vie, et il
cherchait à reconnaître au tact les plantes qui lui étaient apportées des serres.
Il mourut, à l'âge de quatre-vingt-un ans, le 16 novembre 1833. Quelques traits
empruntés à la plume de Flourens seront bien reçus ici : « Les leçons de
Desfontaines étaient pleines de bonhomie, ou, se présentant à ses auditeurs avec
une simplicité naïve, il semblait leur dire de son enseignement comme Mon-
taigne de son livre : *Ce n'est pas icy une doctrine, c'est une estude.* La science
était rendue gracieuse par l'oubli de toute prétention chez le maître, oubli qui
n'excluait pas une certaine élégance de langage, une certaine affabilité dans les
manières ; un costume un peu antique et qui conservait un petit air campagnard
approprié au sujet ajoutait à un succès d'ensemble, que la rivalité même ne
contestait pas. Là, des auditeurs graves, des amateurs éclairés, des mères entourées de leurs jeunes familles, venaient puiser un savoir sérieux et facile ; tous
voulaient connaître, tous voulaient aimer *le bon M. Desfontaines.* Ainsi le nom-
mait-on par une sorte de rapprochement, assez vrai, assez ingénieux, avec cet
autre *bonhomme,* esprit si sagace et si profond dans l'analyse philosophique de
nos travers... Cet homme de bien, dans sa naïve philosophie, n'admettait pas
qu'il pût rester quelque chose à ambitionner lorsque, cultivant les sciences, on
possédait la paix de l'âme, l'estime de ses concitoyens et un peu d'aisance ! Cette
aisance modeste ne lui fit point défaut. Dans son habitation, dont la simplicité rustique rappelait les vieux âges, on trouvait le reflet d'habitudes campa-
gnardes, conservées au milieu de Paris, habitudes auxquelles son laisser-aller
naïf donnait une bizarrerie gracieuse. Autour de l'âtre antique de M. Desfontaines,
on vit longtemps se grouper un cercle où les Bretons étaient en majorité :
ministres en faveur ou en disponibilité venaient y oublier le poids des respon-
sabilités ; savants et artistes venaient y goûter la joie des épanchements, le
plaisir si vif des souvenirs. Là, bien des fois, on chercha à ressaisir l'écho de la
brise qui frappe les falaises bretonnes. Là, bien des fois, le *bonhomme* conseilla
ou sollicita un acte de bienveillance ou de justice pour un ami, jamais pour
lui-même. Le sage vieillard vit s'approcher le terme de sa carrière sans que son
courage en fût ébranlé ; son unique souci, sa pensée constante, ne s'attachèrent
plus qu'aux soins donnés à l'avenir de ceux qu'il laissait ; il assura le bonheur
de sa fille et, ne trouvant dans un passé de quatre-vingt-trois années que des
tranquillisants souvenirs, il rendit doucement son âme. » Nous empruntons
encore à Flourens la liste des travaux de Desfontaines, en nous arrêtant seulement à ceux qui intéressent le plus directement les applications médicales :

I. *Mémoire sur l'irritabilité des organes sexuels d'un grand nombre de plantes.* In *Mém.
de l'Acad. des sc.*, 1787. — II. *Mémoire sur le chêne ballotte ou à glands doux du mont
Atlas.* In *Mém. de l'Acad. des sc.*, 1790. — III. *Description du Fumaria corymbosa.* In
Actes de la Soc. d'hist. nat., 1792. — IV. *Description de l'Anthirrinum marginatum.* In
Actes de la Soc. d'hist. nat., 1792. — V. *Description de l'Attractylis gummifera.* In *Actes
de la Soc. d'hist. nat.*, 1792. — VI. *Cours de botanique élémentaire et de physique végétale
professé au Muséum d'histoire naturelle (de juin à novembre 1795).* In *Décade philosoph.*,
t. V, VI et VII, 1796. — VII. *Description d'une nouvelle espèce de soude.* In *Annal. du
Muséum*, t. II, 1803. — VIII. *Mémoire sur le Jalap.* In *Annal. du Muséum*, t. II, 1803. —
IX. *Description d'une nouvelle espèce de Laiteron.* In *Annal. du Muséum*, t. II, 1803. —
X. *Observations sur le Rheum ribes.* In *Annal. du Muséum*, t. II, 1803. — XI. *Observations*

sur le Thé. In *Annal. du Muséum*, t. IV, 1804. — XII. *Mémoire sur la culture et les usages économiques du dattier.* In *Journ. de phys.*, 1788, et *Mém. de l'Institut* (1re classe), t. V, 1805. — XIII. *Mémoire sur le genre Convallaria.* In *Ann. du Muséum*, t. IX, 1807. — XIV. *Description d'un nouveau genre de Labiées.* In *Mém. du Museum*, t. II, 1815. — XV. *Description d'un nouveau genre de plante (Glossotemon).* In *Mém. du Muséum*, t. III, 1817. — XVI. *Description du genre Diplolaena.* In *Mém. du Muséum*, t. III, 1817. — XVII. *Description d'un nouveau genre de plantes de la famille des composées.* In *Mém. du Muséum*, t. III, 1817. — XVIII. *Description d'un nouveau genre de composées.* In *Mém. du Muséum*, t. IV, 1818. — XIX. *Description d'un nouveau genre de la famille des Rubiacées.* In *Mém. du Muséum*, t. IV, 1818. — XX. *Description d'un nouveau genre de la famille des Térébinthacées.* In *Mém. du Muséum*, t. IV, 1818. — XXI. *Description de quatre nouveaux genres de plantes.* In *Mém. du Muséum*, t. V, 1819. — XXII. *Description de trois nouveaux genres de plantes.* In *Mém. du Muséum*, t. V, 1819. — XXIII. *Observations sur le genre Copaifera.* In *Mém. du Muséum*, t. VII, 1821. — XXIV. *Description de quatre nouveaux genres de plantes.* In *Mém. du Muséum*, t. VI, 1820; t. VIII, 1822. — XXV. *Description d'un nouveau genre de plantes.* In *Mém. du Muséum*, t. VIII, 1822. — XXVI. *Observations sur les genres Leucas et Phlomis.* In *Mém. du Muséum*, t. XI, 1824. — XXVII. *Quelques observations et expériences sur la fécondation des plantes.* In *Nouv. Annal. du Muséum*, t. I, 1832.

A. C.

DESGAULTIÈRE (PHILIPPE-B.-RAYMOND. Savant médecin de Lyon, né vers 1765, étudia l'art de guérir à Montpellier et s'y fit recevoir docteur. Il servit ensuite dans l'armée en qualité de médecin, puis vint se fixer à Lyon, où il ne tarda pas à se distinguer. En 1804, il fut nommé médecin de l'Hôtel-Dieu de Lyon, puis en 1806 professeur de médecine clinique. Il s'acquitta très-honorablement de ces fonctions et mourut vers 1840. Desgaultière était membre de la Société de médecine de Lyon et de l'Académie des sciences, lettres et arts de la même ville.

I. *Discours sur les dangers de l'esprit de système dans l'étude et dans l'exercice de la médecine.* Lyon, 1806, in-8°. — II. *Compte rendu des observations faites à l'Hôtel-Dieu de Lyon par MM. les médecins de cet hôpital sur les maladies régnantes depuis le 1er juillet 1811 jusqu'au 1er juillet 1812.* Lyon, 1813. — III. *Compte rendu des observations faites à l'Hôtel-Dieu... en 1813-1814.* Lyon, 1815. — IV. *Compte rendu des travaux de l'Académie de Lyon.* Lyon, 1818, in-8°. — V. *Considérations physiologiques et pathologiques sur les crises.* In *Journ. complém. du Dict. des sc. médicales*, t. VII, p. 303, 1820. **L. Hn.**

Desgaultière (HENRI). Fils du précédent, fut également un médecin distingué ; c'est lui qui organisa les bureaux de bienfaisance de Lyon. Il mourut à Lyon en février 1872, à l'âge de soixante-quinze ans. **L. Hn.**

DESGENETTES (NICOLAS-RENÉ-DUFRICHE, baron). Célèbre médecin français, né à Alençon (Orne), le 23 mai 1762, d'une ancienne famille originaire d'Essay. Il fit ses études à la communauté de Sainte-Barbe et au collége du Plessis, à Paris, puis suivit les cours du Collége de France et se livra avec ardeur à l'étude de la médecine. Devenu, en 1782, possesseur d'un modique héritage, il se mit à voyager, se rendit en 1784 à Londres avec Labillardière, visita à partir de 1785 toute l'Italie, où il se lia étroitement avec Mascagni, et ne revint en France qu'en 1789.

Désireux de se faire recevoir docteur, il se rendit la même année à Montpellier et écrivit une thèse en latin sur les vaisseaux lymphatiques ; il mérita tous les éloges des professeurs, même ceux de Barthez, et obtint le diplôme qu'il convoitait. Après un séjour de deux ans à Montpellier, Desgenettes se rendit à Paris, où il vécut quelque temps dans la société des savants les plus éminents de l'époque, Pelletan, Tenon, Sabatier, Vicq d'Azyr, Condorcet, Louis, etc.

Après un nouveau voyage à Rome, il obtint un brevet de médecin pour l'armée d'Italie, grâce à la protection de Thouret, et le 15 mars 1793 se rendit à son poste; c'étaient Louis et Vicq d'Azyr qui, dans la prévision de la tourmente révolutionnaire, lui avaient conseillé de suivre la carrière militaire.

Dès 1794, Desgenettes fut nommé médecin en chef; c'est de cette époque que date sa liaison avec Napoléon Bonaparte. En 1795, à peine convalescent d'une atteinte de typhus, il fut appelé à Toulon pour régler le service d'une expédition maritime dont l'objet n'était pas connu et qui n'eut pas lieu par suite de la prompte soumission de la puissance qu'elle menaçait. En 1796, il quitta l'armée d'Italie pour se rendre à Paris, où on le nomma médecin ordinaire de l'hôpital et de la nouvelle école du Val-de-Grâce; pendant les deux ans qu'il passa dans cette situation il publia plusieurs écrits sur l'enseignement et sur l'art de traiter les maladies des gens de guerre et contribua à la création de deux sociétés de médecine et d'émulation.

Quand fut résolue l'expédition d'Égypte, Bonaparte se souvint de Desgenettes, qui se rendit à Marseille et à Toulon en compagnie de Larrey. Il fit ainsi, en qualité de médecin en chef, les campagnes d'Égypte et de Syrie; sa mission fut difficile et pénible; il la remplit avec habileté et courage. « L'héroïsme de la médecine, dit Pariset dans son Éloge de Desgenettes, balança l'héroïsme militaire; tandis que Larrey court jusqu'au pied de la brèche et sous le feu de l'ennemi pour secourir les blessés, Desgenettes, mû par ce froid courage que donne le sentiment du devoir, parcourt avec calme des quartiers et des hôpitaux qu'à peuplés la peste. Il connaît tout le danger, il le brave, il le déguise, il donne le change aux esprits par de faux noms; la sérénité de ses traits et de ses paroles passe dans le cœur des malades, et pour achever de raffermir les imaginations ébranlées il prend une lancette, la trempe dans le pus d'un bubon et s'en fait une double piqûre dans l'aine et au voisinage de l'aisselle : deux légères inflammations succédèrent. Ce fait est consigné par Desgenettes lui-même dans son Histoire médicale de l'armée d'Orient... La tranquillité qui revint dans les esprits rendit la maladie plus légère et multiplia les guérisons. » Et plus loin : « Profondément versé dans tout ce qu'on avait écrit sur les maladies des armées, Desgenettes ne démentit point en Égypte la renommée qu'il s'était faite en Italie. Dès son entrée dans la contrée nouvelle, après avoir réparti ses collaborateurs sur les différents points qu'allaient occuper nos armées, son premier soin fut de les inviter, par une instruction, à l'étude des lieux, des hommes, des travaux, des aliments, des habitudes, de la température et des maladies, afin de préparer par une suite de topographies médicales l'exacte description de toute l'Égypte. De là sont nées les curieuses topographies et les notes, et les mémoires qu'il a publiés dans son ouvrage, sous les noms de leurs auteurs; car, loin de tenir dans l'ombre les savants et courageux médecins de l'armée d'Égypte, il aimait à les parer de leurs talents, comme il aimait à reconnaître et à proclamer leurs services... Pour Desgenettes, la peste est comme attachée au sol de la Basse-Égypte, elle y est endémique, se transmet, est contagieuse... Un jour, Berthollet venait de lui exposer ses spéculations sur les voies que prend le miasme pestilentiel pour pénétrer dans l'économie. Selon Berthollet la salive en est le premier véhicule. Ce même jour, un pestiféré, que traitait Desgenettes, et qui allait mourir, le conjura de partager avec lui un reste de potion qui lui avait été prescrite. Sans s'émouvoir et sans hésiter, Desgenettes prend le verre du malade, le remplit et le vide : action qui donna une lueur d'espoir au pestiféré, mais qui fit pâlir et reculer d'horreur tous les assistants : seconde inoculation, plus redoutable que la première. »

Une légère mésintelligence s'éleva, paraît-il, entre Bonaparte et Desgenettes, au sujet de l'organisation des lazarets ; c'est à cette circonstance qu'il dut le grand crédit dont il jouit sous le général en chef, Kléber, qui embrassa ses idées et lui donna la haute main sur l'administration des hôpitaux et des lazarets. Menou ne lui fut pas aussi favorable, mais le traita néanmoins avec les plus grands égards.

Porté de bonne heure, en l'an VII, par le Directoire en qualité de professeur adjoint à la chaire de physique médicale et d'hygiène à l'École de santé, Desgenettes fut nommé en 1802 médecin en chef de l'hôpital militaire de Paris et peu après inspecteur général du service de santé des armées. Il fut nommé officier de la Légion d'honneur en 1804 et en devint commandeur en 1814, sous la première Restauration.

En 1805, il fut envoyé en Espagne pour observer l'épidémie qui l'année précédente avait ravagé Cadix, Malaga et Alicante. Il suivit les armées en Prusse, en Pologne, en Espagne, et dans la malheureuse campagne de Russie ; dans toutes les situations où il se trouva, Desgenettes se montra toujours digne de lui-même. Pris par les Russes le 10 décembre 1812, il réclama sa liberté au tzar Alexandre comme un droit que lui avaient acquis les soins donnés par lui aux soldats russes. « Sachez, lui écrivit le tzar, que vous avez des droits, non pas seulement, comme vous le dites, à la bienveillance, mais encore à la reconnaissance de toutes les nations. » Une escorte d'honneur, composée de Cosaques de la garde, le conduisit jusqu'aux avant-postes français, sous le glacis de Wittemberg, en Saxe, le 25 mars 1813.

Il prit part à la campagne de Dresde et fut forcé, après la défaite de Leipzig, de s'enfermer dans la citadelle de Torgau, et il ne put revenir à Paris qu'au mois de mai 1814.

Desgenettes fut en butte, sous la Restauration, à diverses persécutions, et faillit même perdre sa chaire de professeur adjoint à la Faculté de médecine. Pendant les Cent Jours, il fut accueilli par l'empereur avec la plus grande bienveillance, et il reprit ses anciennes fonctions et assista à la bataille de Waterloo en qualité de médecin en chef de l'armée et de la garde impériale.

Lors du retour de Louis XVIII, il perdit ces deux places, mais fut réintégré dans le Conseil de santé des armées en 1819 et quelques mois avant la mort de Napoléon ce fut lui que l'on chargea de désigner les médecins qui devaient se rendre à Sainte-Hélène.

En 1822, l'enseignement médical avait besoin d'être reformé, au dire des ministres. « Ils le réformèrent à leur manière, dit Peisse ; on élimina Chaussier, Dubois, Pinel, Vauquelin, tous hommes de savoir, de probité, tous illustres et vénérés, mais auxquels il manquait sans doute quelques-unes des qualités qu'on a trouvées dans leurs successeurs. Desgenettes fut comme eux jugé par des hommes obscurs. On saisit, pour le destituer, l'occasion d'un léger tumulte fomenté par on ne sait qui, parti on ne sait d'où, que suscita un de ses discours prononcé en séance publique ; ce discours fut déclaré séditieux et la Faculté entière séditieuse. « L'enseignement ne perdit pas moins que l'armée, continue Peisse, les cours de Desgenettes étaient des modèles de clarté et de méthode, et ses leçons riches d'idées neuves et fécondes. »

Après la Révolution de 1830, Desgenettes fut réintégré dans la chaire d'hygiène de la Faculté de médecine et fut nommé maire du Xe arrondissement, fonctions qu'il remplit jusqu'aux élections municipales de 1834 ; il devint médecin en chef des Invalides le 2 mars 1832; depuis de longues années il sollicitait vainement cette place, qu'il considérait comme une retraite. Ce célèbre médecin mourut le 3 février 1837, âgé de soixante-quinze ans.

Desgenettes faisait partie d'un grand nombre de sociétés savantes, françaises et étrangères; il présida l'Institut du Caire, fit partie en 1820 des premiers membres de l'Académie de médecine et devint en 1832 associé libre de l'Académie des sciences. En 1814, le roi de Suède lui avait envoyé la décoration de l'ordre de l'Étoile polaire.

Malgré les fatigues de ses voyages incessants et des guerres, malgré les soins administratifs que lui imposaient ses fonctions officielles, Desgenettes trouva le temps d'écrire un assez grand nombre d'ouvrages. Ils portent, il est vrai, tous la marque de la précipitation, et sont écrits avec plus d'imagination que de méthode; ou bien ils se réduisent à une série de notes, de fragments détachés, réunis sans beaucoup d'ordre. Citons de lui :

I. *Tentamen physiologicum de vasis lymphaticis.* Monspelii, 1789, in-8°. — II. *Observation sur une phthisie calculeuse.* In *Journ. de méd., chir. et pharm.* de Bacher, juin, 1790. — III. *Observations sur la faculté d'absorber que conserve le système des vaisseaux lymphatiques après la mort des animaux.* Ibid., 1790. — IV. *Testicules passés de l'abdomen dans le scrotum à l'âge de seize à dix-sept ans et verge mal conformée.* Ibid., 1791, et *Gazetta di Parma*, 1792. — V. *Analyse du système absorbant ou lymphatique.* Paris, 1792, in-12. — VI. *Mich. Girardi. Prolusio de origine nervi intercostalis.* Parisiis, 1792, gr. in-8°. Édit. publiée par Desgenettes. — VII. *Observations sur l'enseignement de la médecine pratique dans les hôpitaux de la Toscane.* In *Journ. de méd.* de Bacher, juillet 1792. — VIII. *Précis d'une dissertation de M. Girardi et des recherches de M. Félix Fontana sur l'origine du nerf intercostal.* Ibid., 1793. — IX. *Réflexions générales sur l'utilité de l'anatomie artificielle, en particulier sur la collection de Florence, et la nécessité d'en former de semblables en France.* Ibid., 1793. — X. *Lettre de R.-D. Desgenettes aux rédacteurs du Magasin encyclopédique, sur le rapport fait au bureau de consultation des arts et métiers à l'occasion des travaux anatomiques et des pièces artificielles de Laumonier.* In *Magasin encyclop.*, t. III, an III (1795). — XI. *Médecine militaire, notes pour servir à l'histoire de l'armée d'Italie.* Paris, 1797, in-8°. — XII. *Observation sur un phthiriasis ou maladie pédiculaire.* In *Magas. encyclop.*, 3° année, t. III. — XIII. *Avis sur la petite vérole régnante, adressé au divan du Caire* (avec une traduction arabe en regard, par Don Raphael). Au Caire, 1800, in-4°. — XIV. *Opuscules.* Au Caire, 1800, in-4°. Renferme en grande partie les articles fournis par l'auteur à la *Décade égyptienne* dont il fut le fondateur. — XV. *Histoire médicale de l'armée d'Orient.* Paris, 1802, in-8°, 3° édit., augm. de notes et d'une table alphabétique. Paris, 1835, in-8°. — XVI. *Indication des principaux ouvrages sur la fièvre jaune.* In *Journ. de méd., chir. et pharm.*, par Corvisart et Leroux, t. XI, an XIV (1806). — XVII. *Discours prononcé le 6 novembre 1809 pour l'ouverture des cours de la Faculté de médecine de Paris.* Paris, 1810, in-8°. — XVIII. *Des parotides dans les maladies aiguës.* Extrait de deux opuscules italiens peu connus et publiés à Pérouse en 1785 et 1786. In *Journ. de méd.* de Corvisart, t. XX et XXI, 1810. — XIX. *Éloges des académiciens de Montpellier, publiés pour servir à l'histoire des sciences dans le dix-huitième siècle.* Paris, 1811, in-8°. — XX. *Discours prononcé le 7 novembre 1814 pour l'ouverture des cours de la Faculté de médecine de Paris.* Paris, 1815, in-4°. — XXI. *Éloge de N. Hallé, prononcé à la Faculté de médecine de Paris le 18 novembre 1822.* Paris, 1822, in-8°. — XXII. *Essais de biographie et de bibliographie médicales.* Paris, 1825 (la plus grande partie des notices biographiques publiées par Desgenettes dans la *Biographie médicale*). — XXIII. *Notice biographique sur D. Cotugno*, 1825. — XXIV. *Notice biogr. sur le chev. M. Rosa*, 1829. — XXV. *Notice biogr. sur P. Moscati*, 1830. — XXVI. *Études sur le genre de mort des hommes illustres de Plutarque et des empereurs romains.* Paris, 1833, in-8°. — XXVII. *Souvenirs de la fin du dix-huitième siècle et du commencement du dix-neuvième ou Mémoires de R.-D. D.* Paris, 1835-1836, 3 vol. in-8° (le 3° vol. est resté inachevé). — XXVIII. Divers articles dans *Biogr. universelle*, *Journ. complém. des sc. méd.*, *Journ. hebdom. de médecine.* Art. Peste dans *Encyclopédie moderne* de Courtin. — Pour plus de détails sur Desgenettes voy. Pariset. *Élog. des memb. de l'Acad. de méd.*; Peisse. *Les médecins contemporains*, Paris, 1827, et la *Biogr.* Didot.

L. Hn.

DESGRANGES (JEAN-BAPTISTE). Dans cette notice nous suivrons Dezeimeris, qui a consacré à ce médecin une excellente notice :

Desgranges naquit à Mâcon en 1751. Il commença ses études médicales à
l'hôpital de cette ville, et put les continuer à La Rochelle, où l'instruction qu'on
y recevait attirait à cette époque de nombreux élèves. Il y avait obtenu des
succès quand il vint à Lyon pour compléter ses études. La place de chirurgien
interne du grand Hôtel-Dieu étant devenue vacante, il l'obtint au concours,
après des épreuves brillantes, et pendant quatre années il remporta successivement les prix qui se distribuaient à l'École de médecine. En 1779, Desgranges
fut agrégé au Collège royal de chirurgie de Lyon, et soutint à cette occasion une
thèse sur les tumeurs fongueuses de la dure-mère. En 1788, il se fit recevoir
docteur en médecine à l'Université de Valence, et revint se livrer à la pratique
à Lyon, où il jouissait d'une grande réputation. Il consacrait à l'étude tous ses
instants de loisir et ses travaux lui avaient mérité de nombreuses palmes académiques. En 1781, l'Académie royale de chirurgie lui avait décerné un prix
d'émulation ; en 1785, cette Compagnie célèbre couronna son mémoire sur la
rétroversion de la matrice, et en 1788 et 1789 il obtint encore deux couronnes
pour deux mémoires relatifs à la matière instrumentale et à l'art des pansements. Desgranges est mort des suites d'une désorganisation du mésentère, le
23 septembre 1831, à l'âge de soixante-dix-neuf ans. Il est auteur de plusieurs
brochures, mais surtout d'un grand nombre d'articles de médecine et de chirurgie
pratique, insérés dans divers recueils. Nous ferons connaître ici les plus importants :

I. *Lettre à M. Prost de Royer... sur les moyens de rappeler à la vie des enfants qui
paraissent morts en naissant.* Lyon, 1777 (Sue, *Essai sur les accouchem.*). — II. *Dissert.
inaugurale de chirurgie sur les tumeurs fongueuses et les fongosités de la dure-mère.*
Lyon, 1779, gr. in-4°. — III. *Réflexions sur la section de la symphyse du pubis, suivies
d'observations sur l'emploi de l'alcali volatil dans le traitement des maladies vénériennes.*
Lyon, 1781, in-8°. — IV. *Mémoire sur les moyens de perfectionner l'établissement public
formé à Lyon en faveur des personnes noyées...* Lyon, 1790, in-4°; supplément avec mémoire,
1790, in-4°. — V. *Avis sur l'administration des secours aux personnes noyées.* Lyon, 1804,
in-4°. — VI. *Observations et remarques pratiques sur l'administration du seigle ergoté
contre l'inertie de la matrice dans les parturitions; suivies de quelques réflexions sur
l'emploi des lavements mercuriels dans le traitement de la syphilis chez les nouveaux-nés.*
Montpellier, 1822, in-8°.

Desgranges a consigné un grand nombre de mémoires et d'observations dans
plusieurs recueils scientifiques. On en trouvera la liste presque complète dans
l'article DESGRANGES du *Dictionnaire historique de la médecine* de Dezeimeris.

A. C.

DESHAYES (Les).

Deshayes (GÉRARD-PAUL). Naturaliste distingué, né à Nancy, le 13 mai 1795,
était le fils d'un professeur de l'école centrale de cette ville. Il fit ses études à
Strasbourg, puis en 1819 vint à Paris. Il fit partie de plusieurs missions scientifiques, entre autres de celle qui fut chargée de l'exploration de l'Algérie.

Deshayes était professeur de zoologie au Muséum d'histoire naturelle de Paris,
membre de la Société géologique, dont il fut élu président à plusieurs reprises.
Il fut décoré de la Légion d'honneur en 1837 et mourut à Boran, dans l'Oise,
le 9 juin 1875. Il est l'auteur de travaux remarquables sur les Invertébrés et en
particulier sur les Mollusques. Nous citerons :

I. *Description des coquilles fossiles des environs de Paris.* Paris, 1824-1837, 3 vol. in-4°, pl. — II. *Traité élémentaire de conchyliologie*, etc. Paris, 1834-1858, 3 vol. in-8°, avec atlas gr. in-8°. — III. *Histoire naturelle des mollusques*, livr. 1-25. Paris, 1845, 2 vol. in-8°, pl. (fait partie de l'*Exploration scientifique de l'Algérie*). — IV. *Description des animaux sans vertèbres découverts dans le bassin de Paris.* Paris, 1856-1867, 50 livraisons in-4°, avec pl. — V. *Conchyliologie de l'île de la Réunion-Bourbon.* Paris, 1863, in-8°, pl. — VI. A revu avec MILNE-EDWARDS : *Histoire des animaux sans vertèbres* de LAMARCK. Paris, 1836-1846, 11 vol. in-8°, et continué l'*Histoire des mollusques terrestres et fluviatiles*, etc., de FÉRUSSAC. Paris, 1838-1851, in-4°. — VII. *Mollusques*, in *Règne animal* de CUVIER, et mémoires in *Annal. des sc. natur.*, etc.   L. HN.

Deshayes (ÉDOUARD-BERNARDIN-JOSEPH). Reçu docteur à Paris en 1806, ne nous est connu que par sa dissertation inaugurale, relative à la topographie médicale de Douay : *Sur les maladies les plus communes et les plus habituelles du canton de Douay* (Paris, 1806, in-4°).

Deshayes (P.-B). Médecin de la fin du dix-huitième siècle, a publié :

I. *Essai de physique sur le système du monde.* Paris, 1772, in-12. — II. *Observations de médecine pratique*, 1781, in-12. — III. *Physique du monde démontrée par une seule cause*, etc. Versailles, 1775, in-8°.   L. HN.

Deshayes (G.-P). Botaniste, vivait à Paris au commencement de ce siècle. Il a publié entre autres une sorte d'annexe à la *Flore des environs de Paris* de Thuillier. Cet ouvrage a pour titre : *Le Vade-mecum du botaniste voyageur aux environs de Paris, à l'usage des personnes qui ont la Flore* par J.-L. Thuillier. Paris, an XII (1802), in-8°. Citons encore de lui :

I. *Carte botanique de la méthode naturelle de A.-L. de Jussieu, rédigée d'après le tableau du règne végétal de Ventenat.* Paris, 1801, in-8°.   L. HN.

DESIDERIUS. Célèbre abbé du couvent du Mont-Cassin, né à Mont-Cassin en 1027, élu pape en 1086 sous le nom de Victor III. Il a écrit quatre livres sur les miracles médicaux opérés par saint Benoît de Nursie, fondateur du couvent, et fondé un hôpital, qui fut agrandi par son successeur Odorisius et jouit de grands priviléges plus tard.   L. HN.

DÉSINFECTANTS. DÉSINFECTION. DÉFINITION. La désinfection a pour but de supprimer la souillure des milieux ou des matières qui peuvent agir d'une manière fâcheuse sur les sens ou sur la santé de l'homme et des animaux. Si l'on tient compte à la fois du sens vulgaire et du sens scientifique qu'on donne habituellement au mot *désinfecter*, on voit qu'il retient quelque chose des deux acceptions de son radical : *infect*, toute chose qui a mauvaise odeur; *infectant*, *infectieux*, qui souille par des principes morbifiques (effluves, miasmes, germes, contages, parasites, etc.). Le mot désinfecter implique donc :

1° Une action sur certains principes volatils, sur des émanations dont l'existence matérielle se traduit par des réactions chimiques ou par des propriétés organoleptiques;

2° Une action sur des principes morbides de nature mal déterminée, variables, ou ne se traduisant le plus souvent que par leurs effets sur l'organisme : germes spécifiques ou contages.

Au point de vue purement scientifique, il y a peut-être inconvénient à introduire dans l'idée de désinfection la suppression des odeurs qui blessent l'odorat, attendu que celles-ci ne donnent pas nécessairement la mesure des propriétés nocives de l'air ou d'une substance quelconque. Une atmosphère peut être insalubre au plus haut degré et capable d'engendrer les maladies les plus graves, sans pour cela se révéler à nous par son odeur. Toutefois les odeurs fétides ou désagréables sont un témoin révélateur qui fait préjuger la présence de principes nuisibles, de gaz toxiques ou de matières organiques en décomposition ; rarement, quoique on en ait dit, elles sont assez fortes pour blesser notre odorat sans qu'à la longue il y ait aussi quelque danger pour la santé. M. Chevreul, qui a longtemps étudié les mauvaises odeurs, croit pouvoir les réduire à des éléments chimiques saisissables, ammoniaque, acides butyrique, caproïque, etc., substances qui pour la plupart sont de véritables poisons pour l'organisme. Il est donc vrai de dire que toute mauvaise odeur rend la désinfection nécessaire, mais il ne s'ensuit nullement que la désinfection soit inutile, quand il n'existe aucune émanation appréciable par l'odorat. C'est pour cela qu'il nous est impossible d'accepter la définition donnée par Littré (*Dict. de la langue française*) : « *Désinfectants*, substances qui détruisent chimiquement les mauvaises odeurs. »

La décomposition des matières organiques, la présence des produits de la fermentation putride, sont certainement une cause très-commune de cette souillure des milieux, que les désinfectants ont pour but de détruire : mais est-il bien exact de limiter à cet ordre de causes l'action des désinfectants, ainsi que l'a fait Fleury, pour lequel « la ventilation et la désinfection sont les moyens que l'on met en usage pour prévenir et pour neutraliser les émanations animales, putrides? » C'est aussi ce qu'a fait M. Rabuteau, qui définit les désinfectants : « les agents qui détruisent les mauvaises odeurs développées pendant la fermentation putride » ; il est vrai qu'il ajoute : « ou produites par une autre cause. »

A ces définitions trop limitées nous opposerons celle, beaucoup trop vague, de Tardieu : « On donne le nom de désinfection à l'opération à l'aide de laquelle on cherche à détruire les *qualités nuisibles* de l'air. » Le froid excessif est une qualité nuisible de l'air ; ce n'est pas désinfecter que de détruire cet excès de froid.

Tandis que les uns limitent la désinfection aux émanations putrides, que les autres l'étendent à tout ce qui peut nuire, Parkes la restreint exclusivement à ce qui empêche l'extension des maladies infectio-contagieuses, en détruisant leurs poisons *spécifiques*. Pour cet auteur, la désinfection ne s'applique qu'aux contages, aux virus, aux germes morbides, aux parasites; à la rigueur il y rattacherait la destruction des entozoaires, les tænifuges, etc. Il appelle *purificateurs de l'air* les agents qui peuvent nettoyer (*to cleanse*) l'air, et la désinfection n'est qu'une forme particulière de cette purification. Le traitement hygiénique des égouts, des vidanges, etc., rentre dans l'étude des·*purificateurs de l'air*, et non dans celle des désinfectants. Cette distinction nous paraît bien arbitraire, et nous ne saurions l'admettre, tant elle s'écarte de l'acception vulgaire du mot français.

Chalvet a donné des désinfectants et de leurs applications à la thérapeutique et à l'hygiène une définition qui nous paraît très-complète : « Un corps est dit *désinfectant* lorsqu'il possède la propriété d'enlever à l'air ou à une matière quelconque des qualités nuisibles contractées par l'imprégnation de substances fort tenaces et de diverse nature, appelées miasmes, émanations, effluves, ou bien d'anéantir les éléments fétides qui naissent sous l'influence de la décomposition partielle des corps organiques privés de vie. »

C'est à cette dernière définition que nous nous rattacherons et nous dirons en la simplifiant que : *les désinfectants sont les substances capables de neutraliser*

les principes morbifiques, virus, germes, miasmes, ou de décomposer les parti-
cules fétides et les gaz qui se dégagent des matières en putréfaction.

Nous n'insistons pas d'ailleurs outre mesure sur la valeur de cette définition.
Nos connaissances sur la nature des maladies dites infectieuses sont en voie de se
transformer, la vérité d'aujourd'hui pourrait bien être erreur demain. Aussi
importe-t-il moins de limiter rigoureusement le sujet que de tracer un cadre dans
lequel viendront se ranger dans un ordre raisonnable et commode toutes les
notions ayant trait aux désinfectants et à la désinfection.

HISTORIQUE. L'usage des substances désinfectantes ou parfums remonte aux
temps les plus reculés et faisait partie des rites religieux. On en trouve la preuve
dans Homère (*Odyssée*, chant XXII, vers 492), où Ulysse fait brûler du soufre
pour purifier son palais, après avoir fait massacrer les prétendants et les esclaves
infidèles.

Ovide (*Fastes*, IV, vers 735) recommande au berger « de répandre l'eau lus-
trale sur ses brebis, et de verser sur le feu le soufre vierge qui jette une flamme
azurée. »

M. Martha, fils de l'éminent professeur de la Sorbonne, a bien voulu relever
pour nous dans les auteurs classiques quelques mentions intéressantes des désinfectants, et surtout de la désinfection par les vapeurs de soufre :

Pline l'Ancien (*Collection Lemaire*, livre XXXV, chap. L) dit qu'il y avait
dans l'île de Milo un trou d'où s'exhalait du soufre, ce qui assainissait la contrée.
Quand il y avait une peste, les habitants élargissaient l'orifice du trou pour
rendre le dégagement de l'acide sulfureux plus facile : « le soufre entrait ainsi
dans les maisons et purifiait la contrée ». Pline dit encore : « On se sert du
soufre dans certaines cérémonies religieuses pour purifier les maisons par les
fumigations. » Ailleurs il rappelle qu'on s'en sert en médecine pour faire disparaître les lichens et la lèpre du voyage, et pour désinfecter les étables.

Dans certains cas, le prêtre portait une torche dans la composition de laquelle
entrait le soufre, et qui servait aux purifications (Claudien, VI° consulat,
vers 324).

Properce (livre IV, *Élégie* VIII, vers 86) fait une sorte de parodie de la céré-
monie religieuse et représente une maîtresse qui, pour purifier un nouvel
amant, « trois fois promène autour de sa tête du soufre enflammé. »

Columelle mentionne encore l'emploi du soufre comme désinfectant et purificateur (livre VIII, chap. v).

Les vapeurs de soufre sont en effet dans toute l'antiquité grecque et latine
l'agent principal et presque exclusif des purifications sérieuses ; il serait sans
doute facile d'en relever un plus grand nombre d'exemples. Tout le monde
connaît d'ailleurs les mesures sévères et parfois étranges de purification que la
loi mosaïque (*Bible, Lévitique*) inspirait aux Hébreux. L'emploi des substances
antiseptiques dans les embaumements s'est transmis d'âge en âge jusqu'à une
époque récente. Les Égyptiens, pour la préparation de leurs momies, utilisaient
les propriétés de l'acide pyroligneux, de la créosote et des produits de la distillation du goudron. La substance désignée par eux sous le nom de πισσέλαιον,
huile de pois, représente sans doute nos huiles lourdes de goudron, anthracène,
pyrène, chrysène, etc., des chimistes modernes.

Les grandes épidémies du moyen âge, peste, lèpre, etc., fléaux éteints dont
Anglada nous a retracé l'histoire, conduisirent à des pratiques de désinfection et

de quarantaines qui ont duré jusqu'à la fin du dix-huitième siècle, sans que l'humanité et l'hygiène aient réussi à en tirer un grand profit. Les préjugés les plus grossiers, l'empirisme le plus aveugle, dirigeaient seuls en effet le choix et l'invention des agents réputés désinfectants.

Pringle paraît être le premier qui ait introduit l'expérimentation directe et méthodique dans l'étude des désinfectants. Dans son mémoire *Sur les substances septiques et antiseptiques*, 1750, ou trouve l'exposé de quarante-huit expériences dont plusieurs peuvent être considérées aujourd'hui encore comme très-correctes. Pringle les a résumées dans le tableau suivant, que nous avons complété en y joignant les résultats indiqués dans les autres chapitres de son mémoire.

TABLEAU DES VERTUS RELATIVES DES SELS POUR RÉSISTER A LA PUTRÉFACTION.

Sel marin.	1
Tartre vitriolé.	
Esprit de Mindérerus (acétate d'ammoniaque liquide).	2
Sel diurétique (acétate de potasse).	
Sel ammoniac	3
Nitre	
Sel de corne de cerf.	4
Sel d'absinthe (sous-carbonate de potasse)	
Borax.	12 à 20 et plus.
Sel de succin (acide succinique).	20
Alun	
Myrrhe.	30
Aloès, asa fœtida, cachou	
Fleurs de camomille	120
Serpentaire de Virginie.	
Camphre	60 à 300

Le point de comparaison, l'unité antiseptique choisie par Pringle, était l'action de 60 grains de sel marin sur 2 grammes de viande de bœuf plongée dans deux onces d'eau de citerne maintenue à 37 degrés centigrades. Ce mélange se conservait en bon état, sans odeur de corruption, pendant plus de trente heures.

Les découvertes de Priestley, de Lavoisier, de Scheele, de Gay-Lussac, c'est-à-dire la création de la chimie moderne, ont servi de point de départ aux travaux de Carmichael Smith, Guyton de Morveau, Fourcroy, Hallé, Cruickshanks, sur les fumigations d'acide nitreux, d'acide chlorhydrique, de chlore, etc. Mais on n'appréciait encore la valeur des désinfectants que par leur action sur les émanations odorantes ; ce n'est qu'en ces dernières années que l'étude de ces agents est entrée dans une nouvelle voie, avec Renault d'Alfort (in *Nouv. Dict. de méd. et de chir. vétérin.* de Bouley et Reynal, art. DÉSINFECTION, par Reynal). Étant reconnu que certaines maladies donnent des produits inoculables qui reproduisent presque certainement l'affection primitive, Renault, l'un des premiers, a soumis ces liquides virulents à l'action des substances désinfectantes et les a ensuite inoculés. La même méthode a été suivie par Davaine, Baxter, Sternberg et la plupart des auteurs qui se sont occupés de la question. Malgré les incontestables progrès accomplis dans ces quinze dernières années, nous sommes encore ignorants ou incertains sur la valeur réelle d'un très-grand nombre de substances journellement employées comme désinfectantes : c'est qu'en effet nos connaissances sur l'action des désinfectants marchent d'un pas égal avec nos connaissances sur la nature intime des infections, des ferments, des virus, des germes, des produits inoculables et transmissibles. Or, ces dernières sont sans doute en pleine voie de transformation et de progrès, mais il n'est pas douteux que l'on commence à peine à entrevoir la lumière.

Nous aurons l'occasion, dans le cours de cet article et lorsque nous parlerons de chaque agent en particulier, de suivre en quelque sorte pas à pas cette intéressante évolution.

PLAN. Dans l'état actuel de la science, l'infection peut se réduire d'un manière générale à trois sources : 1° les produits de la décomposition de la matière organique, dont la putréfaction est le type; 2° les virus; 3° les germes animés et les parasites.

Tous ces groupes se relient entre eux; la septicémie ou empoisonnement putride interne, dont le virus contient des vibrions, sert de transition entre le premier et le second groupe. Les deux derniers groupes se rapprochent l'un de l'autre, depuis les travaux récents sur les microbes; ils ne se confondent pas cependant, car il y a loin du virus varioleux ou du virus syphilitique où l'on n'a encore découvert aucun germe animé, il y a loin, disons-nous, de ces virus à l'acarus de la gale ou au tricophyton de l'herpès tonsurant. Toutefois ce serait étendre d'une façon abusive le mot désinfectant que d'y comprendre tous les parasiticides. On dit bien désinfecter les vêtements d'un galeux, mais cette habitude de langage remonte à une époque où l'on ne connaissait pas encore l'existence de l'acarus. On désinfecte cependant des virus charbonneux en détruisant les bactéridies que ce virus contient. Dans la pratique et pour ne pas confondre des choses trop dissemblables, nous limiterons les désinfectants aux parasiticides, aux germicides qui ne détruiraient que les protorganismes microscopiques : la distinction est quelque peu arbitraire, mais elle s'impose pour la facilité de l'étude.

La matière organique en se décomposant et particulièrement en subissant la fermentation putride donne naissance à des produits malodorants, infects, incommodes ou nuisibles, dont il importe d'abord de se débarrasser, soit en les expulsant directement (*enlèvement, lavage, ventilation,* etc.), soit en les fixant par des corps absorbants, physiques (*charbon, terre sèche*) ou chimiques (*sels métalliques*). Mais il ne suffit pas d'enlever ces produits de décomposition, il faut en tarir la source, soit par l'enlèvement de celle-ci, ce qui est rarement possible, soit par l'emploi des *antiseptiques,* c'est-à-dire par l'emploi des agents qui préviennent ou empêchent la putréfaction. Comme on attribue les fermentations à la présence de protorganismes jouant le rôle de ferments, les substances qui détruisent ou empêchent le développement et la repullulation de ces protorganismes viennent au premier rang parmi les *antiseptiques* (*germicides*).

Enfin, en dehors de toutes les putréfactions apparentes, certains organismes malades engendrent des principes virulents souvent inoculables, transmissibles d'individu à individu et capables de reproduire chez un sujet sain la maladie qui les a fait naître. Les agents qui font disparaître cette source générale d'infection. ceux qui neutralisent ces virus, animés ou non, sont appelés *antivirulents.*

Voici le plan général que nous adopterons pour la rédaction de cet article :

Dans une première partie, nous étudierons les DÉSINFECTANTS, qui peuvent être classés de la façon suivante :

I. *Moyens mécaniques,* enlèvement des sources ou des produits de l'infection (nettoyage, lavage, etc.).

II. *Absorbants désodorants,* agents fixateurs des produits de la décomposition.

. III. *Antiseptiques*, agents qui retardent, suspendent ou empêchent la décomposition.

IV. *Antivirulents*, agents qui détruisent, neutralisent les virus, les contages, les germes morbides, soit à l'extérieur, soit à l'intérieur de l'organisme.

Dans une seconde partie, consacrée spécialement à la DÉSINFECTION, nous passerons en revue toutes les circonstances où l'on peut être conduit à recourir à la désinfection et nous indiquerons les agents et les procédés qui conviennent le mieux dans chaque cas particulier. C'est ainsi que nous étudierons successivement :

1° La *désinfection nosocomiale* (malades, locaux, vêtements, literie, matériel instrumental, personnel médical et auxiliaire) ;

2° La *désinfection quarantenaire ;*

3° La *désinfection vétérinaire ;*

4° La *désinfection des matières alimentaires ;*

5° La *désinfection des habitations privées et collectives ;*

6° La *désinfection industrielle ;*

7° La *désinfection municipale* (marchés, abattoirs, morgues, égouts, vidanges);

8° La *désinfection du sol et des champs de bataille*, etc., etc.

Comme on le voit, dans tout ce travail c'est surtout au point de vue de l'hygiène que nous entendons nous placer. Et en cela nous nous écarterons de la plupart de nos prédécesseurs en la matière, qui ont envisagé la désinfection et les désinfectants plutôt à un point de vue théorique ou chimique que réellement pratique.

§ I. Désinfectants.

I. MOYENS MÉCANIQUES. *Enlèvement direct des matières infectantes, nettoyage, lavage, ventilation.* Il va de soi que la première condition de la désinfection est l'enlèvement de la source même de l'infection. Cette source doit donc être recherchée avec soin, sans cela toute tentative de désinfection est vaine et presque ridicule; ajoutons que cette recherche, cette découverte est souvent très-difficile.

Le lavage à l'eau simple est à la fois un moyen d'enlèvement des matières susceptibles de se décomposer et aussi un moyen d'atténuer par la dilution l'activité des principes réellement virulents. Nous ne saurions trop insister sur la nécessité de laver tous les mois au moins, sinon toutes les semaines, les parois des habitations collectives rendues imperméables par la peinture à l'huile, le vernis ou le stuc. Le lavage est le meilleur moyen de faire disparaître cette mince couche de déchets et de poussières organiques, résidu de l'évaporation des eaux de condensation, qui tapisse les murs des salles des hôpitaux, des casernes, des prisons, etc., et qui, véritable couche de fumier, fermente à chaque retour de l'humidité.

Dans un même ordre d'idées, mais à un autre point de vue, il est de première nécessité de faire disparaître et de détruire les squames contagieuses qui se détachent du corps des malades atteints de fièvres éruptives, des varioleux en particulier. Depuis longtemps nous avons l'habitude de faire répandre chaque matin dans nos salles de varioleux, après la réfection des lits, de la sciure de bois ou du sablon humecté d'une solution phéniquée; l'acide phénique ne joue ici qu'un rôle accessoire. Les poussières virulentes sont ainsi fixées et non dis-

séminées dans les parties élevées de la chambre ou au dehors. Le tout est immédiatement jeté ou détruit dans la cheminée, où pendant l'été on allume exprès
un feu vif et léger destiné à consumer ces virulentes ordures.

Quand la putréfaction ou l'encombrement ont versé dans l'atmosphère des gaz
et des produits infects et insalubres, le meilleur moyen de désinfecter est tout
d'abord le renouvellement de l'air. La ventilation vient donc au premier rang
parmi les désinfectants. La ventilation agit non-seulement en expulsant, en dis-
persant les gaz, les miasmes, les germes morbides, que l'air peut contenir, mais
encore en activant l'action comburante de l'oxygène de l'air sur ces produits
organiques; nous aurons l'occasion d'insister sur ce fait qui nous paraît avoir
la plus haute importance. La ventilation doit être autant que possible continue,
afin d'empêcher la condensation sur les murailles de la vapeur chargée de
matières organiques.

Dans les services hospitaliers (salles de chirurgie, maternité), l'enlèvement
immédiat des linges, des pièces à pansement souillées, des vases contenant les
placentas, les caillots sanguins, les eaux de l'amnios, doit précéder toute pratique
de désinfection.

C'est un axiome banal, mais qu'on ne saurait trop répéter : la propreté est l'un
des meilleurs désinfectants ; nous ne pouvions nous dispenser de le rappeler en
tête de l'énumération des agents de la désinfection.

II. Absorbants désodorants. La décomposition de la matière organique se
traduit par la formation de principes volatils ou de gaz qui se dégagent dans l'air
et se dissolvent dans l'eau. Ces gaz ont le plus souvent une odeur infecte, et c'est
déjà contribuer à la désinfection que de la faire disparaître. Or il existe un certain nombre de corps ou de composés chimiques qui jouissent de la propriété de
fixer d'une façon plus ou moins intime la plupart de ces gaz, tantôt par une combinaison véritable, tantôt par une propriété physique, la porosité. Ces corps
méritent à la fois le nom d'absorbants et de désodorants.

Les premières expérimentations de Barker sur la valeur comparée de ces corps
étaient un peu primitives. Cet auteur a constaté que les agents qui faisaient le
mieux disparaître la mauvaise odeur étaient : le vinaigre de bois, la solution
d'acide sulfureux, la teinture d'iode, la térébenthine; ceux qui diminuaient
seulement l'odeur étaient : l'alcool, l'eau chlorée, le permanganate de potasse, le
chlorure de soude, les sulfates de fer et de cuivre ; d'autres enfin, même après
vingt-quatre heures de contact, n'avaient que faiblement diminué l'odeur : l'eau
oxygénée, l'ammoniaque liquide, le sulfate de magnésie, le nitrate de plomb et de
potasse, l'alun, etc.

Ces expériences ne sauraient servir de base à une opinion scientifique. Il nous
paraît nécessaire d'établir ici une division entre les agents physiques et chimiques
qui font disparaître l'odeur.

A. Absorbants physiques. *Charbon* (*voy.* ce mot). Le charbon possède une
remarquable faculté d'absorption en rapport avec sa porosité. Cette faculté porte
à la fois sur la vapeur d'eau et sur les gaz. Eulenberg et Vohl (1876) dans leurs
recherches sur l'action désinfectante du charbon sont arrivés à cette conclusion :
« Les charbons poreux (ceux de bois, de tourbe, de coke) absorbent énergiquement l'oxyde de carbone, l'acide sulfureux, l'hydrogène sulfuré, le sulfhydrate
d'ammoniaque, etc. Ces composés s'oxydent aussitôt après leur absorption par le
charbon. L'hydrogène sulfuré se transforme en acide sulfureux et celui-ci en

acide sulfurique, l'ammoniaque en nitrate d'ammoniaque. La plupart des matières odorantes sont détruites par l'oxydation. Les charbons les plus désodorants sont ceux de bois légers, de tourbe légère dont les cendres contiennent du gypse et des carbonates terreux. Les mélanges de chaux, de magnésie et de charbon, fixent l'ammoniaque et l'acide phosphorique des excréments. »

Le charbon absorbe d'autant plus qu'il est plus récemment éteint. Hubbart de New-York s'est servi l'un des premiers du charbon enflammé pour purifier certaines mines ou puits où l'air était rendu irrespirable par l'acide carbonique ou par d'autres gaz dangereux. On faisait descendre au fond de l'excavation des fourneaux de braise bien allumée, le charbon s'y éteignait en absorbant la plus grande partie des gaz suspects. Cette méthode n'est pas applicable là où la présence de gaz inflammables ou détonants est à craindre, elle diffère d'ailleurs de celle qui consiste à allumer des feux pour établir des courants d'air et déplacer les gaz nuisibles par la différence de densité des couches chauffées.

Les gaz ainsi absorbés paraissent le plus souvent n'être que mécaniquement retenus dans les pores du charbon ; si on porte sous la cloche d'une machine pneumatique un fragment de charbon qui a absorbé une quantité déterminée de gaz, on peut retrouver ainsi la presque totalité du gaz emmagasiné.

Le pouvoir désinfectant du charbon est connu depuis très-longtemps et a été utilisé en 1790 par un chimiste russe, Lorvitz, pour la conservation des substances organiques facilement altérables, viande, poisson, etc.

M. Stenhouse (de Londres, 1854), Pettenkofer, et plus récemment le docteur Hornemann de Copenhague (Congrès de Bruxelles, 1876), ont préconisé l'emploi du charbon pour prévenir la décomposition des cadavres dans le sol. M. Hornemann a enfermé dans une boîte en bois très-mince un enfant nouveau-né entouré d'une couche de charbon de 5 centimètres d'épaisseur. Au bout de onze mois et après suintement de quelques grammes d'un liquide épais assez semblable au goudron, le corps s'était changé en une masse noire cassante ; on ne dit pas si ces restes avaient une odeur putride.

Réveil en 1860 a fait des expériences analogues à celles de Stenhouse ; le résultat en est très-curieux, et il a obtenu non pas tant un retard de la décomposition des corps inhumés qu'une décomposition sans dégagement au dehors de produits odorants. Il se demande si, outre son action absorbante, le charbon de bois n'aurait pas la propriété, par une sorte d'action de contact, de déterminer la combinaison rapide des éléments de la matière organique morte et de hâter ainsi leur transformation en principes minéraux.

M. Stenhouse pense que le charbon, absorbant les produits de la putréfaction, en active l'oxydation par l'action de l'oxygène accumulé dans ses pores. Le charbon n'agirait donc pas comme les antiseptiques ordinaires en prévenant ou en arrêtant la décomposition des matières animales ; au contraire, il activerait la décomposition et la pousserait jusqu'à ses dernières limites, par un phénomène encore inexpliqué, mais que l'on pourrait peut-être comparer à celui qui se passe dans la mousse de platine sous l'influence de ce que l'on a appelé provisoirement force de contact, force catalytique.

M. Stenhouse a proposé d'employer le charbon à la filtration de l'air, il a imaginé à ce point de vue un inhalateur sous forme de masque pouvant être utilisé pour se préserver contre certains miasmes dangereux. Nous parlerons plus loin des filtres au charbon disposés, à Londres, au devant de toutes les bouches d'égouts (voy. DÉSINFECTION MUNICIPALE).

Poussières sèches. Le révérend docteur H. Moule a donné son nom à un système de désinfection des déjections humaines au moyen de la terre desséchée. Voici en quoi il consiste : on recueille de la terre commune de préférence argileuse, on la fait sécher au soleil ou sur des fours et on la pulvérise grossièrement au rouleau. Après chaque évacuation, et avant que les matières aient subi un commencement de fermentation, elles sont recouvertes, soit directement, soit à l'aide d'un appareil automatique très-simple, d'une certaine quantité de cette terre. Le tonneau ainsi rempli est enlevé; son contenu n'exhale aucune mauvaise odeur et peut être immédiatement utilisé comme engrais. Mais il est préférable de l'abandonner pendant un mois à six semaines sous un hangar bien ventilé et à l'abri de la pluie, au bout de ce temps le mélange est intime. Ce compost peut être lui-même pulvérisé et desséché pour servir une deuxième, une troisième et même huit ou dix fois, sans perdre notablement ses propriétés désinfectantes. On peut ainsi augmenter la richesse fertilisante du produit, tout en diminuant les difficultés et les dépenses du transport.

Le système de M. Moule fut adopté presque immédiatement dans les pénitenciers des Indes Anglaises et plus tard par plusieurs villes d'Angleterre. Le *earth system*, ou système à la terre, fut mis en opposition avec le *water system*, système à l'eau. En 1869 et 1874, le Conseil sanitaire supérieur de l'Angleterre a chargé deux de ses membres les plus distingués, MM. Buchanan et N. Radcliffe, d'étudier le fonctionnement de cette méthode dans différentes villes du Royaume-Uni.

Ces propriétés de la terre sèche sont peu connues en France. A part quelques tentatives faites par MM. Fée, Alix (*Communicat. manuscr.*) Vallin, ce moyen n'a pas eu d'application sérieuse dans notre pays. Nous avons montré cependant que cette invention qui nous arrive de l'Angleterre, retour de l'Inde, était en honneur en Chine depuis un temps immémorial, et qu'elle avait été mise en pratique chez nous bien avant les premiers essais de M. Moule. Chaptal en 1823, Salmon et Payen en 1826. Hugo Mohl, par le mélange des matières de vidange avec les vases marécageuses desséchées ou avec de la terre écobuée, obtenaient un engrais fertile. M. Moule a le mérite d'avoir vulgarisé et formulé avec précision la désinfection par la terre et d'avoir fait d'un fait expérimental la base d'une véritable méthode.

On a successivement préconisé la terre, les cendres, les résidus carbonisés, les mélanges artificiels et complexes, etc

Terre sèche. L'emploi de la terre nécessite certaines précautions et certaines règles dont la négligence a souvent compromis la valeur du procédé.

1° La terre doit être répandue sur les matières au moment même de leur émission ;

2° La terre doit être complétement sèche avant d'être répandue sur les matières, car, comme l'a démontré le docteur Rolleston (1869), les gaz cessent d'être retenus par la terre quand celle-ci est par trop humectée;

3° Le succès dépend encore de la qualité et de la quantité de la terre. Ces deux conditions sont connexes. La terre la meilleure est celle dont il faut la moindre quantité.

On a classé les différentes espèces de terre dans l'ordre suivant : sable ou gravier, effet nul ; terre crayeuse, effet presque nul ; argile et en particulier terre à brique, effet excellent; terre de jardin ou de culture, très-bonne.

D'autre part, les observateurs anglais écrivent que 1 livre et demie

(680 grammes) de terre est nécessaire pour désinfecter une déjection (150 à 200 grammes de matières solides), et que la même quantité neutralise une demi pinte (283 grammes) d'urine, soit un total de 1400 grammes pour une exonération complète représentant 150 grammes de matières solides et 200 grammes d'urine.

Comme on le voit, le principe de la méthode étant l'absence d'humidité, le point faible du *earth system* est la difficulté de neutralisation de l'urine.

Nous avons fait de nombreuses expériences (Vallin, 1879) pour déterminer les propriétés désinfectantes des diverses espèces de terre, surtout en ce qui concerne l'action de l'urine. Nous avons vu que la neutralisation d'une évacuation solide est obtenue par les quantités minimes qui suivent : argile 700 grammes ou un demi-litre ; terre de jardin 800 grammes, ou trois quart de litre ; terre de bruyère ou terreau très-sec et criblé 1 kilogramme, ou 1 litre au moins. L'ordre de classement diffère notablement quant à la désinfection de l'urine. En effet, 1 litre d'urine reste à peu près inodore quand il est mélangé avec : terre de bruyère 2 kilogrammes et demi ou 2 litres et demi ; terre de jardin 3 kilogrammes ou 2 litres et demi ; argile 7 kilogrammes ou 5 litres.

On voit donc que la terre moyenne et légère de jardin tient le premier rang lorsqu'il s'agit de désinfecter à la fois les matières solides et liquides. La quantité de terre nécessaire par jour et par personne peut être fixée environ à 1 kilog,500. D'après ces expériences, instituées en 1876-1878 au Val-de-Grâce, nous sommes autorisés à conclure qu'en pratique la proportion de 5 kilogrammes de terre pour 1 kilogramme de déjections est suffisante pour assurer la désinfection.

La possibilité de faire servir plusieurs fois la même terre après avoir bien desséché le mélange augmente la richesse fertilisante et la valeur vénale de l'engrais. Radcliffe a donné le tableau suivant montrant la composition de la terre provenant des *earth closets* de West Riding Prison à Wakefield. L'analyse a été faite sur un mélange séché à 100 degrés centigrades.

MÉLANGE.	TERRE N'AYANT PAS ENCORE SERVI.	APRÈS LE PREMIER EMPLOI.	APRÈS LE DEUXIÈME EMPLOI.	APRÈS LE TROISIÈME EMPLOI.
Matière organique et eau de combinaison.	9,79	9,88	11,53	12,22
Oxyde de fer et alumine.	12,95	16,15	14,11	12,48
Acide phosphorique.	0,18	0,25	0,44	0,51
Carbonate de chaux.	2,21	2,25	2,13	2,14
Magnésie, alcalis et pertes.	2,79	2,63	1,49	1,64
Argile et sable	71,79	68,93	70,30	71,01
Matières azotées	0,31	0,37	0,42	0,51
Ces dernières équivalant à :				
Ammoniaque.	0,31	0,45	0,51	0,62

Pettenkofer et Rolleston ont exprimé la crainte que cette manière d'utiliser les déjections humaines ne favorisât la conservation et la dissémination des germes morbides. Dans l'Inde et en Angleterre on a souvent accusé ce procédé de produire des épidémies de diarrhée, de fièvre de prison, etc.

Des enquêtes sévères faites par Buchanan en Angleterre et par Mouat au Bengale ont prouvé que ces accusations n'avaient aucune espèce de fondement.

Cendres. Résidus carbonisés, poussières. En Belgique, en Angleterre, en Hollande, on se sert pour la désinfection des matières fécales des cendres tamisées de plantes marines, du produit de la carbonisation de résidus de toutes sortes, boues, balayures des rues, etc. Le résultat paraît satisfaisant ; Parkes fait l'éloge du procédé, mais il s'agit bien plus d'un mode de fabrication d'engrais que d'un moyen de désinfection, nous n'avons pas à y insister.

Plâtre au coaltar, talc. En 1859-1860, MM. Corne et Demeaux ont proposé pour la désinfection des plaies une poudre formée de plâtre et de goudron. Cette poudre agissait surtout par la propriété absorbante du plâtre (Velpeau, *Comptes rendus Acad. des sc.*, 6 février 1860, p. 279).

B. ABSORBANTS CHIMIQUES. *Sels métalliques en général.* Les agents dont il s'agit sont des désinfectants dans le sens vulgaire du mot ; ils diminuent ou font disparaître la mauvaise odeur, en se bornant à la neutralisation de l'ammoniaque et à la décomposition de l'acide sulfhydrique ou du sulfhydrate d'ammoniaque.

Dans ce groupe viennent se ranger les sels solubles de fer, de zinc, de cuivre, de manganèse et de plomb. Les oxydes de ces mêmes métaux, qui se trouvent à bas prix dans le commerce, ont été également préconisés dans ce but. Les sels ont sur les oxydes l'avantage de pouvoir saturer l'ammoniaque déjà formée, ou celle qui résulterait de la décomposition du sulfhydrate d'ammoniaque. Ces sels ne neutralisent pas toutes les odeurs, ils ne justifient donc pas complétement leur titre de désodorants.

Presque tous les sels ayant pour base un métal capable de former avec le soufre un sulfure insoluble peuvent être indifféremment employés comme désinfectants. C'est la cherté relative des sels métalliques, ce sont les facilités plus ou moins grandes de leur mode d'administration qui, au point de vue pratique établissent les différences principales dans leur valeur. MM. Fermond, Tardieu et Cazalis (1858), ont montré qu'il était facile de calculer approximativement quel était le sel métallique qu'il y avait avantage à employer dans une désinfection économique. A ce point de vue, le sulfate de fer, et après lui le chlorure et le sulfate de zinc, se placent aux premiers rangs.

Sulfate de fer ou couperose verte (*voy.* ce mot). Ce sel est très-soluble ; il se dissout dans son poids d'eau froide. Il a l'inconvénient de noircir les liquides organiques, les réservoirs, les pavés des ruisseaux, par la formation de sulfures ; par sa combinaison avec le tannin il forme de l'encre. La solution prescrite par les ordonnances de police pour la désinfection préalable des vidanges marque 28 degrés à l'aréomètre Baumé.

Le sulfate de fer est fréquemment remplacé dans l'industrie par un produit impur connu sous le nom de pyrolignite de fer, préparé à l'aide d'acide pyroligneux (produit de la distillation du bois) et de rognures de fer.

Le sulfate de fer a l'avantage d'être un désinfectant en quelque sorte perpétuel (Kuhlmann). En effet, le sulfure de fer formé se transforme de nouveau en sulfate de fer par la soustraction d'oxygène aux combinaisons organiques peu stables. Ce sulfate se réduit à son tour et le mouvement moléculaire est incessant.

Virchow a fait ressortir un, des inconvénients du sulfate de fer. Lorsque l'on verse du sulfate de fer sur des matières fécales, l'acide sulfurique se combine à l'ammoniaque et il se dégage des produits fétides très-volatils et très-toxiques, acides butyrique, valérianique, caproïque, etc., ordinairement combinés avec l'ammoniaque. Si donc le premier effet de la projection du sulfate de fer dans les latrines est une diminution de l'odeur, celle-ci reparaît d'ordinaire au bout de quelque temps.

Des expériences récentes de M. Frankland, citées dans le rapport de A. Durand-Claye, en 1881, paraissent avoir prouvé à l'illustre chimiste que le fer exerce une action destructive sur les bactéries. Ces vues sembleraient confirmer les opinions anciennes de Lassaigne et de Gasparin sur l'influence nuisible des sels de fer et des terres vitriolées sur la végétation.

Sulfate de zinc ou couperose blanche (*voy.* ce mot). Le sulfate de zinc est très-soluble. Il ne noircit pas les surfaces avec lesquelles il se trouve en contact; il est toxique. A ses propriétés absorbantes il joint celle de s'opposer à la décomposition des matières organiques, c'est un antiseptique faible.

Il est employé pour la désinfection des matières de vidanges. Dans la pratique on utilise d'ordinaire les eaux fortement acides provenant de la fabrication industrielle de la nitro-benzine et des couleurs d'aniline; ces liquides acides sont saturés à l'aide d'oxyde de zinc gris impropre à la peinture, ou de rognures de zinc. Le commerce vend un mélange de sulfate et d'azotate de zinc très-chargé de produits empyreumatiques et même de nitro-benzine; ces derniers corps agissent eux-mêmes par leurs propriétés antiseptiques.

Perchlorure de fer. Le perchlorure de fer est une liqueur rougeâtre, marquant d'ordinaire 45 degrés à l'aréomètre et soluble dans l'eau en toute proportion. Théoriquement, le perchlorure de fer est un excellent désinfectant et il semble économique, mais son action n'est pas très-durable. M. Fermond, qui l'a beaucoup préconisé, employait le mélange suivant:

Perchlorure de fer liquide contenant 1/3 de perchlorure sec.	250	grammes.
Acide chlorhydrique commercial	250	—
Eau	500	—

1 litre de ce mélange est incorporé à 1 hectolitre de matières fécales.

Cette liqueur est très-acide et toxique. Quand on verse une solution de perchlorure de fer dans des eaux d'égouts ou des matières de vidange, le carbonate d'ammoniaque détermine un précipité d'oxyde de fer qui entraîne une grande partie des matières organiques en suspension dans le mélange; l'hydrogène sulfuré se précipite sous forme de sulfure de fer, mais bientôt il se forme du sulfate de fer, et l'hydrogène sulfuré redevient libre. En outre, il se produit une grande quantité de sulfhydrate d'ammoniaque. On comprend donc le discrédit dans lequel est tombé aujourd'hui le perchlorure de fer comme désinfectant.

Chlorure de zinc. Le chlorure de zinc est un excellent absorbant et désodorisant en même temps qu'un antiseptique des plus actifs (*voy.* plus loin). Les pulvérisations faites avec une solution de chlorure de zinc font immédiatement disparaître toute odeur.

L'eau de Saint-Luc, qui est une solution presque saturée de chlorure de zinc impur, est d'un emploi très-répandu à Paris. Elle contient 60 à 70 pour 100 de son poids de chlorure de zinc sec, et marque environ 1600 au densimètre Baumé à $+ 16°,7$.

Azotate de plomb. L'azotate de plomb est la base d'un liquide désinfectant, connu pendant longtemps sous le nom de liquide Ledoyen et dont la composition est la suivante :

Azotate de plomb cristallisé . . . .   1 kilogramme.
Eau . . . .   10 litres.

La liqueur marque 12 degrés à l'aréomètre. M. Fermond s'en est servi en 1858 pour désinfecter les latrines de la Salpêtrière, latrines d'une fétidité telle qu'on ne pouvait y pénétrer sans être pris de nausées.

Il existe à l'emploi de ce sel deux inconvénients sérieux : en premier lieu, l'azotate de plomb coûte cher, puis sa solution aqueuse, même à la dose où elle existe dans le liquide de Ledoyen, est incapable d'absorber toute l'ammoniaque qui se dégage.

Chaux vive ou éteinte, eau et lait de chaux. La chaux vive a été utilisée pour détruire les cadavres en décomposition ou les corps des individus atteints de maladies contagieuses. Après avoir absorbé toute l'humidité que ces corps peuvent contenir, elle se transforme en chaux éteinte et n'a plus dès lors que des propriétés absorbantes. La chaux fixe l'acide carbonique et l'acide phosphorique en formant des sels insolubles, elle transforme l'hydrogène sulfuré en sulfure peu stable qui ne tarde pas à se décomposer, et l'hydrogène sulfuré devient libre de nouveau.

A la suite de l'épidémie de choléra de 1873, le gouvernement allemand réunit une Commission, dite du choléra, avec mission d'étudier les causes, l'origine de l'épidémie et les mesures prophylactiques contre ses retours. Un de ses membres les plus éminents, Pettenkofer, fut chargé, entre autres choses, d'étudier les moyens de désinfection des lieux habités, des navires, des égouts. En 1874, il fit un grand nombre d'expériences sur la valeur relative de l'acide sulfureux, du chlore, du chlorure de zinc et de l'eau de chaux ; ces deux derniers agents étaient surtout employés pour la désinfection des eaux de cale des navires. D'expériences rigoureuses il conclut que l'hydrate de chaux détruit rapidement et complétement les organismes de la putréfaction ; la proportion de un demi pour 100 est suffisante pour l'eau de cale peu altérée, mais, quand la putréfaction est forte, il faut 1 pour 100. Il n'y a pas à se préoccuper de l'action de la chaux sur le bois, les cuirs, les tuyaux, les métaux du navire et de la machine, cette action est presque nulle ; mais la chaux ne détruit pas l'odeur fade, douceâtre, des acides gras de la putréfaction, odeur souvent plus désagréable que celle de l'hydrogène sulfuré. En outre, en raison de son insolubilité presque complète, la chaux encrasse à la longue les parois et les tuyaux, elle augmente les boues de la cale et rend difficile le jeu des soupapes des pompes. On ne peut donc l'employer que pour l'assainissement des parties du navire qui sont à découvert, et où l'écoulement des eaux de lavage peut se faire librement.

On applique fréquemment sur les murs un badigeonnage à la chaux qui est dans une certaine mesure antiseptique, car il se combine et forme un composé insoluble avec les matières organiques provenant des exhalations pulmonaires condensées sur les murailles refroidies ; mais il ne faut pas confondre sous ce nom le mélange épais de craie, d'eau et de colle fermentescible, qui encrasse si souvent les murailles des habitations publiques.

Sous-nitrate de bismuth. Le sous-nitrate de bismuth mérite d'être mentionné à titre de désinfectant et d'absorbant. M. Fremy, de l'Institut, en a proposé l'emploi dans le pansement des plaies de mauvaise nature. Velpeau en a fait l'essai dans son service (*Compt. rend. Acad. des sc.*, 6 fév. 1860, p. 279), avec quelque succès. L'emploi de cette poudre doit rester limité aux plaies et aux ulcères de peu d'étendue à la face ou aux extrémités.

III. Antiseptiques. On appelle antiseptique toute substance qui empêche la décomposition d'une matière susceptible de se putrifier.

L'expérience a enseigné depuis longtemps que les conditions qui favorisent et accélèrent la décomposition des matières organiques sont l'humidité, la chaleur, la présence de l'air et sans doute des germes qu'il contient. Les conditions inverses retardent cette décomposition. Par conséquent, il est juste de ranger parmi les moyens antiseptiques la soustraction de l'eau ou le desséchement, le froid, l'occlusion hermétique et la filtration des germes contenus dans l'air.

Nous allons rapidement passer en revue ces différentes conditions, qui fournissent quelques applications à la désinfection médicale et hygiénique.

1° Conditions antiseptiques. *Soustraction de l'humidité.* Bien que la chaleur soit l'un des principaux agents qui activent la putréfaction, le desséchement rapide est un moyen puissant de la retarder, et même de la rendre définitivement impossible : or, la chaleur sèche est l'un des meilleurs procédés pour soustraire rapidement et complétement l'eau des tissus. On sait que la dessiccation suspend la vitalité de la graine et ne la détruit pas. Il en est de même pour les virus : desséchés, réduits en poussière, ils restent stériles, inoffensifs, et paraissent subir plus rapidement les oxydations destructives de l'air; mais si, emportés par le vent, ils ne séjournent pas assez longtemps dans l'atmosphère pour être définitivement brûlés par l'oxygène, s'ils viennent trop rapidement tomber sur un terrain favorable où ils trouvent de la chaleur et de l'humidité, comme sur les muqueuses, la peau ouverte d'un homme ou d'un animal, la graine germe, se développe, pullule, et l'envahissement de l'organisme par cette poussière fertile constitue une maladie infectieuse ou virulente.

Renault, qui a étudié avec un grand soin cette action désinfectante et neutralisante de l'air sur les virus, croyait que l'action destructive de l'atmosphère se rattachait à la dessiccation. Il a vu en effet que les substances virulentes deviennent inactives quand elles sont lentement desséchées au contact de l'air. Il nous paraît plus probable que c'est à l'action de l'air plutôt encore qu'aux changements physiques apportés dans l'état moléculaire des parties par la privation de l'humidité qu'il faut attribuer le destruction de la virulence. Les deux influences doivent concourir d'ailleurs à produire le même résultat.

Nos propres expériences sur le virus du chancre mou, sur le pus morveux et sur la matière tuberculeuse (Vallin, *Traité des désinfectants et de la désinfection*, p. 79, 1882) celles de M. Peuch sur le virus morveux (*Arch. vétér.* d'Alfort, 1880, p. 220), ne permettent pas encore de tirer une conclusion rigoureuse quant à la durée de la persistance de la virulence dans les matières abandonnées à l'action de l'air et à la dessiccation. De nombreux exemples de variole, de morve, de syphilis, transmises par des objets souillés depuis plusieurs mois, prouvent néanmoins qu'il ne faut pas trop compter sur l'action destructive de la dessiccation et du contact prolongé de l'air.

Froid. Il n'est pas douteux que le froid mette obstacle à la décomposition des matières organiques; celle-ci est d'autant plus prompte que la température est plus rapprochée de 58 degrés, ou notablement supérieure. L'altération des denrées alimentaires est infiniment plus prompte en été qu'en hiver. L'un des plus remarquables exemples de la propriété antiseptique du froid est la découverte, à la fin du dernier siècle, d'un mammouth préhistorique conservé depuis des milliers d'années dans un bloc de glace, et dont les tissus étaient à peine altérés.

Cette propriété du froid a été utilisée pour le transport des viandes et des poissons de provenances intertropicales (Essai du *Frigorifique*, du *Raphaël* et du *Paraguay*).

Des appareils ingénieux (Raoul Pictet, Carré, Giffard et Berger, Tellier) permettent de maintenir sans peine et presque indéfiniment des températures de 15 à 18 degrés qui peuvent être utilisées dans certains cas au profit de l'hygiène (conservation des cadavres dans les morgues ; *voy.* DÉSINFECTION MUNICIPALE).

M. Davaine (1879) et M. Thédenat (1880) ont démontré que les variations de la température modifiaient les résultats de l'inoculation du poison septicémique.

Déjà Cagniard-Latour avait fait voir que le froid produit par l'acide carbonique solidifié suspendait, mais ne détruisait pas la vitalité de la levûre de bière. Frisch (1879) a employé le même procédé pour étudier la résistance au froid, non-seulement des organismes de la putréfaction, mais encore des micrococcus et des bactéries qui prennent naissance dans les liquides pathologiques de l'homme ou des animaux, et il est arrivé à la conclusion qu'une température de — 87° c. ne tue pas les bactéries.

M. Pasteur a profité des froids excessifs de l'hiver 1879-1880 pour faire des expériences analogues ; ses liquides de culture ensemencés ont repris leur activité après avoir été soumis à un froid de plus de 30 degrés. Ces faits ruinent donc complétement les espérances chimériques qu'on avait récemment fondées, en Angleterre et en Amérique, sur l'action purificatrice du froid pour la désinfection des navires en quarantaine (cas du navire américain le *Plymouth*, *the Sanitarian*, août 1879, p. 346, et *Rev. d'hyg.*, 1879, p. 353).

Soustraction du contact de l'air. Quand les corps organiques sont soustraits au contact de l'air, ils peuvent se conserver presque indéfiniment à l'abri de la décomposition putride. C'est sur ce fait d'expérience et sur ce principe que s'est fondée la fabrication des conserves Appert pour les viandes, les légumes et les fruits, soit dans des boîtes en fer-blanc, soit dans des flacons de verre bouchés à l'émeri ; c'est ainsi que se conservent les œufs dont la coque a été imperméabilisée par un lait de chaux, etc.

Par là s'expliquent le succès des opérations sous-cutanées et les admirables résultats du pansement ouaté inauguré par M. Alphonse Guérin (*voy.* PANSEMENT). Mais, dans tous ces cas, on doit se demander si c'est bien la soustraction du contact de l'oxygène et de l'azote de l'air qui empêche la décomposition des liquides et des tissus, ou si ce n'est pas plutôt la filtration des germes de toutes sortes que l'air renferme presque inévitablement.

Rien ne le prouve mieux que les expériences si curieuses de Tyndall. Le savant anglais rend l'air optiquement pur en badigeonnant les parois d'une petite chambre d'observation avec de la glycérine, laquelle retient les germes et les poussières qui se précipitent en vertu de leur densité ou de l'immobilité absolue de cette atmosphère très-limitée ; des tubes contenant des liquides putrescibles, mais stérilisés par la chaleur, restent indéfiniment à l'abri de toute altération, bien que largement ouverts par leur orifice supérieur au milieu de cette boîte, où il ne reste que de l'air dépouillé de tous ses germes.

2°. ANTISEPTIQUES EN GÉNÉRAL. *Expériences sur leur valeur comparée.* Pendant longtemps les expérimentateurs se sont contentés d'une méthode empirique très-pratique qui consiste à mettre des matières fermentescibles ou facilement altérables avec des agents réputés désinfectants, et à noter le jour où apparaissent les premiers signes de la décomposition.

Les expériences d'A. Smith (1869), celles du docteur Petit (1872), très-intéressantes d'ailleurs, ne fournissent pas d'indications pratiques assez rigoureuses pour que nous les reproduisions ici. Avec le docteur O'Neil 1872, nous commençons à voir la date d'apparition des protorganismes dans les liquides putrescibles servir à mesurer la valeur des antiseptiques. Le tableau ci-joint (*voy.* p. 314) indique le rang attribué par M. O'Neil aux substances qu'il a étudiées.

Il ne faut pas s'exagérer la valeur de ces expériences. Il se pourrait très-bien qu'un agent réputé antiseptique détruisît la plupart des protorganismes d'une innocuité parfaite et restât inefficace contre tel autre qui est réellement pathogène. Bucholtz avait déjà pressenti (1875) que l'identité morphologique des bactéries n'impliquait nullement l'identité physiologique ; il avait soupçonné que les antiseptiques agissent plus ou moins énergiquement sur les bactéries selon le liquide où on les a cultivées. P. Kühn (1879) et Haberkorn (1879), dans leurs dissertations inaugurales, ont contrôlé et confirmé pleinement ces assertions. Dans un mémoire récent, le docteur Nicolaï Jalan de la Croix (1881) a repris ces expériences sous la direction du professeur Dragendorff (de Dorpat) ; les résultats de ses recherches peuvent être exprimés par les trois propositions suivantes :

1° Les bactéries nées dans des liquides différents n'ont pas la même résistance à un même antiseptique ;

2° Les bactéries résistent mieux à l'action des antiseptiques dans leur milieu d'origine que dans un liquide de culture différent ;

3° Il en est de même pour les corpuscules-germes ; ces spores presque invisibles ou germes sont plus facilement stérilisés dans le liquide d'origine des bactéries qui les ont produits que dans le liquide de transplantation où ces bactéries adultes ont été détruites par les antiseptiques.

Jalan de la Croix a consigné les conclusions de cet énorme travail dans le tableau ci-joint (*voy.* p. 315), dont la lecture est assurément difficile, mais qui est un véritable répertoire à consulter pour apprécier le mérite des divers agents antiseptiques.

Chaque série de résultats du tableau précédent se compose de deux parties désignées par les lettres A et B : A indique la dose qui tue les bactéries proprement dites ou les empêche de continuer à se développer quand on les transporte dans un liquide nouveau qu'on veut infecter ; B indique la dose qui a détruit la vitalité des spores persistantes, des corpuscules germes en lesquels se résout d'ordinaire une bactérie qui disparaît.

Le tableau qui précède montre de la façon la plus nette que pour détruire sans retour la reviviscence des spores il faut des doses d'agents antiseptiques bien plus fortes que pour détruire des bactéries.

Les doses efficaces les plus faibles sont celles qui empêchent du bouillon frais de se peupler de bactéries, quand on y verse quelques gouttes de bouillon

DÉSINFECTANTS.

EXPÉRIENCES DE O'NEIL SUR LA VALEUR COMPARÉE DES ANTISEPTIQUES.

NOMS DES ANTISEPTIQUES.	ANTISEP. = 1 — MAT. ORG. = 1				ANTISEP. = 1 — MAT. ORG. = 2				ANTISEP. = 1 — MAT. ORG. = 4				ANTISEP. = 1 — MAT. ORG. = 8				ANTISEP. = 1 — MAT. ORG. = 12				ANTISEP. = 1 — MAT. ORG. = 16				ANTISEP. = 1 — MAT. ORG. = 20				ANTISEP. = 1 — MAT. ORG. = 30				INFUSION de bœuf contenant 0gr,032 de matière organique par 100cc abandonnée à elle-même.	
	ANIMALCULES		ODEUR		ANIMALCULES		ODEUR		ANIMALCULES		ODEUR		ANIMALCULES		ODEUR		ANIMALCULES		ODEUR		ANIMALCULES		ODEUR		ANIMALCULES		ODEUR		ANIMALCULES		ODEUR		ANIMALCULES	ODEUR
	1re apparition.	très-abondants.	légère.	infecte.	1re apparition.	très-abondants.	légère.	infecte.	1re apparition.	très-abondants.	légère.	infecte.	1re apparition.	très-abondants.	légère.	infecte.	1re apparition.	très-abondants.	légère.	infecte.	1re apparition.	très-abondants.	légère.	infecte.	1re apparition.	très-abondants.	légère.	infecte.	1re apparition.	très-abondants.	légère.	infecte.	1re apparition. très-abondants.	légère. infecte.
Chloralum. . . . . jour	2e	»	»	»	2e	5e	7e	20e	2e	5e	5e	11e	2e	3e	6e	9e	2e	3e	5e	8e	2e	3e	5e	8e	7e	3e	5e	8e	2e	3e	5e	8e	2e 3e	5e 8e
Chlorure d'aluminium. .	2	»	»	»	2	31	»	»	2	12	23	»	2	4	7	18	2	4	7	15	2	4	6	12	2	4	6	12	2	5	5	12	2 3	4 12
Chlorure de zinc.	2	»	»	»	3	6	»	»	2	4	13	»	2	3	7	»	2	3	7	26	2	3	6	21	2	3	6	21	2	3	6	17	2 3	5 8
Permanganate de potasse	2	8	»	»	2	8	»	»	2	8	»	»	2	7	»	»	2	7	»	»	2	6	17	33	2	4	6	23	2	3	4	14	2 3	4 11
Sulfate de cuivre. . . .	2	»	»	»	2	»	»	»	2	16	»	»	2	8	»	»	2	5	21	»	2	3	9	»	2	3	9	»	2	3	6	21	2 3	4 12
Bisulfite de soude	2	8	»	»	2	8	»	»	2	4	10	»	2	3	5	11	2	3	5	11	2	3	5	11	2	3	5	11	2	3	5	11	2 3	5 11
Acide carbolique de Calvert n° 2	2	»	»	»	2	»	»	»	2	»	»	»	2	10	»	»	2	9	12	17	2	4	11	15	2	4	11	15	2	4	10	14	2 3	6 15
Bichromate de potasse [1]. .	2	»	»	»	2	»	»	»	2	»	»	»	2	»	»	»	2	»	»	»	2	»	»	»	2	»	»	»	2	»	»	»	2 5	6 15

[1] Avec des proportions plus faibles de bichromate (1 p. 60 et même p. 120 de matière organique sèche), même absence de signes de décomposition, pendant 24 jours. — Avec la proportion 1 : 150, on voit apparaître le 11e jour une grande abondance d'animalcules, le 21e jour une légère odeur, et le 24e jour il n'y avait pas encore d'odeur vraiment désagréable.

DÉSINFECTANTS. — 515

ANTISEPTIQUE. (Proportions calculées en poids du corps chimiquement pur.)	I. A — Dose en poids qui empêche le développement dans du bouillon neuf des bactéries qui y sont directement portées par quelques gouttes de bouillon infecté		I. B — Dose qui stérilise les *germes* des bactéries directement portées dans le bouillon		II. A — Dose qui tue les bactéries déjà en plein développement dans le bouillon		II. B — Dose qui stérilise les *germes* des bactéries ainsi immobilisées		III. A — Dose qui empêche le développement spontané des bactéries dans le jus de viande *cuit* abandonné à l'air libre		III. B — Dose qui stérilise les *germes* des bactéries développées spontanément dans le bouillon *cuit*		IV. A — Dose qui empêche le développement spontané des bactéries dans le jus de viande *cru* abandonné à l'air libre		IV. B — Dose qui stérilise les *germes* des bactéries développées spontanément dans le jus de viande *cru*	
	empêche.	n'empêche pas.	stérilise.	ne stérilise pas.	tue.	ne tue pas.	stérilise.	ne stérilise pas.	empêche.	n'empêche pas.	stérilise.	ne stérilise pas.	empêche.	n'empêche pas.	stérilise.	ne stérilise pas.
Sublimé	1:25250	1:50250	1:50250	1:12750	1:5805	1:6500	1:12500	1:5250	1:10250	1:12750	1:6500	1:10250	1:7168	1:8358	1:2525	1:3358
Chlore	1:50208	1:57649	1:57649	1:6824	1:23768	1:50208	2:431	1:460	1:28881	1:34589	1:1008	1:1027	1:15606	1:23182	1:1061	1:1564
Chlorure de chaux (à 0,80 de chlore)	1:41135	1:43092	1:43092	1:678	1:3720	1:4460	1:170	1:258	1:3148	1:4716	1:109	1:134	1:286	1:319	1:153	1:286
Acide sulfureux	1:6448	1:8515	1:8515	1:225	1:2009	1:4985	1:190	1:273	1:8515	1:12649	1:325	1:422	1:12649	1:16782	1:135	1:225
Acide sulfurique	1:5754	1:8020	1:8020	1:306	1:2020	1:5355	1:116	1:205	1:5754	1:8020	1:506	1:420	1:5597	1:8575	1:72	1:116
Brome	1:6508	1:7844	1:7844	1:1912	1:2550	1:4050	1:336	1:550	1:13951	1:20875	1:493	1:603	1:5597	1:8575	1:875	1:919
Iode métallique	1:5020	1:6687	1:6687	1:2010	1:1548	1:2010	1:410	1:510	1:10020	1:20020	1:510	1:724	1:6310	1:7538	1:478	1:584
Acétate d'alumine	1:4268	1:5455	1:5455	1:80	1:427	1:835	1:64	1:92	1:4268	1:4778	1:937	1:1244	1:5353	1:7854	1:40†	1:60†
Essence de moutarde	1:3353	1:5754	1:5754	1:306	1:591	1:820	1:28	1:40	1:3353	1:5754	1:77†	1:1087	1:1439	1:2010	1:77	1:121
Acide benzoïque	1:2867	1:4020	1:4020	1:77	1:410	1:510	1:121	1:210	1:2877	1:4020	1:50	1:77	1:2860	1:3777	1:35	1:50
Borosalicylate de soude	1:2860	1:3777	1:5777	1:394	1:72	1:110	1:50	1:50	1:1343	1:1694	1:35	1:50	1:2005	1:3041	1:100	1:117
Acide picrique	1:2005	1:3041	1:3041	1:841	1:1001	1:1435	1:150	1:200	1:2005	1:3041	1:200	1:300	1:1346	1:2229	1:20	1:36
Thymol	1:1340	1:2229	1:2229	1:212	1:109	1:212	1:20	»	1:1340	1:2279	1:109	1:212	1:1121	1:1677	1:343	1:430
Acide salicylique	1:1005	1:1121	1:1121	1:484	1:60	1:78	»	1:35	1:5005	1:0004	1:603	1:1005	1:300	1:405	1:35	1:50
Hypermanganate de potasse	1:1001	1:1433	1:1433	1:150	1:150	1:200	1:150	1:200	1:2005	1:3041	1:101	1:42	1:502	1:689	»	1:10
Acide phénique	1:689	1:1002	1:1002	1:42	1:22	1:42	1:2,66	1:4	1:402	1:502	1:22	»	1:103	1:134	»	1:1,22
Chloroforme	1:90	1:112	1:112	1:0,8	1:112	1:134	»	1:0,8	»	»	»	1:14	1:107	1:161	»	1:57
Borate de soude	1:62	1:77	1:77	1:14	1:48	1:69	»	1:1,18	1:11	1:21	1:1,77	1:2,03	1:21	1:30	»	1:1,42
Alcool	1:21	1:35	1:35	1:8	1:4,4	1:6	»	1:1,18	1:11	1:21	»	1:1,77	1:21	1:30	»	»
Eucalyptol	1:14	1:20	1:20	1:2,03	1:116	1:205	»	1:5,85	1:20	1:29	»	1:14	1:205	1:308	»	1:30

contenant des bactéries en plein développement. La dose doit être déjà un peu plus forte, pour empêcher, dans du bouillon frais, le développement spontané de bactéries par les germes que l'air peut contenir.

Les spores provenant des bactéries développées spontanément dans le bouillon abandonné à l'air sont plus facilement détruites que les spores provenant de bactéries du bouillon, transportées volontairement dans un liquide semblable où plus tard on a ajouté une dose d'antiseptique. Nous retrouvons là ce fait d'accoutumance des bactéries et de leurs spores au milieu dans lequel elles sont nées; nous aurons l'occasion de citer plus loin ces faits remarquables, étudiés en ces dernières années dans les solutions phéniquées et salicylées.

Au point de vue de l'hygiène, c'est-à-dire au point de vue pratique, on ne peut entrer dans toutes ces distinctions. Nous n'acceptons pas sans réserve les résultats inscrits dans ce tableau.

3° ANTISEPTIQUES EN PARTICULIER. *Sublimé corrosif ou bichlorure de mercure* (*voy*). ce mot). Ce sel se dissout à la température ordinaire dans 15 parties d'eau. Il est très-soluble dans l'alcool, dans les solutions d'acides sulfurique, chlorhydrique, nitrique, qui ne le décomposent pas; au contraire, l'ammoniaque le précipite immédiatement (précipité blanc). C'est un antiseptique puissant, mais très-toxique. Depuis Chaussier il est utilisé pour la conservation des cadavres, des préparations anatomiques, etc. C'est aussi un parasiticide énergique employé journellement contre les maladies parasitaires du cuir chevelu, de la peau, et même contre les helminthes.

Billroth, Bucholtz, Haberkorn, Kühn, Wernich, ont démontré par des expériences rigoureuses la valeur antiseptique du sublimé. Jalan de la Croix le place au premier rang.

M. Davaine (1880) a montré récemment l'efficacité du bichlorure de mercure dans la pustule maligne.

Adoptant pour principe de retenir de préférence le chiffre qui assure la préservation dans les circonstances les plus défavorables, nous voyons que la dose 1 pour 2,525 (Jalan de la Croix), dose nécessaire pour stériliser les germes des bactéries développées spontanément dans le jus de viande crue, est relativement faible. La liqueur de Van Swieten à 1 pour 1000, dont l'usage est journalier, suffit pour tous les cas où l'emploi du sublimé comme antiseptique n'aurait pas de contre-indication.

Chlore. Le chlore détruit bien plus les mauvaises odeurs qu'il n'en prévient le développement; c'est un désinfectant, un antivirulent plutôt qu'un antiseptique. Si nous nous en rapportons aux expériences de Jalan de la Croix, le chlore agirait très-efficacement pour détruire les protorganismes qui vivent dans un liquide, ou pour empêcher la pullulation dans un milieu de culture approprié des bactéries qu'on y transporte directement ou que l'air y amène (*voy*. le tableau); les résultats de Jalan de la Croix ne laissent pas de nous surprendre.

Les expériences du docteur Mehlhausen (de la Commission allemande du choléra) montrent que les fumigations de chlore sont très-peu avantageuses et bien inférieures à celles d'acide sulfureux. Le dégagement du chlore, quel que soit le mélange que l'on emploie, se fait incomplètement, et la dépense du soufrage est quatre ou cinq fois moindre (9 millimes au lieu de 3 centimes 75 par mètre cube).

Chlorure de sodium. Le sel marin ne saurait être passé sous silence. Pringle, il est vrai, lui a trouvé une vertu antiseptique si faible qu'il l'a considéré comme le numéro 1 de l'échelle des corps expérimentés; il prouve même que le sel marin a la propriété de hâter la putréfaction.

Les solutions de sel marin, sous forme de saumure, servent à conserver journel-lement les viandes, le beurre, etc. M. Goubaux a montré que la saumure pouvait dans certains cas acquérir un haut degré de toxicité, c'est assez dire que le sel marin est un antiseptique dont l'emploi hygiénique est limité.

Chlorure de zinc. Le chlorure de zinc est non-seulement un absorbant et un désodorant comme tous les sels métalliques, mais encore un antiseptique et un antivirulent. C'est un sel caustique et déliquescent, usité en Angleterre et en Allemagne sous le nom de liquide de Burnett. La composition de cette liqueur n'est pas très-exactement connue. Le Codex français et l'Officine de Dorvault lui assignent la formule suivante d'après la pharmacopée anglaise :

Chlorure de zinc fondu. . . . .   100 parties.
Eau distillée. . . . .   200 —

On ajoute à l'eau distillée environ 3 parties d'acide chlorhydrique concentré pour dissoudre l'oxyde de zinc que contient toujours en excès le chlorure anhydre fondu. Ce liquide marque 1,33 au densimètre (16 degrés de Baumé). Les Anglais emploient la dilution étendue de *Burnett'sfluid* à 1 pour 100 lorsqu'il s'agit de la désinfection des salles de malades, et de 1 pour 200 pour la désinfection des égouts et des latrines (Communication manuscrite du docteur Chaumont de Netley).

On trouve à Paris dans le commerce un liquide désinfectant appelé *Eau de Saint-Luc* qui n'est qu'une dissolution très-concentrée de chlorure de zinc impur; l'analyse de ce liquide faite par un de nos collègues, professeur au Val-de-Grâce, y a révélé la présence d'une petite proportion d'oxyde de fer, d'acide sulfurique, de matières organiques, et la proportion énorme de 77 de chlorure de zinc pour 100 parties du liquide; il marque environ 1600 degrés au densimètre.

Le chlorure de zinc a paru à Pettenkofer et à la Commission allemande du choléra (1879) avoir une action sûre et rapide pour détruire la putréfaction des eaux de la cale des navires. Quand l'altération est très-prononcée, la pro-portion de 1 à 2 de chlorure de zinc cristallisé pour 1000 leur a semblé suf-fisante, mais des expériences ultérieures ont montré que pour détruire les bac-téries il fallait des doses beaucoup plus fortes. Le dépôt formé par le chlorure de zinc est peu cohérent, poreux, léger, se déplace facilement par le jeu des pompes, avantage que n'a pas celui formé par l'hydrate de chaux. C'est au chlo-rure de zinc que la Commission du choléra a donné la préférence pour la désin-fection de l'eau des cales.

Le chlorure de zinc est très-employé en chirurgie, soit comme caustique (pâte de Canquoin), soit pour les pansements antiseptiques aux doses très-fortes, mais bien supportées, de 5 à 12 de sel pur pour 100 d'eau, par (*voy.* Pansements) Lister, Socin (de Bâle), Lucas-Championnière.

Chloral (*voy.* ce mot). Les propriétés antiseptiques du chloral ont été étudiées depuis 1871 par Pavesi et Mortara en Italie, en France par Follet, Personne, Dujardin Beaumetz et Hirne en 1872. Ces auteurs ont reconnu que des solutions de chloral à 4 pour 100 empêchent les fermentations sucrées ; avec des solutions de 4 à 10 pour 100, on conserve la viande, le lait, l'urine, pendant plus d'un mois à l'abri de toute altération.

C'est Carlo Pavesi qui, en Italie, a préconisé le plus hautement l'emploi du chloral comme désinfectant, pour la préservation, contre les parasites, des tissus de laine et des fourrures, des grains, des farines, des cocons de vers à soie. Cet auteur pense même que c'est un agent utile pour l'assainissement des salles d'hôpital, des navires infectés.

Personne (1874) a donné une explication ingénieuse de l'action antiseptique du chloral. D'après lui le chloral se combine avec les matières protéiques, l'albumine, le contenu du sarcolemme, pour former un composé imputrescible qui paraît être un composé défini. Utilisant cette propriété, Personne a pu conserver indéfiniment des cadavres d'animaux à l'aide du chloral. MM. Dujardin-Beaumetz, Hirne, Martineau, ont lavé la plèvre avec succès dans les cas d'empyème à l'aide de solutions de chloral au centième.

Alun. Les propriétés antiputrides de l'alun ont été dès la plus haute antiquité utilisées pour le tannage, la préparation des peaux, les embaumements et la conservation des cadavres. Mais les applications hygiéniques de l'alun sont des plus restreintes, il est inutile d'y insister, nous ne le citons que pour mémoire.

Chloralum ou chlorure d'aluminium. On a beaucoup préconisé en Angleterre un agent désinfectant auquel on donne le nom de chloralum. Fleck (de Dresde) a analysé ce produit et lui a trouvé la composition suivante :

Eau	82,23
Chlorure d'aluminium	13,70
— de plomb	9,15
— de cuivre	0,10
— de fer	0,42
— de calcium et plâtre	3,11

Cette composition est variable suivant les provenances. Le docteur H. Blanc a cru voir dans cette substance un antidote du choléra et un désinfectant énergique. Wanklyn (1873) lui attribue une grande efficacité comme désodorant. J. Dougall a constaté que le chloralum arrête les décompositions putrides, qu'il prévient la production des protorganismes plus sûrement que la plupart des autres antiseptiques. Toutefois les expériences plus récentes de O'Neil (1873) ne justifient pas ces appréciations.

L'emploi de cette substance a été abandonné en Angleterre depuis quelques années. On a essayé de la remplacer par le cupralum, association de sels de cuivre et d'alun, mais sans beaucoup plus de succès.

Acétate d'alumine. Sous le nom de *mordant de rouge des indienneurs*, on connaît dans le commerce une substance incristallisable, qui a d'ordinaire l'aspect d'une masse gommeuse, et qui n'est employée qu'à l'état de solution. On l'obtient d'ordinaire par la double décomposition de l'acétate de baryte et du sulfate d'alumine. Burow prépare ce corps, pour les usages externes, en mélangeant 20 grammes d'alun avec 30 grammes environ d'acétate de plomb. Ce liquide est employé dans les raffineries de sucre pour empêcher la décomposition du sang des animaux, ce qui a conduit à l'essayer pour la désinfection des plaies gangréneuses et fétides, et pour modifier les sécrétions morbides de l'organisme.

Burow et Billroth ont proposé de remplacer dans le pansement de Lister l'acide phénique par l'acétate d'alumine.

Kühn et Schwartz ont vu que la dose de 1 pour 5,000 empêchait le développement de toute bactérie dans le liquide de Bucholtz-Pasteur.

D'après Wernich, l'acétate d'alumine serait sans action sur les éléments non figurés (émulsine, invertine, myrosine).

Jalan de la Croix (*voy.* le tableau) accorde à l'acétate d'alumine une réelle valeur antiseptique ; la dose de 1 pour 4,268 empêche le développement des bactéries dans le bouillon cuit laissé à l'air libre ; celle de 1 pour 6,310 dans le bouillon crû. Dans le premier cas les germes sont détruits par la dose de 1 pour 937, dans le second par celle de 1 pour 478. C'est donc la dose de 1 pour 1000 ou à la rigueur de 1 pour 500 qui semble avoir été acceptée. Ces résultats sont très-favorables et méritent d'appeler l'attention sur ce corps qui est tombé dans l'oubli après avoir eu une grande vogue en France, il y a une quarantaine d'années.

Acide sulfurique. Les acides énergiques, comme l'acide sulfurique, l'acide nitrique, l'acide chlorhydrique, etc., sont assurément antiseptiques ; mais leur action neutralisante, antivirulente, l'emporte tellement sur leur action antiseptique, que leur étude doit être renvoyée plus loin.

L'acide sulfurique concentré sert à la conservation des bois destinés à être fichés en terre (Girardin).

Acide sulfureux. L'acide sulfureux est surtout un antivirulent (*voy.* plus loin) ; il possède des propriétés antiseptiques, qui sont connues depuis longtemps et utilisées dans l'industrie (mutage des vins, conservations des pulpes de betteraves et des légumes herbacés, conservation des viandes). Au point de vue de l'hygiène l'emploi de cet agent est un précieux auxiliaire contre l'altération des ressources alimentaires et contre les accidents engendrés par les matières en décomposition.

Les dilutions relativement faibles d'acide sulfureux variant en poids de 1 pour 1,317 à 1 pour 21,000 empêchent l'action de la pepsine, de la ptyaline, de l'invertine, de la diastase, de la myrosine et de l'amygdaline (Wernich).

Jalan de la Croix place l'acide sulfureux à un bon rang parmi les antiseptiques.

Polli a montré que l'acide sulfureux et les sulfites empêchent et arrêtent toutes les fermentations connues, même celles qui résistent à l'acide arsénieux, à l'acide cyanhydrique, à l'acide phénique ; il en a fait la base d'une médication spéciale à la fois des affections externes et des affections internes (*voy.* DÉSINFECTION INTERNE).

Acide arsénieux. L'acide arsénieux est un antiseptique puissant, mais d'une très-grande toxicité, ce qui en limite les usages au point de vue de l'hygiène et de la prophylaxie. Cet acide a été utilisé pour la conservation des grains destinés aux semences ou chaulage et pour l'embaumement des cadavres (Trinchina, de Naples, Ganal). Mais aujourd'hui l'ordonnance royale du 21 septembre 1836 interdit l'emploi de l'arsenic pour le chaulage des grains, l'embaumement des corps, etc.

Il n'y a donc pas lieu d'utiliser dans la pratique les propriétés antiseptiques très-puissantes des acides arsénieux ou arséniques.

Acide borique. L'acide borique se présente sous forme de lamelles blanches, minces, très-légères, d'aspect nacré et brillant, d'un goût presque nul, très-faiblement acide. L'eau en dissout 4 grammes par litre à + 20° et 2 grammes seulement à 10 degrés. Le borate de soude ou borax est au contraire très-soluble. Une partie de sel se dissout dans douze parties d'eau froide.

D'après les expériences de Capelli, du professeur de Cyon de Saint-Pétersbourg, de Herzen, de Panum, de Neumann, de Ferkel, l'acide borique ne paraît pas être toxique pour l'organisme. Une dose de 4 à 8 grammes par jour de biborate de soude paraît pouvoir être impunément supportée, au moins un certain temps, par un homme adulte. Mais ce serait aller trop loin que d'affirmer dès à présent que des doses même moindres de ce sel soient incapables d'agir sur la santé après un usage journalier continué sans interruption pendant un grand nombre d'années.

M. Dumas (1872) a montré que la solution de borax neutralise : 1° l'action de l'eau de la levûre sur le sucre (fermentation alcoolique); 2° l'action de la diastase sur l'amygdaline (fermentation amygdalique) ; 3° l'action de la diastase sur la fécule (fermentation diastasique); 4° l'action de la myrosine (fermentation sinapique) ; 5° l'action de la pepsine sur la fibrine.

Le borate de soude, ou l'acide borique, ont été utilisés pour la conservation des cadavres (Jacquez, 1856 ; Hertzen, Schiff, Bizzari) ; pour conserver le lait, les boissons alimentaires, la viande (Bouley, Galm, Oyström, Sundevall) ; pour le pansement des plaies (Lucas-Championnière, Vallin), à l'intérieur dans le catarrhe vésical, avec fermentation ammoniacale intra-vésicale de l'urine (F. Guyon, Guéneau de Mussy).

Les expériences de Polli (1877), celles plus récentes de Neumann (1881), de Schwartz, de Kühn, de Wernich montrent que l'acide borique et ses sels jouissent de réelles propriétés antiseptiques.

La dose de 2 à 4 grammes par 100 grammes de liquide paraît en général suffisante pour tuer les bactéries et en prévenir le développement dans le liquide lui-même; toutefois, le borax, qui a tant d'avantages au point de vue de la pratique, reste presque sans action contre les germes ; ceux-ci ne sont qu'engourdis, ils ne sont pas détruits, et ils reprennent leur activité quand on les transporte dans un milieu de culture favorable. Heureusement qu'il est facile de maintenir constamment les germes, dont on suppose la présence, au contact de la solution boratée qui ne permet par leur développement.

M. Pasteur recommande les solutions de borax comme d'excellents moyens de désinfection des mares souillées par les protorganismes du charbon, et des différents virus bactériformes.

Jusqu'à présent on n'a pu donner une explication satisfaisante du mode d'action de l'acide borique; ce n'est ni un coagulant, ni un oxydant direct, ni un caustique, etc. Le docteur Pavesi (de Mortara) a montré qu'une solution aqueuse concentrée de borate de soude jouit de la propriété d'engendrer de l'ozone. On le démontre par la prompte coloration que subit à son contact le papier réactif à la teinture de gayac. C'est peut-être à l'ozone que le borate emprunte ses propriétés à la fois antiseptiques, antifermentatives et désinfectantes : mais n'abuse-t-on pas un peu, depuis quelques années, de l'intervention de l'ozone?

Silicate de soude. MM. Rabuteau et Papillon (1872) ont montré par des expériences précises que le silicate de soude empêche toute manifestation des agents divers de la fermentation et de la putridité; ces auteurs ont préconisé l'injection intra-vésicale dans les cas d'urine fétide d'une solution contenant 50 centigrammes de silicate de soude pour 100 grammes d'eau. MM. Dubreuil, Marc Sée, Champouillon, paraissent en avoir tiré un bon résultat. M. Picot (1872 et 1873), est arrivé à des conclusions peu différentes des précédentes.

Nous consignons ici l'explication donnée par Gubler et Bordier du mode d'action du silicate de soude ; d'après ces auteurs, ce sel est un antifermentescible, parce qu'il incruste, il fossilise les germes. L'hypothèse est ingénieuse, mais c'est une hypothèse, et aucun examen histologique ou histochimique n'a encore démontré la réalité de cette fossilisation.

Acide pyrogallique. Il se présente sous l'aspect de lames ou d'aiguilles blanchâtres de saveur amère et astringente, très-solubles dans l'eau.

M. Bovet de Neufchâtel (1879) a expérimenté l'action de cet acide et a trouvé les résultats suivants :

1° Une solution de 1 à 2 pour 100 empêche pendant des mois le développement d'odeur et de protorganismes ;

2° La solution à 2 1/2 pour 100 enlève l'odeur et détruit les bactéries des liquides en pleine putréfaction ;

3° La solution à 3 pour 100 immobilise sous le microscope et tue les éléments du bacillus subtilis ;

4° L'acide pyrogallique empêche la fermentation alcoolique et la formation de moisissures ;

5° Les solutions à 2 pour 100, employées chez l'homme, n'ont aucune action nuisible en application topique, et elles désinfectent très-bien, mais cet acide noircit les instruments d'acier, et ceux-ci tachent fortement les mains ; on peut enlever ces taches avec l'acide oxalique et rendre aux instruments leur couleur naturelle en les lavant dans une solution concentrée de soude.

Neisser (1879) a relaté un cas terminé par la mort chez un homme atteint de psoriasis généralisé et traité par des applications externes d'acide pyrogallique et d'acide chrysophanique comparativement. La mort devait être rapportée à la destruction des globules sanguins par l'acide pyrogallique et au passage de la matière colorante du sang dans le plasma sanguin, c'est-à-dire à l'hémoglobinurie.

Vinaigre, acide acétique. Quelques auteurs ont cherché à réhabiliter le vinaigre et l'acide acétique, qui ont joui anciennement d'une grande réputation comme désinfectants (Liebig, Roth). John Dougall se loue de l'emploi de ce qu'on appelle dans la pharmacopée anglaise l'acide acétique glacial aromatique. Cet acide contient des huiles essentielles de romarin, de néroli, de cinnamome, de girofle, de lavande, de bergamotte et de l'alcool. Il est vraisemblable que ce liquide aromatique remplacerait d'une agréable façon les lotions vinaigrées, qui sont chez nous d'un usage si fréquent dans la fièvre typhoïde.

Nous ne pensons pas cependant que la lecture du mémoire de Roth sur la vertu désinfectante du vinaigre convainque personne.

Acide picrique. L'acide picrique ou carbo-azotique est un phénol qui se produit dans la distillation du goudron de houille. Il se présente sous forme de cristaux d'un jaune citron, sans odeur, d'une saveur acide et amère ; l'eau en dissout environ 15 grammes par litre. C'est une substance assez toxique qui, à la dose de 60 centigrammes par jour, produit chez l'homme, outre une coloration jaune orange extrêmement foncée de la peau et des urines, le ralentissement et l'affaiblissement du cœur, la prostration des forces, l'hébétude, le vertige ; il est assez curieux de noter que ces accidents rappellent ceux qui accompagnent le véritable ictère par cholémie.

Depuis longtemps, M. Ranvier a propagé, sinon introduit, chez nous, l'emploi de cet acide pour les préparations histologiques ; il durcit les tissus et en empêche la putréfaction.

M. Chéron (1880) a étudié l'action antiseptique et désinfectante de cette substance : il a obtenu la désinfection des latrines d'un hôpital, en y versant 10 litres d'une solution picrique saturée à 15 grammes. L'acide picrique coagule l'albumine (réactif d'Esbach pour le dosage volumétrique de l'albumine urinaire); il arrête la prolifération des cellules de la levûre de bière; la farine de moutarde délayée dans une solution de cet acide reste inerte, la formation de l'huile essentielle est empêchée. Il empêche également, même à très-faible dose et à une température de + 25 degrés, la formation de sucre dans un mélange de fécule et de levain; la germination des graines de fleurs ne se fait plus dès qu'on ajoute à l'eau qui a humecté ces graines une faible quantité d'acide picrique. En faisant ingérer à un malade une certaine dose de cet acide, les urines cessent de subir la fermentation ammoniacale, même dans les cas de catarrhe vésical; on obtient le même résultat en injectant une solution d'acide picrique directement dans la vessie.

Des expériences très-précises de laboratoire (Schwartz, Kühn, Wernich, Jalan de la Croix), ont confirmé ces résultats.

L'acide picrique semblerait donc devoir prendre un bon rang au milieu des autres antiseptiques, si la toxicité et la coloration intense qu'il laisse ne venaient en limiter les usages.

Acide phénique (*voy.* ce mot). Nous nous contenterons de rappeler ici certaines des propriétés de l'acide phénique que l'hygiéniste a besoin de connaître.

L'acide phénique est peu soluble dans l'eau, mais il est soluble en toutes proportions dans l'alcool, dans l'huile, dans la glycérine. Ces deux derniers véhicules sont très-précieux. En chirurgie, on emploie deux solutions aqueuses : la solution à 2 1/2 pour 100 ou solution faible, et la solution à 5 pour 100 ou solution forte; une solution dans l'huile à 20 pour 100 est mieux supportée, surtout sur les muqueuses, qu'une solution à 5 pour 100 dans l'eau, mais d'après, Lister, son action immédiate serait moins puissante que celle de la solution aqueuse.

En médecine, on a employé l'acide phénique à l'intérieur, comme antiseptique dans la fièvre typhoïde, la variole, etc., sous forme de potions, de lavements ou de pilules.

MM. Trélat et Verneuil ont préconisé les injections d'acide phénique très-pur ou de phénates solubles autour des pustules malignes.

Employé à l'intérieur, ou abandonné dans les cavités closes et dont l'écoulement est difficile, l'acide phénique peut produire des phénomènes d'intoxication bien étudiés par Küster et Nussbaum, et caractérisés par de la céphalalgie, de la gastralgie, du refroidissement avec lipothymie, faiblesse du pouls, coloration noire, puis verte, des urines. Dans un cas nous avons vu survenir des convulsions cloniques généralisées ; c'était chez un malade atteint de fièvre typhoïde, et qui, du reste, a parfaitement guéri.

Il ne faut pas donner toutefois une valeur exagérée à la coloration noire ou bistre des urines; nous l'avons constatée plusieurs fois chez des malades qui n'avaient aucun symptôme d'empoisonnement, dont la santé n'était de ce fait aucunement troublée, et qui n'avaient absorbé qu'une dose presque insignifiante d'acide phénique, entre autres chez un albuminurique dont les jambes infiltrées et exulcérées étaient pansées avec une solution à 1 pour 200. La coloration noire ne survient parfois que quelque temps après l'émission de l'urine, par l'exposition prolongée à l'air. Les enfants supportent mal l'acide phénique, et les accidents sont chez eux, toute proportion gardée, plus communs que chez les adultes.

On a préconisé contre ces phénomènes d'intoxication l'administration à l'intérieur du sulfate de soude (Baumann, Sonnenburg) et plus récemment l'emploi du sucrate de chaux.

De nombreuses expériences ont été faites dans le but de déterminer la valeur antiseptique de l'acide phénique : les résultats obtenus sont loin d'être tous concordants.

D'après Wernich, une solution d'acide phénique mêlée à de la viande hachée dans une proportion de 2 d'acide pour 100 de la masse empêche la décomposition, mais le quatrième jour les bactéries reparaissent. Il faut une dose d'acide égale à 1 pour 20 pour faire perdre à la plupart des ferments leur action. Cependant une dose de 1 pour 100 suffit pour détruire le ferment de la présure.

Sternberg a exposé des liquides bactéridiens à l'action des vapeurs d'acide phénique, et il a noté au bout de combien de temps d'exposition à ces vapeurs acides les bactéries restaient *définitivement* (pendant quatre heures) immobiles. Il a vu que cette immobilisation était obtenue :

Au bout de 20 minutes, avec	. . . .	8 gouttes d'acide.
— 1 heure	. . . .	5
— 1 heure 10 minutes.	. . . .	3

L'espace dans lequel il opérait cubait 10 litres 1/2.

Nous nous contenterons de faire remarquer que 5 gouttes d'acide dans une capacité de 10 litres 1/2 correspondent à $1^{kil},350$ dans une chambre ordinaire de 60 mètres !

MM. Gosselin et Bergeron (1879 et 1881) ont montré que la solution d'acide phénique doit être concentrée pour empêcher l'apparition des bactéries et de la putréfaction dans du sang abandonné à l'air libre. D'après leurs expériences, et si l'on tient compte de la dilution définitive, on verra que la putréfaction n'a été complétement empêchée que par une dilution à 11 pour 100, c'est-à-dire en ajoutant 13 milligrammes d'acide phénique cristallisé à $1^{gr},30$ de liquide total.

Dans des expériences plus récentes, ces mêmes auteurs ont vu qu'on arrivait à un résultat beaucoup plus sûr en ajoutant chaque jour une goutte de solution phéniquée au liquide qu'on veut préserver. C'est une confirmation des opinions récemment émises par Dougall, Béchamp, Neubauer ; on fait cesser ainsi l'accoutumance des bactéries à une solution phéniquée déterminée ; on remplace en outre et au delà l'acide phénique qui s'évapore incessamment d'un jour à l'autre.

A la suite de 54 expériences, Jalan de la Croix est arrivé aux résultats qu'il a consignés sur le tableau que nous avons rapporté plus haut, résultats qu'il est impossible d'accepter sans réserves. Il semble en effet que la dose de 1 d'acide pour 2,6 du mélange total, nécessaire pour que les germes contenus dans un liquide ne se reproduisent plus dans un milieu convenable, soit un simple hasard d'expérience. Cette dose correspondrait en effet à la quantité considérable de 40 grammes d'acide phénique pour 100 grammes de liquide.

Neubauer (1875) a démontré pour l'acide salicylique, M. Béchamp (1876) pour l'acide phénique et la créosote, que ces agents antiseptiques suspendent l'action du ferment sans le détruire. Lorsque la dose de l'antiseptique n'est pas trop forte, la fermentation qui était déjà en plein développement s'arrête; mais « le ferment se fait peu à peu à sa nouvelle situation, la fermentation s'accomplit lentement et la multiplication continue à se faire, si les matériaux de nutrition sont suffisants ».

Le docteur Cheyne (1879) a reconnu que les protorganismes nés dans une solution à 1 pour 500 pouvaient donner naissance à d'autres spores ou bactéries capables de vivre dans une solution à 1 pour 400, puis successivement à 1 pour 500. Nous admettons que ces chiffres puissent être dépassés, mais qui ne voit la différence incroyable qui existe entre ces chiffres et le dernier chiffre mentionné par Jalan de la Croix, 1 pour 2,6 !

Parkes a vu, dans les expériences très-minutieuses et très-intéressantes qu'il a faites sur la désinfection des matières de vidange, que l'acide phénique suspend le développement des protorganismes, mais qu'il ne les détruit pas, si ce n'est à des doses très-concentrées. Il a aussi remarqué que les préparations liquides d'acide agissent mieux que l'acide cristallisé lui-même, et que les acides impurs du commerce semblent plus puissants que l'acide très-purifié.

Lorsqu'on volatilise l'acide phénique en le soumettant à une chaleur de + 188 degrés centigrades, les fumées qu'il produit ne paraissent pas avoir une action désinfectante plus certaine. Schotte et Gärtner (1880) sont arrivés aux conclusions suivantes :

L'acide phénique ne se volatilise pas facilement, il bout à 180 degrés centigrades. Il faut une source calorifique assez considérable (la flamme d'un bec de gaz avec tirage) pour volatiliser 300 à 600 grammes d'acide phénique en une heure. Six heures après que la combustion était terminée, on pouvait séjourner et travailler dans la chambre sans être incommodé. Les bactéries des liquides contenus dans des vases largement ouverts, placés à 2 mètres au moins au-dessus du sol, n'étaient détruites que par la volatilisation rapide (300 grammes en vingt-cinq minutes) de 7gr,50 d'acide phénique par mètre cube. Quand la volatilisation se faisait lentement (300 grammes en une heure quinze minutes), la destruction était moins certaine. Quand on plaçait les liquides bactérifères sur des tablettes supérieures, dans un placard à demi entr'ouvert, il fallait brûler 15 grammes d'acide phénique par mètre cube pour détruire sûrement les bactéries; pour détruire les bactéries dans les liquides placés sur les tablettes inférieures, cette dose, par mètre cube, était insuffisante.

La désinfection est plus facile et plus sûre, quand les tissus exposés sont humides, que lorsqu'ils sont bien secs. Les tissus ne sont désinfectés que par l'exposition dans une chambre où l'on a vaporisé 15 grammes au moins d'acide phénique par mètre cube, tandis qu'une dose de 12 à 13 grammes suffit pour les tissus humectés. La rapidité de la volatilisation assure le succès de la désinfection, parce qu'il se fait une déperdition moindre des vapeurs par les fissures des fenêtres et des portes, la porosité des murailles, etc. L'épaisseur des objets à désinfecter augmente notablement la difficulté de la désinfection.

Schotte et Gärtner font remarquer combien serait coûteuse cette désinfection des chambrées par l'acide phénique en vapeur. Une petite salle d'hôpital, de

8 malades, mesurant 300 mètres cubes, nécessiterait l'emploi de 4^{kil},500 d'acide. Les auteurs, qui sont médecins de la marine, en concluent que l'acide phénique ne peut être employé pour désinfecter les vaisseaux ; nous admettons leur conclusion, mais il faudrait des expériences contradictoires pour démontrer définitivement qu'il faut des doses aussi élevées d'acide phénique pour désinfecter une petite salle d'hôpital.

A la vogue inouïe que les succès de Lister ont donnée à l'acide phénique succède aujourd'hui une sorte de réaction à laquelle il ne faut pas trop céder. L'acide phénique ne mérite ni l'excès de bien ni l'excès de mal qu'on a dit ; c'est un assez bon antiseptique, nous verrons que c'est un très-médiocre antivirulent ; c'est, en un mot, un désinfectant peu sûr, sur lequel on fera bien de ne pas trop compter dans les cas graves.

Goudron (*voy.* ce mot). Les produits de la distillation, à l'abri de l'air, des matières combustibles végétales ou minérales, ont en général des propriétés antiseptiques très-marquées. Les goudrons de pin, de bois, ont été employés dès la plus haute antiquité ; la poix était l'un des principaux ingrédients dans la préparation des momies égyptiennes. Aujourd'hui encore le goudron et ses dérivés sont employés pour empêcher la décomposition des bois, des cordages, des toiles, etc. ; le goudron de houille ou coaltar (*coal*, houille ; *tar*, goudron), que l'on obtient en si grande abondance dans les nombreuses opérations industrielles sur la houille, paraît être un antiseptique encore plus puissant.

Tardieu a ainsi résumé l'historique de l'emploi du coaltar comme désinfectant : « La propriété antiseptique du goudron minéral avait été reconnue, dès 1815, par Chaumette. En 1833 M. Guibourt, et en 1837 M. Siret, en avaient signalé la propriété désinfectante. En 1844, Henri Bayard avait été couronné par la Société d'encouragement, pour une poudre composée de coaltar, de sulfate de fer, d'argile et de plâtre, dont il faisait des applications à la désinfection. M. Corne prit un brevet dès 1858, pour un mélange fait en quantité précise de plâtre et de goudron minéral. Jusqu'en 1859, ces différents mélanges n'avaient été appliqués qu'à la désinfection et à la solidification des matières animales, pour les convertir en engrais. M. Demeaux paraît avoir eu le premier la pensée d'appliquer la poudre de M. Corne aux pansements des plaies fétides. Ce mélange, poudre de Corne et Demeaux, qui jouit de propriétés désinfectantes, est d'un emploi difficile, il est comme toutes les autres préparations qui contiennent du coaltar. L'utilisation de ce dernier a été rendue plus facile par la saponification, dont MM. P. Lebeuf et J. Lemaire ont eu l'heureuse idée d'expérimenter les bons effets. »

Au point de vue pratique, on ne peut guère utiliser les propriétés antifermentescibles du goudron en nature ; on emploie surtout les produits si compliqués et si divers de la distillation et en particulier des huiles lourdes.

Huiles lourdes de houille. L'huile lourde de houille ou hydrocarbure phéniqué est un liquide brunâtre, à reflets argentés, gluant et onctueux, d'une odeur pénétrante et persistante, d'une densité de 1,030 environ : quand on la projette dans l'eau, une partie tombe au fond du vase, l'autre partie surnage. Jusqu'ici, cette huile lourde n'est guère employée que pour imprégner les traverses des chemins de fer et les bois destinés à faire un long séjour à l'humidité ; on l'utilise dans certains établissements métallurgiques ou industriels comme combustible, ou pour la fabrication du noir de fumée ; son prix très-minime, 10 francs l'hectolitre, en rendrait l'usage très-avantageux pour la désinfection des fosses d'aisance et des amas d'immondices (Robin, L. Dussart, 1874. Emery, Desbrousses, 1880. *Voy.* plus loin *Désinfection des habitations, latrines*).

Acide pyroligneux. L'acide pyroligneux ou vinaigre de bois est l'un des produits de la distillation du bois en vase clos; il a été quelquefois employé pour le pansement des plaies de mauvaise nature ou infectes, contre le phagédénisme, la gangrène, le carcinome. C'est un désinfectant et un caustique. Il doit une partie de son efficacité à la créosote qu'il contient.

Créosote. La créosote est un produit de distillation des goudrons, elle est très-peu soluble dans l'eau, ce qui en limite l'emploi en hygiène.

La créosote est à la fois un caustique, un coagulant de l'albumine, un astringent, un parasiticide, un antiseptique. Elle a été employée pour la conservation des pièces anatomiques à des solutions très-faibles, 10 gouttes pour 1000 grammes. Elle est entrée dans la thérapeutique sous forme de potions, de lavements créosotés dans le traitement de la fièvre typhoïde (Pécholier et Morache), de la pustule maligne (Eulenberg), du farcin chronique (Elliotson).

Crésol ou *Crésylol.* Il est contenu dans les créosotes du goudron de houille, il a une odeur de créosote, il se dissout assez facilement dans l'eau ammoniacale, son action antiseptique paraît assez puissante, mais n'a été que peu expérimentée.

Le *naphtol*, qui est le phénol de la naphtaline, a été proposé par M. Camille Kœchlin de Mulhouse, pour conserver les pâtes à l'albumine colorées destinées à l'impression des étoffes.

Naphthaline. On retire ce carbure d'hydrogène des tuyaux de condensation des usines à gaz. La naphthaline cristallise en lames rhomboïdes, incolores, transparentes et d'un éclat gras, son odeur est forte et persistante; elle est insoluble dans l'eau, mais très-soluble dans l'alcool et l'éther; ses dissolutions sont neutres. Le docteur Fischer (de Strasbourg, 1881) a récemment insisté sur les propriétés antibactériales de cette substance. Cet auteur dissout 100 parties de naphthaline dans 400 grammes d'éther, et ce mélange est versé dans 1200 grammes d'alcool. On imbibe de la gaze avec ce liquide, très-peu de temps avant le pansement : l'éther et l'alcool s'évaporent presque immédiatement, et il se produit même de ce fait un refroidissement désagréable. La naphthaline très-pure coûte en Allemagne 1^{fr},75 le kilogramme, et en France 5 francs, soit 15 à 50 fois moins cher que l'iodoforme, l'acide salicylique, le thymol, la résorcine.

Térébène, terpène, térébenthène, terpine, terpinol, acide terpinique. On désigne sous ces différents noms un certain nombre de dérivés oxydés de l'essence de térébenthine obtenus par l'action de l'air ou de l'acide sulfurique.

Plusieurs de ces composés à oxygène disponible ont une action désinfectante très-appréciée en Angleterre. Le professeur Maclean, de l'École de Nettley, a fait avec le térébène des expériences favorables; des selles infectes de dysentériques, des suppurations fétides dans des cas d'abcès du foie ou d'empyème, ont été rapidement et sûrement désodorisées.

Le térébène se dissout difficilement dans l'eau, mais il se mêle en hautes proportions à l'huile et à la benzine. Sous cette forme, il peut être utilisé pour les pansements antiseptiques.

Le térébène et ses homologues agissent par la petite quantité d'eau oxygénée qu'ils contiennent et peut-être par l'ozone. Le docteur Bond (1875), de Glocester,

M. Ch. Kingzett (1879 et 1880), le docteur Poehl (1879), ont beaucoup vanté ces différents composés.

Un liquide désinfectant connu en Angleterre sous le nom de *Sanitas* devrait ses propriétés à ces corps oxydés. Les expériences de Harding Crowther (1879), celles de Tripe et Stevenson (1880), de Langstaff et E. H. Hare (1878), à l'aide du *sanitas fluid* ou *powder*, ont montré que cette substance ne détruit pas les propriétés virulentes du vaccin, qu'elle retarde la décomposition putride, mais qu'elle est peu active pour désodoriser les substances putréfiées.

Menthol. C'est un corps cristallisé de la famille des alcools qu'on extrait par le refroidissement de l'huile essentielle de menthe poivrée dont il conserve l'odeur. Il se liquéfie et se volatilise au-dessous de + 30 degrés centigrades, il est peu soluble dans l'eau, mais l'est beaucoup dans l'alcool, l'éther, la glycérine, les huiles volatiles.

L'action antiseptique de ce corps a été expérimentée par A. Macdonald (1880), qui lui a trouvé une action plus efficace (environ double) que celle de l'acide phénique, à doses égales. L'action du menthol paraît d'ailleurs comparable à celle de l'acide thymique, des essences de thym, de romarin, de térébenthine.

Acide salicylique (*voy.* ce mot). L'acide salicylique est une poudre blanche très-légère, soyeuse comme le sulfate de quinine et dont l'odeur provoque l'éternument et la toux, son goût est légèrement sucré, puis styptique et un peu âcre. L'eau froide n'en dissout guère par litre que 1 gramme, la glycérine 20 grammes, l'alcool 150 grammes, l'éther 300 grammes.

C'est surtout Kolbe (1874) qui a attiré l'attention des médecins... et des industriels sur les propriétés antiputrides de l'acide salicylique. Il a montré que cet acide a le pouvoir d'empêcher l'action saccharifiante de la diastase salivaire sur l'amidon, la formation de l'essence d'amandes amères par l'action de l'émulsine sur l'amygdaline; de s'opposer à la formation de l'huile essentielle de moutarde par la réaction de la mirosine et de l'acide mironique des graines de moutarde émulsionnées; d'arrêter la propriété peptogénique du suc gastrique, la fermentation du sucre par la levûre, la fermentation de la bière, la fermentation ammoniacale de l'urine, de retarder ou d'empêcher la germination des graines des plantes, etc. (Kolbe, Meyer, J. Müller, Béchamp, Bucholtz).

On a employé l'acide salicylique comme moyen de conserver le vin, la bière, le lait, les sirops, les solutions médicinales des alcaloïdes (Limousin), les sangsues, l'encre, etc. Les préparations salicylées sont d'un emploi usuel dans la chirurgie antiseptique (ouate salicylée, solution contenant 1 gramme d'acide et 10 à 20 grammes d'alcool pour 200 grammes d'eau), etc. M. Hénocque qui, l'un des premiers en France, a fait connaître les propriétés antiputrides de l'acide salicylique et lui a consacré une monographie remarquable dans ce Dictionnaire, M. Hénocque a essayé d'utiliser cet agent pour la conservation des pièces anatomiques. Pour les pièces de gros volume, on peut diminuer notablement la concentration de l'alcool, en ajoutant au mélange une petite quantité d'acide (eau 800, alcool 200, acide salicylique 2 grammes); la conservation toutefois n'est que temporaire.

M. Ed. Heckel a communiqué à l'Académie des sciences, en 1878, des expériences qui peuvent servir à montrer de quelle façon les acides salicylique, thymique, et certaines essences, empêchent la végétation. M. Heckel a trouvé que une goutte d'acide phénique dilué empêche toute germination des graines ainsi humectées. L'acide salicylique, quoique presque insoluble dans l'eau froide,

arrête instantanément la germination quand les graines sont arrosées avec une
solution contenant 5 grammes d'acide pour 10 litres d'eau; mais, tandis que
l'acide phénique ne suspend que momentanément la germination, l'acide salicylique l'empêche définitivement. Le salicylate de soude, qui est très-soluble
dans l'eau, n'a pas, à cet égard, une action moins vive que l'acide salicylique.
L'examen au microscope prouve que dans les graines ainsi traitées les cellules
de l'endosperme, les grains de fécule et d'aleurone, ne subissent aucune des
modifications que présentent les graines soumises à la germination ordinaire.
Ces substances agissent donc comme antifermentescibles, aussi bien sur les
éléments figurés que sur les ferments non organisés.

Les expériences de Kühn et de Bucholtz, faites chacune sur des liquides de
culture différents, ont attribué à l'acide salicylique une valeur antiseptique certaine à partir de la dose de 1 pour 300.

Si au contraire nous admettons l'exactitude des chiffres posés par Jalan de la
Croix (voy. le tableau précédent), nous voyons que dans les circonstances les plus
défavorables, même avec la proportion énorme de 1 gramme d'acide salicylique
pour 35 grammes de liquide (eau alcoolisée chaude), l'on n'arrive pas à stériliser complétement les *germes* des bactéries, et que pour tuer même les bactéries adultes il faut la dose excessive de 1 gramme sur 60 ! Ces doses sont tellement élevées que nous sommes obligés de nous tenir en garde contre l'exactitude
des résultats.

La très-faible solubilité de l'acide salicylique dans l'eau limite son action d'une
façon souvent gênante. Bose (de Berlin), Schwartz, ont montré que le mélange
de l'acide salicylique et du borax augmente la solubilité et l'activité du premier
acide, car le salicyloborate de soude détruit les bactéries à une dose moindre
que le même poids de l'un ou de l'autre de ces constituants. C'est ainsi que,
pour empêcher du bouillon de viande de se remplir de bactéries, après qu'on
y a eu versé 2 gouttes de bouillon putride, il suffit d'une dose de salicyloborate
de soude égale à 1 sur 2,860, tandis qu'il faut une proportion de 1 sur 62 pour
le biborate de soude seul, et de 1 sur 1,000 pour l'acide salicylique.

Les expériences ne sont pas toutes aussi péremptoires, et en général l'acide
salicylique se montre plus actif que le borosalicylate; toutefois le mélange de
parties égales d'acide borique et d'acide salicylique a l'avantage d'augmenter
notablement la solubilité de ce dernier acide, sans affaiblir autant ses propriétés
antiseptiques que si l'on avait ajouté un bicarbonate alcalin pour transformer
l'acide en salicylate très-soluble. En effet, les salicylates alcalins ont sur les
protorganismes une action destructive et préventive beaucoup plus faible que
l'acide salicylique, même en tenant compte de l'équivalent d'acide (75 pour
100) contenu dans le composé salin. Bucholtz a trouvé que la solution d'acide
à 1 : 700 est aussi antiseptique que la solution de salicylate de soude à 1 : 250.

Depuis les premiers travaux de Kolbe et de Neubauer, l'industrie a utilisé
dans la plus large mesure les propriétés antiputrides de cet acide; on en a mis
partout, dans le vin, la bière, le cidre, le poiré, les sirops, les confitures, le
lait, le beurre; on a saupoudré la viande, le poisson, pour en assurer la conservation pendant les chaleurs de l'été. Cette tendance a conduit à chercher le
moyen de fabriquer à bas prix l'acide salicylique, et depuis que Kolbe a fait sa
belle découverte de la production de cet acide par un procédé de synthèse à
l'aide du phénol, cette substance ne coûte plus que 20 francs environ
le kilogramme.

Le salicylage des denrées alimentaires est devenu une véritable exploitation; les vins, les cidres, les bières, fabriqués avec les produits des plus basses qualités, ont pu être introduits dans la consommation journalière, tandis que jadis une décomposition rapide en eût empêché le transport ou le débit. Pour donner une idée des progrès qu'a faits en très-peu d'années cette pratique du salicylage, qu'il nous suffise de dire qu'en 1880 il a été employé en France 60 000 kilogrammes d'acide salicylique, sous diverses formes; en mettant de côté ce qui a pu être consommé sous forme de médicaments, il reste environ 50 000 kilogrammes qui ont été appliqués à la conservation des denrées.

Beaucoup de personnes ont vu un danger à cette introduction de l'acide salicylique dans tous nos aliments. En 1880, le Comité consultatif d'hygiène publique de France a été consulté sur cette question; après des analyses et des expériences qui ont duré plusieurs mois, après un rapport très-étudié de M. le docteur Dubrisay, après une discussion approfondie au sein du Comité, le Ministre de l'agriculture et du commerce a pris, le 7 février 1881, sur l'avis du Comité, un arrêté où l'on trouve ce qui suit :

« Est interdite la vente de toute substance alimentaire, liquide ou solide, contenant une quantité quelconque d'acide salicylique ou d'un de ses dérivés ».

Cet arrêté a soulevé les protestations les plus violentes, non-seulement des fabricants d'acide salicylique, mais encore de tous ceux qui trouvaient dans cet agent le moyen d'écouler des produits alimentaires dont la vente sans cela eût été impossible. Un grand nombre de médecins, trompés ou mal renseignés sur les conditions dans lesquelles se faisait cette opération du salicylage, et jugeant la question plus en thérapeutistes qu'en hygiénistes, ont appuyé les doléances de ces industriels et critiqué vivement l'avis formulé par le Comité consultatif d'hygiène. Nous avons traité ailleurs (Vallin, *Revue d'hygiène*, 1881) cette question si controversée.

Dans un récent travail, le docteur Hans Vogel (1880) s'élève contre l'introduction croissante de l'acide salicylique; il fait voir qu'un grand nombre des hygiénistes et des savants les plus autorisés, entre autres Fleck et Nessler, sont très-opposés à cette sophistication. Nessler en particulier fait observer que, l'acide salicylique ne se trouvant naturellement ni dans le raisin, ni dans le vin fait avec le raisin, son addition est une tromperie sur la qualité de la chose vendue. L'Office impérial de santé de l'empire d'Allemagne, en parlant du vin et de la bière conservés par l'acide salicylique, dit qu'avant d'autoriser l'usage de cet agent il faudrait qu'il fût parfaitement prouvé que son action n'est pas nuisible. Hans Vogel demande avec Nessler que l'addition d'une quantité quelconque d'acide salicylique dans un vin soit mentionnée sur la pièce ou la bouteille ; c'est aussi l'avis auquel se rangeait en dernier M. Pasteur.

Les propriétés antiseptiques de l'acide salicylique ont été utilisées de bien d'autres manières: substitution à l'acide phénique dans le pansement de Lister ; lavage des cavités, des clapiers, des plaies putrides; injections vaginales pendant ou hors l'état de puerpéralité; conservation des pièces anatomiques, sel de Pennès, poudre désinfectante employée en Allemagne contre la sueur fétide des pieds (acide salicylique 3 parties, talc 87, amidon 10), traitement de la fièvre typhoïde, etc., etc.

Malgré l'abus que l'on a fait de cet antiseptique, il ne faut pas méconnaître que l'acide salicylique est un agent, qui, s'il n'a pas l'efficacité certaine de plusieurs autres qui viennent au premier rang, comme le sublimé, l'acide sulfureux, le chlore, etc.; n'en a pas non plus les inconvénients ni la toxicité.

Essence de Wintergreen. L'essence de wintergreen ou huile essentielle de gaultheria est un antiseptique qui se rattache étroitement à l'étude de l'acide salicylique; c'est un éther méthylsalicylique (Würtz). Cette essence a d'abord été retirée de la plante dite *Gaultheria procumbens*, de la famille des bruyères. M. Cahours l'a retirée de l'acide salicylique au moyen de l'éther méthylique et de l'acide sulfurique. Cette huile essentielle, d'une odeur agréable qui l'a fait rechercher depuis longtemps en Angleterre pour la parfumerie, est peu volatile, insoluble dans l'eau, très-soluble dans l'alcool concentré; la solution alcoolique se mêle assez bien à l'eau, mais, quand la proportion de celle-ci est trop forte, le liquide devient trouble.

MM. Gosselin et Bergeron, qui ont particulièrement étudié l'action de cette substance (1881), ont adopté deux solutions : la solution forte contient 5 grammes d'huile de wintergreen pour 150 grammes d'alcool à 60 degrés; elle sert au lavage des instruments, des mains, de la peau; la solution faible contient 2^{gr},50 d'essence pour 200 grammes d'alcool à 45 degrés. Cette dernière solution a la même action antiseptique que la solution phéniquée au 45e, mais elle est plus coûteuse.

L'essence de wintergreen paraît devoir être réservée aux pansements antiseptiques (*voy.* PANSEMENTS), aux lavages des mains, aux pulvérisations dans l'air des chambres souillées, etc.

Eucalyptol. L'essence d'*eucalyptus* ou *eucalyptol* est un liquide très-volatil, incolore, d'une odeur fragrante, à la longue très-désagréable parce qu'elle est persistante; cette essence très-odorante, qui distille entre $+175$ et $+200$ degrés centigrades, est à peine soluble dans l'eau, mais très-soluble dans l'alcool, l'éther, les huiles essentielles. Dès 1872, Demarquay l'avait employée pour le pansement des plaies. L'eucalyptol a des propriétés antiseptiques très-réelles, et Lister l'a récemment adopté pour remplacer l'acide phénique, qui produisait parfois des empoisonnements. Mais il coûte cher : 2 francs les 10 grammes, actuellement.

D'après le docteur Pœhl (de Pétersbourg), l'eucalyptol offre à un haut degré la propriété d'engendrer de l'eau oxygénée en présence de l'eau et sous l'influence de la lumière, ce qui expliquerait ses propriétés antiseptiques.

Résorcine. Cette substance n'est connue que depuis un petit nombre d'années par les travaux de Lichtheim (de Berne), d'Andeer (de Wurtzburg), 1880, de Dujardin-Beaumetz et de son élève H. Callias, 1881. La résorcine est un corps de la série aromatique. M. Würtz a indiqué un procédé adopté partout aujourd'hui pour sa préparation et qui consiste à traiter la benzine par l'acide sulfurique.

La résorcine médicinale ou pure se présente sous forme d'aiguilles très-fines, d'un blanc éclatant, et phosphorescentes dans l'obscurité, tandis que la résorcine commerciale a une couleur rouge et n'est pas phosphorescente. Elle a une très-faible odeur d'acide phénique ou d'acide benzoïque, une saveur sucrée et un peu amère; elle est soluble dans son poids d'eau, dans l'éther, l'alcool, la glycérine, la vaseline. La solution aqueuse brunit par l'exposition prolongée à l'air et à la lumière; elle est neutre et n'irrite pas les tissus, elle coagule l'albumine avec laquelle elle forme un précipité blanc probablement d'albuminate de résorcine. Elle ne commence à être toxique qu'à des doses très-fortes, 10 à 20 grammes par jour à l'intérieur pour un adulte (Andeer, Callias). Cependant le docteur

Murrel, de Londres (1881), a vu des accidents graves survenir chez une femme qui avait pris en une seule dose 2 drachmes ($3^g,50$) de résorcine. La malade guérit après un traitement énergique.

La résorcine est encore à l'étude; toutefois, d'après des expériences qui paraissent suffisamment précises, il semble que la solution à 1 pour 100 ait une valeur antiseptique non douteuse.

MM. Ch. Girard et A. Fabre ont étudié (expériences inédites) les effets d'un nouvel antiseptique, la diméthylrésorcine, ou résol. Ce corps est l'éther méthylique de la résorcine, au même titre que l'aninol est celui du phénol. Ce corps possède une odeur très-agréable et pourrait être utilisé en parfumerie, il n'est pas caustique, et, au moins autant que le phénol, qu'il remplacerait avec avantage, il pourrait entraver le développement des bactéries et empêcher celui des spores de champignons : il s'oppose aux effets des virus animaux contenus dans les piqûres de cousins et d'abeilles.

Acide benzoïque et benzoates. L'acide benzoïque est une poudre blanche très-soluble, d'un goût de benjoin très-prononcé. Bucholtz (1875 et 1876), Salkowski (1875), Graham Brown, ont fait un grand nombre d'expériences destinées à montrer l'action destructive et préventive de l'acide benzoïque et des benzoates sur les bactéries. Salkowski, en opérant sur du suc de viande additionné de liquide ascitique en putréfaction, a montré que l'acide benzoïque empêchait bien plus longtemps et à dose plus faible que l'acide salicylique la décomposition putride du mélange et l'apparition des bactéries. L'acide benzoïque abolit l'activité de tous les ferments non figurés; d'après Wernich, la dose efficace varie de 1 pour 400 à 1 pour 2,600; la pepsine n'est rendue inerte que par 1 pour 200 et le ferment lactique par la dose de 1 pour 300. D'après Jalan de la Croix, pour détruire définitivement les germes transplantés du liquide neutralisé, dans un milieu de culture approprié, la proportion d'acide benzoïque doit être de 1 sur 77 et même de 1 pour 50, soit donc 2 pour 100.

L'innocuité, la solubilité très-grande, le prix modéré (25 francs le kilogramme) de l'acide benzoïque, en font donc un antiseptique utile, au moins dans ses applications à la médecine humaine.

Tannin. Le tannin est fort usité dans l'industrie comme antiputrescible. Ses propriétés antiseptiques paraissent faibles (Gosselin et Bergeron, 1881).

Alcool. L'alcool est un antiseptique usuel, mais c'est un antiseptique relativement faible. Il a le grand avantage de pouvoir être employé à l'extérieur à dose massive sans crainte d'accidents.

Les expériences de Bucholtz, Wernich, Jalan de la Croix, assignent à l'alcool des propriétés antiseptiques bien peu certaines. Au contraire, MM. Gosselin et Bergeron ont obtenu des résultats plus satisfaisants, ils ont vu que, lorsque la pulvérisation avec l'alcool à 86 degrés a lieu sous une cloche, l'imputrescence se maintient presque indéfiniment dans des cupules remplies de sang frais et recouvertes de plusieurs doubles de tarlatane. Ces dernières expériences sont en rapport parfait avec les résultats obtenus dans le pansement des plaies par Nélaton, Maurice Perrin, etc.

Chloroforme. MM. Schloesing et Müntz ont vu que le chloroforme avait la propriété de suspendre la nitrification des eaux d'égouts lorsque l'on fait passer celles-ci à travers une couche de terre filtrante qui en est imprégnée. D'autre part, M. Müntz a démontré que le chloroforme paralyse tous les organismes fonctionnant comme ferments, les levûres, le mycordema aceti, etc. Ces faits

sembleraient devoir faire attribuer au chloroforme des propriétés antiseptique
réelles. Il faut reconnaître qu'au point de vue de l'hygiène le chloroforme est
un antiseptique d'un intérêt très-médiocre.

Éther azoteux.   M. Peyrusson (1881) a entrepris une série d'expériences sur
les propriétés désinfectantes et antiseptiques de l'éther azoteux ou azotite d'é-
thyle : à vrai dire ce n'est pas sur ce corps même que M. Peyrusson a opéré, car
l'éther nitreux est un corps très-volatil, il bout à + 32 degrés, et est d'une préparation dangereuse et difficile. Il s'est servi d'un mélange de 400 parties d'alcool et
de 100 parties d'acide azotique; ce mélange dégage insensiblement des vapeurs
d'azotite d'éthyle d'une odeur très-agréable d'éther ou de chloroforme. M. Peyrusson
a constaté que l'azotite d'éthyle en vapeur communique à l'air les réactions de
l'ozone et que de plus il est complétement inoffensif; il en a conclu que cet
agent pourrait sans doute être utilisé pour purifier l'air des locaux habités. Les
expériences de désinfection qui furent faites à l'hôpital de Limoges ont paru
confirmer cette manière de voir.

La communication de M. Peyrusson nous fit espérer qu'on pourrait trouver
dans l'éther azoteux un désinfectant à la fois puissant et inoffensif; nous avons
donc institué de notre côté une série d'expériences dont le résultat n'a pas
entièrement répondu à nos espérances (Vallin, *Revue d'hygiène*, 1882).

En effet, en restant sur le terrain pratique et dans les conditions où il nous a
été loisible d'expérimenter, nous sommes arrivés aux conclusions suivantes :

1° Le mélange de 400 parties d'alcool et de 100 parties d'acide azotique, dilué
au dixième (1 partie du mélange pour 10 parties d'eau), altère fortement la
couleur des tissus de soie, de laine, de coton : la dilution à 1 sur 30 ne l'altère
plus. La dilution à 1 sur 10 est encore assez fortement acide au goût : l'acidité
est agréable à 1 sur 30;

2° Les vapeurs dégagées par le mélange primitif rouillent les objets vernis en
fer et en acier, même quand la quantité de mélange évaporé est médiocre;

3° Dans des conditions normales, usuelles, quand la surface d'évaporation ne
dépasse pas 20 centimètres de diamètre pour une chambre de 50 mètres cubes,
les vapeurs ne sont pas désagréables, elles ne paraissent ni irritantes, ni toxiques
pour l'homme;

4° Ces vapeurs ont fait disparaître d'une manière assez sensible l'odeur fade,
de renfermé, non fétide, d'une chambre occupée par un malade. Mais une autre
chambre, dégageant une odeur vraiment désagréable, n'a pas été désinfectée.
Même à doses très-fortes (une surface d'évaporation de 1ᵐ,75 de diamètre pour
une chambre de 50 mètres cubes), l'odeur dégagée par des selles très-fétides
dans une enceinte close n'a pas été diminuée;

5° Les vapeurs dégagées par le mélange, au sein d'un vase bien fermé,
empêchent indéfiniment toute putréfaction dans des morceaux volumineux de
viande fraîche, par une chaleur continue de plus de 30 degrés centigrades;

6° Les mêmes vapeurs font disparaître l'odeur de la viande en pleine
putréfaction;

7° Les solutions du mélange d'acide azotique et d'alcool ne conservent à l'abri
de la fermentation les fragments de viande qu'on y laisse plongés que si la
solution ne descend pas au-dessous de 1 sur 10; cette conservation persiste
longtemps; elle est parfaite au bout de plusieurs mois.

En résumé, la désinfection par l'éther azoteux ne paraît pas avoir d'avantage
bien marqué et reste au-dessous de ce que la théorie permettait d'espérer.

Nous ne pouvons que mentionner les propriétés antiseptiques qui ont été attribuées ou reconnues à la fuschine, à l'essence de mirbane, à la benzine, à la naphthaline, à l'essence d'amandes amères, au sulfure de carbone, au proto-chlorure et à l'azoture de carbone, à la liqueur des Hollandais, à l'acide cyanhydrique, à la quinine, au chlorure de baryum, à la racine de garance, à l'infusion et à la poudre de café, etc. La liste des antiseptiques est interminable, surtout de ceux dont l'action est peu marquée et l'application difficile; il suffit de signaler les principaux.

IV. NEUTRALISANTS OU ANTIVIRULENTS. A. *Expériences sur leur valeur comparée.* Les neutralisants sont les désinfectants par excellence, puisqu'ils détruisent, rendent inertes, *neutralisent* les produits nuisibles, qu'ils s'appellent miasmes, effluves ou virus. Les neutralisants sont aussi des anti-virulents, car les antivirulents ou neutralisants des virus sont en même temps des neutralisants des miasmes. Ici encore, qui peut le plus peut le moins.

La neutralisation des virus au sein même de l'organisme est du domaine de la thérapeutique, nous y insisterons plus loin (*désinfection interne*); elle n'est pas toujours possible, tant s'en faut. Au contraire les recherches sur la neutralisation externe des virus sont faciles et sans danger. Le principe de ces expériences est très-simple, il a été nettement formulé par Renault, et plus récemment par Davaine : étant donné un virus inoculable, en prendre une quantité minime, mais bien déterminée, mêler à la dilution un agent chimique en proportion exactement dosée ; au bout de quinze à trente minutes de contact, injecter le mélange dans le tissu cellulaire et voir si le virus ainsi modifié produit ses effets ordinaires. Telle est la méthode qu'ont suivie Renault, Davaine, J. Dougall, Baxter, Mecklenburg, Schmidt-Rimpler, Hoffmann, etc.

Les expériences de cette sorte n'ont d'intérêt que si elles portent sur des substances neutralisantes qui soient en même temps d'un facile emploi pratique; d'autre part, on ne peut expérimenter ces substances que sur des virus ou sur des principes inoculables reproduisant toujours et identiquement la maladie dont ils proviennent : or pour certaines maladies virulentes, l'étude est presque impossible, parce que les animaux sont réfractaires à l'inoculation provoquée ou spontanée de la maladie. On conçoit donc qu'il soit prématuré de vouloir dès aujourd'hui classer les neutralisants d'après leur efficacité ; la question est à l'étude depuis quelques années seulement, et ne paraît pas devoir être résolue de si tôt. Sternberg (1881) a dressé le tableau suivant, que nous donnons à titre de document provisoire; il indique la dose de chaque désinfectant qui neutralise le virus septique. À 100 parties en poids de la dilution virulente qui amenait toujours la mort en vingt-quatre ou quarante-huit heures on ajoutait une quantité variable de chaque désinfectant; les chiffres ordinaires indiquent les doses qui assuraient la neutralisation; *les chiffres gras indiquent les doses trop faibles qui n'empêchaient pas l'inoculation d'être suivie de mort.*

I. — *Désinfectants efficaces à la dose de* un demi (0,5) *pour* 100, *soit* 50 *centigrammes du désinfectant pour* 100 *grammes du liquide virulent.*

Iode.	1,25 — 0,5 — 0,25 — 0,2 — **0,1** (mort le neuvième jour).
Acide chromique.	1 — 0,5 — 0,2 — 0,1.
Sulfate de fer	1,25 — 0,5 — 0,25 — 0,12 — **0,12.**
Sulfate de cuivre. . . .	1 — 0,5 — 0,25 — **0,1.**
Thymol (dissous dans l'alcool)	1 — 0,25 — **0,1.**

Soude caustique . . . . .   2,5 — 1 — 0,5 — 0,25 — **0,2**.
Acide nitrique. . . . . .   1,25 — 1 — 0,5 — 0,25 — **0,2**.
Acide sulfurique . . . . .   1,25 — 0,5 — **0,25**.
Sesquichlorure de fer. . .   1 — 0,5 — **0,25**.
Hyposulfite de soude . . .   1 — 0,5 — **0,25**.
Acide chlorhydrique . . .   0,5 — **0,25**.

II. — *Désinfectants inefficaces à la dose de 0,5 pour 100, mais qui neutralisent à moins de 2 pour 100.*

Acide phénique. . . . . .   2,5 — 1,25 — **0,5**.
Acide salicylique (à l'état de
  salicylate de soude). . .   2,5 — 1.25 — **0,5**.
Chlorure de zinc. . . . .   1,5 — 1 — 0,5 ?
Potasse caustique. . . . .   2,5 — 1 — **0,5**.
Alun ferrugineux (*iron-
  alum.*). . . . .   2 — 1.
Sulfate de zinc. . . . . .   1,25 — **0,5**.
Sulfite de potassium. . . .   2 — **0,5**.
Acide tannique. . . . . .   1 — **0,5**.
Acide borique . . . . . .   2 — 1.
Permanganate de potasse.   2 — 1.
Biborate de soude. . . . .   2,5 — **,1.25**

III. — *Substances qui n'ont pas produit la désinfection à la dose de 2 pour 100.*

Nitrate de potasse. . . . .   **4**.
Chlorate de potasse. . . .   **4**.
Chlorure de sodium . . .   **2,5**.
Alun . . . .   **1,25 — 4**.
Acétate de plomb . . . .   **2**.
Glycérine . . . .   25 — 12,5 — **10**.
Alcool à 95 degrés . . . .   25 — 12,5 — **10**.
Eau camphrée. . . . . .   Parties égales d'eau camphrée et de virus (désinfection nulle).
Acide pyrogallique. . . .   **1**.
Huile essentielle d'euca-
  lyptus. . . . .   **10**? (mort le huitième jour, sans pyémie).

Ces résultats sont encore incertains et incomplets ; toutefois ces recherches semblent dès à présent capables d'ouvrir des vues nouvelles sur un mode particulier de l'action des désinfectants longtemps ignoré, l'atténuation des virus.

En étudiant l'action des désinfectants sur les virus, le docteur Sternberg a observé un fait remarquable : il a vu que certains agents ne détruisent pas complétement la virulence, mais l'atténuent et retardent l'époque de la mort. Sternberg croit que le virus ainsi mélangé avec un désinfectant peut devenir une sorte de vaccin, et donner à l'animal une immunité complète ou relative contre une nouvelle inoculation. Ces résultats méritent d'être contrôlés. On sait d'ailleurs que M. Toussaint avait d'abord réussi à atténuer le virus charbonneux et à le transformer en vaccin préservatif du sang de rate par un échauffement à +50 degrés et que M. Pasteur s'est servi de la destruction incomplète par l'oxygène de l'air pour atténuer ce virus : il y a là un rapprochement dont on ne saurait méconnaître l'importance.

Nous ne saurions mieux faire pour clore ces considérations générales que de résumer les conclusions de Baxter (1875) :

1º L'acide phénique, l'acide sulfureux, le permanganate de potasse, le chlore, ont une véritable action désinfectante, mais à des degrés différents ;

2º Il ne faut pas oublier que *antiseptique* n'est pas synonyme de *désinfectant*, quoique, pour ces quatre agents, l'une des propriétés soit proportionnelle à l'autre ;

3º L'action désinfectante du chlore et du permanganate paraît dépendre beaucoup plus de la nature du liquide où sont suspendues les particules infectantes que du caractère spécifique de ces particules elles-mêmes (nous avons vu que les expériences de Kühn, de Bucholtz, de Haberkorn, etc., confirment, en particulier pour l'action des antiseptiques sur les protorganismes, la judicieuse observation faite ici par Baxter);

4° Quand un de ces quatre agents est employé pour désinfecter un liquide virulent contenant beaucoup de matière organique ou quelque composé capable de se combiner avec le chlore, ou enfin de décomposer le permanganate, la désinfection n'est pas assurée, si, après que l'action chimique a eu le temps de se bien faire, il ne reste du chlore libre ou du permanganate en excès dans le liquide;

5° Un liquide virulent ne peut être considéré comme dûment désinfecté par l'acide sulfureux, s'il n'a été rendu définitivement et fortement acide. La grande solubilité de cet acide le rend préférable, *cœteris paribus*, au chlore et à l'acide phénique pour la désinfection des liquides;

6° L'acide phénique ne désinfecte les liquides virulents qu'à la dose de 2 pour 100 d'acide pur;

7° Les désinfectants n'agissent réellement que si la matière virulente est exactement incorporée avec eux : il faut être sûr qu'une matière solide ou coagulée n'empêche pas le contagium d'être en contact immédiat avec l'agent destructeur;

8° La désinfection de l'atmosphère, si communément pratiquée dans les chambres des malades, est inutile et n'est pas sans inconvénients, parmi lesquels est celui de donner une sécurité trompeuse. Se contenter de développer dans une chambre une forte odeur en répandant un peu de poudre phéniquée sur le plancher, ou en plaçant une terrine de chlorure dans un coin, c'est, au point de vue de la destruction des virus, faire une opération absolument futile;

9° Quand on veut désinfecter l'air, il ne faut jamais oublier que probablement les particules virulentes sont protégées par une enveloppe de matière albumineuse desséchée. Le chlore, et surtout l'acide sulfureux, sont les agents les plus utiles dans ce cas, pourvu que la dose soit en excès;

10° Lorsqu'il est impossible de désinfecter complétement une masse énorme de matières solides ou liquides, à l'intérieur de laquelle est disséminé un contagium (un amas de fumier ou de litière souillé par les animaux atteints de typhus), il faut se garder de donner une sécurité trompeuse par l'emploi de moyens illusoires. Il est probable que tout contage sera détruit tôt ou tard par l'action de l'air et de l'humidité; l'absence de ces conditions retarde cette destruction. Dans ces cas, il faut tout au moins ne pas entraver la décomposition naturelle de la matière virulente par l'emploi malencontreux des antiseptiques;

11° La chaleur sèche, quand elle est applicable, est probablement le plus efficace de tous les désinfectants. Il faut toutefois s'assurer que la température a atteint les particules les plus centrales de la matière suspecte; la durée de l'exposition et le degré de température doivent être considérés comme deux facteurs qui, dans une certaine mesure, se compensent.

Nous allons passer en revue les divers agents antivirulents, en commençant par ceux dont l'efficacité nous paraît la moins contestable, et en renvoyant à la seconde partie de cet article (DÉSINFECTION) les détails qui concernent le mode d'application.

B. *Désinfectants en particulier. Chaleur.* La chaleur paraît être le désinfectant par excellence. Elle détruit radicalement et sans retour les germes animés, les virus et les miasmes. Il y a lieu toutefois d'établir une distinction entre la chaleur sèche et la chaleur humide. Une température sèche de 140 degrés continuée pendant deux heures est parfois insuffisante pour détruire certaines espèces. Au contraire l'action de la vapeur d'eau à 100 degrés détruit en dix minutes toute vitalité. Le docteur W. Henry (de Manchester, 1832), l'un des premiers, préconisa l'emploi de la chaleur comme désinfectant et appuya son opinion par des expériences qui ont ouvert la voie à ses successeurs. Davaine (1873) et Baxter (1875) ont repris cette étude avec une grande rigueur expérimentale et sont arrivés à des résultats intéressants.

Les expériences de Baxter, comme celles de W. Henry, ont porté sur le vaccin, qui se trouvait tout naturellement désigné pour servir de base à cette étude.

Baxter procédait de la manière suivante : des aiguilles d'ivoire dont la pointe était recouverte de vaccin desséché étaient roulées dans du papier et placées dans un tube-éprouvette, au centre duquel on maintenait un thermomètre ; le tube était plongé dans de l'eau chaude à température constante. Les aiguilles ainsi traitées servaient à faire trois inoculations sur un bras, tandis que l'autre bras du même enfant recevait dans la même séance trois piqûres avec des pointes d'ivoire imprégnées d'un vaccin identique, mais n'ayant pas subi l'action de la chaleur. Les résultats qu'il a obtenus sont relatés dans le tableau suivant :

ACTION DE LA CHALEUR SUR LE VACCIN DESSÉCHÉ

Durée de l'exposition à la chaleur dans chaque expérience = 30 minutes.

MAXIMUM DE TEMPÉRATURE.	DURÉE DU MAXIMUM.	POINTES VIERGES.	POINTES CHAUFFÉES.
+ 57 — 59 cent.	29 minutes.	2 vésicules sur 3 piqûres.	2 vésicules sur 3 piqûres.
60 — 63	28 —	3 —	3 —
63 — 66	29 —	2 —	3 —
67 — 70	28 —	2 —	1 —
69 — 74	26 —	3 —	3 —
75 — 80	23 —	3 —	3 —
85 — 90	28 —	n'est pas revenu.	—
90 — 95	25 —	3 —	0 —
90 — 95	25 —	2 —	0 —
90 — 95	25 —	3 —	0 —

On voit qu'une température de 90 à 95 degrés centigrades continuée vingt-cinq minutes suffit pour détruire la virulence du vaccin desséché. W. Henry avait vu qu'il suffisait d'une température de 50 à 60 degrés prolongée quatre heures pour rendre inerte du vaccin frais. MM. Castex et J. Coert (1879) ont obtenu des résultats à peu près identiques en opérant sur du vaccin frais et sur du vaccin animal. Voici du reste les conclusions de ces auteurs :

1° Le vaccin animal chauffé à +64°,5 pendant trente minutes perd sa virulence ;

2° Le vaccin animal chauffé à 52 degrés centigrades pendant trente minutes ne perd pas sa virulence ;

3° La chaleur maximum que peut supporter le vaccin sans perdre la virulence varie très-probablement entre +52 et 54 degrés centigrades ;

M. Davaine (1873) a montré que le *virus charbonneux* a une résistance encore moindre à la chaleur et qu'il est détruit par une température incapable de coaguler le sang charbonneux. Toutefois une température sèche de 100 degrés prolongée cinq minutes n'altère pas la virulence du sang charbonneux, si on a eu le soin de dessécher rapidement celui-ci sous une cloche en présence du chlorure de calcium. Ce phénomène s'explique sans doute par la persistance des spores ou corpuscules germes.

M. Pasteur a résumé ses opinions concernant l'action des hautes températures sur les germes morbides dans une note à l'Académie de médecine, du 6 mars 1881 ; il conclut de ses expériences que la température de + 100 degrés suffit pour détruire tous les organismes microscopiques, excepté peut-être les spores charbonneuses. M. Pasteur ne fait pas ici d'exception pour les germes du vibrion septique. Cependant M. Davaine, dans des expériences déjà anciennes, a vu que de l'eau distillée contenant 1 pour 10 000 de sang septique et réduite à moitié par l'ébullition amenait encore la mort des lapins quand on leur injectait sous la peau une seule goutte de ce mélange. Cet effet n'est plus obtenu lorsque le liquide est rendu très-légèrement acide ou alcalin avant l'ébullition, bien que la quantité d'acide ou d'alcali soit insuffisante pour détruire elle-même le virus. Koch, Tyndall et Pasteur ont montré que cette résistance à + 120 degrés était le fait non de la bactérie, mais des corpuscules germes ou spores. Nous avons répété les expériences de M. Davaine avec du virus septique dilué en renouvelant à trois ou quatre reprises et à dix ou quatorze heures d'intervalle une ébullition de quelques minutes suivant la méthode de Tyndall (1879) ; ce virus fut rendu parfaitement stérile. Mais le même résultat fut atteint après une seule ébullition continuée au plus pendant quinze minutes. La simple ébullition a également suffi à Dreyer pour stériliser le virus septique.

Il reste donc encore de l'incertitude sur la température nécessaire pour détruire complétement et sans retour les corpuscules germes que les bactéries du virus septique ont laissés à leur place en se détruisant par une chaleur moindre. Il est acquis toutefois que la température de 100 degrés renouvelée après des intervalles de six à douze heures et à plusieurs reprises suffit pour épuiser l'évolution des spores, et pour assurer ainsi une parfaite stérilisation (Tyndall).

Le docteur J. Tripe (1880) a étudié expérimentalement l'action de la chaleur sur les eaux d'égouts. Il plaçait de l'eau d'égouts dans un vase au bain-marie et à mesure que la température s'élevait il observait sous le microscope les mouvements des protorganismes contenus dans une goutte de liquide.

Tout d'abord les mouvements des *infusoires* deviennent plus vifs à mesure que l'eau s'échauffe, mais dès qu'on atteint la température de + 32 degrés centigrades ils commencent à devenir plus lents ; ils cessent déjà parfois à + 30 degrés centigrades ; à 38 degrés, un grand nombre d'organismes restent inertes ; à + 40 degrés, plus de la moitié meurt ; à + 43 degrés, ils sont tous morts. Au bout de huit jours, il n'avait reparu aucun *infusoire* dans l'eau échauffée. Quant aux bactéries, elles n'étaient pas impressionnées avant qu'on eût atteint + 46 degrés centigrades ; à ce degré, les *vibrions* devenaient tout à fait paresseux ; à 48 degrés, beaucoup de bacillus, de vibrions, de spirilles, étaient sans mouvements ; à 51 degrés, il n'y avait qu'un petit nombre de spirilles qui n'eussent pas cessé de remuer ; à + 54 degrés, les plus petites *bactéries* étaient très-paresseuses ; toutefois celles dont la tête était très-réfringente avaient encore une grande activité ; à + 57 degrés, ces dernières restaient seules actives ; à + 60 degrés, elles étaient elles-mêmes définitivement immobiles.

Ces expériences prouveraient donc que les vibrions, les baccilles et la plupart des bactéries adultes sont détruits bien avant qu'on ait atteint le degré de chaleur nécessaire pour neutraliser le vaccin; ces résultats sont très-différents de ceux qu'ont rapportés la plupart des observateurs. Aussi, même en tenant compte de la différence extraordinaire entre l'action de la chaleur sèche et celle de la chaleur humide, croyons-nous devoir faire ici les réserves les plus expresses.

MM. Koch, Gaffky, Löffler et Wolffhügel (1882), ont vu dans leurs expériences que la chaleur sèche continuée pendant deux heures à + 150 degrés centigrades n'assure pas toujours la désinfection, tandis que rien ne résiste même quelques minutes à l'eau bouillante ou à la vapeur d'eau à 108 degrés.

Tandis que les bacilles ou bactéries adultes sont détruites facilement par une température de + 100 degrés à + 105 degrés centigrades, les spores ont une résistance extraordinaire; ces faits, bien connus depuis longtemps, ressortent d'une façon évidente des nouvelles expériences faites au laboratoire de l'Office sanitaire de l'empire allemand. On contrôlait l'action désinfectante des hautes températures ʼnon-seulement par l'ensemencement des liquides de culture aseptiques avec les protorganismes ainsi chauffés, mais encore par l'inoculation à des animaux de spores ou de bacilles charbonneux qu'on venait de soumettre à la chaleur. Voici les conclusions du mémoire des auteurs :

1° Les bactéries dépourvues de spores ne peuvent supporter pendant une heure et demie l'exposition à un air chaud de 100 degrés centigrades;

2° Les spores des moisissures (Schimmelpilze) ne sont tuées que par l'exposition pendant une heure et demie à de l'air chauffé à + 110 degrés ou + 115 degrés centigrades;

3° Les spores de bacilles ne sont détruites que par un séjour de trois heures dans une atmosphère de + 140 degrés centigrades.....

Au contraire, le tableau suivant, emprunté au mémoire de ces auteurs, montre que les spores charbonneuses et les spores de la terre de jardin ont perdu toute vitalité par une exposition pendant 10 minutes à de la vapeur marquant + 110 degrés centigrades. Au-dessous de cette température, ils ont obtenu les résultats inscrits au tableau (*voy*. p. 339) (le signe † indique la mort définitive des spores et l'impossibilité d'ensemencer les liquides de culture avec les protorganismes ainsi échaudés).

Cette opinion en ce qui concerne l'action de la vapeur et de l'eau bouillante est conforme à celle de Renault d'Alfort, qui faisait servir l'eau bouillante à la désinfection des écuries, étables, etc., souillées par les virus morveux ou charbonneux.

M. Werner (1879) est arrivé à un résultat tout différent dans ses expériences sur l'étuve à désinfection de l'hôpital de Moabit. Une température sèche de 125 degrés prolongée une heure lui aurait suffi pour stériliser des boulettes d'ouate imbibées de liquides putrides fourmillant de bactéries et enfermées au centre d'une épaisse pièce d'ouate neuve. Wernich (1880) avait déjà vu qu'une exposition pendant cinq minutes à une température de + 125 à 150 degrés réussit 10 fois sur 10 à empêcher l'ensemencement par l'étoffe ainsi chauffée. C'est en partie la différence des liquides de culture qui fait la différence de résistance à la chaleur; telle spore qui résiste dans un bouillon chimiquement neutre chauffé à + 93 degrés meurt dans un bouillon légèrement acide.

Laissant de côté les minuties et les exceptions, nous pouvons dire que, s'il est vrai que la vapeur à + 100 degrés anéantit toute vie, la température sèche à

+ 125 degrés est suffisante en général pour détruire toute vitalité comme toute virulence. Nous pouvons donc adopter la conclusion à laquelle s'arrête M. Pasteur dans le rapport fait avec M. L. Colin au Conseil d'hygiène de la Seine, et qui fixe entre 100 et 110 degrés la température qu'il suffit d'atteindre dans la pratique des étuves à désinfection.

ACTION DE LA VAPEUR D'EAU SUR LES SPORES (KOCH, GAFFRY ET LŒFFLER).

TEMPÉRATURE de la vapeur d'eau dans le chapiteau où étaient plongés les spécimens d'épreuve.	DURÉE D'ACTION DE LA VAPEUR D'EAU.	ACTION SUR LES		REMARQUES.
		SPORES CHARBONNEUSES.	SPORES DE LA TERRE DE JARDIN.	
+ 110° centigr.	10 minutes.	†	†	»
Jusqu'à + 111° centigr.	—	†	†	L'expérience a été arrêtée dès que la température de + 110° cent. a été atteinte.
+ 105° centigr.	10 minutes.	†	†	»
Jusqu'à + 105° centigr.	—	†	Une des espèces de bacilles (à filaments courts et épais) continue à végéter.	Id. (à + 105° centigr.)
+ 100° centigr.	10 minutes.	†	Id.	»
Jusqu'à + 100° centigr.	—	†	Plusieurs colonies de bacilles se développent.	Id. (+ 100° centigr.)
+ 95° centigr.	10 minutes.	†	Id.	»
Jusqu'à + 95° centigr.	—	Développement un peu retardé et difficile.	Développement normal comme dans le spécimen des contrôles.	Id. (à + 95° centigr.)
+ 90° centigr.	10 minutes.	Développement retardé, mais actif.	Id.	»

Acides sulfurique, nitrique, chromique. Quand on abandonne à lui-même un liquide alcalin, neutre, ou très-légèrement acide, on le voit se charger de mycéliums, de bactéries ; il devient trouble, fétide, sa densité tombe de 1,6 à 1,2. Si, au contraire, à une portion du même liquide putrescible, mais frais, on ajoute une quantité d'acide capable de produire une réaction acide bien nette, on voit que la fermentation y est tardive, faible, il ne s'y développe que des mycéliums sans bactéries. Avec une dose forte d'acide toute putréfaction s'arrête, il n'y a plus ni odeur fétide, ni protorganisme (J. Dougall, 1873). Les acides forts sont des désinfectants, des neutralisants de premier ordre, mais à condition de ne pas être volatils, car, si on laisse exposé à l'air libre un virus neutralisé par un acide volatil, cet acide se dégage peu à peu et le virus reprend son activité, ainsi que le prouve l'inoculation. C'est ce qui arrive pour l'acide phénique, par exemple, qui doit être considéré comme un très-médiocre désinfectant à cause de sa volatilité. Baxter a mêlé du chlore à de la lymphe vaccinale et il a vu que, tant que le mélange avait une réaction alcaline, il conservait son inoculabilité. Lorsqu'au contraire, en augmentant le titre de la solution chlorée, la réaction du mélange devenait acide, celui-ci perdait toute virulence. Le chlore en excès décompose l'eau du liquide et s'unit à l'hydrogène pour former de l'acide chlorhydrique qui donne au mélange son acidité (J. Dougall).

L'acide nitrique, l'acide sulfurique, servent utilement à la désinfection des selles typhiques ou cholériques, ou des déjections pathologiques. J. Dougall a préconisé l'emploi des solutions au 20e d'acide nitrique pour désinfecter les vêtements et linges souillés par les malades; nous nous sommes assuré que cette dose, bonne pour neutraliser les selles, altère gravement les étoffes.

M. Davaine (1874) a vu la virulence des virus charbonneux ou septique très-dilués être détruite par les doses suivantes d'acide :

	Virus charbonneux.	Virus septique.
Acide chlorhydrique.	1 pour 3000	»
— sulfurique	1 — 5000	1 pour 5000
— chromique.	1 — 6000	1 — 3000

Dans ses expériences sur les antiseptiques, Jalan de la Croix a vu également que des doses de 1 d'acide sulfurique pour 100 de liquide de culture étaient nécessaires pour stériliser définitivement les germes, tandis que la dose de 1 pour 3355 était suffisante pour y détruire les bactéries en plein développement. Il est peu de désinfectants aussi efficaces à de si faibles doses, et l'on ne saurait assez insister sur les services que peuvent rendre toutes ces solutions acides dans la pratique de la désinfection.

L'acide chromique paraît avoir également une grande efficacité comme agent destructeur des virus, mais son prix élevé, son action corrosive, limitent singulièrement son emploi au point de vue de l'hygiène.

Acide sulfureux. L'acide sulfureux s'obtient par la combustion du soufre en présence de l'air. 1 kilogramme de soufre dégage environ 700 litres de ce gaz. 1 litre d'eau en dissout 50 litres, soit 745 grammes d'acide par litre d'eau. Dans 1 mètre cube d'air bien clos on ne peut brûler que 68 grammes de soufre donnant 47 litres ou 136 grammes d'acide sulfureux (Marty) dans un local habité où il existe toujours des fissures. Czerniki (1880) a pu réussir à faire brûler jusqu'à 300 grammes de soufre par mètre cube dans les chambrées mal closes de l'ancien Palais des Papes à Avignon.

La combustion du soufre s'accompagne constamment de la formation d'une quantité notable d'acide sulfurique résultant de l'oxydation de l'acide sulfureux. La quantité d'acide sulfurique produite augmente d'une façon considérable lorsque l'on remplace le soufre par un mélange analogue à celui qui était très-usité autrefois dans les lazarets et qui avait la composition suivante :

Soufre en fleurs.	8 parties.
Nitrate de potasse.	3 —
Son.	3 —

M. Marty, qui a bien voulu doser, sur notre demande, l'acide sulfurique produit dans les différents modes de combustion du soufre, a trouvé les résultats consignés dans le tableau ci-dessous :

DÉSIGNATION DES SUBSTANCES.	1ʳᵉ EXPÉRIENCE. Avec fleur de soufre ordinaire non lavée et non desséchée.	2ᵉ EXPÉRIENCE. Avec fleur de soufre ut suprà 3 grammes, et nitrate de potasse 1 gramme.
Poids des substances. . { Avant la combustion	3	4
Après la combustion	2,4	3,3
Différence	0,6	0,7
Poids de soufre. . . . . { Avant la combustion	3,0	3
Après la combustion	2,4	2,324
Soufre brûlé	0,6	0,676
Acide sulfurique produit.	0,0288	0,172
Sulfate de baryte obtenu.	0,0840	0,500
Ce qui donnerait pour un mètre cube d'air :		
Soufre enflammé	495	495
Soufre brûlé	99,173	111,235
Acide sulfurique produit.	4,760	28,42

L'acide sulfureux, dont l'action désinfectante a été niée par Guyton de Morveau, a paru à des expérimentateurs plus modernes (J. Dougall, Baxter, Sternberg) posséder une puissance neutralisante des plus réelles. Du vaccin liquide a été rendu inerte par un séjour dans une atmosphère contenant 5 grammes de soufre pour 1 mètre cube d'air (Sternberg), tandis que 16 grammes de soufre ou 1 volume d'acide sulfureux pour 100 volumes d'air ont suffi pour neutraliser du vaccin desséché (Sternberg, 1880). Un mélange de 100 grammes de virus morveux additionné de 1ᵍʳ,94 de gaz acide sulfureux est resté stérile entre les mains de Baxter ; il en a été de même d'une dilution contenant 40 centigrammes de gaz acide sulfureux pour 100 grammes de virus.

La neutralisation du virus septique paraît plus difficile à obtenir. Du virus septique qui en vingt-quatre heures avait amené la mort d'un cobaye fut mêlé à un égal volume d'une solution d'acide sulfureux, de telle sorte que le mélange total contenait 2ᵍʳ,9 de gaz acide sulfureux pour 100 grammes de liquide ; la neutralisation fut complète, car l'inoculation ne produisit aucun accident même local. Au contraire la mort eut lieu en quarante heures, lorsqu'on eut abaissé la proportion d'acide à 0,58 pour 100 du mélange total (Baxter). Malheureusement, on ne fait pas usage dans la pratique de solutions d'acide sulfureux, et ces expériences ne sont que peu utilisables.

Du pus provenant d'un abcès symptomatique d'un mal de Pott, dont l'inoculation détermina la mort par tuberculose généralisée chez un cobaye, a été neutralisé par un séjour de douze heures dans une chambre en bois non hermétiquement close, dans laquelle on fit brûler une quantité de fleur de soufre correspondant à 30 grammes par mètre cube (Vallin). La stérilisation du pus chancrelleux a été obtenue de la même manière (Vallin).

MM. Gärtner et Schotte (1880) ont consacré un très-long et très-minutieux travail à cette action de l'acide sulfureux sur les organismes microscopiques ; de leurs expériences, analogues à celles de Wernich (1877), il semblerait résulter qu'il faut des doses beaucoup plus fortes (plus de 92 grammes par mètre cube) de soufre ou d'acide sulfureux pour détruire sans retour la vitalité des protorganismes de la fermentation que pour neutraliser la plupart des virus inoculables.

Les expériences de Jalan de la Croix, de Bucholtz et de Baxter (1875), sont heureusement plus rassurantes.

Pettenkofer (1874) a étudié l'action des vapeurs sulfureuses sur les matières premières et les objets servant à l'alimentation, et il a vu que ces vapeurs n'altéraient en rien les objets usuels et ne rendaient pas les aliments nuisibles. Il pense donc que l'emploi des vapeurs obtenues par la combustion de 15 grammes par mètre cube convient très-bien pour désinfecter les vaisseaux et pour empêcher la propagation des maladies infectieuses, en particulier de la fièvre jaune. Outre la destruction des principes morbides, les vapeurs sulfureuses ont encore l'avantage de débarrasser les navires de tous les parasites et en particulier des rats, des cancrelats, etc., qui d'ordinaire les infestent.

Fumigations d'acide nitrique. Les fumigations d'acide nitrique ont été utilisées en 1780 par Carmichael Smith pendant l'épidémie de typhus qui sévit à Winchester parmi les prisonniers espagnols. Les vapeurs nitriques étaient obtenues à l'aide du nitrate de potasse que l'on versait par petites doses dans quantité égale d'acide sulfurique concentré, chauffé au bain de sable. L'épidémie fut arrêtée. Ces fumigations n'ont paru déterminer aucun des accidents observés de nos jours par les médecins qui ont employé les vapeurs dites nitreuses, et sont restées entre les mains de Smith et de ses élèves d'une innocuité presque parfaite.

Fumigations d'acide hypoazotique. Les fumigations d'acide hypoazotique sont très-dangereuses. R. Angus Smith dit avoir observé trois cas de mort par l'exposition à ces vapeurs, alors cependant que celles-ci n'impressionnaient pas les sens d'une façon assez désagréable pour avertir les hommes du danger qu'ils couraient. Gubler racontait qu'en 1871, à la suite de l'épidémie de variole qui ravagea Paris, on avait voulu désinfecter plusieurs salles de l'hôpital Beaujon par les fumigations hypoazotiques ; plusieurs personnes qui avaient pénétré sans précaution dans les salles après l'opération et avant que la ventilation eût dissipé complétement les vapeurs acides furent prises de bronchites généralisées très-graves.

Un médecin allemand, Tändler (1879), a observé un cas de bronchite grave, produite par le dégagement d'acide hypoazotique, chez un industriel qui préparait du cirage en versant de l'acide nitrique sur de la limaille de fer ; les vapeurs qui se dégagèrent immédiatement de la bonbonne remplirent la salle ; l'ouvrier continua à séjourner dans la pièce pendant une demi-heure, et il présenta le jour même les symptômes d'une bronchite capillaire généralisée, qui d'ailleurs se termina par la guérison. Tändler a réuni trois autres observations de bronchite grave par l'action de ces vapeurs, observations relatées par Sucquet, Charier et Desgranges. La violence des accidents lui a paru telle qu'il se demande s'il faut l'imputer seulement à la généralisation extrême de la bronchite, ou si l'on ne doit pas invoquer un véritable empoisonnement, une action spéciale du gaz sur le système nerveux par l'intermédiaire du sang directement altéré. Ces fumées sont d'autant plus dangereuses qu'elles ne provoquent pas immédiatement la toux, comme celles d'acide sulfureux ; les observations qui précèdent sont une preuve de son action insidieuse. Dans les chambres de plomb, qui servent à la fabrication de l'acide sulfurique, il se dégage parfois des torrents de fumées rutilantes au moment où les ouvriers y jettent, pour les laver, de l'eau sur les cristaux d'acide nitro-sulfurique qui se forment dans ces chambres. Les ouvriers employés dans ces usines présentent souvent des inflammations graves et suraiguës de la muqueuse respiratoire, ayant une telle origine.

Ces fumigations altèrent promptement les tissus, les métaux; leur action est par conséquent très-énergique sur les miasmes, les poussières suspectes, les composés organiques en décomposition : malheureusement, cette causticité même restreint les conditions d'emploi de cet acide. O. Reveil, dans son mémoire sur les désinfectants, fait un grand éloge de cet agent; mais il nous semble qu'il en parle plus en chimiste qu'en praticien, et qu'il n'a pas assez tenu compte des difficultés et des dangers que présente cette opération; elle doit être réservée pour les locaux entièrement vides, et dont le matériel a été enlevé.

Fumigations d'acide azoteux et d'oxydes d'azote. Quand on décompose l'acide azotique, il se produit un certain nombre de produits oxydés qui, comme l'acide hypoazotique, ont, au point de vue de la désinfection, une grande importance : les fumigations dites smithiennes ou nitreuses n'avaient en rien le caractère irritant et dangereux de celles d'acide hypoazotique; Smith évitait avec un soin scrupuleux la formation des vapeurs rutilantes. Les fumigations nitreuses étaient fort abandonnées depuis longtemps; MM. Girard et Pabst (1881 et 1882), en étudiant la composition du sulfate de nitrosyle ou cristaux des chambres de plomb (acide nitro-sulfurique), ont attiré récemment l'attention sur la puissance désinfectante de cet agent. Cette combinaison cristallisée d'acide sulfurique et d'acide nitreux se décompose en ses éléments au contact de l'eau. Mais l'acide azoteux ne peut exister à l'état concentré; il se décompose en acide hypoazotique et en bioxyde d'azote : au contraire, si la décomposition des cristaux est très-lente, on peut diffuser l'acide nitreux dans des quantités d'air considérables, et alors il se présentera avec ses propriétés habituelles et voisines de celles de l'ozone. MM. Girard et Pabst ont obtenu cette diffusion en remplissant de ces cristaux un vase de terre poreuse, placé au centre d'un vase plus grand; l'intervalle qui sépare les deux vases est rempli d'eau, comme dans les piles. La transsudation de l'eau se fait peu à peu et le dégagement de l'acide azoteux est assez lent.

L'acide azoteux a des propriétés oxydantes très-énergiques; il brûle toutes les matières organiques en poussières ou en vapeurs; il combure presque tous les gaz, sauf l'hydrogène; l'acide sulfurique le retient en combinaison jusqu'au moment où l'air humide, où les gaz, échangeront leur vapeur d'eau contre une quantité proportionnelle d'acide nitreux. L'acide sulfurique agit donc comme réservoir distributeur, en quelque sorte, mais il exerce encore une autre action importante, il dissout les vapeurs combustibles que renferme cet air ou ce gaz, et les cède à l'acide nitreux dissous, de sorte que ce dernier agit d'abord à l'état liquide, puis à l'état gazeux, sur les molécules qui auraient échappé à la première action.

L'acide azoteux est connu depuis longtemps comme l'un des plus puissants antiseptiques, au même titre et sur le même rang que l'ozone et l'eau oxygénée. Il existe en proportions très-minimes dans l'atmosphère, dont il est un des agents de purification naturelle; on a trouvé que la quantité d'acide nitreux et d'ozone dans l'air était augmentée après les orages ou les effluves électriques; en dehors de ce cas, on ne connaît pas de mode de formation de l'acide nitreux; l'ozone paraît exister dans l'oxygène dégagé des parties vertes des plantes.

Les germes de toute nature sont également détruits par l'acide azoteux : si l'on introduit dans des ballons de Pasteur des liquides fermentescibles, qu'on fasse le vide par ébullition, et qu'on laisse rentrer l'air en le faisant passer d'abord sur du coke imprégné d'acide nitreux, l'air chargé de germes se montrera inerte dans le ballon. MM. Girard et Pabst ont utilisé ces propriétés chimiques et neutralisantes pour désinfecter les latrines, les laboratoires, les salles de malades, les voitures de transport pour les contagieux. Une expérience plus longue est cependant nécessaire pour apprécier sûrement l'efficacité et l'innocuité de ces fumigations nitreuses proprement dites.

Fumigations d'acide chlorhydrique. Les fumigations d'acide chlorhydrique (acide muriatique ordinaire des Anciens) sont complétement tombées dans l'oubli après avoir joui avec Guyton de Morveau d'une très-grande réputation au commencement de ce siècle. Il serait bon de les expérimenter de nouveau, au moins pour les locaux non habités; leur action désinfectante paraît très-énergique, comme celles de toutes ces fumigations acides qui pourraient bien un jour reprendre ce premier rang qu'elles occupaient autrefois.

P. Murray Braidwood et P. Vacher (de Londres) (1881) ont exposé de la lymphe vaccinale fraîche, pendant deux ou quatre jours, au centre d'un flacon dans lequel on faisait dégager du gaz acide chlorhydrique par la réaction de l'acide sulfurique sur du chlorure de chaux. Sur huit enfants vaccinés avec cette lymphe, chacun par trois piqûres, six ne présentèrent aucune vésicule : vaccinés quelques jours plus tard avec une lymphe de même provenance, mais non désinfectée, ils obtinrent de très-belles vésicules.

Chlore, chlorures, hypochlorites. Le chlore a une densité très-élevée; l'eau à 17 degrés en dissout $2^{vol},42$, soit $7^{gr},74$ par litre; un litre de gaz chlore, pesant $3^{gr},76$, s'obtient en traitant par l'acide chlorhydrique en excès 5 grammes au moins de bi-oxyde de manganèse.

Le chlorure de chaux sec du commerce doit marquer au moins 90 degrés chlorométriques, c'est-à-dire que 1 kilogramme de chlorure doit pouvoir dégager au minimum 90 litres de chlore gazeux ; il n'en est presque jamais ainsi.

Le chlorure de soude (hypochlorite de soude, liqueur de Labarraque) marque 200 degrés chlorométriques. On appelle eau de Javelle une solution d'hypochlorite de potasse contenant souvent de l'hypochlorite de soude et un excès de carbonate de potasse ; l'eau de Javelle forte marque 18 degrés Baumé. Les travaux modernes permettent de se rendre compte de l'action désinfectante du chlore: il décompose l'hydrogène sulfuré, l'hydrogène phosphoré, l'ammoniaque et les matières organiques volatiles, en s'emparant de leur hydrogène; l'acide chlorhydrique, qui résulte de la combinaison du chlore et de l'hydrogène, peut aussi neutraliser une certaine quantité d'ammoniaque ; enfin, le chlore étant volatil se répand dans toutes les parties de l'atmosphère, et va pour ainsi dire à la rencontre des gaz méphitiques. Quand on introduit du chlore dans une éprouvette contenant de l'hydrogène sulfuré, le volume du mélange diminue, et les parois intérieures se recouvrent de soufre ; cette faculté déshydrogénante du chlore explique très-bien son application à la désinfection de l'air souillé par les produits de la décomposition putride, puisque celle-ci s'accompagne presque inévitablement de formation d'hydrogène sulfuré.

L'action du chlore est double : le chlore se combine avec l'hydrogène et forme des produits nouveaux, presque certainement inoffensifs; d'autre part, l'oxygène, devenu libre par la décomposition de l'eau, se dégage à l'état naissant, et a sous cet état une activité, un pouvoir oxydant qui contribue pour sa part à la destruction de la matière suspecte. Lors de l'emploi des hypochlorites, l'acide hypochloreux n'est mis que peu à peu en liberté, par l'action de l'acide carbonique de l'air : il se fixe donc sur la soude une certaine quantité d'acide carbonique, et cette dernière source d'altération de l'air confiné tend aussi à diminuer par l'emploi des hypochlorites.

D'ailleurs la présence de l'acide carbonique dans l'air est indispensable pour provoquer le dégagement du chlore contenu dans les chlorures et assurer l'action désinfectante de ceux-ci (d'Arcet, Gaultier de Claubry).

Le chlore, par cela même qu'il décompose rapidement les sels d'ammoniaque, détruit ou altère les engrais; cette action est très-manifeste quand on verse sur les fumiers du chlorure de chaux ou une base alcaline; il se développe en même temps un gaz très-âcre. Les chlorures ne doivent donc pas être employés quand on veut ménager les matières fertilisantes. En outre il y a inconvénient à mélanger le chlorure de chaux aux laits de chaux qui servent à blanchir les murailles, parce qu'il se forme alors un chlorure de calcium déliquescent.

Les fumigations de chlore vantées par certains (Guyton de Morveau) ont été vivement attaquées par d'autres (Vicq d'Azyr, Reynal, Renault, Nysten, Bousquet). La vérité se trouve entre ces deux opinions, et des travaux récents, des expériences plus rigoureuses, ont restitué au chlore la valeur relative au moins qu'il mérite.

Gerlach admettait les propriétés neutralisantes du chlore contre le virus morveux. M. Peuch (de Toulouse, 1879) est arrivé au même résultat; mais les quantités qu'il a employées dans ses expériences pour obtenir cette neutralisation correspondent au chiffre formidable de 750 kilogrammes d'oxyde de manganèse et 3750 kilogrammes d'acide chlorhydrique pour une chambre moyenne de 50 mètres cubes.

Bousquet avait anciennement expérimenté l'action du chlore sur ce vaccin et était arrivé à des résultats négatifs; mais plus tard, en 1848, il reconnut avec une grande sincérité qu'il avait mal vu.

J. Dougall s'est assuré que la neutralisation du vaccin n'était obtenue à l'aide des vapeurs de chlore que lorsque le mélange devenait acide; pour Baxter comme pour Dougall ce caractère est décisif.

Le docteur Sternberg, à la suite d'expériences parfaitement conduites, est arrivé aux conclusions suivantes : en exposant pendant six heures au plus des plaques d'ivoire chargées de vaccin desséché dans une atmosphère contenant au moins 1 volume pour 100 de gaz chlore, le vaccin cesse d'être inoculable; cette dose de 1 pour 100 assure également la désinfection par les gaz acide sulfureux et acide azotique. Cette proportion est considérable, puisqu'elle correspond pour une chambre de 50 mètres cubes à plus de 5 kilogrammes de chlorure de chaux sec à 90 degrés chlorométriques, dont on ferait dégager tout le chlore, ce qui est d'une réalisation fort difficile en pratique.

M. Baxter a étudié la résistance du virus septicémique à l'action du chlore, et il a vu qu'elle était moindre que celle du vaccin. Ses expériences sont peut nombreuses et ne paraissent pas avoir été contrôlées par d'autres observateurs.

Iode. L'action antiseptique de la teinture d'iode a été reconnue depuis longtemps et utilisée dans le pansement des plaies (Boinet, Velpeau) ou la conservation des pièces anatomiques (Magendie, Boinet, Duroy). Des observateurs modernes (O. Réveil, Wernich, Jalan de la Croix) ont déterminé par des expériences précises les limites de cette action; ce dernier a vu les germes stérilisés par la dose de 1 : 400, et les bactéries du bouillon être tuées par la dose de 1 : 2000.

M. Davaine a étudié les propriétés antivirulentes de l'iode dans deux séries d'expériences (1874-1880). Il a opéré sur le virus charbonneux et le virus

septicémique. De ses expériences on peut conclure que la solution iodée à
1 pour 120 000 et même 1 pour 150 000 détermine la neutralisation du virus
charbonneux dilué, soit 1 centigramme d'iode métallique pour 1 litre et demi
de virus charbonneux très-dilué, mais encore très-actif. La neutralisation du
virus septicémique a été obtenue par le même auteur par la dose de 1 décigramme
d'iode métallique pour 1 litre de dilution virulente. Il est bien entendu qu'il
s'agit ici de la neutralisation *in vitro*. L'action préservatrice des solutions iodées
chez les sujets antérieurement inoculés paraît nulle (Colin d'Alfort, 1875).

Le *brome* paraît avoir une action encore plus puissante que l'iode, mais son
odeur insupportable en restreint singulièrement l'emploi.

L'*iodoforme* commence à prendre dans le pansement des plaies et ulcères de
mauvaise nature une place importante à la fois comme excitant et comme désinfectant. Son odeur très-désagréable ne permet pas de penser qu'on puisse l'appliquer à la désinfection sur une grande échelle, mais, dans la désinfection
appliquée à la thérapeutique, c'est un moyen très-commode d'employer la médication iodée. Il est volatil et presque complétement insoluble, concentré dans
l'éther.

Oxygène. L'oxygène est le comburant par excellence. C'est aussi le grand
purificateur dans la nature. Tout ce qui multiplie la surface de contact entre
les substances nuisibles et l'oxygène agit dans le sens de la désinfection. Les
corps les plus poreux, comme le charbon, ou les plus finement divisés, comme
la terre sèche pulvérisée, ont un pouvoir désinfectant qui peut à la rigueur se
mesurer par l'étendue du contact ou de l'abord de l'oxygène. Les corps poreux
sont donc des pourvoyeurs d'oxygène, ils accélèrent le mouvement de décomposition, et d'autre part empêchent le dégagement rapide à l'extérieur des éléments
volatils ou des gaz qui résultent de la putréfaction. L'eau courante agitée, battue
par l'air au milieu des obstacles qu'elle rencontre sur son cours, devient dans
une certaine mesure désinfectante par la provision d'oxygène qu'elle renouvelle
sans cesse. L'eau la plus aérée, celle qui tient en dissolution 11 à 12 centimètres
cubes d'oxygène par litre, n'en contient bientôt plus que 1 à 2 centimètres
cubes, parce que cet oxygène, en se fixant sur l'azote de la matière organique
dissoute, tend à transformer celle-ci en nitrates inoffensifs. Il est évident que, si
l'eau peut incessamment reprendre, par l'agitation, l'oxygène dont elle a été
appauvrie, la transformation de la matière organique en nitrates sera beaucoup
plus rapide, et ainsi seront évités les dangers des produits intermédiaires de
transformation, acides butyrique, caproïque, etc., en général toxiques.

Renault a démontré par des expériences la réalité de cette action neutralisante
de l'air sur certains virus. Les récents travaux de M. Pasteur ont montré que
l'action de l'oxygène n'était pas aussi directement chimique qu'on le pensait.
M. Pasteur admet qu'il y a plusieurs sortes de septicémies (*voy.* ce mot) et de
vibrions septiques. Ces derniers, non-seulement peuvent vivre sans air (*anaérobies*),
mais encore ils sont tués et toute virulence disparaît par le contact de l'air
prolongé pendant plusieurs heures. Toutefois, dans une couche épaisse de liquide
septique, les vibrions des zones profondes sont protégés du contact de l'air et
restent préservés par les organismes ou leurs débris qui forment une pellicule
superficielle. En outre, le vibrion septique, en se désagrégeant, se réduit à l'état
de corpuscules germes qui peuvent vivre très-longtemps dans l'eau ou dans l'air
à l'état de poussière. Sous cet état, ce germe est presque inattaquable par l'air,
par les liquides corrosifs et coagulants tels que les acides minéraux; il résiste à

une température de 100 degrés et à une ébullition très-prolongée ; dans des conditions du milieu convenable, au contraire, il reproduit facilement le vibrion septique. C'est cette action destructive de l'air qui explique les résultats très-inégaux obtenus par ceux qui ont tenté la culture ou la production du poison septique. M. Pasteur nous a conté comment lui-même avait vu jadis des liquides de culture ensemencés avec du poison septique rester stériles, parce que, à cette époque, il ne savait pas éviter le contact de l'air ; il fit ses cultures dans un flacon rempli d'acide carbonique, et il obtint le vibrion septique en plein développement.

M. Pasteur ne craint pas d'affirmer qu'une plaie chirurgicale simple peut être impunément exposée à l'air le plus chargé de vibrions septiques, ou lavée avec de l'eau en contenant des myriades, sans que le malade soit atteint de septicémie ; mais il faut que l'abord de l'air soit incessant, car, s'il survenait la moindre stagnation dans un clapier à l'abri de l'air, dans une atmosphère d'acide carbonique ou d'un autre gaz, les corpuscules-germes pourraient passer à l'état adulte, envahir les sérosités privées du contact de l'air et déterminer des accidents terribles. C'est en quelque sorte l'explication, sinon la justification, du succès des chirurgiens qui gardent leurs plaies librement exposées, constamment baignées par de l'eau renouvelée ou de l'air pur, pour ainsi dire sans pansement, comme dans le cas d'irrigation continue. Il n'est plus possible dès lors de trouver dans ce succès un argument péremptoire contre les théories parasitaires de la septicémie (*voy.* Pansements).

M. Rabot (de Versailles, 1871) a fait un emploi avantageux de l'oxygène pour la désinfection des salles de l'hôpital de Versailles. A l'aide d'un appareil convenable, il faisait arriver dans la capacité d'une salle de 1000 mètres cubes et occupée par 30 personnes 2500 litres environ d'oxygène. L'expérience a prouvé que cette addition considérable d'oxygène n'a pas rendu l'air plus irritant pour les voies respiratoires ; non-seulement personne ne se plaignit, mais tout le monde fut unanime à reconnaître qu'un sentiment de fraîcheur avait remplacé la sensation si pénible de l'air vicié ; l'odeur méphitique qui rendait autrefois l'entrée des salles très-désagréable diminua progressivement, puis disparut tout à fait. Les plaies qui jusque-là avaient un mauvais aspect et ne tendaient pas à la cicatrisation se transformèrent et guérirent. Les salles, en un mot, furent complétement assainies.

MM. P. Murray Braidwood et Francis Vacher (de Londres) (1881) ont montré, par d'intéressantes expériences, que l'oxygène et l'ozone étaient des agents destructeurs des virus. Des plaques de verre chargées de vaccin frais furent exposées pendant huit jours, sous une cloche, à l'action du gaz oxygène obtenu par la décomposition du chlorate de potasse ; 11 fois sur 12 la vaccination à l'aide de cette lymphe ne donna aucune vésicule, tandis que les mêmes enfants vaccinés huit jours après avec la même lymphe, non soumise à l'action de l'oxygène, présentèrent des pustules parfaites. L'oxyde de carbone fut expérimenté de la même façon ; le vaccin fut soumis à son action pendant vingt-quatre heures et, sur 22 piqûres, 16 seulement restèrent stériles. Après deux à trois jours d'exposition à l'acide carbonique, la lymphe fut complétement inerte ; au contraire, quand l'exposition n'avait duré que trois heures, les pustules vaccinales se développaient comme à l'ordinaire. Les mêmes expériences de désinfection répétées avec l'oxygène, mais cette fois à l'aide de vaccin *desséché*, échouèrent complétement ; ce vaccin desséché, exposé pendant sept jours à l'ac-

tion de l'oxygène, fut inoculé à plusieurs enfants, et les pustules se dévelop-
pèrent parfaitement. Il est donc bien plus difficile de neutraliser du virus, et
particulièrement du vaccin à l'état sec, que de neutraliser du vaccin frais et
liquide ; l'importance pratique de cette distinction n'échappera à personne.
Que l'oxygène désinfecte en brûlant directement la matière suspecte très-divisée,
ou bien en asphyxiant les microbes des fermentations organiques, il est certain
que son action est d'autant plus vive que l'oxygène se trouve à l'état naissant.

MM. Regnard et Paul Bert (1880 et 1882) ont étudié l'action de l'eau oxygénée sur la fermentation. Ils ont vu que l'addition de 1 centimètre cube d'eau
oxygénée parfaitement pure pour 100 grammes de liquide suffisait pour arrêter
la putréfaction dans des flacons contenant du lait, du blanc d'œuf, de la
levûre sucrée, de l'urine, de l'amidon, etc., etc. M. P. Bert arrive aux mêmes
résultats en comprimant l'oxygène à 10 ou 20 atmosphères.

M. Damaschino (1881) a appliqué l'action destructive de l'eau oxygénée au
traitement du muguet. Il fait faire trois ou quatre fois par jour des lavages avec
cette eau, tout en continuant les lavages fréquents avec les eaux alcalines.

Le résultat obtenu a paru excellent, et constitue une sorte d'expérience confir-
mative de celle que M. Regnard a faite dans le laboratoire.

Ozone. D'après un grand nombre de chimistes, c'est à l'ozone qu'il faudrait
attribuer l'action beaucoup plus vive de l'oxygène à l'état naissant. L'ozone
paraît être un désinfectant puissant. L'ozone, surtout dans l'air humide, oxyde
l'argent à la température ordinaire et le transforme en bioxyde ; il paraît jouer
un rôle considérable dans la nitrification spontanée.

M. Houzeau (1874) et M. Boillot (1875) ont démontré le pouvoir décolorant
de l'ozone sur les substances animales ou végétales. D'après M. Houzeau, la
puissance de décoloration de l'ozone serait 40 fois plus grande que celle du
chlore.

Certaines substances organiques en voie d'oxydation, et particulièrement la
térébenthine et beaucoup d'huiles volatiles très-odorantes, dégagent en s'évaporant de l'ozone (Schœnbein). Angus Smith a particulièrement étudié cette
question, et il a classé certaines substances ou huiles volatiles d'après la quantité
d'ozone qu'elles dégagent par l'évaporation. Le tableau suivant montre que leur
propriété désinfectante ou antiseptique n'est nullement en rapport avec la quantité d'ozone que chacune de ces substances dégage.

QUANTITÉ D'OZONE DÉGAGÉE PAR LES SUBSTANCES SUIVANTES EN S'ÉVAPORANT,
Le maximum de coloration du papier iodurée étant 10.

SUBSTANCES.	APRÈS 18 HEURES.	APRÈS 24 HEURES.	APRÈS 48 HEURES.	APRÈS 72 HEURES.
Huile essentielle de peau d'orange..	considérable.	coloration forte.	9	10
Essence de térébenthine.	faible.	croissante.	7	9
Huile de genévrier	considérable.	croissante.	5	5
Essence de cumin.	nulle.	nulle.	2	2 1/2
Essence de lavande	nulle.	nulle.	2	2 1/2
Acide crésylique.	nulle.	nulle.	2	2
Acide phénique pur.	nulle.	nulle.	nulle.	1
Créosote				
Acide pyroligneux.				
Camphre.	nulle.	nulle.	nulle.	nulle.
Huile essentielle de thym				
Naphthaline				

Les expériences de Scoutteten (1856), Richardson et Wood (1862), Bond (1875), Boillot (1875), ont assigné à l'ozone une place honorable parmi les désinfectants. Les recherches plus récentes de Chapuis (1881) confirment celles de ses devanciers et semblent démontrer que l'ozone jouit de la propriété de détruire les germes capables de déterminer les fermentations, les putréfactions et les moisissures; il a cru voir là l'explication de ce fait qui a été souvent signalé, à savoir que les variations de l'ozone sont parallèles avec les variations de l'état hygiénique d'une localité.

Les observations et les expériences directes de Schœnbein sur lui-même, celles de Freeland (d'Edimbourg), d'Eugène Bœckel (de Strasbourg), de Schwartzenbach, de Desplats, ont fait voir que des doses un peu fortes d'ozone, plus de 1 millième, étaient nuisibles pour les organes respiratoires. Barlow (1879) a vu que l'ozone diminue le nombre des respirations et des battements du cœur, et qu'il irrite fortement la muqueuse respiratoire. Le séjour pendant une heure dans une atmosphère qui contient 1 pour 100 d'ozone peut amener une bronchite mortelle. L'air ozonisé mis en contact *direct* avec le sang décolore les globules rouges, mais il n'est nullement prouvé que l'ozone pénètre directement dans le système circulatoire : il ne faut donc pas exagérer les dangers de cet agent ni se priver des ressources qu'il peut fournir à la désinfection; c'est une question dont l'étude n'est pas terminée.

Permanganate de potasse. Les permanganates alcalins sont à la fois désodorants, antiseptiques et antivirulents, puisqu'ils décomposent et détruisent la matière organique inoculable ou infectante. Nous les rangerons dans le dernier groupe, la propriété la plus puissante entraînant en quelque sorte les autres.

Le permanganate de potasse est soluble dans 15 à 16 parties d'eau froide. Il est évident qu'on ne doit jamais l'employer que dissous dans l'eau distillée et à l'abri de l'air, puisqu'il abandonne de l'oxygène aux matières organiques et les brûle en se décolorant. Il est caustique à doses très-concentrées. Reveil donne les titres suivants : caustique faible, 8 pour 100; moyen, 15 pour 100; fort, 60 grammes de sel dans 100 grammes d'eau distillée; on n'emploie le permanganate, comme désinfectant, qu'à des doses très-faibles (1 à 10 pour 1000) : on peut donc négliger dans la pratique son action légèrement caustique. A l'intérieur, il a été employé sans inconvénient à des doses journalières de 50 centigrammes à 1 gramme, il n'est donc pas toxique.

Le permanganate représente en quelque sorte de l'oxygène condensé en combinaison solide, suivant une figure heureuse de M. Jeannel, et l'abandonnant avec une facilité extrême; il détruit la matière organique en formant de l'eau et divers acides oxygénés, par la combinaison de son oxygène avec l'hydrogène et le carbone de ces matières. En se détruisant ainsi lui-même, il se décolore, et cette décoloration accuse et mesure la quantité de matière organique qui lui a enlevé ou à laquelle il a fourni de l'oxygène.

Les propriétés désinfectantes du permanganate de potasse ont été utilisées en chirurgie (Demarquay, 1863).

La solution au millième, qui est encore journellement employée dans les services chirurgicaux, désinfecte très-bien, on pourrait presque dire que rien ne lui résiste; elle est peu irritante, mais son action est de courte durée, à moins qu'on n'emploie une solution contenant un excès notable de permanganate retenue par de la charpie d'amiante, ce qui n'est guère pratique. Les pièces de pansement, les produits de sécrétion, les miasmes que l'air contient, épuisent son action au bout de très-peu de temps. La désinfection est énergique au moment de l'application, mais les liquides sécrétés ultérieurement gardent leur virulence. D'ailleurs, le permanganate a l'inconvénient sérieux de tacher fortement en rouge brun la literie, les linges à pansement, la peau, etc. L'altération chimique des tissus est difficilement évitée; toutefois la coloration disparaît assez bien en lavant les linges ou la peau avec une solution d'acide chlorhydrique à 1 pour 100.

La désinfection par le permanganate de potasse est très-coûteuse, ce qui en limite les applications pratiques. J. Dougall, opérant sur des selles typhoïdes, a calculé la quantité de permanganate de potasse qui était nécessaire pour oxyder complétement les matières organiques; l'oxydation était considérée comme complète quand on avait mêlé aux matières assez de la liqueur préconisée par Condy (1859) pour que celle-ci conservât pendant douze heures sa couleur rouge. En supposant qu'un typhique rende en vingt-quatre heures et pendant huit jours 20 onces (570 grammes) de matières fécales et 20 onces d'urine, à raison de 1 schilling pour 8 onces (230 grammes) de liqueur de Condy, la désinfection de ces déjections coûterait 175 francs par semaine.

Ces réserves étant faites sur les difficultés et les inconvénients d'emploi du permanganate de potasse, des recherches récentes ont montré dans quelle mesure il peut être antiseptique et antivirulent.

Wernich a trouvé qu'à la dilution de 1 sur 888, l'action de l'invertine est empêchée, à 1 pour 10 000 celle de l'émulsine et à 1 pour 1570 celle de la pepsine.

Baxter ajoute au vaccin liquide son volume d'une solution titrée de permanganate de potasse; tant que le mélange total ne représente que 1 partie de permanganate cristallisé pour 1000 parties de liquide, le nombre de vésicules obtenues n'est guère moindre à droite qu'à gauche; quand la proportion du sel atteint 5 pour 1000, on n'obtient plus une seule vésicule aux points inoculés. Le pouvoir neutralisant du permanganate est donc relativement faible, car la solution à 5 pour 1000 est coûteuse et déjà un peu irritante.

D'après Baxter, le virus septique est complétement neutralisé et cesse d'être inoculable par une solution de permanganate à 1 sur 2000; mais M. Davaine a trouvé cette action puissante à une dose encore plus faible, car, s'il ne donne pas le titre minimum de la solution neutralisante, il dit que le permanganate détruit le virus septique « à une dose plus faible que l'acide chromique », lequel neutralise déjà à la dose de 2 pour 3000. Au contraire, M. Jalan de la Croix a vu que pour tuer les bactéries qui vivent dans du bouillon il faut la dose très-forte de 1 sur 150, tandis que la stérilisation des germes contenus dans du bouillon cuit exige une solution à 2 pour 200 et même à 2 pour 30 dans le bouillon cru!

Cette résistance des bactéries et des corpuscules germes à des doses aussi élevées de permanganate s'explique aisément; quand la proportion de matière organique est forte par rapport à celle du permanganate, ce dernier se détruit progressivement et rapidement en abandonnant son oxygène aux matières animales et en se transformant en manganate qui est à peu près inerte.

Acide phénique. L'acide phénique possède une certaine action antivirulente qu'il ne faut pas exagérer, mais qu'il serait injuste de méconnaître.

Les expériences de Baxter font voir qu'en général on s'est fait quelques illusions sur la valeur désinfectante de l'acide phénique; cet acide n'est efficace qu'à la condition d'élever le titre des solutions bien au-dessus des doses communément employées dans la pratique journalière.

En expérimentant sur le virus vaccin, Baxter a vu que, si la proportion de l'acide cristallisé dans le mélange vaccinal reste au-dessous de 1 pour 100, l'action est nulle; elle n'est certaine qu'à partir de 2 pour 100. Voici, comme spécimen, l'un des tableaux de Baxter :

Proportion de l'acide cristallisé dans le liquide vaccinal désinfecté.	Nombre de vésicules obtenues par 3 piqûres avec le vaccin pur.	Nombre de vésicules obtenues sur l'autre bras avec le vaccin désinfecté.
0,25 pour 100	3	3
0,50 —	3	3
1,0 —	3	1
1,0 —	3	3
1,5 —	3	0
1,5 —	3	3
1,5 —	3	2
2,0 —	3	0
2,0 —	3	0
2,0 —	3	0

Les vésicules obtenues avec le vaccin pur sont volumineuses et très-belles, tandis que, cette fois encore, elles sont petites avec le vaccin désinfecté.

J. Dougall critique les expériences de Baxter; ayant remarqué que la lymphe vaccinale neutralisée par l'acide phénique était lactescente par le fait de la coagulation, il pensa que la raison pour laquelle le vaccin restait stérile était peut-être que les particules infectantes de ce vaccin étaient recouvertes par de la lymphe coagulée; il se demanda, d'autre part, si l'acide libre dans le mélange ne coagulait pas le sang contenu dans les capillaires ouverts par la lancette inoculatrice, de manière à empêcher l'absorption du vaccin. Pour contrôler son hypothèse, Dougall mêla 40 parties d'acide phénique déliquescent à 60 parties de lymphe. Il en fit deux portions, dont l'une fut gardée à l'abri de l'air et de l'évaporation; au bout de deux jours, la portion restée à l'abri de l'air fut inoculée sans succès à un enfant, lequel, huit jours plus tard, était parfaitement vacciné avec de la lymphe pure; au contraire, la portion abandonnée à l'air libre et à l'évaporation pendant quinze jours donna de très-belles pustules vaccinales. Cela montre, d'après lui, que l'acide phénique se borne à suspendre le pouvoir infectant, mais qu'il ne le détruit pas.

La remarque de Dougall est judicieuse : aussi MM. Braidwood et Vacher (1879), qui dans leurs expériences ont obtenu des résultats analogues à ceux de Baxter et en suivant sa méthode, auraient-ils eux aussi obtenu un résultat bien différent, s'ils avaient laissé le mélange au contact de l'air et si l'acide phénique avait pu s'évaporer. Les doses employées par ces expérimentateurs, 2 pour 20, sont énormes, et l'on ne pourrait songer à utiliser de pareilles doses dans la pratique journalière.

D'après M. Davaine, l'acide phénique dans la proportion de 1 gramme d'acide cristallisé pour 100 grammes de la dilution septique réduite au minimum d'inoculabilité détruit constamment le virus, et les inoculations ne sont suivies d'aucun accident ; mais, quand le titre de l'acide descend à un demi pour 100, après une demi-heure de contact la virulence persiste et une goutte du mélange injectée à des lapins amène la mort dans l'espace de vingt-quatre à quarante-huit heures. Baxter est arrivé à des résultats identiques, mais pour lui la durée du contact n'a qu'une importance secondaire, la neutralisation est complète au bout de cinq minutes, pourvu que le mélange ait été intime.

Dreyer de Rostock (1874) inoculait trois gouttes de sang septique provenant d'un animal mort le deuxième jour à la suite de l'injection de sang putride. Sur un animal témoin le sang fut injecté pur et amena la mort au bout de quatre heures. Trois gouttes du même sang furent diluées dans 6 centimètres cubes de solution phéniquée à 2 pour 100 ; le résultat de l'inoculation fut nul, il en fut de même avec une dilution à 3 pour 100.

Pour le virus charbonneux, M. Davaine employait une dilution de 1 goutte de sang charbonneux dans 100 gouttes d'eau distillée ; pour stériliser ce mélange il fallait que la proportion d'acide phénique fût de 1 pour 100.

L'action neutralisante de l'acide phénique n'est que passagère, l'acide ne détruisant pas définitivement la vitalité et l'activité des germes ou des virus ; dès que ce corps volatil est évaporé, le virus redevient actif (Dougall). Pettenkofer a même prétendu que l'acide phénique n'est qu'un simple coagulant, de sorte que les virus seraient capables de reprendre leur activité dès qu'on ajoute de l'eau qui redissout le coagulum et après que tout l'acide a disparu par volatilisation.

Il ne faut donc pas trop compter sur les doses même assez fortes d'acide phénique pour détruire l'inoculabilité des virus. A plus forte raison les faibles doses, qui imprègnent la sciure de bois phéniquée, sont-elles insuffisantes pour assurer la désinfection de la chambre d'un varioleux.

Suc de feuilles de noyer. En 1857, Nélaton signalait à l'Académie, au nom du docteur Raphael, l'efficacité des cataplasmes de feuilles de noyer dans les cas de pustule maligne ; cette assertion était accueillie avec incrédulité et dédain. M. Davaine (1880) a contrôlé sans parti-pris les assertions de M. Raphael ; il a broyé dans un mortier des feuilles fraîches de noyer avec du sang charbonneux très-virulent ; sur sept animaux après vingt-cinq heures, cinq heures et une demi-heure de contact, les inoculations faites avec ce mélange sont restées stériles.

MM. Talamon et Dérignac (1881) ont confirmé ces recherches. Quelques gouttes d'une décoction de feuilles de noyer ajoutées au bouillon Liebig ont empêché tout développement de bactéries semées dans ce liquide, qui est resté parfaitement limpide. Ces résultats, en quelque sorte surprenants, appellent de nouvelles recherches, il serait utile qu'ils fussent contrôlés et renouvelés.

Dans la seconde partie de cet article nous allons passer en revue les différentes applications des désinfectants à l'hygiène : nous ne pouvons espérer épuiser cette vaste question, qui est presque l'hygiène tout entière, aussi nous contenterons-nous de tracer en quelque sorte un cadre qui permette de mettre sous les yeux du lecteur les méthodes, procédés ou formules qu'il peut avoir besoin de consulter dans un certain nombre de cas particuliers. Le plan (*voy.* plus haut) que nous nous proposons de suivre permet de rapprocher des choses comparables, et de trouver sans trop de peine les renseignements dont on a besoin dans la pratique.

II. Désinfection.

DÉSINFECTION NOSOCOMIALE. A la faveur de cette expression bien définie et très-compréhensive, nous réunissons ici toutes les questions qui concernent la désinfection du malade et des objets qui l'entourent, aussi bien à l'hôpital que dans le traitement à domicile.

Désinfection locale ou de la lésion. L'introduction des substances antiseptiques ou désinfectantes dans la chirurgie a transformé la thérapeutique chirurgicale; sans entrer ici dans la description des pansements antiseptiques (*voy.* PANSEMENTS), il y a lieu cependant de dire quelques mots des procédés journellement employés pour la désinfection locale des plaies ou des ulcères, soit qu'on veuille simplement en détruire la mauvaise odeur, soit qu'on cherche à neutraliser les principes virulents que ces ulcères sécrètent.

Il y a en général trois indications à remplir :

1° Nettoyer rigoureusement la plaie; 2° empêcher à l'aide de substances appropriées les substances fraîchement sécrétées de se décomposer ; 3° absorber, désodoriser les émanations ou les liquides dont la fermentation n'aura pu être évitée.

La première condition de toute désinfection est le lavage complet pratiqué, quand la région ou le degré de sensibilité le comportent, à l'aide d'un grand irrigateur. Le liquide ainsi projeté peut être additionné d'une substance antiseptique. En tout cas il est toujours utile de faire suivre ce premier lavage par la pulvérisation sur la partie malade d'une solution de permanganate de potasse dans l'eau distillée (1 pour 1000 à 4 pour 100, suivant les cas). La pulvérisation ne doit être arrêtée que lorsque toute trace d'odeur putride a disparu et est remplacée par l'odeur métallique et atramentaire du permanganate de potasse. L'opération étant renouvelée toutes les douze heures, l'odeur infecte disparaît rapidement. Nous oserions dire que peu de plaies infectes résistent à ce traitement; il a réussi entre nos mains, alors que tous les autres moyens avaient échoué.

La plaie étant rendue momentanément aseptique, il faut empêcher les liquides fermentescibles que sécrète incessamment l'ulcère de se putréfier; c'est là le rôle des antiseptiques, et tout dépend ici de la sensibilité parfois extrême des parties. L'acide borique en solution saturée (4 pour 100), le chloral (2 à 4 pour 100), l'acide phénique (2,5 à 5 pour 100), l'huile ou la glycérine phéniquée, même en solution forte (5 à 10 pour 100), l'eau de Labarraque, le sulfite de soude, les solutions faibles de sublimé, etc., trouvent ici leurs indications particulières.

Il reste une troisième condition à remplir, absorber les miasmes et les liquides, désodoriser les produits dont les antiseptiques n'ont pu empêcher la décomposition. C'est alors qu'il convient d'employer le charbon sous forme de sachets remplis de charbon de bois finement pilonné, de papier carbonifère, de charpie et d'éponges carbonifères de Pichot et Malapert. La poudre de Corne et Demeaux (plâtre fin, 100 parties, coaltar ou goudron de houille, 1 à 3 parties), qui a eu une grande vogue il y a quinze ans, a l'inconvénient de former un enduit lourd et rigide, mal supporté par les plaies, et qui rend celles-ci difficiles à nettoyer.

Les poudres d'amidon, de lycopode, de talc de Venise, additionnées d'acide borique ou salicylique, réussissent dans l'intertrigo.

L'iode préconisé par M. Castex désinfecte momentanément, mais non d'une façon persistante, etc. (Chalvet, 1865).

Nous n'insisterons pas sur les différents procédés de désinfection employés dans les cas de cancer, d'ozène, de fétidité de l'haleine, etc. (*voy.* ces mots), qui si souvent font le désespoir des malades et des médecins. L'usage sagace de ces procédés rend d'éminents services, mais là, comme partout ailleurs, il est de première nécessité de bien connaître la cause de l'infection. La thérapeutique et l'hygiène cèdent ici le pas à la pathologie.

Désinfection des plaies venimeuses et virulentes. M. Armand Gautier a

récemment étudié la nature du venin des serpents, et l'action véritable des substances réputées alexipharmaques. Pour lui, la substance active des venins est une
matière analogue aux alcaloïdes et comparable aux ptomaïnes cadavériques ; elle
n'est pas détruite par l'action prolongée d'une température de 124 degrés centigrades, ce qui la distingue des virus et des matières albuminoïdes. M. Gautier a
mélangé diverses substances alexipharmaques avec des doses connues de venin
dissous dans l'eau ; au bout d'un temps déterminé, il injectait le mélange par des
piqûres sous-cutanées à des oiseaux qu'un milligramme de venin pur tuait
constamment en dix ou douze minutes, il a obtenu les résultats suivants.

Le *tannin* n'annule pas l'action du poison ; l'oiseau meurt en soixante-six minutes. Le *nitrate d'argent* ralentit notablement cette action ; l'oiseau meurt
après plusieurs heures. Les essences de térébenthine, de menthe, de thym, de
camomille, de valériane, de girofle, d'ail, les alcools, les phénols, les aldéhydes,
hydrocarbures, éthers, restent sans action. L'ammoniaque a une action presque
nulle, la mort a lieu au bout de vingt-deux à vingt-quatre minutes ; les carbonates de soude et de potasse sont aussi inefficaces.

Au contraire, les alcalis fixes caustiques ont une véritable action spécifique sur
les venins. L'action de ces alcalis à très-faible dose est d'autant plus remarquable, que l'ammoniaque libre et les carbonates alcalins ne peuvent y
suppléer, et que la saturation de l'alcali avant l'injection ne fait plus renaître
l'efficacité du venin. L'action des alcalis sur le venin est presque immédiate ;
la thérapeutique de l'empoisonnement s'ensuit : lier le membre au-dessus de
la morsure, et faire pénétrer en l'injectant dans la plaie une petite dose de
potasse caustique très-étendue.

Les expériences de M. Gautier ont besoin d'être confirmées avant de passer
dans la pratique ; elles peuvent servir de base à des recherches intéressantes et
dont les applications seront nombreuses, car il est vraisemblable que les alcalis
seront aussi efficaces contre les morsures des autres serpents venimeux et en
particulier contre celles de la vipère, qui est commune dans notre pays.

D'après M. de Lacerda, de Rio-Janeiro, la solution aqueuse de permanganate
de potasse injectée dans une veine ou sous la peau, au voisinage du point mordu
par le serpent le plus venimeux, et en particulier par le bothrops, neutraliserait
sûrement l'effet du venin. Une solution de permanganate de potasse au centième, à la dose de 3 ou 4 grammes, arrêterait les accidents d'empoisonnement
et préviendrait la mort, lors même qu'il y a déjà des contractures, des troubles
respiratoires ou cardiaques.

On s'explique mal cette action du permanganate qui, se décomposant immédiatement au contact des matières organiques, ne peut conserver son efficacité
lorsqu'il est injecté dans une veine. Des expériences récentes de M. Vulpian et de
M. Couty (1882) semblent démontrer qu'une injection intra-veineuse de quelques
centigrammes de permanganate de potasse, en solution au centième, ne peut
exercer aucun effet sur le venin qui aurait pénétré dans le sang, car, répartie
dans la masse du sang, cette quantité de permanganate, en supposant qu'elle ne
se décompose pas, serait tellement diluée qu'elle serait inerte. Si d'un autre
côté on voulait injecter une dose efficace, la mort serait la conséquence de cette
condamnable entreprise. M. Vulpian conclut de ses expériences que l'on aurait
tort de compter sur l'efficacité de cette médication, dans les cas où il s'agirait
de serpents venimeux autres que le bothrops, et dont les morsures seraient
plus souvent et plus rapidement mortelles, et que d'autre part l'expérimentation

sur les animaux conduit à déconseiller absolument des essais de traitement des maladies zymotiques au moyen du permanganate de potasse.

L'action locale de la chaleur, à une température qui ne détruit pas sans retour la vitalité des tissus, a donné des résultats favorables entre les mains de M. Davaine. Cet habile et savant expérimentateur a montré qu'une température de 50 degrés centigrades suffisait pour détruire les bactéridies adultes contenues dans une vésicule charbonneuse, pour arrêter souvent les progrès de l'infection et empêcher la mort.

Mais ce qui semble vrai de la pustule maligne ne l'est peut-être pas des autres virus : c'est donc une ressource à laquelle on ne peut jusqu'à présent accorder qu'une médiocre confiance. La destruction des tissus par les acides minéraux énergiques, acides sulfurique, nitrique, ou par les caustiques potentiels, ne paraît avoir aucun avantage sur le fer rouge ; l'action est plus lente et plus douloureuse. L'action de l'acide phénique, de l'ammoniaque, est tout à fait incertaine et insuffisante, au moins quand il s'agit de virus redoutables. M. Verneuil a cependant obtenu des succès par des injections d'une solution phéniquée dans les tissus œdématiés au voisinage de la pustule maligne. M. Davaine avait précédemment obtenu d'heureux résultats dans les mêmes circonstances, en administrant des solutions iodées à l'intérieur, en potions et en lavements, et en pratiquant autour de la pustule, plusieurs fois par jour, une injection de 20 à 50 gouttes avec le liquide suivant :

Iode métallique	1 à 2 grammes.
Iodure de potassium	2 à 4 —
Eau simple	1 litre.

L'action de l'iode est peu irritante, la dose contenue dans ce liquide pourrait sans doute être notablement élevée ; la méthode pourrait d'ailleurs être essayée sans inconvénient dans les cas de morve, de farcin et peut-être de rage.

La neutralisation sur place des virus chancrelleux ou syphilitique a été tentée à l'aide de la teinture d'iode, de l'acide sulfurique relativement concentré, de l'acide sulfureux liquide (Vallin, 1882). Ces moyens n'ont jusqu'ici donné aucun résultat avantageux.

Jeannel, Rodet, après Ricord, ont préconisé l'emploi de liquides désinfectants ou réputés abortifs, destinés à détruire le virus au moment même de l'inoculation, immédiatement après le coït suspect. Ces liquides ne paraissent pas destinés à se vulgariser.

Désinfection du malade. 1° *Désinfection externe.* Il y a lieu de rappeler qu'il existe un certain nombre de précautions à prendre avant de rendre à la vie commune les malades qui ont été atteints de fièvres éruptives ou de maladies contagieuses, et qui, pendant leur convalescence, peuvent devenir une source de danger.

Les bains tièdes, savonneux, alcalins, aromatiques, trouvent ici leurs indications. Avant la période où les bains peuvent être administrés, il n'est peut-être pas inutile de faire badigeonner chaque jour les malades soit avec de l'huile phéniquée (1 à 4 pour 100), soit avec une pommade dans laquelle on a incorporé de l'acide borique à 4 pour 100. Ces moyens, outre qu'ils produisent une véritable sensation de mieux être, contribuent à débarrasser le malade de toutes ces souillures qui l'incommodent et à diminuer les chances de contagion.

2° *Désinfection interne.* Les idées humorales qui ont longtemps régné en médecine ont conduit les médecins à administrer des médicaments dans le but de corriger les dyscrasies, la putridité des humeurs.

Les préparations antiseptiques et principalement les acides minéraux ont longtemps joué un grand rôle dans le traitement des fièvres adynamiques ou putrides, etc. Il suffit de lire le Traité de Pringle (1750) pour juger la part que les médecins attribuaient à cette médication. De nos jours, cet humorisme doctrinaire fait place à des conceptions plus positives sur les sources de l'infection.

Avec Piorry, Larroque, Beau, Billard, Blachez, Stick, Griesinger, et plus récemment Humbert, Hallopeau, Vulpian, etc., se pose la nécessité de désinfecter le contenu de l'intestin dans la fièvre typhoïde, pour empêcher la résorption des matières putrides ou septiques par les ulcérations. Les purgatifs, les lotions, les lavements fréquents ou abondants (Beau), avec l'eau pure, l'infusion de camomille, l'acide phénique, la créosote, le permanganate de potasse à 1 pour 100, l'acide salicylique, le chloral, l'hyposulfite de soude, le bismuth, l'ingestion de charbon en poudre, sont des moyens employés de nos jours, qui tous se rattachent à la médication désinfectante.

Polli (1860), admettant que certaines maladies, que le premier il appela zymotiques, pouvaient avoir pour cause des phénomènes analogues à ceux de la fermentation organique, chercha à les combattre à l'aide d'agents antifermentatifs. Il préconisa dans ce but l'emploi des sulfites alcalins et terreux, mais il faut bien reconnaître que les résultats obtenus à l'aide de ces substances ont été inférieurs à ce que la théorie prévoyait. Aussi, dans les dernières années de sa vie, Polli les avait-ils abandonnées et remplacées par l'acide borique et les borates, dont la supériorité lui paraissait incontestable (acide borique 2 à 4 grammes par jour, borates 6, 10 à 15 grammes); nous ne croyons pas que les faits admis comme démonstratifs par Polli paraissent tels à tous ceux qui liront son mémoire de 1877.

L'acide salicylique (Hallopeau, 1880), le salicylate de bismuth (Vulpian, 1882), la créosote, l'acide phénique et les phénates (Pécholier, Morache, Skinner, Claudot, Desplats, Van Oye, Raymond, 1880-1881), ont été utilisés dans le traitement de la fièvre typhoïde dans le but d'agir par un médicament spécifique sur le principe infectieux qui en détermine l'évolution. Assurément le problème est difficile à résoudre, et ce n'est pas chose facile que d'atteindre le principe infectieux de la fièvre typhoïde à travers l'organisme. Il semble cependant que ces divers médicaments aient produit entre les mains de ceux qui les ont administrés des succès suffisants pour encourager de nouveaux essais.

L'acide phénique a été donné avec succès dans les cas de septicémie puerpérale commençante (Siredey, 1880); Chauffard en a vanté l'emploi dans les varioles graves, Besnier et plusieurs Allemands ont obtenu des améliorations sérieuses à l'aide de cet agent dans la lèpre, qui paraît devoir être rangée désormais dans les affections parasitaires, etc., etc.

Dans la rage, les injections intra-veineuses de chloral d'après la méthode d'Oré (de Bordeaux) n'ont pas donné de résultats bien encourageants. D'après lui, on pourrait injecter par jour jusqu'à 20 grammes de chloral, pourvu que la dissolution soit au moins de 1 sur 5 d'eau, et qu'on n'injecte pas plus de 5 grammes à la fois de la solution dans le torrent circulatoire!

Nous avons déjà vu que M. Bovet (de Neuchâtel) a proposé d'utiliser les propriétés de l'acide pyrogallique, qui a, comme on sait, une avidité extrême pour l'oxygène, pour détruire les protorganismes aérobies. Une pareille proposition est passible d'objections graves, il suffit de rappeler que l'absorption d'une faible quantité de cet acide a déterminé des accidents très-sérieux.

D'après Binz, les sels de quinine détruisent les organismes microscopiques et retardent ou empêchent les décompositions putrides. M. Bochefontaine et M. Léon Colin ont montré que cette action parasiticide des sels de quinine était tout à fait contestable. M. Laveran (1881), qui a rencontré chez les fébricitants des éléments figurés qu'il compare aux filaires du sang, les a toujours vus disparaître chez les malades qui ont pris du sulfate de quinine.

Quoi qu'il en soit, on voit que dans toutes ces tentatives thérapeutiques, c'est bien la désinfection interne que l'on poursuit : on suppose qu'un agent neutralisateur détruira le principe morbide au sein de l'économie, de la même manière que le mercure est supposé capable de détruire le virus syphilitique dans l'intimité des tissus ou des liquides du corps vivant. Cette conception, hypothétique sans doute, mais parfaitement rationnelle, a pris dans ces dernières années une grande extension ; rien ne prouve qu'elle ne sera pas ultérieurement féconde en résultats.

3° *Désinfection des sécrétions, excrétions*, etc. À la désinfection interne se rattachent certaines pratiques thérapeutiques que nous signalerons rapidement, et qui ont pour but de désinfecter les sécrétions ou excrétions des malades, soit indirectement par l'ingestion de substances antiseptiques, soit directement par l'addition de ces substances aux matières rejetées de l'organisme, lorsque celles-ci par leur corruption deviennent une source de danger.

L'acide benzoïque et le benzoate de soude (A$_c$ Robin et Gosselin) sous forme de potion glycérinée et à la dose journalière de 2 à 4 grammes, l'acide borique en solution, en potion, ou en injections intra-vésicales (Guyon), le silicate de soude en injections intra-vésicales à 1 pour 200 (Picot et Dubreuil), empêchent la décomposition de l'urée et les accidents qui en résultent (*voy.* CYSTITE).

La térébenthine paraît avoir une action comparable. En 1872, M. C. Paul fit ajouter aux aliments des malades de la salle des gâteux de Bicêtre 20 centigrammes de térébenthine cuite. L'infection de cette salle, qui était considérable, disparut bientôt complétement, et l'on s'assura que l'urine rendue résistait dès lors vingt-quatre heures à la fermentation.

Dans les cas de *bronchorrhée fétide*, la décomposition du mucus stagnant dans les culs-de-sac bronchiques donne naissance à des acides gras dont la fétidité est extrême et simule la gangrène : les expectorants, les vomitifs, en évacuant ces produits concrets, réussissent parfois à supprimer la cause de l'infection et la fièvre putride qui en résulte. La véritable *gangrène pulmonaire* cause l'empoisonnement du malade et une gêne extrême pour les autres malades de la salle. M. Bucquoy (1875) a obtenu une désinfection efficace par l'administration de potions contenant 2 grammes d'alcoolature d'eucalyptus. La créosote de bois (30 centigrammes à 1 gramme par jour, diluée dans l'huile ou la glycérine), la térébenthine, les balsamiques, agissent dans le même sens ; les inhalations de vapeur d'eau chargée de résine, de bourgeons de sapin, de goudron, d'iode métallique, de camphre, d'acide phénique, peuvent aussi être employées.

Le docteur Sinclair Coghill (1881) a proposé d'appliquer à l'ulcère tuberculeux du poumon le pansement antiseptique, à la fois pour désinfecter l'air qui circule dans la cavité et dans les bronches et empêcher ainsi la résorption des liquides altérés ou putrides, et aussi pour prévenir la dissémination des germes morbides et virulents que certains supposent contenus dans les sécrétions tuberculeuses.

Il se sert dans ce but d'un masque buccal en forme de cuvette ou d'entonnoir composé de deux enveloppes perforées à la façon d'un crible, entre lesquelles on interpose de l'ouate. Cet inhalateur est fixé devant la bouche par des cordons élastiques attachés aux oreilles. La plaque de coton est imbibée plusieurs fois par jour de 10 à 50 gouttes d'une solution antiseptique. L'expiration doit se faire exclusivement par le nez, l'inspiration exclusivement par la bouche. Il suffit de deux séances d'une heure chaque jour pour habituer le malade à l'emploi de ce procédé. Williams (1881), Wilson Hope (1881), Carrik Murray (1881), paraissent avoir obtenu de bons effets à l'aide de ce traitement antiseptique dans un assez grand nombre d'affections pulmonaires.

Schuller et Rokitansky (1879), partant de cette hypothèse que la bactérie tuberculeuse découverte et cultivée par Klebs et Reinstadler (1879) est détruite par le benzoate de soude, ont fait grand bruit des résultats obtenus par des inhalations répétées à l'aide de cette substance dans le traitement de la phthisie. L'engouement suscité par la publication de ces faits a été de courte durée. Le traitement de la phthisie par le benzoate de soude paraît être complétement abandonné.

4° *Désinfection des selles.* Il est parfois nécessaire non-seulement de désodoriser les selles rendues par les malades et qui sont une cause de souillure de l'air des salles, mais encore de les neutraliser, avant de les jeter dans les fosses ou les égouts qu'elles pourraient ensemencer de germes redoutables.

La *désodorisation* des selles est parfois très-difficile, surtout dans certaines maladies où leur putréfaction atteint dans l'intestin un degré insupportable; il suffit de citer la fièvre typhoïde, la dysenterie chronique, etc.; dans aucune maladie peut-être la putridité n'est aussi manifeste et l'odeur aussi tenace que dans la diarrhée de Cochinchine.

Voici les substances qui paraissent le mieux réussir : chlorure de zinc en solution, de 15 à 30 pour 1000; sulfate de fer ou de zinc, de 15 à 30 pour 1000, à consommer dans les vingt-quatre heures; terre sèche de jardin portée au four, 500 grammes sur chaque déjection intestinale, etc.

Il ne faut compter que bien faiblement sur les vases et les siéges où les bords du couvercle sont noyés dans une couche d'eau, de glycérine ou de sable; ces occlusions hermétiques sont illusoires, par la négligence du personnel ou du malade, par le dérangement facile des appareils; il est plus simple de vider immédiatement les bassins. Nous trouvons décrites dans le rapport de M. Schleissner sur les hôpitaux de Copenhague en 1877 des chaises destinées aux hôpitaux, et qui peuvent avoir des avantages, surtout quand elles servent à un certain nombre de malades pendant la nuit. Entre la lunette du siége et le bassin se trouve l'ouverture d'un conduit qui débouche dans une cheminée d'appel où brûle un bec de gaz : il se fait donc constamment un courant d'air rapide du bassin vers la bouche aspiratrice; il est difficile que les émanations se dégagent dans la salle, mais il est nécessaire que l'appareil reste à demeure, ce qui rend son emploi difficile pour les malades atteints de maladies graves.

La *neutralisation* des fèces est indispensable dans les cas de fièvre typhoïde, de choléra, de dysenterie, et en général de toute maladie infectieuse. L'acide sulfurique dilué au dixième, pour le rendre plus maniable et moins dangereux, dénature très-bien les matières, et nous en faisons un emploi habituel dans la fièvre typhoïde; une certaine quantité de ce mélange (250 grammes) doit toujours être versée par avance dans la chaise percée ou dans le bassin destiné au malade. Il ne nous a pas semblé que les matières ainsi traitées fussent capables d'altérer les tuyaux de chute ou de conduite. L'acide est en grande partie et rapidement neutralisé par l'ammoniaque des fosses.

M. John Dougall préconise au plus haut point l'emploi de l'acide chlorhydrique dilué à 1 pour 20 pour désinfecter des selles typhoïdes, il s'est assuré par des expériences directes que le laiton, le cuivre, le plomb, n'éprouvaient aucune altération du fait de ce mélange; le fer, au contraire, après un séjour de vingt-quatre heures dans une solution d'acide chlorhydrique au vingtième, perd 4,33 pour 100 de son poids. Cette dégradation ne saurait être indifférente, aussi croyons-nous préférable de ne faire usage que de solutions à 1 pour 100. Nous nous hâterons d'ajouter que nous n'avons aucune expérience sur la valeur neutralisante de cette solution.

Le permanganate de potasse a été conseillé comme désodorisant et neutralisant; la dose à employer est énorme et le prix trop élevé, pour que ce mode de désinfection soit utilisé dans la pratique journalière.

L'acide phénique, en solution forte à 5 pour 100, 1 litre par jour et par malade, l'huile lourde de houille, 100 grammes mêlés à 1 litre d'eau dans chaque bassin, sont des procédés de désinfection qu'il faut connaître et qui peuvent rendre de réels services.

Les ustensiles qui servent aux malades, et en particulier les *urinoirs*, les *vases de nuit*, s'imprègnent fréquemment d'une odeur ammoniacale insupportable; dans les hôpitaux, et même dans les habitations particulières, les *tables de nuit* contractent au bout d'un certain temps une odeur repoussante, surtout quand elles servent à des malades atteints de paralysie ou de catarrhe chronique de la vessie. Quand le nettoyage n'est pas complet, quand il reste la moindre parcelle de ferment urinaire, l'urine s'altère en moins de vingt-quatre heures, et l'on impute parfois à un état pathologique de la vessie ce qui n'est qu'un véritable ensemencement de l'urine émise. La moindre fissure des vases, surtout quand ils sont poreux, doit les faire rejeter. L'acide chlorhydrique, dilué au dixième, dissout facilement et rapidement les dépôts urinaires, et détruit en même temps la matière organique; les odeurs les plus tenaces disparaissent par ce moyen.

Lorsque l'imprégnation du bois des tables de nuit est très-considérable, on peut obtenir la désinfection de ces meubles en y faisant brûler 4 à 5 grammes de fleurs de soufre. Du jour au lendemain, toute trace de mauvaise odeur disparaît et les germes de la fermentation de l'urée sont complétement détruits. Il serait d'ailleurs facile de rendre le bois imperméable en l'enduisant à l'intérieur d'une couche légère de paraffine.

DÉSINFECTION DES LOCAUX. 1° *Locaux non habités*. Lorsqu'un local a été souillé par le séjour prolongé de personnes ou de malades, à plus forte raison en cas d'épidémie ou de maladie transmissible, un excellent moyen de désinfection et d'assainissement consiste dans l'*évacuation complète* et *prolongée* des espaces. Les salles de rechange, les services d'alternance dans les hôpitaux, sont, à ce point de vue, une ressource précieuse; un hôpital n'est salubre qu'à la condition de tenir toujours en réserve plusieurs salles inoccupées, qui se *reposent* et se purifient, après avoir fonctionné plusieurs mois ou une année d'une façon active et incessante. La même règle est applicable à certaines parties d'une habitation particulière.

Lorsqu'une salle est mise en chômage, il est bien rare que l'infection ne cesse pas, si l'on prend le soin de la ventiler, de l'insoler et de l'aérer largement et d'une façon presque permanente. A ces moyens élémentaires que l'hygiène prescrit on doit, dans certains cas où l'infection a été portée à l'extrême, substituer des procédés plus énergiques. C'est alors que les acides nitreux et hypoazotique, l'acide sulfureux (voy. plus haut), trouvent l'indication de leur emploi. L'acide sulfureux présente l'inconvénient de couvrir le fer et l'acier polis d'une légère couche de rouille. Le cuivre et l'argent sont noircis, les étoffes de laine ne sont pas altérées, celles de soie, surtout celles de coton et de toile, le sont à un degré assez marqué, quand la dose atteint ou dépasse 50 grammes par mètre cube, particulièrement quand l'air est humide.

La désinfection peut également se faire à l'aide du chlore, mais ce gaz paraît bien inférieur aux acides sulfureux et nitreux. M. Doremus (1879), qui s'est plusieurs fois servi de ce gaz avec succès, ne dit pas quelle quantité il en déverse dans l'atmosphère souillée; il semble n'avoir d'autre souci que d'en trop mettre.

Le docteur Mehlhausen a calculé que 3 litres (2^{lit},722) de gaz-chlore par mètre cube d'air, ou 3 millièmes, avaient suffi pour détruire dans une salle tout germe de vie. Mais ses expériences lui ont montré la difficulté de faire dégager du chlorure de chaux ou du sel marin et du peroxyde de manganèse, traités par les acides, tout le chlore qu'ils peuvent théoriquement abandonner. Comme il est impossible d'entrer dans la chambre pour agiter le mélange, la réaction s'arrête bien avant que tout le chlore soit devenu libre. D'ailleurs, la dépense est plus considérable qu'elle ne l'est pour obtenir la désinfection la plus complète avec le soufre (voy. Vallin, *Traité des désinfectants et de la désinfection*, 1882, p. 396).

Dans certaines circonstances, l'on pourrait recourir à la projection sur les parois d'un jet de vapeur surchauffée ou au flambage au gaz, suivant le procédé Lapparent.

Pour détruire certains insectes, différentes vermines qui souillent des locaux destinés à l'habitation de l'homme ou des animaux, on a parfois employé des fumigations mercurielles, en projetant sur une plaque de fer rougie 15 à 50 grammes de cinabre ou sulfure rouge de mercure, en poudre. Le moyen est énergique, les vapeurs pénètrent partout et détruisent tous les êtres vivants, mais il est dangereux : on peut voir la salivation mercurielle apparaître, même au bout d'un long temps, chez les individus qui habitent le local, et la source de l'intoxication reste parfois méconnue.

2° *Locaux non incessamment occupés.* L'évacuation d'une salle qui s'infecte, la dispersion, la dissémination des malades qui l'occupent, sont des moyens excellents, presque les seuls qui assurent la sécurité en temps d'épidémie; malheureusement ces moyens ne sont pas toujours applicables dans la pratique, et il est des circonstances où ils sont une véritable calamité, puisqu'ils diminuent les ressources, déjà trop restreintes, des établissements hospitaliers.

L'évacuation est une *ultima ratio*, il faut savoir s'y résoudre rapidement quand le danger est pressant, mais il est préférable par une désinfection journalière et préventive d'éviter autant que faire se peut cette dure nécessité.

Le premier soin doit être de ne laisser séjourner dans les salles, pendant le cours de la journée, que les malades alités, ceux qui ont de la fièvre ou qui ne sont pas encore capables de se déplacer. Tous les autres doivent passer la plus grande partie du jour dans les jardins et les cours, si l'on est en été, dans des promenoirs fermés et chauffés, en hiver. Il est en général facile d'improviser un promenoir, véritable salle de jour, au moyen de quelques portes et d'un poêle, établi dans un corridor bien éclairé, longeant des magasins ou des dépendances non habitées. Les hommes ne doivent rentrer dans la salle que pour les heures du sommeil, de la visite médicale et des pansements. En outre, dès que les hommes sont en voie de guérison, il faut hâter leur départ; dans l'armée, les soldats doivent être envoyés libéralement, sinon prématurément, en convalescence dans leur famille; c'est un moyen facile et sûr de dissémination, pourvu qu'il ne s'agisse pas de maladies transmissibles. Pour les assistés civils, il vaut mieux créer des dépôts supplémentaires de convalescents que de laisser s'infecter un hôpital qu'il faudra bientôt fermer.

Dans les hôpitaux où il n'existe pas encore de réfectoires distincts, il faut en improviser; un certain nombre deviendront définitifs et survivront aux circonstances exceptionnelles qui les auront fait créer. Mieux vaudrait manger sous un hangar, dans les cours même, pendant la belle saison, que charger l'air des salles de l'odeur lourde et malsaine des aliments.

Un ou deux malades suffisent parfois pour souiller l'atmosphère d'une salle destinée à 20 ou 30 occupants, et c'est surtout en temps d'encombrement ou d'épidémie menaçante que ces cas doivent être isolés; le meilleur isolement est celui que fournit une tente établie dans une partie un peu reculée des jardins. Les malades qui ont subi de grandes amputations, ceux qui sont atteints de vastes suppurations, de diarrhée fétide, de fièvre typhoïde grave, etc., doivent être retirés de la communauté, au profit de celle-ci comme à leur profit personnel. Si l'on est dans la saison froide, on peut doubler les tentes ou y placer un poêle; la plupart de ces maladies ne redoutent d'ailleurs pas une ventilation très-large et une température un peu basse. Ces évacuations partielles évitent souvent une évacuation ultérieure et générale.

Lorsque l'infection d'un local est imminente, la ventilation, sous une forme qu'on pourrait presque appeler à outrance, en rétablit les bonnes conditions hygiéniques d'une manière simple et peu coûteuse. Il est d'ailleurs facile de protéger à l'aide de paravents les malades placés près des fenêtres, et ceux auxquels le froid serait nuisible.

D'autre part, il est possible, sans troubler par trop le repos des malades, de laver avec une éponge humide les peintures des murailles. Ce lavage, souvent négligé, devrait avoir lieu au moins une fois par semaine, à l'aide d'une solution d'acide phénique ou de chlorure de zinc à 2 pour 100.

On peut faire plus, et ici les appareils de pulvérisation rendent les plus grands services. Le fait seul du poudroiement de l'eau est un moyen d'assainissement de l'air en entraînant mécaniquement les poussières et les particules organiques, en activant leur oxydation et leur destruction par leur contact avec des globules d'eau aérée. M. Miquel a vu (*Annuaire de Montsouris*, 1881) qu'une pluie, même de quelques millimètres, diminuait considérablement la proportion des germes disséminés dans l'atmosphère; le même fait se passe sans doute dans l'atmosphère des salles hospitalières sous l'influence de la pluie factice produite par le vaporisateur. Les solutions de chlorure de zinc à 2 pour 1000, de permanganate de potasse à 5 pour 1000 et l'eau phéniquée à 20 pour 1000, peuvent servir à la pulvérisation. Il paraît, cependant, préférable d'utiliser les substances telles que l'essence de Wintergreen, le thymol, le salycol, qui ont une odeur que certains trouvent agréable et qui n'altèrent pas les tissus.

3° *Locaux incessamment occupés.* Parmi les moyens proposés pour la désinfection des locaux que les malades ne peuvent abandonner même momentanément, nous mentionnerons les suivants :

Le dégagement incessant d'*oxygène* artificiellement préparé, à la dose de 1 litre par mètre cube pour la durée totale d'une nuit (Rabot).

La production et le dégagement lent d'*ozone*. Ce mode d'assainissement est encore très-théorique, et l'expérience n'en a pas fixé la valeur pratique. Les travaux récents de M. Chapuis sont cependant de nature à encourager de nouvelles recherches.

L'*éther nitreux* a été vivement préconisé par M. Peyrusson, qui dit avoir réussi à désinfecter par ce moyen une salle de gâteux de l'hôpital de Limoges. Les expériences faites à l'aide de ce corps (Vallin, 1882) n'ont pas donné d'aussi brillants résultats. Toutefois, malgré cet insuccès relatif, ce moyen mérite d'être expérimenté de nouveau.

M. W. Mayo Robson (1881) a proposé de remplacer le spray par un courant d'air continu que des soufflets mécaniques feraient incessamment passer dans la chambre ; cet air traverserait de la pierre ponce imbibée d'huiles volatiles. Des expériences, dont il donne le détail (*British medical Journal*, 15 octobre 1881, p. 625), lui ont montré que l'air ainsi chargé de vapeurs aromatiques prévenait les mauvaises odeurs et empêchait la pullulation des organismes dans les milieux de culture.

La *lampe désinfectante au sulfure de carbone* de Price and C° est une lampe dans laquelle le sulfure de carbone en brûlant dégage de l'acide sulfureux et de l'acide carbonique. Les expériences faites avec cet appareil par M. Macdonald, professeur d'hygiène navale à Netley, ont montré qu'il paraissait avoir une efficacité assez sérieuse ; malheureusement le sulfure de carbone bout à 46 degrés, la tension de sa vapeur est considérable, celle-ci s'enflamme facilement au voisinage des corps incandescents et produit des détonations dangereuses.

Un médecin de Paris a proposé un moyen simple et pratique d'utiliser les propriétés désinfectantes de l'acide sulfureux dans les chambres de malades et dans certaines conditions de la vie privée. On incorpore une quantité variable de fleurs de soufre à de la stéarine fondue et avec ce mélange on fabrique des bougies qui ne diffèrent des bougies ordinaires que par leur teinte jaunâtre. Lorsqu'on laisse brûler une de ces *bougies soufrées* pendant 15 minutes dans la chambre d'un malade on perçoit en y entrant une légère odeur aigrelette et une notable diminution, parfois même la disparition des odeurs fétides.

Il y a lieu de tirer de l'oubli les fumigations d'acide chlorhydrique (Guyton de Morveau) et les fumigations nitreuses (Smith). Ces deux moyens, dont la découverte a été considérée, il n'y a pas cent ans, comme un bienfait pour l'humanité, et qui ont valu à leurs auteurs des récompenses nationales, pourraient être encore utilisés dans les hôpitaux encombrés, en temps d'épidémie, en campagne, dans les circonstances rares où les moyens de dissémination sont vraiment impossibles.

Le dégagement lent et continu d'une petite quantité de chlore obtenu à l'aide de chlorure de chaux ou d'hypochlorite de soude dans une assiette maintenue en permanence sous le lit des malades a certainement une action sur les miasmes et les mauvaises odeurs, mais cette action est faible, insuffisante et de nature à inspirer une sécurité trompeuse.

Trop souvent la dose employée est tout à fait illusoire; pour obtenir un effet appréciable, la quantité doit être sérieuse : deux assiettes contenant chacune 100 grammes au moins de chlorure délayé, pour une chambre ordinaire. La seule limite doit être la gêne causée par l'odeur que certaines personnes trouvent très-désagréable, et par l'irritation des voies respiratoires. Les aspersions sur le sol, sur le lit, à l'aide de liqueur de Labarraque, sont un moyen commode et usuel d'obtenir le dégagement insensible du chlore. Toutefois, l'expérience prouve que même dans ces conditions le chlore réussit assez mal à faire disparaître la fétidité de l'air.

L'ébullition sur une veilleuse d'une solution phéniquée, continuée jour et nuit, est un bon moyen de répandre des vapeurs d'acide phénique dans une salle ou chambre de malade.

Lorsqu'un malade est confiné dans sa chambre, on ne saurait trop insister sur la nécessité de veiller à ce qu'aucune source de mauvaise odeur ou d'altération de l'air n'existe autour de lui; les sécrétions morbides (suppuration, écoulements sanieux, crachats), les déjections alvines, les cataplasmes, les préparations culinaires, doivent être enlevées immédiatement; les vases de nuit et les meubles où on les garde doivent être tenus dans un état de propreté extrême et désinfectés fréquemment par les moyens indiqués. Les parties souillées du corps doivent être lavées fréquemment à l'aide de solutions antiseptiques (acide borique à 3 pour 100, thymol, etc.). Les rideaux des lits et des fenêtres seront fréquemment lessivés, battus ou aérés; la literie (couvertures, matelas, oreillers) sera tous les mois épurée à la vapeur ou au soufre, etc. Les tapis de laine à demeure concourent fortement à entretenir les mauvaises odeurs des chambres à coucher, dans les cas de maladie prolongée; les tapis mobiles ou les nattes ont sur eux l'avantage de pouvoir être chaque jour battus ou exposés au grand air.

Lorsqu'un malade dégage des miasmes, des poussières ou des germes qu'on suppose virulents, il ne suffit pas de les empêcher de pénétrer dans les chambres ou dans les appartements voisins, il faut encore les empêcher de se dégager dans l'atmosphère des rues et des places, où ils pourraient propager la maladie parmi les habitants de la ville; c'est souvent en effet de cette manière que les fièvres éruptives se contractent dans les grands centres, sans qu'il soit possible de remonter à la source de la contagion. La désinfection n'est véritable que si on détruit sur place tous les produits suspects que dégage un malade, et nous savons combien cette désinfection est difficile.

On a proposé de détruire par le feu toutes les particules qui souillent l'air sortant d'une chambre de malades, en particulier dans les hôpitaux consacrés aux varioleux, aux typhiques, etc. Dans les hôpitaux modernes de nos grandes villes, où la ventilation se fait le plus souvent par des cheminées d'appel s'ouvrant à la partie inférieure ou supérieure de la salle, suivant la saison, il serait peut-être utile et certainement facile de disposer quelques couronnes concentriques de becs de gaz dans les cheminées d'appel des salles d'isolement, en particulier dans celles consacrées aux varioleux. Dans une chambre de malade, un feu vif et clair dans une large cheminée est un excellent moyen d'assainissement. Même quand le feu est éteint, pendant la nuit, par exemple, la chaleur que conservent les parois de la cheminée entretient une ventilation très-active. Dans les saisons où il est difficile d'allumer le feu, nous avons souvent retiré un bon effet d'un moyen extrêmement simple et cependant efficace. Au lieu de placer la veilleuse sur un meuble, on la place dans la cheminée même, où elle donne une lumière suffisante, en même temps qu'elle détermine une ventilation fort active parce qu'elle est continue, surtout lorsque la section de la cheminée est très-grande. Nous nous sommes plusieurs fois assuré que par ce moyen l'odeur de renfermé était beaucoup moins marquée dans la chambre des malades le matin au réveil.

DÉSINFECTION DES VÊTEMENTS, DE LA LITERIE. La désinfection nosocomiale ne doit pas porter seulement sur les locaux, sur l'air, souillés par les malades, elle doit porter encore sur les vêtements, la literie, le linge de corps, qui sont en contact immédiat avec la peau, qui s'imprègnent des sécrétions morbides, et qui, dans les cas de maladies transmissibles, peuvent servir de véhicule à la contagion.

Deux moyens nous paraissent avoir ici une supériorité incontestable : la *chaleur* et les *fumigations d'acide sulfureux;* le chlorure de chaux, le chlorure de zinc, les fumigations de chlore, de cinabre, etc., ne viennent qu'à un rang bien inférieur. Nous étudierons d'abord chacun de ces moyens de désinfection au point de vue de leurs applications et de leur mode d'emploi.

A. *Désinfection des vêtements*, etc., *par la chaleur.* Quand on poursuit la désinfection à l'aide de la chaleur, la température doit toujours être·portée le plus haut possible; il n'y a qu'une limite, une seule, la détérioration des objets ou des tissus qu'on veut désinfecter. On comprend combien il est important de bien déterminer cette limite, afin de ne pas compromettre un matériel coûteux ou considérable.

Il faut donc résoudre les deux questions suivantes : 1° Quelle température peuvent supporter impunément les matières vestimentaires et les tissus? 2° Quels sont les appareils qui permettent de les désinfecter par la chaleur?

1° *Quelle température peuvent supporter impunément les matières vestimentaires et les tissus?* Ransom (1873), dans un mémoire très-complet, dit que la laine blanche, le coton, le linge de toile, la soie, le papier, peuvent être échauffés à + 121 degrés pendant trois heures, sans altération appréciable; cependant, la laine présentera un très-léger changement de couleur, surtout si elle est neuve; peut-être, dit-il, ce changement est-il simplement celui qui se produit quand on a lavé même une seule fois la flanelle. Si on continue la même température pendant sept à huit heures, on voit de légers changements de couleur, mais sans autre altération de la laine blanche, du coton, de la soie, etc. Il ajoute que la température de + 146 degrés centigrades, continuée environ trois heures, roussit fortement la laine blanche, plus faiblement le coton et la toile, mais cependant ne compromet pas sérieusement les autres propriétés physiques de ces tissus. Si on continue cette température pendant cinq heures, l'altération extérieure est manifeste, et peut-être la texture est-elle déjà compromise : les tissus de laine filée deviennent poussiéreux, ils perdent très-légèrement de leur poids au blanchissage, mais leur résistance ne paraît pas encore affaiblie, surtout quand on a laissé les tissus reprendre pendant plusieurs heures leur humidité normale, que la chaleur leur avait fait perdre. Ransom a également recherché dans quelle mesure, et au bout de combien de temps, la température pénétrait les parties centrales des pièces épaisses, et il a résumé dans le tableau suivant un grand nombre de recherches :

EFFETS DE LA CHALEUR SUR LES OBJETS EXPOSÉS

OBJETS EXPOSÉS.	TEMPÉRATURE DE L'APPAREIL.	DURÉE DE L'EXPO-SITION.	TEMPÉRATURE CENTRALE.	PERTE DE POIDS.	TEINTE DE ROUSSI.
Oreiller de crin, 13 centi-mètres d'épaisseur, humi-dité normale	+ 121 à 128°	8 heures	+ 119,5	1/10°	Non.
— Le même, presque sec..	+ 125° c.	2ʰ,40′	+ 105	1/40°	Non.
Couvertures blanches, en 24 doubles, 12 centimètres d'épaisseur, humides. . .	+ 120	6ʰ,50′	+ 101	1/12°	Un peu roussies, mais non détériorées.
Coussin de plume, 13 cent. d'épaisseur, humide . . .	+ 116	7ʰ,20′	+ 111	1/10°	Non.
Coussin de laine, 13 cent. d'épaisseur, humide . .	+ 114 à 118	23 heures	+ 122 (?)	1/10°	Non.
Oreiller de crin, 14 centi-mètres d'épaisseur, sec. .	+ 146	4ʰ,45′	+ 146	1/17°	Roussi, altéré.
Coussin de laine, 14 cent d'épaisseur, humide. . .	+ 148	10ʰ,30′	+ 138	1/10°	Roussi, altéré.

La conclusion de Ransom est que la température de + 120 à 125 degrés centigrades pendant une heure ou une heure et demie est à la fois efficace et inoffensive pour les tissus.

M. de Chaumont, qui a repris ces expériences en 1875, est arrivé à des conclusions différentes. D'après le savant professeur d'hygiène à l'École de Netley :

1° Les articles de laine sont plus altérables par la chaleur que ceux de coton ou de lin ; 2° les articles de laine commencent à perdre leur couleur après une exposition de six heures à une chaleur sèche de + 100 degrés centigrades, ou après deux heures à la température de + 105 degrés centigrades ; au delà de ces limites, l'altération croît avec la durée de l'exposition ou l'élévation de la tempé-rature ; 3° les tissus de coton et de lin peuvent être exposés impunément pendant six heures à + 100 degrés centigrades, ou pendant quatre heures à + 105 degrés.

Ainsi, tandis que M. Ransom prétend qu'on peut élever impunément la tem-pérature jusqu'à + 120 degrés, pendant trois heures, sans altération apparente des tissus de laine, M. de Chaumont déclare que la température de 105 degrés centigrades n'est pas sans quelque inconvénient, continuée pendant deux heures. La question est importante au point de vue pratique, car, si les moyens de désinfection proposés par les médecins ne donnent pas une entière sécurité, on peut être assuré que les administrateurs ou les agents comptables auront une répugnance très-légitime à les employer.

Il y avait donc intérêt à reprendre ces expériences contradictoires ; c'est ce que nous fîmes en 1877. Les résultats auxquels nous sommes arrivé sont les sui-vants :

Il est presque impossible de conserver aux tissus de laine la blancheur écla-tante qu'ils ont lorsqu'ils sont neufs ; une exposition pendant deux heures à + 110 degrés ne leur donne pas une teinte plus jaune qu'un premier lavage à l'eau chaude. Cela est si vrai, qu'en soumettant à + 110 degrés pendant trois heures une pièce de flanelle qui a déjà été lavée avec précaution, il est impossible de trouver une différence de teinte avec une pièce identique qui n'a pas été soumise à cette température. Cependant, à partir de + 115 degrés et surtout de + 120 degrés, la différence devient sensible quand la température a été maintenue au moins deux heures.

Quant aux tissus de coton et de toile, la température de + 110 et 115 degrés n'en change pas la couleur d'une façon appréciable; la nuance ne commence à s'altérer qu'à + 125 degrés, continués pendant plus de deux heures.

En soumettant des bandes de laine taillées dans une même pièce à la traction d'un dynamomètre, avant et après l'action de la chaleur, nous avons pu nous assurer que ce n'était qu'au voisinage de 150 degrés qu'elles commençaient à perdre de leur résistance. D'autre part, la laine et le crin soumis à l'étuve à 120 degrés pendant quatre heures, et battus fortement immédiatement au sortir de l'étuve, abandonnent une couche mince de détritus et de fragments. Si au contraire le battage n'avait lieu que vingt-quatre ou quarante-huit heures après la sortie de l'étuve, alors que le crin et la laine avaient pu reprendre leur eau hygrométrique, la quantité de déchets n'excédait en rien celle qu'abandonnait la matière première non exposée à la chaleur.

Ces résultats en ce qui concerne la laine ne s'appliquent qu'à l'emploi de la chaleur sèche, car dans l'eau bouillante la laine, et en particulier celle qui sert à la confection des matelas, éprouve des altérations graves, dont nous parlerons plus loin.

En résumé, il semble qu'une température de 105 à 110 degrés centigrades continuée une heure ou deux assure la destruction de tous les germes morbides et ne compromet en rien la solidité ni l'apparence des objets vestimentaires et de la literie. La température de 120 degrés ne doit être atteinte que dans des circonstances exceptionnelles, elle roussit légèrement la laine blanche, mais n'en altère pas encore la solidité.

2° Description et choix des appareils à désinfection par la chaleur. Quel que soit le type adopté, tout appareil à désinfection par la chaleur doit remplir les conditions suivantes : 1° certitude d'action ; 2° sécurité ; 3° rapidité, simplicité; 4° économie.

La certitude d'action et la sécurité ne s'obtiennent que par la fixité et l'uniformité de la température. Toutes les parties de l'appareil doivent être au même degré; aucun point des parois ne doit être en contact direct avec le feu, sinon ces parois s'enflamment, si elles sont combustibles, ou bien rougissent, et alors détruisent les parties de vêtements qui les touchent. Le feu doit être caché, et autant que possible dans un lieu complétement distinct de celui où les pièces à désinfecter sont déposées. La température doit être constamment au même degré, pendant la nuit comme pendant le jour, fût-ce même sans discontinuité pendant quinze jours; cette fixité absolue, indépendante de la négligence des employés, est la seule garantie d'une désinfection efficace, en même temps qu'elle écarte tout danger d'incendie, elle n'est d'ailleurs possible qu'à l'aide de thermo-régulateurs automatiques.

Depuis quelques années ces thermo-régulateurs se sont simplifiés et perfectionnés à tel point (modèles de Bunsen, Schlœsing, de d'Arsonval, de Wisnegg), qu'on peut les trouver et les faire réparer partout en cas d'accidents.

Le principe de tous ces appareils est très-simple : un liquide (mercure, glycérine) en se dilatant par la chaleur de l'enceinte s'élève dans un tube et obstrue plus ou moins l'orifice par lequel s'échappe le gaz à éclairage, source d'échauffement de l'enceinte; la flamme, et par conséquent la température, baissent quand le gaz passe difficilement; le liquide du thermomètre s'abaisse dès lors en se refroidissant et laisse passer une plus grande quantité de gaz, ce qui élève de nouveau la température.

En un instant on peut régler ces appareils pour la température qu'on désire, soit de 105 à 120 degrés. D'ordinaire les oscillations de l'enceinte ne varient pas de plus de 2 degrés par semaine, même en l'absence de toute surveillance.

Il n'est pas moins nécessaire que l'étuve puisse fonctionner rapidement, et c'est là le grand avantage des étuves chauffées au gaz. Enfin la condition d'économie s'impose : il est évident qu'une bonne étuve ne doit entraîner qu'une faible dépense de premier établissement, d'entretien, de combustible, de main-d'œuvre ou de personnel.

Parmi les étuves à désinfection, il faut distinguer celles où l'on emploie l'air chaud et sec et celles où l'on fait arriver directement la vapeur d'eau au contact des objets souillés; nous passerons rapidement en revue ces différentes étuves en priant le lecteur désireux de plus amples détails de se reporter à notre *Traité des désinfectants et de la désinfection*, 1882, pages 425-462.

A. *Étuves sèches à feu nu.* 1° *Étuve de Ransom.* Cet appareil est chauffé au gaz et muni d'un thermo-régulateur automatique; la température n'y est jamais inférieure à 120 degrés, ni jamais supérieure à 124 degrés. On s'accorde à dire qu'il donne de bons résultats; la quantité de gaz brûlé est de 1 mètre cube par heure pour une étuve de 1 mètre cube et demi (*petit modèle*), et de 1 mètre cube et demi pour une étuve de 4 mètres cubes (*grand modèle*). Une séance de désinfection dure au plus trois heures. Le prix de ces appareils est assez élevé, 2 à 3000 francs, somme qu'il faut presque doubler pour la construction des locaux ou accessoires.

2° *Four Léoni.* Il consiste en une armoire cylindrique formée d'une carcasse métallique et de parois en terre réfractaire, reposant sur un massif en maçonnerie. Le gaz brûle à la partie inférieure, distribué par des robinets, et une cheminée surmonte le tout. Nous n'avons pas de renseignements sur la manière dont la température est réglée. En quinze ou vingt minutes on obtient la température de 130 degrés avec une dépense de 850 litres de gaz, puis la température est maintenue constante. Pour désinfecter 6 matelas ou une quantité correspondante de vêtements, on consommerait donc 4 mètres cubes, soit 20 centimes par matelas. Cet appareil fonctionne à Bruxelles.

3° *Chambre désinfectante du docteur Scott.* Chambre carrée chauffée au gaz, au coke ou à la houille, avec thermo-régulateur automatique. Cet appareil est très-usité en Angleterre. On prétend qu'un séjour d'une demi-heure à une température de 120 degrés est suffisante pour les vêtements. Il faudrait un séjour de 1 heure pour la literie.

4° *Appareils de Nelson et Somer.* Cet appareil se compose d'un grand bahut en forte tôle, de la forme d'une commode, contenant une caisse métallique de dimension un peu plus petite. Dans l'intervalle qui sépare inférieurement les deux caisses se trouve un long tuyau percé de trous par lesquels brûle le gaz; les produits de la combustion circulent avec l'air chaud dans les intervalles latéraux qui sont plus étroits, et s'échappent par un orifice supérieur; une petite ventouse assure l'arrivée de l'air nécessaire à la combustion. Des traverses de fer ou des crochets placés dans la caisse intérieure servent à supporter les pièces à désinfecter.

L'appareil paraît simple, peu coûteux, très-maniable, mais il doit être mal-aisé de régler la température sans une surveillance attentive, et la détérioration des effets par leur contact possible avec les parois métalliques surchauffées doit être facile.

5° *Chambre désinfectante fixe de Fraser.* Cet appareil, dont le prix s'élève à 2250 francs, est très-employé en Angleterre dans les *Nurses Institutes.* Il a le grand inconvénient de n'avoir pas de thermo-régulateur, de sorte que la tempé-rature de l'enceinte est subordonnée à l'intelligence ou à la vigilance d'un employé subalterne.

6° *Étuve de l'hôpital militaire d'Amersfoort, en Hollande.* Cette étuve, dont la disposition est très-simple, paraît être économique et efficace. On y obtient rapidement une température de 130 degrés à l'aide d'un poêle ordinaire en fonte placé à l'une des extrémités de la chambre et s'allumant en dehors de l'étuve. La température est indiquée par un thermomètre dont le réservoir plonge dans l'étuve ; il n'existe pas de thermo-régulateur automatique, c'est là le point faible de cet appareil.

7° *Étuve à gaz de l'hôpital Saint-Louis à Paris.* Cette étuve a été construite par M. Lelaurin, elle cube 11 mètres et dépense 6 mètres de gaz à l'heure. En fonctionnant deux à trois heures par jour, cet appareil suffit aux besoins de l'hôpital et aux services des nombreux malades externes en traitement pour gale ou phthiriase ; le nombre des galeux traités à Saint-Louis, pendant l'année 1880, n'a pas été moindre de 10 149.

Cet étuve est munie d'un régulateur système d'Arsonval. La température y est ordinairement réglée à 120 degrés et peut être à volonté portée à 130 ou 140 degrés. Mais, une fois fixée, elle est facilement maintenue à 2 degrés près pendant plusieurs heures.

8° *Chambre à air chaud de M. Herscher.* M. Herscher, rapporteur d'une commission formée au sein de la Société de médecine publique et d'hygiène professionnelle, a présenté au nom de cette commission un appareil qui a été approuvé par la Société (22 juin 1881). Les murs sont en briques, revêtus intérieurement d'un parement en bois de 4 centimètres d'épaisseur, simple-ment juxtaposé. Les deux portes sont à double paroi, fermant hermétiquement, avec bourrelets en corde talquée. Pour éviter de surchauffer la paroi de l'étuve en contact direct avec le foyer, l'air est chauffé à la température voulue, avant son entrée dans la chambre de désinfection. A cet effet, on a ménagé une chambre latérale de chauffe, séparée du reste de l'enceinte par une cloison en briques qui s'arrête à quelques décimètres du plafond. Dans cette chambre de chauffe, on peut installer soit une rampe de becs de gaz, soit simplement un poêle ordinaire à coke, ou mieux, un calorifère muni du foyer Perret, ce dernier permettant de brûler du combustible de très-faible valeur d'acquisition (pous-sier de coke, menus de charbon, maigres, etc.). Une cheminée d'évacuation placée dans un coin de la chambre de chauffe, et recevant l'air par une ou-verture ménagée à la partie la plus inférieure de la cloison de séparation, entraîne au dehors l'air qui s'est chargé d'humidité et de souillures après avoir traversé l'enceinte réservée à la désinfection.

L'appareil est muni d'un thermo-régulateur et toutes les précautions sont prises pour diminuer les déperditions de calorique pendant les manipulations. Il y aurait sans doute avantage à munir cette étuve sèche d'un générateur à vapeur chauffé par le foyer même de l'étuve, et disposé de telle façon qu'on pût facilement faire pénétrer dans l'étuve de la vapeur à 100 ou 150 degrés ou en suspendre l'arrivée suivant les circonstances.

B. *Étuves chauffées par les parois.* Dans un certain nombre de systèmes d'étuves sèches, l'air, au lieu d'être chauffé par un foyer quelconque, se chauffe au contact de doubles parois ou de larges tuyaux circulaires ou ovoïdes serpentant le long des parois internes de l'appareil et dans lesquels la vapeur atteint une pression d'une atmosphère au moins et une température de 120 degrés.

1° *Appareils de Esse.* Le docteur Esse a fait établir à l'hôpital de Berlin deux étuves à désinfection de ce système précédent. Le premier de ces appareils consiste en deux cylindres de fer de dimensions un peu différentes, emboîtés l'un dans l'autre, de telle façon qu'un espace de quelques centimètres les sépare latéralement et à la partie inférieure. Ces deux caisses sont hermétiquement fermées au moyen d'un couvercle assez compliqué, qui se manie à l'aide d'un contre-poids. Dans l'intervalle qui sépare ces cylindres, on fait arriver de la vapeur à une pression de deux atmosphères; une soupape de sûreté permet de mesurer exactement la pression, et par conséquent la température; l'air contenu dans le cylindre intérieur s'élève en moins d'une heure à $+$ 112 degrés centigrades. L'eau de condensation qui se dépose entre les deux cylindres s'écoule à l'aide d'un tuyau dans le générateur de vapeur, quand la pression devient moins forte dans cette chaudière que dans l'espace intercylindrique; la température se maintient avec une grande constance, pendant un temps très-long; elle ne baisse que faiblement et pendant très-peu de temps, lorsqu'on est forcé de soulever le couvercle.

Ce petit modèle, qu'on peut considérer comme une ébauche du second, ne sert guère que pour la désinfection des pièces d'habillement, en particulier pour les habits des galeux ou des gens souillés de vermine. Pour la désinfection des matelas, on a construit une grande caisse en tôle, de 8 pieds de long sur 3 1/2 de large et 4 de haut : sa paroi interne est tapissée par les spirales assez rapprochées d'un système de tuyaux en fer, de 2 centimètres 1/2 de diamètre, dans lesquels circule de la vapeur à une pression de deux atmosphères. Une garniture en bois treillagé est superposée à cette série de tuyaux parallèles, dont la chaleur élevée serait peut-être capable d'endommager légèrement les objets suspendus dans l'intérieur de la boîte et exposés à leur contact. L'appareil fonctionne à peu près comme celui qui vient d'être décrit, le tuyau en serpentin remplaçant le cylindre intérieur; il est plus simple, moins coûteux, et on peut lui donner les plus grandes dimensions.

Comme on le voit dans ces appareils, l'air chaud ne s'y renouvelle pas; il en résulte une diminution dans la rapidité de l'évaporation de l'eau qui imbibe les tissus, d'où un retard très-notable dans l'échauffement des parties centrales. Ce défaut a été évité dans l'appareil suivant :

2° *Étuve de l'hôpital de Moabit, près Berlin.* Cette étuve a été construite sur le principe des appareils de Esse, mais on y a introduit diverses modifications.

Des fondations s'élève une chambre carrée, dont les murs sont à double paroi; l'externe a 13 centimètres d'épaisseur, l'interne, 25 centimètres; entre les deux existe un intervalle de 7 centimètres, rempli de sciure de bois sèche et formant un matelas isolant pour empêcher la déperdition du calorique intérieur. Le fond de la chambre, en ciment imperméable, est également à double paroi, et l'intervalle qui les sépare est beaucoup plus considérable. Il en est de

même du plafond, de sorte que l'étuve représente deux chambres en maçonnerie, emboîtées l'une dans l'autre dans toute leur étendue, et séparées par
une couche isolante. Cet édicule de 3m,40 environ est surmonté d'une cheminée
de 2 mètres de hauteur ; celle-ci contient une valve métallique à contre-poids
qui permet d'ouvrir ou de fermer hermétiquement toute communication avec
l'extérieur.

Un épais tuyau de cuivre, de 8 centimètres de diamètre, traverse la double
paroi et va à l'extérieur s'aboucher avec une chaudière à vapeur assez puissante,
servant d'ordinaire à d'autres usages, bains, buanderie. Ce large tuyau, véritable serpentin, décrit, tout le long de la paroi interne de la chambre, en bas
et sur les côtés, un très-grand nombre de spires écartées entre elles de 12 centimètres et restant distantes de la paroi également de 12 centimètres. Cet
écartement rend faciles les lavages fréquents à grande eau, non-seulement
des spirales métalliques, mais aussi des murs de la chambre ; les parois sont
en ciment imperméable et le fond est incliné en pente vers un caniveau qui
conduit l'eau de lavage au dehors. Le serpentin est complétement fermé et sans
discontinuité ; aux points déclives se trouvent des robinets qui permettent d'évacuer au dehors l'eau de condensation qui pourrait s'accumuler dans les tuyaux.

De chaque côté de la porte, un peu au-dessus du sol, on a ménagé deux orifices de 5 centimètres de diamètre qui font office de ventouses et permettent
d'établir une ventilation très-puissante dès qu'on ouvre la plaque obturatrice
de la cheminée ; le courant d'air résultant de la différence de la température est
alors si violent, que des feuilles de papier sont rapidement entraînées dans la
cheminée d'évacuation. A droite de la porte se trouve un « pyromètre » donnant exactement la température de la chambre, et dont le cadran se trouve à
l'extérieur. Nous n'avons pu trouver aucun renseignement sur la manière dont
fonctionnait ce pyromètre.

Le docteur Werner a fait à l'aide de ces étuves des expériences qui lui paraissent concluantes. En effet des tampons d'ouate imbibés de liquides putrides où
fourmillaient les bactéries et les vibrions, ayant été enveloppés dans cinq nouvelles couches d'ouate neuve et portés pendant une heure dans cette étuve à
125 degrés, furent impuissants à ensemencer des flacons flambés remplis du
liquide de culture de Pasteur. Mais Wolffhügel (1881), qui a répété cette expérience en présence de M. Merke dans un appareil à peu près identique, a vu
qu'après une heure et demie d'exposition dans l'étuve sèche chauffée à 110 ou
125 degrés, la plupart des spores et bacilles avaient conservé leur aptitude à se
reproduire. Aussi, M. Merke vient-il de modifier son appareil (1882), de manière
à pouvoir projeter dans l'étuve tour à tour de la vapeur d'eau et de l'air sur-
chauffé.

C. *Appareils à désinfection par la vapeur.* Les expériences toutes récentes
de de MM. Koch, Gaffky et Lœffler (1881), ont confirmé l'opinion émise par nous
dans notre mémoire de 1877, à savoir que la chaleur humide doit être pré-
férée à la chaleur sèche dans l'établissement des étuves à désinfection.

Nous ne connaissons guère qu'un appareil, celui construit par M. Washington
Lyon de Cornhill, à Londres, qui soit spécialement affecté à la désinfection par
la vapeur. Le docteur Paddock Bate, qui a donné la description de cet appareil
(*Sanitary Record*, avril 1881), s'en loue beaucoup.

Il paraît d'ailleurs facile de transformer les étuves sèches en étuves à vapeur
par l'addition d'un générateur muni d'un tuyau et d'un robinet de dégagement.

D. *Appareils mobiles.* *Étuve ambulante de Fraser.* Ici c'est la désinfection qui va en quelque sorte au devant de l'individu ou du matériel infecté. Cette étuve consiste en un fourgon à 4 roues, traîné par un cheval et à peu près identique aux fours roulants de l'armée française en campagne. L'air y est chauffé à l'aide d'un fourneau. Sur les mêmes principes, mais avec des dispositifs différents, sont construits les appareils de Scott et Maguire, du docteur Albenois (de Marseille), du docteur Rogers, d'East Retford, de Stobbs et Seagrave, pour la description desquels nous renvoyons aux ouvrages spéciaux. Vallin (*Traité des désinfectants*, 1882, p. 440).

E. *Lazarets de désinfection.* A la suite d'un rapport de MM. Pasteur et Colin au Conseil d'hygiène et de salubrité (1881), le Préfet de police a prescrit la création à Paris d'un certain nombre de postes ou lazarets municipaux de désinfection, munis d'étuves chauffées à la vapeur, à régulateur automatique, et élevant la température intérieure entre 100 et 110 degrés. Aucun de ces lazarets ne fonctionne encore actuellement (1882). Nous rappellerons que ces lazarets de désinfection existent et fonctionnent depuis longtemps en Angleterre. Nous mentionnerons également le lazaret de désinfection que le docteur Petruschky a établi à Stettin en 1870-71, pendant l'épidémie de variole qui sévissait sur les troupes réunies dans cette place. La disposition était telle que le corps et les vêtements de l'homme étaient désinfectés en même temps et d'une façon complète. L'appareil de désinfection proprement dit se composait d'une chaudière à vapeur remplie d'eau phéniquée : la vapeur chargée d'acide phénique pénétrait dans un vaste cylindre métallique, où l'on plaçait les habits du soldat : en une minute, ces vêtements étaient profondément humectés, pénétrés par une chaleur égale au moins à 100 degrés, et par l'acide phénique; au bout de deux minutes, on les retirait du premier cylindre et on les passait rapidement dans une étuve sèche, chauffée au gaz; au bout de trois à quatre minutes la dessiccation était parfaite. Pendant ce temps le soldat, après s'être déshabillé dans une chambre voisine de l'entrée, avait passé sous une forte douche ou pluie d'eau chaude alcaline ou phéniquée; au sortir de la douche, on lui passait, par une lucarne située dans la chambre destinée à se rhabiller, les vêtements laissés cinq minutes auparavant au vestiaire et qu'on avait eu déjà le temps de désinfecter et de sécher. Après un court séjour dans une chambre modérément chauffée, l'homme sortait définitivement du lazaret; 16 hommes et leurs vêtements pouvaient ainsi être désinfectés à la fois, et l'opération ne durait pas plus de 10 minutes pour l'escouade. Cette installation, improvisée dans des circonstances épidémiques spéciales pour toute une garnison, a fonctionné à la satisfaction générale, et cet exemple mérite d'être retenu et imité.

B. *Désinfection des vêtements,* etc., *par l'acide sulfureux.* Malgré certaines expériences contradictoires de Schotte et Gärtner, de Koch et Wolffhügel, la dose de 20 grammes de soufre brûlé par mètre cube d'air paraît suffisante pour détruire les miasmes et la plupart des principes virulents; la dose de 30 grammes et au delà n'est nécessaire que dans les circonstances exceptionnelles. Il s'agit de savoir quelle est l'action de l'acide sulfureux ainsi produit sur les matières vestimentaires et leurs accessoires, boutons métalliques, garnitures, etc.

1° *Action de l'acide sulfureux sur la couleur et la résistance des tissus.* L'acide sulfureux ne paraît pas altérer la solidité des tissus mis en expérience, du moins jusqu'à la dose de 50 grammes par mètre cube, c'est-à-dire jusqu'à la dose maxima usitée dans la pratique de la désinfection.

Il n'en est pas absolument de même pour la couleur, qui subit des altérations plus ou moins considérables. A ce point de vue, les tissus de soie résistent mieux que les tissus de coton, les étoffes sèches mieux que les étoffes humides. Les draps d'uniforme de couleur bleue ou grise, secs ou mouillés, ne subissent aucune variation de teinte du fait d'une exposition à une atmosphère où a brûlé 50 grammes de soufre par mètre cube. Quant au drap rouge garance, il n'y a pas de différence appréciable après exposition pendant quarante-huit heures à la dose de 15 grammes, à l'état sec ou à l'état mouillé. Lorsque la dose de soufre a atteint 30 grammes, les bandes humectées ont déjà une teinte plus crue, un peu jaune, qui permet de les reconnaître; quand le drap est resté sec, la différence est à peine appréciable. A la dose de 50 grammes, la bande de drap garance mouillée prend une teinte rouge jaune fort déplaisante et la confusion n'est pas possible à première vue : si le drap est resté sec, la différence est moins évidente, mais elle est très-nette et l'hésitation est difficile.

2° *Action sur les parties métalliques.* Pettenkofer, dans ses expériences faites en 1877 pour le gouvernement allemand, a noté que les métaux brillants, excepté l'argent, n'étaient pas altérés par les fumigations d'acide sulfureux. Nous avons obtenu dans nos expériences des résultats tout différents; nous avons toujours vu l'acier poli se ternir, les supports de fer, les verrous des portes, les clous, se couvrir de rouille; les boutons en cuivre des tuniques d'uniforme prennent une teinte brune qui ne disparaît que par un fourbissage complet. Cette action est due évidemment à l'acide sulfurique qui se forme, pendant la combustion du soufre, par l'oxydation de l'acide sulfureux.

Malgré ces quelques inconvénients (rouille des objets en fer, coloration noire du cuivre et de l'argent, altération faible des tissus teints, de coton, de fil et de soie, décoloration des draps d'uniforme par des doses élevées), l'acide sulfureux est un désinfectant puissant d'un emploi facile. Il donne moins de sécurité que la chaleur et que la vapeur à plus de 100 degrés, et il est des circonstances où il ne peut remplacer cette dernière; mais il vient au second rang immédiatement après elle, et l'hygiéniste serait désarmé, s'il rejetait ce précieux agent sous prétexte qu'il n'est pas infaillible.

C. *Désinfection de la literie, des vêtements,* etc., *par le chlore ou les chlorures.* M. Regnault (1875) a donné la formule suivante pour la désinfection des matelas et autres objets de literie à l'aide de fumigations chlorées.

Chlorure de chaux sec	500 grammes.
Acide chlorhydrique	1000 —
Eau.	3000 —

Mélangez l'eau et l'acide dans une terrine en grès d'une capacité de 8 à 10 litres, et au moment de sortir de la salle, projetez dans ce mélange le chlorure de chaux préalablement renfermé dans un sachet de toile dont l'ouverture est soigneusement liée. — Ces quantités de matières fournissent environ 45 litres de chlore.

Dix terrines semblables suffisent pour désinfecter 20 à 25 matelas contaminés ou suspects. La pièce exactement close ne doit être ouverte qu'après quarante-huit heures.

Les fumigations chlorées ont une action trop énergique sur les tissus; on leur a substitué la solution de chlorure de chaux dans l'eau (1 kilogramme de chlorure de chaux pour 150 kilogrammes d'eau) avec laquelle on pratique le lavage des étoffes. Cette solution a l'avantage de n'atteindre en rien la solidité des tissus; seule la couleur, lorsqu'il s'agit d'étoffes teintes, subit une légère altération; les tissus de coton de toile sont généralement fortement décolorés même après un séjour d'un quart d'heure. La soie résiste davantage et plusieurs échantillons étaient intacts, dans nos expériences, même après une immersion d'une heure. Ce résultat dépend évidemment de la qualité de la teinture.

J. Dougall (1879) s'est servi d'une solution d'acide chlorhydrique à 5 pour 100 pour la désinfection des vêtements. Il fait asperger les vêtements avec cette solution et les conserve humides pendant quatre heures, ou simplement, il les trempe pendant une heure dans la solution; on lave ensuite à l'eau froide et on fait bouillir pendant une heure dans l'eau pure. Nous avons toujours vu une solution même à 1 pour 100 d'acide chlorhydrique déterminer après une immersion d'une heure des changements de couleurs tels que nous ne saurions conseiller ce procédé de désinfection.

D. *Pratique des opérations de désinfection.* 1° *Vêtements.* Tout individu qui entre à l'hôpital doit immédiatement déposer ses vêtements au vestiaire; ceux-ci, avant d'être rangés et étiquetés, doivent être désinfectés, pour détruire les parasites (poux, punaises, acarus de la gale, etc.), les virus (fièvres éruptives, etc.), ou les miasmes qu'ils peuvent retenir dans leurs plis. Avec une étuve bien installée, un séjour pendant une heure, à une température de + 110 degrés centigrades, donnerait toute sécurité. A défaut d'étuve, ces vêtements doivent être passés au soufre (10 à 30 grammes par mètre cube d'espace) et séjourner dans le local à fumigation pendant vingt-quatre heures. Dans les prisons, les asiles, les dépôts, etc., la même mesure est indispensable, un appareil à désinfection devrait toujours exister entre la porte d'entrée et le vestiaire.

Dans les maisons particulières, lorsqu'il survient un cas de maladie transmissible (variole, diphthérie), il faut désinfecter les vêtements portés par le malade. Il est bien temps qu'il existe dans chaque quartier ou dans chaque ville un lazaret de désinfection, des étuves publiques, gratuites ou non, ou des étuves portatives : en attendant on peut utiliser le moyen suivant. Dans un réduit, un placard profond ou une armoire, on suspend les vêtements suspects; dans un coin éloigné et avec les précautions nécessaires pour éviter un incendie, on place un réchaud allumé qui chauffe à + 100 degrés l'espace clos, ou bien on y allume du soufre; ce moyen est en somme d'une application assez facile, sinon d'une efficacité infaillible.

2° *Linge sale et linge à pansements.* En l'absence, même dans les plus grands hôpitaux, d'appareils d'aucune sorte destinés à éloigner immédiatement le linge sale et le linge à pansements sali, en temps d'épidémie et pour certaines maladies contagieuses, il est utile de disposer à la porte des salles un réservoir rempli d'une de ces solutions désinfectantes : chlorure de chaux, 1 kilogramme; eau, 300 litres; chlorure de zinc, 1 à 5 grammes par litre; acide phénique ou sulfate de zinc, 8 à 10 grammes par litre; acétate d'alumine, 2 grammes par litre. On plonge dans ce réservoir, et au moment même où on les éloigne du malade, les draps, le linge de corps, etc., qu'il vient de souiller.

Un bassin spécial doit être affecté au linge à pansements sali; le titre de la solution désinfectante peut alors y être facilement doublé.

3° *Matelas, literie.* La désinfection, l'épuration des matelas, exigent certaines précautions qu'en l'absence de toute notion scientifique, l'expérience a apprises aux industriels.

L'opération se fait de la façon suivante : la laine à épurer est immédiatement placée dans des cuves en tôle, de 1 mètre de haut sur 1 mètre de diamètre.

environ, qu'on ferme avec un couvercle pendant l'opération. Vers les deux tiers de cette profondeur se trouve un fond mobile, en tôle percée d'un très-grand nombre de petits trous. Dans ce tiers inférieur est enroulée, en forme de serpentin, l'extrémité d'un tuyau qui communique avec une chaudière à vapeur. Le serpentin est également percé, à son anneau supérieur, d'un grand nombre de trous par lesquels la vapeur s'échappe dans le compartiment inférieur, et de là, par le fond mobile percé de trous, à travers la laine amassée sur ce dernier. La vapeur mouille la laine, se condense, et retombe à travers les trous de la plaque mobile dans le réservoir d'où émerge le serpentin. Cette exposition à la vapeur dure de une demi-heure à une heure, suivant les besoins et le degré de souillure supposé de la laine. Après cela, on retire la laine qui est très-humectée, et on la porte avec précaution et sans la tasser dans un séchoir à l'air libre, sur des claies où on l'abandonne à l'évaporation pendant sept à huit jours. Si l'on voulait brasser la laine ainsi mouillée, par exemple, dans un cylindre fermé à parois chauffées par la vapeur, comme on le fait pour l'épuration des plumes, la laine se feutrerait et ne pourrait plus être cardée. En effet, après l'exposition à la vapeur, le suint est à l'état liquide, sous forme d'un enduit gommeux, d'un vernis, qui humecte chaque poil; si en cet état on brasse la laine, si on la comprime, il y a une sorte d'agglutination des poils, et ceux-ci après la dessiccation du vernis ne peuvent plus se séparer, a laine ne se laisse plus carder. Au contraire, en portant la laine sur des claies au sortir des bassins, le suint à demi liquide se dessèche sur chaque poil et lui restitue son élasticité primitive.

La température sèche de 120 degrés n'altère pas la solidité ni la qualité de la laine, pourvu qu'on ne soumette pas celle-ci au cardage au moment même où elle sort de l'étuve. Il faut lui laisser reprendre, par une exposition à l'air libre pendant vingt-quatre à quarante-huit heures, l'eau hygrométrique qu'elle avait perdue; elle perd bientôt sa friabilité, qui n'était que la conséquence de son extrême dessiccation.

En dehors de cette épuration des matelas par l'air chaud ou la vapeur, il existe d'autres procédés qui sont une ressource précieuse, parmi lesquels les fumigations d'orpiment et d'acide sulfureux employées, paraît-il, par la Compagnie des lits militaires et dont M. Lefranc dit avoir retiré de bons effets. Un mélange de 5 kilogrammes de soufre et de 1 kilogramme d'orpiment (sulfure jaune d'arsenic), réparti en un grand nombre de foyers, assure le dégagement de 2000 litres d'acide sulfureux et de 60 litres de vapeurs arsenicales, et peut servir à la désinfection de 10 quintaux métriques de laine correspondant à peu près à 100 matelas. Cette fumigation, d'après M. Lefranc, devrait être suivie d'un lavage par lixiviation à l'eau froide légèrement alcaline ou phéniquée.

L'instruction qui accompagne le *Règlement provisoire sur les hôpitaux militaires* recommande le procédé suivant : « La laine du matelas est d'abord lavée et ensuite immergée dans l'eau pendant vingt-quatre heures. Le lendemain cette laine est passée rapidement dans une eau légèrement alcaline, puis rincée à l'eau claire et séchée à l'air. On l'expose plus tard, comme les effets et les couvertures, à l'action de l'acide sulfureux. »

La quantité de soufre à employer n'est pas indiquée, elle ne doit pas être moindre de 15 grammes par mètre cube, et peut être portée sans inconvénient jusqu'à 50 grammes. Les lavages à l'eau légèrement alcaline devraient être pratiqués *après* la fumigation et non avant. En effet la laine garde, pendant quelque temps après, une odeur fade très-tenace qu'un lavage à la soude fait disparaître rapidement en transformant l'acide sulfureux en sulfite; c'est en outre le moyen de neutraliser l'acide sulfurique formé qui pourrait à la longue altérer la laine.

Dans certains cas de maladies transmissibles ou contagieuses, une mesure radicale consiste dans la destruction par le feu de la literie souillée. M. Tarnier, dans le pavillon qu'il a fait construire à la Maternité, emploie la balle d'avoine qui donne un couchage excellent; à chaque départ, la balle d'avoine est brûlée et l'enveloppe envoyée à la lessive. M. Stadfeld (de Copenhague) emploie un moyen analogue (le foin haché), que M. E. Trélat (1878) proposait de généraliser à tous les hôpitaux.

DÉSINFECTION DU MATÉRIEL INSTRUMENTAL ET CHIRURGICAL. Les instruments qui servent au traitement des malades peuvent devenir une cause de transmission d'affections graves; il est de toute nécessité de soumettre ces instruments aux pratiques d'une désinfection minutieuse : flambage, solution alcoolique d'acide phénique, huile phéniquée, etc. (voy. PANSEMENTS).

DÉSINFECTION DU PERSONNEL MÉDICAL OU AUXILIAIRE. La désinfection du personnel médical ou auxiliaire est absolument indispensable, lorsqu'il s'agit de donner des soins aux nouvelles accouchées (voy. MATERNITÉ). Il semble en effet bien établi que la transmission directe d'un virus septique ou putride des doigts ou des instruments du médecin à la vulve de l'accouchée ou de la parturiente joue un rôle considérable dans le développement et l'origine de l'infection puerpérale (Tarnier, Siredey, Lucas-Championnère, Pinard, etc.).

Nous ne saurions assez insister sur ce point que personne sans exception ne devrait toucher une femme en couches sans avoir lavé ses mains au savon, à la brosse à ongles, longuement, lentement et à grande eau. Après le lavage, et pour enlever toute trace de ces émanations fétides que laisse, par exemple, l'autopsie du péritoine, les mains doivent être humectées avec une solution forte d'acide phénique ou de thymol. Cette solution a une odeur désagréable, excorie les mains et les rend rugueuses. M. Tarnier la remplace avec le plus grand avantage par une solution au millième de sublimé, ou *liqueur de van Swieten;* le sublimé détruit les virus avec une telle sûreté et à de si faibles doses, que ses solutions ou les pommades qui le contiennent nous semblent supérieurs à tous les autres moyens.

La méthode antiseptique unie aux plus grands soins de propreté a fourni à MM. Tarnier, Championnère, Siredey, etc., des résultats surprenants. A la Maternité royale de Copenhague, une ou deux élèves sages-femmes assistent exclusivement une femme en travail dans une chambre isolée, et la suivent six heures après dans la division des femmes en couches. Quand la femme sort, les élèves restent pendant trois jours en congé sans venir à l'hôpital. Au bout de ce temps, elles ne peuvent pénétrer dans les salles de la Maternité qu'après s'être soumises à une fumigation désinfectante à l'acide sulfureux. Si la parturiente a succombé à des accidents puerpéraux, l'élève sage-femme prend un congé de quinze jours, et pendant ce temps ne peut reparaître à l'hôpital. Ces mesures très-sévères ont diminué la mortalité (Stadfeld, *Congrès de Bruxelles,* 1876). A Venise (J. Rendu, 1878), on impose la désinfection à toute personne sortant du pavillon des varioleux. Dans plusieurs hôpitaux de Suisse ou d'Allemagne, les mêmes pratiques sont imposées en temps d'épidémie, la désinfection a lieu par les vapeurs de soufre ; le médecin, les élèves et les employés, se placent tout habillés au sortir de la salle dans une boîte à fumigations, la tête étant libre hors de l'appareil (Sonderegger, 1882).

Sans prétendre que ces pratiques soient indispensables dans tous les cas, il convient cependant de rappeler qu'en ne prenant aucune précaution pour aller voir un malade contagieux le médecin s'expose à compromettre gravement la sécurité des familles où il va porter ses soins. Certainement la constatation rigoureuse des cas de transmission d'un contage est d'une extrême difficulté, mais il suffit qu'un tel accident soit possible par le médecin lui-même pour tenir la vigilance de celui-ci en constant éveil.

DÉSINFECTION DES VÉHICULES AYANT SERVI AU TRANSPORT DES MALADES. Un wagon de chemin de fer, une diligence, une voiture de place, un brancard, une chaise à porteur, peuvent être souillés par un malade, et transmettre ainsi une affection contagieuse soit à un individu sain, soit à une personne atteinte d'une maladie différente. Trop souvent, en France, un varioleux en pleine éruption ou convalescent se fait conduire à l'hôpital ou ailleurs dans une voiture publique, sans qu'il soit possible jusqu'ici de prendre aucune mesure prohibitive. En Angleterre, en pareil cas, le cocher surveillé par la police est déclaré en contravention ; sa voiture est saisie, conduite à la fourrière, et désinfectée à ses frais, sauf recours contre le malade ou ses représentants, montant parfois à 100 francs.

En Angleterre, en Belgique, l'assistance publique ou la police urbaine entretiennent des voitures spéciales pour ces transports ; à Paris, le Préfet de police vient d'en faire construire un certain nombre, qui sont déjà mises à la disposition du public. A chaque fonctionnement, ces voitures doivent être désinfectées, afin qu'un varioleux qui la quitte ne puisse pas donner la variole au scarlatineux qui y rentre une demi-heure plus tard ; à Paris, la désinfection se fait à l'aide de l'acide nitreux qui se dégage en se dialysant à travers une éprouvette en terre poreuse, renversée sur un vase plein d'eau alcoolisé, et dans lequel on a introduit des cristaux des chambres de plomb, d'après le procédé de MM. Girard et Pabst.

Il faut de même désinfecter le brancard qui sert à transporter les malades de leur domicile à l'hôpital, à moins que, comme en Angleterre, il n'existe un grand nombre de ces véhicules ayant chacun une couleur spéciale, affectée exclusivement à la même maladie. Ces voitures ou ces brancards doivent être conduits et agencés de telle sorte que leur désinfection soit rapide, facile, peu coûteuse. Les parois intérieures et extérieures doivent être imperméables, peintes et vernies ; les tissus de laine ou autres en seront proscrits ; les garnitures des coussins doivent être mobiles, et exclusivement en cuir ou en toile vernis, faciles à laver à grande eau ou à l'éponge avec des solutions d'acide phénique ou de chlorure de zinc à 2 pour 100. L'intérieur doit pouvoir être lavé à grande eau, avec les pompes à incendie. Les acides nitreux, hypoazotique, sulfureux à l'état de gaz, l'acide phénique en vapeurs obtenues en brûlant 5 grammes d'acide cristallisé sur une pelle rougie, sont des agents très utiles pour désinfecter les voitures tendues d'étoffes et capitonnées.

DÉSINFECTION QUARANTENAIRE (voy. LAZARETS, QUARANTAINES, etc.). Le

Règlement sanitaire maritime (titre VIII, art. 47 à 58) du 22 février 1876, continuant une distinction d'ailleurs bien fondée, établit trois catégories de marchandises ou d'objets au point de vue de la désinfection : *Première classe*, les matières dites *susceptibles*, dont la désinfection est obligatoire et peut être imposée même en certains cas de *patente nette* (drilles, chiffons, crins, cuirs, débris d'animaux ou matières organiques en voie de décomposition; 2ᵉ *classe*, les matières pour lesquelles la quarantaine est facultative (lin, chanvre, coton à l'état brut ; 3ᵉ *classe*, matières *non susceptibles;* ce sont toutes les autres.

Nous nous occuperons ici de la désinfection des matières dites susceptibles.

Chiffons. Les mesures sévères prises contre les chiffons sont justifiées. Il est peu de marchandises qui soient plus dangereuses. Même en dehors de toute importation, le commerce des chiffons à l'intérieur est une cause d'insalubrité et de propagation des maladies contagieuses. M. E. Gibert (1879) a montré qu'à Marseille, où le commerce des chiffons se fait sur une énorme échelle, la variole était d'autant plus fréquente dans un quartier que le nombre des dépôts de chiffons y était plus grand ; les maisons des chiffonniers et des fripiers étaient particulièrement atteintes. A Paris, l'insalubrité des maisons où se trouvent les dépôts de chiffons est incessamment signalée par les commissions des logements insalubres. Dans un grand nombre de papeteries à New-York, en Belgique, en Hollande, la variole, la fièvre typhoïde, ont atteint les personnes occupées à trier des chiffons provenant des localités où régnaient ces maladies.

La France consomme 100 millions de kilogrammes de chiffons par an pour ses papeteries, sur lesquels l'étranger, et principalement l'Orient, en importe dans nos ports 20 millions. Marseille reçoit le tiers de cette importation totale. Ces débris abandonnés par les Arabes, les Turcs ou les Asiatiques, sont dans un état de sordidité extrême. Il y a là un danger véritable sur lequel l'attention a été plus vivement encore attirée en ces dernières années.

La Circulaire du 25 août 1879 imposait un mode uniforme de désinfection par le dégagement du chlore; les quantités indiquées pour produire ce gaz sont insuffisantes et pourraient être facilement décuplées. Le chlore d'ailleurs convient mal à une aussi énorme quantité de matière ; il est peu efficace, son emploi est coûteux. D'autre part, l'immersion dans un liquide désinfectant (solution de chlorure de zinc) aurait de grands inconvénients pour une marchandise aussi encombrante, qui se vend au poids et dont la dessiccation ultérieure serait rendue longue et difficile. Les fumigations d'acide hypoazotique altéreraient sans doute les tissus. Au contraire, celles d'acide sulfureux sont économiques et expéditives. S'il ne fallait faire avec MM. Schotte et Gärtner quelques réserves sur l'action antiseptique du soufre, nous penserions que ces fumigations pourraient parfaitement convenir au but qu'on se propose d'atteindre, mais les papetiers anglais prétendent qu'il compromet la solidité du chiffon et plus tard la couleur des papiers.

Il est donc désirable que ces chiffons soient soumis au mode de désinfection par excellence, la vapeur surchauffée, ou simplement à l'étuve sèche à une température de 130 degrés (Fauvel, 1882).

Cuirs, cornes, crins, laines. Les cuirs verts, les peaux en saumure, peuvent devenir des causes d'infection par la fermentation qu'ils subissent dans les cales chaudes et humides, et à ce titre nécessitent déjà des mesures de désinfection ; mais ces matières peuvent encore transporter des germes de maladies contagieuses, en particulier la morve ou la pustule maligne. D'autre part, les crins, les laines, s'imprègnent facilement, dit-on, du principe des maladies épidémiques (fièvre jaune, choléra, peste), et peuvent, comme les cuirs, déterminer des cas isolés de pustule maligne ou de charbon.

En ces dernières années, on s'est beaucoup ému en Angleterre de petites épidémies de maladies charbonneuses de symptomatologie obscure (pneumonies septiques, etc.), survenues dans les fabriques de tissus de laine; dans le sang de la plupart des individus qui ont succombé on a trouvé les bacilles du charbon. Ces petites épidémies ont été surtout constatées à Bradfort, à Shipley, dans les manufactures de mohair et d'alpaga; comme on les observe de préférence parmi les ouvriers qui font le triage des laines et qui respirent les poussières que l'opération dégage, on les a désignées sous le nom de *Woolsorters disease* (maladie des trieurs de laine) (Bell, 1880). A Glasgow, M. Russell a observé des cas analogues parmi les ouvriers d'une fabrique où l'on travaillait des crins provenant de Russie. Ces faits avaient déjà été signalés depuis longtemps; leur fréquence plus grande montre combien des mesures de désinfection sont nécessaires. Les moyens à employer sont les mêmes que précédemment (*voy.* DÉSINFECTION DES MATELAS).

DÉSINFECTION DE LA CARGAISON. Pendant longtemps les pratiques quarantenaires, par leur lenteur excessive, ont causé au commerce de graves préjudices. Des quarantaines, en effet, ont pu durer soixante-dix à quatre-vingts jours et au delà; celles des hommes étaient toujours plus ou moins proportionnées. D'autre part les moyens usités pour la désinfection des marchandises, tels que le *sereinage* (exposition à l'air), outre des manipulations dispendieuses, entraînaient d'inévitables dégâts. On comprend que ces pratiques vexatoires aient disparu sous le décri public. Mêlier, à l'occasion de l'épidémie de fièvre jaune de Saint-Nazaire en 1862, a proposé une méthode de désinfection des marchandises qu'il décrit sous le nom de *déchargement sanitaire.* Voici en quoi elle consiste :

On enlève les panneaux du navire, on ouvre les écoutilles, afin de faire pénétrer l'air jusque dans les parties *bondées*, encombrées et reculées du navire; il est de plus nécessaire d'enlever le premier plan de marchandises, afin de mettre à nu les parties les plus hautes des parois du navire. On prépare alors un lait épais de chlorure de chaux, à l'aide d'une partie de chlorure pour 7 parties d'eau. On projette cette solution contre les points devenus accessibles des parois intérieures du navire. La solution descend ainsi lentement, en humectant les surfaces, jusqu'au fond de la cale, et pénètre dans le *fardage*, c'est-à-dire l'amas de fagots et de menu bois sur lequel reposent les premières couches de marchandises. Cette solution, agitée par les mouvements de tangage et de roulis du navire, pénètre partout et désinfecte tout ce qui s'y trouve; le chlore devenu libre gagne les régions supérieures : il y a donc en quelque sorte un *chlorurage descendant*, puis un *chlorurage ascendant.* On continue ces aspersions pendant tout le temps que dure le déchargement, et l'action incessante du chlore diminue ou fait disparaître, le danger.

Après ce déchargement, Mêlier faisait procéder à l'*assainissement*, qui consistait en un nettoyage complet, un grattage à vif, des lavages à l'eau chlorurée, puis en un et quelquefois plusieurs blanchiments au moyen du lait de chaux chloruré. Parfois, on y joignait des fumigations de chlore gazeux.

DÉSINFECTION DU NAVIRE. Autrefois on incendiait les navires envahis par une épidémie grave, plus souvent encore on les submergeait. Le *sabordement* est un souvenir, et aussi un diminutif, de ces mesures barbares. Il consiste à pratiquer un certain nombre d'ouvertures opposées au niveau de la ligne de flottaison : à la marée haute la mer pénètre par ces ouvertures, inonde toutes les parties; à la marée basse cette eau de lavage s'écoule et est remplacée par de l'eau pure six heures plus tard. M. Le Roy de Méricourt (1865) a proposé de substituer à ce procédé long, coûteux et peu efficace, le lavage à l'eau douce des cales infectées, en munissant les hommes employés d'un scaphandre ou d'un appareil respiratoire à air comprimé. D'ailleurs, on peut faire dans les cavités des navires des fumigations désinfectantes, qu'un ouvrier muni d'un de ces appareils peut surveiller; mais aucun moyen ne paraît plus efficace que le *flambage* et la carbonisation légère des parois par la méthode qu'a préconisée M. de Lapparent. Ce dernier procédé n'est malheureusement pas applicable aux faces opposées et profondes des revêtements intérieurs et extérieurs de la paroi du navire, à ces espaces irréguliers et inaccessibles qui recouvrent d'une double cuirasse la carcasse du bâtiment et qui sont les réceptacles d'immondices de toute espèce. Il n'est guère que la vapeur surchauffée ou les gaz désinfectants (chlore, acide sulfureux, acide hypoazotique) qui puissent assurer cette désinfection profonde.

M. Fauvel a proposé, depuis longtemps déjà, l'utilisation de la vapeur provenant des machines mêmes qui sont à bord, pour purifier toutes les parties du navire. Cette ressource est supérieure à toutes les autres, autant par son efficacité à peu près absolue que par la facilité de l'exécution. Au Congrès d'Atlanta (1879), l'opinion fut généralement admise que la vapeur surchauffée était le plus puissant de tous les désinfectants, tandis que les agents chimiques donnaient trop souvent une sécurité trompeuse.

Le flambage, la vapeur surchauffée, les fumigations de soufre, celles de chlore gazeux, tels sont donc, dans leur ordre d'efficacité, les moyens véritablement capables d'assurer l'assainissement des parois et des espaces d'un navire.

Mais, en l'absence de toute souillure épidémique du navire, il est parfois nécessaire de recourir à l'emploi des désinfectants : la cale, en effet, est un véritable foyer d'infection, que Fonssagrives compare à un marais; là, au milieu d'un limon ferrugineux de matières organiques qui se décomposent et qui déversent des émanations sulfureuses, sont ensevelis des monceaux de blattes, de cancrelats, de rats, de débris animaux et végétaux de toutes sortes. Dans ces conditions, la désinfection est en tout temps nécessaire; à plus forte raison quand le navire est en quarantaine.

Les grands navires de l'État ont presque tous des *robinets dits de cale*, situés au-dessous de la ligne de flottaison, qui permettent de noyer les bas-fonds de la cale; les pompes expulsent ensuite l'eau qui a remué et entraîné les boues. Parfois on ouvre les robinets de cale le soir et on laisse séjourner l'eau toute la nuit, afin que le marais nautique soit couvert et que l'exhalation des miasmes soit moins active (Fonssagrives, 1877). Mais l'eau que l'on déverse ainsi à l'aide des pompes est infecte et corrompue et empeste l'atmosphère autour du navire : aussi est-il préférable de la désinfecter.

M. Forné (1864) a expérimenté le sulfate de fer, dont M. Fonssagrives avait dès 1856 proposé l'emploi, sur les eaux vannes d'un bâtiment-écurie, pendant l'expédition du Mexique. Les résultats ont été excellents; M. Fonssagrives pense même que le sulfate de fer peut avoir une action favorable sur la conservation des bois par la destruction des champignons qui en produisent la carie. Des observations ultérieures de M. Bourel-Roncières semblent avoir diminué les espérances et la satisfaction qu'avaient causées ces premiers essais. M. Béranger-Féraud, pour la désinfection de la cale du *Jérôme-Napoléon*, s'est servi d'une solution de permanganate de potasse au centième. Ce procédé lui a parfaitement réussi ; malheureusement la dépense est considérable, puisque la désinfection d'un vaisseau coûterait ainsi 300 francs par mois. Ne fût-ce que par cette raison, le moyen est peu praticable.

Le *lait de chaux*, expérimenté par Pettenkofer, agit comme absorbant, bien plus que comme antiseptique, et ne fait qu'incomplétement disparaître la mauvaise odeur. En outre, mélangée aux eaux de cale, la chaux forme des dépôts lourds qui encrassent les pompes évacuatrices et les mettent rapidement hors de service. Au contraire, *le chlorure de zinc* a donné de bons résultats. A la suite de nombreuses expériences répétées sur plusieurs vaisseaux de la flotte, la Commission allemande du choléra a adopté la dose de 2 litres de liqueur de Burnett (qui contient 1 kilogramme de sel pour 2 kilogrammes du liquide total) par mètre cube ou 1000 litres d'eau de cale, ce qui correspond à 1 kilogramme de chlorure de zinc cristallisé par mètre cube. Dans ces conditions, l'odeur sulfhydrique disparaissait complétement, et n'avait pas reparu même après quatorze jours. D'ailleurs le sel et le précipité qu'il forme n'altèrent pas les métaux, les cuirs, les bois, et les dépôts ne gênent nullement le jeu des pompes.

M. Wenzel, médecin général de la marine militaire allemande, pense qu'il y a lieu de faire des réserves sur la valeur vraiment désinfectante du chlorure de zinc, tandis qu'au contraire son action désodorante est puissante et incontestable (*Communication manuscrite*). Des expériences récentes faites au lazaret de la marine de Kiel et à l'Office sanitaire de Berlin (1881) confirment cette opinion.

Le chlorure de zinc était jadis très-employé dans la flotte anglaise jusqu'en 1870 ; il a été interdit par les lords de l'Amirauté à la suite de quelques empoisonnements dont avaient été victimes des marins qui en avaient accidentellement avalé.

En résumé, la désinfection chimique constitue l'*ultima ratio* de l'hygiène navale. L'idéal qu'il faut toujours poursuivre est de ne pas en avoir besoin. Tous les désinfectants du monde ne sauraient suppléer, pour la bonne tenue d'une cale, la propreté et la vigilance. Mieux vaut prévenir la fétidité d'une cale que d'avoir à la combattre.

DÉSINFECTION VÉTÉRINAIRE. La police sanitaire des animaux est fort en avance sur celle des hommes ; la loi du 21 juillet 1881, qui est sans analogue dans la législation humaine, prescrit (tit. Ier, art. 5) la désinfection des écuries, étables, voitures, etc., et objets à l'usage des animaux malades ou souillés par eux ; l'interdiction de livrer à la consommation la chair des animaux morts ou abattus comme atteints de peste bovine, farcin, morve, charbon, rage (tit. Ier, art. 14) ; la destruction ou l'enfouissement des cadavres des animaux atteints de maladies contagieuses. Déjà la Circulaire ministérielle du 22 octobre 1880, réglant les mesures de désinfection à appliquer aux wagons ayant servi au transport des bestiaux, avait réalisé un vœu maintes fois exprimé devant les Conseils d'hygiène des départements ; tous ces wagons doivent porter l'une des affiches : DÉSINFECTÉ, A DÉSINFECTER.

D'ailleurs, depuis une époque très-ancienne (art. 5 de l'arrêté du Parlement de 1745, Arrêté du Conseil du 16 août 1784, confirmés par l'Arrêté du 27 vendémiaire an II, l'article 461 du Code pénal, l'Ordonnance du 17 janvier 1815), les cadavres des animaux morts de maladies virulentes devaient être enfouis profondément et avec des précautions déterminées.

L'article 14 de la loi du 21 juillet 1881 confirme ces prescriptions, tout en réservant pour un règlement d'administration qui a paru en septembre 1882 les conditions du transport, de l'enfouissement ou de la destruction des cadavres.

M. Pasteur, dans des expériences célèbres, a montré que les corpuscules germes de plusieurs microbes viruliformes résistent presque indéfiniment à la putréfaction. Les vers de terre ramènent à la surface du sol, avec leurs déjections, ces spores microscopiques qu'ils sont allés chercher au fond des fosses d'enfouissement. Ces spores, s'introduisant dans les fosses nasales ou la bouche des moutons qui passent ou séjournent en ces endroits, leur inoculent le charbon. C'est ainsi que se perpétuent dans certains localités, véritables *places maudites*, des épizooties de sang de rate.

Il semble donc que l'enfouissement des animaux atteints de sang de rate soit insuffisant pour empêcher la dissémination de cette affection : aussi le docteur Thouvenet (de Limoges) a-t-il proposé de faire dans ces cadavres d'animaux des injections antiseptiques ou désinfectantes. Mais, outre que toute crainte de danger ultérieur n'est pas absolument évitée, il est évident que de pareilles opérations sont difficiles, longues et coûteuses, et nécessitent l'usage d'un bon instrument et d'un opérateur suffisamment exercé. Il serait plus rationnel d'envoyer, avec certaines précautions et sous de bonnes garanties, ces cadavres à l'équarrisseur ou à la fonderie de suif. Là où il n'existe ni équarrisseur, ni fonderie de suif, la destruction par le feu, l'incinération assure une désinfection absolue. Au Congrès d'hygiène de Milan, sur la proposition de MM. Cristoforis et Lacassagne, un vœu a été émis en faveur de l'incinération des animaux atteints ou morts de maladies transmissibles. Tous les hygiénistes s'associeront à ce postulatum ; le difficile est de rendre cette incinération pratique, facile, peu coûteuse, dans toutes les campagnes.

Nous n'insisterons pas sur les procédés de désinfection, utilisables pour les locaux ou objets de toutes sortes que l'animal malade a pu souiller pendant sa vie, ils ne diffèrent point de ceux déjà décrits (DÉSINFECTION DES LOCAUX). Il y a lieu de rappeler cependant que Renault préconisait dans ce but l'emploi de l'eau bouillante, pour laver les mangeoires, les stalles, etc.

DÉSINFECTION DES ALIMENTS ET DES BOISSONS. Dans certaines circonstances rares (villes assiégées, armées en campagne), on est obligé de faire usage d'aliments ou de boissons qui nécessitent une véritable désinfection préalable (viande d'animaux charbonneux, viandes trichinées, ladres, etc.).

La chaleur est le moyen par excellence de détruire les germes doués de vie qui infestent la viande (la trichine ne résiste pas à une température de 70 degrés, maintenue un quart d'heure), mais il faut se rappeler que la température ne pénètre que très-lentement les parties centrales des morceaux volumineux (Vallin, 1881).

Les altérations de la viande cuite (viandes de conserve) sont beaucoup plus dangereuses, par le développement de moisissures toxiques ou de ptomaïnes ; dans le premier cas une nouvelle cuisson serait le seul remède ; au contraire les ptomaïnes ne sont nullement décomposées à 100 degrés. Les fumigations d'acide sulfureux ou les lavages avec les solutions de cet acide peuvent arrêter la fermentation et faire disparaître la mauvaise odeur non-seulement de la viande, mais encore de divers aliments. Par la cuisson, l'acide sulfureux disparaît et ne semble pas pouvoir causer le moindre accident.

L'humectation des surfaces avec une solution saturée d'acide salicylique ou borique préserve les viandes d'une putréfaction hâtive, mais les surfaces imprégnées doivent être lavées ou enlevées avant que la viande soit soumise à la cuisson. L'enveloppement dans la poudre de charbon est un bon moyen de désinfection ou tout au moins de désodorisation.

L'eau destinée aux boissons est parfois de mauvaise qualité et chargée de principes suspects et nuisibles; l'ébullition, puis la précipitation lente des matières organiques par une très-petite quantité d'alun, la filtration et l'aération, constituent une série d'opérations après lesquelles on peut faire usage sans danger d'une eau impure.

Dans l'industrie, on a cherché à désinfecter les phlegmes des alcools mauvais goût. Il reste à savoir si la désinfection, la suppression du mauvais goût de ces alcools, serait une garantie de la disparition complète de leur toxicité.

DÉSINFECTION DES HABITATIONS COLLECTIVES OU PRIVÉES. Avant de procéder à toute tentative de désinfection d'une caserne, d'une chambrée, d'un dortoir de lycée, etc., dont l'état sanitaire laisse à désirer, il est indispensable de rechercher avec soin les causes de l'infection et de l'insalubrité et de les faire disparaître. Ceci d'ailleurs rentre dans le domaine général de l'hygiène et ne saurait trouver place ici.

La propreté minutieuse des locaux et des habitants, une large ventilation, suffisent souvent pour entretenir le bon état hygiénique des habitations collectives ou privées; mais, lorsque les murs sont imprégnés des vapeurs respiratoires ou des buées chargées de matières organiques putrescibles qui sont venues s'y condenser, lorsque les planchers se sont laissé pénétrer par les débris alimentaires, les produits de l'expectoration, les boues et les fumiers venant des écuries délayés dans les eaux de lavage, alors il faut procéder à une désinfection rationnelle et méthodique.

Il faut commencer par enlever la couche de fumier qui s'est formée sur les murs par les lavages ou par le grattage; le flambage par la méthode Lapparent assurerait la destruction de la matière organique des couches profondes. Là où la chose est possible, il est assurément préférable de remplacer le badigeonnage à la chaux, aussi médiocre que banal, par un enduit imperméable, tel que le silicate de zinc, très-usité en Angleterre et beaucoup moins coûteux que la peinture.

Des difficultés nombreuses (le poids qui charge les charpentes, la facilité des fissures, le froid) s'opposent, paraît-il, au remplacement des planchers en bois par des matériaux imperméables (asphalte, ciments, mosaïques), on est donc obligé de recourir aux enduits de cire, de paraffine, d'huile de lin siccative, de silicates, pour assurer cette imperméabilité. D'ailleurs les lavages à grande eau doivent être évités; quand un plancher en sapin ou en bois poreux est souillé, il est préférable de le laver à la brosse, avec une très-petite quantité d'eau bouillante alcaline ou contenant 1 pour 100 de chlorure de zinc, et d'éponger immédiatement après. Cette opération est recommencée à plusieurs reprises à l'eau pure, puis le plancher bien séché est recouvert d'une couche d'huile de lin bouillante. Il devient facile par la suite d'entretenir ce plancher en bon état, soit par le passage d'un linge simplement mouillé, soit à l'aide du sable légèrement humide (Circulaire du ministre de la guerre, 11 avril 1877).

Mais, il faut bien l'avouer, lorsqu'il s'agit des casernes en particulier, ces moyens sont souvent inefficaces et celles-ci n'en restent pas moins souvent de redoutables foyers d'infection. Au Congrès d'hygiène de Turin (1880), les médecins des armées de l'Europe ont été unanimes à déplorer la fréquence de la phthisie chez le soldat. Pour notre part, nous croyons qu'il est sage de partager les craintes exprimées dès 1868, par M. Villemin, relativement à la transmission de la maladie des phthisiques, capables encore de continuer le service actif, aux individus sains vivant dans la même chambrée, et d'agir, dans l'état d'incertitude où est encore la science, comme si le danger était démontré. L'éminent médecin inspecteur général du service de santé des armées, M. Legouest, s'efforce depuis quelques années de généraliser la désinfection des établissements militaires par l'acide sulfureux. Nous sommes persuadés que, si cette mesure était appliquée régulièrement et uniformément dans toutes les casernes, pendant dix ans, l'expérience en démontrerait le bénéfice par une diminution croissante de la fièvre typhoïde et même de la tuberculose dans la population militaire.

Éviers, tuyaux de conduite des eaux ménagères. Dans les habitations privées, les éviers et les tuyaux de conduite, etc., dégagent parfois des odeurs fétides intolérables. L'Instruction du 10 novembre 1848 recommande l'emploi de l'eau de Javelle (1 à 2 pour 100); mais ce lavage est le plus souvent insuffisant, et il est indispensable de garnir d'appareils à occlusion hydraulique les orifices qui ouvrent dans l'intérieur des maisons. D'autre part, les tuyaux verticaux de conduite des eaux ménagères ne doivent pas se continuer, sans interruption siphoïde, jusque dans l'égout de la rue, autrement ces tuyaux se transforment en cheminées d'évent, par lesquelles l'égout se ventile dans l'intérieur des maisons chauffées. Ce principe est admis par tous les ingénieurs sanitaires, en particulier en Angleterre.

Latrines. Les latrines doivent être désinfectées quand elles sont malpropres et mal tenues, ou quand elles sont mal construites. Dans le premier cas, l'opération est assez facile; dans le second cas, elle est presque impossible.

Pour assurer une désinfection durable, trois conditions sont nécessaires :

1° Intercepter toute communication entre la fosse et le cabinet;

2° Empêcher la stagnation des immondices et l'infiltration des matériaux du cabinet par les matières solides, liquides ou gazeuses ;

3° Désinfecter les matières de vidange ou les gaz qui s'en dégagent.

L'occlusion hermétique des tuyaux de chute est indispensable lorsque l'on veut assurer la salubrité des latrines. Nous n'avons pas à entrer ici dans la description des appareils les plus convenables, il suffit de dire qu'ils doivent présenter une faible surface exposée à être souillée par les matières solides, et constituer un siphon ou une cuvette siphoïde, dont l'inflexion restant toujours pleine de liquide empêche tout reflux de gaz de bas en haut. Le traité de l'ingénieur anglais Baldwin Latham (1873) décrit, figure et critique toutes les combinaisons qui ont été imaginées en Angleterre, et qui sont d'un emploi journalier; il serait grand temps de les introduire dans notre pays.

En général, ces appareils exigent beaucoup d'eau. Parkes compte 27 litres par personne et par jour, pour le service des latrines seulement. En France, en 1880, M. Alphand évaluait la dépense d'eau par jour et par personne, dans les maisons privées, à 3 litres. Il n'y a donc pas lieu de s'étonner que les appareils hydrauliques qui fonctionnent si bien en Angleterre soient sans effet en France.

C'est surtout dans les latrines qu'il faut éviter que les murs, les *bois des sièges*, etc., s'imprègnent de gaz, de miasmes infects, de liquides altérés. L'emploi des substances imperméables est donc ici formellement indiqué. Il est d'ailleurs certaines conditions de construction qui permettent d'assurer, à l'aide de la propreté seule, un bon fonctionnement des latrines. Ces conditions sont exposées dans des traités spéciaux auxquels nous renvoyons le lecteur.

Mais, en attendant que l'on réforme le mode de construction des latrines, que l'on substitue les fosses mobiles aux fosses fixes, que l'on y introduise l'eau en abondance, etc., il faut, pour être pratique, remédier au mal qui existe : or la désinfection des fosses peut être obtenue de deux façons : en désinfectant les matières déjà décomposées, en empêchant les matières fraîches de s'altérer.

Désinfection des fosses. Pour atteindre le premier but, on s'est servi du sulfate de fer ou de zinc, du chlorure de zinc, de l'acide phénique, etc. M. Fermond (1858), à la suite d'expériences nombreuses sur la valeur relative de substances désinfectantes proposées à l'Assistance publique, donne le premier rang au chlorure de chaux. Il résulte en effet de ses observations que 500 grammes de chaux, dont le prix net est de 26 centimes, désinfectent à peu près aussi bien qu'un litre de liquide Larnaudès (sulfate de zinc, $1^{kil},250$; sulfate de cuivre, 56 grammes; eau, 10 litres), du prix de 27 centimes, et qu'un litre et demi de liquide Ledoyen (azotate de plomb cristallisé, 1 kilogramme; eau, 10 litres), du prix de 30 centimes, en ce qui concerne l'hydrogène sulfuré, mais le chlorure de chaux absorbe mieux que ces derniers liquides l'ammoniaque libre des matières fécales, quoique pourtant il en reste des quantités fort notables.

On a bien souvent essayé de faire le classement des substances employées pour désinfecter les latrines; Flisch range ainsi ces substances, suivant qu'elles empêchent la fermentation des matières fraîches : 1° acide nitrique et phénique; 2° acide sulfurique; 3° acide chlorhydrique; 4° huile essentielle de térébenthine; 5° acide pyroligneux impur; 6° sulfate de cuivre; 7° sulfate de zinc; 8° sulfate de fer; 9° alun; 10° tannin; 11° solution presque neutre de chlorure de fer; 12° charbon de bois. Cette classification n'est pas absolue, le sulfate de fer y est placé à un rang très-inférieur. Lex, qui a étudié l'action de ce sel, a vu qu'en mélangeant des matières fécales solides avec un volume double de solution de sulfate de fer à 2 pour 100, il y avait au bout de huit jours, quantité de moisissures, mais pas trace de vibrioniens. Cet auteur a calculé que, pour désinfecter les matières fraîches rendues en vingt-quatre heures par une personne, il fallait environ 24 grammes de sulfate de fer. Cette dose est insuffisante, lorsque les matières ont fermenté, il faut alors neutraliser complétement l'alcalinité. L'extrême bon marché du sulfate de fer (25 centimes le kilogramme) est d'autre part un précieux avantage.

La plupart de tous ces agents ne sont guère que des palliatifs, ils absorbent d'une façon plus ou moins parfaite les gaz putrides, tandis qu'ils n'empêchent que d'une façon restreinte les matières de se putréfier; il en résulte qu'après l'emploi des absorbants celui des antiseptiques est aussi nécessaire que rationnel.

M. Emery Desbrousses (1880) a utilisé l'*huile lourde de houille*. A l'aide de ce corps, dont M. Dussard avait signalé les propriétés en 1874, il a réussi à désinfecter pendant plus de deux ans les latrines infectes de la caserne de Vaucelles à Caen.

L'huile lourde de houille ne supprime pas seulement la mauvaise odeur, elle emprisonne les germes morbides et arrête la fermentation. Ce liquide brunâtre, à reflets argentés, gluant et onctueux, est un mélange très-complexe où l'acide phénique et les phénols tiennent une place importante; il a une densité de 1,030, mais, quand on le projette dans l'eau, une partie tombe au fond du réservoir, l'autre surnage comme de l'huile. La couche légère et insoluble qui se répand à la surface des matières, quand on verse cette huile dans une fosse, produit donc une sorte d'interception hermétique, qui empêche l'action de l'air extérieur sur les matières et arrête le dégagement des émanations méphitiques; la partie soluble, l'acide phénique et les phénols, qui constituent des antiseptiques assez puissants, retardent singulièrement la fermentation de toute la masse. Il ne s'agit donc pas ici seulement d'un agent absorbant ou fixateur, comme les sels métalliques, mais bien d'un véritable désinfectant.

On a également préconisé la projection journalière d'acide phénique dans les fosses. Théoriquement, on pouvait espérer prévenir ainsi la putréfaction des matiè. res, à une époque où l'acide phénique était considéré comme un puissant destructeur de la vie des germes. Depuis qu'on a réduit cette action à une plus juste valeur, il faut abandonner cette illusion. D'ailleurs, au point de vue pratique, Parkes a montré depuis longtemps que la dépense occasionnée par l'acide phénique serait, dans ce cas, énorme. Il faudrait en effet, d'après lui, 13 à 15 grammes d'acide phénique pur par litre de liquide de vidange, pour empêcher toute action nuisible des émanations sur l'organisme, soit 13 à 15 kilogrammes par mètre cube dans une fosse !

La *poudre désinfectante de Calvert*, qui contient 20 à 30 pour 100 d'acide phénique mêlé à de l'alumine et du silicate d'alumine; celle de Mac Dougall, mélange de phénates et de sulfites de chaux et de magnésie, préviennent l'une et l'autre la fermentation des matières fécales, à la dose de 15 grammes de poudre pour 112 grammes de matières fécales solides : mais comment peut-on songer à introduire dans la pratique journalière une poudre coûteuse, dont il faut 125 grammes pour désinfecter un litre de matières, soit 125 kilogrammes par mètre cube ?

Erismann (1875) a ajouté à la matière des fosses fixes des poids égaux de substances réputées désinfectantes, et il a recherché quelle quantité d'acide carbonique, d'ammoniaque, d'hydrogène sulfuré ou d'hydrogène carboné, se dégageait ensuite de ces matières. Les expériences ont porté sur le sublimé, l'acide sulfurique, le sulfate de fer, la terre de jardin, le charbon de bois. L'action antiseptique du sublimé et de l'acide sulfurique lui a paru incontestable; il rejette toutefois le sublimé à raison de son prix élevé; ce prix est cependant assez faible. Au contraire l'acide sulfurique en solution au centième est peu coûteux et suffisamment efficace. Malheureusement, il dégrade un peu les conduits en fer, et même désagrége ou corrode les matériaux de construction.

Le *désodorisant de Süvern* a joui d'une très-grande vogue en Allemagne et en Hollande; c'est un composé de chaux, de coaltar et de chlorure de magnésie en proportions déterminées; ce mélange enlève la mauvaise odeur des matières de vidanges liquides et diminue leur adhérence aux conduits. Avec la méthode de Süvern, on ne peut songer à écouler directement les matières à l'égout; ces

trois chefs principaux : 1° désinfection des produits gazeux; 2° des liquides; 3° des résidus solides provenant des fabriques.

1° *Émanations industrielles, dégagements.* La plupart des usines dégagent des vapeurs, des gaz, des odeurs qui en rendent le voisinage incommode ou insalubre. Les vapeurs d'acide chlorhydrique caractérisent les fabriques de soude et de chlorure. L'acide sulfureux est produit par la combustion de la houille, la fabrication de l'acide sulfurique, le raffinage du soufre, le grillage des sulfures métalliques. Les vapeurs nitreuses (acide nitreux et hypoazotique) sont communes dans les fabriques d'acide nitrique, sulfurique, oxalique, arsénieux, picrique, de nitrobenzine. L'hydrogène sulfuré, l'ammoniaque, se dégagent surtout des usines à gaz, etc., les émanations putrides ou cadavéreuses sont propres aux usines où l'on traite les matières organiques par la chaleur, fonderie de suif, fabrique de colle forte, débouillage des os, etc.

On se débarrasse de ces émanations, tantôt en les condensant dans des appareils spéciaux, ce qui permet d'obtenir des solutions saturées ou des produits que l'industrie utilise de nouveau, tantôt en les faisant passer à travers des foyers auxquels elles fournissent un aliment de chauffage économique. Mais, quels que soient les perfectionnements récents introduits dans ces appareils ou procédés, il faut bien reconnaître que cette question est loin d'être résolue, et qu'elle réclame encore de nouvelles recherches.

2° *Désinfection et épuration des eaux industrielles.* Les lois, arrêtés et circulaires, défendent d'infecter les rivières par la projection des eaux et résidus industriels, ces produits doivent être préalablement purifiés ou dénaturés (Ordonnance des eaux et forêts d'août 1669. Ordonnances royales des 16 décembre 1672, du 20 février 1773. Arrêtés du Conseil du 24 juin 1777, des 17 et 23 juillet 1783. Lois des 22 décembre 1789 et 16-24 août 1790. Décrets ministériels du 9 janvier 1858 et du 25 janvier 1858. Règlement des 23-25 novembre 1867. Décision ministérielle du 24 juillet 1875, etc.). Toutefois il n'existe pas en France de loi récapitulative bien précise, analogue à celle intervenue récemment en Angleterre (15 août 1876). Il en résulte une grande variabilité dans la manière dont est assurée la protection de nos cours d'eau.

Sans tenter ici une classification des eaux industrielles et de leurs moyens de purification, on peut dire d'une manière générale qu'il faut qu'une eau industrielle soit soumise à une ou plusieurs des opérations suivantes :

a. Clarification soit directe, soit à l'aide de réactifs.

b. Épuration par le sol.

c. Neutralisation de l'acidité ou de l'alcalinité.

d. Évaporation.

e. Puisards.

a. *Clarification, filtration, précipitation.* Les eaux abandonnées au repos laissent déposer une partie des matières qu'elles tiennent en suspension, c'est un premier degré de purification. Mais la formation des précipités a toujours lieu avec une grande lenteur, et c'est là une source de difficultés sérieuses quand la masse d'eau à clarifier est considérable. Aussi a-t-on cherché à en accélérer la marche à l'aide de réactifs chimiques. M. Schlœsing a montré que le chlorure de calcium hâtait la précipitation de l'argile et des troubles en suspension dans l'eau. La chaux possède des propriétés analogues, mais son mode d'action est plus complexe; elle précipite les matières en suspension, neutralise les acides, et fait subir des transformations encore mal connues aux matières

dissoutes : elle agit donc à la fois comme absorbant, comme coagulant, et comme
agent physique, en accélérant le mouvement de précipitation des matières en
suspension (Boudet, 1856; Wurtz, 1872; Gérardin, 1874; Pettenkofer, 1874;
Mehlhausen, 1879). Toutefois on ne doit pas oublier que l'épuration par la
chaux est toujours incomplète, ainsi que l'ont démontré Way Letheby, Hoffmann,
Frankland. Les eaux ainsi clarifiées se putréfient au bout de quelques jours, si
on les conserve immobiles dans des réservoirs, surtout si ces derniers ne sont
pas fréquemment curés.

En Angleterre on emploie depuis quelques années avec un certain succès
un procédé d'épuration des eaux industrielles par précipitation connu sous le
nom de procédé A B C. Il consiste à ajouter à 648 grammes d'eau des proportions déterminées des matières suivantes :

	grammes.
Alun (Alum).	0,388
Sang (Blood)	0,008
Argile (Clay-Charcoal)	1,296
Charbon de bois.	0,388

On s'est également servi, pour obtenir la précipitation des résidus organiques
contenus dans les eaux industrielles, de perchlorure de fer (Kœhné), de phosphate
double de magnésie et de fer, de sels de fer ou de magnésie, associés à la chaux
(Rabot, 1882), de sulfate d'alumine ferrugineux (Lechàtelier, 1866-68; Vivien
1878), etc., etc.

Il n'y a pas lieu d'insister sur ces divers procédés qui pour la plupart ne
peuvent être appliqués que dans des cas particuliers, alors que les eaux résiduaires à épurer ne sont pas trop abondantes : ils exigent en effet l'établissement de vastes réservoirs, une grande perte de temps et un encombrement
considérable.

MM. Gaillet et Huet ont construit en ces dernières années un appareil consistant en un système de colonnes de décantation terminées par un filtre-presse.
La décantation est ainsi, dit-on, plus rapide et plus complète, les eaux résiduaires au sortir de l'appareil ont perdu 60 à 70 pour 100 de la matière organique qu'elles contiennent, et les dépôts comprimés au sortir du filtre-presse
ont l'apparence de terre humide et peuvent être transformés en briquettes.

b. *Épuration par le sol.* Quelle que soit la méthode adoptée pour la clarification des eaux, il reste presque toujours dans l'eau redevenue limpide une
quantité notable de substances organiques qui sont souvent une cause d'infection des rivières, soit par la fermentation putride ultérieure, soit par la réduction des sulfates contenus dans l'eau, le dégagement d'hydrogène sulfuré, la
privation d'oxygène dissous et la mort des poissons.

Tous ces dangers sont évités par l'irrigation et la filtration à travers le sol.
Le sol doit être très-perméable ou parfaitement drainé, l'irrigation doit être
intermittente, afin que les couches souterraines soient bien aérées. Dans ces
conditions la matière azotée se transforme en acide azotique et la nitrification
se produit au grand bénéfice du sol sur lequel l'irrigation est faite et de l'eau
qui sert à l'irrigation.

Déjà, en 1859, M. Wurtz considérait la filtration des vinasses à travers une
surface limitée d'un terrain drainé comme le complément presque indispensable du traitement par la chaux de ces liquides sucrés et fermentés dépouillés
de leur alcool par la distillation. M. Gérardin, 1868-74, a obtenu de remar-

quables succès à l'aide de cette méthode dans un grand nombre d'établissements où la désinfection des eaux vannes avait été vainement tentée. M. Durand Claye (1879) a fait connaître le résultat excellent obtenu par l'irrigation agricole à l'usine de Balsan sur le bord de l'Indre, qui fabrique par jour 2000 mètres de drap en laissant absolument pure la rivière qui coule au pied de l'usine. Il serait facile de citer actuellement un grand nombre d'usines, papeteries, féculeries, tanneries, filatures, etc., qui, tant en France qu'en Angleterre, en Belgique, utilisent ce moyen d'épuration aussi rationnel que pratique de leurs eaux industrielles.

Parfois les conditions topographiques ne permettent pas d'épurer l'eau des usines par l'irrigation sur le sol. Il faut alors s'efforcer de concilier les exigences de la santé publique avec les justes réclamations de l'industrie : le plus généralement une étude minutieuse sur place permet de résoudre la difficulté.

c. *Neutralisation.* Les eaux résiduaires d'un grand nombre de fabriques possèdent une acidité très-marquée (liquide de décapage des métaux, eaux sures des féculeries, eaux des fonderies de suif, des fabriques où se fait l'épaillage chimique au nopage des laines, des fabriques d'aniline, de stéarine, de produits chimiques, etc., etc.). Ces eaux acidules détériorent rapidement les matériaux de construction des égouts et des ciments dont ils sont revêtus. Des ordonnances de police, en particulier celle du 16 septembre 1859, exigent que les eaux envoyées aux égouts ne marquent pas plus de 1 degré à 1 degré et demi à l'aréomètre de Baumé.

La neutralisation s'obtient soit à l'aide du traitement par la chaux dans des bassins de dépôt, soit en raison de l'économie, quand l'acidité est très-forte, par le passage à travers des amas de pierre calcaire grossière. Depuis quelques années, on la réalise en faisant séjourner les eaux fortement acides sur des rognures de zinc, de fer, de cuivre, etc. C'est ainsi que l'on obtient dans le commerce à des prix très-bas de grandes quantités de sulfate ou de chlorure de fer, de zinc (liquide de Larnaudès, eau de Saint-Luc) dont l'action désinfectante est puissante. Dans d'autres circonstances ces eaux acides peuvent servir à neutraliser des eaux résiduaires alcalines ou ammoniacales.

d. *Évaporation et destruction des résidus par le feu.* Dans quelques cas l'évaporation des eaux industrielles, et la destruction par le feu des résidus desséchés sont les seuls moyens de faire disparaître le danger d'infection. C'est ainsi qu'en Angleterre on a imposé cette concentration par le feu aux distilleries de pétrole qui déversaient dans les rivières des eaux dont on ne pouvait détruire l'infection.

e. *Puisards.* Les puisards ou *boit-tout* sont des excavations creusées dans un sol perméable de manière à laisser filtrer les eaux vannes dans les profondeurs du sol. Rien n'est plus dangereux qu'une telle pratique, qu'un arrêté ministériel récent (31 juillet 1882) vient de prohiber presque complétement sur toute l'étendue du territoire.

3° *Désinfection des résidus solides.* Le meilleur procédé de désinfection des résidus qu'accumulent certaines fabrications consiste à enfouir ces déchets profondément dans le sol ou à les détruire par le feu des chaudières ; ces moyens ne sont pas toujours d'une application facile. On peut obtenir une désinfection partielle de ces résidus en les recouvrant de couches épaisses de charbon animal, de tan épuisé, de terre sèche, de sciure de bois, de tourbe, de plâtre. On y mêle 5 pour 100 de sulfate de fer ou on arrose les couches avec du chlorure acide de manganèse provenant de la fabrication du chlore. On arrivait ainsi à l'abattoir d'Aubervilliers à supprimer presque complétement l'odeur de tas cubant 200 à 300 mètres où des intestins de chevaux, des résidus divers, se transformaient en guano au bout de huit mois à un an (de Freycinet).

Le sang provenant des abattoirs est souvent mêlé au chlorure de zinc, à l'acide sulfurique ou à des matières goudronneuses pour être transformé en un magma imputrescible. MM. Boussingault et Boudet (1874) ont constaté que des industriels obtenaient un excellent effet du liquide suivant pour la conservation et la désinfection du sang provenant des abattoirs et destiné à servir à la préparation de l'albumine :

	kilogrammes.
Sulfite de soude cristallisé	0,600
Acide phénique brut.	0,600
Vinaigre ordinaire.	0,150
Acide sulfurique.	0,025
Eau.	2,500
	3,435

Dissoudre et mêler pour ajouter à 100 kilogrammes de sang.

Dans le nord de la France les cultivateurs désinfectent les fumiers entassés au voisinage des fermes en y mêlant du plâtre qui arrête le dégagement du carbonate d'ammoniaque en le fixant à l'état de sulfate et en formant du carbonate de chaux. M. Fischer (1878) a préconisé le phosphate acide de chaux et le sulfate de fer pour être employé de la même façon.

DÉSINFECTION MUNICIPALE. 1° *Voie publique. Boues et immondices.* Depuis l'arrêté du 11 septembre 1870 tout dépôt d'immondices sur la voie publique est interdit. Les ordures ménagères doivent être descendues le matin de cinq à sept heures dans des boîtes individuelles et enlevées par les boueurs au cours de leur tournée. Ces ordures, auxquelles se joignent les balayures des rues, constituent un cube journalier d'environ 2000 mètres. La désinfection de ces amas est toujours très-difficile. En 1881, M. le docteur W. Sedwick Saunders a proposé au Comité sanitaire de la Cité de Londres un système basé : 1° sur la destruction par le feu de tout ce qui est combustible dans ces détritus; 2° sur la séparation des diverses matières et leur conversion en charbon. A Armeley Road, où ce système est appliqué, on consume au grand bénéfice de l'hygiène 7 tonnes de détritus en vingt-quatre heures et 80 pour 100 de la masse totale sont anéantis par le feu au moyen d'appareils dits l'un *destructor*, l'autre *carbonisor.* A Paris la direction des travaux a adopté pour le nettoyage et la désinfection de la voie publique un certain nombre de désinfectants (voy. *Notice sur le nettoiement de la voie publique*, Vassière, Ville de Paris, direction des travaux. Chaix, 1876, p. 11), parmi lesquels le chlorure de chaux marquant 100 à 105 degrés, en solution au 20e (désinfection des urinoirs, des ruisseaux), le sulfate de fer ou de zinc en solution au 10e (désinfection des baquets des postes de police, des viandes, etc., poissons corrompus des halles et marchés), l'acide phénique en solutions au 20e, 40e, 100e, 1000e (suivant les cas et le degré d'infection), l'acide chlorhydrique en solutions à 1 pour 6, 1 pour 10, 1 pour 15 (nettoyage des murs et des dalles souillées, etc,), l'acide de mirbane (nitrobenzine impure), etc.

Il est utile de connaître ces instructions officielles trop ignorées du public, des médecins et des hygiénistes.

2° *Halles et marchés.* L'ordonnance du 51 octobre 1831 concernant les *Mesures de salubrité à observer dans les halles et marchés* contient les prescriptions suivantes :

« Il est enjoint aux marchands de changer l'eau de leurs baquets assez fréquemment pour qu'elle n'ait aucune odeur, sans jamais laisser la même eau plus de six heures ; — de rincer les baquets et de laver à l'eau pure les ruisseaux où ils ont vidé leurs eaux corrompues ; — les tables à étalages, ustensiles, seront lavés et grattés chaque soir au moins ; une fois par semaine au moins ils seront lavés sur tous les points avec une solution de chlorure de chaux (une livre de chlorure de chaux sec pour une voie d'eau). »

D'autre part un arrêté récent (avril 1881) du préfet de la Seine a rendu obligatoires le lavage et la désinfection du marché aux bestiaux de La Villette.

« Après chaque tenue du marché, le sol des halles, des étables, des parcs, du comptage du marché aux bestiaux, ainsi que tous autres emplacements où les bestiaux auront séjourné et les parties en élévation qu'ils auraient pu souiller, seront lavés à grande eau, et après chaque lavage arrosés avec une solution désinfectante. Ces lavages et arrosages ne pourront être suspendus en raison du refroidissement de la température qu'avec l'assentiment des agents des deux préfectures. Ces opérations de désinfection seront exécutées sans préjudice de l'accomplissement de celles prescrites par l'arrêté du 23 juillet 1874, qui reste en vigueur. »

Ces prescriptions sont excellentes. Il faudrait tenir la main à ce qu'elles soient rigoureusement exécutées.

3° *Morgues.* L'état souvent très-avancé de putréfaction dans lequel sont apportés les cadavres à la Morgue, la nécessité de prolonger le plus possible la durée de l'exposition des cadavres non reconnus, sont des causes inévitables d'infection de ces établissements. Les moyens de désinfection ont été très-variés et souvent infructueux.

D'Arcet avait proposé en 1831 l'emploi des tables spéciales d'autopsies et de dissection ; la table sur laquelle reposait le cadavre était percée de trous, et l'air souillé aspiré par un conduit souterrain aboutissait à la cheminée d'un foyer. Devergie, en 1866, fit l'essai d'une de ces tables à la morgue, et reconnut que, si elles étaient efficaces, elles avaient l'inconvénient de coûter cher ; de plus, en hiver les mains de l'opérateur sont refroidies d'une façon insupportable par le courant d'air qui balaie la table. Déjà, dès 1827 et 1829, Devergie avait établi à l'ancienne Morgue des robinets irrigateurs d'eau pure sur les corps, il proposa plus tard l'addition d'acide phénique à l'eau (1 litre d'acide pour 2000 litres d'eau). Devergie déclare dans son rapport que ce procédé a fait disparaître toute odeur putride même pendant l'été.

Une expérience plus prolongée a montré que le résultat obtenu était encore très-incomplet et M. Brouardel a proposé, par analogie à ce qui existe dans plusieurs universités allemandes, l'installation d'appareils frigorifiques. Ces appareils, basés sur le principe de l'appareil Carré, fonctionnent depuis peu de temps et paraissent très-supérieurs à ceux que nous trouvons décrits en Allemagne. Depuis leur installation toute odeur putride a disparu, ce qu'on n'avait jamais pu obtenir jusque-là ; malheureusement, si la dépense d'entretien est faible, celle de premier établissement est considérable ; il semble cependant qu'aucun moyen de désinfection des corps déjà putréfiés ne puisse être comparé à celui-là qui a l'avantage de n'introduire dans le cadavre ni dans l'enceinte de la Morgue aucune substance toxique qui pourrait troubler les recherches de la justice.

4" *Amphithéâtres de dissection.* Les amphithéâtres de dissection sont presque toujours placés dans l'enceinte même des hôpitaux; ils sont une cause réelle de dangers pour les grands blessés, les accouchées, etc.; leur désinfection doit être rigoureusement assurée.

Un ensemble de précautions, de soins journaliers, peuvent prévenir l'infection non moins que la détruire. Nous rappellerons les conditions suivantes :

1° Le sol doit être absolument imperméable, les pentes doivent être ménagées de telle sorte que les lavages à grande eau puissent se faire fréquemment, rapidement et sans stagnation;

2° Les tables doivent être également imperméables, déprimées vers les parties centrales, mobiles sur un support métallique creux, en communication avec l'égout dont il est séparé par un obturateur hydraulique siphoïde hermétique;

3° Les canaux d'écoulement au dehors suffisamment larges doivent être séparés de l'égout par un appareil siphoïde; les eaux de lavage des tables et des salles de dissection avant d'aboutir à l'égout doivent être désinfectées;

4° Les cuves à macération doivent être hermétiquement closes. Les gaz putrides provenant de ces cuves sont dirigés sous les foyers des chaudières et détruits;

5° Les cadavres destinés aux travaux anatomiques devraient toujours être injectés par une grosse artère, avec une solution de chlorure de zinc (procédé Sucquet) à 40 degrés Baumé, de sulfite neutre de soude, de biborate d'ammoniaque, ou par un mélange d'alcool, de glycérine et de phénol; l'ordonnance du 31 octobre 1846 défend l'emploi de l'arsenic pour la conservation des cadavres.

Les parties soumises aux dissections devraient dans l'intervalle des heures de travail être recouvertes d'une sorte de couvercle métallique pour empêcher la dissémination des miasmes;

6° Les débris les plus fins provenant des dissections doivent être recueillis dans des baquets contenant une solution forte de chlorure de zinc ou de chaux (1 à 10 pour 100), ou, ainsi que l'a proposé récemment M. le professeur Trélat, détruits par le feu dans un appareil crématoire décent;

7° Si l'odeur devient fétide, on obtient un bon effet des pulvérisations désinfectantes pratiquées à l'aide d'appareils semblables aux pompes de jardin avec des solutions phéniquées fortes, de chlorure de zinc à 1 pour 500, de permanganate de potasse. La désinfection par les fumigations sulfureuses, par l'acide sulfonitreux (Girad et Pabst), est indiquée lorsque l'infection est considérable;

8° Les voitures servant au transport des cadavres doivent être aussi rigoureusement désinfectées que celles qui servent au transport des malades contagieux.

5° *Abattoirs.* La désinfection des abattoirs résulte de l'application régulière des prescriptions imposées par les règlements de police, et qui sont trop souvent négligées (*Ordonnance royale du 19 mai 1859. Ordonnance du préfet de police, du 12 avril 1841, du 29 avril 1825,* etc.). En vertu de ces prescriptions :

« Le sang des animaux abattus ne doit pas être répandu dans la cour de travail, ni couler aux égouts; il doit être recueilli dans des baquets ou emporté dans des futailles fermées. — Les abats, panses, résidus de triperie, seront enlevés tous les jours ou désinfectés avec de la poudre désinfectante et ne doivent jamais séjourner dans les cours. — Il est défendu de laisser séjourner dans les échaudoirs des suifs, graisses, intestins, cuirs et peaux en vert, etc. — Les fumiers doivent être enlevés au moins toutes les semaines. — Les bouchers et charcutiers, quand ils en sont requis par le maire ou par les agents de l'autorité, devront faire gratter les murs intérieurs ou extérieurs des échaudoirs, ainsi que les portes. »

· 6° *Inhumations. Exhumations. Cimetières.* On a préconisé un grand nombre de modèles de cercueils désinfectants ou imperméables, fabriqués les uns avec du bois imprégné d'acide phénique, les autres garnis à l'intérieur de carton goudronné, d'un enduit pâteux formé de résine colophane, de craie, de gutta-percha, de caoutchouc, d'huile de colza. Ces cercueils peuvent donner une sécurité trompeuse : dans les cas ordinaires, la couche épaisse de sciure de bois phéniquée retient suffisamment les gaz et les liquides qui pourraient s'échapper ; dans le cas de transport au loin, de putréfaction avancée, le doublement intérieur du cercueil par une caisse hermétique en plomb ou en fer-blanc exactement soudée donne seul une garantie certaine contre le danger des gaz putrides ; dans certains cas même on a vu la bière se rompre et le cercueil métallique prendre une forme cylindrique sous l'effort des gaz. Le transport des corps hors du ressort de la Préfecture de la Seine ne peut avoir lieu que dans un cercueil de chêne de 27 millimètres d'épaisseur, et si la distance excède 200 kilomètres, dans un cercueil de plomb en feuilles laminées de 2 millimètres au moins et solidement soudées. Le fond du cercueil contenant le corps doit être rempli par une couche de 6 centimètres d'un mélange pulvérulent composé de 1 partie de poudre de tan et de 2 parties de charbon pulvérisé. Cette mixture peut être remplacée par de la sciure de bois et du sulfate de fer ou de zinc.

· Lorsque les cimetières laissent dégager des odeurs infectes, il y a lieu d'asperger le sol avec des solutions fortes de chlorure de chaux, de sulfate de zinc ou de fer, d'exhausser les tumulus recouvrant les tranchées des fosses communes, de drainer le sol lorsque celui-ci est humide. On peut compléter cette épuration par le traitement chimique des eaux de drainage qui dans ces conditions ont une odeur intolérable, ou par leur déversement à la surface de prairies gazonnées.

Dans la pratique des exhumations, avant de faire descendre les ouvriers dans le caveau, il est de toute nécessité d'y établir une active ventilation, soit à l'aide d'une pompe à incendie fonctionnant à vide (Guérard), soit à l'aide d'une manche à air, ou d'un fourneau surmonté d'une cheminée. Les eaux corrompues contenues dans le caveau, après avoir été traitées par le chlorure de zinc (500 grammes de sel par mètre cube d'eau), sont épuisées par des pompes. Au moment de l'ouverture du cercueil, l'odeur cause parfois des accidents ou un malaise extrême. En pulvérisant avec un fort soufflet muni d'un réservoir *ad hoc* une solution très-concentrée de chlorure de zinc (à 50 ou 70 pour 100), on la fait presque instantanément disparaître.

La poudre de charbon rend dans ces cas les plus grands services ; on en répand une couche de plusieurs centimètres dans la bière ouverte, et les gaz sont rapidement absorbés ; malheureusement elle est très-salissante et gêne beaucoup dans les autopsies judiciaires.

7° *Désinfection des égouts.* Sans entrer ici dans tous les détails de cette grosse question d'hygiène qui comporte des volumes, nous dirons quelques mots des principales mesures à prendre pour obtenir la désinfection d'égouts qui laissent dégager des gaz malodorants ou dangereux.

1° *Lavage à grande eau.* La première condition de la désinfection est l'introduction d'une grande quantité d'eau courante dans l'égout.

Mais, au lieu de laisser couler continuellement pendant vingt-quatre heures un mince filet d'eau incapable de balayer vigoureusement les radiers, il est bien préférable de faire passer en une minute et en un seul coup la même quantité d'eau. Ce lavage intermittent se pratique actuellement dans beaucoup de grandes villes, à l'aide d'ingénieux appareils siphoïdes automatiques (Rogers-Field).

2° *Curage des égouts.* La désinfection implique le curage à fond vif des égouts où les boues, les déjections, les immondices projetées avec les eaux ménagères, forment souvent des amas qui constituent des barrages.

Le curage à l'aide de bateaux-vannes, etc., n'est possible que dans les égouts larges et réguliers, comme ceux des grandes villes. Pendant la durée de cette opération, les égouts doivent être largement ventilés. On interrompra le travail plusieurs fois par jour, tandis que des chasses d'eau entraîneront les matières remuées et activeront les courants d'air.

3° *Établissement de pentes suffisantes.* L'insuffisance des pentes est la cause la plus fréquente de la lenteur de l'écoulement ou de la stagnation des liquides. Il faut bien reconnaître que, si dans la plupart des cas l'écoulement peut être rendu suffisamment rapide, dans d'autres circonstances la difficulté est insurmontable.

4° *Imperméabilité des conduits.* L'étanchéité des égouts est une condition *sine quâ non* de désinfection, il n'y a pas lieu d'insister.

5° *Ventilation des égouts.* L'accord n'est pas encore unanime sur la nécessité de cette ventilation : les uns réclament l'occlusion hermétique et constante des bouches ouvrant sur la rue; d'autres pensent que le meilleur moyen de détruire l'infection des égouts est de les mettre librement en communication avec l'atmosphère de la rue.

M. Brouardel et la Commission mixte de 1881 ont constaté que partout où les égouts étaient bien ventilés ils n'avaient aucune odeur; même au bout d'une visite de trois heures, le papier de plomb ne présentait pas de coloration; dès qu'on interceptait toute communication avec l'air extérieur, surtout quand l'eau restait immobile, l'odeur devenait infecte, des bulles se dégageaient et formaient une écume épaisse à la surface du liquide.

MM. Wurtz et Girard ont montré que la libre circulation de l'air dans les égouts détruisait les principes malodorants (hydrogène sulfuré, sulfhydrate d'ammoniaque) par oxydation.

En Angleterre, on s'est efforcé d'assurer cette désinfection permanente par une ventilation libérale, tantôt par des bouches grillées ouvertes au milieu de la chaussée, loin des trottoirs, tantôt par des tuyaux d'évent partant de l'égout et s'élevant au-dessus du toit des maisons. Dans certaines villes d'Angleterre et de Belgique (Carlisle, Liverpool, Londres, Bruxelles), on activait le tirage dans ces cheminées à l'aide d'un puissant foyer de combustion. Ailleurs (Woolwich, Deptford), on a utilisé les foyers des grandes usines. Une expérience prolongée a montré que le bénéfice obtenu n'était pas en rapport avec la dépense parce que l'aire de la cheminée est extrêmement inférieure à celle du réseau des égouts (Bazalgette, in *Baldwin Latham*, 1873).

La ventilation artificielle désinfecte réellement l'égout et y rend le travail des ouvriers moins insalubre. Le docteur Stenhouse a cherché, au contraire, à désinfecter l'air qui est déjà sorti de l'égout, et ne s'est préoccupé que d'épargner une incommodité ou un danger aux habitants de la rue. Il a introduit l'usage de filtres formés de cadres en toiles métalliques, dont l'intervalle est rempli de charbon de bois concassé (environ 500 grammes). Un certain nombre de ces tiroirs superposés forment un filtre qu'on dispose sur le passage de l'air qui doit sortir de l'égout. Des expériences nombreuses ont montré que ces filtres empêchaient pendant plusieurs mois toute odeur d'être appréciable au-dessus des égouts ainsi disposés.

6° *Désinfection chimique des égouts.* M. Bazalgette, en 1871, a fait des essais très-sérieux de désinfection des égouts de Londres par l'acide sulfureux. Les mauvaises odeurs étaient bien détruites, mais la désinfection des égouts par ce gaz était très-coûteuse. D'après des expériences plus récentes, consignées dans un rapport autographié, présenté au nom d'une commission par M. Marié Davy (30 mars 1881), le sulfate de fer phéniqué (poudre Rafel) à la dose de 2 grammes par litre aurait la propriété de retarder le plus l'apparition de la corruption dans les liquides ensemencés avec l'eau d'égout. Ce procédé entraînerait pour l'administration une dépense annuelle de 11 millions de francs pour désinfecter les 80 millions de mètres cubes d'eau d'égout déversée à la Seine. Encore n'aurait-on aucune garantie contre le développement et la pullulation ultérieure des germes. La commission conclut de ses expériences que les désinfectants ne peuvent avoir qu'une utilité locale dans des cas particuliers. L'épuration par le sol lui semble le moyen le plus efficace et le moins coûteux. Les expériences entreprises actuellement à Gennevilliers semblent confirmer cette manière de voir.

7° *Vidanges.* Dans les grandes villes, les prescriptions de police exigent la désinfection des vidanges. Depuis l'Ordonnance du préfet de police, en date du 12 décembre 1849 :

« Tout entrepreneur de curage de fosses d'aisances, avant de procéder à l'extraction et au transport des matières, sera tenu d'en opérer la désinfection. »

L'*Ordonnance concernant la désinfection des matières contenues dans les fosses d'aisances*, en date du 28 décembre 1850, rappelle d'une façon plus explicite et confirme cette obligation :

« § 1. Il est expressément défendu de procéder à l'extraction et au transport des matières contenues dans les fosses d'aisances fixes ou mobiles avant d'en avoir opéré complétement la désinfection.

« § 5. Les entrepreneurs de vidanges pourront transporter les matières solides dans des locaux autorisés, où elles seront de nouveau désinfectées, s'il est nécessaire, de manière que la désinfection soit permanente. »

L'Ordonnance du 8 novembre 1851 ajoutait à l'article ci-dessus l'obligation suivante :

« § 1. Il devra être procédé à cette désinfection dans la nuit qui précédera l'extraction des matières et aux mêmes heures que celles qui sont fixées pour la vidange des fosses.

§ 2. Aussitôt après la promulgation de la précédente ordonnance, tout entrepreneur de vidanges devra nous faire connaître son procédé de désinfection, et ne l'employer qu'après que ce procédé aura été approuvé par nous, sur l'avis du Conseil de salubrité. »

Ces prescriptions sont renouvelées, avec une rédaction à peine différente, dans l'*Ordonnance* du 29 novembre 1854, qui règle également l'écoulement des eaux vannes désinfectées aux égouts voisins. Depuis le *Décret des 10-24 octobre 1859 relatif aux attributions du préfet de la Seine et du préfet de police*, le curage des égouts et des fosses d'aisances est compris dans les attributions du préfet de la Seine.

Les prescriptions qui précèdent sont encore en vigueur, sauf quelques modifications temporaires ou de détail contenues dans les arrêtés du 4 octobre 1877, du 28 septembre 1880, etc.

La liste des désinfectants autorisés par le Conseil d'hygiène et l'administration préfectorale de la Seine reste toujours ouverte et illimitée : les désinfectants adoptés et employés sont presque exclusivement les sulfates et les chlorures de fer et de zinc, de cuivre, et quelques sels (nitrate) de plomb; ils sont économiques, assez rapidement actifs, et ne sont pas eux-mêmes odorants.

La solution de sulfate de fer habituellement employée pèse 28 degrés Baumé, sa densité est de 1,240, ce qui correspond à 250 grammes de sel pour 1 litre d'eau. Les règlements ne déterminent pas d'une façon précise la proportion de substance désinfectante que l'on doit ajouter aux matières. Dans la pratique courante, on emploie 1 partie de sel pour 400 parties du contenu de la fosse, soit $2^{kg},500$ de sulfate de fer, ou 10 litres de la solution à 28 degrés par mètre cube de matières. Bien souvent même les proportions ne sont pas atteintes, et l'air empesté envahit toutes les parties de la maison.

Des expériences déjà anciennes et renouvelées par un grand nombre d'auteurs ont montré qu'il fallait en moyenne employer 25 grammes de sulfate de fer par personne et par jour pour maintenir inodore une fosse fixe de vidange.

En partant de la donnée précédente, on pourrait donc admettre que pour désinfecter 5 litres de matières de vidange il faut employer 25 grammes de sulfate de fer, ce qui équivaut à 5 kilogrammes par mètre cube. C'est précisément cette dose que l'arrêté du 14 juin 1864 exige pour la désinfection préventive des fosses mobiles; il devrait en être de même pour les fosses fixes, dans la pratique journalière, tandis qu'il n'en est rien.

Cette désinfection préalable des matières est à vrai dire l'opération la plus importante des vidanges; quand elle est bien faite, elle met à l'abri des odeurs insupportables que la manœuvre des instruments et des récipients pourrait verser dans l'atmosphère des rues; elle empêche ou diminue singulièrement l'odeur des matières portées aux dépotoirs : on ne saurait donc trop la surveiller, et il est incontestable qu'elle est très-souvent mal faite.

Les dispositions précédemment énoncées ont été complétées par une Circulaire du préfet de la Seine en date du 5 juin 1878.

Considérant que la désinfection préventive des matières dans les fosses n'empêche pas complètement le dégagement de gaz insalubres pendant le remplissage des tonnes, et qu'il existe aujourd'hui plusieurs procédés procurant l'absorption absolue de ces gaz, soit en les brûlant, soit en les mettant en contact avec des désinfectants,

Arrête : A l'avenir, et indépendamment de la désinfection préalable des matières, les entrepreneurs seront tenus de ne laisser dégager aucun gaz infect pendant l'emplissage des tonnes.

On voit d'après ce qui précède que des arrêtés de police prescrivent non-seulement la désinfection préalable du contenu de la fosse, mais encore de désinfecter ou de brûler les gaz et l'air qui se dégagent de la tonne à mesure qu'elle s'emplit ; ces opérations se font de la manière suivante :

De l'extrémité la plus élevée de la tonne part un tuyau hermétique qui conduit les gaz dans un appareil épurateur placé sur la chaussée. Cet appareil se compose de deux boîtes superposées : dans l'inférieure se trouve une solution tenue secrète, qui est du sulfate de cuivre, et où les gaz se lavent en barbotant ; le sulfhydrate d'ammoniaque est décomposé, l'hydrogène sulfuré est fixé, il se forme du sulfure métallique et du soufre libre qui se dépose. Le compartiment supérieur où passent ensuite les gaz contient du chlorure de chaux étalé sur des claies superposées en spirale, afin de multiplier les surfaces de contact ; là, le chlore se combine avec l'ammoniaque, il se forme de l'azote, de l'acide chlorhydrique et du chlorhydrate d'ammoniaque ; mais, soit parce qu'ils sont difficiles à régler, soit parce qu'ils rendent plus difficile le maniement des pompes, ces appareils sont aujourd'hui à peu près abandonnés.

Brûlage des gaz de la tonne. C'est Guérard qui, l'un des premiers, en 1857, a conseillé de brûler dans un fourneau allumé les gaz qu'une pompe à air retirait des tonnes. Ce moyen de désinfection est excellent, mais ne détruit pas toutes les odeurs. L'hydrogène sulfuré libre qui a échappé à l'action du sulfate de fer se transforme en acide sulfureux ; il s'en dégage du fourneau une grande quantité, mais sans aucun inconvénient, puisque ce gaz est un désinfectant et qu'il se dilue immédiatement dans l'atmosphère.

L'ammoniaque est transformé par le feu en sulfocyanate d'ammoniaque et en hydrogène. Il reste un certain nombre de produits odorants qui, en se brûlant, dégagent une odeur empyreumatique désagréable. Malgré ces inconvénients légers, le brûlage est le moyen de désinfection le plus énergique ; tous les germes sans exception sont détruits ; ils sont littéralement *flambés*, comme dans les appareils de culture de M. Pasteur. Il suffit de s'assurer que les ouvriers, par négligence ou par une économie coupable, ne laissent pas éteindre le fourneau, ce qui arrive trop souvent.

Les procédés de désinfection précédemment décrits doivent être appliqués aux tinettes filtrantes, qui, comme on sait, ont été établies sur ce principe que les matières solides seules étaient dangereuses et que les urines pouvaient sans inconvénient couler directement à l'égout sans être désinfectées. Les expériences récentes ont montré que l'urine n'était pas moins susceptible de charrier des germes spécifiques que les matières intestinales.

Désinfection et épuration par le sol. Les matières excrémentitielles, au lieu d'être jetées dans des fosses fixes ou mobiles, peuvent être déversées directement à l'égout. Les avantages et les inconvénients de cette méthode sont actuellement très-discutés.

Il semble toutefois qu'il soit possible d'épurer et d'assainir les eaux d'égouts ainsi mélangées aux vidanges de Paris en les déversant à la surface d'un sol drainé. L'expérience a démontré que, pourvu que la couche perméable soit suffisamment épaisse, que le sol soit très-poreux, bien drainé, que l'irrigation soit intermittente, et que le renouvellement de l'air dans le sol ainsi ventilé soit rapide, la destruction de la matière organique est indéfinie, et la saturation du sol impossible (Gérardin, 1876 ; Frankland, Schlœsing, Durand-Claye, 1877 ; Marié Davy, 1881). L'eau sortant des drains est suffisamment pure pour être mêlée sans danger pour l'hygiène aux eaux courantes d'une rivière.

Nous sommes parmi ceux qui ont le plus de confiance dans l'action épuratrice et désinfectante du sol, et nous pensons que dans un avenir prochain le déversement direct des vidanges à l'égout, l'irrigation, avec le contenu de ces égouts, de terrains bien choisis, rendront inutiles les opérations actuellement infectes et insalubres du traitement des vidanges.

DÉSINFECTION DU SOL. 1° *Marais.* *Voy.* art. MARAIS (Vallin, t. IV, p. 747).

2° *Désinfection des champs de bataille.* A la suite d'une campagne, les champs de bataille sont parfois rendus pestilentiels par l'inhumation incomplète ou même l'abandon des victimes de la guerre. Bien qu'il s'agisse plutôt ici de l'hygiène en général que de la désinfection en particulier, nous rappellerons qu'avant tout il faut prévenir l'infection, pour cela, choisir, aussi bien que les conditions de la guerre le permettent, l'emplacement des tranchées destinées aux inhumations : sol poreux, perméable, sec, déclive, éloigné du voisinage immédiat d'un cours d'eau servant à l'alimentation ; éviter le sable, l'argile, les terres fortes, marécageuses. Les terrains humides, où l'eau est stagnante, retardent la décomposition des corps. Les fosses ou tranchées doivent avoir 2 mètres de largeur et une profondeur de 2 mètres au moins. Les cadavres seront dépouillés de leurs vêtements, car les parties couvertes de pièces d'habillement résistent beaucoup plus longtemps à la destruction. On dispose, si cela est possible, quelques branchages au fond des tranchées pour faciliter l'écoulement de l'eau et le drainage du sol ; les corps sont superposés en couches et de préférence en séries perpendiculaires entre elles.

Les fosses doivent être très-incomplétement remplies, de telle sorte qu'au-dessus du dernier cadavre il reste un espace libre de 70 centimètres au moins pour rejoindre la surface plane du sol. On achève de combler la fosse avec de la terre et on dispose en talus toute la terre enlevée dont les cadavres inhumés ont pris la place. On forme ainsi une sorte de tumulus qui dépasse d'ordinaire d'un mètre le niveau de la plaine, et dont les dimensions et l'étendue mesurent exactement celles de la fosse.

Lorsque ces conditions n'ont pu être remplies, il devient nécessaire de prendre des mesures pour désinfecter le sol et empêcher la souillure de l'air et des cours d'eau du voisinage. Le meilleur exemple des tentatives de désinfection faites dans des conditions semblables est celui des champs de bataille de Sedan et de Balan, où plus de 20 000 cadavres de soldats français et allemands avaient été rapidement ensevelis et dont M. Crêteur (Congrès d'hygiène de Bruxelles. 1876) a donné la relation.

On enlevait la couche superficielle de terre et l'on s'arrêtait quand on apercevait la teinte noirâtre et sulfureuse qui annonce le voisinage des cadavres ; on arrosait la surface avec une solution d'acide phénique impur, et l'on découvrait le cadavre. Celui-ci était saupoudré d'une couche mince de chlorure de chaux, aspergé d'acide nitrique, et l'on versait sur la fosse une grande quantité de goudron de houille ; 2 tonneaux suffisaient pour les fosses contenant 30 à 40 cadavres ; on en répandait 5 à 6 dans les tranchées où 250 à 300 corps avaient pu trouver place. Le mélange de chlorure de chaux et d'acide phénique dégageait dans l'atmosphère de grandes quantités de chlore. On répandait à la surface des corps ainsi mis à nu des branchages, de la paille, qu'on imbibait de pétrole ; il était alors très-facile d'enflammer le contenu de la fosse qui se transformait bientôt en brasier.

Au bout de deux heures, le contenu de celle-ci s'était considérablement affaissé et réduit au 3/4 du volume primitif; on ne voyait plus que des ossements calcinés recouverts de résine concrète et noire, les terres enlevées furent rejetées dans la fosse et le tumulus ensemencé avec du chanvre et du lin. Le travail dura du 20 mars au 20 mai et ne fut interrompu que sur les réclamations des familles allemandes qui s'opposèrent à ces pratiques de crémation.

Quant aux animaux tués à l'ennemi, il faut espérer qu'il ne s'écoulera pas un trop long temps avant que leur chair entre dans la ration alimentaire du soldat. L'hygiène y gagnera doublement en supprimant une cause sérieuse d'infection de l'air et du sol, et en améliorant le régime alimentaire des soldats en campagne, alors qu'épuisés par des marches rapides et un travail excessif ils ont tant besoin de réparer leurs forces.

C'est sur les cadavres d'animaux qu'il faut faire l'expérience de la crémation appliquée aux restes humains en campagne ; cette dernière opération ne nous paraît applicable que dans des circonstances spéciales, par exemple, dans une ville assiégée ou dans un camp permanent comme devant Sébastopol.

Nous venons de passer en revue les principales circonstances où la désinfection est nécessaire. Il resterait à étudier un grand nombre de cas particuliers où l'on doit encore recourir à de telles opérations. Les principes et les exemples qui précèdent traceront par analogie la marche à suivre et les moyens à employer.

E. VALLIN et A. GÉRARDIN.

BIBLIOGRAPHIE. — VICQ-D'AZYR. *Instructions sur la manière de désinfecter les étables.* In *Instructions et avis aux habitants des campagnes,* 1775. — A.-L. GUILBERT. *Dissertatio medica de nova infectionis fortasse contagionis destruendæ methodo (un des premiers travaux sur l'emploi du chlore),* 1791. — Du MÊME. *Instruct. du Conseil de santé sur les moyens d'entretenir la salubrité,* etc. (*procédés de désinfection par le soufre des capotes et des couvertures dans les hôpitaux*), 7 ventôse an II, 1795. — BERTHOLLET, HALLE et VAUQUELIN. *Rapport fait à la classe des sciences physiques et math. de l'Institut nat. le 11 fructidor an XI, par MM. Berthollet, Halle et Vauquelin,* 1804. — L.-B. GUYTON DE MORVEAU. *Traité des moyens de désinfecter l'air, d'en prévenir la contagion et d'en arrêter les progrès,* 3ᵉ édit., avec pl., 1805. — MÉRAT et DE LENS. Art. CHLORE, in *Dict. univers. de mat. médicale et de thérapeut. gén.,* 1830. — Dʳ HENRY (DE LONDON). *Nouvelles expériences sur les propriétés désinfectantes des températures élevées.* Trad. in *Journ. de pharm. et des sc. accessoires,* 1832, t. XVIII. — PARENT-DUCHATELET. *Rapport sur les nouveaux procédés de MM. Salmon, Payen et Cⁱᵉ, pour la dessiccation des chevaux morts et la désinfection instantanée des mat. fécales.* In *Annal. d'hyg. et de méd. lég.,* 1833, t. X, p. 35. — BOUCHARDAT. *Recherches sur l'iodoforme.* In *Académie des sciences,* 24 octobre 1836. — GALINIER et BRAULT. *Note sur l'emploi de la suie de houille comme moyen de désinfection des baquets à urine.* In *Rec. de mémoires de méd. et de chir. milit.,* 1842, t. LIV, p. 359. — T. STRATTON. *Remarks on Deodorisation and Disinfection.* In *Edinb. Med. and Surg. Journ.,* 1848, t. LXX, p. 287. — TH. CLEMENS. *Wirkungen ozonzerstörender Gaze auf den menschlichen Organismus.* In *Henle u. Pfeufer's Zeitschr. f. rat. Medicin,* 1849, t. VII, p. 257. — BECQUEREL. *Note sur les expériences de M. Schönbein sur l'ozone.* In *Compt. rend. de l'Acad. des sc.,* 1850, t. XXX, p. 13. — BOUCHARDAT. *Rapport sur l'eau désinfectante de Raphael et Ledoyen.* In *Bull. de l'Acad. de méd.,* 1853-1854, t. XIX, p. 365 et suiv. — ELLIOT (R.). *On Soot as a Deodoriser of Privies (De la suie comme désodorisant des latrines).* In *the Lanc.,* 1853, t. II, p. 325. — HOUZEAU. *Mémoires divers sur l'ozone.* In *Compt. rend. de l'Acad. des sc.,* t. LII, LIV, LVI, LVII, LIX (du t. XL au t. LXI), 1855. — CHEVALIER (A.). *Du charbon sous le rapport hygiénique.* In *Annal. d'hyg. et de méd. lég.,* juillet 1856, p. 68. — SCOUTTETEN. *L'ozone.* Metz, 1856. — BOUTIGNY. *Sur la destruction des miasmes par des moyens fumigatoires nouveaux.* In *Bull. de thérap.,* 1857, t. LIII, p. 312. — BUROW. *Action de l'acétate d'alumine dans diverses maladies.* In *Deutsche Klinik,* 1857, et *Gaz. méd.,* 1858, p. 472. — FERMOND, TARDIEU et CAZALIS. *Rapport au directeur de l'Assistance publique sur la valeur de quelques procédés de désinfection.* In *Journ. de chimie méd.,* 1858, t. IV, p. 197 et 257. — REYNAL. Art. DÉSINFECTION in *Nouv. Dict. pratique de méd., de chir. et d'hyg. vétérinaires,* par Bouley et Reynal, t. IV, 1858, p. 683 à 698. — MOLIDE. *De l'application du coke de boghead en poudre à la conservation et à la désinfection des matières animales et végétales.* In *Journ. de chim. méd.,* 1859, p. 569. — LEMAIRE. *Du coaltar saponiné et de ses applications à l'hygiène*. Paris, 1860, in-8°. — VELPEAU. *Rapport sur les désinfectants*. In *Bull. de l'Acad. de méd.*, 1859-1860, t. XXV, p. 430. — RAMON DE LUNA. *Études chimiq. sur l'air atmosphériq. de Madrid.* In *Annal. d'hyg. et de méd. lég.*, 1860-1865, t. XV, p. 336. — BOINET. *Des désinfectants et de leurs applications à la thérapeutique.* In *Gaz. hebd.*, 1862, p. 626. — DELAHOUSSE. *De l'ozonisation artificielle.* In *Gaz. des hôp.*, 25 mars 1862, p. 137. — FERMOND. *Rapport sur la valeur comparative de certains procédés de désinfection*, 1858. In *Dict. d'hyg.* de Tardieu, t. I, p. 690, édit. de 1862. — CHALVET. *Des désinfectants et de leurs applications à la thérapeutique et à l'hygiène.* In *Mém. de l'Acad. de méd.*, 1863, t. XXVI, p. 473. — DEMARQUAY. *Du permanganate de potasse comme désinfectant.* In *Acad. des sc.*, 27 avril 1863. — FORNÉ. *Des désinfectants appliqués à l'assainissement de la cale des navires.* In *Arch. nav.*, 1863, t. I, p. 239. — JULAND (D'EDINBURG) et E. BEAUGRAND. *Action de l'ozone sur les animaux.* In *Annal. d'hyg. et de méd. lég.*, 1863, t. XIX, p. 439 à 445. — C. PAUL. *De l'action physiologique et thérapeutique des sulfites et des hyposulfites.* In *Bull. de thérap.*, 1865, t. LXIX, p. 145, 193, 241. — LE ROY DE MÉRICOURT. *Note sur les perfectionnements susceptibles d'être apportés aux procédés actuels de déchargement sanitaire et d'assainissement de la cale des navires contaminés.* In *Bull. de l'Acad. de méd.*, séance du 10 janv. 1865, et *Arch. nav.*, 1865, III, p. 205. — O. RÉVEIL. *Mémoires sur les désinfectants.* In *Arch. gén. de méd.*, 1865, et *Formulaire raisonné des médicaments nouv.* Paris, 2ᵉ édit., 1865, p. 516. — BARKER. *On Desodorisation and Disinfection.* In *British Medical Journ.*, 1866. — BLUNT. *On Deodorisers and Disinfectants.* In *British Med. Journ.*, 1866, t. I, p. 67. — PARKES. *On the relative Power of certain so-called Disinfectants, in preventing the Putrefaction of Human Sewage.* In *Army Med. Report*, 1866, t. VIII, p. 318. — HALLIER. *Gährungserscheinungen, mit Berücksichtigung der Miasmen der Contagion sowie der Desinfection.* Leipzig, 1867. — HUSSON (Émile). *Recherches sur l'action des silicates alcalins sur l'économie animale.* In *Bull. de l'Acad. roy. de Belgique*, 1867. — E. REICHARDT. *Desinfection und desinficirende Mittel.* Erlangen, 1867. — W. BUDD. *Disinfection as a Mean of Preventing the Spread of Self Propagating Diseases.* In *Med. Times and Gaz.*, 1868, p. 45. — MERVIN DRAKE. *The Dry-earth System.* In *the Lancet*, 24 juillet 1868. — MECKLENBURG. *Sperre und Desinfection; eine sanitätspolizeiliche Studie.* In *Vierteljahrschr. für gerichtl. Med.*, 1869, t. XI, p. 250. — Dʳ MOULE. *The Dry-earth System.* In *the Lancet*, 13 mars 1869, p. 383. — ROLLESTON. *The Earth Closet System.* In *the Lancet*, mars 1869, p. 319. — ROBERT-ANGUS SMITH. *Disinfectant and Disinfection.* Edinburg, 1869, 1 vol. in-8°, de 1-136. — R. SCHIRACH. *Ueber Desinfectionsmittel.* Berlin, 1869, in-8°.

BUCHANAN and NETTEN RADCLIFFE. *On the Dry-System of Dealing with Excrements.* In *Reports of the Med. Officer of the Privy Council*, 1870, t. XII, p. 80, et III, et 1874, p. 137 et 214. — DEVERGIE. *De l'emploi des désinfectants et en particulier de l'acide phénique.* In *Bull. de l'Acad. de méd.*, 1870, t. XXV, p. 714. — EULENBERG und VOHL. *Die Kohle als Desinfectionsmittel und Antidot (Le charbon comme moyen désinfectant et comme antidote).* In *Vierteljahrschr. für gerichtl. u. öffentl. Med.*, juillet 1870. — FAYE. *Quels sont les vrais agents chimiques qu'il faut opposer à l'infection miasmatique?* Discussion par MM. Dumas et Chevreul, In *Compt. rend. de l'Acad. des sc.*, séance du 12 sept. 1870, t. LXXI, p. 415. — FREYCINET (Ch. DE). *Traité d'assainissement industriel.* Paris, Dunod, 1870, avec atlas, et *Principes de l'assainissement des villes.* Paris, 1870, 1 vol. in-8°. — JEANNEL. *Conférence sur les désinfectants faite à l'École d'application du génie et de l'artillerie de Metz, le 24 sept. 1870.* In *Union Med.*, 14 sept. 1871. — LANCET. *On the Relative Powers of Various Substances in the Destruction of Microscopic Organisms.* In *Lancet*, août 1870, p. 176.

HARDY. *Sur le dégagement d'oxygène obtenu par le chlorure de chaux comme moyen de désinfection.* In *Gaz. méd.*, 1871, p. 134. — HOPE-SEYLER. *Ueber Fäulnissprozesse und Desinfection.* In *Med. chir. Untersuchungen*, 1871. — LATOUR. *Assainissement des champs de bataille (Rapport au Comité consultatif d'hygiène publique).* In *Gaz. hebd.*, 31 mars 1871, p. 158. — PAYEN. *Désinfection de locaux affectés durant le siége de Paris aux personnes atteintes de maladies contagieuses.* In *Compt. rend. de l'Acad. des sc.*, 6 mars 1871. — SPIESS. *Deutsche Viertel. f. gerichtl. und öffentl. Gesundheitsl.*, 1871, p. 102.

CH.-A. CAMERON and TICHBORNE. *On Volatil Disinfectants.* In *Pharm. Journ. of Dublin*, 1872. — CLEMENS. *Zur Desinfectionslehre.* In *Deutsche Klinik*, 1872, n° 33. — Dʳ F. CRACE CALVERT. *Abstract of a Paper on the Relative Power of Various Substances in Preventing Putrefaction.* In *Med. Times and Gaz.*, 19 oct. 1872, p. 443, et *Académie des sciences de Paris*, 28 oct. 1872. — JOHN DOUGALL. *On Putrefiers and Antiseptics.* In *Glasgow Med. Journ.*, Nov. 1872, February 1873, et *Med. Tim. u. Gaz.*, 27 April 1872, p. 485. — LIEBREICH. *Ueber präcipitirende Desinfectionsmittel.* In *Berliner klinische Wochenschr.*, 1872. — MULLER (A.). *Actenstücke über die Entwässerung Berlins.* In *Deutsche Vierteljahrschr. f. öffentl. Gesundh.*, 1872, IV, p. 470. — A. PETIT. *Note sur les substances antifermentescibles.* In *Compt. rend. de l'Acad. des sc.*, 14 oct. 1872, et *Journ. de physiq. et de chimie*, juin 1874. — PICOT. *Sur les propriétés antifermentescibles du silicate de soude.* In *Compt. rend. de l'Acad.*

des sc., 1872, t. II, p. 1124, et 1516; et 1873, t. I, p. 99. — RABUTEAU et PAPILLON. *Recherches sur les propriétés antifermentescibles et l'action physiologique du silicate de soude.* In *Compt. rend. de l'Acad. des sc.*, 1872, p. 755, 1030, 1514, 30 sept., 28 oct. et 2 déc. 1872. — WURTZ. *Rapport sur l'insalubrité des résidus provenant des distilleries.* In *Recueil des travaux du Comité consultatif d'hygiène.* Paris, 1872, t. I, p. 217.

DAVAINE. *Recherches relatives à l'action de la chaleur sur le virus charbonneux.* In *Compt. rend. de l'Acad. des sc.*, 29 sept. 1873, p. 727. — DU MÊME. *Observations sur la septicémie chez l'homme.* In *Bulletin de l'Acad. de médecine*, 28 janv. 1873, p. 124. — DEVERGIE. *De la désinfection de la Morgue de Paris au moyen d'irrigations d'eau phéniquée.* In *Annal. d'hygiène*, 1873, t. XXXIX, p. 320. — J. DOUGALL, *Carbolic and Zymotic Diseases.* In *Lancet*, 30 août 1873, p. 295. — DUJARDIN-BEAUMETZ et HIRNE. *Des propriétés antiputrides et antifermentescibles des solutions d'hydrate de chloral et de leur application à la thérapeutique.* In *Bull. de la Soc. méd. des hôp.*, 11 avril 1873, p. 134. — GUBLER et BORDIER. *Des substances antiputrides et antifermentescibles.* In *Bull. de thérap.*, 1873, t. LXXXIV, p. 205. — A. HALLER. *Zur Lehre von der Desinfection bei Epidemieen.* In *Bayer. ärztl. Intelligenzbl.*, 1873, n° 40. — LETHEBY. *On the Right Use of Disinfectants.* In *Med. Times and Gaz.*, 1er et 8 nov. 1873, p. 487. — MÜLLER (Berlin). *Ueber Desinfection.* In *Deutsche Vierteljahrschr. f. öffentliche Gesundheitspfl.*, 1873, t. V, p. 352. — O'NIAL. *The Relative Power of some Reputed Antiseptic Agents.* In *Army Med. Report. for* 1871. London, 1873, p. 202. — ONIMUS. *De la virulence dans les êtres organisés.* In *Gaz. hebdom.*, 1873, n° 26. — OPPERT. *Beschreibung einiger englischer Desinfections-anstalten nebst Bemerkungen darüber.* In *Deutsche Vierteljahrschr. f. öffentl. Gesundheitspflege*, 1873, t. V, p. 358. — C. PAUL. *De la désinfection des salles de gâteux.* In *Repert. de pharmacie*, 1873, n° 12. — PERSONNE, BLANC et PAULIER. *Note sur le chloralum.* In *Gaz. hebd.*, 1873, p. 717, 751, 762, et *Union méd.*, oct. et nov. 1873. — PETRUSCHKY. *Ueber Desinfectionsanstalten.* In *Militairärztliche Zeitschr.*, 1873. — W.-H. RANSOM. *On the Mode of Disinfecting by Heat.* In *the British Med. Journ.*, 6 sept. 1873, p. 274. — STEPH. SKINNER. *On the Treatment of enteric fever by the Use of International Disinfection.* In *the Practitioner*, sept. 1873. — WANKLYN. *The Action and Relative Value of Disinfectants.* In *British Med. Journ.*, sept. 1873, p. 275.

BILLROTH. *Untersuchungen über die Vegetationsformen, von Coccobacteria septica.* Berlin, 1874. — BUROW (sen.). *Notiz in Bezug auf essigsaure Thonerde und ihre Einwirkung auf Bakterien und Vibrionen.* In *Deutsche Zeitschr. f. Chir.*, t. IV, 1874, p. 281 et 389. — DAVAINE. *Recherches relatives à l'action des substances antiseptiques sur le virus de la septicémie.* In *Gaz. méd.*, 1874, p. 44. Note lue à la Soc. de biol., 10 janv. 1874. — Z.-U. DREYER. *Ueber die zunehmende Virulenz des septischen Giftes.* In *Arch. f. experiment. Pathol.*, 1874, p. 181, 2 vol., p. 150-182. — DUJARDIN-BEAUMETZ et HIRNE. *Des propriétés antifermentescibles et antiputrides de l'hydrate de chloral.* In *Compt. rend. de l'Acad. des sc.*, 1874, t. LXXVIII. — DUSSART (L.). *Sur la propriété antiputride de l'huile lourde de houille.* In *Compt. rend. des l'Acad. de sc.*, 1874, t. LXXVIII. — J. DOUGALL. *On the Science of Disinfection.* In *Transact. of the Social Science Congress.* Glasgow, 1874. — F. FÉE. *Les latrines à la terre sèche.* In *Rec. des mém. de méd. et de pharm. milit.*, 1874. — A. GÉRARDIN, *Rapport sur l'altération, la corruption et l'assainissement des rivières.* Imprimerie nationale, 1874, et *Annal. d'hyg.*, 1875. — GOSSELIN et A. ROBIN. *Traitement de la cystite ammoniacale par l'acide benzoïque.* In *Arch. gén. de méd.*, 1874, t. XXIV, p. 566. — H. KOLBE. *Ueber eine neue Darstellungsmethode und einige bemerkenswerthe Eigenschaften der Salicylsäure.* In *Journ. f. prakt. Chem.*, 1874, t. X, p. 89. — G. PÉCHOLIER. *Sur les indications du traitement de la fièvre typhoïde par la créosote ou l'acide phénique.* In *Montpellier méd.*, juillet 1874. — J. PERSONNE. *L'action du chloral sur les matières albuminoïdes.* In *Acad. de méd.*, 10 fév. 1874, et *Gaz. hebd.*, 1874, p. 97.

BAXTER. *Report on an Experimental Study of Certain Disinfectants.* In *Appendix to the Report of the Med. Officer of the privy Council*, t. VI, 1875, p. 216-256 (Blue-Book). — BÉCHAMP. *Observations sur les antiseptiques.* In *Montpellier méd.*, nov. 1875, janv. et févr. 1876. — A. BOILLOT. *Note concernant l'action de l'ozone sur les substances animales.* In *Compt. rend. de l'Acad. des sc.*, 13 sept. 1875, p. 1258. — F. BOND. *On the Condition of Efficient Disinfection and on some New Forms of Disinfectant (Cupralum).* In *British Med. Journ.*, 20 fév. 1875, p. 239. — LEONID BUCHOLTZ. *Antiseptica und Bakterien.* In *Arch. f. experiment. Pathol.*, 1875, t. IV, p. 1-81, et p. 159-168. — *Ueber das Verhalten von Bakterien zu einigen Antiseptica*, Diss. inaug. Dorpat, 1876. — J. BUCQUOY. *La pleurésie dans la gangrène pulmonaire.* In *Mém. de la Soc. méd. des hôp.*, t. XII, 1875, p. 59. — CAMERER. *Versuche über Desinfection der Excremente.* In *Würtemb. med. Correspondenzbl.*, 1875, n° 29. — DE CHAUMONT. *Report on the Effects of High temperatures upon Woollen and other Fabrics.* In *the Lancet*, 11 déc. 1875. — COLIN. *L'iode est-il un agent antivirulent?* In *Bull. de l'Acad. de méd.*, 12 ja____ ____ p. 48. — DEMARQUAY. *Sur la résist. des protozoaires aux divers agents employés en chir.* In *Gaz. méd.*, 16 janv. 1875, p. 25. — ERISMANN. *Untersuch. üb. die Verunreinigung der Luft durch Abtrittgruben, und über die Wirksamkeit der gebräuchlichsten Desinfectionsmittel (Recherches sur la souillure de l'air par les fosses fixes et sur la valeur des moyens de désinfection les plus usités).* In *Zeitschr. f. Biol.*, t. XI, 2ᵉ part., 1875. — GOOLDEN. *On Chloride of Lead as a Deodoriser and Disinfectant.* In *the Lancet*, 1875, t. II. — MAUS, VAN MIERLO, etc. *Assainissement de la ville de Bruxelles.* In *Annales d'hygiène et de médecine légale*, 1876, t. XLV, p. 97 et 247. — MÜLLER. *Ueber die antiseptischen Eigenschaften der Salicylsäure*, etc. In *Journ. f. prakt. Chemie*, 1875, t. XI, p. 444, et *Berlin. klin. Wochenschr.*, 10 mai 1875. — NEUBAUER. *Ueber die gährungshemmende Wirkung der Salicylsäure.* In *Journ. f. prakt. Chemie*, 1875, t. XI. — PALVERDE et SAN JOSÉ de COSTA-RICA. *Ein Beitrag zur Wirkung der Phenole und des Thymols insbesondere.* In *Arch. f. experiment. Pathol.*, 1875, t. IV, p. 280-309. — PARMENTIER. *De la désinfection par les vapeurs sulfo-carbonées.* In *Associat. pour l'avancement d. sc., Congrès de Nantes*, séance du 26 août 1875. — POURIAU. *De l'emploi de l'acide salicylique pour la conservation du lait.* In *Mon. scientif.*, 1875, p. 1016. — SALKOWSKI. *Ueber die antiseptische Wirkung der Salicylsäure und Benzoesäure.* In *Berlin. klin. Wochenschr.*, 1875, n° 22. — ZUNDEL. *De la désinfection et des désinfectants au point de vue vétérinaire*, 1875. Renou, Maulde et Cock, 1 vol. in-8°, 174 p.

P. BERT. *De l'influence de la chaleur sur les animaux inférieurs.* In *Soc. de biol.*, séance du 20 mai 1876. — CANE. *On Boracic Acid and Ordinary Dressing for Wounds.* In *the Lancet*, 1876, p. 724. — DE CARVALHO. *Assainissement des appartements par l'ozone.* In *Compt. rend. de l'Acad. des sc.* du 10 janv. 1876. Observ. de M. P. Thénard. — A. GÉRARDIN. *Altération de la Seine en 1874-1875. Traitement des eaux d'égouts.* In *Congrès intern. d'hyg. de Bruxelles*, 1876, et *Annal. d'hyg.*, 1876, 2ᵉ série, t. XLVII, 1ʳᵉ partie. — HÉNOCQUE. *De l'acide salicylique comme agent antiseptique et antiputride.* In *Gaz. hebd.*, 1876, p. 594 à 769. — KOLBE. *Praktische Verwendung der Salicylsäure.* In *Journ. f. prakt. Chemie*, 1876, t. XIII, p. 103. — R. OGDEN DOREMUS. *Epidemics from a Chemical Stand-point*, 1876. In *the Sanitarian of New-York*, juillet 1876, n° 76, p. 308. — P.-L. PANUM. *Le poison des matières putrides, les bactéries, l'intoxication putride et la septicémie.* In *Virchow's Arch.*, t. LXVIII, p. 301, trad. in *Ann. de chimie et de phys.*, 1876, t. IX, p. 350. — PEUCH. *Sur l'action désinfectante du chlore.* In *Revue vétérinaire de l'Ecole de Toulouse*, mai 1876, et *Arch. vétér.*, 10 juin 1879, p. 433. — RABOT. *Méthode nouvelle de fumivorité et de destruction des gaz odorants infects dans certaines industries insalubres.* In *Recueil des travaux du Comité consultatif d'hyg.*, 1876, t. V, p. 428. — RANSOM. *On the Mode of Disinfecting by Heat.* In *British Med. Journ.*, 6 sept. 1876.

A. GÉRARDIN. *Influence des phénomènes météorologiques sur la qualité des eaux.* In *Atlas météorologique de l'obs. de Paris*, 1877. — PICOT. *Les grands processus morbides.* Paris, 1877, t. II. *Thérapeutique des infections*, p. 952. — GIOVANNI POLLI. *Des propriétés antifermentatives de l'acide borique et de ses applications à la thérapeutique*, Paris, A. Delahaye, 1877, in-8° de 34 p. — Dʳ HERM. SMITH-RIMPLER. *Hornhautimpfungen vorzugsweise mit Thränensackeiter angestellt, und Benutzung derselben zur experimentellen Prüfung der Wirkung desinficirender Mittel.* In *Virchow's Arch.*, 1877, t. LXX, p. 202-228. — E. VALLIN. *De la désinfection par l'air chaud.* In *Annal. d'hyg. et de méd. lég.*, 1877, t. XLVIII, p. 276, et *Bull. de la Soc. de méd. publ.*, t. I, 1877, p. 45. Discussion, p. 227 à 325. — ZUBER. *Revue des sc. méd. de Hayem*, 1877, t. IX, p. 354.

BALLARD. *Report on the Effluvium Nuisances.* In *Annual Report of the Local Government Board*, 1878, p. 204. — DAY. *Nascent Oxygen as a Disinfectant and Deodorant.* In *Med. Times and Gazette*, 17 août 1878, p. 193. — Dʳ DEBOUT. *De la poudre de coaltar contre la sueur fétide des pieds.* In *Rec. des trav. du Comité consult. d'hyg.* pour 1878, t. X, 1881, p. 126. — FALK. *Experimentelles zur Frage der Canalisation mit Berieselung.* In *Vierteljahrschr. f. gerichtl. Med.*, 1878, t. XXIX, p. 273, et *Revue d'hyg.*, 1879, p. 418. — E. HECKEL. *De l'influence des acides salicylique, thymique, phénique, et de quelques essences sur la germination.* In *Compt. rend. de l'Acad. des sc.*, 22 oct. 1878, p. 613. — HECKENAST (Wilhelm). *Desinfectionsmittel oder Anleitung zur Anwendung der praktischen und besten Desinfectionsmittel um Wohnräume, Krankensäle*, etc. A. Hartleben. Wien, 1878, 1 vol. in-12 de 184 p. — HOFFMANN. *Das preussische Imp.-Institut.* In *Vierteljahrschr. f. gerichtl. Med.*, avril 1878, et *Revue de Hayem*, 15 av. 1879, p. 511. — G.-B. LONGSTAFF and E.-H. HARE. *Some further Experiment with Certain so called Disinfectant.* In *Sanitary Record*, 1878, p. 353. — MUNDY. *Desinfection der Schlachtfelder und Sanitätsanstalten (Désinfection des champs de bataille et des établissements sanitaires).* In *Militärarzt*, Wien, 1878, XII, p. 129. — TYNDALL. *Further Researches on the Departement and Vital Resistance of Putrefactive and Infective Germs from a Physical Point of View.* in *Philosoph. Transact. of the Royal Soc.* vol. CLXVII, p. 149 à 206. — E. VALLIN. *Sur la résistance des bactéries à la chaleur.* In *Annal. d'hyg. et de méd. lég.*, série X, 1878, t. XLIX, p. 259. — DU MÊME.

Rapport sur la désinfection du matériel hospitalier par l'air chaud. In *Bull. de la Soc. de méd. publ.*, 1878, t. l, p. 364.

A.-N. BELL. *The American Med. Association.* In *the Sanitarian*, juin 1879, n° 75, p. 278. — *Berichte der Cholera-Kommission für das deutsche Reich (Bericht über Desinfection von Schiffen)*, von Dr Max von Pettenkofer. — *Versuche über Desinfection geschlossener Räume*, von Dr Mehlhausen. Berlin, Carl Heymann, 1879, p. 319 et 335. — H. BOULEY. *Rapport sur l'usage alimentaire du sel de conserve.* In *Rec. des trav. du Comité consult. d'hyg. publ.*, t. VIII, 1879. — V. BOVET (DE NEUFCHATEL). *Des propriétés antiseptiques de l'acide pyrogallique.* In *Lyon méd.*, 12 janv. 1879, p. 37, et *Revue d'hyg.*, 1879, p. 154. — B. CARSTEN et J. COERT. *La vaccination animale dans les Pays-Bas.* In *Congrès d'Amsterdam de 1879*, La Haye, 1879, et *Revue d'hyg.*, 1879, p. 1046. — DAVAINE. *Recherches sur quelques conditions qui favorisent ou qui empêchent le développement de la septicémie.* In *Bull. de l'Acad. de méd.*, 18 fév. 1879, p. 121. — *Disinfection in New-Orleans.* In *Bull. of National Board of Health Washington*, 30 August 1879, p. 75, et 6 Sept. 1879, p. 83. — JOHN DOUGALL. *Disinfection by Acid.* In *the British Med. Journ.*, 8 nov. 1879, p. 726 et 770. — *Effects of Freezing on Yellow-fever Infection, the Case of U. S. Plymouth.* In *the Sanitarian of New-York*, 1879, p. 346, et *Revue d'hyg.*, 1879, p. 957. — FRISCH. *Ueber Desinfection von Seide und Schwämmen zu chirurgischen Zwecken.* In *Langenbeck's Arch.*, 1879, t. XXIV, p. 4. — DU MÊME. *Ueber den Einfluss niederer Temperaturen auf die Lebensfähigkeit der Bakterien.* In *Sitzungsber. der k. Akad. der Wiss.*, t. LXXV, 3° part., p. 257, et *Revue d'hyg.*, 1879, p. 166. — GOSSELIN et BERGERON. *Études sur les effets et le mode d'action des substances employées dans les pansements antiseptiques.* In *Compt. rend. de l'Acad. des sc.*, séance du 29 sept. 1879. — HABERKORN (Th.). *Das Verhalten von Harnbakterien gegen einige Antiseptica.* Inaug Diss. Dorpat, 1879. — W. HARDING CROWTHER. *Some Experiments on the Relative Value of Antiseptica.* In *Med. Times and Gaz.*, 6 sept. 1879, p. 261. — *Instruction for Disinfection Circular.* In *Bulletin of the National Board of Health in Washington*, 30 août 1879, et 6 sept. 1879, p. 75 et 83. — CH. KINGZETT. *Disinfection and Disinfectant.* In *the Sanitary Record*, 13 déc. 1879, p. 370. — LETZERICH. *Ueber die Anwendung des benzoesauren Natron und dessen Wirkung bei der Diphtherie.* In *Berlin. klin. Wochenschr.*, 1879, p. 93. — LEFRANC. *Des laines de couchage au point de vue hygiénique.* In *Rec. des mém. de méd. et de pharm. mil.*, oct. 1879, t. XXXV, p. 510. — J. LANE NOTTER. *On the Experimental Studies of Disinfectants.* In *the Dublin Journ. of Med. Sc.*, sept. 1879, p. 196. — JOSEPH LISTER. *A Demonstration in Antiseptic Surgery.* In *the Dublin Journ. of Med. Sc.*, 1er août 1879, p. 97. — H. MERKE. *Die Desinfections-Einrichtung im städtischen Barracken-Lazareth zu Moabit.* In *Virchow's Arch.*, 24 sept. 1879, p. 408, avec pl. — MAURICE PERRIN. *Sur la valeur comparative du pansement de Lister et du pansement alcoolique.* In *Bull. de la Soc. de chir.*, 12 fév. 1879, t. V, p. 153. — PEUCH. *De l'action désinfectante du chlore sur le jetage morveux.* In *Arch. vétérin.*, 10 juin 1879, p. 435. — DU MÊME. *Note sur l'action antivirulente du chlore et des hypochlorites alcalins.* In *Lyon méd.*, 5 oct. 1879, p. 154. — Dr POHL. *Beiträge zu der Desinfectionsmethode vermittelst terpentinhaltiger ætherischer Œle.* In *St.-Petersb. med. Wochenschr.*, 1879, p. 69, et *Rev. d'hyg.*, 1879, p. 510. — PORT. *Zur Antiseptik im Kriege.* In *Deutsche milit. Zeitschr.*, 1879 et 1880. — A. REINSTADLER. *Ueber Impftuberculose.* In *Arch. f. experim. Pathol.*, juillet 1879, p. 203. — E. RICKLIN. *L'acide salicylique et les salycilates (Revue critique).* In *Rev. des sc. méd. de Hayem*, 1879, t. XIV, p. 755. — ROLLET. *Des résidus solides et liquides des usines.* In *Lyon méd.*, 9 nov. 1879, p. 330. — SCHULLER. *Ueber Impftuberculose.* In *Arch. f. experiment. Pathol.*, 1879. — C.-W. STEPHENS. *Disinfectants, how to Use them.* In *Sanitary Record*, 6 juin 1879, p. 300. — TÄNDLER. *Zur Casuistik der durch Einathmung untersalpetersaurer Dämpfe hervorgerufenen Bronchiten.* In *Arch. f. Heilkunde*, t. XIX, p. 551, et *Rev. d'hyg.*, 1879, p. 164. Cas de bronchite grave par la respiration de vapeurs hypoazotiques. — E. VALLIN. *De la désinfection par les poussières sèches.* In *Revue d'hyg.*, 1879, p. 43 et 106. — DU MÊME. *De la neutralisation des virus en dehors de l'économie.* In *Revue d'hyg.*, 1879, p. 531, 622 et 717. — DU MÊME. *Des appareils de désinfection applicables aux hôpitaux et aux lazarets.* In *Revue d'hygiène et de police sanitaire*, 1879, p. 813 et 803. — ELWYN WALLER. *Disinfectant in the A. H. Buck's Treatise on Hygiene and Public Health.* London, 1879, 2 vol. in-8°, t. II, p. 545 à 569. — T. WATSON-CHEYNE. *Remarks on the Occurence of Organism under Antiseptic Dressings.* In *Med. Times and Gaz.*, 24 mai 1879, p. 561, 564 et 574. — WERNICH. *Ueber die Desinfectionskraft der trockenen Hitze und der schwefligen Säure.* In *Centralbl. f. die med. Wissensch.*, 1879, n° 13.

ANDEER. *Einleitende Studien über das Resorcin zur Einführung desselben in die praktische Medicin.* Würzburg, Studer, 1880. — J. ANDEER. *Ueber das Resorcin.* In *Centralbl. f. die med. Wissensch.*, 1880, n° 27, et *Revue de Hayem*, 15 janv. 1881, p. 62. — Dr AUNE. *Des effets physiologiques des inhalations d'oxygène.* Th. de Paris, 1880, n° 109. — J. BARLOW. *The Physiological Action of Ozonised Air.* In *Journ. of Anat. and Physiol.*, 1879, et *Revue de Hayem*, t. XVI, 1880, p. 80. — Bell. *On Woolsorters Disease*. In *the Lancet*, 1880, p. 871. — Brame. *Les antiseptiques et les antibioïques*. In *Journ. d'hyg.*, 3 juin 1880, p. 268. — Brouardel. *Rapport au Conseil d'hygiène sur les différents appareils frigorifiques proposés en vue de la conservation des cadavres à la Morgue*. Paris, Ch. de Mourgues, 1880, in-4° de 30 p. — J. Chéron. *De l'acide picrique et de ses propriétés antiseptiques*. In *Journ. de thérap. de Gubler*, 1880, p. 121. — Czernicki. *Note sur l'assainissement du quartier du Palais, à Avignon, au moyen de l'acide sulfureux*. In *Rec. des mém. de méd. milit.*, déc. 1880, t. XXXVI, p. 513. — Davaine. *Recherches sur le traitement des maladies charbonneuses chez l'homme*. In *Bull. de l'Acad. de méd.*, 27 juill. 1880, p. 757. — W. Eassie. *Dictionnary of Sanitary Appliances : Disinfection by Hot Air*. In *the Sanitary Record*, 15 nov. et 15 déc. 1880, p. 159 et 207. — Emery-Desbrousses. *De la désinfection des fosses d'aisances par l'huile lourde de houille*. In *Rev. d'hyg.*, 1880, p. 505. — Dr Fatio. *Désinfection des véhicules (voitures) par l'acide sulfureux anhydre*. In *Arch. des sc. phys. et nat. de Genève*, 3° pér., III, 1880, p. 317. — Fauvel. *Rapports sur l'importation et la désinfection des drilles et chiffons*. In *Rec. des trav. du Comité consult. d'hyg.*, t. IX, 1880, p. 29 à 64. — Fauvel et E. Vallin. *De l'isolement des malad. transmissibles*, etc. In *Compt. rend. du Congrès internat. d'hyg.* Paris, 1880, t. I, p. 656. — Féréol. *Du permanganate de potasse comme désinfectant dans la fièvre typhoïde*. *Soc. méd. des hôp.*, in *Gaz. hebd.*, 1880, 185. — Girard et Pabst. *Désinfection des vidanges par les produits nitreux*. In *Compt. rend. de l'Acad. des sc.*, séance du 4 oct. 1880. — Hallopeau. *Du traitement de la fièvre typhoïde par le calomel, le salicylate de soude et le sulfate de quinine*. In *Soc. méd. des hôp.*, séances du 13 août 1880 et du 28 mai 1881, et *Union méd.*, 1881. — Ch. Kingzett. *Notes on Practical Disinfection and the Use of Sanitas as a Sanitary Agent*. In *the Sanitary Record*, 15 janv. 1880, p. 248. — E. Klebs. *Ueber einige therapeutische Gesichtspunkte, welche durch die parasitäre Theorie der Infectionskrankheiten geboten erscheinen*. In *Mittheilungen aus dem path.-anat. Institut zu Prag*, 1880, II Heft, p. 18. — Layet. *Fosses d'aisances*. In *Dictionnaire encyclopédique*, 1880. — W. Mac-Cormac. *Antiseptic Surgery*. London, 1880, Smith, Elder and Cie. — Max Gruber. *Ueber den Einfluss des Borax auf die Eiweisszersetzung im Organismus*. In *Zeitschr. für Biol.*, Bd. XVI, 2° Heft, 1880, p. 199. — K. Meyer. *Ueber das Milchsäureferment und sein Verhalten gegen Antiseptica*. *Inaug. Diss.* Dorpat, 1880. — Archibald Macdonald. *On a New Antiseptic and Antineuralgic Agent*. In *Edinb. Med. Journ.*, août 1880, p. 121, et *Revue de Hayem*, 1881, XVII, p. 65. — A. Neisser. *Klinische Experimente zur Wirkung der Pyrogallussäure*. In *Zeitschr. f. klin. Med.*, 1879, t. I, p. 88, et *Revue de Hayem*, 1880, t. XVI, p. 89. — Périer. *De l'emploi de l'essence de Winter-green, ou éther méthylsalicylique, pour le lavage de la vessie et des plaies fétides*. In *Journ. de méd. et de chir. prat.*, mai 1880, p. 209. — Perret. *De la septicémie*. Thèse d'agrég. Paris, 1880. — Peuch. *Des effets de la dessiccation sur la virulence du jetage morveux*. In *Arch. vétérin. d'Alfort*, 1880, p. 220. — P. Régnard. *Influence de l'eau oxygénée sur la fermentation*. In *Gaz. méd. de Paris*, 1880, p. 359. — W. Sternberg. *Experiment designed to test the Value of Certain Gaseous and Volatile Disinfectant*. In *Nation. Board of Health Bull. of Washington*, t. I, n°s 29 à 37, 1880, p. 219, et *Revue d'hyg.*, 1880. p. 810. — Stevenson, in *Society of Medical Officers of Health*. In *Med. Times and Gaz.*, 10 janv. 1880, p. 51. — Tripe et Stevenson. *Disinfectants in Contradistinction to Deodorants and Antiputrefactive Agents*. In *Med. Times and Gaz.*, 10 janv. 1880, p. 51. — Thédenat. *Étude expérimentale sur la neutralisation du virus cadavérique*. In *Gaz. hebd. des sc. méd. de Montpellier*, 3 avril 1880, p. 160. — J.-W. Tripe. *On the Action of Disinfectants on Sewage, and the Living Organisms certained therend*. In *the Sanitary Record*, 15 déc. 1880, p. 201. — Hans Vogel. *Ein Beitrag zur Frage des Zusatzes von Salicylsäure zum Wein (Contribution à la question de l'emploi de l'acide salicylique dans le vin)*. In *Deutsche Viertelj. f. öffentl. Gesundheitspfl.*, 1880, t. XII, fascicule 3, p. 402. — E. Vallin. *Des appareils de désinfection applicables aux hôpitaux et aux lazarets*. In *Revue d'hyg.*, 1880, p. 813, 393. — Du même. *De quelques accidents produits par les papiers de tenture récemment appliqués*. In *Revue d'hyg.*, 15 mars 1880. — Du même. *Une séance de crémation à Milan*. In *Revue d'hygiène*, 1880, p. 854. — A. Wernich. *Die aromatischen Fäulnissproducte in ihrer Einwirkung auf Spalt- und Sprosspilze*. In *Virchow's Arch. f. path. Anat.*, 1880, t. LXXVIII, p. 54. — Du même. *Grundriss der Desinfectionslehre zum praktischen Gebrauch (Traité de la désinfection au point de vue de la pratique)*. Wien, 1880, 1 vol. in-8°, de 258 p. — Iwan Wernitz. *Ueber die Wirkung der Antiseptica auf ungeformte Fermente*. *Inaug. Diss.* Dorpat, 1880.

Albenois. *Désinfection des vêtements des varioleux à Marseille*. In *Bulletin mensuel démographique de Marseille*, janvier 1881, et *Revue d'hygiène*, 1881, p. 349. — Brouardel. *Rapport à la Commission d'assainissement de Paris*. Imprimerie nationale, 1881, p. 43. — Paul Bert et P. Regnard. *Action de l'eau oxygénée sur les matières organiques et la fermentation*. In *Comptes rendus de l'Académie des sciences*, 22 mai 1882, p. 1383. — Armain-

GAUD. Sur l'emploi des injections hypodermiques de nitrate de pilocarpine dans la sueur fétide des pieds. In Gaz. hebd., 18 fév. 1881, p. 101. — J. ARNOULD. Nouveaux éléments d'hygiène. Paris, 1881, p. 599. — PADDINGTON BATE. The Disinfection of Clothing and Bedding. In Medical Times and Gazette, 10 déc. 1881, p. 686. — BOUTMY. De l'action asphyxiante des eaux vannes des fosses d'aisances. In Revue d'hyg., 20 mars 1881. — HIPPOCRATE CALLIAS. De la résorcine et de son emploi en thérapeutique (Recherches expérimentales et clin.). Thèse de Paris, 1881, 106 p. — E. CHAPUIS. Action de l'ozone sur les germes contenus dans l'air. In Bull. de la Soc. chim., 20 mars 1881, p. 290. — CHAUVEL. Art. SEPTICÉMIE, Dict. encyclop. des sc. méd., 1881. — CAUSOT. La diphthérite et son traitement In Bull. de l'Acad. roy. de méd. de Belgique, 1881, t. XV, p. 477. — DAMASCHINO. Du traitement du muguet par l'eau oxygénée. In France méd., janv. 1881, p. 5. — DEBOUT. Emploi de la poudre de Corne et Demeaux (plâtre et coaltar) contre la bromhydrose ou transpiration fétide des pieds. In Trav. du Conseil d'hyg. de Rouen en 1878, p. 51, et Rec. des trav. du Comité consultatif d'hyg., 1881. — DZIEWONSKI et FIX. Antisepsie primitive sur le champ de bataille. In Revue milit. de méd. et de chir., juin et juillet 1881, p. 182. — W. EASSIE. Disinfection by Hot Air (A Dictionnary of Sanitary Appliances). In the Sanitary Record, 1881, janv. à avril. — H. EULENBERG. Handbuch des öffentlichen Gesundheitswesens. Berlin, Hirschwald, 1881, t. I, p. 41. — PORTES. Emploi de l'acide salicylique pour la conservation des denrées alimentaires (Potestation du commerce et de l'industrie contre son interdiction). Paris, Chaix, 1881, in-4° de 53 p. — Experimental Inquiry into the Value of the Antiseptic Spray. In Med. Times and Gaz., 5 mars 1881, p. 276 et suiv. — OSCAR EYSELEIN. Ueber Torfstreu und Torfmull als Desinfections- und Düngemittel. In Deutsche Vierlelj. f. öffentl. Gesundheitspfl., 1881, t. XIII, fasc. 2, p. 266. — C. FLÜGGE. Lehrbuch der hygienischen Untersuchungsmethoden. chap. III, p. 466. — Untersuchung der Desinfectionsmittel (Traité des méthodes de recherches en hygiène, chap. III. — Recherches expérimentales sur les agents de désinfection). Leipzig, 1881, in-8° de 1-602 p., avec pl. et figures. — A. GIRARD. Rapport à la Commission d'assainissement de Paris. Imp. nat., 1881, p. 175. — GIRARD et PABST. La désinfection par les acides nitreux. In la Nature, 1881, p. 385. — GÉRAUD. La chirurgie antiseptique dans les lazarets allemands. In Rec. des mém. de méd. milit., juill. à août 1881, t. XXXVII, p. 376. — GESCHWIND. Note sur l'assainissement au moyen de l'acide sulfureux. In Rec. des mém. de méd. mil., janv. à fév. 1881, p. 107. — GOSSELIN et BERGERON. Recherches sur la valeur antiseptique de certaines substances, et en particulier de la solution alcoolique de Gaultheria. In Arch. de méd., janv. 1881, p. 16. — GUILLAUMET. De l'azotite d'éthyle et de son emploi médical, antiseptique et désinfectant. Th. Bordeaux, 1881, n° 3. — HALLOPEAU. Du traitement de la fièvre typhoïde par les antiseptique. In Acad. de méd., 1881, p. 801. — G. HAYEM. Sur les effets physiologiques et pharmacothérapiques des inhalations d'oxygène. In Acad. des sc., 2 mai 1881, et Gaz. méd., 1881, p. 299. — HERSCHER. Des appareils à désinfecter par l'air chaud, Rapp. à la Soc. de méd. publ. Rev. d'hyg., 1881, p. 585. — L. HEYDENREICH und F. BEILSTEIN. Ueber die Werthbestimmung von Desinfectionsmitteln. In Deutsche Vierteljahrschr. f. öffentl. Gesundhpfl., 1881, t. XIII, 2° fasc., p. 257. — D' NICOLAI JALAN DE LA CROIX. Das Verhalten der Bakterien des Fleischwassers gegen einige Antiseptica (De la façon dont se comportent les bactéries du jus de viande en présence de certains antiseptiques). In Arch. f. exper. Pathol., 20 janv. 1881, t. XIII, p. 175, 255. — KOCH, GAFFKY, WOLFFHÜGEL, LŒFLER, HUPPE und KNORRE. Untersuchungen über die Desinfection in Mittheilungen aus dem Kaiserlichen Gesundheitsamte, herausgegeben von D. Struck. Berlin, 1881, p. 188 à 360. Anal. in Rev. d'hyg., 1882, p. 238. — A. KRAJEWSKI. Ueber die Wirkung der gebräuchlichsten Antiseptica auf einige Contagien. In Arch. f. exper. Pathol., 20 mai 1881, p. 139. — LISTER. Eucalyptus globulus as an Antiseptic. In the Lancet, 21 mai 1881, p. 837. — Fr. HOFFMANN. Ueber Desinfectionmaasregeln. In Deutsche Vierlelj. f. öff. Gesund., XII, 1880, p. 41. — P. MIQUEL. Étude générale sur les bactéries de l'atmosphère. In Annuaire de l'observation de Montsouris pour l'année 1881. — J. NEUMANN. Experimentelle Untersuchungen über die Wirkung der Borsäure. In Arch. f. exper. Pathol., 20 mai 1881, p. 148. — PAGNOUL. Etude sur les eaux du Pas-de-Calais, 1881. — PEYRUSSON. Sur l'action désinfectante et antiputride des vapeurs de l'éther azoteux. In Compt. r. de l'Acad. des sc., 28 fév. 1881, p. 492. — A. J. MARTIN. L'exposition internationale sanitaire de Londres en 1881. In Rev. d'hy., 1881, p. 813. — SINCLAIR COGHILL. Antiseptic Inhalations in Pulmonary Phthisis. In the British Med. Journ., 28 mai 1881, et Arch. gén de méd., juill. 1881, p. 98. — SULLIOT. Sur l'application des cristaux des chambres de plomb. In Compt. rend. de l'Acad. des sc., séance du 4 av. 1881, p. 881. — E. VALLIN. De la résistance des trichines à la chaleur et température centrale des viandes préparées. In Rev. d'hyg., 1881, p. 177. — Du MÊME. Le salicylage des substances alimentaires. In Rev. d'hyg., 1881, p. 263 et 353. — Du MÊME. Les projets d'assainissement de Paris. In Rev. d'hyg., 1881, p. 822. — E. VIDAL. Note sur l'étuve à désinfection de l'hôpital Saint-Louis. In Rev. d'hyg., 1881, p. 425.

Arloing, Cornevin et Thomas. *Note relative à la conservation et à la destruction de la virulence du charbon symptomatique.* In *Rec. de méd. vétér. de Bouley,* 13 mai 1882, p. 467. — Paul Bert et Péan. *De l'emploi de l'eau oxygénée pour les pansements antiseptiques.* In *Acad. de méd.,* 13 juillet 1882, p. 49. — Barbier. *Action désinfectante de la poudre de café torréfié.* In *France médic.,* 18 fév. 1882, p. 250. — Bentzen. *La prophylaxie des maladies contagieuses en Norvége.* In *Revue d'hygiène et de police sanitaire,* juillet 1882, p. 564. — Bert et Régnard. *Influence de l'eau oxygénée sur la fermentation.* In *Gaz. méd. de Paris,* 1880, p. 359, et *Acad. des sc.,* 22 mai 1882. — Fever. *An Account of Süvern's Method of the Disposal of Excreta, etc.* In *the New-York Sanitarian,* janv. 1882, n° 100, p. 1. — Bouley et Gibier. *De l'action des basses températures sur la vitalité des trichines contenues dans les viandes.* In *Compt. rend. de l'Acad, des sci.,* 20 juin 1882. — Braidwood et Vacher, *Life-History of Contagium.* In *Brit. Med. Journ.,* 1880 à 1882. — Du Mesnil. *Les dépôts de voiries dans Paris;* Discussion à la Soc. de méd. publ. In *Revue d'hyg. et de police sanit.,* janv. 1882, p. 50. — D.-L. Dunant. *La loi fédérale suisse concernant les épidémies.* In *Revue d'hyg. et de police sanit.,* avril 1882, p. 299. — Grandjux. *De la désinfection dans les quartiers militaires.* In *Revue milit. de méd. et de chir.,* janv. 1882, p. 746. — Hassler. *Du pansement par l'iodoforme (Revue critique).* In *Gaz. hebd.,* 1882, p. 746. — Kümell. *Sur l'emploi du sublimé en chirurgie pour le pansement des plaies.* Analysé in *Gaz. méd. de Paris,* 1882, p. 317. — H. Merke. *Ueber Desinfectionsapparate und Desinfectionsversuche.* In *Viertelj. f. gerichtl. Med. u. öffentl. Sanitätswesen,* 1882, t. XXXVII, p. 85. — Napias. *Manuel d'hygiène industrielle.* Paris, Masson, 1882, chap. IV et V, p. 150 à 240. — *Order, Rules and Regulations of the Illinois State of Health, concerning the Prevention of Small-Pox,* 3 janvier 1882. In *National Board of Health Bulletin,* vol. III, n° 32, 4 fév. 1882, p. 279, et 10 déc. 1881, p. 187. — Frank. Parsons. *Report on Disinfection of Rags.* In *Revue d'hyg. et de police sanit.,* août 1882. — Rabot. *De l'application des eaux vannes, des eaux de distilleries et de féculeries, à la grande culture, et des procédés d'épuration chimique et industrielle de ces eaux.* In *Revue d'hyg. et de police sanit.,* 1882, p. 1. — Rheinstaedler. *Vorschläge zur Einführung der obligatorischen Antisepsis für die Hebammen.* In *Vierteljahrsschr. f. gerichtl. Medicin und öffentl. Sanitätswesen,* von M. Eulenberg, oct. 1882, t. XXXV, p. 323. — Schlumberger. *Rectification et désinfection des alcools de mauvais goût.* In *Journ. d'hyg.,* 1882, p. 69. — *Small-Pox Regulations in California.* In *National Board of Health Washington,* 24 déc. 1882, p. 219, et 25 fév. 1882, p. 319. — Sonderegger et Amburl. *La désinfection des personnes. Congrès de Genève de 1882.* In *Revue d'hyg.,* 1882, p. 781. — Trélat. *Rapport sur l'évacuation des vidanges,* et discussion à la Soc. de méd. publ. In *Revue d'hyg. et de police sanit.,* 1882, p. 112 et suiv. — Vallin. *Le froid à la Morgue.* In *Revue d'hyg. et de police sanitaire,* 20 juillet 1882, p. 551. — Du même. *Les brouillards de Londres et la fumivorité.* In *Revue d'hyg. et de police sanit.,* 1882, p. 201. — Du même. *Recherches sur la valeur désinfectante de l'azotite d'éthyle.* In *Revue d'hyg.,* 1882, p. 207. — Du même. *La désinfection de la chambre des malades contagieux,* et discussion; Congrès intern. d'hyg. de Genève. In *Revue d'hyg.,* 1882, p. 776. — Du même. *Traité des désinfectants et de la désinfection,* avec 27 figures. Paris, 1883. — Vulpian. *Sur le traitement de la fièvre typhoïde par l'acide salicylique,* et discussion. In *Bull. de l'Acad. de méd.,* 22 août 1882, p. 941. — Du même. *Sur l'action désinfectante du salicylate de bismuth.* In *Journ. de pharmacie et de chimie,* avril et mai 1882.

E. V.

DES INNOCENS (G.). Chirurgien de la fin du seizième et du commencement du dix-septième siècle. Sur sa vie on n'a de renseignements que ceux qu'il donne lui-même, et ils sont fort courts. On sait seulement qu'il était de Toulouse, qu'il voyagea dans plusieurs parties de la France et qu'il étudia la médecine à Montpellier sous Rondelet et Laurent Joubert. Mais Des Innocens s'est signalé par la publication d'un traité d'ostéologie fort curieux, dont on n'a peut-être pas assez parlé. Je veux dire son *Ostéologie, ou Histoire générale des os du corps humain, illustrée et esclaircie de plusieurs remarquables exemples tant anciens que nouveaux, pour l'instruction des jeunes chirurgiens.* C'est un volume in-8°, divisé en quatre livres, comprenant 543 pages, outre la Dédicace, l'Épître au lecteur, la Préface et quelques petits morceaux rimés en latin sur ΟΣΤΕΟΛΟΓΙΑ, *Ossa capitis, Ossa spinœ, Ossa Pectoris et Lacertorum, Ossa partium inferiorum,* de la façon de notre anatomiste. Nous recommandons la lecture de cet ouvrage, surtout celle du premier Livre, qui est une sorte d'anatomie générale, dans laquelle l'auteur, avec cette prolixité et cette naïveté particulières aux écrivains de son siècle, touche à toutes sortes de questions, et raconte des histoires plus amusantes les unes que les autres. Nous ne pouvons résister d'emprunter ce passage à notre brave ostéologiste :

« C'est donc en meslant la piété avec la science que j'ay produict cette histoire
« en avant, en laquelle j'ay employé tout mon art et mon industrie à me faire
« valoir moy-mesme, mes veilles et mes estudes, afin d'apprendre d'ors en avant
« de bien faire, non seulement d'escrire ; et partant je m'y dépeints franchement
« en despeignant la villité et misère de cette carcasse. Quoy faisant tu n'y verras
« point ces rares traicts parsemés d'éloquence et philosophie humaine ; ce seroit
« peindre autre que moy, et t'offrir ce que je n'ay pas. Plustost y remarqueras
« un stile et façon nuë ou une naïfve simplicité convenable au surnom que je
« porte. Que si je ne suis si fidelle à cotter au marge et rendre en son point le
« nom et les passages des autheurs cités en ce livre, je t'en laisse le plaisir pour
« les vérifier toi-mesme. Bien confesserai-je avec vérité que je n'ay eu ce bien
« d'un second, pour conférer fidelement et communiquer avec luy de cest œuvre,
« tant il y a des hommes difficiles en nostre siècle. Brief, si on me taxe de redire
« souvent une mesme chose, qu'on s'advise que c'est en forme d'histoire, que
« tout ce discours est couché pour utillement amuser les escoliers lecteurs. Mais
« si de plus on me calomnie de quelque chose, il ne m'en chaut, courant en la
« lice des escrivains de notre temps. Ce me sera assés que Dieu et ma douce
« patrie, à laquelle je dresse et voue mes escrits et travaux tant d'esprit que de
« corps, jugent de mon cœur et du grand désir que j'ay eu, que j'ay encore
« maintenant, et que j'auray tousjours d'employer ma vie et mon labeur à son
« service et au proffit du public. *Ex ossibus vita.* »

N'oublions pas non plus la conclusion de tout le livre :

« Faictes donc ceste grace (ô benoiste Dame vierge et mère, qui par vostre
« Saincte miséricorde et secours particulier m'avès faict conduire cest œuvre
« consacrée à vos sainctes loüanges jusqu'à la fin) que, contemplants nostre
« image si layde et affreuse en un sceletos, nous recognoissions nostre vilité,
« afin de composer durant la vie nos actions à l'embellissement de ceste
« image céleste corrompue par le péché pour la rendre immortelle par la vertu
« et bonne vie. Philosophants ainsi, nous entrerons en la juste cognoissance de
« nous-mesme, d'où procédera la vertu d'humilité plus profonde (de laquelle,
« après vostre fils vous avés esté un singulier prototype), fondement de toutes
« les vertus, laquelle nous préparera le logis de Dieu, Créateur de toutes choses,
« auquel soit gloire et honneur au siècle des siècles. Amen. »   A. C.

DÉSIS. *Voy.* ARAIGNÉES.

DES JARDINS (JEAN). Ce médecin fit comme tant d'autres de nos pères, il latinisa son nom et signa constamment *Johannes Hortensis*, ou *Johannes de Horte*. Il naquit en Picardie, dans le diocèse de Laon, de Jean Des Jardins, capitaine du château de Hamelle, sur la Somme, et de Caroline Waudin. Il professa les humanités à Paris, en 1509, dans le Collége du cardinal Lemoine, alors dans toute sa renommée, et qui put compter parmi ses soutiens les Turnèbe, les Buchanan, les Muret, etc. Des Jardins s'appliqua ensuite à l'étude de la médecine, se fit inscrire à la Faculté de Paris, prit le degré de bachelier le

21 octobre 1515, sous le décennat de Braillon, son compatriote, parvint à la licence en 1517, y obtint le premier rang, fut reçu docteur en 1518, élu doyen le 5 novembre 1524, et prorogé l'année suivante, le 4 novembre. Appelé à la cour en 1534, il conserva son emploi d'archiâtre jusqu'au 31 janvier 1547, jour où il fut enlevé par une attaque d'apoplexie foudroyante, dans un repas qu'il donnait le jour anniversaire de sa naissance. Jean Des Jardins, qui n'a rien laissé par écrit, joignit à une profonde connaissance de la médecine l'intelligence de la langue grecque, dont il conseillait l'étude aux jeunes médecins, pour pouvoir consulter Hippocrate et Galien dans les originaux. Ce fut lui qui donna à la Faculté les ouvrages de Galien imprimés en grec. La confiance publique en ses lumières était si grande qu'on le croyait capable de guérir toutes les maladies ; on lui appliquait ordinairement ce proverbe, en faisant allusion à son nom : *Contra vim mortis non est medicina in hortis.* Il s'était marié deux fois : en 1520, il épousa Jeanne Bourdin dont il eut sept enfants, et en 1541, Marie Letellier qui lui en donna quatre. Cette nombreuse postérité parvint à de brillantes alliances et à une haute position sociale. L'une des filles de Des Jardins (Marie) fut mariée à Guillaume Versoris, fils de Jean Versoris, célèbre avocat au Parlement. Une autre, du nom de Catherine, épousa Jean Métayer, conseiller à la Cour des Monnaies. La troisième devint la femme de Pierre Ayrault, lieutenant criminel d'Angers et aïeul maternel du célèbre Ménage. De ses fils, l'un devint conseiller au Châtelet ; un autre, chanoine de Senlis ; un troisième, conseiller à la Cour des Monnaies. Le cardinal d'Ossat, du Boulay, parlent avec honneur de Jean Des Jardins, et le placent parmi les médecins qui ont honoré le seizième siècle.

A. C.

DESLANDES (Léopold). Né à Paris en 1797, docteur en médecine de la Faculté de cette ville (10 juillet 1817), ce médecin, qui est mort le 14 juillet 1852, s'est fait honorablement connaître par son amour pour le travail, par la variété de ses connaissances, et par les ouvrages qu'il a laissés. Collaborateur assidu du *Dictionnaire de médecine et de chirurgie pratiques* (en 15 vol.), du *Dictionnaire de médecine usuelle*, du *Journal des Progrès*, du *Journal de thérapeutique*, de la *Revue médicale*, du *Journal des connaissances médicales*, il a laissé dans ces recueils de nombreux articles accueillis avec faveur par le public. Il a, de plus, signé les ouvrages suivants :

I. *Examen des différentes formes que peut prendre la phlegmasie des méninges.* Thèses de Paris, doctorat, 10 juillet 1817, n° 119, in-4°. — II. *Manuel d'hygiène publique et privée, ou Précis élémentaire des connaissances relatives à la conservation de la santé et au perfectionnement physique et moral des hommes.* Paris et Montpellier, 1826, in-18 ; traduit en espagnol par José de Llestor Castroverde. Paris, 1827, 4 vol. in-8°. — III. *Mémoire sur les boutons de la variole, précédé de quelques considérations sur les pores cutanés.* Paris, 1825, in-8°. — IV. *Mémoire sur les désorganisations qui succèdent à l'inflammation sanguine dans les divers tissus.* Paris, 1824, in-8°. — V. *Réflexions sur quelques phénomènes propres à faire distinguer le suicide de l'homicide, dans le cas de pendaison.* Paris, 1824, in-8°. — VI. *De l'onanisme et des autres abus vénériens considérés dans leurs rapports avec la santé.* Paris, 1834, in-8°. — VII. *Mémoire sur l'empoisonnement par la solution d'indigo dans l'acide sulfurique.* Paris, 1825, in-8°.

A. C.

D'ESLON (Charles). Né à Paris vers 1750, fit ses études médicales à la Faculté de cette ville. Il devint l'élève de Petit, prit ses divers grades, et fut reçu docteur régent. Il était aussi premier médecin du comte d'Artois. Le hasard lui fit rencontrer Mesmer qui venait d'arriver à Paris, et dont toute la ville commençait à s'entretenir, chez un de ses amis malade qui avait passé, selon son expression, « par les mains de ce que la France renferme de plus célèbre en médecine », et qui, n'étant pas guéri, s'était décidé à se confier aux soins du novateur allemand. D'Eslon fut témoin d'une crise violente provoquée par Mesmer et suivie de phénomènes qui le surprirent. Il engagea la conversation avec ce dernier, et peu à peu se lia avec lui. Il réunit aussitôt douze confrères à dîner, afin de leur présenter le médecin viennois, et l'on convint, après la lecture d'un mémoire lu par Mesmer lui-même, que D'Eslon et trois autres médecins, Bertrand, Malloët et Solier, tous trois docteurs régents de la Faculté, suivraient le traitement magnétique sur des malades traités devant eux. D'Eslon rendit compte des expériences dont il fut témoin pendant quinze mois et son ouvrage: *Observations sur le magnétisme animal*, très-sobrement écrit d'ailleurs, ne renferme pas moins des faits difficiles à expliquer, si l'on accepte le diagnostic posé, puisqu'il s'agit de cécité, de paralysie, de dysenterie, guéries à peu près instantanément. Quoi qu'il en soit, le livre fut dénoncé à la Faculté par un de ses membres, Pajon de Moncets, alors que D'Eslon venait d'écrire au doyen pour demander une assemblée extraordinaire de la Faculté dans laquelle il se proposait de faire à celle-ci des propositions de Mesmer sur l'examen de sa découverte, et après qu'il eut communiqué en séance ordinaire plusieurs des traitements dont il avait été témoin. L'assemblée eut lieu le 18 septembre 1780, mais sur une convocation indiquant que les docteurs médecins s'assembleront « pour entendre M. Roussel de Vauzesme parler du livre de M. D'Eslon et en même temps M. D'Eslon s'expliquer. » Roussel de Vauzesme, en effet, prenant la place de son confrère Pajon de Moncets, lut un réquisitoire en règle contre D'Eslon. Puis ce dernier, se bornant à demander le dépôt de cette pièce, répondit à l'assemblée par la lecture des propositions de Mesmer, et se retira ensuite pour que l'on pût délibérer. La délibération ne lui fut pas favorable, et on lui signifia : « Qu'il lui était enjoint d'être plus circonspect à l'avenir dans ses écrits ; qu'il était suspendu pendant un an de voix délibérative ; qu'il serait rayé du tableau à l'expiration de l'année, si d'ici là il n'avait pas désavoué son livre ; enfin que les propositions de Mesmer étaient rejetées. » C'était la guerre. D'Eslon se défendit de son mieux dans sa *Lettre à M. Philip, doyen;* il le fit assez spirituellement d'ailleurs, reprochant même à la Faculté « de ne parler qu'en latin, puisqu'elle doit ignorer le français », et sollicitant les deuxième et troisième assemblées nécessaires pour la validité de l'arrêt. Celles-ci furent tenues après bien des lenteurs, et D'Eslon définitivement rayé de la Faculté. Il continua l'étude et la pratique du magnétisme, contre-balança la réputation de Mesmer avec lequel il se brouillait, se réconciliait et se brouillait sans cesse, lui reprochant sa conduite mystérieuse, et ce fut chez lui que se réunirent les commissions nommées par le roi, la première composée de membres de l'Académie des sciences et de membres de la Faculté, la seconde de membres de la Société royale de médecine. Les rapports de ces commissaires publiés en 1784 sont trop connus pour que nous les rappelions ici ; ils ne nient pas la plupart des faits physiques observés, mais ils n'acceptent pas les explications théoriques qui leur ont été proposées par Mesmer ou plutôt par D'Eslon, et ils nient les guérisons annoncées. D'Eslon répondit à ces deux rapports en accusant les commissaires de n'avoir point suivi sérieusement les traitements des malades, et, continuant chez lui avec vogue ce que l'on appelait toujours le traitement magnétique, il mourut peu de temps après le 21 août 1786. Il est l'auteur de :

I. *Observations sur le magnétisme animal*. Londres et Paris, 1780, in-8°. — II. *Lettre de M. Deslon, docteur régent de la Faculté de médecine de Paris, à M. Philip, doyen de la même Faculté*. La Haye, 1782, in-8°. — III. *Observations sur les deux rapports des commissaires nommés par le roi pour l'examen du magnétisme animal*. Philadelphie, 1784, in-4°.

A. D.

DESMAN. Les Desmans sont des Mammifères de l'ordre des Insectivores (*voy.* ce mot) qui, après avoir été confondus pendant un certain temps soit avec des Musaraignes (*voy.* le mot Insectivores), soit avec le Castor (*voy.* ce mot), ont été élevés d'abord au rang de genre par G. Cuvier, sous le nom de *Mygale*, et ensuite par d'autres auteurs au rang de tribu ou même de famille sous les noms de *Mygalinæ* et *Mygalidæ*. Ces animaux de taille assez faible, comme la grande majorité des Insectivores, ont le museau prolongé en une trompe aplatie et très-mobile, les yeux très-petits, les oreilles externes atrophiées, les mâchoires armées de onze paires de dents, le corps massif, les pattes courtes, les doigts palmés, la queue comprimée au moins dans sa portion terminale en forme de rame.

On en connaît deux espèces : le Desman musqué ou Desman de Moscovie (*Mygale moschata* Pall.), et le Desman des Pyrénées (*Mygale pyrenaica* E. Geoff.). Le Desman musqué habite la plus grande partie de l'empire russe, ainsi que la Boukharie et le Turkestan, mais il est particulièrement répandu dans la région comprise entre le Don et le Volga. Il est à peu près de la taille d'un Rat, et est revêtu, sur la tête et le corps, d'une couche moelleuse de duvet d'où émergent de grands poils soyeux analogues à ceux que l'on observe chez le Castor et chez l'Ondatra. Grâce à ces poils, qui sont d'ailleurs constamment enduits d'une matière graisseuse, la fourrure du Desman a beaucoup d'éclat et ne se mouille que très-difficilement. Elle est, sur les parties supérieures du corps, d'un brun foncé, chatoyant, et, sur les parties inférieures, d'un blanc argenté. La trompe, qui est constituée par deux narines tubulaires accolées l'une à l'autre, est au contraire absolument dénudée, mais de chaque côté du museau et sur la lèvre supérieure sont insérés des bouquets de poils faisant moustaches. La queue, cylindrique et assez étroite à la base, s'élargit et s'aplatit vers le milieu, de manière à constituer un gouvernail : elle paraît couverte de petites écailles du milieu desquelles sortent quelques poils clair-semés, et elle renferme, dans l'épaisseur de ses tissus, de nombreux follicules sécrétant une substance onctueuse. En outre, il existe près de son origine une glande qui produit une substance dorée d'une odeur extrêmement pénétrante et tout à fait comparable au musc. Enfin les doigts, qui se terminent par des ongles crochus, sont dénudés en dessus, garnis de cils du côté externe et rattachés les uns aux autres par des membranes.

Tout dans l'organisation du Desman musqué dénote un animal nageur. C'est en effet dans les lacs, les étangs, les canaux ou les rivières aux eaux presque dormantes, qu'il passe la majeure partie de son existence, faisant la chasse aux sangsues, aux limnées, aux larves de libellules ou aux petits poissons. L'entrée même du terrier qu'il se creuse dans les berges et où il se retire pour dormir est constamment située au-dessous du niveau de l'eau. Ce terrier, moins compliqué que celui de la Taupe, se compose cependant de galeries sinueuses et d'un donjon placé à l'abri des inondations.

Le Desman musqué ne tombe pas, dit-on, pendant l'hiver, dans un sommeil léthargique, et continue, paraît-il, à faire la chasse aux animaux aquatiques, alors que les rivières et les étangs sont couverts de glace. Toutefois ce n'est pas dans cette saison, c'est un peu plus tôt, en automne, qu'on lui fait la chasse en se servant de grands filets qu'on traîne au milieu des roseaux.

Le Desman des Pyrénées est notablement plus petit que le Desman musqué, dont il diffère aussi par la coloration de son pelage, d'un brun marron sur le dos, d'un gris brunâtre sur les flancs et d'un gris argenté sur le ventre. Sa queue n'est comprimée que dans sa portion terminale et offre à l'origine une forme quadrangulaire ou cylindrique ; elle est écailleuse et parsemée en outre de poils ténus, de couleur fauve. La fourrure exhale du reste la même odeur musquée que chez le Desman de Moscovie.

On ne connaît cette espèce que depuis une soixantaine d'années. Découverte aux environs de Tarbes, elle a été retrouvée récemment dans la Serra de Gredos en Espagne, mais jusqu'à présent elle paraît confinée dans les Pyrénées et les régions montagneuses de l'Espagne.

Aux époques antérieures à la nôtre, le groupe des *Mygalidæ* était déjà représenté en Europe : en effet, on a rencontré dans les terrains tertiaires et quaternaires de la France et de l'Angleterre les restes de différentes espèces qui peuvent être rapportées soit au genre Desman, soit à des genres voisins.

E. OUSTALET.

BIBLIOGRAPHIE. — P. GERVAIS. *Histoire naturelle des Mammifères*, 1854, t. I, p. 247. — TRUTAT. *Le Desman des Pyrénées*. In *La Nature*, n° du 17 mai 1879. — TROUESSART. *Catalogue des Mammifères*. In *Rev. et Mag. de Zoologie*, 1879.   E. O.

DESMANTHUS Willd. Genre de plantes Dicotylédones, appartenant à la famille des Légumineuses, et à la sous-famille des Mimosées. Les plantes de ce groupe faisaient partie du grand genre Mimosa de Linné. Elles en diffèrent par leurs étamines au nombre de 10, parfois de 5 seulement, et leur légume continu, bivalve et ne se séparant pas en articles isolés. Ce sont des herbes ou des arbrisseaux. La seule espèce à signaler ici est le *Desmanthus cinereus* Wild. (*Mimosa cinerea* L.), des Indes Orientales, arbrisseau à feuilles composées, bipinnées de 8 à 10 paires de pinnules formées elles-mêmes de 10 à 12 paires de folioles; à épis solitaires portant des fleurs à corolles gamopétales, à 5 dents.

Le *Desmanthus cinereus* Willd. est employé comme astringent. Ses gousses sont rafraîchissantes. D'après Ainslie, on les pile lorsqu'elles sont vertes et on les applique sur les yeux en cas d'ophthalmie.   PL.

BIBLIOGRAPHIE. — WILLDENOW. *Species*, IV, 104. — KUNTH. *Mimoseæ*, 115. — BURMANN. *Zeylan.*, t. II. — ENDLICHER. *Genera*, n° 6828. — AINSLIE. *Mat. Ind.*, II, 458. — DE CANDOLLE. *Prodromus*, II, 447.   PL.

DESMAREST, DESMARETS (Les).

Desmarest (ANSELME-GAÉTAN). Fils de Nicolas Desmarest (né à Soulains, Aube, le 16 septembre 1725, mort à Paris le 28 septembre 1815), membre de l'Académie des sciences, directeur des manufactures de France et surtout connu par ses travaux sur la géographie physique.

Anselme Gaétan Desmarest naquit à Paris le 16 mars 1784 et mourut le 4 juin 1838. Il était professeur de zoologie à l'école d'économie rurale et vétérinaire d'Alfort, membre de l'Académie de médecine et d'un grand nombre de sociétés savantes, membre correspondant de l'Institut. Desmarest s'occupa surtout de géologie et de zoologie. Il publia entre autres les œuvres complètes de

Buffon et de Lacépède et, dans les *Suites à Buffon*, rédigea les *Poissons;* il collabora à l'*Encyclopédie méthodique* pour les articles relatifs à la géographie physique et médicale et à la mammalogie, de même qu'aux deux *Dictionnaires d'histoire naturelle* et aux *Mémoires de la Société d'histoire naturelle de Paris*, pour diverses monographies sur la zoologie. On trouvera encore des articles de lui dans les *Annales des sciences naturelles*, le *Bulletin de la Société philomathique*, le *Journal des mines*, le *Journal de physique*, etc. Bornons-nous à citer :

I. *Considér. génér. sur la classe des Crustacés et description des espèces de ces animaux qui vivent dans la mer, sur les côtés et dans les eaux douces de la France.* Strasbourg et Paris, 1825, in-8°, pl. — II. *Hist. natur. des crustacés fossiles.... Crustacés proprement dits.* Strasbourg et Paris, 1822, in-4°, pl. — III. *Hist. natur. des tangaras, des manakins,* etc. Paris, 1805, in-fol. — IV. *Ichthyologie ou descript. complète de dix espèces de poissons nouvelles... de Cuba,* 1re décade. Paris, 1825, in-8°, pl. — V. *Table des matières qui peuvent être traitées dans la description statistique d'un département de l'Empire français.* Paris, 1812, in-8°.

L. Hn.

Desmarest ou **Desmarets** (J.-H.). Ancien élève de l'École polytechnique, puis pharmacien à Châlons-sur-Marne et directeur du jardin botanique de cette ville, naquit en 1787 et mourut en 1842. Nous ignorons s'il appartenait à la même famille que les précédents. On cite de lui :

I. *Précis de chimie, de botanique, de matière médicale et de pharmacie, suivi de considérations sur l'art de formuler et sur les empoisonnements.* Paris, 1824, in-8°, pl. — II. *Traité des falsifications ou exposé des diverses manières de constater la pureté des substances employées en médecine, dans les arts et l'économie domestique.* Paris, 1828, in-12; fait partie de la *Bibliothèque industrielle.* — III. *Chimie. Traité abrégé de cette science et de ses applications aux arts.* Paris, 1826, in-12; fait partie de la *Bibl. industrielle.* Nouvelle édition, ibid., 1833 (1832), in-12, fig.; 3e édition, sous le titre : *Traité élémentaire de chimie,* etc. Paris, 1837, in-12, 1 pl.; 4e édit., ibid., 1843. — IV. Divers articles dans le *Journ. de pharmacie.*

L. Hn.

Desmarets (Pierre-Marie). Né à Compiègne en 1764, mort du choléra à Paris le 4 avril 1832, servit sous la Révolution comme volontaire et fut sous le Consulat et sous l'Empire directeur de la police générale, jusqu'en 1814. C'était un des membres les plus actifs de la *Société phrénologique* de Paris, dans le *Journal* de laquelle il publia une *Notice biographique et phrénologique sur l'abbé Grégoire* (t. I, p. 228, 1832).

Son fils, jeune médecin de Paris, se rendit après la mort de son père à Saint-Gobain (Aisne), pour combattre le choléra qui y sévissait, mais il succomba lui-même au terrible fléau le 29 juin 1832. Casimir Broussais leur consacra à tous deux une notice dans le *Journal de la Soc. phrénologique* (t. I, p. 306, 1832).

L. Hn.

DESMARRES (Louis-Auguste). Célèbre oculiste français, né à Évreux le 22 septembre 1810, mort subitement dans sa propriété de la rue Saint-James, à Neuilly (Seine), le 22 août 1882. Il étudia la médecine à Paris et y fut reçu docteur le 23 juillet 1839. Après avoir rempli pendant plusieurs années les fonctions de chef de clinique et de secrétaire particulier de Sichel, il fonda en 1841 un petit dispensaire pour les maladies des yeux dans la rue du Chevalier-du-Guet, puis, en 1845, le transporta rue des Fossés Saint-Germain-l'Auxerrois, où il commença à être suivi assidûment par les médecins et les élèves; sa clinique prenant une extension de plus en plus considérable, il la transféra, vers 1850, rue Christine, puis, en 1857, rue Hautefeuille. Là, il eut pour élèves un grand nombre de médecins français et étrangers qui depuis se sont distingués en oculistique. De Graefe a été son chef de clinique de 1849 à 1851.

Desmarres abandonna sa clinique et son enseignement en janvier 1864, et fut dignement remplacé par son fils, Alphonse Desmarres, qui vient de se retirer à son tour après avoir traité au dispensaire près de 100 000 malades différents.

Les débuts de Desmarres furent très-pénibles; à l'époque où il ouvrit son dispensaire rue du Chevalier-du-Guet, il vivait en quelque sorte au jour le jour, et remplissait les fonctions de médecin du bureau de bienfaisance du 4e arrondissement et celles d'employé à l'administration des eaux et forêts. Mais, grâce à sa persévérance, il ne tarda pas à acquérir réputation et fortune.

Desmarres doit être considéré comme le créateur, après Sichel, de la clinique ophthalmologique à Paris. Opérateur remarquable, il osa, l'un des premiers, manier l'œil, et ne contribua pas peu à faire tomber l'appréhension qu'on avait de porter sur cet organe la main armée d'instruments. Mais son plus grand titre de gloire, c'est la création de l'iridectomie; son élève, de Graefe, lui rend pleine justice sous ce rapport. Dans l'opération de la cataracte, Desmarres se montra partisan du procédé de Daviel, qui n'est peut-être pas le plus rapide, ni le plus élégant, mais qu'il considérait comme le plus avantageux pour les malades. Il a, du reste, publié, en 1850, dans l'*Atlas du Journal des connaissances médico-chirurgicales* de Martin-Lauzer, des planches relatives à l'opération de la cataracte, avec la reproduction de tous les instruments encore usités aujourd'hui.

Comme particularité intéressante de sa pratique, ajoutons que Desmarres se servait avec prédilection du cautère actuel. Parmi les procédés opératoires qu'il a créés, citons le procédé par déviation dans l'opération du ptérygion.

De tous ses écrits, le meilleur et le plus important est son *Traité des maladies des yeux*. « Tout ce qui peut rendre la lecture d'une semblable production fructueuse s'y trouve réuni : récits de faits nombreux et variés fournis par une clientèle étendue; exposé de sages préceptes consacrés par une longue expérience; description exacte des opérations que peuvent nécessiter les maladies des yeux, et, à côté des procédés opératoires proposés par les oculistes les plus célèbres, plusieurs nouveaux, dus à l'esprit inventif de l'auteur et exécutés par lui avec succès. Le tout, classé avec méthode et présenté avec clarté et précision, constitue un ouvrage d'une haute valeur, et qui témoigne à chaque page de connaissances profondes en ophthalmologie. » (Fallot, in *Annal. d'ocul.*, t. XVII, p. 45, 1847).

Desmarres a fait de grands efforts pour relever la profession d'oculiste, qui jusqu'à lui n'était qu'un métier. Telle était la défaveur alors attachée au titre d'oculiste, qu'il vit se fermer devant lui la porte de toutes les Sociétés médicales de Paris; il ne faut dès lors pas s'étonner qu'il se soit laissé aller parfois à des diatribes acerbes à l'égard de ses confrères de la capitale. L'Académie de médecine de Bruxelles le dédommagea en le recevant dans son sein. En outre, le 1er juillet 1850, il fut nommé chevalier de la Légion d'honneur, et, le 12 août 1859, officier. Il était, en outre, commandeur de plusieurs ordres étrangers.

D'un abord un peu rude, Desmarres était au fond très-bienveillant et homme de bien dans toute la force du terme; à l'égard des malades pauvres il se montra d'une charité inépuisable; nous n'en voulons pour preuve que le grand nombre d'indigents qu'il traita, hébergea et nourrit à ses frais, tradition qu'Alphonse Desmarres à continuée après lui pendant plus de dix-huit ans.

Outre un grand nombre d'articles et de leçons cliniques publiées dans la *Gazette des hôpitaux* et les *Annales d'oculistique* de Cunier, on a de lui :

I. *Thèse pour le doctorat :* 1° *De la nature du choléra-morbus épidémique;* 2° *Des accidents qu'entraînent les plaies de la partie postérieure du cou. Comment doit-on les traiter ?* 3° *Quels sont les caractères propres à la peau du scrotum? Quels sont les caractères anatomiques du tissu qui forme le dartos ?* 4° *Examiner si le crâne peut se vider, par une saignée, du sang qu'il contient, sans que ce fluide soit immédiatement remplacé.* — II. *Mémoire sur une nouvelle méthode d'employer le nitrate d'argent dans quelques ophthalmies.* Paris, 1842, in-8°. — III. *Traité théorique et pratique des maladies des yeux.* Paris, 1847, in-8°; 2° édit. revue, corrigée et augmentée. Ibid., 1854-1858, 3 vol. in-8°.

L. Hn.

DESMARS. Né à Amiens au commencement du dix-huitième siècle, était destiné d'abord à la théologie, et il fit partie pendant quelques années de la congrégation de l'Oratoire, mais il ne tarda pas à étudier la médecine et devint médecin pensionné de la ville de Boulogne-sur-Mer et membre de l'Académie des sciences d'Amiens. Il a publié un certain nombre de mémoires sur les épidémies et la topographie médicale, dans lesquels on peut trouver quelques renseignements utiles pour l'histoire des épidémies locales. Nous citerons les suivants :

I. *Observations d'histoire naturelle faites aux environs de Beauvais.* In *Mercure de France,* juin 1749. — II. *L'état des saisons et des maladies observées à Boulogne-sur-Mer en 1756-1757 et 1758.* In *Journ. de méd.,* t. X. — III. *Mémoire sur l'air, la terre et les eaux de Boulogne-sur-Mer et des environs.* Amiens, 1759, in-12; nouvelle édition, corrigée et considérablement augmentée, à laquelle on a joint la constitution épidémique observée suivant les principes d'Hippocrate, à Boulogne-sur-Mer, en l'année 1759, avec des Dissertations sur la maladie noire, les eaux du Mont-Lamberg et l'origine des fontaines en général. Paris, 1761, in-8°. — IV. *Mémoire sur la mortalité des moutons en Boulonnois, dans les années 1761 et 1762.* Boulogne, 1762, in-4°. — V. *Lettre à M*** sur la mortalité des chiens en 1763.* Amsterdam, Paris, 1764, in-12. — VI. *Discours sur les épidémies d'Hippocrate.* Berne, Paris, in-12. — VII. *Épidémies d'Hippocrate,* traduites du grec, avec des réflexions sur les constitutions épidémiques; suivies des quarante-deux histoires rapportées par cet ancien médecin et du commentaire de Galien sur ces histoires. On y a joint le Mémoire cité plus haut sur la mortalité des moutons. Paris, 1767, in-12. — VIII. *Lettre concernant quelques plantes qui naissent en Picardie.* In *Registres de l'Acad. des sciences et belles-lettres d'Amiens.*

A. D.

DESMAZIÈRES (Jean-Baptiste-Henri-Joseph). Botaniste de mérite, né à Lille le 10 juillet 1786, mort à Lambersart le 28 juin 1862, était membre de la Société des sciences et arts de Lille et correspondant de plusieurs académies françaises et étrangères. Nous le citons ici parce qu'il a fait beaucoup pour l'établissement de la flore du nord de la France. Voici les titres de ses principales publications :

I. *Agrostographie des départements du nord de la France.* Lille, 1812, in-8°. — II. *Catalogue des plantes omises dans la botanographie belgique et dans les Flores du Nord de la France,* etc. Lille, 1823, in-8°. — III. *Notice sur les Lycoperdons de Linné,* etc. Arras, 1823 in-8°. — IV. *Plantes cryptogames du nord de la France,* fasc. I. Lille, 1825, in-4°. — V. *Plantes cryptogames de France,* 2° édit. Lille, 1836-1845, 29 livr. in-4°, 1450 exemplaires d'exsiccata avec les descriptions. — VI. *Observations botaniques et zoologiques.* Lille, 1826. in-8°, pl. — VII. *Monographie du genre Naemaspora des auteurs modernes et du genre Libertella.* Lille, 1831, in-8°, pl.

L. Hn.

DESMIDIÉES. Algues microscopiques, de la famille des *Conjuguées* ou *Zygnémées* (*Synsporées* de Decaisne), qui se développent presque exclusivement dans les eaux douces et sont particulièrement abondantes dans les eaux claires des tourbières à *Sphagnums.* Elles sont unicellulaires. Les cellules, formées de deux moitiés symétriques (*Hémisomates*), réunies l'une à l'autre par une suture transversale, sont plus ou moins remplies d'une substance verte granuleuse (*Endochrome*), lamellaire et rayonnante, parsemée de granules plus gros, dont la nature paraît être amylacée et qui, d'après de Brébisson, sont [doués d'un mouvement de cyclose analogue à celui qu'on observe dans les *Chara*. Leur enveloppe, membraneuse, fréquemment entourée d'un enduit muqueux, se déforme par la dessiccation, mais se putréfie très-lentement.

La reproduction s'effectue par *déduplication* ou par *conjugation*. Dans ce dernier cas, la *Zygospore* se forme, au point de contact des hémisomates géminés, par le mélange de leurs endochromes respectifs ; sa paroi se compose toujours de trois couches membraneuses, distinctes : une extérieure formée de cellulose pure et qui bleuit la teinture d'iode, une moyenne, qui colore l'iode en jaune rougeâtre, enfin la plus interne, celle qui contient le protoplasma résultant de la conjugation des deux cellules mères et sur laquelle l'iode est sans action.

Les Desmidiées forment, avec le mucus qui les entourent, des masses gélatineuses d'un beau vert. Mais le plus ordinairement elles sont libres et se présentent sous la forme de disques tantôt arrondis (*Cosmarium* Cord.), tantôt lobés-incisés (*Evastrum* Ehr.), tantôt chargés d'appendices saillants, parfois épineux (*Xanthidium* Ehr., *Arthrodesmus* Ehr., *Staurastrum* Meyen.). Quelques-unes sont cylindriques, atténuées au sommet (*Tetmemorus* Ralfs, *Penium* Bréb.) ou courbées en croissant (*Closterium* Nitzsch) ; d'autres sont disposées en filaments cylindriques (*Hyalotheca* Ehr.) ou même polyédriques (*Desmidium* Ag.).

Actuellement on connaît environ 500 espèces de Desmidiées, qui sont réparties assez uniformément sur toute la surface du globe. M. Paul Petit (*Liste des Diatomées et des Desmidiées*, etc., in *Bull. de la Soc. bot. de France*) en signale 112 aux environs de Paris. ED. LEFÈVRE.

DESMILLEVILLE. Médecin des hôpitaux de Lille, intendant des eaux de Saint-Amand, florissait au dix-huitième siècle. Dezeimeris cite de lui :

I. *Essai historique et analytique des eaux et des boues de Saint-Amand, où l'on examine leurs principes, leurs vertus et particulièrement l'utilité des établissements nouveaux relatifs à leur usage.* Valenciennes, 1767, in-12. — II. *Journal des guérisons opérées aux eaux et boues de Saint-Amand* en 1767 *et* 1768. Valenciennes, 1769, in-12. — III. Diverses observations publiées dans l'ancien *Journal de médecine.* L. HN.

DESMODES. Les Desmodes (*Desmodus* Wied) et les Diphylles (*Diphylla* Spix) sont des Chauves-Souris (*voy.* ce mot) des régions chaudes de l'Amérique, qui ont été réunies par M. Dobson, dans son *Catalogue des Chiroptères*, pour constituer la petite tribu des *Desmodontes*. Chez tous les membres de ce groupe le museau est court, conique et surmonté d'une feuille nasale distincte dans la portion horizontale de laquelle s'ouvrent les deux narines ; les incisives sont au nombre de quatre à la mâchoire inférieure et de deux seulement à la mâchoire supérieure où elles prennent le développement et l'aspect de canines, quoiqu'il existe d'ailleurs une paire de vraies canines à chaque mâchoire ; en outre, on compte deux paires de prémolaires supérieures contre trois paires de prémolaires inférieures, étroites et tranchantes ; mais on ne distingue jamais plus de deux paires de molaires antagonistes et parfois même, chez les Desmodes proprement dits, on ne trouve plus aucune trace de ces dents. La queue, chez tous les Desmodontes, est atrophiée, et la membrane interfémorale rudimentaire est réduite tantôt à un simple lambeau, tantôt à une bandelette le long des membres postérieurs. Cette dernière disposition est particulière aux Diphylles, qui ont d'ailleurs les incisives inférieures larges et continues et le calcanéum distinct, quoique très-petit, tandis que chez les Desmodes les incisives inférieures sont petites et séparées et le calcanéum est complétement atrophié.

Le Desmode roux (*Desmodus rufus* Wied), qui vit à la Guyane, au Brésil, en Bolivie, au Chili et au Pérou, et qui est de la taille de nos Vespertilions murins, a la tête et le corps d'un brun cendré, nuancé de roux. Il vient souvent, au dire des voyageurs, sucer le sang des bestiaux endormis dans les pâturages ou des chevaux au piquet, dans les campements. Le Diphylle sans queue (*Diphylla ecaudata* Spix), qui est assez répandu aux environs de Coquimbo, au Chili, paraît avoir les mêmes mœurs.   E. OUSTALET.

BIBLIOGRAPHIE. — P. GERVAIS. *Histoire naturelle des Mammifères*, 1854, t. I, p. 199 et 200. — DOBSON. *Catalogue of the Chiroptera in the Collection of the British Museum*, in-8°. Londres, 1878, p. 545.   E. O.

DESMOÏDE (δεσμὸς, ligament). Nom donné au fibrome ordinaire (*voy.* FIBROME).   D.

DESMONCEAUX (l'abbé). Né à Paris en 1734, était entré dans les ordres pour plaire à sa famille, mais il fit ensuite toutes ses études médicales et se fit recevoir médecin à Paris. Il s'était surtout occupé d'oculistique et, après quelques succès qui parvinrent jusqu'à la cour, reçut une pension de Mesdames, tantes de Louis XVI. Il avait proposé aussi diverses réformes utiles dans l'organisation de l'assistance publique et des hôpitaux, réformes qui ne sont pas encore toutes réalisées aujourd'hui. Il est mort à Paris, le 5 mars 1806. On connaît de lui :

I. *Lettres et observations à M. Janin sur son ouvrage sur l'œil.* Paris, 1772, in-8°. — II. *Lettres et observations anatomiques, physiologiques et physiques, sur la vue des enfants naissants.* Paris, 1775, in-8°. — III. *Traité des maladies des yeux et des oreilles, considérées sous le rapport des quatre parties ou quatre âges de la vie de l'homme, avec les remèdes curatifs et les moyens propres à les préserver des accidents;* avec planches gravées en taille douce. Paris, 1786, in-8°, 2 vol. — IV. *De la bienfaisance nationale; sa nécessité et son utilité dans l'administration des hôpitaux militaires et particuliers.* Paris, 1789, in-8°. — V. *Plan économique et général des administrations civiles des hôpitaux français.* Paris, 1803, in-8°.   A. D.

DESMOULINS (LOUIS-ANTOINE). Naturaliste et anatomiste distingué, né à Rouen le 1er septembre 1794. Il commença ses études médicales à l'école de médecine de sa ville natale, et il vint les achever à Paris où il fut reçu docteur le 29 août 1818, à vingt-quatre ans. Suivant avec assiduité les cours et conférences du Muséum, il ne tarda pas à se lier avec les savants qui fréquentaient alors ce grand établissement scientifique : Cuvier, Magendie, Bory Saint-Vincent, de Humboldt, etc., et il publia bientôt des mémoires qui furent remarqués et couronnés par l'Institut, notamment ses *Recherches anatomiques et physiologiques sur le système nerveux des poissons.* Son grand ouvrage sur l'*Anatomie des systèmes nerveux des animaux à vertèbres*, publié en 1825 en collaboration avec Magendie, dans lequel il a résumé et reproduit quelques-uns de ses travaux antérieurs, renferme des observations originales, et son *Histoire naturelle des races humaines*, donné par lui l'année suivante, eut un très-grand succès. Desmoulins s'y montre physiologiste compétent et peut être cité comme l'un des premiers qui aient combattu le monogénisme sur le terrain de l'histoire naturelle. Mais on assure que ses théories ne furent pas toujours goûtées de l'auditoire devant lequel il les exposait pour la première fois au grand jour de la publicité, et c'est ainsi que, lisant un jour un de ses mémoires à l'Académie des sciences sur le cerveau des adultes comparé à celui des vieillards, sa conclusion que ce dernier, moins volumineux, atrophié, est par conséquent moins apte à remplir ses fonctions intellectuelles, fut peu goûtée de ses savants auditeurs, qui ne voulurent plus, dit-on, lui donner la parole. Desmoulins, aigri sans doute, s'en prit à Cuvier, qu'il critiqua désormais avec violence, tant comme savant que comme homme politique et d'administration, et l'Académie crut devoir refuser désormais l'hommage de ses livres. Desmoulins se retira dans sa famille à Rouen où il tomba malade de chagrins et de fatigues, et il y mourut à trente-quatre ans, en décembre 1828. Nous citerons de lui :

I. *Exposition du motif d'un nouveau système d'hygiène déduit des lois de la physiologie, et appliqué au perfectionnement physique et moral de l'homme.* Thèse. Paris, 1818, in-4°. — II. *De l'état du système nerveux sous le rapport de volume et de masse, dans le marasme non sénile, et de l'influence de cet état sur les fonctions nerveuses.* In Journ. de phys., juin 1820. — III. *Suite des recherches sur l'état de volume et de masse,* publié à part. Paris, 1821, in-4°. In Journ. de phys., février 1821. — IV. *Recherches anatomiques et physiologiques sur le système nerveux des poissons;* Mémoire couronné par l'Institut en 1822. In Journ. de physiologie expérimentale, avril 1822. — V. *Mémoire complémentaire des recherches anatomiques et physiologiques sur le système nerveux des poissons.* Ibid., octobre. Ces mémoires ont été réunis en un seul et insérés dans le Journ. complémentaire du Dictionnaire des sciences médicales, t. XXIII, XXIV, XXVI et XXVII. — VI. *Mémoire sur le rapport le plus probable entre l'organisation du cerveau et de ses fonctions.* In Journ. complément. du Dict. des sc. méd., t. XIII, ann. 1822. — VII. *Sur l'état anatomique de la peau et du tissu cellulaire sous-cutané dans la fièvre jaune.* Ibid., t. XII. — VIII. *Mémoire sur le rapport entre la dilatation des couches d'air et l'activité des miasmes considérés comme cause de la fièvre jaune et des autres formes de l'irritation gastro-intestinale,* Ibid. — IX. *Mémoire sur le rapport qui existe entre l'étendue des surfaces au nerf optique de la rétine, et l'énergie de la vision chez les oiseaux.* In Journ. de physiologie expérimentale, janvier 1823. — X. *Exposition succincte du développement et des fonctions du système cérébro-spinal.* In Arch. gén. de méd., juin 1823. — XI. *Mémoire sur le rapport qui unit le développement du quatrième ventricule à celui de la huitième paire, et sur la composition de la moelle épinière.* In Journ. de physiologie expérimentale, octobre, 1823. Publié séparément. Paris, 1823, in-8°. — XII. *Mémoire sur le rapport entre le développement sphérique donné par le plissement des rétines des oiseaux et des poissons, et la sphère de l'œil circonscrite à ces rétines.* In Arch. gén. de méd., novembre 1823. — XIII. *Exposition succincte du développement et des fonctions des systèmes nerveux latéraux.* Ibid., décembre. — XIV. *Mémoire sur la patrie du chameau à une bosse, et sur l'époque de son introduction en Afrique.* In Nouveau Recueil du Muséum d'hist. nat. pour l'année 1823, t. X. — XV. *Mémoire sur l'usage des couleurs de la choroïde dans l'œil des animaux vertébrés.* In Journ. de physiologie expérimentale, janvier 1824. — XVI. *Mémoire sur le défaut d'unité de composition du système nerveux, et sur la concordance de ce défaut d'unité avec l'égalité des facultés des animaux.* In Journ. complémentaire du Dict. des sc. méd., mars 1824. — XVII. *Mémoire sur les différences qui existent entre le système nerveux de la lamproie et celui des animaux vertébrés.* In Journ. de physiologie expérimentale, juillet 1824. — XVIII. *Mémoire sur le système nerveux et sur l'appareil lacrymal des serpents à sonnettes, des trigonocéphales,* etc. Ibid. — XIX. *Lettre à M. le président de l'Académie des sciences sur le système nerveux de deux espèces de petromyzon (lamproies).* Ibid., octobre. — XX. *Réflexions sur une observation de Béclard relative à une affection tuberculeuse du cerveau, avec destruction des nerfs éthmoïdaux.* Ibid., avril 1825. — XXI. *Détermination de deux espèces vivantes d'hippopotame, et différences ostéologiques des genres gerboise et hélamys.* Ibid., octobre. — XXII. *Anatomie des systèmes nerveux des animaux à vertèbres, appliquée à la physiologie et à la zoologie;* ouvrage dont la partie zoologique est faite conjointement avec M. Magendie, membre de l'Institut de France. Paris, 1825, in-8° de 800 pp., en 2 part., avec atlas in-4° de 13 pl. — XXIII. *Histoire naturelle des races humaines du nord-est de l'Europe, de l'Asie boréale et orientale et de l'Afrique australe, d'après des recherches spéciales d'antiquités, de physiologie, d'anatomie et de zoologie, appliquée à la recherche*

*des origines des anciens peuples, à la science étymologique, à la critique de l'histoire, etc.,
suivie d'un mémoire sur la patrie du chameau à une bosse.* Paris, 1826, in-8°, XXXIV-388 pp.,
avec pl. — XXIV. *Pétition adressée à la Chambre des pairs contre M. le baron Cuvier en
sa qualité de professeur-administrateur du Muséum d'histoire naturelle.* Lille, 1829, in-8°.

A. D.

DESNOUES (GUILLAUME). Chirurgien français du dix-septième siècle, professeur d'anatomie à Gênes, trop peu connu, que Dezeimeris a cherché à tirer
d'un oubli immérité. Lassus seul lui a rendu pleine justice.

D'après cet historien, c'est Desnoues qui apporta en Italie l'art d'injecter les
vaisseaux qu'avait imaginé de Graaf en 1668 et que Swammerdam avait perfectionné ensuite. Pour faire ces injections, Desnoues se servait de cire, et l'idée
lui vint d'employer cette même substance pour imiter les formes et les couleurs des diverses parties du corps et rendre ainsi l'étude de l'anatomie plus
attrayante et plus facile. Un abbé sicilien, Gaetano-Giulio Zumbo, qui était
habile à exécuter des figurines en cire, réalisa le projet de Desnoues en reproduisant fidèlement les parties que le savant chirurgien français disséquait et
préparait sur le cadavre. Cet abbé vint en 1701 présenter à l'Académie royale
des sciences de Paris une tête en cire toute préparée pour les démonstrations
anatomiques et où toutes les parties, artères, veines, nerfs, muscles, glandes, etc.,
étaient reproduites avec leur coloration naturelle. L'abbé se garda bien de mentionner Desnoues et se fit passer pour le seul inventeur de ce genre de préparations, que l'Académie jugea avec la plus grande faveur (*Hist. de l'Acad. roy.
des sciences*, 1701, p. 57).

Cependant Desnoues eut occasion de faire voir à Philippe V, roi d'Espagne,
qui se trouvait alors à Marseille, une tête semblable; le roi en témoigna toute
sa satisfaction, récompensa richement notre chirurgien, et se fit envoyer par
lui d'autres pièces anatomiques destinées à être exposées à Madrid.

On cite de Desnoues :

Lettres de G. Desnoues et de Guillelmini. Rome, 1706, in-8°.

L. HN.

DÉSOBSTRUANTS (MÉDICAMENTS). Les médicaments qui, par des modes
d'action très-divers, ont la propriété de rendre libres, d'*ouvrir* les voies naturelles oblitérées. Aussi étaient-ils identifiés avec les *apéritifs* quand ce dernier
mot n'avait pas la signification étendue qu'on lui attribue aujourd'hui. On trouvera au mot APÉRITIF tout ce qu'il est utile de savoir sur les désobstruants proprement dits. Il est bon seulement de rappeler quelques-uns des médicaments rangés
dans cette classe : l'éther, l'opopanax, le cinnamome, le pouliot, le bdellium, le
galbanum, la résine du térébinthe, le poivre, etc. Les désobstruants avaient autrefois leur contre-partie dans les *obstruants*, dont l'action consistait à obturer les
pores, à fermer les conduits et les bouches des vaisseaux (*voy.* OBSTRUCTION).

D.

DÉSORGANISATION. *Voy.* ORGANISATION.

DÉSORMEAUX (MARIE-ALEXANDRE). Accoucheur distingué, professeur à la
Faculté de médecine de Paris, médecin en chef de la Maternité. Il naquit à
Paris, le 5 mai 1778. Son bisaïeul avait été chirurgien à Lavenay ; son aïeul
exerçait la médecine à Blois ; son père, qui habitait la capitale, était membre
de l'Académie de chirurgie. Avec une telle parenté le jeune Désormeaux devait
être nécessairement voué à Esculape. Après avoir fait ses études au collége

d'Harcourt, il se livra à celle de la médecine, passant son temps dans les hôpitaux, à l'amphithéâtre, aux différents cours qui se faisaient à l'École de santé, le soir travaillant avec son père, qui l'initia à l'art des accouchements. Desault, Manoury, Giraud, Boyer, furent ses premiers maîtres. Admis en 1795, par le concours, au titre fort envié d'élève salarié de l'École, il fut peu de temps après reçu élève de l'École pratique, et obtint un premier prix. Le jeune homme n'avait pas encore vingt ans. Mais, malheureusement pour lui, son père mourut subitement le 4 mai 1798. Privé ainsi de son appui le plus ferme, Désormeaux eut ses jours de détresse, il lui fallut pour vivre s'improviser professeur particulier. Puis la conscription est établie ; elle n'admettait point d'exception ; elle l'atteignit, et il fut obligé de rejoindre un des régiments de l'armée du Rhin ; la protection de Lombard, de Lacournère, de Percy, lui permirent d'entrer de suite à l'hôpital militaire en qualité de chirurgien surnuméraire. Plus tard, Désormeaux était attaché à l'armée de réserve, chargé de la direction du service de l'avant-garde, à celle d'Italie, avec laquelle il fit la campagne de Marengo, et à celle des Grisons, qu'il suivit dans tous ses mouvements, jusqu'au moment de sa dissolution. Enfin, à l'époque du traité de Lunéville, en 1802, il obtint son congé définitif, et revint à Paris, riche d'expérience chirurgicale, mais pauvre d'argent, à tel point qu'il fut obligé d'accepter l'éducation de deux jeunes gens dont les parents habitaient un domaine situé au fond de la Bretagne. Cette maigre position dura deux ans. Désormeaux revient à Paris ; un concours est ouvert pour l'obtention gratuite au doctorat ; il se met sur les rangs et est proclamé vainqueur. Un an après Horeau, son ami, qui, au moment de la formation de la maison médicale de l'Empereur, avait été nommé médecin par quartier, et plus tard chirurgien de Madame Mère, parvient à le faire admettre à sa place dans cette dernière charge. Cependant Baudelocque étant venu à mourir, sa chaire d'accouchement à la Faculté de Paris fut mise au concours ; sept concurrents se présentèrent ; Désormeaux l'emporta (20 septembre 1811) ; ce fut une des plus belles luttes dont ait fait mention l'histoire des concours. Enfin, en 1828, à la mort de Chaussier, il fut nommé médecin en chef de la Maternité. Cette place lui acquit rapidement une grande clientèle, et il devint un des praticiens de la capitale les plus consultés pour les maladies des femmes. Mais sa santé, qui avait été faible pendant plusieurs années, semblait florissante lorsque, le 29 avril 1830, il fut enlevé par une mort subite. La noblesse et l'inflexible droiture de son caractère lui avaient acquis l'estime générale, et sa mort inattendue excita les plus vifs regrets. Désormeaux a publié :

I. *Précis de doctrine sur l'accouchement par les pieds.* Thèses de Paris, doctorat ; 6 Floréal an XII, in-8°, 54 pp. — II. *De abortu.* Thèses de Paris, *Chaire d'accouchements*, 4 sept. 1811, in-4°, 24 pp. — III. Articles dans le *Dictionnaire de médecine en 21 volumes* : ACCOUCHEMENT, ALLAITEMENT, ALLONGEMENT DU COL DE L'UTÉRUS, AVORTEMENT, BAPTÊME, BASSIN, CÉPHALOMÈTRE, CÉSARIENNE (*Opération*), COUCHES, CROCHET, DÉLIVRANCE, DYSTOCIE, ÉCLAMPSIE, EMBRYOTOMIE, ENCLAVEMENT, FEMMES (*Maladies des*), FORCEPS, GROSSESSE, HYDROMÈTRE, LEVIER, LOCHIES, MÉNORRHAGIE, MENSTRUATION, MÉTRORRHAGIE, MÔLE, NOURRICE, NOUVEAU-NÉ, OBLIQUITÉ DE L'UTÉRUS, ŒUF HUMAIN (*pathol.*). OMPHALORRHAGIE, RENVERSEMENT DE L'UTÉRUS, RUPTURE DE L'UTÉRUS, SEVRAGE, SYMPHYSÉOTOMIE, TIRE-TÊTE, TOUCHER, UTÉRUS (*Pathol.*), VERSION.   A. C.

DÉSOXALIQUE (ACIDE). $C^5H^6O^8 = C^5H^5O^5(OH)^3$. Cet acide, encore appelé *racémocarbonique*, prend naissance dans l'action de l'amalgame de sodium sur l'éther oxalique ; on agite avec cet éther un volume égal d'amalgame renfermant environ 5 pour 100 de sodium, en prenant soin que la masse ne s'échauffe pas ; on reprend par l'éther, on décante, et la liqueur, soumise successivement à la distillation, puis à l'évaporation, laisse déposer de beaux cristaux d'un éther de l'acide désoxalique : $C^{14}H^{18}O^8 = C^5H^5O^5 (O.C^2H^5)^3$, solubles dans l'alcool et l'éther, fusibles à 15 degrés. Leur solution donne des précipités blancs avec les azotates d'argent, de plomb, de protoxyde de mercure, les chlorures de baryum, de calcium, etc. On obtient l'acide libre en décomposant le désoxalate de plomb par l'hydrogène sulfuré. La solution filtrée est évaporée avec soin et se prend en une masse de cristaux déliquescents, aisément solubles dans l'alcool et l'eau. Sa saveur, franchement acide, est comparable à celle de l'acide tartrique. Chauffé au bain-marie, il se ramollit ; à une température élevée il se boursoufle et répand une odeur analogue à celle que dégage l'acide tartrique dans les mêmes conditions.

Quand on fait chauffer en vase clos, pendant un temps suffisamment long, de l'éther désoxalique avec de l'acide sulfurique faible, il se dédouble intégralement en acide racémique $C^4H^6O^6$, alcool et acide carbonique. L'acide libre étendu chauffé à 160 degrés présente le même dédoublement. C'est cette réaction qui lui a fait donner le nom d'acide racémocarbonique :

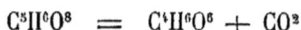

$$C^5H^6O^8 = C^4H^6O^6 + CO^2$$

L'acide désoxalique paraît être le produit de la désoxygénation de l'acide oxalique.   L. Hn.

DÉSOUDIN (Jean-Gaspard-Charles). Médecin et naturaliste, né à Metz le 5 avril 1800, mort dans cette ville le 14 juin 1867. Il était le fils de Jean-Gaspard-Antoine Désoudin, savant distingué et médecin des hôpitaux civils de Metz, l'un des fondateurs de la Société des sciences médicales de la Moselle, mort du choléra le 5 juillet 1852, à l'âge de soixante-sept ans.

Désoudin fit ses humanités à Metz, entra à l'âge de dix-sept ans comme élève à l'Hôpital militaire d'instruction, fut à dix-neuf ans nommé chirurgien surnuméraire. En 1823, il fut envoyé au Val-de-Grâce de Paris, fit la campagne d'Espagne, et en 1827, après s'être fait recevoir docteur à Paris, vint se fixer à Metz pour y exercer la médecine. En 1828, il fut nommé médecin des pauvres pour la troisième section, en 1832 médecin en second des hospices civils de Metz, puis successivement médecin des orphelins, des deux séminaires, de l'école normale, du collège, etc. Il était membre du jury médical, du conseil central d'hygiène, d'un grand nombre de Sociétés savantes.

En 1852, Désoudin renonça à la pratique médicale pour s'occuper d'histoire naturelle, particulièrement de géologie. Il visita la Belgique, la Prusse, l'Autriche, la Turquie, la Grèce, la Sicile, l'Italie, la Suisse, puis les diverses provinces de la France. C'est au retour d'un voyage en Espagne qu'il mourut. On a de lui :

I. *Considérations médico-chirurgicales sur la coxalgie*. Thèse de Paris, 1827, in-4°, n° 9. — II. Plusieurs mémoires adressés à la *Société des sciences médicales de la Moselle*, dont il était membre, entre autres *Sur le choléra*, en 1832 et en 1836. Autres mémoires publiés par la *Soc. géologiq. de France*, la *Soc. philomatiq. de Verdun*, etc.   L. Hn.

DESPARANCHES et non **DESPARANGES**. Médecin français, reçu docteur à Paris en 1804 (?), se fixa à Blois, où il mourut du choléra en 1849. Il exerça d'abord la médecine et la chirurgie avec succès, puis devint successivement médecin des hospices civils et militaires de Blois, médecin des épidémies, membre

du jury médical, etc. Il fut décoré de la Légion d'honneur en 1835. Desparanches
était membre associé correspondant de la Société de médecine de Paris, à laquelle
il a adressé divers mémoires intéressants. Nous citerons de lui :

I. *Observations sur les bons effets de l'éther acétique employé en frictions dans le paroxysme rhumatismal et dans l'arthritique.* In Rec. périod. de la Soc. de méd., t. VIII, p. 348,
an. VIII (1800). — II. *Observation d'une double fracture de la cuisse droite, compliquée de
plaie, suivie de la sortie de 22 lignes du cylindre du fémur et guérie sans claudication.*
Ibid., t. X, p. 387, an. IX (1801); rapport de CULLERIER, ibid., p. 388. — III. *Rapport fait à
la Société de méd. par M. Bally, le 17 mars 1818, sur un travail de M. Desparanches,
méd. des épid. à Blois, ayant pour titre : Précis historique d'une épidémie dysentérique
bilieuse qui a régné dans la commune de Chousy, arrond. de Blois, dans les mois de sept.
et oct. 1817.* In Journ. gén. de méd., t. LXIII (II), p. 12, 1818. — IV. *Observation sur l'emploi de la racine de grande valériane sauvage* (Valeriana officinalis L.), *dans le traitement
des fièvres intermittentes.* Ibid., t. LXIV (III), p. 289, 1818. —V. *Observ. d'un anévrysme
variqueux de l'artère carotide externe gauche, à la suite d'un coup de tranchet qui a blessé
en même temps cette artère et la veine jugulaire externe.* Ibid., t. LXVII (VI), p. 202, 1819. —
VI. *Sur le danger de la farine de jarosse* (Lathyrus cicera) *dans la fabrication du pain.*
In Arch. de méd., 1re sér., t. XX, p. 601, 1829.   L. HN.

DESPARTS (JACQUES). Médecin français, né vers 1380, mort le 3 janvier
1458. La Faculté de médecine de Paris doit le compter parmi ses plus illustres
bienfaiteurs. Il se fit immatriculer, sous les noms de *Jacobus de Partibus Tor-
nacensis,* au mois de mars 1406. Il était donc originaire de Tournay. Après
trente-huit mois d'assiduité aux leçons des professeurs, il fut admis au bacca-
lauréat le 22 mai 1408. Il avait étudié antérieurement à Montpellier. Desparts
parcourut ensuite sa licence sous un docteur régent de son choix, Jacques Sac-
quespée, et reçut le bonnet de docteur le 7 avril 1410. Il fut admis à la régence
deux ans après, sous le décanat de Pierre de Trèves. Comme la plupart des
médecins distingués de cette époque, Jacques Desparts était clerc, c'est-à-dire
de l'ordre ecclésiastique, et de grandes connaissances en théologie le firent
bientôt parvenir aux dignités de chanoine de Tournay et de chancelier de l'Église
de Paris. La considération dont il jouissait dans l'Université engagea ce corps
à le nommer un de ses députés, lesquels avec ceux envoyés par l'Italie, l'Allemagne et l'Angleterre, se rassemblèrent le dimanche 5 mai 1415, pour décider
dans l'affaire du Schisme qui désolait alors l'Occident, et pour s'opposer aux
prétentions du pape Jean XXIII. Desparts fut d'abord attaché, avec Jean Avantage,
à la personne de Philippe, duc de Bourgogne, puis il devint premier médecin
(*primarius medicus*) de Charles VII, roi de France. A cette époque la Faculté
de médecine de Paris ne possédait aucun lieu certain et arrêté, non-seulement
pour célébrer le service divin, mais aussi pour donner ses leçons et délivrer
ses grades. Ses messes, elle les faisait célébrer, soit au couvent des Mathurins,
soit au bénitier de Saint-Yves, dans la rue Saint-Jacques; ses congrégations se
faisaient tantôt *apud Sanctam Genovefam parvam* (Sainte-Geneviève-des-Ardents),
tantôt *ad cuppam Nostræ Dominæ,* c'est-à-dire autour de l'un des grands béni-
tiers de pierre qui se trouvaient sous les tours de l'église Notre-Dame de Paris.
Désireux d'apporter une amélioration à un tel état de choses, Desparts résolut
de donner à la Faculté un local convenable pour ses exercices. Le 28 novembre
1454, il convoqua les membres de la Faculté au bénitier de Notre-Dame, où il
exposa ses vues à ce sujet. Outre qu'il comptait sur une faveur spéciale du roi,
il offrait pour son compte « trois cents écus d'or, la plus grande partie de ses
meilleurs livres, et plusieurs meubles (*ustensilia*) destinés à garnir le local et
la bibliothèque des nouvelles écoles. Desparts ne put même pas assister au

commencement de l'œuvre, retardée par diverses causes jusqu'en 1469. Il fit encore remettre à la Faculté, par son doyen Themanus de Gonda, une verge dorée au milieu et aux extrémités, et surmontée d'une masse d'argent estimée par les experts soixante écus d'or, pour être portée par le nommé Jean Petit, premier bedeau, avec caution. Pénétrée de reconnaissance, la Faculté décida que du vivant du bienfaiteur elle ferait célébrer tous les ans une messe du Saint-Esprit, et après sa mort un Obit, avec vigiles, à perpétuité.

Desparts est auteur d'un commentaire sur Avicenne. A la fin du troisième volume de cet ouvrage, il assure qu'il n'a rien extrait des traductions latines, mais des écrivains grecs, Hippocrate, Aristote, Galien, Alexandre, et les plus célèbres Arabes, Avenzoar, Rhasès, Sérapion, Mésué et Averrhoès, et dont Avicenne avait suivi et recueilli les doctrines. Il ajoute qu'avant de commencer cet ouvrage il avait corrigé tous les exemplaires de ces auteurs, qu'il les avait divisés par chapitres, paragraphes, sections et points ; qu'il les avait fait écrire sur parchemin en grosses lettres (*de littera grossa in pergameno*) ; qu'il y avait joint une table pour faciliter le travail qu'il méditait, auquel il avait employé dix années. Cet ouvrage a été imprimé à Venise « per Johannem et Gregorium de Forlivio », 1494, in-fol., et à Lyon « per Johannem Trechfel », 1498, 3 vol. in-fol. La Bibliothèque nationale en possède trois copies manuscrites (fonds latin, nos 6909, 6927, 6928). La Bibliothèque de la Faculté de médecine de Paris a l'original même du dernier des volumes de Desparts, annoté et collationné de sa main. L'*explicit* est curieux : *Expletus est tractatus secundus de doloribus horum membrorum. Et cum ipsius complemento completur tertius liber de curatione egritudinum accidentium unicuique membro à vertice capitis usque ad pedes canonis relati abohali alhasen abviceni... Ego Jacobus Desparts de Tornaco natus, magister in medicina parisius, exposui ad longum totum primum librum canonis Avicenne, et totum tertium et primam fen quarti. Incipiens anno Domini M° CCCC° XXXII°, et finiens anno LIII°, quarta die augusti.....*

> Prince du monde rédempteur,
> A ceulx ton paradis otri
> Qui bonté, vérité, iabeur
> En bonne œuvre ont par toi choisi.
> Paix désire, noise fui
> Fausse créance et venne honneur
> Des cours, des princes la faveur ;
> Plus savoir qu'avoir poursievi ;
> Les compagnies relenqui,
> Estude et solitude aime.
>
> Dieu qui medicine a créé
> Commande honourer médicins.
>
> C'est de paradis le chemin,
> Le sentier de éternele gloire :
> Aions le tous jours en mémoire
> Pour acquérir joie sans fin.
>   Amen.

Desparts jouissait de son temps d'une telle renommée, que les médecins de Paris, jaloux de posséder de si beaux trésors, tinrent cachés pendant longtemps les fameux commentaires sur Avicenne, de peur que les étrangers n'en fissent leur profit. C'est ce qui explique pourquoi ils n'ont vu le jour qu'en 1498. Ses autres ouvrages sont : *Opera quœdam in re medica. Lugduni*, Jean Trechfel,

1496. — *Expositio super capitulis* (Avicennæ) *videlicet de regimine ejus quod comeditur et bibitur VII, et de regimine aquae et vini VIII. doct. II. fen III primi.* (Ce traité se trouve dans : *Expositio primi canoni Avicennæ Jacobi de Forlivio*, imprimé à Venise, en 1518 et 1547, in-fol.) — *Expositio interlinearis in practicam Alexandri Tralliani* (dans la *Practica* de ce dernier médecin imprimée à Venise, en 1522, in-fol.). — *Summulæ alphabetum super plurimis remediis ex ipsius Mesue libris excerptis.* Petit in-4° goth. (1500). A. C.

DESPINE ou **D'ESPINE.** Nom de plusieurs familles de médecins originaires de la Savoie, parmi lesquels :

Despine (JOSEPH), né à Annecy (Savoie) en 1734, descend d'une ancienne famille qui a fourni plusieurs ministres à la cour de Savoie et au Piémont. Il fut destiné à la carrière médicale et fit dans ce but ses études à l'Université de Turin, où il fut reçu docteur en 1760. Après sa réception il voyagea en France et en Angleterre, afin de se perfectionner dans l'art de guérir. Témoin des heureux effets de l'inoculation vaccinale introduite pour la première fois dans les États Sardes par le professeur Michel Bunivo, Joseph Despine se livra avec ardeur à la propagation de la vaccine et il eut la bonne fortune d'être désigné comme assistant du docteur Goetz, mandé tout exprès de Paris pour vacciner la famille royale, événement qui passerait inaperçu aujourd'hui, mais qui aux débuts de la nouvelle méthode contribua à en assurer le succès. Aussi fut-il pourvu à cette occasion du titre de médecin honoraire du roi, avec une pension de six cents livres et le titre de baron. Il fut ensuite, en 1787, le premier médecin directeur des eaux thermales d'Aix, qui commencèrent sous sa direction à devenir très-fréquentées, puis inspecteur de ces mêmes eaux, et il fut nommé membre de l'Académie de médecine de Turin. Il était aussi proto-médecin de la province du Génevois. Doué d'une constitution peu commune, il avait conservé à quatre-vingt-dix ans toute sa mémoire et toute sa santé, et la médecine, surtout la médecine des pauvres, était encore son occupation favorite. Il mourut à Annecy à l'âge de quatre-vingt-quinze ans en 1830, et la municipalité de Turin a voulu honorer sa mémoire en donnant son nom à l'une des rues de cette ville. Il a écrit :

I. *Lettre au docteur Daquin sur les eaux de la Boisse.* Chambéry, 1877, in-8°. — II. *Mémoire sur l'usage et la vente des eaux d'Aix.* In *Journ. de Lyon*, année V, n° 4. A. D.

Despine (CHARLES-HUMBERT-ANTOINE). Fils du précédent, né à Annecy en 1775, commença l'étude de la médecine sous la direction de son père, alla quelque temps résider à Turin, puis se rendit à Montpellier où il fut reçu docteur en 1800. Il aida d'abord son père, puis lui succéda en 1830 comme médecin directeur des eaux d'Aix et ne cessa d'apporter dans cet établissement toutes les améliorations réalisées ailleurs. Il avait visité dans cette intention les principaux établissements balnéologiques de l'Europe, et Aix devint bientôt une station des plus importantes, très-recherchée des gens du monde et fort en vogue parmi les médecins consultants qui avec les bains préconisaient déjà l'hydrothérapie sous toutes ses formes. Antoine Despine fut sans cesse à la recherche du mieux. Douches de tout genre, étuves, gymnastique, massage, électricité, magnétisme animal ou mesmérisme, métallothérapie, tout lui fut bon, et, comme il était aussi actif qu'instruit et d'une honorabilité incontestée, les malades lui étaient adressés de tous les points de l'Europe. Les affections nerveuses s'y rencontraient fréquemment avec leurs phénomènes multiples, et Joseph Despine en fit une étude attentive. Des faits de catalepsie et de somnambulisme s'étant présentés à son observation, il résolut de les traiter par l'hydrothérapie, l'électricité et le magnétisme, et ayant obtenu soit une amélioration sensible, soit une guérison dans des cas qui lui avaient été envoyés comme incurables, il entreprit une série d'expériences dont il rendit témoins un grand nombre de médecins et de savants appelés à Aix par le récit qu'on fit bientôt de ces faits extraordinaires. Il a consigné dès 1820, dans ses rapports annuels officiels au gouvernement sarde sur la saison médicale des eaux, toute une série de faits de cet ordre qu'il nomme physiologico-pathologiques, mais il n'a publié qu'une seule observation complète qui forme la presque totalité de son livre : De l'emploi du magnétisme animal. Dans cet ouvrage, et dans les documents inédits qu'il a laissés, on trouve les applications les plus diverses de la métallothérapie, de l'électricité, la relation de divers phénomènes étudiés dans ces derniers temps à Paris et jusqu'à un phénomène dit de transfert dont M. Dumontpallier entretenait récemment la Société de biologie. Le livre de Despine, qui rappelle celui de Pététin de Lyon, est écrit avec sincérité et une grande bonne foi. Ses connaissances en anatomie et en physiologie, en ce qui concerne le système nerveux, sont celles du temps et nuisent sans doute à l'exactitude de ses conclusions ; il se trompe souvent dans l'explication qu'il donne des phénomènes observés, il a pu être trompé quelquefois par ses sujets, mais les expériences renouvelées récemment lui donnent raison sur bien des points.

Quoi qu'il en soit, son ouvrage lui attira plus d'un ennui ; on chercha à le tourner en ridicule, on l'accusa quelque peu de folie, et l'archevêque de Chambéry, théologien d'une grande réputation, lié d'amitié avec le docteur Despine, n'hésita pas à lui rappeler, après quelques incidents qui suivirent l'envoi de son livre, que « la Sacrée Congrégation de l'Inquisition avait déclaré illicite l'usage du magnétisme », et qu'il ferait bien d'abandonner « ses dangereux essais ». Despine répondit à cette lettre qu'il ne se posait pas en franc magnétiseur, mais en médecin, et qu'il refusait toute compétence, malgré son respect et sa déférence, à Leurs Excellences Messeigneurs les cardinaux, quand il s'agissait de médecine, ce qui n'empêchait nullement son inviolable attachement aux principes de l'Église. Cette correspondance, si curieuse à plus d'un titre, dura trois ans. L'archevêque prescrivit aux prêtres d'Aix de refuser de confesser les malades qui continueraient à se faire magnétiser, et le docteur persista dans ses expériences. Il entreprit à cette occasion une correspondance des plus actives avec la plupart des médecins et des savants les plus distingués de l'Europe, il tint jour par jour le journal détaillé de chacun de ses malades, et il serait intéressant qu'un de ses proches pût extraire de ces volumineux documents que nous avons eus sous les yeux toute la partie expérimentale. Antoine Despine ne fut pas seulement un chercheur, sa bienveillance et sa charité étaient celles de son père, et soit à Aix, soit aux environs, il était chéri de la population pauvre, comme le bienfaiteur de la contrée, sacrifiant aux nécessiteux une partie de son aisance, bien qu'il fût père de plusieurs enfants. Lorsqu'il mourut en 1852, sa mort fut un deuil public. Nous connaissons de lui :

I. *Essai sur la topographie d'Aix en Savoie et sur ses eaux minérales.* Thèse de doctorat. Montpellier, 1800, in-4°. — II. *Aix en Savoie. Établissement de charité pour les baigneurs malheureux.* In *Annuaire de Savoie*, 1836, p. 239. — III. *De l'emploi du magnétisme animal et des eaux minérales dans le traitement des maladies nerveuses, suivi d'une observation très-curieuse de guérison de névropathie.* Paris, etc., 1840, in-8°. Cette observation est paginée à part. — IV. *Lettre sur le magnétisme.* In *Revue d'anthropologie catholique*, 1848.

— V. *Correspondance entre le Dr Despine et Mgr Alexis au sujet du magnétisme.* In *Journ. du magnétisme*, 1853. — VI. *Rapports annuels sur les bains d'Aix.* Manuscrits demeurés inédits en ce moment dans les Archives du Ministère de l'Intérieur à Turin.   A. D.

Despine (CLAUDE-JOSEPH-CONSTANT). Fils du précédent, né à Annecy le 19 mars 1807, fit ses premières études au collège de Brigg en Valais, puis alla étudier la médecine à Turin où il fut l'élève de Rolando. Son père l'initia de bonne heure à la pratique et se l'adjoignit comme aide, tant dans sa clientèle que dans la direction de l'établissement thermal d'Aix. Reçu docteur en 1830, il vint à Paris pour y suivre les leçons de Dupuytren en chirurgie, et de Chomel et d'Andral en médecine. Il se rendit quelque temps après à Londres où il devint l'élève et l'ami d'Astley Cooper. Il s'y trouvait en 1832 lorsque le gouvernement piémontais le chargea d'étudier le choléra, puis, sa mission terminée, il voyagea en Italie, en Allemagne et en Hollande, se livrant à l'examen de l'organisation des principales stations d'eaux minérales. De retour à Aix, il fut nommé successivement médecin de l'hôpital de la Reine-Hortense, ancien hospice Haldeman, puis successivement membre du conseil d'hygiène, syndic de la ville et, après la mort de son père en 1852, médecin inspecteur des eaux. Voulant compléter les améliorations introduites par ce dernier, il a introduit plusieurs systèmes d'appareils et a commencé l'établissement d'un musée pathologique. Il est mort à Aix en 1875. Nous connaissons de lui :

I. *Relation d'un voyage médical et observations pratiques faites en France, en Angleterre, en Hollande et en Allemagne, en 1830, 1831 et 1832.* Turin, 1833, in-8°. — II. *Manuel de l'étranger aux eaux d'Aix.* Annecy, 1834, in-8 ; 2° édition, revue et augmentée d'un précis statistique et historique sur la Savoie. Annecy, 1841, in-8°, sous le titre : *Manuel des eaux d'Aix en Savoie.* Annecy, 1838, in-8°. — III. *Guide topographique et médical d'Aix en Savoie ;* nouvelle édition augmentée d'un précis historique. Annecy, 1844, in-8°. — IV. *Bulletin des eaux d'Aix en Savoie. Rapport annuel sur la saison thermale.* Annecy, 1835, in-8° ; ibid., 1836, 1837, 1838. — V. *Rapport sur des fragments de sculpture, découverts en 1851, lors de la restauration de l'hospice Haldeman.* In *Mémoires de l'Acad. de Savoie*, 1851. — VI. *L'Été à Aix en Savoie. Nouveau guide pratique médical et pittoresque enrichi de notes et d'une carte.* Paris, 1851, in-8° (avec Audiffred), nouvelle édition, 1859. — VII. *Notice sur les découvertes d'antiquités romaines faites à Aix en 1854, présentée à l'Acad. des sciences de Turin.* — VIII. *Mémoire sur l'incubation artificielle au moyen des eaux d'Aix, présenté à l'Acad. des sciences.* In *L'Institut*, 1852. — IX. *Règlement et tarif des eaux d'Aix en Savoie.* Chambéry, 1854, in-8°. — X. *Sur des appareils perfectionnés pour l'emploi des eaux thermales.* In *Gaz. des hôp.*, 1855. Mémoire lu à l'Acad. de médecine. — XI. *Note statistique sur l'établissement thermal d'Aix.* Paris, 1860, in-8°. — XII. *Indicateur médical et topographique d'Aix-les-Bains (Savoie).* Paris, 1861, in-8°.   A. D.

D'Espine (JACOB-MARC). Né à Genève en 1806, est d'une branche de la même famille que celle du précédent. Son grand-père, ayant quitté le catholicisme pour la religion protestante, dut quitter la Savoie pour se réfugier à Genève, vers 1780, afin d'échapper aux vexations qui ne manquèrent pas d'atteindre tous ceux de ses compatriotes qui avaient cessé d'être catholiques. En 1810, son père partit pour Odessa où il était appelé à fonder dans cette ville une importante maison de commerce. Il emmenait avec lui sa femme et son jeune fils âgé de quatre ans ; mais, au bout de six ans, il dut quitter le climat très-rude de la Russie pour aller habiter Hyères, afin d'y rétablir sa santé gravement altérée. Il se fixa dans les environs de cette petite ville, se décidant à envoyer son jeune fils à Genève. Marc D'Espine fit toutes ses études académiques dans cette ville, et, résolu à embrasser la profession médicale, il partit pour Paris en 1826. Grâce à d'excellentes références, il fut recommandé à Chomel, à Andral et à Louis, dont il devint l'un des bons élèves. Il publia bientôt divers opuscules et lut à l'Académie de médecine en 1831 un mémoire *Sur les causes physiologiques du bruit du cœur*. Il se fit remarquer dans les hôpitaux par son zèle et son dévouement lors de l'épidémie de choléra de 1832, et il se rendit quelque temps à Londres pour y visiter l'organisation de la médecine de cette grande ville. Mais son père, qui venait d'apprendre sa résolution de demeurer à Paris pour s'y établir, tout en ne voulant pas lui imposer une décision, ne lui laissa pas ignorer qu'il aurait préféré le voir demeurer à Genève, et, quoique Marc D'Espine fût ébranlé, il allait reprendre le chemin de la capitale de la France, lorsqu'une pneumonie grave le contraignit à s'arrêter dans le Jura où il fut bientôt en danger. Des amis de Genève allèrent l'y soigner, puis le ramenèrent convalescent en Suisse. Cette circonstance décida de sa conduite. Il avait profité de sa convalescence pour rédiger sa thèse de doctorat qu'il alla soutenir à Paris en 1833, mais avec l'intention bien arrêtée de revenir dans son pays natal. Il y revint en effet, et passa aussitôt ses examens d'agrégé au collége de médecine de Genève, comme pour s'attacher tout de suite au pays où il prenait la résolution de se fixer. Marc D'Espine fit d'abord de la médecine de bienfaisance, il n'était point de ceux qui courent après la clientèle, et celle-ci ne vint pas le trouver d'emblée. Puis son penchant pour les sciences exactes et les recherches positives l'entraîna vers des travaux de statistique qui le firent remarquer. Il fut nommé successivement médecin des prisons, médecin de l'Institution des sourds-muets, membre du Conseil de santé. Entre temps, il prit une part active dans la polémique qui agita Genève en 1841 tant au point de vue politique qu'au point de vue religieux. C'est ainsi que, séparé de l'Église nationale, nous le trouvons à la tête du conseil de l'Église indépendante ; mais la statistique appliquée à la médecine occupait toujours la plus grande partie de sa vie scientifique ; il organisa définitivement le service d'inspection des décès dans tout le canton de Genève, participa au Congrès international de statistique tenu à Bruxelles en 1853 et à celui réuni à Paris en 1855. Chargé de rapports, d'enquêtes, le livre qu'il publia en 1858 obtint un grand et légitime succès. Les travaux de D'Espine communiqués aux grandes sociétés savantes de l'Europe, à l'Institut de Paris notamment, y étaient fort appréciés, et l'Académie des sciences morales et politiques allait le porter candidat dans sa section d'économie politique et de statistique, lorsqu'il mourut d'une ulcération du duodénum, le 15 mars 1860, à l'âge de cinquante-quatre ans. Marc D'Espine a puissamment contribué par ses travaux incessants à l'organisation des services de statistique hygiénique, médico-légale, organisés récemment dans les principaux pays européens. Comme médecin, il a honoré la profession par l'honorabilité de sa conduite et la loyauté de son caractère. De ses nombreux travaux, nous citerons :

I. *Comment un médecin doit-il penser; comment doit-il agir ?* Thèse de doctorat. Paris, 1833, in-4°. — II. *Recherches expérimentales sur les bases du diagnostic des maladies du cœur.* In Arch. gén. de méd., 1831. — III. *Recherches sur les causes qui hâtent ou retardent la puberté.* Ibid., 1835. — IV. *Recherches analytiques sur quelques points de l'histoire de la leucorrhée.* Ibid., 1836. — V. *Mémoire analytique sur l'orchite blennorrhagique.* In *Mémoires de la Soc. médicale d'observation.* Paris, 1837. — VI. *Essai sur la mortalité générale et nosologique du canton de Genève en 1838.* In Ann. d'hygiène publique. Paris, 1840. — VII. *Rapport du président sur les travaux de la Société cantonale de médecine de Genève, pendant l'année 1843.* In *Bibliothèque universelle de Genève*, 1843. — VIII. *Tableau général des décès du canton de Genève pour 1842.* Genève, 1843. — IX. *Tableau général des décès du canton de Genève pour 1843.* Genève, 1844. — X. *Recherches pratiques sur le traitement de la surdité.* In Arch. de méd., 1846. — XI. *Annuaire de la mortalité genevoise en 1844 et 1845.* Genève, 1846. — XII. *Recherches sur l'influence de l'aisance et de la misère sur la mortalité.* In Ann. d'hygiène, 1847. — XIII. *Notice statistique sur la loi de mortalité et de survivance, la vie moyenne et la vie probable à Genève.* In *Annuaire d'hygiène,* 1848. — XIV. *Parallèle entre les deux invasions du choléra en Europe; influence préservatrice des Alpes sur la Suisse et les contrées environnantes.* In *Journ. de Genève,* octobre 1849. — XV. *Notice étiologique sur l'affection typhoïde.* In *Arch. de méd.,* 1849. — XVI. *Nouvelles recherches pratiques sur les causes, le pronostic et le traitement de la surdité.* In *Arch. de méd.,* 1852. — XVII. *Parallèle entre le typhus et l'affection typhoïde.* In *Mémoires de la Soc. médic. de Genève,* 1853. — XVIII. *Notice statistique sur la première invasion du choléra en Suisse.* In *Journ. de Genève,* 1855. — XIX. *Lettre au docteur Bertillon sur l'enregistrement des causes de mort.* In *Union médic.,* 1856. — XX. *Rapport à la Société médicale de Genève sur la fissure de Groux.* In *Écho médic. de Neufchâtel,* 1859. — XXI. *Esquisse géographique des invasions du choléra en Europe.* In *Arch. de méd.,* 1857. — XXII. *Circulaire relative à une enquête sur les causes immédiates de la mort (avec tableau).* Genève, 1857, in-4°. — XXIII. *Esquisse géographique des invasions du choléra en Europe.* Genève, 1857, in-8°. — XXIV. *Essai analytique et critique de statistique mortuaire comparée.* Genève, Neufchâtel, Paris, 1858, in-8°. — XXV. *Compte rendu des travaux et du mouvement de la Société médicale du canton de Genève.* Genève, 1858, in-8°. — XXVI. *Rapport présidentiel sur la Société médicale de Genève.* In *Écho médic.,* 1858. — XXVII. *Notice sur la poussée de Lonèche et ses effets thérapeutiques.* In *Gaz. médic. de Paris,* 1858. — XXVIII. *Essai analytique et critique de statistique mortuaire et comparée.* Paris, 1858, in-8°. — XXIX. *De la mortalité relative des âges de vingt à vingt-cinq ans et de vingt-cinq à trente ans en France.* Paris, 1859, in-8°. — XXX. *Étude sur la variole, la vaccine et les revaccinations.* Neuchâtel (Suisse), 1859, in-8°. A. D.

DESPINEY (Félix). Médecin français, né à Bourg à la fin du dix-huitième siècle, étudia la médecine à Paris et fut un élève distingué de l'École pratique. Il prit le degré de docteur en 1821, puis alla se fixer dans sa ville natale, où il mourut vers 1848. Il était membre correspondant de l'Académie de médecine de Paris et de la Société de médecine de Lyon. Nous connaissons de lui :

I. *Recherches sur la voix.* Thèse de Paris, 1821, in-4°. — II. *Mélanges physiologiques.* Lyon, 1822, in-8°. — III. *Physiologie de la voix et du chant.* Bourg, 1841, in-8°. — IV. *Mémoire sur les rétrécissements de l'urèthre, suivi de quelques considérations sur les spasmes de l'urèthre, sur les usages du trigone vésical, etc.* In *Journ. d'agric., lett. et art. du dép. de l'Ain,* mai 1826, p. 120, et *Bull. sc. méd.,* t. X, p. 278, 1827. — V. *Sur le siège et sur la nature de la rage.* In *Journ. gén. de méd.,* t. CI, p. 104, 1827, et t. CIII, p. 86, 1828. L. Hn.

DESPLAS (Jean-Baptiste). Médecin vétérinaire de mérite, né à Paris le 15 juillet 1758, mort dans cette ville le 9 mars 1823. Il était le fils d'un maréchal ferrant et avait fait ses études au collège Mazarin. Il entra à l'école d'Alfort en 1784 et y obtint la chaire de maréchalerie. Il fut ensuite nommé successivement vétérinaire en chef de l'Établissement des Haras (1787), membre du Conseil des remontes, inspecteur adjoint des remontes de la cavalerie, etc. Pendant plusieurs années, il fut membre du jury d'examen de l'école d'Alfort. En 1814, il obtint le grade de médecin vétérinaire, nouvellement créé, et en 1821 fut nommé membre titulaire de l'Académie de médecine. Il faisait des cours d'hippiatrie au manége royal. Nous connaissons de lui :

I. *Instructions sur les maladies inflammatoires épizootiques et particulièrement sur celle qui affecte les bêtes à cornes des départements de l'Est, d'une partie de l'Allemagne et des parcs d'approvisionnements de Sambre-et-Meuse et de Rhin-et-Moselle, publiées par ordre du gouvernement.* Paris, 1797, in-8°. — II. *Nouveau rapport relatif à la maladie qui affecte les bêtes à cornes,* en allem. et en franç. Luxembourg, 1798, in-8°. — III. *Rapports annuels faits à la Société royale et centrale d'agriculture, dans ses séances publiques, sur le concours pour les mémoires et observations de médecine vétérinaire,* in-8°, imprimé dans les *Mémoires de la Société* et séparément. — IV. *Mémoire sur la maladie épizootique et charbonneuse qui a attaqué les bestiaux de la province de Quercy,* et diverses autres pièces, publiés dans les *Instructions et observations sur les maladies des animaux domestiques.* — V. *Articles de médecine, de chirurgie vétérinaire et de maréchalerie dans le Cours d'agriculture,* édit. de 1809 et de 1821. — VI. *Articles de médecine vétérinaire dans le Diction-*

naire de médecine de *l'Encyclopédie méthodique.* — VII. Descriptions et dessins d'instruments destinés à *l'Art du maréchal ferrant*, mais restés inédits.   **L. Hn.**

DESPORTES (Les).

Desportes (Jean-Baptiste-Poupée). Médecin et botaniste français, né à Vitré, dans la Bretagne, en 1704, mort à Saint-Domingue en 1748. Il était, dit la biographie Didot, à laquelle nous empruntons cette notice, d'une famille originaire de La Flèche, en Anjou, et qui avait déjà produit plusieurs médecins. Il étudia de préférence l'anatomie et la botanique, mais sans négliger la médecine, et il acquit de bonne heure la réputation d'un habile praticien. Il n'avait que vingt-huit ans lorsqu'il fut choisi pour remplir les fonctions de médecin du roi dans l'île de Saint-Domingue, et en 1738 l'Académie royale des sciences l'admit au nombre de ses correspondants. Arrivé au Cap Français, il vit qu'il n'existait aucune description des maladies qui désolent les Antilles. Il commença aussitôt des observations sur cette matière, et les continua jusqu'à sa mort, pendant l'espace de quatorze ans. Il s'occupa avec la même ardeur de l'histoire naturelle de Saint-Domingue. Malheureusement ses connaissances en botanique étaient très-bornées. Il avait adopté pour devise ces nobles paroles : *Non nobis, sed reipublicæ nati sumus.* Jussieu a donné le nom de *Portesia* à un genre de plantes de la famille des Méliacées. On a de Desportes : *Histoire des maladies de Saint-Dominique.* Paris, 1770, 3 vol. in-12º. Les deux premiers volumes sont consacrés à la médecine. Ce n'est qu'une misérable compilation de tous les contes populaires répandus aux Antilles et rassemblés par un empirique, nommé Minguet, qui avait précédé Desportes à Saint-Domingue, et y avait joui d'une grande renommée. Le troisième volume comprend l'histoire des plantes indigènes, rangées sous plusieurs chefs, suivant l'utilité dont elles peuvent être dans la médecine et les différentes branches de l'économie domestique. L'auteur en donne les noms créoles et caraïbes.

Desportes (Henri-Eugène). Docteur en médecine de la Faculté de Paris (8 juillet 1808), membre de l'Académie de médecine, section de thérapeutique et d'histoire naturelle, à partir de la fondation de cette Société par Louis XVIII, Desportes naquit au Mans le 8 juillet 1782. Il était encore enfant quand ses parents, riches maîtres de forges, se trouvant à la campagne, eut lieu en 1793 la prise du Mans par l'armée vendéenne. Les souvenirs de cette douloureuse époque restèrent profondément gravés dans sa mémoire, et il se plaisait à les évoquer dans les dernières années de sa vie. Dès l'année suivante il fut placé par son père au collège Louis-le-Grand, puis, appelé vers les sciences naturelles par les Jussieu, Desfontaines, Cuvier, Latreille, etc., dont il suivit les savantes leçons, attiré vers la médecine par Bichat, par Pinel, dont il devint l'un des élèves chéris, il prit résolûment sa marche vers la double voie de l'histoire naturelle et de la médecine, et se fit recevoir docteur en médecine. Dès ce moment, et jusqu'à la dernière heure, Desportes s'occupa des sciences naturelles, appliquées surtout à la médecine. Sa thèse avait roulé sur la noix vomique ; il publia des recherches sur l'acétate de morphine ; il fit paraître avec Constancio un important Conspectus des pharmacopées de Dublin, d'Édimbourg, de Londres et de Paris ; il confia au grand *Dictionnaire des sciences naturelles*, de Levrault et Lenormant, le remarquable article Pigeon, dans lequel il appliqua les idées de son maître et ami de Blainville, sur la traduction de l'organisme intérieur par les caractères de la surface. Ce savant homme, aussi distingué par les qualités du cœur que par celles de l'esprit, est mort à Paris, le 8 août 1875. M. Chatin a prononcé sur sa tombe des paroles qui ont rendu dignement hommage au défunt. Voici les titres des ouvrages de Desportes : *De la noix vomique; Description de l'arbre et de la plante qui la produisent; Essai d'analyse chimique de cette semence; Son action sur les animaux; Ses effets comme poison et médicament chez l'homme* (Thèse de Paris, doctorat, 8 juillet 1808, n° 54, in-4°).

I. *Traité de l'angine de poitrine.* Paris, 1811, in-8°. — II. *Conspectus des pharmacopées de Dublin, d'Edimbourg, de Londres et de Paris.* Paris, 1820, in-12, en collaboration avec Constancio. — III. *Recherches expérimentales sur l'empoisonnement per l'acétate de morphine.* Paris, 1824, in-8°. — IV. *Note sur l'inflammation de la moelle épinière.* In *Revue méd.*, févr. 1825. — V. *Considérations sur la varioloïde.* In *Revue méd.*, janv. 1826. — VI. *Considérations sur la convenance et l'utilité de confier à tour de rôle le service médical dans les hôpitaux à tous les docteurs en médecine et en chirurgie.* Paris, 1829, in-8°. — VII. Article Pigeox du *Dictionnaire des sciences naturelles*, publié chez Levrault et Lenormand, t. XL, 1826, p. 295-454. — VIII. *Sur la propagation du choléra de l'Inde.* Paris, 1851, in-8°. — IX. *Considérations pathologiques et médico-légales sur l'excitation vénérienne.* Notice sur Béclard. A. C.

DESPORTS (François). Chirurgien distingué, mort en 1760. Engagé dans la chirurgie militaire, il fit la campagne d'Italie en 1731, celle de Corse en 1738, et put ainsi acquérir une grande expérience dans le traitement des plaies par armes à feu. Il y introduisit d'importantes réformes, et prouva que les accidents qui se produisent dans ces sortes de lésions sont l'effet de l'attrition exercée sur les parties molles par les corps contondants, et non par des poisons comme on le croyait généralement. Aussi, aux lotions spiritueuses, aux « mordants », substitua-t-il les lotions émollientes, les calmants. On lit encore avec intérêt son ouvrage : *Traité des plaies d'armes à feu*, publié en 1749, sous le format in-12°. A. C.

DESPRÉS (Charles-Denis). Chirurgien français de mérite, né à Seignelay (Yonne) le 6 octobre 1806, vint faire ses études médicales à Paris en 1825, fut reçu interne des hôpitaux en 1830, membre de la Société anatomique en 1836 et docteur en médecine en 1840. De 1836 à 1842, il remplit avec distinction les fonctions d'aide d'anatomie et de prosecteur de la Faculté. Il concourut sans succès, en 1841, pour la chaire de pathologie externe et de clinique chirurgicale vacante à la Faculté de Strasbourg, et en 1844 pour l'agrégation de chirurgie à la Faculté de Paris. Il fut nommé en 1844 chirurgien des hôpitaux ; il était chirurgien de l'hospice de Bicêtre à l'époque de sa mort qui survint le 21 octobre 1860, à la suite d'une angioleucite gagnée à l'amphithéâtre.

Després fit publier par ses élèves plusieurs remarques chirurgicales importantes, entre autres : 1° un *procédé de réduction des luxations de la hanche*, devenu classique, et qui consiste à combiner les procédés d'adduction et de flexion; 2° un *procédé de cathétérisme* applicable aux cas de rétention d'urine par hypertrophie de la prostate, procédé qui consiste à introduire la sonde garnie d'un mandrin jusqu'à la prostate et à faire ensuite glisser la sonde sous le mandrin; 3° un *procédé d'ouverture des abcès de la prostate* par le rectum, avec l'ongle taillé en pointe (Béraud, *Maladies de la prostate*, thèse d'agrég. Paris, 1857).

Mentionnons encore de Després :

I. *Du bruit de frottement péritonéal* (thèse de Paris, 1840). Després nous apprend qu'il recueillait des matériaux pour une thèse sur les luxations du fémur, mais que la mort subite de son père, en l'obligeant à terminer rapidement ses études, le contraignit à renoncer à ce travail et à prendre pour sujet de sa thèse un symptôme nouveau des inflammations du péritoine, sur lequel il avait lu déjà une note à la Société d'anatomie : il se contenta donc de publier cette note et traita en même temps les questions qui lui étaient échues au sort : 1° *De la nature du carreau ; 2° de la congestion utérine pendant la grossesse, des moyens de la prévenir et de la combattre ; 3° de l'influence des contractions musculaires sur la circulation du sang veineux ; 4° de l'endosmose et de l'exosmose. Ces deux phénomènes peuvent-ils expliquer le mouvement des fluides dans les végétaux?* — II. *La division congénitale des lèvres, de la voûte et du voile du palais, et leur traitement* (thèse de concours, Strasbourg, 1841). — III. *Des hémorrhagies traumatiques consécutives* (thèse d'agrég., Paris, 1844).

Nous devons à l'obligeance de M. Armand Després, professeur agrégé à la Faculté de Paris, fils de notre chirurgien, la plupart des renseignements qui précèdent.

L. Hn.

DESPRETZ (César-Mansuète). Célèbre physicien, né à Lessines, province de Hainaut, le 4 mai 1791, d'après Moigno, mort à Paris le 15 mars 1863. On lui a consacré une courte notice ici à cause de ses importants travaux non-seulement sur la physique, mais aussi sur ses applications à la physiologie. Il vint à Paris fort jeune pour y étudier les sciences et plusieurs années après fut choisi par Gay-Lussac pour répétiteur de son cours de chirurgie à l'école polytechnique. Il devint ensuite professeur de physique au collège Henri IV et, en 1837, fut nommé professeur à la Sorbonne. Enfin il entra en 1841 à l'Académie des sciences, en remplacement de Savart.

Despretz a poursuivi pendant plus de quarante ans l'étude des grands phénomènes de la physique : le son, l'électricité, la densité des liquides, etc. Son nom se retrouve à chaque page de nos traités classiques, tant il a fait d'expériences précises, mesuré de nombres importants pour la science, coordonné de faits épars et isolés. Sa forte volonté triomphait de tous les obstacles. Peu de cours réunissaient un auditoire aussi nombreux que celui qu'il faisait à la Sorbonne... Les expériences de physique qu'il exécutait dans ses cours publics, brillaient par la grandeur des moyens mis en œuvre. Ses énormes piles, ses diapasons monstres, etc., étaient passés en proverbe. Il n'avait pas une grande facilité naturelle, mais ses efforts persévérants avaient fini par lui conquérir les qualités qu'il ambitionnait. C'est ainsi qu'il parvint à obtenir la première chaire de physique de France, voire même le fauteuil de la présidence de l'Académie des sciences.

On doit à Despretz des travaux remarquables sur la loi de Mariotte, dont il démontra l'inexactitude, sur la combustion, sur la combinaison de l'azote avec les métaux ; il a imaginé un appareil pour étudier la compressibilité des liquides et a démontré que cette dernière diminue à mesure que la pression augmente; il a fait voir que les dissolutions salines présentent toutes un maximum de densité comme l'eau pure, que ce maximum baisse bien plus rapidement que le point de congélation, que le maximum pour l'eau pure correspond à 4 degrés, que ce liquide peut être amené à 30 degrés sans se solidifier, qu'un corps liquide ne se congèle jamais à la même température à laquelle le solide correspondant entre en fusion, etc., etc. Citons de Despretz :

I. *Recherches expérimentales sur les causes de la chaleur animale.* Paris, 1824, in-8°, travail couronné par l'Académie des sciences en 1823. — II. *Traité élémentaire de physique.*

Paris, 1825, in-8°; 4° édit., ibid., 1836, in-8°, 17 pl. — III. *Éléments de chimie théorique et pratique, avec l'indication des principales applications aux sciences et aux arts.* Paris, 1828-30, 2 vol. in-8°, 5 pl.; supplém. ajouté en 1835, in-8°. — IV. *Sur le refroidissement de quelques métaux pour déterminer leur chaleur spécifique et leur conductibilité externe.* In *Annal. de chim. et de phys.*, t. VI, 1817. — V. *Sur la force élastique des vapeurs.* Ibid., t. XVI, 1821. — VI. *Sur la conductibilité de plusieurs substances solides.* Ibid., t. XIX, 1822. — VII. *Mém. sur la densité des vapeurs.* Ibid., t. XXIV, 1823. — VIII. *Sur le chlorure de bore.* Ibid., t. XXXIII, 1826, et t. XXXVI, 1827. — IX. *Sur la compression des gaz.* Ibid., t. XXXIV, 1827. — X. *Sur la conductibilité des principaux métaux et de quelques substances terreuses.* Ibid., t. XXXVI, 1827. — XI. *Sur la chaleur développée par la combustion.* Ibid., t. XXXVII, 1828. — XII. *Sur les modifications que subissent les métaux dans leurs propriétés physiques par l'action combinée du gaz ammoniacal et de la chaleur.* Ibid., t. XLII, 1829. — XIII. *Sur la décomposition de l'eau, de l'acide carbonique; sur l'acide acétique cristallisable, etc.* Ibid., t. XLIII, 1830. — XIV. *Sur le déplacement et sur les oscillations du zéro du thermomètre à mercure.* Ibid., t. LXIV, 1837. — XV. *Sur le maximum de densité de l'eau pure et des dissolutions aqueuses,* t. LXX, 1839, et t. LXXIII, 1840. — XVI. *Sur la propagation de la chaleur dans les liquides.* Ibid., t. LXXI, 1839. — XVII. *Observations relatives à la congélation.* In *Compt. rend. Acad. sc.*, t. V, 1837. — XVIII. *Sur la dilatation des dissolutions salines et du soufre liquide.* Ibid., t. VII, 1838. — XIX. *Recherches expérimentales sur le passage de la chaleur d'un corps solide dans un autre corps solide.* Ibid., t. VII, 1838. — XX. *Recherches sur la chaleur absorbée dans la fusion des corps.* Ibid., t. XI, 1840. — XXI. *Observations sur la limite des sons graves et aigus.* Ibid., t. XX, 1845. — XXII. *Sur la compression des liquides.* Ibid., t. XXI, 1845. — XXIII. *Sur le protoxyde d'azote liquide et sur l'alcool.* Ibid., t. XXVIII, 1849. — XXIV. *Sur l'électricité développée dans la contraction musculaire, etc.* Ibid., t. XXVIII, 1840. — XXV. *Fusion et volatilisation de quelques corps réfractaires sous la triple action de la pile voltaïque, du soleil et du chalumeau.* Ibid., t. XXVIII, 1849. — XXVI. *Sur la fusion et la volatilisation des corps chauds et froids. Nouv. expériences sur le charbon; longueurs de l'arc voltaïque.* Ibid., t. XXX, 1850. — XXVII. *Sur le phénomène chimique et sur la lumière de la pile à deux liquides.* Ibid., t. XXXI, 1850. — XXVIII. *Sur l'action chimique de la pile.* Ibid., t. XXXIII, 1851, et t. XXXVIII, 1854. — XXIX. *Observations sur les piles dites constantes.* Ibid., t. XXXIV, 1852. — XXX. *Sur la loi des courants galvaniques.* Ibid., t. XXXIV, 1852. — XXXI. *Sur la boussole des tangentes.* Ibid., t. XXXV, 1852. — XXXII. *Sur le charbon et sur la différence de la température des pôles lumineux d'induction.* Ibid., t. XXXVII, 1853. — XXXIII. *Le courant de la pile peut-il traverser l'eau sans la décomposer?* t. XLII, 1856.   L. Hn.

DESRUELLES (HENRI-MARIE-JOSEPH). « Homme de sentiments délicats et élevés, esprit cultivé autant qu'enjoué, écrivain facile et élégant, professeur consciencieux, brillant, praticien dévoué, convaincu », tel est le portrait vrai que l'on a fait du vaillant chirurgien dont nous allons esquisser la biographie. Il naquit à Lille, le 30 mars 1791. La position modeste de ses parents, les difficultés du temps, ne permirent de lui donner qu'une instruction incomplète, et ses goûts décidés pour la médecine l'engagèrent dans la chirurgie militaire. Le 3 septembre 1809, il était commissionné chirurgien surnuméraire à l'Hôpital militaire de Lille, où il fit ses premières études médicales sous la direction de Védy et Cavalier; le 27 décembre 1811, il était attaché comme sous-aide aux hôpitaux de Munster, et dès le mois de septembre 1812, à la grande armée, c'est-à-dire qu'à l'âge de vingt-deux ans il supportait les mille péripéties de la vie du chirurgien militaire en campagne et les dures épreuves de la retraite de Russie. Le 20 mars 1813, Desruelles faisait, en qualité d'aide-major, la mémorable campagne de France. Le 10 janvier 1814, il passait aux ambulances et à l'Hôpital militaire de la garde impériale; quatre jours après (14 janvier 1814), il était reçu docteur à la Faculté de médecine de Paris. Ce succès, loin de l'éblouir, le porte au contraire à demander davantage à la science; pour cela il suit les cours, il assiste aux entraînantes et puissantes leçons de Broussais, dont il devient le défenseur ardent, enthousiaste. De ce jour commence pour lui la série de travaux, d'actes considérables qui ont si noblement rempli sa carrière.

Nous donnerons plus loin la liste de ses publications; nous devons, pour le moment, le suivre dans ses succès toujours croissants : en 1820, il est chargé du service des vénériens à l'Hôpital militaire du Gros-Caillou et, en 1825, au Val-de-Grâce; en 1832, il se signale d'une manière spéciale dans l'affreuse épidémie cholérique, et va à Beauvais étudier une épidémie de fièvre typhoïde qui s'y était déclarée dans une caserne de cavalerie; en 1833, il fut nommé professeur d'anatomie au Val-de-Grâce, et chevalier de la Légion d'honneur; le 1er avril 1842, il recevait sa nomination de chirurgien principal de l'Hôpital militaire de Cambrai. Mais il donna sa démission peu après, et finit sa carrière militaire le 3 janvier 1843. Ce fut le commencement de ses chagrins, de sa réclusion; désormais il n'appartient plus qu'à la vie privée; en 1845, il avait la poignante douleur de perdre son fils aîné, interne brillant des hôpitaux de Paris. Tout autre que lui eût succombé à la peine. Desruelles trouva une suprème consolation dans le commerce des Muses; jeune il avait rimé, chanté ses maîtres, ses amis, ses camarades; dans la retraite, il se rappelle ses premiers goûts, et il s'essaie, non sans succès, dans des compositions tantôt légères, tantôt sérieuses, destinées uniquement à être lues dans des cercles amis, mais qu'une main pieuse a fait passer à la postérité. *L'échelle et le passant*, *La plante nouvelle*, *Les avantages de la vieillesse*, et d'autres inspirations, resteront comme le souffle pur d'un homme qui sut aimer. Desruelles est mort à Chazay-d'Azergues, non loin de Lyon, le 8 mai 1858, huit mois après avoir été frappé de paralysie, au moment même où il citait à un ami une comédie de 1800 vers qu'il venait de composer. On cite de lui :

I. *Dissertation sur la nécrose, à la suite des amputations dans la continuité des membres.* Thèses de Paris, doctorat, 29 déc. 1814, in-4*, 58 pp. — II. *Traité théorique et pratique du croup, d'après les principes de la médecine physiologique...* Paris, 1822, in-8°; ibid., 1824, in-8°. — III. *Traité de la coqueluche.* Paris, 1827, in-8. — IV *Mémoire sur le traitement sans mercure employé à l'hôpital du Val-de-Grâce.* Paris, 1827, in-8°. — V. *Mémoire sur les résultats comparatifs obtenus par les divers modes de traitement mercuriel et sans mercure...* Paris, 1828 et 1829, in-8°. — VI. *Nouvel instrument appelé porte-râpe, au moyen duquel on détruit les rétrécissements du canal de l'urèthre.* Paris, 1836, in-8°. — VII. *Traité pratique des maladies vénériennes.* Paris, 1836, in-8°. — VIII. *Lettres écrites du Val-de-Grâce à M. le docteur D. sur les maladies vénériennes et sur le traitement qui leur convient.* Paris, 1840-1841, in-8°. — IX. *Relation de la maladie qui a tourmenté la vie et déterminé la mort de J.-J. Rousseau...* Paris, 1846, in-8°. — X. *Histoire de la blennorrhée uréthrale.* Paris, 1874, in-8°. — XI. *Considér. générales et sommaires sur la blennorrhagie et la blennorrhée.* Paris, in-8°. — Dans le *Journal universel des sciences médic.* — XII. *Observ. de fièvres intermittentes gastrique, gastro-entérique, encéphalique et colique*, t. II, 1818, p. 537 ; t. XX, 1819, p. 253; t. XVI, 1819, p. 359. — XIII. *Observation d'un cas d'apoplexie*, t. XVII, 1820, p. 115. — XIV. *Observation de péricardite*, t. LI, p. 351. — XV. *Réflex. et observ. sur l'entéro-mésentérite, maladie des enfants connue sous les noms de carreau, etc.*, t. XVIII, 1820, p. 334. — XVI. *Observ. sur les perforations spontanées de l'estomac*, t. XIX, 1820, p. 251. — XVII. *Observ. sur l'empoisonnement par l'opium*. t. LVII, p. 340. — XVIII. *Mém. sur les avantages que l'on peut tirer de l'ouverture de l'artère temporale*, t. XXI, 1821, p. 184. — XIX. *Observ. et réflexions sur les bons effets que l'on peut tirer de l'administration des plantes narcotiques dans le traitement de la névralgie*, t. XXII, 1821, p. 97. — XX. *Mémoire sur les difficultés que présente le diagnostic des maladies des enfants*, t. XXIII, 1821, p. 257. — XXI. *Observation sur la céphalée*, t. XXIV, 1821, p. 102. — XXII. *Mémoire sur l'emploi médical des sulfates de cinchonine et de quinine*, t. XXIV, 1821, p. 129. — XXIII. *Observ. et réflexions sur les kystes des mamelles*, t. XXIV, 1821, p. 356. In *Journ. du progrès des sc. méd.* — XXIV. *Mémoire sur les déchirures du canal de l'urèthre*, t. XVIII, 1829, p. 142. A. C.

DESSEN ou **DESSENIUS VAN CRONENBURG** (Bernard). Célèbre médecin hollandais, né à Amsterdam en 1510, mort à Cologne en 1574. Le nom de

Cronenburg sous lequel il est quelquefois désigné lui venait sans doute de quelque vieux castel de la province d'Utrecht ou autre, près duquel il aura habité et exercé la médecine. S'il faut en croire Éloy, il étudia tout d'abord les belles-lettres avec le plus grand succès, puis s'appliqua à diverses sciences dans les Académies jusqu'à ce qu'enfin il vînt à Louvain étudier la médecine sous Charles Goossens et Jean Heems. Banga ne fait pas mention de son séjour à Louvain.

En 1538, Dessenius passa en Italie et continua ses études à Bologne sous Mathieu Curtius et sous Helidœus de Padoue, qui exerça la plus grande influence sur lui. C'est à Bologne qu'il prit le bonnet de docteur. Il fit également, paraît-il, un court séjour à Rome, où il vit Gisbert Horstius. Il revint ensuite en Hollande et, d'après Banga, exerça la médecine pendant neuf ans dans la province de Groningue. Éloy affirme qu'il passa ce même temps à enseigner publiquement la médecine à Groningue même. Après quoi il alla s'établir à Cologne, sur l'invitation de Jean Echt, et ne tarda pas à y être agrégé au Collége de médecine et à devenir médecin de la ville. Forestus est très-élogieux sur le compte de Dessenius ; il le qualifie : *Cronenburgius eruditissimus medicus atque nostri amantissimus*. De même Éloy : « Dessenius était un homme franc, sincère, ennemi de la contrainte et de la flatterie et assez ferme pour braver les caprices de la fortune. Il était très-laborieux et ne cessait d'étudier, même dans les dernières années de sa vie, disant avec Socrate qu'il valait mieux apprendre tard que jamais. Matthiole vante beaucoup son savoir... »

Dessenius, à l'imitation de Bettus, l'un de ses maîtres, suivit surtout Avicenne, mais sans négliger les Grecs qu'il avait étudiés avec le plus grand soin. Il a publié du reste une défense de l'ancienne médecine hippocratique contre les partisans de Paracelse et attira par là sur lui l'attention de tout le monde savant. A Cologne, il se livra spécialement à la botanique et décrivit les plantes des environs de la ville. Il travailla de concert avec Echt et Faber à la rédaction de la pharmacopée de Cologne, qui parut en 1627 (in-fol.), sous les auspices de Pierre Holtzheim. Dessenius paraît avoir pratiqué à Cologne des autopsies. On peut cependant encore reprocher à ce savant une certaine dose de crédulité et de superstition. Voici la liste de ses ouvrages :

I. *De compositione medicamentorum hodierno aevo apud pharmacopolas passim exstantium.* Francofurti, 1555, in-fol.; Lugduni, 1556, in-8°. — II. *De peste Commentarius vere aureus.* Coloniae, 1564, in-4°. — III. *Epistola ad Petrum Andraeam Matthiolum.* Lugduni, 1564, in-12, dans le Recueil des *Lettres medicinales de Matthiole.* — IV. *Defensio medicinae veteris et rationalis adversus Georgium Phædronem et universas sectas Paracelsicas. Item purgantium medicamentorum et pilularum in minori pondere particularis divisio.* Coloniae, 1573, in-4°. L. Hn.

DESSICCANTS ou **DESSICCATIFS.** Les *Siccantia* d'autrefois étaient des médicaments internes aussi bien qu'externes. La qualité *sèche* des premiers était opposée à la qualité *humide* du tempérament. Aujourd'hui, on ne range plus parmi les dessiccants que les substances médicamenteuses ayant la propriété de dessécher les plaies, soit en absorbant les parties liquides qui en baignent la surface, soit en resserrant les tissus, en coagulant l'albumine du sang et en modérant ainsi ou arrêtant la sortie des liquides.

Cependant, certains médicaments peuvent agir par la voie de la circulation générale sur une hémorrhagie, mais ils perdent alors le nom de dessiccants pour prendre celui de *styptiques, d'astringents généraux.*

On range parmi les dessiccants et les astringents l'alumine, le nitrate d'argent, l'eau de Rabel, le perchlorure de fer, les sulfates de zinc, de cuivre et de fer, etc.   **D.**

DESSICCATION (Pharmacie). On fait dessécher pour l'usage pharmaceutique des substances végétales, des substances minérales et des substances animales. Parmi les premières sont des plantes entières ou des parties de plantes : fleurs, sommités fleuries, semences, fruits, bois, bulbes, racines. La quantité et la consistance de l'eau de végétation contenue dans les plantes influent beaucoup sur les procédés à employer et sur le temps nécessaire à l'opération. Des substances minérales qu'il importe de conserver à l'état sec tantôt se dessèchent aisément à l'air libre, tantôt nécessitent l'emploi de moyens particuliers. Enfin les substances médicamenteuses tirées du règne animal, cloportes, cochenilles, cantharides, se corromperaient rapidement, si elles n'étaient desséchées.

1° La dessiccation des plantes se fait ordinairement dans une pièce dite *séchoir*, placée de préférence sous les toits et exposée au midi. Une pièce quelconque, chauffée au poêle, ou la simple exposition au soleil, pourrait souvent remplir le même office. Les plantes sont étalées sur des claies et fréquemment remuées, ou attachées par petites bottes qu'on suspend de manière que l'on circule librement entre elles. Pour celles dont la dessiccation est difficile, on se sert ordinairement d'étuves, en ayant soin d'y faire passer, au moyen d'ouvertures pratiquées *ad hoc*, un courant d'air qui emporte la vapeur d'eau à mesure qu'elle se forme ; l'air qui arrive ainsi du dehors est fourni par des bouches de chaleur. Les plantes doivent être desséchées, en général, rapidement : cependant, elles pourraient subir dans une étuve trop chaude une sorte de coction. La température convenable est celle de 20 à 25 degrés centigrades qu'on élève graduellement à 35 ou 40 degrés.

Quelle que soit la quantité de leur eau de végétation, les plantes aromatiques, qui contiennent des huiles volatiles, ne doivent pas être desséchées à l'étuve, mais bien au grenier, et à une température relativement basse. Dans cette condition la plante sera sèche avant qu'une trop grande quantité du principe aromatique ait eu le temps de s'évaporer.

Les *fleurs*, détachées ou réunies (sommités fleuries), doivent être desséchées promptement et à l'abri du soleil, qui en altérerait les couleurs ; on a eu soin pour quelques-unes (rose, violette) d'enlever le calice. On se borne à conserver les *semences* dans un endroit bien défendu contre l'humidité. De même pour le *bois* et les *écorces*. Les *fruits* pulpeux sont posés sur des claies, et séchées au four. Il est bien de les en tirer de temps en temps, pour les exposer au soleil, afin de favoriser la vaporisation des parties profondes empêchée par le durcissement de la surface que produit la chaleur du four. Les squames des *bulbes* (colchique, safran, scille, etc.), coupées en long ou en travers (la pellicule qui les recouvre s'opposerait à l'évaporation), sont séchées à l'étuve sur des claies. Enfin certaines racines sont simplement suspendues entières dans le grenier ; d'autres, celles qui contiennent beaucoup de suc, sont coupées en rondelles, enfilées en chapelet et également suspendues au grenier ou placées dans une étuve.

2° Les sels, les précipités, sujets à s'altérer au contact de l'air, sont simplement pressés avec le plus de rapidité possible dans du papier buvard, et enfermés dans des vases bien clos ; d'autres, très-avides d'humidité, sont posés sur du papier buvard et souvent déplacés ; le papier est lui-même changé jusqu'à ce qu'il ne tache plus sensiblement. Quant aux substances non sujettes à s'altérer, elles sont desséchées à l'air libre ou dans des étuves. M. Deschamps (d'Avallon) en a imaginé une particulière à cet effet. Pour les produits chimiques on emploie souvent comme moyen de dessiccation les corps avides d'eau, comme la chaux, la brique, etc. ; ou bien la mise en trochisques des substances (*voy.* Trochisque).

3° Enfin les substances tirées du règne animal sont desséchées à l'air libre ou dans des étuves ; on les pose souvent sur des toiles suspendues, et l'on a soin de ne pas élever trop rapidement la température. Certaines précautions particulières doivent être prises suivant les espèces, mais il serait inutile de les exposer ici.   A. D.

DESTRUGESIA. Genre de plantes Dicotylédones, représenté par une espèce du Chili, *D. Scabrida*, qui rentre dans le genre *Quadrella* DC, faisant lui-même partie, d'après les botanistes modernes, du grand genre *Capparis* L. ou Câprier.

L'espèce en question, figurée par Gaudichaud, paraît produire au Chili la gomme que l'on a nommée *Gomme Sapote*. C'est du moins ce qui paraîtrait résulter d'un échantillon du droguier de Guibourt.   Pl.

Bibliographie. — Gaudichaud. *Voyage de la Bonite*, tab. 56. — Bentham et Hooker, *Genera*, I, p. 109. — Baillon. *Histoire des plantes*, III, p. 154. — Guibourt. *Drogues simples*, III, p. 446.   Pl.

DESVAUXIA FLUITANS. On a décrit sous ce nom une Graminée qui rentre actuellement dans le genre *Glyceria* (*voy.* ce mot).   Pl.

DÉTERMINISME. I. Cl. Bernard se flattait, sans oser l'affirmer, d'avoir introduit le mot *déterminisme* dans la philosophie, et en même temps la doctrine à laquelle il appliquait ce mot. Il aimait à répéter que ni le mot ne paraît être, ni la chose n'est, dans Leibniz. Quant à la chose, ce sera à examiner lorsque nous aurons dit en quoi elle consiste pour Cl. Bernard. Quant au mot, il paraît bien en effet, comme on va le voir, n'être pas dans Leibniz. Mais il n'en résulterait pas qu'il ait été introduit dans la philosophie par le physiologiste français. Bien au contraire, ce mot date d'assez loin et, grâce aux indications qu'a bien voulu nous transmettre le très-distingué professeur de la Faculté des Lettres de Nancy, M. Victor Egger, nous pouvons en tracer ici l'histoire. Nous le ferons très-succinctement.

Determinismus a dû devenir usuel en Allemagne après Kant, mort en 1804. *Predeterminismus*, qui a au fond le même sens que le mot précédent, lui est peut-être antérieur ; il en est au moins contemporain. Avec *determinismus* est venu naturellement *indeterminismus*, qui signifie tout le contraire. Ces expressions pénétrèrent lentement en France, mais on les y trouve au moins une trentaine d'années avant la publication du livre de Cl. Bernard sur la *Médecine expérimentale*. Parmi les documents qu'on pourrait citer à l'appui de ces affirmations, en voici de décisifs.

Dès 1852, *determinismus* figure dans l'*Encyclopédie générale des Sciences et des Lettres* publiée à Leipzig par Ersch et Grüber. En 1837, l'*Encyclopédie des gens du monde* renferme le mot *déterminisme*. En 1840, Erdmann, donnant une édition des œuvres philosophiques de Leibniz, introduit dans la table le mot *déterminisme*, et tous les passages auxquels il renvoie contiennent, non ce mot, mais *détermination* ou un mot équivalent : d'où l'on peut conclure que, si l'expression *déterminisme* n'était pas employée par Leibniz, elle était entrée dans l'usage en 1840. Quatre ans plus tard, on trouve *determinismus* dans le

Dictionnaire des langues françaises et allemandes de Mozin. On rencontre également *déterminisme* au cours de l'article LIBERTÉ de la première édition du *Dictionnaire philosophique* de Franck, parue en 1850-51-52. En 1858, le *Dictionnaire de la conversation*, en 1865, la *Réelle encyclopédie générale allemande pour les gens du monde*, n'oublient pas le mot *déterminisme*, que la première de ces publications identifie, dans le titre, avec *prédéterminisme*. Enfin on rencontre dans le *Grand dictionnaire de Larousse* (1870) une définition du *déterminisme*, empruntée à Proudhon, sans indication bibliographique, mais qui doit être antérieure à 1858, car le dernier ouvrage du célèbre écrivain est de cette date. En tout cas, Proudhon est mort en 1864, un an avant la publication de la *Médecine expérimentale*. Ajoutons que l'éminent historien de la philosophie grecque, dont M. Boutroux, professeur à l'École normale supérieure, traduit en ce moment l'ouvrage sur la 3ᵉ édition, Ed. Zeller, emploie le mot *déterminisme*. Ce mot se trouve-t-il aussi dans la première édition, antérieure à 1865? C'est à présumer; malheureusement cette première édition, difficile à trouver, n'est plus lue par personne, et nous ne sommes pas en mesure de faire cette vérification.

C'est alors seulement, en 1865, que Cl. Bernard fait paraître le livre fameux où il expose les principes de philosophie sur lesquels il entend fonder toute son œuvre scientifique, et qui se résument pour lui dans le déterminisme. Le moment est venu de dire le sens qu'il y attache.

Cl. Bernard appelle déterminisme la condition ou l'ensemble des conditions qui *déterminent* la production d'un phénomène, sans lesquelles le phénomène ne se produirait pas, avec lesquelles le phénomène se produit nécessairement. En ce qui concerne la biologie, poser en principe que tout phénomène physiologique ou pathologique reconnaît des conditions de production déterminées et invariables; que la science médicale doit donc avoir pour objet d'acquérir expérimentalement la connaissance de ces conditions comme base de certitude, c'est établir à la fois une doctrine et une méthode : la doctrine et la méthode du déterminisme.

Pour bien comprendre le sens et la portée de la doctrine, il faut la mettre en présence des doctrines médicales auxquelles elle entend se substituer. Nous laissons le mécanicisme, qui n'est plus guère en cause de nos jours, pour envisager seulement, au point de vue dont il s'agit ici, l'animisme et le vitalisme. Nous dirons un mot aussi du positivisme; on verra pourquoi.

L'animisme, auquel Chauffard se ralliait quand la science l'a perdu si inopinément, fait d'un principe distinct, appelé âme, le promoteur de toutes les opérations de l'économie, de quelque nature qu'elles soient : physiques, intellectuelles ou morales. Ce principe a été conçu de diverses manières : comme matériel ou comme spirituel; comme répandu dans l'organisme entier, ou comme siégeant dans un organe particulier, mais d'où il peut rayonner dans toutes les parties du corps (dans le cœur, par exemple (voy. *Gaz. hebd.*, 1876, p. 192). Dans tous les cas, ce principe a une autorité propre; il est autonome; il ne fait pas seulement vivre la matière corporelle, il met une force intelligente à son service, au service de la nutrition, de la digestion, de la respiration; il la gouverne en tout, la protége contre les causes de destruction, dirige ses actes, pour son salut, en cas de danger. On comprend aisément ce que peuvent être la physiologie et la pathologie sous l'empire d'une telle doctrine : un mélange et une succession instables, arbitraires, de faits non réductibles à des lois permanentes, ne permettant pas la prévision ; où les activités vitales, au lieu d'être subordonnées aux conditions physiques des organes, des tissus, des éléments, obéissent à la volonté changeante d'un agent que les circonstances inspirent et qui peut n'être pas infaillible. Cette instabilité des phénomènes était une conséquence plus forcée encore de l'animisme quand à l'âme intelligente s'ajoutaient une âme végétative et une âme animale, et surtout quand des âmes particulières, des archées, se partageaient les organes, constituant autant de petites républiques plus ou moins indépendantes du gouvernement central.

Au point de vue vitaliste, les choses ne changent guère, sinon quant à la nature de l'agent, au moins quant à l'étendue du théâtre où il opère et au genre d'opération.

S'il s'agit de ce vitalisme radical qui admet dans l'organisme un principe dit vital, présidant uniquement à l'accomplissement des actes de la vie somatique, entièrement distinct de l'âme préposée de son côté à l'accomplissement des actes de la vie psychique, ce principe remplit, dans la sphère où il se meut, le rôle dévolu tout à l'heure à l'âme elle-même ; il a des perceptions et des déterminations ; c'est en lui que réside la force motrice et la force sensitive : il conserve, il préserve et il répare. Par lui, l'être dure ; par lui, il est défendu contre les causes de nocuité ; par lui, il revient à l'état normal quand ces causes l'en ont écarté. Et tout cela, il le produit en vertu d'une intelligence inconsciente, d'une sorte d'instinct qui l'avise du bien et du mal, et lui inspire les moyens de produire l'un et d'empêcher l'autre. L'organisme se plie à ses desseins, à moins que, des deux dépendances contraires qu'il subit, celle de son principe protecteur et celle de l'agent nuisible, la seconde ne soit devenue la plus forte, soit par son intensité même, soit par l'altération trop grande des solides et des liquides.

Si le vitalisme est mitigé et se résout dans l'affirmation de la spontanéité des actions vitales, de leur concours harmonique et finalement de l'unité de l'être vivant, en y ajoutant toujours ce qu'aucune forme de vitalisme ne peut pas plus répudier que l'animisme, à savoir la force médicatrice, les conséquences qui viennent d'être exposées se reproduiront encore, bien que dans une moindre mesure. La lutte s'établira toujours entre les puissances du dedans et les puissances du dehors, et les moyens de défense contre l'attaque feront sentir leurs effets dans l'ensemble des mouvements organiques dont se composera la scène morbide.

Il n'est pas jusqu'au vitalisme de l'école de Bichat, — vitalisme bien restreint, à la vérité, puisqu'il repose sur l'existence de simples propriétés de tissus et de sympathies, — qui n'implique l'introduction dans les opérations de la nature vivante d'une force hypothétique, ainsi que nous le dirons plus loin. Dans cette doctrine, parmi les propriétés de la matière vivante il y en avait une, la *sensibilité organique*, qui entrait en conflit avec les propriétés de la matière brute ; et c'était d'ailleurs pour Bichat un principe absolu que les manifestations de la vie sont une résistance continue aux lois générales de la matière.

Enfin, le positivisme, dont on pourrait dire que le caractère le plus général est de refuser l'*être* à tout subjectif pour ne l'accorder qu'à l'objectif, rattache étroitement tout phénomène biologique à la composition anatomique, l'état *dynamique* de la matière vivante à son état *statique*, et n'assigne pour but à la science que la connaissance des lois naturelles, qui ne peuvent varier.

Eh bien, la doctrine du moderne déterminisme est venue opposer à ces conceptions diverses une science ayant pour base la détermination des causes pro-

chaines des phénomènes vitaux, de la même manière et au même titre que dans
les sciences physiques ; et la doctrine repose sur ce principe que les phénomènes
du corps vivant, pour être prodigieusement complexes, n'en sont pas moins
aussi immuables que ceux des corps bruts, aussi indissolublement liés, par
exemple, à la nature de l'élément organique, qu'une réaction chimique à la nature
des substances mises en présence. Citons Claude Bernard lui-même : « Ce que
nous appelons le déterminisme d'un phénomène n'est rien autre chose que la
cause déterminante ou la cause prochaine, c'est-à-dire la circonstance qui détermine l'apparition du phénomène et constitue sa condition ou l'une de ses
conditions d'existence. Le mot *déterminisme* a une signification tout à fait différente de celle de *fatalisme*. Le fatalisme suppose la manifestation nécessaire
d'un phénomène indépendamment de ses conditions, tandis que le déterminisme
n'est que la condition nécessaire d'un phénomène dont la manifestation n'est
pas forcée. Le fatalisme est donc antiscientifique à l'égal de l'indéterminisme.
Lorsque, par une analyse expérimentale successive, nous avons trouvé la cause
prochaine ou la condition élémentaire d'un phénomène, nous avons atteint le
but scientifique que nous ne pourrons jamais dépasser. Quand nous savons que
l'eau, avec toutes ses propriétés, résulte de la combinaison de l'oxygène et de
l'hydrogène dans certaines proportions, et que nous connaissons les conditions
de cette combinaison, nous savons tout ce que nous pouvons savoir scientifiquement à ce sujet. » Voilà pour la caractéristique du déterminisme, que Cl. Bernard, on le voit, distingue soigneusement du fatalisme. Après une très-juste
remarque sur la différence qu'il y a entre le *comment* et le *pourquoi* des choses
et sur l'inconvénient de poser la question du pourquoi en médecine aussi bien
qu'en chimie, Claude Bernard passe à la nature des conditions d'existence des
phénomènes vitaux : « Les propriétés de la matière vivante ne peuvent être ma-
nifestées et connues que par leurs rapports avec les propriétés de la matière
brute, d'où il résulte que les sciences physiologiques expérimentales ont pour
base nécessaire les sciences physico-chimiques, auxquelles elles empruntent
leurs procédés d'investigation et leurs moyens d'action. Le corps vivant est
pourvu sans doute de propriétés et de facultés tout à fait spéciales à sa nature,
telles que la plasticité organique, la contractilité, la sensibilité, l'intelligence ;
néanmoins, toutes les propriétés et toutes les facultés sans exception, de quelque
ordre qu'elles soient, trouvent leur déterminisme, c'est-à-dire leurs moyens de
manifestation et d'action, dans les conditions physico-chimiques des milieux
extérieur et intérieur de l'organisme. » Le champ du déterminisme ainsi établi,
l'auteur montre comment il devient la base de l'*expérimentation* en médecine.
« Si la médecine..... voulait rester une science d'observation, le médecin devrait
se contenter d'observer ses malades, se borner à prédire la marche et l'issue
de leurs maladies, mais sans y toucher plus que l'astronome ne touche aux pla-
nètes. Donc le médecin expérimente dès qu'il donne un remède actif, car c'est
une véritable expérience qu'il fait en essayant d'apporter une modification quelconque dans les symptômes d'une maladie. L'expérimentation scientifique doit
être fondée sur la connaissance du *déterminisme* des phénomènes ; autrement,
l'expérimentant n'est encore qu'aveugle et empirique. L'*empirisme* doit être subi
comme une période nécessaire de l'évolution de la médecine expérimentale ;
mais il ne saurait être érigé en système, comme l'ont voulu quelques médecins »
(*La science expérimentale*, p. 55 et suiv. de la 2e édit.). Si nous poussions
la citation plus loin, nous entrerions trop avant dans la question de l'expéri-

mentation médicale, dont il est ou sera traité aux mots MÉTHODE, SCIENCE et EXPÉRIMENTATION.

Ainsi, étude expérimentale des causes prochaines des phénomènes vitaux, au même titre que l'étude des phénomènes physiques et chimiques et avec des procédés analogues d'investigation, tel est en deux mots le but assigné par Cl. Bernard à la médecine. Et c'est ce qu'exprime M. Paul Bert dans cette phrase de sa notice nécrologique : « Claude Bernard se montra... supérieur à la fois à Magendie et à Bichat, puisqu'au sentiment de l'innombrable multiplicité des inconnues physiologiques il joignait celui de leur subordination aux lois générales de la matière et, par suite, de leur obéissance aux appels de la méthode expérimentale. »

II. Si maintenant on veut rapprocher cette signification donnée à l'expression *déterminisme* par Cl. Bernard de celle qu'elle a en philosophie générale, qu'elle avait dès la création du mot et qu'elle garde encore aujourd'hui, on constatera aisément une différence essentielle. Déterminisme, pour les philosophes, veut dire qu'aucun phénomène ne se produit dans l'univers sans être *déterminé* par une cause, la cause et l'effet étant liés par des rapports nécessaires. Il n'existe pas de cause intelligente ayant pouvoir de modifier à son gré les phénomènes. Notre âme elle-même obéit à des déterminations. L'essence de la volonté ne saurait être indifférente, et l'on ne peut se déterminer sans sujets. L'âme, en un mot, dit Leibniz, est un *automate spirituel*. C'est là, quoi qu'en dise Leibniz, la négation du libre arbitre ; et il ne manquerait plus, pour avoir le fatalisme radical, que de considérer tout l'univers, hommes et choses, matière et mécanisme, comme le produit et le jouet éternel d'une force arbitraire.

C'est au sens métaphysique de la philosophie allemande que le mot déterminisme a été entendu dans les ouvrages cités plus haut. Ainsi l'*Encyclopédie des gens du monde* le définit : « Système philosophique qui explique par l'enchaînement nécessaire des causes et des effets tout ce qui se passe dans le monde, soit intérieur ou *subjectif*, soit extérieur ou *objectif* quant à l'homme ». C'est un énoncé tout germanique. Le *Dictionnaire de la conversation* est, à cet égard, tout à fait explicite : « *Déterminisme*, dit-il, est le nom donné *par les philosophes d'outre-Rhin* à l'un des deux systèmes qui partagent les penseurs dans la question de la liberté humaine », c'est-à-dire le système du déterminisme et celui de l'indéterminisme : aussi ce dernier mot figure-t-il dans le *Dictionnaire de la conversation*. Émile Saisset, dans son article LIBERTÉ, fait la même application du mot, en déclarant que, s'il est bien vrai que toute détermination suppose des motifs, ceux-ci influencent la volonté « sans la déterminer nécessairement », ce qui impliquerait le fatalisme. Le *Réelle encyclopédie allemande*, tout comme Erdmann, puise sa conception du déterminisme dans la doctrine de Leibniz, et aussi dans celle de Herbart (commencement de ce siècle). Enfin, Proudhon, se demandant ce que c'est que le déterminisme, répond : « Une idée brutale qui place dans les choses le principe de nos déterminations et fait ainsi de l'être pensant le *bilboquet* de l'univers. »

Préoccupé des conséquences psychologiques et sociales du déterminisme, qui sont, comme nous l'avons dit, la destruction de toute spontanéité de l'être pensant et voulant, l'anéantissement total du libre arbitre et de la responsabilité morale, Cl. Bernard, dans une controverse qui peut ne pas paraître convaincante (*Leçon professée au Muséum le 1er décembre 1877, in Revue scientifique*), se place en présence de ce fatalisme absolu, auquel nous faisions tout à l'heure allusion, et qui est évidemment réfractaire à toute coordination, à toute législation scientifique, et il établit aisément que, si la non-liberté morale est prouvée par les effets des lésions cérébrales (folie), et s'il y a conséquemment un déterminisme psychologique, celui-ci n'est que l'affirmation de *la loi* des phénomènes, tandis que le fatalisme est la négation de toute loi. Mais le déterminisme des philosophes, celui de Leibniz, par exemple, ne se réduit pas toujours à ce genre de fatalisme, il n'est pas toujours exclusivement psychologique, il est aussi cosmologique, et l'on entrevoit tout de suite les points de contact qui ne peuvent manquer de s'établir entre la doctrine de Cl. Bernard et celle de ses devanciers sur ce terrain cosmologique du déterminisme.

Au fond, de quoi s'agit-il? uniquement de la notion de cause dans ses rapports avec les phénomènes de la nature physique. Or, il y a longtemps que cette notion a été donnée comme fondement à toute connaissance scientifique, et que la cause elle-même a été définie à cette intention. Et ici, on peut, on doit remonter bien plus haut que l'apparition des doctrines du déterminisme et de l'indéterminisme. Ouvrons les *Analytiques*, la *Physique* et la *Rhétorique* d'Aristote : « Scire autem arbitramur unumcumque simpliciter, sed non sophistico « modo secundum accidens, quando arbitramur nos cognoscere et *causam per* « *quam res est, quod ea hujus causa sit* » (p. 122 du t. I de la *Bibl. gréco-lat.* de Didot). Reprenant de nouveau les sophistes sur ce sujet : « Manifestum « vero etiam est.... esse stolidos qui præclare putent se principia sumere, si « propositio sit probabilis et vera; ut sophistæ, quod τὸ scire sit scientiam « habere. Non enim quod probabile aut non probabile est principium est, sed « quod primum in illo genere est circa quod demonstratur » (*Ibid.*, p. 127). Bien d'autres textes encore montreraient chez le philosophe le sentiment profond d'une science démonstrative et étiologique : « Scientia ergo habitus est *demons-*« *trativus* » (*Ibid.*, t. II, p. 68). Et comment connaît-on la cause? « Uno igitur modo causa dicitur, *id est, ex quo insito aliquid fit* » (*Ibid.*, t. II, p. 264); « causa una cum eo est cujus causa est; et « sine causa nihil est » (*Ibid.*, t. I, p. 579); « ubi... causa sit necesse est rem esse » (*Ibid.*, t. I, p. 168). Ainsi, la cause est avec son effet; où est la cause est nécessairement l'effet. Certes, il ne faudrait pas demander à ces déclarations si précises le même sens pratique qu'elles peuvent avoir dans un écrit moderne sur la philosophie des sciences naturelles. La démonstration dans Aristote est principalement syllogistique; la conception de la cause toute métaphysique. La cause *efficiente*, par exemple, c'est l'architecte qui construit une maison ou le statuaire qui taille un bloc de marbre, et la maison ou le marbre sont les causes matérielles; mais l'idée maîtresse du caractère causal des sciences n'en est pas moins là, sinon parfaite, du moins en germe.

Ces vues générales d'Aristote traversent le moyen âge, altérées par l'esprit subtil du temps. Bacon entreprend de dégager les sciences, avec leur philosophie, des vaines spéculations où elles s'agitaient sans avancer, pour les mettre sur la voie du vrai progrès et les faire servir davantage au bien de l'humanité. Sa méthode consiste à réduire le plus possible la part du syllogisme au profit de l'*induction*, celle-ci étant tirée de l'*observation* et fécondée par l'*expérimentation*. Et le but extrême de la recherche est la détermination de la cause des phénomènes, de la cause réellement efficiente, possible, pour déduire des effets de la cause la loi même des phénomènes qu'elle produit.

Onze ans seulement après la mort de Bacon, Descartes fit paraître son fameux *Discours de la méthode*. La méthode de Descartes ne repose pas comme celles d'Aristote et de Bacon sur des procédés de raisonnement, tels que le syllogisme et l'induction, mais sur des *préceptes* de logique, comme il le dit lui-même, qui consistent à ne recevoir jamais aucune chose comme vraie *qu'on ne la connaisse évidemment être telle;* à diviser les difficultés pour les mieux résoudre ; à conduire ses pensées par ordre, en allant du simple au composé; *à faire des dénombrements si entiers et des revues si générales*, qu'on soit assuré de ne rien omettre. Et voici ce qu'il écrit sur la médecine en particulier : « Celle qui est maintenant en usage contient peu de chose dont l'utilité soit si remarquable; mais, sans que j'aie aucun dessein de la mépriser, je m'assure qu'il n'y a personne, même de ceux qui en font profession, qui n'avoue que tout ce qu'on y sait n'est presque rien à comparaison de ce qui reste à savoir, et qu'on se pourrait exempter d'une infinité de maladies tant du corps que de l'esprit, et même aussi peut-être de l'affaiblissement de la vieillesse, *si on avait assez de connaissance de leurs causes* et de tous les remèdes dont la nature nous a pourvus. » Il invite ensuite *tous les bons esprits* à contribuer, chacun selon son inclination et son pouvoir, *aux expériences qu'il faudrait faire.* Puis il ajoute — et c'est ce qu'il faut bien retenir pour avoir une juste idée de la méthode : « Les expériences... *sont d'autant plus nécessaires qu'on est plus avancé en connaissance;* car, *pour le commencement*, il vaut mieux ne se servir que de celles qui se présentent d'elles mêmes à nos sens... que d'en chercher de plus rares et étudiées, dont la raison est que les plus rares trompent souvent lorsqu'on ne sait pas encore les causes les plus communes, et que les circonstances dont elles dépendent sont quasi toujours si particulières et si petites qu'il est très-malaisé de les remarquer. »

Ces espérances séduisantes dans l'avenir de la médecine, elles furent également exprimées par Leibniz. « Le public mieux policé, dit Leibniz, se tournera un jour plus qu'il n'a fait jusqu'ici à l'avancement de la médecine....; on ne laissera aucune bonne observation sans être enregistrée; on aidera ceux qui s'y appliqueront; *on perfectionnera l'art de faire de telles observations*, et encore celui de les employer pour établir des aphorismes..... Le public sera en état de donner plus d'encouragement à la recherche de la nature et surtout à l'avancement de la médecine, et alors cette science importante sera bientôt portée fort au delà de son présent état et *croîtra à vue d'œil* » (*OEuvres philos.* en 2 vol., avec intr. de P. Janet. Paris, 1866, t. I, p. 400). Mais ce qu'il importe surtout de relever ici, c'est la célèbre doctrine de l'universelle *détermination* (determinatio). Rien n'arrive sans cause. Tout ce qui arrive a sa *raison déterminante*, sa *raison suffisante*. Tout est déterminé *par avance* sur l'homme comme partout ailleurs (*Théodicée*, I, § 52). C'est là que Leibniz proclame l'automatisme de l'âme.

Le vitalisme, lui aussi, fait dépendre les progrès de la médecine de la recherche de la cause expérimentale. Ouvrez, par exemple, la *Science de l'homme*. Barthez va vous dire que « la philosophie naturelle a, pour objet la recherche des causes des phénomènes de la nature, en tant qu'elles peuvent être connues d'après l'expérience »; que la nature intime (l'essence) des causes nous reste cachée; que nous pouvons seulement saisir leurs effets, l'ordre dans lequel ils se succèdent, les règles qu'ils suivent dans leurs manifestations, mais jamais ce qui constitue la nécessité de leur production. On croirait entendre Cl. Bernard écartant le *pourquoi*, pour ne retenir que le *comment*, et rejetant toute spé-

culation sur la nature intime de la sensibilité ou de la contractilité. Seulement, les *causes expérimentales* de Barthez, ce sont les *principes*, les *forces*
indéterminées que l'expérience fait découvrir dans l'économie.

Enfin, quelque jugement qu'on veuille porter sur le fond de la doctrine
positiviste, il est impossible de ne pas être frappé, du point de vue où nous
sommes placés, des principes biologiques établis par Auguste Comte dans son
Cours de philosophie positive. « Le caractère fondamental de la philosophie
naturelle, écrit-il, est de regarder tous les phénomènes comme assujettis à des
lois naturelles invariables, dont la découverte précise et la réduction au moindre
nombre possible sont le but de tous nos efforts, en considérant comme absolument inaccessible et vide de sens pour nous la recherche de ce qu'on appelle les
causes, soit premières, soit finales. Chacun sait que, dans nos explications
positives, même les plus parfaites, nous n'avons nullement la prétention d'exposer
les *causes* génératrices des phénomènes, puisque nous ne ferions jamais alors
que reculer la difficulté, mais seulement d'analyser avec exactitude les circonstances de leur production, et de les rattacher les unes aux autres par des
relations normales de succession et de similitude (2ᵉ éd., tome I, p. 16, *écrit
en* 1830). La biologie positive doit être envisagée comme ayant pour destination
générale de rattacher constamment l'un à l'autre, dans chaque cas déterminé,
le point de vue anatomique et le point de vue physiologique, ou, en d'autres
termes, l'état statique et l'état dynamique. Cette relation perpétuelle constitue
son vrai caractère philosophique. Placé dans un système donné de circonstances
extérieures, un organisme défini doit toujours agir d'une manière nécessairement
déterminée ; et, en sens inverse, la même action ne saurait être identiquement
produite par des organismes vraiment distincts. Il y a donc lieu à conclure
alternativement, ou l'acte d'après le sujet, ou l'agent d'après l'acte. La vraie
biologie doit tendre à nous permettre de toujours prévoir comment agira, dans
des circonstances données, tel organisme déterminé, ou par quel état organique
a pu être produit tel acte accompli (*Ibid.*, t. III, p. 211, *écrit en* 1836). Pour
apprécier convenablement la destination philosophique de la biologie, telle que
je l'ai définie, il faut ajouter enfin que cette relation permanente entre les idées
d'organisation et les idées de vie doit être, autant que possible, établie d'après
les lois fondamentales du monde inorganique, convenablement modifiées par
les propriétés spéciales des tissus vivants. Il est clair, en effet, que, toutes les
fois qu'il se produit, dans l'organisme, un acte vraiment mécanique, physique
ou chimique, ce qui a fréquemment lieu, l'explication d'un tel phénomène serait
radicalement imparfaite, si l'on ne la rattachait point aux lois générales des
phénomènes analogues, qui doivent nécessairement s'y vérifier, quelle que soit
d'ailleurs la difficulté d'y réaliser leur exacte application. En principe, tous les
actes de la vie organique sont essentiellement physiques et chimiques, ce qui ne
saurait être pour les actes de la vie animale, du moins à l'égard des phénomènes primordiaux, et surtout en ce qui concerne les fonctions nerveuses et
cérébrales. Les uns sont donc susceptibles, par leur nature, d'un ordre plus
parfait d'explications, que les autres ne comportent pas (*Ibid.*, p. 215). C'est
l'analyse des diverses conditions essentielles de l'existence générale des corps
vivants qui constitue le véritable objet de cette théorie préliminaire des *milieux*
organiques, en attribuant à ce terme toute l'extension philosophique » (*Ibid.*,
p. 432).

III. Tous ces antécédents historiques, qu'on pourrait multiplier, surtout dans le domaine de la médecine, on peut aisément reconnaître les rapports qu'ils peuvent avoir avec la doctrine moderne du déterminisme. On a donc proclamé à diverses époques la nécessité d'assigner pour but à la science la détermination des causes efficientes des phénomènes; mais dans la pratique, les uns par la faute du temps, les autres par celle des systèmes, ont placé les causes réelles dans des conditions de manifestation trop générales, partant trop superficielles, pour ne pas laisser entre elles et le fait réalisé un enchaînement de conditions intermédiaires, au bout desquelles se trouve celle même qui est la vraie cause. Et l'on n'est pas étonné dès lors de voir Aristote exercer sa grande ingéniosité à examiner si une même cause peut produire plusieurs effets différents, ou plusieurs causes différentes un même effet. Il serait aisé de relever dans Bacon nombre d'erreurs scientifiques qui sont le produit direct de l'application de sa méthode; Joseph de Maistre l'a fait avec une usure trop calculée. Il est également curieux de jeter les yeux sur cette théorie des *mouvements du cœur* que Descartes présente lui-même avec confiance comme un spécimen de ce que peut produire la rigoureuse observance des règles qu'il a tracées. On y voit de *grosses gouttes* de sang tomber dans les *concavités* du cœur, se *raréfier et se dilater* à cause de la chaleur qu'elles y trouvent; « au moyen de quoi, faisant enfler tout le cœur, elles poussent et ferment les cinq petites portes qui sont aux entrées des deux vaisseaux d'où elles viennent. » Ainsi les plus grands esprits, à force de vouloir ne « rien oublier », sont exposés quelquefois à faire des suppositions gratuites. D'autres, et ce sont les vitalistes, poussant à bout la méthode baconienne, *induisent* du caractère extérieur des phénomènes et de leur ordre de succession des causes hypothétiques, des forces particulières, qu'ils veulent bien ne pas détacher absolument de la matière vivante, mais auxquelles ils prêtent une autonomie, des facultés propres, qui leur assurent un rôle imaginaire en physiologie comme en pathologie. Bichat lui-même dote ses propriétés *vitales* d'une certaine autonomie, puisqu'il conclut de leur caractère *sui generis* à l'*instabilité* des phénomènes vitaux. Auguste Comte seul sait à la fois poser de solides principes scientifiques et s'y maintenir dans l'application.

Venons maintenant à l'œuvre de Claude Bernard.

Conformément aux doctrines d'Aristote, de Bacon, de Leibniz, d'Aug. Comte, il rejette toute force autonome indépendante du substratum et gouvernant à son gré les phénomènes de la nature; il ramène tous ces phénomènes à des lois invariables; il va à la recherche de la cause efficiente; mais ce qu'il poursuit, c'est la cause vraiment prochaine, de telle sorte que le phénomène causatif et le phénomène causé soient dans une dépendance immédiate et nécessaire, non plus comme la statue provient du statuaire ou l'arbre du sol, mais comme le mouvement d'une bille provient du choc. Le physiologiste dégage de l'infinie complexité de l'organisme vivant certains termes, la propriété motrice, la propriété sensitive, la propriété glycogénique, tout comme le physicien ou le chimiste isole de l'ensemble des propriétés d'un corps la propriété électrique ou l'affinité chimique; et ce terme, il le soumet à l'influence de conditions susceptibles d'en modifier, d'en exciter, d'en annihiler les manifestations. De cette conception étiologique à celle d'Aristote la distance est assez apparente pour qu'on n'ait pas eu la pensée de la mettre en doute. En peut-on admettre une pareille entre la première conception et la doctrine leibnizienne de la détermination? On ne peut s'empêcher de remarquer que ce principe si général de détermination universelle, qui pose devant chaque conséquent un antécédent nécessaire et infaillible, ne se distingue pas aisément de celui qui subordonne, comme il a été dit plus haut, « l'apparition » de tout phénomène à une « cause déterminante », laquelle « constitue sa condition ou l'une de ses conditions d'existence ». Leibniz dit, par exemple : « Il y a toujours dans les choses un *principe de détermination* » (*De l'origine radicale des choses*, t. II, éd. Janet); ou bien : « Jamais rien n'arrive sans une cause ou raison déterminante » (*Théod.*, I, § 44); ou encore : « Nous considérons qu'aucun fait ne saurait se trouver vrai ou existant... sans qu'il y ait une raison suffisante pour quoi il en soit ainsi et non autrement... La raison suffisante doit aussi se trouver dans les vérités contingentes ou de fait, c'est-à-dire dans la suite des choses répandues par l'univers des créatures » (*Monados*, I, §§ 52 et 56). Voilà bien des propositions qui pourraient être signées du nom de Cl. Bernard. Et néanmoins, tout en constatant cette source première et commune de la doctrine du philosophe allemand et de celle du physiologiste français, la lecture parallèle de leurs écrits montre que, la source, pour employer une de ces images qu'affectionne l'auteur des *Nouveaux essais*, a été conduite par Cl. Bernard au delà de l'horizon entrevu par Leibniz, pour arroser et féconder un domaine inconnu de celui-ci. Entre déclarer que tout fait a un principe de détermination, et transporter ce principe dans la science, et dans la science la plus complexe de toutes, la biologie; l'appliquer à la recherche distincte de toutes les causes prochaines et déterminantes, de toutes les conditions d'existence des phénomènes biologiques, et donner comme instrument à cette recherche la méthode expérimentale, il y a un progrès qui sera l'immortel honneur de notre compatriote. Leibniz vise, nous le répétons, une thèse de philosophie générale, un *à priori* indépendant de toute observation et de toute expérience, dont les conséquences scientifiques ne lui apparaissent que vaguement. Cl. Bernard s'applique à la détermination des causes réelles des phénomènes, et en affirme l'existence par un *à posteriori* déduit de la démonstration expérimentale.

La différence qui sépare Cl. Bernard de Bacon (au point de vue philosophique), Descartes et Barthez, peut être ainsi établie. Chez Cl. Bernard comme chez Descartes, rien de reçu comme vrai « qui ne soit connu évidemment être tel »; mais le critérium de cette vérité est la démonstration expérimentale portée à ce point que le fait « reçu » soit, pour ainsi dire, à la discrétion de l'expérimentateur, puisse être par lui déterminé ou empêché. Cl. Bernard, comme Bacon, recommande l'induction; comme lui, il recherche la cause *vraie* des phénomènes; mais il ne reconnaît pas à l'induction cette sorte de suprématie que lui avait attribuée le chancelier, et la subordonne entièrement à la vérification expérimentale. Cette vérification, cette recherche de la cause expérimentale, il la veut enfin comme Barthez, mais sans dépasser la donnée de l'expérience elle-même, sans transformer la mise en jeu d'une propriété en force distincte ou en principe autonome.

Mais la part de Cl. Bernard, sur le terrain de la doctrine, se réduit notablement, il faut bien l'avouer, si l'on veut rendre équitable celle d'Aug. Comte, on ne peut plus accuser celui-ci de rester confiné dans la métaphysique. Il s'établit fermement et reste dans l'enceinte de la science; il soumet, lui aussi, tous les phénomènes à des lois invariables; il réclame des explications positives de ces phénomènes, ce qui veut dire la détermination des conditions qui les produisent, en végétant, comme Cl. Bernard encore, la recherche du *pourquoi*, des causes *premières* et des causes *finales*. Comme ce dernier enfin il considère tous les actes de la vie organique comme essentiellement physico-chimiques, en tenant compte des *milieux* extérieurs et intérieurs, et en reconnaissant la nature spéciale des propriétés des tissus vivants. Tous les principes essentiels de la doctrine de Cl. Bernard sont là.

Pour conclure, nous sommes disposé à penser que cette doctrine, *sur le rapport tout scientifique de la recherche des causes des phénomènes naturels*, est mieux éloignée de celle de François Bacon (peut-être même de Roger Bacon) et surtout d'Aug. Comte que celle de la doctrine de Leibniz.

IV. La doctrine reste la même en pathologie, et c'est une des gloires du physiologiste français de l'y avoir transportée, et avec elle d'avoir abordé résolûment le problème des maladies artificiellement provoquées. Car, comme on ne saurait mieux pénétrer dans la connaissance d'un fait physiologique qu'en devenant capable de le produire à volonté, il est manifeste que le médecin pourra se vanter de bien connaître une maladie le jour où il dépendra de lui de la faire naître. Sans vouloir exagérer les résultats obtenus dans cette voie, qui pourrait en contester l'importance? On objecte souvent : Créez de toute pièce une fièvre typhoïde, un typhus, une pneumonie, une pleurésie, une phthisie. Il est bien vrai qu'on n'a pas encore obtenu ce triomphe; qu'est-ce que cela prouve? que nous ne connaissons pas suffisamment les conditions de production de ces maladies ; rien de plus. Doit-on conclure d'un insuccès présent à un insuccès définitif? Encore ne se montre-t-on pas trop exigeant quand on met la médecine expérimentale en demeure de créer une maladie de toute pièce, y compris la cause qui la détermine? On peut aujourd'hui donner à qui l'on veut, et sur la partie du corps qu'on a choisie, la gale ou le charbon, ce qu'on ne pouvait pas autrefois, parce que, ne connaissant pas la cause expérimentale de ces affections, on n'était pas maître de les transmettre alors même qu'on les savait transmissibles. Ne sera-ce rien, si, dans l'impossibilité reconnue de *créer* un agent morbigène, on parvient au moins à isoler expérimentalement celui qui produit la fièvre typhoïde, le typhus ou la phthisie, et, en donnant ainsi le moyen de les reproduire, à trouver par là même le moyen de les prévenir et de les guérir? On ne peut en conscience demander au déterminisme d'aller plus avant. Cl. Bernard en a produit les principaux caractères anatomo-pathologiques et les principaux symptômes de la pneumonie et de la pleurésie chez les animaux. Du reste, en s'attachant à nier la possibilité de certaines maladies artificielles, les adversaires de la pathologie expérimentale oublient trop l'état dans lequel celle-ci a déjà mis la pathologie naturelle tout entière. Il faut en prendre son parti, la nosographie s'en va, ou tout au moins se transforme profondément. L'assemblage de symptômes, le *syndrome*, le *complexus morbide*, l'emporte de plus en plus sur la maladie. On ne parle plus que glycosurie, urémie, albuminurie; leucocythémie, etc. Ce ne sont plus des *maladies* à évolution régulière, avec augment et déclin prévus, mais simplement des *états morbides*. Or ces états morbides, non-seulement ils sont sortis de la médecine expérimentale, mais celle-ci les fait naître quand il lui plaît, les trois premiers au moins. Il faut d'ailleurs lire sur ce sujet la première des leçons professées par Cl. Bernard au collège de France en 1859-1860, et une autre leçon sur la *médecine expérimentale* faite en 1864 (in *Pathologie expérimentale*, 1 vol. in-8°, 1872, p. 1 et 479). La première se termine ainsi : « Non-seulement nous parvenons à produire chez les animaux des symptômes morbides par des moyens artificiels, mais encore nous développons chez eux des *séries* de symptômes, c'est-à-dire de vraies maladies avec tout l'ensemble de leurs conséquences. »

C'est de ce point de vue du déterminisme qu'on peut aborder avec quelque sûreté la question de savoir si une même cause peut produire plusieurs effets, ou un même effet résulter de plusieurs causes. La réponse va de soi quand il s'agit de causes éloignées. Oui, une contusion peut produire l'excitation ou la paralysie d'un nerf; et cette excitation et cette paralysie qui peuvent être produites par une contusion peuvent l'être aussi par un choc électrique. Mais il est très-sûr que la cause vraiment déterminante des accidents, celle sans laquelle ils n'auraient pas existé, *id ex quo incito eventus fit*, c'est-à-dire l'atteinte portée à l'élément anatomique par la contusion, n'a pas été la même pour la paralysie que pour l'excitation, et aussi que la cause anatomique déterminante de l'une seulement de ces altérations fonctionnelles — soit la paralysie — a été identique dans le cas de la contusion et dans celui du choc électrique. Autre exemple. L'alimentation vicieuse des enfants amène le rachitisme, comme bien d'autres états morbides; c'est la cause éloignée; le même effet serait produit localement, d'après Schiff, par une cause plus prochaine, qui serait la ligature des nerfs nourriciers de l'os. La vraie cause déterminante est un trouble d'ossification, sur lequel on discute encore (*voy.* RACHITISME).

Et à ce sujet, une remarque est à faire dont nous ne savons pas si l'on trouve l'expression dans Cl. Bernard. La détermination de la cause réellement prochaine est le but assigné à la méthode expérimentale : mais ce but est-il le seul, et la méthode est-elle vaine quand, dans la série hiérarchique des causes, depuis celle qui commence l'acte jusqu'à celle qui l'achève, elle s'arrête à une cause intermédiaire, ou quand, dans un complexus de causes, elle ne va pas au delà d'une cause multiple? En aucune manière ; et il arrive même que, la croyant parvenue à l'extrême limite de la détermination étiologique, on s'aperçoit plus tard qu'elle en était séparée par un ou plusieurs termes, sans que la première détermination ait été pour cela moins certaine. Rien de plus définitif en apparence que le résultat des premières et fécondes expériences de Davaine sur l'inoculation du virus charbonneux ; rien même de plus définitif en réalité, puisque le fait expérimental ne peut être ébranlé. Et cependant, voilà que la culture de l'organisme inférieur qui nage dans ce liquide virulent, par laquelle on élimine le premier liquide pour le remplacer par d'autres, voilà que des expériences variées conduisent à démontrer que l'agent prochain, l'agent immédiat de la contagion, c'est le microbe. Il est clair que cette seconde expérience complète la première sans la déprécier en rien. Celle-ci n'appartiendra plus, à la vérité, au déterminisme pur ; elle procédera, si l'on veut, du simple *étiologisme* en *causalisme expérimental*.

V. Dans tout ce qui précède, il a été souvent parlé de cause *expérimentale*, de méthode *expérimentale*, de médecine *expérimentale*. On ne confondra pas l'expérience avec l'expérimentation. C'est bien d'expérimentation, c'est-à-dire d'une suite d'expériences voulues et réfléchies, qu'entendaient parler Bacon et Descartes. Seulement, que valait l'outillage expérimental de leur temps auprès des ressources actuelles d'une physique et d'une chimie avancées, auprès du microscope, du spectroscope, des appareils enregistreurs, auprès surtout des vivisections? Mais on a donné aussi le nom de cause expérimentale à celle dont l'existence a été constatée à l'aide de l'observation simple et non pas à cette observation provoquée qui constitue l'expérimentation. En réalité, l'observation simple suffit-elle pour conduire au but indispensable de la science médicale, c'est-à-dire à la détermination des causes prochaines des phénomènes? En d'autres termes, l'observation simple peut-elle contenir le déterminisme? Quelques mots seulement sur cette question, dont la solution ressort déjà en partie des articles OBSERVATION et BIOLOGIE.

Si l'on était obligé de répondre d'un mot, c'est non qu'il faudrait dire. Il s'agit seulement ici, bien entendu, d'instrument de découverte, car on ne doute pas que l'observation simple, aidée des procédés ordinaires de la logique, puisse servir à reconnaître dans un ensemble actuel de phénomènes la manifestation de causes déjà connues. On a, par exemple, déterminé l'urémie chez un chien par la ligature des artères rénales; on en a constaté les caractères chimiques et les caractères symptomatiques. Cette expérience faite, l'observation suffira, non-seulement pour reconnaître l'urémie chez un malade, mais aussi pour la rattacher à une affection rénale. On pique chez un animal les parois du quatrième ventricule, et la glycosurie se produit: qu'un homme soit pris de glycosurie après une chute sur l'occipital, ce sera pour l'observateur une vérification du résultat expérimental. Sans doute, la connaissance première de l'urémie, du diabète, n'est pas sortie de l'expérimentation, mais bien de l'observation; voyez néanmoins ce que l'expérimentation a fait pour la détermination de leurs causes prochaines; quelles lumières ont répandue sur ces parties de la pathogénie soit l'expérience de la ligature des artères rénales ou l'ablation des reins, soit celle de l'excitation de la moelle allongée ou la découverte de la matière glycogène dans les cellules du foie! L'expérimentation a démontré et expliqué ce qu'avait aperçu l'observation.

N'exagérons rien. La médecine de nos jours serait bien dépourvue et bien maigre, si elle ne pouvait vivre que des produits du laboratoire. D'une part, il est des cas où l'observation et le raisonnement atteignent presque la certitude du déterminisme, et même l'atteignent tout à fait, si les éléments de la maladie peuvent être distingués les uns des autres et isolés. Qu'on admette ou qu'on rejette la théorie musculaire des difformités congénitales; qu'on se refuse ou que l'on consente à attribuer à l'action musculaire telle ou telle difformité; que, admettant cette action, on fasse une part plus grande soit à la rétraction, soit à la paralysie, toujours est-il que, dans certains cas non douteux de main-bote, de pied-bot, de torticolis, l'observation constate une si manifeste corrélation entre la direction, la déformation générale, les déformations locales de la partie déviée et les fonctions des muscles qui la desservent, qu'elle est en mesure de construire une théorie complète de la difformité. Encore faut-il remarquer que là même elle est partie d'une donnée physiologique purement expérimentale, qui est précisément celle des fonctions musculaires, et sans laquelle la théorie aurait pu être fausse. Ces bonnes fortunes de l'observation sont d'ailleurs assez rares. Presque toujours elle ne tire ses déductions étiologiques que de rapports éloignés entre plusieurs phénomènes; alors le principe, très-différent de celui du déterminisme, et qui pourrait être défini le principe de la *caractéristique*, consiste dans la spécialité ou la spécificité des caractères qu'une cause spéciale ou une cause spécifique impriment aux effets qu'elle produit dans l'économie. Tels sont les caractères du rachitisme, de la tuberculose, de l'arthritisme, de la syphilis, du scorbut, etc. C'est la simple observation du malade qui conduit à reconnaître dans tel ou tel symptôme, dans telle ou telle lésion anatomique, dans l'enchaînement de tous les désordres, la marque caractéristique d'une

cause morbide particulière, alors même que cette cause ne peut être déterminée. C'est ce point de vue de l'étiologie qui a surtout préoccupé M. J. Guérin
quand il a essayé de fonder une *médecine étiologique*, en joignant à ce principe
très-général : d'abord celui de la sériation des causes en vertu de laquelle une
lésion organique primitive « est à la fois un symptôme, un effet et une cause » ;
puis celui de « l'enchaînement des évolutions étiologiques suivant une courbe
fermée dans laquelle le dernier terme revient influencer et accroître l'action du
premier ». Lui-même a résumé sa doctrine en disant que la série étiologique
véritable comprend, outre l'étiologie organique, « la considération des effets
secondaires par rapport à l'effet primitif envisagé comme cause, et la considération du retour circulaire des effets secondaires à l'action de la cause première,
comme renfort ou auxiliaire de cette dernière » (*Gaz. méd. de Paris*, 1846,
p. 221 et 222). Ce n'est pas le lieu d'entrer dans l'examen approfondi de l'étiologie médicale, mais nous voulons constater que, fort heureusement, la médecine
possède, en dehors du déterminisme, des moyens d'information qui, s'ils ne
sont pas capables de la faire entièrement sortir du domaine conjectural, peuvent
lui être d'un précieux secours et lui fournissent encore aujourd'hui ses principales ressources (*voy.* ÉTIOLOGIE, MÉTHODE, SCIENCE). On a vu, du reste, plus haut
la part réservée par Descartes aux expériences naturelles. La pensée en est dans
tous les esprits, et un philosophe moderne, Alexandre Bain, dans son ouvrage
sur la *Logique déductive et inductive* (2 vol. in-8°, trad. de Compayré, 1879,
t. I, p. 508 et suiv.), a consacré un chapitre à la *logique de la médecine* et
examiné quelles sont les *propositions* qu'on peut établir dans cette science avec
le secours de l'observation et du raisonnement, en y comprenant surtout la
considération essentielle de la causalité.

VI. Une dernière remarque. Quand, par la méthode expérimentale, on a pénétré
jusqu'à la détermination de la cause prochaine d'un phénomène physiologique
ou pathologique, et qu'on a mis en évidence dans des substances médicamenteuses certaines propriétés antagonistes de certaines actions morbides, on a
peut-être fait tout ce qu'on est en droit d'exiger de la science, du moins de la
science actuelle; mais on n'est pas en droit pour cela d'affirmer qu'on sait
tout ce qu'il faudrait savoir pour pénétrer réellement et à fond le mystère de
la vie normale et pathologique. Assurément non, et l'on aime à voir Cl. Bernard
le reconnaître tout le premier. « Il ne faudrait pas nous abuser sur notre puissance, dit-il, car nous obéissons à la nature au lieu de la commander. Nous ne
pouvons en réalité connaître les phénomènes de la nature que par leurs relations
avec leur cause déterminante ou prochaine.... Mais au fond et dans tous les cas
la cause première des phénomènes reste entièrement impénétrable ». Et ailleurs : « La vie est une cause première qui nous échappe » (*la Science expérimentale*, 2ᵉ édit., 1878, p. 53, 73 et 137). Et ailleurs encore : « En résumé, il y
a dans le phénomène vital comme dans tout autre phénomène naturel deux
ordres de causes : d'abord une cause première, créatrice, législative et *direc-
trice* de la vie, et inaccessible à nos connaissances; ensuite une cause prochaine
ou *exécutive* du phénomène vital, qui toujours est de nature physico-chimique
et tombe dans le domaine de l'expérimentateur ». Cette cause élémentaire
qu'on appelle la vie, c'est justement la *cause formelle* d'Aristote, celle qui détermine le plan de l'organisation, qui la réalise et la continue; c'est elle qui
fait que la forme du corps est telle et non autre, qu'elle est délimitée, que nous
avons des sens, que les matériaux de la nutrition vont former des nerfs, des

muscles, des os, etc. C'est encore « cette force créée, active, *originairement imprimée aux choses* », qu'admettait Liebniz, en rejetant « la fiction d'une certaine nature créée » qui ferait sentir les effets de sa sagesse dans les « machines des corps » (*Œuvres phil.*, t. II, p. 554).

La méthode expérimentale, dit Claude Bernard, n'a pas à s'occuper de cela, mais seulement des phénomènes physico-chimiques au moyen desquels elle accomplit son œuvre. La méthode expérimentale peut-être, mais la pathologie? Car enfin cette force première, elle a des modalités individuelles ; elle rencontre dans le milieu intérieur et dans le milieu extérieur des entraves à son exercice. Quand nous avons constaté les résultats de ces entraves, quand nous avons vu un os se raréfier, le tissu adipeux prendre la place du tissu musculaire ; quand même nous avons produit artificiellement ce changement, nous ne pouvons pas dire que nous connaissons le phénomène dans son intégralité ; il nous en échappe précisément ce qui le spécifie ou le distingue des phénomènes de la nature morte.

La doctrine du déterminisme n'a pas à souffrir de ces considérations, qui n'ont d'autre but que de montrer les limites infranchissables de nos connaissances et l'insuffisance des moyens de savoir les plus perfectionnés. Quand on agite ces graves problèmes, il importe d'en faire le tour entier. Le côté auquel nous venons de nous arrêter prêterait matière à bien des développements, mais il appartient spécialement à la question du vitalisme, qui sera étudiée en temps et lieu (*voy.* Vitalisme).

DECHAMBRE.

DÉTERSIFS (*detergere*, essuyer, nettoyer). Les médicaments détersifs sont ceux qui nettoient les plaies en les *purgeant*, comme on disait autrefois, c'est-à-dire en produisant à leur surface une excitation qui active la sécrétion des liquides, détache les matières épaisses qui y adhèrent, résout l'engorgement des parties molles, ravive les tissus et les dispose à la cicatrisation. On comptait autrefois de très-nombreux détersifs, parmi lesquels figurait la pierre-ponce, le sang de colombe, la fiente de lézard, la sciure d'ivoire, le verjus, le fiel, etc. Les plus employés de nos jours sont le styrax, le garou, la poix, la térébenthine, le baume du Pérou, etc.

D.

DETHARDING (Les). Famille de médecins allemands qui a illustré la profession depuis le dix-septième siècle jusqu'à nos jours.

Detharding (Georg.). Né le 2 février 1645 à Stettin, en Poméranie, était le petit-fils de Michel Detharding, médecin à Stralsund, et le fils de Georges Detharding, pharmacien de la cour. Il fit ses études à Rostock, à Copenhague et à Königsberg, fut reçu docteur à Rostock le 7 novembre 1667, puis en 1574 fut médecin pensionné adjoint de la ville de Stralsund. En 1680 il passa à Gustrow avec le titre de médecin de la ville, et le 30 novembre de la même année fut choisi par le duc de Mecklembourg, Gustave-Adolphe, pour médecin de ses troupes à pied ; Detharding dut s'engager en outre, au cas où une épidémie éclaterait à Gustrow, à ne pas fuir devant elle, et en échange de ces services de *medicus pestilentialis* un salaire particulier lui était attribué. Il ne devint médecin de la cour qu'en 1694 et il mourut à Gustrow le 11 mars 1712. Nous citerons de lui :

I. *Diatribe academica exhib. problemata physiologico-medica* (praes. J. Bachmeister).

Rostochii, 1664. — II. *Disp. de imbecillitate ventriculi* (eodem praes.). Rostochii, 1667. — III. *Discurs über etliche Fragen eine Apothek r-Taxe betreffend.* Stralsund, 1673. — IV. *Examen obstetricium oder Befragungen der Hebammen.* Stralsund, 1675. — V. *Der unterwiesene Krankenwärter.* Kiel, 1679. — VI. *Entwurf von der billigen Vorsorge einer christl. Obrigkeit, sowohl wann die Pest noch von fern als auch wann sie schon im Lande oder in der Stadt ist.* Güstrow, 1680. — VII. *Wohlmeinende Erinnerung vom schädlichen Missbrauch der Artzeney-Mittel.* Rostock, 1686. — VIII. *Discours vom Gesundbrunnen zu Kentz in Pommern.* Güstrow, 1690. — IX. *Die gewisse und augenscheinliche Gefahr und der Schade derer Kranken die ihren Leib zwey oder auch mehrern Medicis zugleich anvertrauen,* 1698. — X. *Epistola praenetica ad filium de officio veri medici.* Altdorfii, 1693. — XI. *Parallelismus ad observationes physico-medicas.* In *Miscell. Curiosorum,* 1700 et 1702. — XII. *Vocabularium latino-germanicum in usum tyronum chirurgiæ.* Güstrow, 1696.   L. II.

La biographie médicale (éd. par Panckoucke) et le *Biogr. literar. Handwörterbuch* de Poggendorff attribuent à Detharding trois autres ouvrages qui appartiennent manifestement à son père, GEORG DETHARDING, pharmacien à Stettin. En voici les titres :

I. *Chemischer Processofen. Discurs vom Auro potabili, was es sey und was es für Eigenschaften an sich haben müsse.* Stettin, 1642, in-8°. — II. *Chymischer Probierofen des Joh. Agricolæ.* Stettin, 1648, in-8°. — III. *Auri invicti invicta veritas.* Stettin, 1650, in-4°.
          L. Hn.

Detharding (GEORG). Fils du précédent, naquit à Stralsund le 13 mai 1671. C'est sans contredit le membre le plus illustre de sa famille. Il fit ses humanités à Stralsund et à Gustrow, puis étudia la médecine à Rostock sous Bransdorff et Gerdes. Il se rendit ensuite à Leyde et entendit les leçons de l'anatomiste Nuck, puis en 1691 fit un voyage à Paris et à Londres et à son retour en Allemagne s'arrêta à Leipzig, où florissaient alors les Bohn, les Rivinus, les Ortleb, à Altdorf, où enseignaient les deux Hoffmann; en 1694, il visita la Hongrie, Vienne et l'Italie, passa le semestre d'hiver à Padoue, et à son retour prit le bonnet de docteur à Altdorf, le 17 novembre 1695; déjà le 1er décembre 1693 il avait soutenu sa dissertation inaugurale.

De retour à Gustrow en janvier 1696, Detharding y fit des leçons d'anatomie et de dissection, et le 29 octobre de la même année fut nommé professeur de médecine et de mathématiques supérieures à Rostock, en remplacement de Gerdes. En 1733, il passa à Copenhague pour occuper la chaire laissée vacante par la mort de Frankenau et pour remplir les fonctions d'assesseur du consistoire; en 1738 il devint doyen perpétuel de la Faculté de médecine et du Collége des médecins, en 1741 conseiller de justice actuel du roi de Danemark. Il vécut comblé d'honneurs et avec la réputation d'un médecin éminent jusqu'au 23 octobre 1747. On peut citer de lui :

I. *Diss. de calculis microcosmi.* Altdorfii, 1693, in-4°. — II. *Diss. de fontanella infantum.* Altdorfii, 1695, in-4°. — III. *Oratio de idea veri anatomici.* Rostochii, 1677, in-4°. — IV. *Progr. ad anatomiam in corpore masculino instituendam.* Rost., 1701, 1705, 1706, 1714, in-4°. — V. *Diss. de ingressu aeris per poros cutis.* Rost., 1703. — VI *Progr. funebre in obitum Barnstorffii,* Rost., 1704, in-4°. — VII. *Diss. de salubritate aeris Rostochiensis.* Rost., 1705, in-4°. — VIII. *Diss. sist. quaestionem an expediat peste mori, oder obs gut sey an der Pest zu sterben.* Rost., 1706, 1709, in-4°. — IX. *Progr. specim. anatomiae jucundae et utilis.* Rost., 1706, in-4°. — X. *Scrutinium operationis medicamentorum fluxus impedientium.* Rost., 1715, in-4°. — XI. *Progr. de operationibus medicamentorum adstringentium.* Rost., 1715, in-4°. — XII. *Progr. de subactione alimentorum in ventriculo.* Rost., 1717, in-4°. — XIII. *Diss. de anaesthesia.* Rost., 1718, in-4°. — XIV. *Diss de anatomia jucunda et utili.* Rost., 1718, in-4°. — XV. *Diss. de differentia ingenii et judicii in medico clinico.* Rost., 1719, in-4°. — XVI. *Diss. de crotomania.* Rost., 1719, in-4°. — XVII. *Diss. de cynanche.* Rost., 1723, in-4°. — XVIII. *Diss. de cura mortis.* Rost., 1723, in-4°. — XIX. *Diss. de hæmoptysi ex infausta consolidatione pedum.* Rost., 1726, in-4°. — XX. *Diss. de colica*

sanguineo-spasmodica et venae sectione in illa pro specifico habenda. Rost., 1729, in-4°. —
XXI. *Quaestio problematica : au sub depressione cranii hujus elevatio per manualem opera-
tionem chirurgicam sit necessaria?* Rost., 1732, in-4°. — XXII. *Diss. de hæmorrhagia
ventriculi.* Havniae, 1734, in-4°. — XXIII. *Diss. de casibus fortuitis funestis in praxi clinica.*
Havniae, 1734, in-4°. — XXIV. *Diss. de febribus Eidestadensibus corripientibus, von Stoppel-
fieber.* Havniae, 1735, in-4°. — XXV. *Diss. de operationibus medicamentorum reficientium
et adjuvantium.* Havniae, 1735, in-4°. — XXVI. *Fundamenta scientiae naturalis, etc.* Havniae,
1735, 1740, in-4°. — XXVII. *Fundamenta physiologica, sive positiones hominis, etc.* Havniae,
1735, in-4°. — XXVIII. *Scrutinium causae materialis podagrae, quae abstrusissima habetur.*
Havniae. 1736, in-4°. — XXIX. *Diss. de novo specifico in quartana.* Havniae, 1738, in-4°. —
XXX. *Diss. de peste variolosa in Groenlandio.* Hafniae, 1739, in-4°. — XXVI. *Fundamenta
pathologica, etc.* Havniae, 1739, in-4°. — XXXII. *Diss. de medicamentis Norwegiae suffi-
cientibus, una cum methodo medendi.* Havniae, 1740, in-4°. — XXXIII. *Fundamenta semio-
logiae medicae.* Havniae, 1740, in-4°. — XXXIV. *Decas aphorismorum Hippocratis, nova
luce illustrata.* Havniae, 1742, in-4°. — XXXV. *Disq. physica vermium in Norwegia, qui novi
visi, una cum tabulis aeneis.* Havniae, 1742, in-4°. — XXXVI. *Diss. decem et septem Aphorismi Hippocratis e sectione prima deprompti et luce nova illustrati.* Havniae, 1743, in-4°. —
XXXVII. *Continuatio horum XI et sect. II deprompti et illustrati.* Havniae, 1743, in-4°. —
XXXVIII. *Nova luce illustrati XV Aphorismi Hippocratis ex sectione secunda deprompti.*
Havniae, 1745, in-4°. — XXXIX. *Continuatio aphorismorum Hippocratis enucleatorum
ex horum sect. II. desumtorum.* Havniae, 1746, in-4°. — XL. *Continuatio II. Aphorismorum
Hippocratis enucleatorum ad finem sect. II.* Hafniae, 1747, in-4°. — XLI. Articles dans
Ephemerid. nat. curiosorum.   L. Hn.

Detharding (Georg-Christoph). Fils du précédent, naquit à Gustrow le
10 avril 1699 et reçut, grâce à son père, une excellente éducation. Il fit ses
humanités à Rostock, étudia la médecine à Rostock, à Leipzig et à Halle,
puis visita les universités d'Utrecht, de Leyde et d'Oxford, et à son retour à
Hambourg fut reçu maître en philosophie. En 1722, il fit à Rostock des leçons
sur les sciences, fut reçu licencié en médecine en 1723 et docteur le 6 septembre 1725. Il succéda à son père dans la chaire de médecine et de mathématiques
supérieures, en 1633, quand celui-ci se rendit à Copenhague. Il devint conseiller
aulique du duc de Mecklembourg en 1749, médecin du cercle en 1750, puis
en 1760 fut nommé professeur de médecine à l'Université qui venait d'être créée
à Butzow. Il y obtint peu après la charge de doyen perpétuel de la Faculté de
médecine et mourut le 9 octobre 1784. Parmi les nombreuses dissertations
académiques qu'il a laissées, nous mentionnerons :

I. *Historia inoculationis variolarum, von den Umständen der neu aufgenommenen Blatter-
cur,* etc. Rostochii, 1722, in-4°. — II. *Diss. inaug. de mortis cura.* Rost., 1723, in-4°. —
III. *Diss. de necessitate inspectionis vulnerum in crimine homicidii commisso.* Rost., 1726,
in-4°. — IV. *Diss. de febris quartanae frequentia in ducatu Mecklemburgico.* Rost., 1737,
in-4°. — V. *Progr. de cortice peruviano.* Rost., 1737, in-4°. — VI. *Diss. de eo quod justum
est circa enemata.* Rost., 1737, in-4°. — VII. *Dubia quaedam physica vexata, eorumdemque
evolutio* (resp. G.-A. Detharding). Rost., 1737, in-4°. — VIII. *Diss. de situ correptis partibus corporis humani viventis.* Rost., 1739, in-4°. — IX. *Progr. de restitutione serosi spon-
tanea.* Rost., 1739, in-4°. — X. *Diss. de paralysi et hemiplegia.* Rost., 1739, in-4°. —
XI. *Diss. de plica polonica.* Rost., 1739, in-4°. — XII. *Progr. quo anatomiam in subjecto
foemineo habendam indicat.* Rost,, 1741, in-4°. — XIII. *Diss. de fungo articulorum, vom
Gliedschwamm.* Rost., 1743, in-4°. — XIV. *Diss. de glandula inguinali.* Rost., 1746, in-4°. —
XV. *Diss. de corticis Chinae efficacia in gangraena et sphacelo adhuc dubia.* Rost., 1746,
in-4°. — XVI. *Diss. de fœtus immaturi exclusione.* Rost., 1748, in-4°. — XVII. *Diss. sist.
medit. de causa et indole febrium intermittentium.* Rost., 1748, in-4°. — XVIII *Diss. de
abortu foeminae variolis laborantis innoxio.* Rost., 1749, in-4°. — XIX. *Progr. de
praestantia scientiae anatomicae ex* αὐτοψία. Rost., 1752, in-4°. — XX. *Diss. de medico
temerario.* Rost., 1752, in-4°. — XXI. *Diss. de corpore humano semper mutabili.* Rost.,
1752, in-4°. — XXII. *Centuria aphorismorum potissimum physiologicorum.* Rost., 1753,
in-4. — XXIII *Diss. de febribus vulnerariis.* Rost., 1754, in-4°. — XXIV. *Progr. de
haemorrhoidibus hodie quam olim frequentioribus.* Rost., 1754, in-4°. — XXV. *Diss. de
haemorrhoidibus vesicae mucosis.* Rost., 1754, in-4°. — XXVI. *Diss. de operationibus qui-*

busdam chirurgicis temere institutis. Rost,, 1756, in-4°. — XXVII. *Diss. de cambuca Paracelsi.* Rost., 1757, in-4°. — XXVIII. *Diss. de inflammatione sanguinea causa tympanitis.* Rost., 1759, in-4°. — XXIX. *Diss. de scorbuto Megalopolensium.* Rost., 1759, in-4°. — XXX *Diss. de chorea Sancti Viti.* Rost., 1760, in-4°. — XXXI. *Progr. de causis recidivarum febrium intermittentium.* Buetzovii, 1765, in-4°. — XXXII. *Progr. de exoticis quibusdam merito retinendis.* Buetz., 1765, in-4°. — XXXIII *Diss. de principiis morborum recte cognoscendis et curandis.* Buetz., 1771, in-4°. — XXXIV. *Diss. animadversiones febrium intermittentium therapiam concernentes sistens.* Havniae, 1777, in-4°. — XXXV. *Diss. de collyriis veterum variisque eorum differentiis.* Havniae, 1784, in-4°. — XXXVI. *Diss. de vulneribus et laesionibus in capitis partibus eorumque curatione.* Havniae, 1784, in-4°. — XXXVII. Nombreux articles dans *Gelehrte Aufsätze zu den Mecklemb.-Schwer. Nachrichten* et les *Gelehrte Beiträge zu den Meckl.-Schw. Nachrichten.* Pour l'énumération de toutes les œuvres de G.-C. DETHARDING, voy. BLANCK. *Die Mecklemburgischen Aerzte,* 1874, p. 62.   L. HN.

Detharding (GEORG-GUSTAV). Fils de Georg-Christoph Detharding, né à Rostock le 22 juin 1765, étudia la médecine à Bützow en 1783, à Rostock en 1784, à Berlin l'année suivante et enfin à Iéna en 1786. C'est à cette dernière Université qu'il prit le grade de docteur en 1788. Il se fixa ensuite à Rostock et pendant plusieurs années y enseigna en qualité de *privat-docent.* Detharding s'est beaucoup occupé d'histoire naturelle et spécialement de la faune et de la flore du Mecklembourg ; il a été l'un des premiers membres de la Société d'histoire naturelle de Mecklembourg. Il est le fondateur de la station balnéaire maritime de Warnemünde. Enfin, il mourut à Rostock le 3 février 1858, laissant :

I. *Diss. inaug. med.-obstetr. de determinandis finibus et recto modo applicandae forcipis et faciendae versionis.* Ienae, 1788, in-8°. — II. *Commentatio chirurg.-obstetr. de utero inverso. Simul praelectiones per semestre hybernum habendas indicit.* Rostochii, 1789, in-8°. — III. *Systematisches Verzeichniss der Mecklenburger Conchylien.* Schwerin, 1794. — IV. *Neue gemeinnützige Aufsätze für den Stadt- und Landmann, gemeinschaftlich mit Dr Siemssen herausgegeben.* Rostock, 1800-1816. — V. *Verzeichniss einer Versammlung von getrockneten mecklenb. Gewächsen.* Rostock, 1809. — VI. *Conspectus plantaruus magniducatuum Megapolitanarum.* Rostochii, 1828. — VII. *Botanische Bemerkungen als Beitrag zur Mecklenb. Flora.* In *Monatschr. von und für Mecklenburg,* 1797. — VIII. *Beitr. zur Meckl. Flora.* In *Rostock. gemeinnützig. Aufsätze,* 1809. — IX. *Beschreibung der graukehligen Taucherente.* In *Siemssen's Magazin,* Bd. II. — X. *Widernatürliche Geburt mit eingetretenem Gesicht und fehlerhaften Becken durch die Wendung vollbracht.* In *Stark's Archiv für Geburtsk.,* Bd. II, p. 165. 1790. — XI. *Gesch. einer Umkehrung der Gebärmutter.* Ibid., Bd. IV, p. 270, 1792. — XII. *Geschichte einer merkwürdigen Zwillingsgeburt.* In *Siebold's Journal für Geburtsk.,* Bd. III, p. 73, 1819. — XIII. *Historia monstri bicorporei monocephali hujusque descriptio. Accedit disputatio de monstro sine cerebello.* In *Nova acta physico-medica,* t. X, p. 2, 1822. — XIV. Autres articles dans les Recueils périodiques de médecine.   L. HN.

Detharding (GEORG-WILHEM). Fils du précédent, né à Rostock le 24 mai 1797, reçu docteur dans sa ville natale en 1819, voyagea beaucoup et servit dans la médecine militaire jusqu'en 1848.

Diss. inaug. de syphilide monatorum. Rostochii, 1819, gr. in-8°.   L. HN.

DETMOLD (JOHANN-HERMANN). Né à Hameln, dans le Hanovre, vers 1772, a fait ses études préliminaires au Gymnase de sa ville natale, école fort ancienne fondée en 1133, par des moines de l'ordre de Saint-Boniface. Il alla ensuite à Gottingue pour y étudier la médecine et il fut reçu docteur de l'Université, le 12 avril 1797. Il devint médecin principal et mourut vers 1828. Nous connaissons de lui :

I. *Dissertatio inauguralis medica de balneo animali.* Gottingue, 1797, in-4°. — II. *Ueber das Verdauungsgeschäft, und vom Schlaf nach der Mahlzeit, in wie fern er die Verdauung befördert.* In *Neues Hannöver. Magaz.*, 5° ann., 1795, n° 28, p. 433 à 448 ; n° 29, p. 449 à 452, et n° 32, p. 497 à 506. — III. *Diätetische Bemerkung über das Wassertrinken.* Ibid., 6° ann., 1796, n° 94, p. 1849 à 1501 ; n° 95, p. 1505 à 1520, et n° 96, p. 1501 à 1524. — IV. *Fragmentarische Ideen über die physische Pflege der neugebornen Kinder.* Ibid., 8° ann., 1798, n° 34, p. 529 à 544 ; n° 35, p. 54 à 556. — V. *Ein paar Worte zur Vertheidigung der neumodigen Beinkleidertracht.* Ibid., 14° ann., 1804, n° 78, p. 1241 à 1248, et n° 63, p. 1001. — VI. *Einige Bemerkungen über die Eicheln als Kaffe-Surrogat.* Ibid., 18° an ., 1808, n° 21, p. 521 à 530. — VII. *Einige Bemerkungen über das Verhalten bei Verkrümmung des Rückgrats.* Ibid., année 1815, n° 95, p. 1513 à 1526. — VIII. *Bruchstücke aus einer Abhandlung über Rückgratsverkrümmung.* Ibid., année 1820, n° 90, p. 1245 à 1250. — IX. *Croupähnliches Leiden ohne Croup.* In *Hufeland's Journ. der Heilkunde*, t. LI, 18.0, septembre, p. 113 à 118.

A. D.

DÉTRONCATION. *Voy.* Embryotomie.

DETTEN (Moritz). Né à Münster en 1770, fut nommé en 1795 professeur de physiologie et d'anthropologie à l'Université de sa ville natale. Il se fixa plus tard à Luxembourg et y exerça longtemps avec succès l'art de guérir. L'époque de sa mort ne nous est pas connue. Callisen cite de lui :

I. *Blicke in die Theorie und Praxis der jetzigen Arzneiwissenschaft, als Einleitug zu einer Abhandlung über Blutlassen.* Chemnitz, 1792, in-8°. — II. *Einleidung und Plan zu meinen physiologischen Vorlesungen.* Münster, 1795, in-8°. — III. *Progr. zu den anthropologischen Vorlesungen.* Münster, 1796, in-4°. — IV. *Kurzer Unterricht von den Gesundbrunnen überhaupt, nebst vorläufiger Anzeige eines neuentdeckten eisenhaltigen salinischen Schwefelbrunnen zu Tatenhausen.* Münster, 1799, in-8°. — V. *Beitrag zur Lehre von der Verrichtung des Zellgewebes.* Münster, 1800, pet. in-8°. — VI. *Vorschlag zur Brownisirung des Organismus in der Erregungstheorie.* Münster, 1800, in-8°. — VII. *Erklärung an meine Zuhörer.* Münster, 1803, in-8°. — VIII. *Pro memoria zu meinen anthropologischen Vorlesungen.* In *Münster. gemeinnützl. Wochenbl.*, Jahrg. XI, St. 45.

L. Hn.

DEUSING (Anton). Savant médecin hollandais, né le 15 octobre 1612 à Meurs dans le duché de Clèves, mort à Groningue le 29 janvier 1666. Son père, enseigne dans l'armée néerlandaise, l'envoya en 1628 à Harderwijk pour y étudier les lettres ; mais les événements de la guerre ne lui permirent pas d'y rester plus d'un an : il se rendit donc à Wesel, et c'est là qu'il commença son éducation scientifique. Il passsa alors à Leyde, où il se livra particulièrement aux mathématiques et, sous le fameux orientaliste Jacob Golius, à l'étude des langues arabe, persanne et turque. C'est ce maître qui l'engagea à renoncer à la jurisprudence que sa famille voulait lui faire apprendre. Il se mit donc avec ardeur à l'étude de la médecine sous la direction d'O. Heurnius, de Schrevelius, d'A. Vorstius et de Valkenburg ; il avait en outre pour maître Sylvius, qu'il appelait alors son ami et contre lequel il se livra plus tard à des attaques aussi violentes qu'injustes. Au bout de sept ans d'études, en 1637, il se fit recevoir docteur sous la présidence de Vorstius.

Après avoir visité plusieurs universités des Pays-Bas, il se fixa à Meurs et en 1638 y enseigna les mathématiques au gymnase. En 1639, il fut appelé à la fameuse école de Harderwijk pour y occuper la chaire de mathématiques et de physique, vacante par la mort de Pontanus, et quelques mois après fut nommé médecin ordinaire de la ville en remplacement de Bachovius. Vers la fin de 1646, il quitta Harderwijk, malgré les instances des premiers magistrats et des principaux citoyens de la ville, pour aller occuper la première chaire de médecine à Groningue ; il entra en fonction le 12 janvier 1647. C'était grâce à l'influence des princes de la maison de Nassau qu'il obtenait tous ces avanetags.

Cette même année 1647, Deusing se fit recevoir docteur en philosophie à Groningue et l'année suivante fut nommé recteur de l'Université ; en 1649, il devint ancien de l'église de Groningue et en 1653 il fut recteur pour la seconde fois. Enfin, en 1652, le stathouder, Guillaume-Frédéric de Nassau, le nomma médecin de la cour, puis archiâtre de toute la province.

Deusing, dès les premières années de son séjour à Groningue, attira sur lui les yeux du monde savant par ses publications. « C'était, dit Jourdan, un homme profondément savant, instruit dans tout ce qui a rapport à la médecine ... Mais, si ses ouvrages attestent qu'il fut un écrivain laborieux et infatigable, la plupart annoncent qu'il avait moins de discernement que d'érudition, moins de jugement que de crédulité, et qu'il portait l'estime de ses propres talents au point de regarder comme à peine dignes de son mépris ceux qui osaient ne pas croire à l'infaillibilité de ses décisions. Il se donna le ridicule de vouloir s'immiscer dans des discussions physiologiques, quoiqu'il n'eût jamais cultivé l'anatomie : aussi donna-t-il dans toutes les erreurs de Bils, dont il se montra l'un des plus chauds partisans. » Barbette écrivait en 1661 à Bartholin : *Miramur qui Ds. Deusingius, homo et rei in plerisque ignarus, anatomicus theoreticus non practicus, partibus Bilsianis sese addixerit in detrimentum anatomiæ, medicinæ et professoris dignitatis. Ait enim ipse Bilsius se non nisi male a Deusingio defendi posse, quod experimenta non nesciat* (Epist. III, 196). Et ailleurs : *Negat et Sylvius Deusingium cadaver humanum suo marte unquam aperuisse, adeoque eum laudare ait id in Bilsio, quod ipse nec novit, nec didicit adhuc ipse* (Ald. 365). Si d'une part il prenait le parti de Bils, sans même l'avoir compris, sans le connaître, sans avoir eu avec lui de relations quelconques, d'autre part il s'attaquait avec la plus grande vivacité et la plus insigne mauvaise foi aux hommes les plus éminents de son temps, à Sylvius, à Bartholin, et jusqu'à son maître Vorstius. Voici comment ce dernier s'exprime sur son compte : *Deusingium nescio quæ intemperies exagitent, quod viros optimos ac immerentes sinistris suis suspicionibus gravet, semet censorem constituat omnium eorum, qui vel in medicina, vel in philosophia aliquid seculo nostro de suo impertiunt. Si meis paternis fidem adhibuisset monitis, abstinuisset hinc manus nominique suo ac famæ consuluisset melius. Sed quid agas istis hominibus, qui monitores ipsos post sana suppedita consilia etiam impetunt* (Epist. IV, 351).

Deusing avait en outre étudié la théologie et il eut avec Jean Cloppenburg une foule de controverses sur des sujets byzantins tels que la nature de l'âme, la Providence, les intelligences qui dirigent le cours des astres, etc. Nous ne nous y arrêterons pas plus longtemps.

Voici les titres des principaux ouvrages de Deusing, qui sont fort nombreux :

I. *Oratio de recta philosophiae naturalis conquirendae methodo.* Harderovici, 1640, in-4°. — II. *Oratio qua medicinae dignitates perstringuntur.* Harderovici, 1642, in-12. — III. *De origine formarum naturalium,* etc. Harderov., 1644, in-4°. — IV. *Naturae theatrum universale ex monumentis veterum.* Harderov., 1645, in-4°. — V. *Oratio qua idea medici absoluti adumbratur, sed quod optimus medicus sit idem philosophus.* Groningae, 1647, in-4°. — VI. *Synopsis philosophiae universalis.* Gron., 1648, in-12. — VII. *Oratio de boni medici officio.* Gron., 1648, in-8°. — VIII. *Canticum principis Abi-Alis, Ibn Sinae, vulgo dicti Avicennae, de medicina, seu breve, perspicuum et concinne digestum institutionum medicarum compendium.* Gron., 1649, in-12. — IX. *Synopsis medicinae universalis, seu compendium institutionum medicarum, publicis disputationibus exhibitum et ventilatum.* Gron , 1649, in-4°. — X. *Anatome parvorum naturalium seu exercitationes anatomicae ac physiologicae de partibus humani corporis, conservationi specierum inservientibus.* Gron., 1651, in-4°. — XI. *Dissertationes duae. Prior de motu cordis et sanguinis. Altera de lacte et nutrimento fœtus in utero.* Gron., 1653, in-4°. Ibid.. 1655, in-12. — XII. *Genesis microcosmi seu de generatione fœtus in utero dissertatio.* Gron., 1653, in-12; Amsterdam, 1665, in-12, avec le *Curæ secundae de generatione et nutritione.* — XIII. *Idea doctrinae de febribus, breviter, perspicue ac methodice proposita, publicaeque ventilationi submissa.* Gron., 1655, in-12. — XIV. *Disquisitio gemina de peste. Prior, an contagiosa pestis sit? altera, an vilanda? et quomodo illaesa conscientia.* Gron., 1656, in-12°. — XV. *Diss. de morbo manschlagt, ejusque curatione.* Gron., 1656, in-4°. — XVI. *Disquisitio medica de morborum quorundam superstitiosa origine et curatione, speciatim de morbo vulgo dicto manschlagt, ejusque curatione, de lycanthropia, necnon de surdis ab ortu, mutisque, ac illarum curatione. Ubi et de ratione et loquela brutorum animantium.* Gron., 1656, in-4°. — XVII. *Tractatus de peste, in quo de pestis natura, causis, signis, praeservatione ac curatione agitur.* Gron., 1658, in-12. — XVIII. *Dissertationes de unicornu : lapide besoar, pomis mandragorae, illiusque magoniis, vulgo dictis pisse-diefjes; anseribus scoticis.* Gron., 1659, in-12. — XIX. *Dissertationes de manna, saccharo et monocrote.* Gron., 1659, in-12. — XX. *Idea fabricae corporis humani, seu institutiones anatomicae, ad circulationem sanguinis, aliaque recentiorum inventa, accommodata.* Gron., 1659, in-12. — XXI. *Fasciculus dissertationum selectarum, primum per partes editarum, nunc vero ab ipso autore collectarum ac recognitarum cum auctario.* Gron., 1660, in-4°. — XXII. *Œconomia corporis animalis, in quinque partes distributa.* Gron., part. I, II, III, 1660; part. IV, V, 1661, in-12. — XXIII. *Exercitationem de motu animalium, ubi de musculorum et respiratione, itemque de sensuum functionibus, ubi et de appetitu sensitivo et affectibus.* Gron., 1661, in-12. — XXIV. *Disquisitio physico-mathematica gemina de vacuo, itemque de attractione; quibus probatur nullum in verum natura dari, vel posse dari vacuum; ipsaque experimenta variarum pro vacuo probanda hactenus afferri solita expenduntur ac refelluntur : ostenditurque, contra J. Pecquetium imprimis, non pulsione duntaxat, sed et tractione in rerum natura fieri motum.* Amsterdam, 1661, in-12. — XXV. *Historia fœtus extra uterum in abdomine geniti, ibidemque per sex fere lustra detenti, ac tandem lapidescentis, consideratione physico-anatomica illustrata.* Gron., 1661, in-12. — XXVI. *Réimprimé avec le Resolutio observationis singularis Mussipontanæ fœtus* de Laurent Strauss. Darmstadt, 1661, in-4°. Ibid., 1663, in-4°, et avec la *Geneanthropia* de Jean-Benoit Sinibaldi. Erford, 1669, in-4°. — XXVII. *Fœtus Mussipontani extra uterum in abdomine geniti secundinae detectae.* Gron., 1662, in-12. — XXVIII. *Fœtus historia partus infelicis : quo gemellorum ex utero in abdominis cavum elapsorum ossa sensim, multis post annis, per abdomen ipsum in lucem prodierunt, una cum resolutione.* Gron., 1662, in-12. — XXIX. *Sympathetici pulveris examen : quo superstitiosa ac fraudibus cacodaemonis implicita vulnerum et ulcerum curatio in distans, per rationis trutinam, ad ipsas naturae leges, expenditur: subversis curae sympatheticae fundamentis ab illo comite Digbaeo, necnon DD. Papinio et Mohio positis.* Gron., 1662, in-12. — XXX. *Considerationes circa experimenta physico-mechanica Roberti Boylei de vi aeris elastico, et ejusdem effectibus; quibus observata illius rationibus philosophicis, omne vacuum, ipsumque elaterem aeris Pecquetianum arcentibus, illustrantur.* Gron., 1662, in-8°. — XXXI. *In sylvam echo, seu Sylvius heautontimoroumenos. Cum appendice de bilis et hepatis usu : itemque exercitatio utrum medicina sit scientia an ars? Sylvianae vitiligationi opposita.* Gron., 1663, in-12. — XXXII. *Disquisitio anti-Sylviana de calido innato et aucto in corde sanguinis calare: qua celeberrimi viri Francisci Sylvii suspiciones ac conjecturae, ut ab ipso dicuntur, quin imo vere ineptiae ejus et nugae ad libellum veritatis expenduntur, excutiuntur ac refutantur.* Gron., 1663, in-12. — XXXIII. *Disquisitio anti-Sylviana de signo febrium pathognomico, quod fundamenti loco habendum sit pro febrium essentia investiganda.* Gron., 1664, in-12. — XXXIV. *Sylva caedua cadens, seu disquisitiones anti-Sylvianae de alimenti assumpti elaboratione et distributione.* Gron., 1664, in-12. — XXXV. *Sylva caedua jacens, seu disquisitiones anti-Sylvianae ulteriores; quarum 1. de spirituum animalium in cerebro cerebelloque confectione, per nervos distributione, ac vario usu; 2. de lienis et glandularum usu. Addita est Dissertatio de natura.* Gron., 1665, in-12. — XXXVI. *Vindiciae fœtus extra uterum geniti : necnon quorundam scriptorum suorum fasciculo dissertationum selectarum comprehensarum de unicornu, lapide bezoar, manna, saccharo, agno vegetabili, anseribus scoticis, pellicano, phœnice, contra Bernardi a Doma furiosos insultus; ut et aliquarum elegantiarum, philologicarum examen, seu calonum caterva disjecta, cujus antesignatus Antonius Rosinus personatus.* Gron., 1664, in-12. — XXXVII. *Diss. anatomico-medica de chyli a fecibus alvinis secretione, ac succi pancreatici natura et usu.* Gron , 1665, in-4°. — XXXVIII. *Examen anatomes anatomiae Bilsianae, seu epistola de chyli motu.* Gron., 1665, in-12.

L. Hn.

DEUTÉROPATHIE (δεύτερος, second, et πάθος, affection). On donne le nom de *deutéropathique* à une affection qui se produit sous l'influence d'une autre, laquelle est dite *protopathique*. Ainsi la pneumonie chez les personnes atteintes de fièvre typhoïde est une affection deutéropathique. On comprend qu'une maladie de ce genre emprunte presque toujours des caractères spéciaux aux conditions morbides dans lesquelles elle a pris naissance; et ces caractères mêmes servent à la distinguer d'une maladie qui s'ajoute à une autre sans avoir avec elle de lien étiologique. Il faut prendre garde que cette seconde affection, quoique indépendante de la première, peut n'être pas elle-même idiopathique. Le plus souvent, au contraire, elle procède d'un état morbide général qui les a engendrées toutes les deux. Par exemple, dans les scarlatines malignes, se produisent des arthrites, des pleurites, des cardites, des méningites, qui sont indépendantes les unes des autres, mais qui dépendent toutes d'un même état général.

D.

DEUTSCH (Les).

Deutsch (HENRIC). Médecin suédois, né à Aabo, en 1773, fit ses études dans sa ville natale et, après avoir servi dans l'armée et à Stockholm au Lazaret de l'ordre des Séraphins, et s'être fait recevoir maître en philosophie à Aabo en 1795, fut médecin provincial à Torneaa (1797), à Aaland (1799), prit le grade de docteur à Aabo en 1802, retourna à Torneaa en 1805, renonça à tout service actif en 1812 et continua à exercer la médecine. Nous connaissons de lui :

I. *Diss. grad. philos. de alimentorum et morum nexu*, praes. J. BILLMARK. Aboae, 1795. — II. *Diss. inaug. med. sistens aethiologi catarrhi primas lineas*, praes. G.-E. HAARTMANN. Aboae. 1802, in-4°. — III. *Embetsberättelse till kgl. Collegium medicum fraan Aaland och Torneaa*. In *Läk. och Naturf.*, t. XIV, p. 223.

L. HN.

Deutsch (CHRISTIAN-FRIEDRICH von). Médecin allemand, né à Francfort sur l'Oder le 27 septembre 1768, reçu docteur à Halle en 1792, fut agréé *privat-docent* à Erlangue en 1794, professeur extraordinaire de médecine en 1796, puis se rendit à Dorpat où il fut professeur à l'Université et devint conseiller d'état de l'empire russe en 1822. Il mourut en avril 1843 à Dresde, où il vivait depuis plusieurs années avec le titre de professeur émérite. A partir de 1820, il fut l'un des rédacteurs des *Beiträge zur Naturkunde*. Nous connaissons encore de lui :

I. *Diss. inaug. de graviditate abdominali singulari observatione ad tab. IV. aeneas illustrata, cum quibusdam ad historiam literarum additamentis huc facientibus*. Halae, 1795, gr. in-4°. — II. *Prolusio de necessitate obstetrices bene institutas publica auctoritate constituendi prolusio*. Erlangae, 1798, gr. in-8°.

L. HN.

Deutsch (CARL-FRIEDRICH-WILHELM-LUDWIG von). Fils du prédécent, né à Erlangue le 25 juin 1801, fit ses études à Dorpat, obtint le diplôme de docteur en 1826 et se fixa dans sa ville natale :

I. *Diss. inaug. med. obstr. de versione fœtus in pedes*. Dorpati Livon., 1826, in-8°. — II. *Beitrag zur Lehre von der Wendung auf die Füsse*. In *Heidelb. klin. Annalen*. Bd. IV, p. 314, 1824.

L. HN.

Deutsch (CARL). Ne doit pas être confondu avec le précédent. Il prit le degré de docteur à Breslau en 1834, puis exerça la médecine à Laugenbielau jusqu'en 1837, où il passa à Ziegenhals (Silésie). Nous ne savons pas davantage sur sa carrière :

I. *De penitiori ossium structura observationes. Diss. inaug.* Vratislaviae, 1834, in-4°. — II. *Der Branntwein als Urheber vieler Krankheiten*. Breslau, 1839, in-8°. — III. *Publicum und Ærzte in Preussen in ihren Verhältnissen zu einander und zum Staat.* Gleiwitz, 1846, . gr. in-8°. — IV. A pris part à : *Ein Wort über die Typhus-Epidemie im Plesser Kreise bis Ende Mai 1848.* Gleiwitz, 1848, gr. in-8°.

L. Hn.

DEVAL (Charles). Docteur en médecine de la Faculté de Paris, reçu le 10 décembre 1833 professeur de clinique ophthalmologique, membre de l'Académie de médecine de Madrid, de Naples, de Marseille, de Poitiers, etc., il naquit à Constantinople en 1806, d'un père chef du drogmant, neveu du consul de France à Alger. Au sortir des lycées de Paris, attaché en 1825 et 1826 à l'ambassade ottomane, il entra à l'école de droit dans cette dernière année, uniquement pour se conformer à la volonté de sa famille, et principalement à celle de son oncle, dont la protection lui assurait un avancement rapide dans la carrière diplomatique ; il soutint ses premiers examens de droit avec un succès qui eût fait envie à plusieurs camarades devenus la gloire du barreau. Deval ne se sentait aucun attrait pour le droit, dominé qu'il était par son goût pour les études positives des sciences naturelles ; il crut que la médecine était la voie dans laquelle il devait entrer, et, à l'insu de sa famille, il l'étudia avec passion. La mort par apoplexie de son père et de son oncle aplanirent les obstacles aux projets de Charles Deval ; ses progrès furent rapides ; favorisé par la plus heureuse mémoire, il récita un jour, sans commettre le moindre oubli, tous les os du squelette humain ; ses examens se passèrent d'une manière brillante. Une fois docteur, il choisit la spécialité ophthalmologique, persuadé que l'on pouvait en dehors du charlatanisme se distinguer dans cette carrière. Pendant deux ans il suivit la clinique de Sichel, puis il alla étudier à Naples, à Berlin, à Vienne, à Londres, en Belgique, partout où il y avait un oculiste en renom. Après tant de labeurs, après tant d'efforts constants, il semblait que la fortune et la réputation devaient arriver à ce médecin, d'une compétence incontestable, qui s'affirmait encore dans des ouvrages d'une grande valeur. Mais la lutte se prolongeait pour Deval, qui voyait la clientèle des gens riches courir aux moins capables et aux moins loyaux. Deval ne faisait des opérations, ainsi que le commande la probité médicale, que comme ultime ressource thérapeutique. Il mourut pauvre, emporté par une hémorrhagie cérébrale, le 9 avril 1862, laissant les ouvrages suivants :

I. *Proposition sur divers points de médecine, suivies de quelques considérations sur le typhus d'Orient.* Thèses de Paris, 10 décembre 1833, in-4°. — II. *Chirurgie oculaire, ou Traité des opérations chirurgicales qui se pratiquent sur l'œil et ses annexes, avec un exposé succinct des différentes altérations qui les réclament.* Paris, 1844, in-8°. — III. *Traité de l'amaurose ou de la goutte sereine.* Paris, 1851, in-8°. — IV. *De l'affaiblissement de la vue et de la cécité dans l'amaurose, ou goutte sereine, et dans la cataracte, et des moyens les plus efficaces d'y remédier.* Paris, 1855 in-8°; 1857, in-8°. — V. *Traité théorique et pratique des maladies des yeux.* Paris, 1862, in-8°.

A. C.

DE VAUX (Jean). Célèbre chirurgien et l'un des plus érudits de sa corporation. Il naquit à Paris le 27 janvier 1649 ; son père, Jean De Vaux, avait acquis aussi une grande réputation comme praticien, et avait été doyen du collège de Saint-Cosme. Doué d'une mémoire prodigieuse et d'un esprit juste et pénétrant, Jean De Vaux eut des succès brillants dans ses études ; mais sans goût pour la médecine en général, et ayant même de l'aversion pour toutes opérations de chirurgie, il résista longtemps aux désirs de son père. Il parvint enfin à surmonter cette répugnance, et se livra à l'étude avec assez d'ardeur pour se placer en quelques années au nombre des chirurgiens les plus instruits de son temps. Mais ce ne fut jamais dans la pratique qu'il brilla, et ses titres au souvenir de la postérité sont surtout ses nombreux travaux littéraires, ses traductions et le soin qu'il a pris de vulgariser des ouvrages qui étaient de grande valeur à son époque. Il mourut le 2 mai 1729, à l'âge de quatre-vingts ans passés, laissant une fille qui fut mariée le 20 juin 1715 au chirurgien Château.

De Vaux fut lié avec les personnages les plus marquants de son époque. Sur un vieux registre de la paroisse de Saint-Gervais, à Paris, nous l'avons vu assister comme témoin à l'inhumation du fameux peintre Philippe de Champagne (14 août 1674).

I. *Le médecin de soi-même, ou l'art de conserver la santé par l'instinct.* Paris, 1682, in-12. — II. *Découverte sans découverte.* Paris, 1684, in-12. — III. *Factum sur les accouchements.* Paris, 1695, in-4°. — IV. *L'art de faire des rapports en chirurgie.* Paris, 1703, 1730 et 1743, in-12. — V. *Index funereus chirurgorum Parisiensium ab anno 1315 ad annum 1714.* Trévoux, 1714, in-12. L'auteur a continué cet ouvrage jusqu'en 1729, époque de sa mort ; Château, son gendre, l'a poursuivi jusqu'en 1733 ; De Vaux l'a rendu lui-même en français. Cette version est restée manuscrite, et appartient à la bibliothèque de la Faculté de médecine de Paris. — VI. *Dissertation sur l'opération césarienne* (elle se trouve dans le traité des opérations de Verduc, édition de 1720). — VII. *Dissertation concernant la chirurgie des accouchements* (elle se trouve dans la continuation des mémoires de littérature et d'histoire par le P. Desmolets, t. III). — Traductions ou Éditions. VIII. *L'art de saigner,* par Henri Emmanuel Meurisse. Paris, 1689 et 1728, in-12. — IX. *Nouveaux éléments de médecine, ou réflexions physiques sur les divers états de l'homme, par Corneille Boutekoë.* Paris, 1698, 2 vol. in-12. — X. *Observations chirurgicales de Saviard,* recueillies et rédigées par De Vaux. Paris, 1702, in-12. — XI. *Nouvelle pratique médicinale de Gladbach...* Paris, 1704, in-12. — XII. *Traité de la maladie vénérienne, par Charles Musitanus.* Paris, 1711, 2 vol. in-12. — XIII. *Traité complet des accouchements, de Lamotte.* Paris, 1722, in-4°. — XIV. *Traité complet de chirurgie, par Lamotte.* Paris, 1722, 3 vol. in-12. — XV. *Deux dissertations de Deidier, l'une sur la maladie vénérienne, l'autre sur les tumeurs.* Paris, 1725, in-12. — XVI. *Les aphorismes d'Hippocrate,* traduits sur l'édition latine de Hecquet. Paris, 1725 et 1727, 2 vol. in-12. — XVII. *Anatomie de Dionis.* Paris, 1728, in-8°. — XVIII. *Le chirurgien dentiste, par Fauchard.* Paris, 1728, 2 vol. in-12. — XIX. *Traité de médecine pratique, par Allen.* Paris, 1728, 3 vol. in-12. — XX. *Traité de la vertu du médicament.* Trad. du latin de Boerhaave. Paris, 1729, in-12. — XXI. *Abrégé anatomique de maître Laurent Heister.* Paris, 1724, in-12. — XXII. *Traité des maladies des enfants, par G, Harris.* Paris, 1730, in-12. — XXIII. *Traité des maladies qui arrivent aux parties génitales des deux sexes, par Jacques Vercelloni.* Paris, 1730, in-12. — XXIV. *Emménalogie,* par Friend. Paris, 1730, in-12.

A. C.

DEVAY (Francisque). L'un des hommes qui ont le plus illustré la médecine lyonnaise. Né à Lyon, il fut élève du collège de cette ville, et y reçut une éducation solide et variée, instinctivement porté vers les ouvrages de philosophie, dont la lecture et la méditation devaient lui ouvrir la voie qu'il avait à parcourir. En 1832, il embrasse la carrière médicale ; ses succès sont rapides. Nommé en 1834 chirurgien interne à l'Hôtel-Dieu de Lyon, après quatre années de pratique et d'études, il se rend à Paris, et s'y fait recevoir docteur en médecine (24 avril 1840), en soutenant une thèse dans laquelle, se posant en vitaliste convaincu et croyant ardent, il combat la doctrine matérialiste de Broussais. Devay, dans ses ouvrages, dans son enseignement, devait voir l'omnipotence de la cause suprême dans les fins déterminées de tout acte organique. Institué professeur de clinique en 1854, lors de la reconstitution de l'École de Lyon, il montra toujours un grand penchant à s'élever aux considérations les plus générales, s'arrêtant difficilement à la description d'une maladie considérée en elle-même dans ses symptômes, dans ses caractères simples, mais ramené, en quelque sorte malgré lui, à la synthèse, à la philosophie de la science dont l'art de guérir n'était qu'une branche à ses yeux. De là le reproche qui lui a été fait de ne pas s'être assez occupé, dans les hautes fonctions qu'il a remplies, de former des praticiens, et de s'être arrêté dans les hautes régions peu accessibles à la majorité de ses élèves. C'est surtout dans ses écrits qu'on peut le juger, qu'apparaît la tournure de son esprit, qu'éclatent les sentiments de son âme. Comme pour lui les maladies qui ont une cause purement matérielle ne sont pas les plus communes, il s'élève contre cette médecine prétendue positive qui concentre presque exclusivement son attention sur les organes, les tissus, la matière. Les maladies produites ou entretenues par les sentiments violents, par les passions, méritent d'être recherchées davantage ; c'est avant tout une thérapeutique morale qu'il convient de leur opposer. Aussi Devay a-t-il abordé une série de questions intéressant à la fois la religion et la médecine ; elles ont été avec l'hygiène le sujet presque exclusif de ses travaux. Possédant une érudition vaste et de bon aloi, s'étayant de preuves les plus authentiques, ne laissant de côté ni l'histoire, ni les leçons de l'expérience, ni les démonstrations directes ou indirectes fournies par le raisonnement et l'expérience, il s'est attaché à la solution des problèmes les plus complexes, les plus ardus. On pourra s'en convaincre par les titres de ses ouvrages.

Francisque Devay est mort à Lyon, des suites d'une maladie progressive des organes respiratoires, le 8 juillet 1863. On a de lui :

I. *Appréciations philosophiques et pratiques de la doctrine médicale du docteur Broussais, de ses vérités et de ses erreurs.* Thèses de Paris, 24 avril 1840, in-4°. — II. *De la physiologie humaine et de la médecine dans leurs rapports avec la religion chrétienne, la morale et la société.* Paris, 1840, in-8°. — III. *Des principes fondamentaux de l'hygiène.* Lyon, 1841, in-4° de 20 pp. — IV. *Des perfectionnements du bien-être de l'individu et de l'espèce.* Lyon, 1841, in-4° de 24 pp. — V. *Des Instituts hygiéniques de Pythagore.* Paris et Lyon, 1842, in-4° de 28 pp. — VI. *Recherches et observations cliniques sur la nature et le traitement des fièvres graves (typhoïdes, ataxiques, maligues), etc.* Lyon, 1844, in-8°. — VII. *Hygiène des familles, ou du perfectionnement physique et moral de l'homme, considéré particulièrement dans ses rapports avec l'éducation et les besoins de la civilisation moderne.* Lyon, 1845-1846, 2 vol. in-8°. — VIII. *Recherches nouvelles sur le principe actif de la ciguë (conicine), et de son mode d'application aux maladies cancéreuses et aux engorgements réfractaires.* Lyon, 1852, in-8° (Mémoire fait en collaboration avec A. Guillermond) ; 2° édit., 1853, in-8°. — IX. *Du scepticisme en médecine.* Discours. Lyon, 1856, in-8°. — X. *De quelques causes de maladies particulières à notre temps. Leçon d'ouverture du cours de clinique interne, faite le 11 nov. 1858.* Lyon, 1859, in-8°. — XI. *Nouvelles observations sur les dangers des mariages entre consanguins au point de vue sanitaire.* Paris, 1860, in-8°. — XII. *Du danger des mariages consanguins, au point de vue sanitaire.* Paris, 1857, in-8° ; ibid., 1862, in-8°. — XIII. *Traité spécial d'hygiène des familles, particulièrement dans ses rapports avec le mariage, au physique et au moral, et les maladies héréditaires,* 2° édit., Lyon, 1858, in-8°. — XIV. *De la médecine morale, précédée de réflexions sur la pratique de la médecine en général.* Lyon, 1861, in-8°. — XV. *Un mot sur le danger des mariages cosanguins ; réponse à une attaque ; état de la question.* Paris, 1862, gd. in-8°. — XVI. *Inductions physiologiques et médicales touchant la fin de l'homme et sa résurrection* (elles se trouvent à la fin de l'ouvrage de l'abbé Reneaume : *Le carême et les quatre fins dernières de l'homme.* Lyon, 1862, in-12, 2° édit.).

A. C.

DÉVELOPPEMENT. § I. DÉFINITIONS. En physiologie, tant normale que pathologique, on donne le nom d'*évolutilité* à cette propriété qu'a toute substance organisée, amorphe ou figurée, en voie de rénovation moléculaire, d'augmenter ou de diminuer de masse dans toutes les dimensions, avec ou sans modifications de forme, de réactions, de structure et de ses propriétés d'ordre vital, pouvant aller jusqu'à déterminer des changements tels dans sa constitution que tous ces actes cessent plus ou moins graduellement, ce qui caractérise la mort (*voy.* CELLULE, p. 588 et p. 665, et ORGANES, p. 401).

Le terme *développement* désigne le résultat général qui rend cette propriété manifeste.

Le développement suppose la nutrition, en un mot, pas de développement sans nutrition (*voy.* Cellule, p. 620, et Organes, p. 425).

De même que la nutrilité est caractérisée par l'assimilation et la désassimilation, s'accomplissant simultanément et sans discontinuité, à égalité ou non d'énergie, il y a d'une manière continue, à des degrés variables de manifestation, deux choses dans l'*évolutilité*, savoir :

1° L'augmentation ou la diminution de la *formation de la matière* même des unités (substance organisée) composant le corps vivant, d'où résulte l'augmentation ou la diminution de masse, la *croissance* ou la *décroissance ;*

2° La réalisation génétique ou la disparition d'une partie des principes immédiats de cette substance sous forme de particules, stries, etc., et autres modifications intimes de la structure.

Déjà nous avons vu que dans la *natalité*, théoriquement parlant, dans la *génération* embryogéniquement parlant, il y a deux actes à distinguer aussi, pouvant ou non se rencontrer simultanément dans un même organisme, la *genèse* et la *reproduction* (*voy.* Génération).

Que soit atteinte ou non une certaine moyenne, que soit réduit ou non, plus ou moins le développement, il ne cesse jamais tant que dure la *nutrition ;* sauf les cas spéciaux et caractéristiques indiqués plus loin, il se rencontre toujours sous l'un quelconque de ses modes, et l'amaigrissement morbide, comme la décroissance sénile même, n'en sont que des expressions particulières s'opérant en sens inverse de la croissance normale, sans que le mode fondamental du phénomène soit changé.

L'être vivant s'accroît tant qu'en lui le mouvement d'assimilation prévaut sur celui de désassimilation ; il décroît ensuite tant que leur relation devient inverse ; enfin, il meurt lorsque leur harmonie fondamentale se trouve rompue.

Nutrition, développement et mort terminant celui-ci, avec ou sans reproduction intermédiaire, tels sont les trois termes fondamentaux de l'existence. Si la cessation de la nutrition entraîne la mort, comme graduellement d'abord tout ce qui est phénomène d'ordre vital, le fait général précédent montre qu'il y a mort inévitable partout où il y a développement individuel et même mort indispensable pour que la vie collective soit possible dans la série des temps. Ce fait rend la mort une conséquence du développement et non de la nutrition, car aucune contradiction scientifique n'empêcherait de concevoir un parfait équilibre d'assimilation et de désassimilation indéfiniment répétés (A. Comte) sans que survînt une interruption de la continuité nutritive (*voy.* p. 461).

L'instabilité de composition qui rend possible la rénovation moléculaire continue se retrouve dans la masse, les formes et les structures de chacune des individualités sous lesquelles se présente la substance organisée. Ces dernières sont également toujours en voie d'oscillation, en quelque sorte autour d'une certaine moyenne ou constante (*voy.* Biologie, p. 479, et Organes, p. 394-399), durant laquelle nulle part ni jamais la chimie ne perd ses droits (*voy.* Biologie, p. 472 et suiv.). Ces oscillations plus ou moins grandes, plus ou moins rapides, d'abord en progression croissante, puis en progression décroissante, dont les derniers termes ne répètent jamais exactement les premiers, ne sont point exactement une *régression*, ne conduisent pas à une *réversion* proprement dite. Il faut en excepter toutefois le cas particulier de l'utérus humain après l'accouchement, qui est noté plus loin (p. 475).

En biologie, par conséquent, comme il s'agit d'individualités, corps ou objets en voic incessante de changements, nous ne pouvons arriver à déterminer leur nature qu'en ajoutant à la connaissance de la composition immédiate de leur substance et à celle de leurs réactions, des notions nettes sur le mode de leur apparition et de la terminaison de leur existence, apparition et fin entre lesquelles s'intercalent les termes intermédiaires variés de leur développement, termes réels ou arbitrairement choisis. C'est donc particulièrement en voyant où, quand et comment il naît, que nous déterminons physiologiquement ici la nature de tout corps qui a une origine et une fin saisissables. La notion de ces deux termes extrêmes est nécessaire pour porter un jugement sur tous les points intermédiaires de l'existence parcourue dans le temps, comme de sa distribution dans l'espace. Quant aux choses qui n'ont ni commencement ni fin, le champ des hypothèses est seul ouvert à leur étude, sans que rien de vérifiable sur leur nature puisse être abordé.

En chimie, au contraire, l'existence des espèces diverses de composés définis, ou espèces chimiques, n'offre que deux termes, celui de leur formation et celui de la ségrégation moléculaire de leurs éléments qui en marque la fin. Quelles que soient leur durée et leur masse, il n'y a aucun changement de leurs attributs statiques ou dynamiques entre le moment de leur formation et celui de leur disparition en tant que combinaisons en telles ou telles proportions. Aussi, en chimie, le meilleur moyen de déterminer la nature des espèces de composés étudiés est-il la connaissance de leur constitution, jointe à celle de leur destruction spécifique, soit par ségrégation moléculaire des composants, soit par combinaison à d'autres corps ; mais la connaissance de leur origine importe généralement peu.

Tout phénomène physiologique quelconque, avons-nous vu, est subordonné à la *nutrition*, et le développement est le premier en date (*voy.* CELLULE, p. 620, 665, et ORGANES, p. 425), sans que pourtant l'évolution soit une conséquence inévitable de la nutrition, sans que l'une des formes quelconques du développement se trouve être la seule *assimilation*, ou la *désassimilation* seulement. La vie peut en effet pour un temps être bornée uniquement à la *nutrition*, sans développement et encore moins sans génération. C'est ce dont les *spermatozoïdes* d'une part, les grains de pollen de l'autre, sans parler des spores ni des graines phanérogamiques, donnent des exemples des plus caractéristiques pendant leur vie, qui peut être longue sans aucuns changements, à compter du moment où sont achevées les phases de leur génération (*voy.* ORGANE, p. 407, et SPERME, p. 141 et 167). Les hématies offrent un autre exemple frappant d'une longue durée de l'assimilation d'une part, avec égalité de désassimilation de l'autre, sans modifications de volume, pas plus que de structure par réalisation quelconque sous forme de granules, de stries, etc., des principes assimilés et désassimilés incessamment par eux en proportions égales, dont résulte le maintien uniforme de leur existence (*voy.* aussi ORGANE, p. 431-432).

Il serait facile dans les animaux, et surtout dans les plantes, de noter un grand nombre de faits aussi caractéristiques, montrant nettement les différences qui séparent chaque propriété végétative de celle qui est la condition de son existence, qui la précède en quelque sorte à cet égard, qui la domine et la régit au point de vue de son accomplissement ou manifestation ; faits montrant tous nettement que la nutrition peut exister sans le développement, que ce dernier n'est pas une conséquence inévitable de la première.

Nous avons vu enfin que les unités anatomiques, douées de propriétés d'ordre animal, peuvent, après leur apparition, n'être douées, durant un temps variable, que de propriétés végétatives, les premières ne se manifestant que lors de l'arrivée de ces éléments à un certain degré de développement (*voy*. ORGANE, p. 433, 434).

Ce qui précède appelle ici la réparation d'une omission (*voy*. ORGANES, p. 471, 480 et 522) concernant le nom des cellules : *phytoblaste* étant pour quelques modernes synonyme très-acceptable de cellule végétale, et *zooblaste*, synonyme de cellule animale. Ajoutons que, par des homologies forcées, plusieurs vont jusqu'à dire que le phytoblaste est un *phytozoaire*, un *animal-plante*. Au fond, s'il en était ainsi, ce dernier ne serait ni l'un ni l'autre, bien qu'organisé et vivant d'une vie indépendante en tant que nutrition, développement, reproduction et même contractilité (*voy*. ORGANE, p. 471, et SARCODE, p. 771).

Ces données et les suivantes montrent jusqu'où va la confusion faite par ceux qui écrivent : le *phénomène caractérisé par l'augmentation de masse de l'être vivant est connu sous le nom de nutrition; que la conséquence de la nutrition est la multiplication des cellules, deuxième phénomène qui constitue l'accroissement; que ce dernier et la multiplication ou reproduction ne sont qu'une conséquence de la nutrition; que l'être qui se nourrit se détruit lentement sous l'influence de l'oxygène, ce qui constitue la respiration dont la conséquence est une production de chaleur, de lumière et de principes immédiats qu'on peut appeler produits cellulaires ou de sécrétions.*

Toute formation d'un principe immédiat cristallisable décèle une désassimilation, une désintégration ou destruction moléculaire de la substance des unités anatomiques; toute production de chaleur, d'électricité, toute manifestation de la contractilité, de la névrilité, est sortie de cette destruction organique, le phénomène qui se produit est lié à la matière qui se détruit, comme on le sait depuis Lavoisier et Lamarck (*voy*. CHALEUR ANIMALE). Mais la respiration n'est pas constituée par cette destruction; elle n'est qu'un intermédiaire apportant l'oxygène dont la combinaison assimilatrice amène la formation des composés, à la désintégration desquels est liée toute manifestation phénoménale d'ordre organique (*voy*. ORGANE, p. 453 et 519).

Pour le cas des unités organiques, en général, leur arrivée à un certain degré de développement est, avons-nous dit, une des conditions nécessaires de leur *reproduction* par gemmation, segmentation, etc. (*voy*. GÉNÉRATION, p. 347, 350, etc.), aussi bien que de la *genèse*, dans l'épaisseur de leurs tissus, de tels et tels éléments anatomiques (*voy*. BLASTÈME, p. 575, 576, et GÉNÉRATION, p. 338). Mais dans nombre de circonstances, tant morbides que seulement accidentelles, ce degré de développement peut être atteint et surtout dépassé sans qu'aient lieu ni cette genèse, ni cette reproduction.

Ainsi la reproduction n'est pas une suite nécessaire, une conséquence de tout développement, et, contrairement à ce qui se dit et s'écrit souvent, l'un de ces termes n'est pas synonyme de l'autre. En disant *développement* du fœtus on n'indique qu'une partie de ce qui se passe durant la vie intra-utérine ou dans l'œuf. Ce qui est *génération* de tout ce qui se développe aussitôt après que celle-ci vient d'avoir lieu doit être ici sous-entendu, quand on ne le spécifie pas d'abord (*voy*. EMBRYON, FŒTUS, GÉNÉRATION, ŒUF et ORGANE, p. 498 et 520).

Dans son ensemble, ou que ce soit un de ces cas particuliers qu'on examine, le développement se montre comme fait physiologique fondamental ou général d'ordre végétatif, qui ne saurait être connu par l'étude d'un être isolément, animal ou plante, mais seulement par l'observation du plus grand nombre d'organismes possibles placés dans le plus grand nombre de conditions normales ou morbides données.

Ce que nous avons dit de la réparation des angles des cristaux suffit pour montrer que le développement est, physiologiquement, aussi caractéristique des corps organisés que la nutrition par ce qu'il manifeste, tant extérieurement que par ce qu'il a d'intime (*voy.* ORGANE, p. 395 et 478). D'autre part, ici l'augmentation de masse résulte de ce qui se passe, molécule à molécule, dans l'intérieur après *intus-susception*, suivant l'expression des Anciens, tandis que pour les cristaux, bien que moléculaire aussi, cette augmentation a lieu *par apposition* extérieure, sans modifications quelconques dans l'intimité, de ce qui préexiste déjà. En un mot, *vivre* et *cristalliser* sont deux modes d'activité de la matière qui ne se trouvent jamais réunis, aussi bien en ce qui concerne l'accroissement qu'en ce qui touche la rénovation moléculaire continue ou nutrition, alors même qu'il s'agit de cristaux se formant, normalement ou non, dans l'économie, comme ceux du carbonate calcaire de l'otoconie d'une part, ou ceux de cholestérine d'autre part dans certaines altérations du cristallin, etc. (*voy.* CATARACTE, p. 130, et Ch. Robin, *Des éléments anatomiques*. Paris, 1867, in-8°, p. 17).

Il n'est pas inutile de noter que le seul fait de la spécification des données précédentes par les biologistes eût dû suffire pour montrer l'erreur dans laquelle restent les métaphysiciens lorsqu'ils accusent les premiers de considérer toute matière comme vivante et pensante.

Les parties organiques simples ou composées, anatomiquement parlant, qui ont une configuration, se rapportent inévitablement à un solide à trois dimensions. Or, toutes les variations quelconques de forme, quelque nombreuses qu'elles puissent être dans chacune des espèces considérées durant son évolution normale ou morbide, depuis l'époque de son apparition ou naissance jusqu'à celle de sa fin, toutes ces variations peuvent se rapporter à celles qui surviennent dans un solide à trois axes, dont les arêtes et les angles se modifient en même temps que ces axes. Il y a de plus ici à tenir compte des variations simultanées de la structure intime de l'élément ou de la partie complexe examinées.

En supposant une cellule, par exemple, à trois axes égaux, à l'instant de sa naissance, bien que cela ne soit jamais le fait exact dans la réalité, en ne considérant même que ces axes, on se rend compte aisément de toutes les variétés de formes, sphéroïdale, polyédrique, lamelleuse plus ou moins mince, avec ou sans prolongements fibrillaires, tubuleux et autres.

Ces variations morphologiques tiennent au sens, à la direction, dans lesquels ont lieu l'addition de principes constitutifs par assimilation d'une part et leur enlèvement par désassimilation d'autre part, quand il s'agit des unités anatomiques. Ils tiennent au sens dans lequel a lieu la génération d'éléments nouveaux, avec ou sans atrophie de ceux qui préexistaient lorsqu'il s'agit des tissus, des systèmes et autres parties composées.

Que ces axes soient égaux ou inégaux à l'origine, en partant du point géométrique où ils se croisent dans le corps observé, telle ou telle des moitiés d'un ou de deux axes peuvent également croître, ou non, pendant que l'une ou les deux moitiés de l'autre restent stationnaires. De plus, en même temps qu'un axe croît, suivant l'une ou ses deux moitiés, l'un ou les deux autres axes peuvent au contraire décroître par disparition désassimilatrice de matière organisée de ce côté. Tel axe peut décroître après avoir grandi, ou tous même le font parfois, soit également, soit d'une manière inégale. Tel le fait vite souvent après l'avoir fait lentement ou *vice versâ*.

§ II. Caractéristique des manifestations de l'évolutilité ou phénomènes du développement dans les unités anatomiques. Le point de départ du développement des éléments anatomiques est le moment qui fait suite à celui de leur naissance, de l'apparition de chacun d'eux en tant qu'individu distinct. Tous présentent alors le plus grand degré de simplicité qu'ils offriront jamais ; cette commune simplicité les rapproche d'une espèce à l'autre, bien qu'ils soient déjà spécifiquement différents.

Nous avons déjà vu en effet (Génération, p. 405 et 413) que dès leur juxtaposition en feuillets blastodermiques les premières cellules de l'embryon, dérivant de la segmentation progressive ou de la gemmation du vitellus fécondé, offrent les caractères les plus nets de cellules épithéliales sur une seule couche, ou rangée pour l'*ectoderme* et l'*endoderme*.

Les cellules du *mésoderme* au contraire sont d'un moindre volume, plus transparentes, plus molles surtout, devenant sphéroïdales, puis se gonflant, tant par altération cadavérique qu'au contact de l'eau, bien plus vite et d'une manière plus prononcée que celles des autres feuillets. Si l'embryon frais a été saisi en quelque sorte par les agents durcis, rien de plus frappant que leur forme polyédrique moins régulière que celle des éléments de l'ectoderme et de l'endoderme, que les courts prolongements en pointe de presque tous leurs angles qui manquent aux autres, avec un ou deux noyaux sur quelques-unes, sphériques ou plus ou moins ovoïdes d'une espèce animale à l'autre, nucléolés, etc.

Superposées graduellement sur deux, trois ou quatre plans, etc., à mesure qu'épaissit le blastoderme, il ne reste plus une cellule mésodermique avant même l'arrivée de l'embryon à la période fœtale, dès qu'elles ont servi en quelque sorte de point de départ pour la génération des éléments permanents dits d'*origine mésodermique* qui se sont substitués aux premières (*voy.* Génération, p. 405) ; cellule qu'on a supposée demeurer sans doute *indifférente*, ici ou là, pour se multiplier plus tard.

En tous cas, à ces cellules du mésoderme, véritablement embryonnaires, rien ne ressemble moins comme formes, dimensions, actions des agents chimiques et structure, que les cellules qui ont été et sont encore appelées *embryonnaires* dans les tissus sains ou pathologiques de l'adulte, par des médecins qui n'ont certainement jamais vu les précédentes, ni suivant l'ordre de leur juxtaposition, sur des coupes d'embryons durcis, ni à l'état frais après dissociation.

Les cellules ainsi dites *embryonnaires*, auxquelles il est fait allusion ici, ne sont que des *leucocytes*, des *médullocelles* (*voy.* Leucocyte et Moelle des os), des *noyaux* et des *cellules* encore sphéroïdales *du tissu cellulaire;* parfois même on a pris pour telles et donné ce nom à des cellules épithéliales tant muqueuses que glandulaires ou à leurs noyaux (glandes lymphatiques et autres), plus petites ou non que celles des autres couches épithéliales, normalement ou accidentellement devenues sphéroïdaux (*voy.* Génération, p. 414, et Os, p. 4)

Ces apparentes similitudes, lorsqu'elles se présentent, ont été artificiellement déterminées par l'observateur même, par l'emploi exclusif des agents durcissants. En se combinant à la substance des cellules, ces derniers en changent le volume, si elles sont libres ou peu adhérentes les unes aux autres, l'aspect naturel, en modifiant leur état plus ou moins grenu, mais surtout ces agents empêchent l'emploi des réactifs qui, appropriés à la nature des unités prises aussi près que possible de leurs conditions naturelles d'activité, mettaient en évidence les similitudes et les différences où elles existent. L'expérience montre en effet que les durcissants indispensables pour arriver à voir la texture, les rapports réciproques des éléments d'un tissu, s'opposent à l'étude de ce qu'il y a d'essentiel à connaître sur les individualités isolées, la composition immédiate décelée par les réactifs.

Quoi qu'il en soit de ces confusions, les phénomènes saisissables du développement des unités anatomiques qui viennent d'apparaître (*voy.* GÉNÉRATION, p. 413-414) consistent en une succession graduelle de très-petits changements de volume, de forme, de consistance, de réactions chimiques et de structure, qui les éloignent de plus en plus de ce qu'ils étaient au début et rendent de plus en plus chaque espèce distincte de toute autre.

Les différences qui existent entre un élément arrivé aux dernières périodes de son évolution et ce qu'il était lors de sa naissance sont plus considérables que celles qui séparent les individualités d'espèces diverses prises au moment où elles viennent d'apparaître. Mais leurs différences spécifiques vont en augmentant avec l'âge d'une manière très-tranchée.

Si la structure et les autres caractères d'un élément ne sont pas identiques pendant toute la durée de son existence; si les analogies qu'ils offrent d'une espèce à l'autre lors de leur apparition vont en diminuant à mesure que plus de temps s'écoule à partir de ce moment, on voit que tous les éléments n'ont pas été semblables lors de leur naissance, et que ce sont les changements graduels ci-dessus qui ont établi les différences spécifiques observées de l'un à l'autre à leur période dite de plein développement. Chaque espèce peut ainsi être distinguée de toute autre, aussi bien à des périodes de leur existence qui se correspondent, qu'à des époques différentes.

Bien que continuelles, ces variations ne sont pas infinies ni indéfinies. Elles s'accomplissent dans un sens qui est toujours le même pour chaque espèce de cellule prise sur un même être et avec de légères différences d'un genre à l'autre, dans les animaux comme sur les plantes.

Sur un animal donné, la même cellule présente aussi certaines différences évolutives de l'un à l'autre des organes dont il fait habituellement partie, de l'une à l'autre des conditions d'activité ou de repos dans lesquelles se trouvent ces organes, et surtout de l'une à l'autre des conditions morbides dans lesquelles il peut être placé. Mais dans aucune de ces circonstances ces variations ne font perdre à l'élément ses caractères spécifiques, ne le conduisent à prendre les caractères de quelque autre espèce après en avoir possédé de différents pendant un certain temps, c'est-à-dire à la transmutation de l'un en quelque cellule d'une autre espèce. Dans les cas anormaux même, soit embryonnaires ou tératologiques, soit accidentels ou morbides, ces variations conduisent chaque espèce d'unité anatomique à présenter des caractères qui s'éloignent plus ou moins de ceux qui lui sont habituels, sans jamais tendre à la rapprocher de quelque autre espèce d'individualité que ce soit, sans jamais établir un passage métamorphique entre elle et une autre.

De ces variations de forme, de volume et de structure, résultent alors des anomalies proprement dites ou des aberrations morbides, des altérations qui peuvent être assez considérables pour ne plus laisser reconnaître l'unité anatomique, si l'on n'a pas observé toutes les phases de ces modifications; mais, loin

de conduire à la superposition de ses caractères à ceux d'une autre espèce, s'il
est permis de parler ainsi, elles mènent l'élément à différer plus de tout autre, à
quelque état que ce soit, que de l'un quelconque des états qu'il a offerts antérieurement.

En d'autres termes, les modifications évolutives des éléments montrent qu'ils
constituent autant d'espèces oscillant en quelque sorte continuellement autour
d'une ligne ou type fictif, pendant toute la durée de leur existence, et pouvant
avec le temps ou dans des circonstances accidentelles s'en éloigner considérablement sans que jamais ces variations les conduisent à prendre les caractères
d'un autre type.

Enfin, on ne voit jamais une modification quelconque d'un élément lui faire
prendre les propriétés de quelqu'un d'une autre espèce; faire que la contractilité,
par exemple, devienne névrilité; le rôle qu'il remplit cesse d'être graduellement,
au contraire, sans nulle transformation de ce genre, dès que les altérations
pathologiques ont trop éloigné la cellule de ce qu'elle était normalement.

Dans les *substances amorphes*, ou *éléments sans configuration ni volume
déterminés* qui leur soient propres, les phénomènes du développement sont
bornés à une simple augmentation de quantité, quelles que soient les conditions
dans lesquelles on les observe, sans qu'il soit possible de constater extérieurement d'autres particularités qui s'y rapportent.

§ III. Cas particuliers du développement. Lorsque la proportion des principes immédiats assimilés par un élément anatomique ou la totalité d'entre eux
dans un organisme l'emporte sur la quantité de ceux qui en disparaissent par
déperdition désassimilatrice, sa masse augmente.

Si le fait se borne à cela, il est l'*accroissement*. Mais l'accroissement n'est pas
seul le développement, ni tout le développement. Il est spécialement ce qui
du développement d'une unité anatomique ou d'un être complexe, d'une cellule, d'un organe, d'un organisme, concerne l'augmentation de masse, en proportions égales ou non, dans les trois dimensions de longueur, largeur ou
épaisseur, sans que change la structure fondamentale de la substance, de l'individualité, la texture du tissu, la composition anatomique de l'organe, etc.

Que le fait ait lieu dans des conditions soit normales, soit morbides, il reste
le même au fond (*voy*. Fibreux, p. 37).

Croître, s'accroître, c'est grandir en toutes dimensions, sous certaines proportions, sans changer de genre, d'espèce de structure fondamentale même, sans
perdre une partie des organes existants, sans même en acquérir d'essentiels
n'existant pas, sans *transformation*, ni *métamorphose* par conséquent. L'enfant
croît, mais sans se transformer comme le font au contraire les insectes, nombre
de crustacés, d'arachnides, de vers et de mollusques.

La *croissance* est plus particulièrement encore ce développement d'une plante
ou d'un animal, d'un être à existence indépendante dans lequel l'un des dia-
mètres, indiquant la taille, longueur ou hauteur, l'emporte graduellement sur les
autres d'une manière stable. Elle est continue et dure autant que l'existence
dans les plantes et nombre d'animaux, même vertébrés, à température variable
(*voy*. Organes, p. 519 à 521), sans qu'il y ait ici, comme sur beaucoup de mammifères et d'oiseaux, décroissement sénile plus ou moins marqué, une fois
atteint un certain maximum de taille (*voy*. Croissance).

Hors du cas des éléments anatomiques, des cellules, dans tout organisme considéré individuellement, comme dans tout appareil, organe, système ou tissu, tout développement, tout cas particulier de celui-ci, croissance, décroissance, etc., normales ou morbides, est d'abord une résultante de ce qui se passe dans les cellules mêmes, fait qui atteint son plus haut degré d'évidence dans les cas dits de *dégénération* spécialement.

De plus, dans le développement total de l'individu, des appareils, des organes, etc., leur croissance, comme dans les cas aussi moins généraux, dont il sera question, dits de *métamorphose* et autres, morbides ou non (*hypertrophies, production des tumeurs*), à l'accroissement individuel des cellules se joint le fait de la génération, d'après tel ou tel mode (*voy.* Génération, p. 390-391), d'éléments qui n'existaient pas, de même espèce ou non que ceux qui existaient avant, naissance survenant en raison précisément des particularités rappelées plus haut (p. 460). Mais en même temps que se modifie la masse, ou même sans qu'elle présente de changements, la consistance, la forme, la couleur et enfin la structure des cellules et par suite des parties organiques complexes examinées, offrent des modifications diverses. Que plusieurs de ces changements surviennent en même temps ou l'un à l'exclusion des autres, chacun est un fait de développement, mais nul d'entre eux non plus n'est tout le développement (*voy.* Cellule, p. 665, et Génération, p. 394 à 397).

Dans l'ordre des particularités du développement, conséquences peu rares des troubles de la rénovation moléculaire continue, dans l'intimité de la substance même des éléments comptent celles qui se rattachent aux modifications de la consistance de ceux-là. Selon la nature des principes tant assimilés que désassimilés, il y a augmentation ou diminution de cette consistance, *induration* ou *ramollissement*. La continuité de l'assimilation et de la désassimilation dans des rapports convenables, de la nutrition, en un mot, a pour conséquence le maintien de l'état normal au point de vue de la consistance, etc. ; mais dès que les principes immédiats en voie de rénovation moléculaire sont en quelque sorte réalisés sous l'état de substance cellulaire plus dure ou plus molle qu'avant, il y a là un fait de développement, fait qui a la nutrition pour condition d'existence, mais qui n'est pas une conséquence inévitable de la nutrition. Cette dernière en effet s'accomplit dans nombre de cellules, de fibres, etc., tant que dure l'animal ou le végétal, sans qu'il y ait ni induration, ni ramollissement ; ces lésions surviennent ou non ensuite suivant les cas et accompagnées ou non de changements dans les réactions chimiques des cellules ; changements d'autant plus prononcés que la composition immédiate même de l'unité anatomique s'est modifiée davantage sous l'influence de la rénovation de ses principes immédiats.

Il est bien entendu qu'il s'agit ici de l'augmentation et de la diminution de consistance de la substance même des unités anatomiques, mais non des indurations qui peuvent être le résultat de la distension des tissus par écartement de leurs éléments, dû à l'interposition soit d'autres unités, soit d'une substance amorphe, plus dure qu'eux elle-même, ou au contraire plus molle (*œlème*), à l'interposition même d'autres cellules (*voy.* Lamineux, p. 265). Il est facile de voir de plus que, malgré les augmentations de masse qui en résultent pour telles ou telles parties du corps, il n'y a rien de comparable, dans ce dernier cas, au *développement*. Les *épaississements*, *gonflements* ou *enflures* de production rapide comme dans diverses contusions dans les cas de piqûres par les animaux venimeux surtout, de *charbon*, etc., avec ou sans *œdème* proprement dit, de production plus ou moins lente comme dans les cas de phlegmons, d'érysipèles, d'*érythèmes noueux*, d'affections cardiaques, etc., sont des augmentations de masses locales plus ou moins généralisées dues à la production d'un liquide plus ou moins coulant, qui se loge entre les éléments des tissus qu'il écarte, de ceux du tissu cellulaire surtout. Ces faits n'ont rien de ce qui caractérise soit le développement, soit les actes génétiques ayant lieu aussi entre les cellules de divers organes dans certains cas d'hypertrophie (p. 467).

A ce qu'indique déjà l'art. ORGANISATION (p. 401) sur les manifestations du début de la cessation de cet état il faut ajouter ici ce qui concerne la production de l'*œdème cadavérique*. Dans nombre de cas, dès que cesse la rénovation moléculaire des tissus, en même temps que les cellules, les fibres montrent les modifications déjà décrites (CELLULE, p. 581), ces unités abandonnent une certaine quantité de liquide par déshydratation de leurs principes composants albuminoïdes. Ce dernier se montre sous forme de sérosité interfibrillaire donnant un état œdémateux non-seulement au tissu cellulaire, dans les parties déclives surtout, mais encore aux surfaces des canalicules pulmonaires et peut-être même intestinales. On peut trouver trente à quarante heures après la mort ces liquides parfois en quantité plus grande que les albuminoïdes du plasma sanguin n'en peuvent donner. Ceux qui suintent ainsi dans les conduits pulmonaires en remplissant ceux-ci sont à leur tour bientôt chassés en raison de la pression exercée sur le foie et le diaphragme, alors repoussés vers la poitrine par les gaz qui se développent dans l'intestin, en raison de la fermentation dont sont alors le siége des médicaments ou des aliments, cessant au moment de la mort d'être absorbés et d'être soumis à l'action péristaltique (*voy.* GERME et ORGANISATION, p. 409).

La réalisation des principes assimilés sous des volumes et formes divers dans l'intimité de la substance des cellules peut encore aller plus loin en quelque sorte et donner lieu à une autre chose qu'à des changements de masse, de consistance, etc. Il peut y avoir et il y a, en fait, souvent *apparition génétique* de dispositions qui n'existaient pas immédiatement avant, telles que génèse de nucléoles, de granulations, de stries, de fissures, etc. (*voy.* CELLULES, p. 589, 591 et 665) : d'où autant de modifications structurales graduelles d'ordre génétique interne ou intime en ce qui concerne chaque élément anatomique individuellement et conséquemment de chaque tissu ou organe en particulier; d'où autant de différences augmentant graduellement avec le temps, avec la durée de l'organisme, dans tel ou tel organe à telle ou telle époque plus ou moins rapprochée de celle de son apparition. Inversement des parties constituantes, des éléments existant dès la naissance de cet organe ou apparus postérieurement, comme il vient d'être dit, peuvent disparaître normalement, mais comme fait sénile en quelque sorte ou pathologiquement. Tels sont les cas de la disparition des granulations normales et même du noyau des cellules épithéliales pavimenteuses, à mesure qu'elles sont poussées vers la surface des couches épidermiques et approchent de leur période de caducité.

Enfin cette réalisation des principes immédiats peut dans certaines conditions aller plus loin encore (*voy.* BLASTÈME).

C'est au fait normal de la réalisation des principes immédiats assimilés sous forme de granules de substance organisée caractérisant le développement par des changements de structure (p. 460) que sont liées, comme cas particulier poussé à l'extrême ou pathologique, les productions, dans l'intimité des cellules, de granules graisseux ou autres, dites à tort de *régression* et de *dégénération* (*voy.* ces mots). Ces productions, dont chacune n'est autre qu'un fait de développement intime accidentel, de réalisation sous forme, consistance et volume saisissables de particules qui n'existaient pas, amènent ou non des augmentations de masse avec ou sans déformations diverses des éléments, sans que ceuxci changent en rien de genre, sans qu'ils offrent non plus quoi que ce soit qui puisse être comparé à un retour en arrière, à l'un quelconque des états précédemment offerts par l'unité anatomique, etc., à une *régression*, en un mot, ni surtout à une RÉVERSION. Comparativement aux faits de réalisation normale des principes immédiats assimilés en nucléoles, granules, etc., il faut noter ici cette différence que dans les cas morbides précédents ce n'est pas à proprement parler à l'état de substance ou matière organisée telle que celle de granules, etc., que se produisent les particules nouvelles venant compliquer la structure normale des éléments. Elles se forment à l'état de gouttes ou de corpuscules composés d'un simple mélange de principes immédiats, graisseux ou autres, formation chimiquement analogue dans l'ordre pathologique à ce qui est normalement dans l'intimité d'un plus ou moins grand nombre des cellules du tissu cellulaire, devenant granuleuses, puis bientôt vésiculeuses par dépôt de gouttes huileuses formées d'un mélange de principes gras ou adipeux, stéarine, margarine et oléine (*voy.* ADIPEUX et OBÉSITÉ).

Le développement, avons-nous dit, résulte de la réalisation des principes assimilés en substance organisée se manifestant par des changements de volume, de forme, de consistance et de structure des éléments qui en sont le siége. On entend par là que, pendant toute la durée de l'augmentation de volume des unités anatomiques, on voit survenir dans leur épaisseur une succession de changements dus à l'apparition de particules diverses par de véritables phénomènes de genèse intérieure consécutifs à l'apparition de la masse totale. Ces changements peuvent être dus au contraire à l'évanescence de telle ou telle portion de la substance de l'élément ou de quelqu'une de ses parties qui s'amoindrit jusqu'à disparition complète, par un mécanisme moléculaire semblable à celui de l'atrophie dont il sera question, mais ne portant que sur quelque portion de sa masse et non sur toute celle-ci. C'est ainsi que l'on voit sur beaucoup de cellules augmenter le volume des parties existantes telles que le noyau, apparaître dans celui-ci un nucléole qui n'existait pas et des granulations, soit dans le corps de la cellule, soit dans le noyau. En même temps, dans l'ovule, par exemple, etc., ce noyau, qui se trouvait être au début de son existence un corpuscule plein, devient creux par passage à l'état fluide de la portion centrale de la substance ou par le remplacement de cette portion solide à l'aide d'une matière liquide (*voy.* GÉNÉRATION, p. 464-465). Ailleurs, comme dans les cellules épithéliales des glandes sébacées, ce sont des gouttes huileuses qui sont produites qui amènent ainsi la formation d'une cavité à la place qu'elles occupent et la distension, l'augmentation de volume de tout l'élément sans résorption de sa substance propre et son passage à l'état de vésicule. Dans le cas des glandes sébacées (*voy.* SEBACÉ) cette production normale progressive continue jusqu'à ce que survienne par distension la rupture de la cellule, rupture qui est la condition essentielle de l'accomplissement de son rôle après l'acte de la sécrétion sébacée, par mise en liberté du contenu huileux et abandon de la paroi comme résidu inutile (*voy.* CELLULE, p. 578) pour les cas morbides correspondant à ces modifications normales.

Sur diverses unités, les fibrilles musculaires, par exemple, ce sont des parties alternativement claires et foncées qui naissent sur toute la longueur de l'élément ; ailleurs ce sont des stries proprement dites qui apparaissent : telles sont les stries longitudinales de certaines fibres-cellules, du périnèvre, etc.

Presque toutes les unités anatomiques qui ont la forme de fibres, c'est-à-dire dans lesquelles l'une des dimensions l'emporte de beaucoup sur toutes les autres, on voit, soit normalement, soit dans des conditions accidentelles, se produire un phénomène évolutif important à noter (*voy.* Fibre).

Ces changements consistent en ce que, sans que cette structure varie notablement, la longueur, mais la longueur seule, de prolongements formés aux angles des cellules comme centre de génération, augmente et se prête ainsi à l'accroissement général de l'économie, par addition assimilatrice incessante de molécules nouvelles à celles qui existaient. C'est ce dont les fibres nerveuses et les faisceaux primitifs des muscles striés, par exemple, comparés à eux-mêmes sur l'enfant et sur l'adulte, nous offrent des exemples frappants. C'est de la sorte que, sur des éléments fibreux dont les extrémités d'origine et de terminaison sont très-rapprochées l'une de l'autre durant l'état fœtal, comme on le voit pour les cylindres-axes dans l'encéphale, les origines des nerfs et leur terminaison à la peau et aux muscles du pied, de la main, etc., puis sont graduellement de plus en plus éloignées par suite de l'addition molécule à molécule de la substance qui détermine l'augmentation de masse en longueur des tubes nerveux.

Il est enfin des cellules dans lesquelles les changements évolutifs de structure consistent en une atrophie partielle, ou jusqu'à disparition complète, soit des granulations, soit du noyau qu'ils ont possédés durant les premières phases de leur développement. Tels sont les granulations et le noyau des cellules épidermiques, qui disparaissent complétement à mesure qu'elles sont repoussées de la profondeur vers la surface de la couche qu'elles forment. Telle est encore la disparition probable du noyau des hématies de l'embryon des mammifères, ramenant ces cellules à l'état de *cytode* (*voy.* Organes, p. 421).

Dans quelques espèces d'unités anatomiques, telles que les épithéliums, en même temps que surviennent ces changements de structure, leur consistance et leur résistance à l'action de certains composés vont en augmentant, sans que jusqu'à présent on ait pu voir exactement quelles sont les mutations chimiques qui, survenues dans les principes immédiats fondamentaux de leur substance, sont cause de ces modifications.

Ce qu'il y a de caractéristique dans le développement au point de vue organique, c'est-à-dire au delà des changements de forme, de volume, etc., ou caractères d'ordre physique, consiste essentiellement, encore une fois, en cette génération successive dans l'intimité des éléments de parties nouvelles, nucléoles, granules, stries, cavités, ou au contraire en une disparition ultérieure de ces parties profondes ; par suite on a confondu sous le même nom de *développement* les faits précédant d'une part et de l'autre l'*apparition génétique*, normale ou non, des nouveaux éléments dans la profondeur des tissus, qui amène leur augmentation de masse, celle de nouveaux organes dans le corps de l'embryon, etc. (*voy.* Génération, p. 496 à 498) ; éléments, tissus, organes, etc., qui dans chaque organisme ont une vie propre, bien que solidaire de celle des autres, et non libre et indépendante comme celle de l'économie elle-même, ni subordonnée à celle du tout dont elles font partie, comme d'autre part le cas est, au contraire, pour les granules, gouttelettes ou autres particules intra-cellulaires.

On a vu (*voy.* Sexe, p. 478-481) à quel point le testicule et l'ovaire diffèrent anatomiquement et physiologiquement des glandes. Or les phénomènes de l'ordre des précédents qui durant la spermatogénèse se passent dans le testicule (*voy.* Sperme, p. 121-126) montrent cet organe différant plus encore que l'ovaire, s'il est possible, des parenchymes sécréteurs.

Le développement n'est pas non plus une simple *séparation* ou *différenciation* de parties, comme le disent quelques auteurs. Dans les cellules d'une part, dans les tissus et dans le corps de l'embryon de l'autre, il est ce que nous venons de dire (p. 469). Considérer l'apparition, la *genèse* successive de parties nouvelles, tant dans l'intimité ou à la surface des éléments que dans l'embryon, comme n'étant qu'une simple séparation ou différenciation de parties et non une genèse de choses qui n'existaient pas organiquement, c'est-à-dire dont les principes immédiats formateurs préexistaient seuls, c'est supposer que ces parties étaient déjà formées là, mais sans différences saisissables comparativement au reste de la masse. Il n'y a donc ici, en fait, qu'un reste de l'ancienne *théorie de l'évolution* supposant la préexistence en germe dans l'œuf de tout ce qui compose l'organisme, dont les parties ne feraient que *devenir manifestes* sous l'influence de l'acte procréateur (*voy.* Génération, p. 594 à 596).

Ce que les auteurs précédents appellent *séparation* et *différenciation* n'est autre que ce qu'avec les épigénésistes j'ai décrit comme étant une *genèse* successive d'unités anatomiques ou de particules distinctes les unes des autres dans celles-ci, de tissus, d'organes, etc., qui quelques instants auparavant n'existaient pas dans le corps de l'être examiné, sans parler des cas dans lesquels il y a inversement atrophie dans le développement, atrophie pouvant aller jusqu'à l'évanescence ou résorption complète de ces mêmes parties (*voy.* Cellule, p. 665, et Organe, p. 502).

Ce que ces auteurs appellent *différenciation histologique* n'est, en un mot, autre chose que l'apparition dans un tissu, etc., de ce qui n'y existait pas, apparition qui apporte une différence comparativement à ce qui était auparavant. Même remarque pour le cas où il s'agit de l'apparition des organes eux-mêmes, dans le corps de l'embryon, de quelques-unes de leurs parties constituantes ou d'arrangements nouveaux de ces parties, les capillaires, par exemple, etc. (*voy.* Blastème, p. 575 et 576, Organes, p. 498). Inutile de parler des cas fréquents d'erreurs commises par ceux qui, au lieu de se servir du mot *différenciation* pour désigner l'acte ou l'opération par lesquels est établie une différence entre deux objets, l'emploient comme synonyme soit de délimitation, soit de *différence* et de *caractère distinctif*, et écrivent *différencier* où il faudrait *distinguer* (*voy.* Génération, p. 342, 391 et 394 à 397).

La conservation des formes spécifiques durant le développement est pour les éléments anatomiques composés de principes immédiats une conséquence nécessaire du maintien d'une composition immédiate toujours semblable, comme dans chaque espèce de principes immédiats la constance des formes cristallines dérive dans tout cristal de l'identité de composition chimique élémentaire. Ce qui est pour les cellules individuellement est conséquemment pour le tout organique aussi qui en est constitué (*voy.* Organes, p. 504, 506, 507).

Mais plus encore pour l'organisme que pour chacun de ses éléments constituants la complexité de la composition immédiate et des faits concernant sa rénovation moléculaire continue, entraîne des variations tant normales qu'accidentelles et morbides de cette composition et par suite de la forme type, habituelle ou normale des espèces d'unités anatomiques. Là est la source des *déformations*, des variations et *aberrations de la forme* des cellules si fréquemment observées sur les éléments, plus marquées souvent encore ici que sur les organismes qui en sont composés, sans parler des cas nombreux où ces déformations sont la conséquence des modifications accidentelles de la structure, indiquées plus haut pour les unités anatomiques (p. 468-469).

Ces déformations à leur tour, lorsqu'elles portent sur les éléments de tout ou partie plus ou moins grande d'un système déformant tout ou partie de l'organisme, comme le fait est pour le passage d'un plus ou moins grand nombre de cellules fibro-plastiques à l'état de vésicules adipeuses, déterminent la polysarcie adipeuse, pour le cas aussi des cellules proprement dites et des fibres du tissu cellulaire dont l'hypergenèse cause l'éléphantiasis des membres, de la face, du scrotum, du clitoris, etc.

Une perturbation de la nutrition et du développement du tissu de tous les systèmes détermine d'autre part les déformations de l'ensemble de l'économie observées dans le *crétinisme* (*voy.* ce mot).

Dans l'état normal les cellules qui, individualisées par segmentation, sont disposées en couches épithéliales sur une ou plusieurs rangées stratifiées, empruntant aux tissus vasculaires voisins les principes qu'elles assimilent, grandissent ordinairement plus ou moins d'une région du corps à l'autre. Et en même temps elles conservent leur forme polyédrique, aplatie ou non, comme dans diverses glandes, sur l'uvée, ou au contraire elles s'amincissent ou s'élargissent comme sur les séreuses, les membranes dermo-papillaires, etc., deviennent prismatiques ou pyramidales, comme sur les muqueuses proprement dites, etc. Vers le point de continuation de membranes diverses de nature, comme sur le col de l'utérus, au cardia, etc, certaines cellules grandissent alors que les autres restent avec les dimensions qu'elles avaient lors de leur individualisation. Comme en grandissant il en est aux angles ou au bout desquelles se développent des prolongements courts ou longs, il peut en résulter des variétés infinies de forme et de dimensions plus ou moins irrégulières, oscillant en quelque sorte toutes autour des types réguliers de configuration. C'est surtout dans les cas des productions morbides épithéliales qu'on voit ces déformations être tellement nombreuses qu'elles échappent à toute description.

Dans certains de ces épithéliums, le corps cellulaire peut devenir strié près de sa surface ou même montre cette surface hérissée de fines dentelures régulières; les cellules de toute la couche de Malpighi en offrent des exemples normaux. Sur les cellules des tumeurs qui en dérivent, ces denticules se prolongent en fines pointes fibrillaires sur une partie de leur circonférence ou dans toute son étendue. Elles perdent alors plus ou moins leur forme polygonale. Les très-grandes cellules minces, membraneuses, des tumeurs et des ulcères épidermiques, cutanés, linguaux, etc., présentent parfois dans le sens de leur longueur des stries, soit ponctuées, granulaires, soit continues, dont la régularité est aussi nette que la striation de certains faisceaux fibreux. Sur les cellules du cartilage, *voy.* Cartilage p. 714.

Les cellules épithéliales qui deviennent cohérentes en couches épidermiques superficielles, en substances onguéale, cornée, pileuse, sont de celles dans lesquelles on ne voit jamais se produire une cavité distincte de la paroi polyédrique; elles s'aplatissent dès l'époque où elles sont repoussées par d'autres, deviennent de moins en moins granuleuses, et en même temps leur noyau devient plus ou moins grêle, bacilliforme sans jamais disparaître complètement. L'observation ne permet pas d'admettre, avec quelques auteurs, que cet aplatissement est dû à la disparition du protoplasma et du noyau avec persistance de la paroi cellulaire seule formant ainsi les substances cornées, etc., car, lorsqu'elles renferment des granules mélaniques, elles restent généralement colorées, bien que cependant moins qu'elles ne l'étaient avant.

Il est d'autres modifications de même ordre au fond que les précédentes qui, normalement aussi, surviennent dans des conditions dites séniles, c'est-à-dire que ces phénomènes se montrent alors que les éléments anatomiques sont restés plus ou moins longtemps stationnaires sans présenter de changements ; mais alors ils conduisent peu à peu ces derniers à ne plus remplir avec la même énergie le rôle spécial dont ils jouissent, puis à ne plus le remplir du tout, ni même à se nourrir.

Ces changements consistent surtout en une production de granules graisseux, soit dans les cellules de certaines couches épithéliales, soit dans celles de la paroi des capillaires, dans les cellules et les fibres élastiques de la tunique moyenne des artères, dans les faisceaux musculaires du cœur, dans les cellules nerveuses, etc. (voy. DÉGÉNÉRATION et RÉGRESSION).

Il importe de rappeler que, pour les fibres élastiques et lamineuses qui naissent et s'allongent, comme nous l'avons dit, il n'y a pas production d'un corps cellulaire aplati ou non, ayant d'abord l'étendue de ces fibres ou à peu près, et qui les formerait par la *fissuration* longitudinale de ce corps. Elles en représentent des prolongements proprement dits, plus ou moins grands selon le degré de développement atteint au moment où on les observe, sans que ce corps cellulaire, point de départ ou centre de génération de ces prolongements, ait pris lui-même un accroissement corrélatif (voy. FIBRE).

Dans les produits morbides, il n'est pas d'espèce qui n'offre des individus déformés en plus ou moins grand nombre, et souvent à un point tel qu'il faut une grande attention et leur comparaison successive aux éléments moins déformés pour reconnaître le type auquel ils se rattachent.

A la surface des ulcères dans les tumeurs épithéliales, les tumeurs glandulaires, les tumeurs fibro-plastiques, les tumeurs à myéloplaxes, etc., ayant atteint un grand volume ou présentant diverses particularités de ramollissement, de vascularité, etc., les cellules offrent des modifications nombreuses de forme, de volume ou de structure, dues à des excavations et vacuoles qui s'y sont creusées, à des dépôts de granulations dans leur intérieur. Mais au milieu de ces individualités les plus déformées on en trouve à toutes les phases d'altérations, à partir de l'état normal ; de telle sorte que leur étude comparative permet de reconnaître à quelle espèce se rattachent les premiers, quel que soit leur genre de déformation.

L'*arrêt de développement* est ce cas particulier de la croissance proprement dite où, avec ou sans changement de forme, de consistance, de structure, un élément, un système, un organe, un appareil ou un organisme, cessent de grandir, sans pourtant cesser de vivre, de se nourrir, avant qu'ils aient atteint la moyenne d'accroissement offerte par le plus grand nombre. Il y a ici cessation du développement, cessation au moins saisissable de la prédominance habituelle de l'assimilation sur la désassimilation. L'*atrophie* est ce cas particulier de la croissance proprement dite où les éléments, etc., après avoir atteint en général leur grandeur habituelle, reviennent plus ou moins vite à un volume moindre, tel que celui qu'ils avaient offert dans les périodes antérieures de leur développement. C'est ici l'assimilation qui cesse de l'emporter sur la désassimilation, ou de lui être égale, et c'est celle-ci qui prédomine sur la première, d'où l'amaigrissement.

Ce fait s'observe dans des conditions naturelles d'âge, etc., ce qui est l'amaigrissement sénile, et dans des conditions accidentelles, soit pathologiques proprement dites, soit tératologiques. Ici l'atrophie, la prédominance des déperditions désassimilatrices sur l'assimilation, peut aller jusqu'à la disparition totale, molécule à molécule, de la substance de tels ou tels : cellules, tissus, organes, etc., ce qui caractérise la *résorption* (voy. GÉNÉRATION, p. 454 et suiv., et RÉGRESSION, p. 107). Des exemples tant normaux qu'accidentels en ont déjà été cités (voy. ORGANES, p. 413, 502, et Os, p. 91, 95, 160, 162, etc.).

Bien que, sur les unités anatomiques en particulier, l'*atrophie* puisse ramener les parties à un volume tel qu'est celui des mêmes éléments, etc., arrêtés dans leur développement, on voit qu'il ne faut pas confondre l'*arrêt de développement*, c'est-à-dire le cas où l'assimilation cesse de l'emporter sur la désassimilation, avec l'*atrophie;* elle aussi reste toujours un déve'oppement, mais il y a là un développement en moins, celui dans lequel il y a prédominance de la désassimilation sur l'assimilation, quelle qu'en soit la cause.

Il ne faut pas non plus prendre le terme *atrophie* étymologiquement (*absence de nutrition*), car il signifierait ainsi mortification, alors que celle-ci est une continuation de la nutrition, mais seulement avec prédominance de la désassimilation, pendant qu'auparavant elle était inférieure ou seulement égale en activité à l'assimilation.

Ce sont ici autant de cas particuliers parfois normaux, le plus souvent accidentels ou morbides, de *décroissement* ou *décroissance*, fait dans lequel le développement devient inverse de ce qu'il était naturellement durant l'accroissement. Cette diminution, atténuation ou *amaigrissement*, s'accompagne ou non de *déformation* des parties qui en sont le siége (cellules, tissus, organes, etc.); le phénomène, le développement change ici de signe, mais non de nature fondamentale.

Les exemples si nombreux d'*arrêt de développement* des éléments anatomiques dans certains tissus, des organes, des appareils entiers même, après qu'ils sont nés, comme on le voit dans l'ovaire, le testicule, l'utérus, la mamelle des femelles jusqu'à la puberté, et toute la vie pour cette dernière sur les mâles, sont là encore pour montrer qu'une fois survenue la génération des parties, quel qu'en soit le mode, avec ou sans développement arrivé à un certain point déjà, la vie, la nutrition persiste seule, à égalité d'assimilation et de désassimilation. Le développement n'est donc pas une conséquence nécessaire de la nutrition, encore une fois. Pour qu'il y ait genèse d'une part, reproduction de l'autre, il faut aussi que les éléments anatomiques soient arrivés à un certain degré de croissance, mais le fait de l'atrophie d'un côté, de l'hypertrophie d'autre part, montre que de son côté la *reproduction* n'est pas une conséquence inévitable du développement, que ce dernier terme ne saurait être employé comme synonyme de génération (p. 462).

Tout ici, comme dans tout ce qui est d'ordre organique physiologiquement, gît dans une question de mesure, d'équilibre instable autour d'une certaine moyenne qui, dépassée d'un côté ou de l'autre en plus ou en moins, conduit aux anomalies tant que l'individu est encore à l'état d'embryon et que la perturbation porte sur tel ou tel organe ; elle conduit aux états morbides plus tard quand le siége de la perturbation est sur les unités anatomiques ou sur les tissus de telle ou telle région (*voy.* ORGANE, p. 399).

La *théorie de l'arrêt de développement* a été fondée par E. Geoffroy Saint-Hilaire d'après la comparaison les uns aux autres d'organes manifestement homologues dans des espèces normales ou tératologiques ; elle l'a été de pair avec la *théorie du balancement des organes* montrant, par exemple, un grand développement des membres antérieurs sur les vertébrés dont les membres postérieurs sont courts ou *vice versâ*, et ainsi de suite pour les autres organes homologues entre eux dans le sens de la longueur du corps. Mais elle s'étend encore à un bien plus grand nombre d'organes dont les rapports avec ceux de la génération, par exemple, ne sont qu'indirects et souvent peu saisissables. C'est ce qu'on voit particulièrement chez beaucoup de reptiles, de batraciens, de poissons et d'invertébrés dont diverses parties du tronc, de la queue, etc., vers l'époque de la reproduction, passent d'un certain état d'arrêt de développement normal à un degré des plus prononcés d'accroissement, avec modifications de la structure intime de certaines espèces des éléments déterminant des changements de couleur, de consistance, en même temps que de masse, pour ensuite revenir par atrophie au point où ils étaient d'abord et rester ainsi jusqu'à une nouvelle période génétique (*voy.* GÉNÉRATION, p. 498).

Les arrêts de développement sont *absolus* ou *relatifs*.

Ils peuvent être dits absolus ou complets et permanents dans le cas de la mamelle du mâle des mammifères, sauf les circonstances accidentelles amenant la reprise du développement, soit sous les formes normales qui sont sur la femme, soit sous les formes morbides de tumeurs, ulcérées ou non.

Les arrêts de développement sont complets, mais *temporaires*, pour l'utérus et la mamelle chez la femme jusqu'à la puberté, époque à laquelle ces organes s'accroissent plus qu'ils ne l'avaient fait jusque là.

Ces organes ne prennent leur développement normal au point de vue fonctionnel, c'est-à-dire des usages qu'ils ont à remplir, que pendant la grossesse pour l'un, pendant la lactation pour l'autre. Les éléments anatomiques de tous leurs tissus acquièrent un accroissement qui non-seulement les amène aux dimensions et à la structure de ceux des autres glandes, couches musculaires et muqueuses, mais va dans cette dernière (*voy.* CADUQUE) jusqu'à une réelle hypertrophie des cellules épithéliales et de leurs noyaux, ainsi que des cellules et des noyaux du tissu cellulaire, des fibres-cellules sous-péritonéales de l'utérus.

Après l'accouchement et après la lactation, la *caduque* exceptée, les éléments et par suite les tissus, organes, etc., s'atrophient relativement à ce qu'ils étaient devenus, atrophie qui les ramène au point où leur développement s'était arrêté avant la grossesse. Il y a là un exemple d'une véritable *régression*, normale et naturelle, conduisant à une *réversion* réelle. L'une et l'autre du reste, la première spécialement, n'ont presque rien de ce qu'ont appelé *régression* et *réversion* les anatomo-pathologistes, dont le tort est de traiter de l'anatomie dans les cas morbides sans savoir assez que ce qu'il y a de difficile en anatomie pathologique, c'est de connaître suffisamment l'anatomie normale, c'est-à-dire l'arrangement qui, une fois déterminé, laisse relativement peu à faire pour arriver à saisir les limites du dérangement ou état pathologique.

Inutile de passer en revue ici les exemples analogues soit de développement, soit de génération des ovules et autres éléments anatomiques, suivis de l'expulsion des uns, de la réversion des autres, annuellement offerts par tant de vertébrés et d'invertébrés ; sur les plantes au contraire les enveloppes florales et du fruit meurent, puis se régénèrent l'année suivante (*voy.* GÉNÉRATION).

Un des cas d'arrêts de développement des plus absolus et complets qu'on puisse citer aussi est celui des villosités choriales, de celles du moins qui ne prennent point part à la formation du placenta, celui encore de la vésicule ombilicale (*voy.* ŒUF, p. 598, etc.). Celles-ci en effet sont enfoncées dans l'épaisseur de la portion dite *réfléchie* de la caduque chez la femme et restent pendant plusieurs mois au point où elles étaient lorsque normalement leurs capillaires ont cessé de recevoir du sang ; celles qui répondent à la surface de la muqueuse du corps utérin que touche l'ovule restant vasculaires continuent au contraire à se développer, non moins naturellement qu'a eu lieu l'arrêt d'accroissement pour les autres, jusqu'à la production des cotylédons placentaires.

Il faut, dans cet exemple et beaucoup d'autres analogues, se garder de dire, comme le font quelques auteurs, que les unes se sont *atrophiées* pendant que les autres s'*hypertrophiaient :* les premières n'ont fait que cesser normalement de se développer en raison des conditions dans lesquelles elles sont arrivées à se trouver, pendant que les secondes ont continué non moins normalement leur croissance par suite des mêmes causes.

Les *arrêts de développement relatifs*, qui ne sont en fait que des *ralentissements* du développement, sont ceux dans lesquels, à partir d'une époque plus ou moins précoce des âges embryonnaire et fœtal, des organes volumineux, relativement aux autres du nouvel être, ne grandissent plus aussi vite qu'ils l'avaient fait jusque-là, mais pourtant sans cesser absolument de se *développer*. Ceux qui les avoisinent au contraire continuant à croître régulièrement, ou plus ou moins vite qu'avant, durant le reste de la vie intra et extra-utérine, l'emportent graduellement sur les premiers à un degré plus ou moins prononcé, sans qu'on doive dire plus que les uns se sont *atrophiés* et que les autres au contraire se sont *hypertrophiés*.

C'est ce dont diverses parties de l'encéphale, les oreilles moyenne et interne, l'œil, l'organe de Rosenmüller, le clitoris comparativement au pénis, etc., donnent des exemples frappants, sans que là non plus qu'ailleurs il y ait rien qui soit une *réduction* ou *développement régressif* ou *rétrograde*.

Or toutes ces variations sans nombre de formes et de dimensions se voient à chaque instant dans l'embryon et l'adulte sains ou malades ; elles ne peuvent être saisies qu'autant qu'on tient compte de la manière dont la nutrition ou rénovation moléculaire incessante permet que des principes nouveaux s'ajoutent aux autres, ou s'en séparent et disparaissent au sein de la substance même des unités organiques.

Ce n'est, d'autre part, qu'en se reportant à la fois à ces données et à l'examen des manières dont naissent les éléments anatomiques, qu'on voit comment ont lieu ces variations de formes et de dimensions absolues et relatives si souvent observées sur les organes mêmes, tant intérieurs qu'extérieurs, etc. Ici en effet, souvent, lors de l'apparition d'un système, ses parties similaires, énormes d'abord, sont relativement petites plus tard ; non pas qu'il y ait cessation ou arrêt de développement comme on le dit souvent et encore moins atrophie, mais uniquement parce que leur développement s'est ralenti, pendant que celui des autres systèmes continuait comme avant ou devenait plus rapide.

Les exemples précédents montrent que l'*hypertrophie*, qu'il faut se garder de confondre avec l'*hypergenèse* (*voy.* GÉNÉRATION, p. 454 et 466), est un fait moins commun que l'*arrêt de développement*, car on ne saurait appeler hypertrophie le cas de l'arrivée des ovules, des épithéliums mammaires, des fibres-cellules utérines, etc., à cet état d'accroissement normal qui seul les rend aptes à être fécondables pour les uns, à accomplir la sécrétion lactée pour les autres, etc..

Les cylindres-axes des cellules des ganglions rachidiens dès leur genèse (*voy.* FIBRE) touchent les cellules superficielles du mésoderme, alors très-proches de ces cellules ganglionnaires; cellules du mésoderme qui, plus tard, prendront part à la constitution du pied, de la main, etc. Le fait de l'allongement énorme de ces cylindres-axes, de la production de leur myéline et de leur gaîne, sans que jamais ils aient été séparés des éléments contre lesquels ils se terminent chez l'adulte, est encore un cas de *développement* régulier et non d'hypertrophie (*voy.* SYSTÈMES).

Même remarque pour le fait du *ligament fibreux* succédant au canal veineux (*voy.* FOIE, p. 561), canal qui, loin de s'atrophier en s'oblitérant, devient plus volumineux qu'il n'était lorsqu'il était perméable.

Des phénomènes évolutifs de ce genre et la génération après la naissance d'organes qui n'existaient pas pendant la vie intra-utérine sont encore des faits à citer qui ne sont pas de l'hypertrophie.

Tel est spécialement le cas de la *rétraction des vaisseaux* ou conduits qui aboutissent à l'ombilic après que leur portion extra-abdominale, ayant cessé de vivre, s'est détachée de la portion intra-abdominale, au niveau même de l'anneau ombilical. Ce retrait s'opère de haut en bas pour les deux artères et le cordon de l'ouraque, de bas en haut pour la veine. Cette rétraction est telle que le bout des artères, primitivement engagé dans l'ombilic et décrit comme y restant attaché, s'en écarte dès leur section, avant leur complète cicatrisation (*voy.* GÉNÉRATION, p. 438), puis se trouve plus tard sur les côtés de la vessie, plus haut ou plus bas que son sommet, au-dessous, au-dessus ou au niveau de l'arcade pubienne, à une distance de l'ombilic qui varie, suivant les sujets et suivant les âges, de 5 à 14 centimètres. Aux tuniques adventices des artères et de la veine qui convergeaient vers l'ombilic succèdent autant de groupes de *ligaments filamenteux*, ramifiés et anastomosés, qui suivent d'une manière générale la même direction, mais qui sont bien plus riches en fibres élastiques que la tunique externe des artères et que celle de la veine ombilicale d'autre part. Ce n'est qu'après la cicatrisation suivie de l'oblitération graduelle du canal vasculaire de haut en bas pour les artères, de bas en haut pour la veine, que le bout des vaisseaux devient peu à peu conique, effilé.

La rétraction porte sur les tuniques moyenne et interne des vaisseaux, et non sur la tunique adventice, qui reste adhérente à l'ombilic et perméable pendant quelque temps.

Au commencement de la rétraction, du sang s'épanche dans la cavité de cette gaîne par le bout rétracté et non encore oblitéré des vaisseaux; ce sang la remplit plus ou moins et empiète même un peu sur l'extrémité des artères. On trouve la fibrine et les globules du caillot à diverses phases de résorption, selon la date de leur épanchement. On trouve aussi de très-bonne heure de la matière colorante du sang à l'état de granulations microscopiques et des granules graisseux qui sont interposés aux fibres de la face interne de cette tunique et qui la colorent.

Au bout des artères se voient ainsi deux cordons mous colorés en rouge brun, en noir brun ou violacé, gagnant l'ombilic en convergeant vers lui. Quelquefois ces deux cordons se réunissent sur la ligne médiane avant d'atteindre l'ombilic, et de leur point de réunion un seul cordon mou, coloré comme les deux autres, long de 1 à 2 centimètres, plus ou moins, remonte sur la ligne médiane jusqu'à l'anneau ombilical.

A l'âge d'un an et plus, on trouve encore chez quelques sujets le mince ligament que forme la tunique adventice de la veine, et surtout des artères, encore coloré en noir bleuâtre ou brunâtre par de la matière colorante du sang interposée à ses fibres et encore accompagnée ou non de granules graisseux.

Dans quelques cas évidemment morbides, mais sur lesquels les détails cliniques me manquent, on trouve dans la gaîne celluleuse des enfants de quinze à vingt-cinq jours, immédiatement au-dessus du bout de l'artère rétractée :

1° Soit un caillot mou, gelée de groseille, rendant parfois la celluleuse distendue plus grosse que l'artère rétractée ;

2° Soit un caillot diffluent, à cet état particulier d'altération de la fibrine et des globules rouges accompagnés de globules blancs, dit à tort fonte purulente des caillots (voy. *Chimie anatomique*. Paris, 1853, in-8°, t. III, p. 263, et PLASMINE) ;

3° Soit du pus véritable (*voy.* OMBILIC).

Cette rétraction a lieu en raison de l'élasticité propre des tuniques des conduits dont a cessé la continuité avec des organes extérieurs, puis proportionnellement tant à la dilatation des parois ventrales qu'à leur agrandissement proprement dit, pendant au contraire que les tuniques précédentes se développent moins, bien qu'elles ne s'atrophient pas.

Aux tuniques adventices des artères et de la veine, qui convergeaient vers l'ombilic, succèdent autant de groupes de ligaments filamenteux, qui suivent d'une manière générale la même direction, mais plus riches en fibres élastiques que la tunique externe des artères et que celle des veines surtout.

Ces ligaments sont d'un blanc jaunâtre mat, qui tranche sur la couleur nacrée des aponévroses et sur la couleur gris-blanc des moignons artériels et veineux. Ils prennent naissance à la surface de ceux-ci, sous forme de filaments aplatis qui rampent sur ces moignons dans une longueur de 2 à 4 centimètres, puis les dépassent et se dirigent au delà de leur bout jusqu'à l'ombilic. Ils sont formés aux deux tiers environ de fibres élastiques fréquemment anastomosées, qui leur donnent la teinte jaunâtre qui leur est propre. Le reste est formé de fibres lamineuses sans fibres-cellules.

Généralement les ligaments faisant suite aux deux artères se réunissent en un tronc commun sur la ligne médiane, ou un peu sur son côté, à quelques centimètres au dessous de l'ombilic; ce tronc commun gagne le bord inférieur de l'anneau ombilical et s'y insère en s'épanouissant. Souvent une ou plusieurs branches grêles continuent, en dehors des ligaments précédents, la direction occupée jadis par les artères, et se rendent directement à l'ombilic, sur les côtés duquel elles s'insèrent. Toujours un faisceau, plus ou moins volumineux (mais parfois très-petit), de l'un ou de l'autre de ces ligaments, traverse l'anneau ombilical, s'insère à la peau et la tient rétractée au fond de l'anneau en attirant ainsi dans cet orifice le tissu lamineux sous-cutané qui, à ce niveau, est plus dense, plus tenace qu'ailleurs. D'autres filaments plus fins, au-dessous de l'ombilic, établissent des anastomoses entre les précédents. Sur les sujets vigoureux, plusieurs faisceaux s'éparpillent en travers ou de haut en bas; ils s'épanouissent en filaments anastomosés, forment d'élégantes aréoles qui adhèrent et s'intriquent avec les fibres de l'aponévrose postérieure de la gaîne des muscles sterno-pubiens.

Quelquefois un des ligaments faisant suite à l'artère gagne l'anneau ombilical en conservant la direction qu'avait le vaisseau chez le fœtus, tandis que le ligament du côté opposé croise obliquement la ligne médiane pour se jeter à angle obtus ou aigu sur le premier. Alors, tantôt les artérioles et des veinules seulement, avec des traînées de tissu adipeux, parcourent jusqu'auprès de l'ombilic la direction que suivait jadis l'artère de ce côté; tantôt, en outre, ces parties sont accompagnées d'un faisceau ligamenteux très-grêle partant du moignon artériel ou du faisceau principal oblique, mais sans croiser comme lui la ligne médiane.

Les fragments qui font suite aux moignons artériels se rendent quelquefois, chacun de son côté, directement à l'ombilic, en suivant, sans se réunir sur la ligne médiane, la direction des artères ombilicales du fœtus. Cette disposition anatomique, qui rappelle le plus la disposition primitive de ces organes et qui semblerait devoir être la plus commune, est au contraire la plus rare, après le fait anormal de l'insertion à l'ombilic des artères non rétractées, mais oblitérées. Je l'ai trouvée une seule fois chez l'adulte et une fois chez un enfant d'un an.

Le ligament fibreux qui fait suite à l'ouraque se perd quelquefois en s'effilant à la surface postérieure de la ligne blanche, sans avoir de relation avec les autres filaments. Ailleurs, il monte en entier, subdivisé ou non, sur la ligne mé-diane, et se joint aux deux ligaments artériels vers leur angle de réunion, plus bas que l'ombilic. D'autres fois, il se jette latéralement sur l'un des deux liga-ments artériels avant leur réunion sur la ligne médiane; mais alors une ou plusieurs de ses branches vont joindre le ligament qui fait suite à la veine ombilicale. Le plus souvent, enfin, il ne fait que communiquer par un ou deux minces filaments avec les ligaments des artères, et se continue, en cordon simple ou subdivisé, avec un ou deux faisceaux principaux du ligament de la veine ombilicale. Dans tous les cas, il ne s'insère pas directement à l'anneau om-bilical, et, lors même que les deux ligaments faisant suite aux moignons artériels vont directement à l'anneau, il s'unit à eux avant de prendre ses insertions.

Le ligament qui est au bout de la veine ombilicale se subdivise souvent en deux faisceaux qui passent derrière ou sur les côtés de l'anneau ombilical sans lui adhérer; ils vont se joindre aux ligaments ou à leurs subdivisions faisant suite aux artères, si l'ouraque est sans connexions avec eux. Ordinairement ils vont se continuer directement avec le cordon ouracal entier, ou avec ses branches, s'il est divisé. Si le ligament inséré au moignon de la veine ombilicale est subdivisé en plus de deux filaments, il en est qui vont se jeter sur les ligaments artériels, ou encore on en voit un ou deux aller s'insérer en s'épanouissant sur les côtés de l'anneau ombilical, mais non à sa demi-circonférence inférieure, ni à la supérieure. Dans tous les cas c'est surtout avec le ligament ouracal, et secondairement avec ceux des artères vers leur insertion, que sont en connexion dans le système ligamenteux ombilical les cordons fibreux et élastique qui font suite au moignon de la veine, et non avec le bord inférieur, ni avec le fond de l'anneau ombilical.

Ce système ligamenteux, dont les anatomistes négligent la description, joue,

avec le *fascia umbilicalis*, un rôle important dans la conformation et les qualités de résistance des parois abdominales antérieures.

Des artérioles et des veinules venant de la face antérieure de la vessie accompagnent ces ligaments et vont s'inoculer avec des artérioles et des veinules
accompagnant la veine ombilicale oblitérée dans la *faux de la veine ombilicale*.
Les uns et les autres s'anastomosent avec les vaisseaux épigastriques et les
mammaires internes en traversant des orifices propres de la gaîne aponévro-
tique sterno-pubienne. Par leur ensemble, entre cette gaîne et le péritoine, ces
divers organes constituent sur l'adulte un véritable système ligamenteux secondaire qui n'existait pas encore lors de la chute du cordon, système auquel se
rattache le *fascia umbilicalis* des chirurgiens, lorsqu'il se développe, avec
parfois des replis péritonéaux et des lobules adipeux correspondants (*voy.* OMBI-
LICAL et Ch. Robin, *Sur la rétraction et l'inflammation des vaisseaux ombi-
licaux et sur le système ligamenteux qui leur succède*, in *Mém. de l'Acad. de
méd*. Paris, 1860, in-4°, t. XXIV, p. 391, et planches, et aussi *Comptes rend.
et Mém. de la Société de biologie*, 1858, p. 107).

Revenons actuellement aux cas particuliers encore plus spéciaux du développement.

L'*hypertrophie* n'est en fait que ce cas particulier du développement en
général, de la croissance en particulier, dans lequel l'élément, le tissu,
l'organe, etc., après avoir atteint une certaine moyenne normale d'accroissement,
au lieu de rester à ce point, par égalité d'assimilation et de désassimilation,
celle-ci diminuant d'activité ou la première au contraire continuant à prédomi-
ner, la masse de l'élément, du tissu, de l'organe, etc., dépasse plus ou moins
cette moyenne, avec ou sans modifications de consistance, de structure intime,
de formes surtout, etc. Il y a ici non pas nutrition exagérée, à proprement
parler, comme l'indique l'étymologie du mot, mais excès de l'*assimilation*,
relativement à la désassimilation, que ce soit par augmentation réelle de la
première, ou au contraire que, restant ce qu'elle était, ce soit la désassimilation
qui devienne moindre qu'elle ne devrait être normalement; il y a souvent en
même temps excès de la production génétique intime dans les cellules, de
granulations, etc.

Lorsqu'il s'agit non des cellules, mais des parties complexes de l'organisme,
tissus, organes et appareils, il importe de distinguer les cas dont nous avons
parlé et autres dans lesquels l'augmentation excessive, normale ou pathologique
de masse, est due soit seulement à l'*hypertrophie* des éléments; soit au contraire à l'exagération de leur nombre ou *hypergenèse*, leur volume restant normal ou même au-dessous de la moyenne; ou encore est due à la fois à l'hypertrophie de ceux qui avaient eu leur volume naturel jusque-là et aussi à
l'hypergenèse ou production nouvelle anormale d'éléments semblables à tels ou
tels de ceux du tissu examiné.

Il n'est presque pas de développement d'un élément, d'un tissu, d'un
organe, etc., qui ne s'accompagne, comme nous l'avons dit, de quelque *changement de forme*, de *métamorphose*, en prenant ce terme dans son sens étymologique. Il n'en est guère non plus qui ne s'accompagne de *transformations*,
c'est-à-dire, aussi dans le sens étymologique du mot, de *formations* qui comme
complication structurale conduisent la partie de l'organisme examinée au delà
de ce qu'elle était avant, par suite des réalisations génétiques dans l'intimité

même de chacune de ces parties, dont il a été question plusieurs fois déjà (p. 460). Mais on réserve plus particulièrement le nom de *métamorphose* à ce cas du développement, restreint à quelques animaux (insectes, quelques arachnides, crustacés, mollusques, vers et végétaux), caractérisé par l'abandon, chute ou mue, une ou plusieurs fois après la sortie de l'œuf, de certains organes, comme conséquence de la génération et de l'accroissement d'autres organes nouveaux, mais homologues, plus grands, plus complets et finissant par être permanents; ce qui caractérise l'état parfait (*voy.* MÉTAMORPHOSE) ou de reproduction par des ovules et des spermatozoïdes (*voy.* SEXE).

Comme on le voit, dans les *métamorphoses* il n'y a pas simplement changements de formes; ces derniers ne sont eux-mêmes qu'une conséquence de modifications graduelles génétiques intimes, de l'apparition d'organes qui n'existaient pas encore et de l'accroissement de ceux qui existaient déjà, de générations successives d'organes nouveaux (*voy.* GÉNÉRATION, p. 415 et suiv.), formations conduisant l'organisme, comme complexité et perfection, au delà de ce qu'il était avant, avec, en chaque cas, une constance remarquable dans le maintien des formes (p. 471).

En d'autres termes, la *métamorphose* a lieu avec *transformation*, mais celle-ci n'est pas une *transmutation*, ni une *transsubstantiation;* transsubstantiation qui est au contraire réelle dans ce que les chimistes appellent métamorphose ou transformation chimique (*voy.* p. 485).

Il importe ici tout particulièrement de spécifier que les organes qui en naissant et se développant conduisent l'animal de l'*état d'œuf* jusqu'à l'*état parfait* en passant par les phases, formes et structures de plus en plus complexes de *larve* et de *nymphe*, sont des organes principalement mésodermiques et accessoirement endodermiques et ectodermiques. Les organes qui tombent et sont abandonnés à chaque mue sont au contraire purement ectodermiques (*voy.* GÉNÉRATION, p. 413 à 417, et ORGANES, p. 492 à 498), sans que, dans ce qui est ainsi rejeté, il y ait jamais rien de comparable à un *excrément* quelconque (*voy.* GÉNÉRATION, p. 420), tant aux excréments qui sont un *résidu* des aliments ingérés et des sécrétions liquéfiantes ou digestives (*fèces*), qu'à ceux qui se composent d'un mélange de principes formés par désassimilation, la sueur et l'urine (*voy.* ORGANES, p. 428).

Notons ici que les *mues* amenant les changements de *livrée* des oiseaux, de *pelage* de certains jeunes mammifères, peuvent à plus d'un point de vue être considérées comme des *métamorphoses* dans lesquelles il n'y a de remplacé, avec changements évolutifs de grandeur, de structure, de couleur, etc., dans les organes de remplacement, comparativement aux antécédents, que des parties (plumes, poils) d'origine ectodermique directe (*voy.* GÉNÉRATION, p. 415). On sait en outre que le tissu de tout organe de cette provenance, et même endodermique, n'est à des degrés divers, digestif (et nutritif par suite), que très-incomplétement ou même ne l'est pas du tout, tandis qu'il n'y a de pleinement digestible et plus ou moins rapidement, que ce qui est d'origine mésodermique. Il y a là un fait physiologique de plus pour montrer de quelle importance est la détermination de la provenance embryogénique des organes.

Les phases de la *métamorphose* ou *transformation*, librement, hors de l'œuf à l'air libre, de larves et nymphes en chrysalides, sont, au point de vue de l'apparition successive, des organes profonds, permanents, et, sous celui de la constance de la réapparition des mêmes phases génétiques à chaque reproduction, sont, disons-nous, comparables entièrement à ce qui a lieu lors de la génération et du développement de l'*embryon* dans l'œuf de nombre d'invertébrés, des vertébrés ovipares et des mammifères; mais les chutes et les remplacements ou *mues* des organes ectodermiques précédents, dont la présence rend possible la vie indépendante des embryons d'animaux articulés, etc., établissent ici entre eux et ceux des vertébrés, etc., des différences tranchées (*voy.* Génération, p. 396-397).

De même qu'à l'état d'embryon, de fœtus, de nouveau-né, l'individu dans l'œuf et l'utérus reste poisson, batracien, reptile, oiseau ou mammifère, de telle ou telle *espèce*, les chenilles et les chrysalides sont des papillons de telle ou telle espèce, sous tel ou tel de ces états ; les acariens hexapodes et leurs nymphes octopodes, sans organes sexuels extérieurs, sont dans le même cas, comme arachnides, et ainsi des autres. Les chenilles et les chrysalides, les acariens à l'état de larves hexapodes et de nymphes leur succédant, sont déjà les uns mâles, les autres femelles; comme les vertébrés aux états embryonnaire et fœtal, ils ont déjà leurs testicules, ovaires, spermiductes et oviductes aboutissant à la surface du *derme*, développés proportionnellement au reste du corps, ou mieux à ce qu'ils sont sur les autres animaux arrivés à des périodes correspondantes de la vie. Seulement les organes sexuels extérieurs, principalement ectodermiques, eccellulaires, chitineux, en un mot, manquent à cet âge sur l'enveloppe extérieure qui va tomber avec la dernière mue. C'est dans le temps qui s'écoule entre l'avant-dernière et la dernière de celles-ci que naît ce que ces organes ont d'ectodermique et surtout de chitineux, puis se trouve mis en évidence, avec structure plus ou moins complexe, d'où l'apparition de cet état parfait, dont le tégument chitineux ne tombe plus.

De la variation des espèces comme cas particulier du développement. La *variabilité des espèces*, c'est-à-dire les modifications de certains individus dans chacune des collections formées du rapprochement d'organismes semblables anatomiquement et doués physiologiquement de l'interfécondité, est un des résultats des plus importants du développement.

Dans toute collection d'individus réputés semblables, ces derniers sont variables d'autant de manières différentes qu'il y a de milieux naturels dans lesquels ils peuvent se trouver, ou artificiels, dans lesquels l'homme les place et se place lui-même, permettant une certaine durée de leur vie et de leur reproduction. Ces variétés se comptent par plusieurs dizaines et centaines sur les chevaux, les bovidés, ovidés, capridés, gallinacés, pigeons, sur les plantes de la famille des Graminées, des Rosacées, des Légumineuses, des Crucifères, etc., en partant d'une seule espèce naturelle originelle, sans parler des cas où des métissages sont intervenus et interviennent encore, comme pour les chiens d'une part, les blés de l'autre, etc., etc. Qu'il s'agisse d'animaux ou de plantes, quelque nombreuses et étendues que soient d'un individu à l'autre les différences obtenues, rendues temporairement stables par l'élevage ou la culture, elles disparaissent au bout de peu de générations, dès que cette vie et cette reproduction se passent dans un milieu différent.

Toutes ces variations sont le résultat d'autant d'*arrêts de développement* d'une part, comme dans les cas des vaches sans cornes et des chiens sans queue, d'*excès de développement* ou *hypertrophie normale* d'autre part, comme dans le cas des moutons à grosse queue, des bœufs à grandes cornes, des pigeons à queue de Paon, etc., etc., sans parler des cas de *multiplication des organes* ou d'*hypergenèse normale*, comme pour les moutons à quatre cornes, les chiens et les poules sexdigités, les poules et les pigeons pattus, etc., etc.

Il n'y a pas lieu de parler ici des variations, bien plus nombreuses encore, dérivant de modifications de la structure intime, et par suite de la couleur, de la consistance en même temps que des dimensions relatives aux produits cutanés ou d'origine ectodermique, les poils, les plumes, les ongles, etc., de nombre de mammifères et d'oiseaux surtout.

Et de même sur les plantes lorsqu'on étudie le fruit, les étamines, le périanthe, ses annexes, les feuilles, les stipules, les poils, etc.

Les *arrêts de développement* d'un côté et les *excès* de l'autre, avec les modifications structurales intimes obtenues, portant sur la couleur, la consistance, etc., établissent dans les cas précédents des différences extérieures entre les variétés, bien plus prononcées que celles qui existent entre beaucoup d'espèces naturelles vivant à l'état sauvage, telles que le Zèbre et le Daw, le Mouflon et le Chamois, le Lièvre et le Lapin, les diverses espèces de Grives, etc. Telles sont les variétés de mouton à quatre cornes et sans cornes comparativement au mouton ordinaire, et de même pour les vaches sans corne, pour nombre de pigeons quant à la queue, au bec, etc., etc. Mais non-seulement ici les caractères essentiels des systèmes nerveux, musculaire, osseux, digestif, reproducteurs, restent tels que dans l'espèce originelle, mais encore, les arrêts et excès de développement artificiellement ou accidentellement obtenus sont des plus instables, comparativement à la stabilité des dispositions organiques fondamentales ou caractères spécifiques naturels. Dès que les variétés obtenues rentrent dans le milieu où était le type originel, dès que les soins d'élevage et de culture dus à l'homme disparaissent, il y a retour de l'animal ou de la plante à l'état d'origine ou sauvage; lorsqu'il s'agit de l'homme civilisé lui-même, les arrêts et les excès de développement anatomiques et physiologiques cessent graduellement et l'organisme revient à ce qu'il était au point de départ. Là est le fait secondaire du développement qui prend le nom de *réversion;* l'*atavisme* ou reproduction héréditaire des caractères d'un ancêtre plus ou moins éloigné est un cas génétique particulier qui donne des résultats analogues à ceux de la réversion soit dès la naissance, soit après un certain degré de croissance.

On ne peut terminer ce sujet sans noter que : 1° les relations du développement avec la nutrition comme condition d'existence et avec la génération d'autre part qui est subordonnée au premier sans en être une conséquence; 2° que la détermination de la nature des phénomènes physiologiques qui sont des cas particuliers, tant naturels qu'accidentels et morbides du développement, malgré l'importance du sujet, sont laissées de côté par les physiologistes et les médecins ou considérées comme autant de conséquences de la nutrilité par les uns, de la natalité par les autres. Il est manifestement peu d'erreurs plus grandes que celle des physiologistes, qui rangent, par exemple, dans ce qu'ils appellent les *procédés de l'accroissement* et du développement, la *segmentation* du vitellus fécondé, la *gemmation*, etc. Nous avons déjà dit que l'individualisation en *unités* organiques, par scission, gemmation, etc., d'un élément anatomique qui s'est déjà développé, est autre chose que du *développement* (*voy.* GÉNÉRATION, p. 356, 361, etc.), bien que cette multiplication des individualités élémentaires concoure à l'augmentation de la masse et de la complication structurale de l'être pluri-cellulaire qui en est le siége.

Déjà pourtant Charles Bonnet, Lamarck et surtout Auguste Comte (1835) avaient nettement établi les distinctions caractéristiques existant entre la nutrition, le développement et la reproduction.

§ IV. DE L'ÉVOLUTION, DE LA TRANSMUTATION ET DE LA TRANSSUBSTANTIATION. Pour les fondateurs de la *théorie de l'évolution* au siècle dernier, les organes du nouvel être qui résulte de la fécondation, dit alors de la procréation, étaient supposés préexistant à cet acte; ce dernier n'aurait fait que leur donner une vie plus active, que leur communiquer assez d'énergie pour qu'ils puissent croître rapidement, se manifester à nos sens, devenir évidents et parcourir les phases de leur nouvelle existence, ce qui pour eux caractérisait l'*évolution*, c'est-à-dire le déroulement défini ou non de choses existantes déjà.

Étymologiquement *évolution* est synonyme du mot développement, comme si l'agrandissement, la croissance, n'était qu'un déroulement d'une chose préexistante, mais cachée, abstraction étant faite par ceux qui usent de ce terme des phénomènes génétiques intimes indiqués plus haut, alors inconnus (p. 469).

C'est à cette définition originelle de l'*évolution* que répondent les faits observés dans l'étude des variations des espèces. Lorsque débutent les variations des individus de chaque espèce, en effet, les organes sont déjà nés, déjà existants, préexistant, en un mot, aux modifications diverses plus ou moins grandes dont ils deviennent le siége corrélativement à la nature du milieu dans lequel ils sont placés; le fait a lieu ici sans perte d'organes anciens remplacés par d'autres nouveaux, comparativement à ce qui est dans la *métamorphose* ou transformation; il a lieu aussi sans addition d'organes qui n'existaient pas, comme cela est au contraire dans le cas de la transmutation de *specie in speciem*, en exceptant toutefois ici les faits cités soit d'hypergenèse des cornes, etc., soit de leur *agenèse;* il n'y a là, en un mot, rien de comparable à ce que seraient les choses, si on constatait le fait de la genèse des follicules plumeux et des plumes sous l'ectoderme purement épidermique des Reptiles ou celui de l'apparition des ostéoblastes et de l'os s'ajoutant aux tissus des Ascidies ou des Mollusques. En effet dans le passage de l'état d'invertébré à celui de vertébré, il ne peut être question d'une simple conversion du derme en follicules pileux et plumeux et en glandes sébacées, ni de l'épiderme en poils, c'est-à-dire conversion d'une chose en une autre.

Les anciens auteurs de chimie et de médecine déterminaient déjà nettement que toute conversion d'une chose en une autre (*transmutatio*) est une action moléculaire, qu'elle s'opère *in prima materia*. Elle domine la *dégénérescence* (νόθευσις, νοθεία) ou changement de genre d'un organe, d'une humeur (*quando res quædam a pristina sua indole e natura recedit et mutatur in deteriorem*). Elle diffère de l'*épigénème*, qui est l'apparition, la naissance d'une chose, d'un organe qui n'existait pas, à côté d'un autre qui préexistait (*quod fit per additionem partis post partem*). Ils distinguent la *transmutation* de la *métamorphose*, qui est l'arrivée d'un organe ou d'un animal à une forme et à une grandeur autres que celles qu'ils avaient, par suite de leur développement. Ils la distinguent aussi de la *transformation des organes* et autres parties de l'organisme, c'est-à-dire de la formation de ceux-ci au delà ou en dehors de ce qui caractérise leur constitution habituelle survenant dans des conditions contre nature.

C'est particulièrement pour avoir confondu les phénomènes du développement d'une chose déjà née, soit avec ceux de la naissance de cet objet, soit avec ceux de sa nutrition, que quelques médecins donnent aux mots *dégénérescence, métamorphose* et *transformation,* le sens de *transmutation* (*quod mutatur de specie in speciem*), et que quelques anatomistes ont été conduits à admettre la transmutation d'une espèce d'élément anatomique en une autre dans divers cas où il n'y a qu'une simple évolution de ces parties. La variabilité des espèces, entre telles ou telles limites, que l'observation détermine pour chacune d'elles, ne prouve pas leur transmutation.

Dans l'ordre pathologique Wetter et Burdach appelaient *transsubstantiation* le fait morbide dans lequel les parties constituantes d'un tissu ayant été résorbées sont remplacées par des parties d'une autre espèce qui se substituent à l'organe formé par ce tissu. Ils la divisent : 1° en *régressive,* pour le cas où il y a seulement ramollissement du tissu qui préexistait, ou encore remplacement d'un tissu spécial, comme le musculaire par un autre qui a des caractères plus généraux, comme le tissu adipeux; 2° en *progressive,* pour le cas où un tissu mou devient plus dur, pour le cas encore où un tissu plus général, comme le cellulaire, est remplacé par un tissu spécial, comme le cartilagineux, etc. (*voy.* p. 481 et DÉGÉNÉRATION et RÉGRESSION).

§ V. DU DÉVELOPPEMENT DE L'ENSEMBLE, DE L'ÉCONOMIE, DES ORGANISMES ET DE LEURS PARTIES. Les êtres organisés présentent deux ordres de faits généraux se rapportant à leur développement tel qu'il a été défini (p. 459-460), phénomènes d'ordre dynamique pouvant être suivis sans discontinuité; et de même que dans la nutrition il y a l'assimilation et la désassimilation, dans le développement il y a l'augmentation de la masse de la matière ou croissance et sa réalisation génétique en particules ou modifications intimes de la structure :

1° Ce sont d'abord les phénomènes qui concernent le propre développement individuel de l'ensemble, du tout, en tant qu'organisme à vie indépendante, puis ce qui regarde le développement des parties de divers ordres qui les constituent;

2° Viennent ensuite les phénomènes qui concernent le développement social de l'homme, des sociétés et des animaux dont les aptitudes intellectuelles permettent qu'ils prennent part au développement en se prêtant à la domestication. Nous n'avons pas à nous occuper ici de ce qui a rapport aux faits précédents, si ce n'est qu'ils ont le développement individuel pour condition d'existence, pour point de départ.

Dans l'un et l'autre de ces cas il s'agit d'un phénomène qui peut être suivi sans discontinuité, soit qu'il concerne le corps social d'une part, soit qu'il regarde chaque organisme individuellement d'autre part, sur qui le phénomène plus ou moins rapide selon les parties de la courbe qu'il trace sans qu'elle présente de points singuliers n'est interrompu que par la mort.

Il s'agit ici de mouvements moléculaires continus, phénomènes d'ordres dynamiques intimes dont les formes diverses de la croissance sont les résultantes, les manifestations extérieures plus ou moins rapides. Tout état de l'être ou de ses parties qui en sont le siège représente une *descendance,* une conséquence directe de l'état antécédent, à quelque moment de son existence qu'on l'arrête.

Le développement serait ici un simple déroulement, une *évolution* dans le sens donné à ce mot par ceux qui l'ont introduit dans la science, si aux apports moléculaires assimilateurs ne s'ajoutaient les particularités génétiques intimes qui l'accompagnent (p. 469), dont les principales donnent à l'embryon les structures et les formes caractérisant les phases de sa génération, qui toutes peuvent être suivies sans interruption soit sur le même individu, soit au moins sur divers individus de la même espèce successivement (*voy.* ORGANES, p. 527).

Sous le rapport statique, et non plus physiologique, tant anatomique proprement dit que zoologique, on constate une complication organique croissante ou décroissante par gradation ou dégradation suivant le point de vue auquel on se place (*voy.* ORGANES, p. 531). Comme ici il ne s'agit plus d'un phénomène, mais d'objets distincts et séparés, ces derniers se rangent ou se classent par *degrés* suivant cette complication sur une ligne brisée, non plus sur une courbe sans interruption, mais qui présente autant de points singuliers qu'il y a d'objets ou de degrés s'élevant comme *branches* et *rameaux* (Lamarck) sur la *ligne fictive* supposée continue où le classement les dispose, en tant qu'artifice logique destiné à faciliter la rémémoration de la totalité des faits d'ensemble et de détail.

En *premier lieu*, tout organisme individuellement considéré, à compter de son état unicellulaire parmi ceux qui sont multicellulaires (ovule fécondé à l'état dit *monérien ; voy.* ORGANES, p. 527), est ou a été composé de *cellules*, disposées en *tissus*, distribuées en *systèmes*, qui forment les *organes*, associés en *appareils* dont l'ensemble compose le *tout* ou individu organisé à existence indépendante (*voy.* ORGANES, p. 460)

Il s'agit ici, comme on le voit, d'un classement non d'organismes, mais de leurs parties constituantes, distinctes, dont la seconde renfermant la première, et ainsi des autres, est par conséquent d'une organisation plus compliquée, sans en être une descendance, une dérivation ou provenance substantielle directe.

En *deuxième lieu* les organismes, tant unicellulaires que pluricellulaires, vivant dans l'espace terrestre actuel, constituent autant d'individualités à vie indépendante, ou termes distincts plus ou moins éloignés ou rapprochés, si l'on veut, les uns des autres, par la complexité de leur organisation, qui les fait classer ou ranger aussi par degrés, branches ou rameaux, sur une ligne fictive supposée continue.

Ceux qui sont unicellulaires comme l'ovule ne sont incontestablement ni des *oophytes* ni des *oozoaires* (*voy.* ORGANES, p. 480). Ceux qui sont pluricellulaires représentent plus ou moins exactement les uns des tissus, d'autres des systèmes, des organes et des appareils à existence indépendante, mais comme organismes ayant une vie libre. Toutefois, au point de vue de la manière dont on les trouve conformés dans la pleine liberté de leur vie, ils offrent des analogies plus tranchées sous le rapport de la complexité anatomique et des formes avec telles ou telles des phases de complication croissante qui se succèdent dans les embryons des vertébrés, etc., auxquels on peut supposer une vie indépendante. Mais en tous cas il est certain que les *protophytes* et les *protozoaires* n'ont jamais pour descendants des organismes multicellulaires, cœlentérés ou autres (*voy.* ORGANES, p. 480 et p. 486).

En *troisième lieu* vient la *série* par *gradation*, ou inversement par dégradation, dans laquelle les degrés sont occupés par les *organismes perdus*, c'est-à-dire ceux qui sont envisagés non plus dans l'espace terrestre, *mais dans le temps* déjà parcouru par notre globe (*voy.* ANIMAL). Les degrés de cette échelle des êtres correspondent à ceux de la précédente, mais sans jamais se superposer exactement à elle.

Quels que soient les organismes ou leurs parties constituantes occupant les degrés hiérarchiques des séries ou gradations précédentes, dans toutes trois ils représentent des individualités distinctes, ayant ou ayant eu chacune leur propre *développement* qui, sans être un simple déroulement ou évolution, peut se représenter par le tracé d'une courbe, sans interruption normalement ; cette courbe ne présente pas de *points singuliers*, alors que les degrés où siégent ces espèces dans l'ordre hiérarchique qu'elles occupent sont au contraire autant de points singuliers de la ligne fictive sur laquelle nous les disposons (p. 486) ; elles représentent autant de *constitutions anatomiques* distinctes, non des *consécutions physiologiques* comme cela est dans le cas précédent (p. 485).

Il est certain que l'observation n'a encore jamais montré un *protophyte* ni un *protozoaire* remplissant le rôle d'*oophyte* ni d'*oozoaire*, devenant plante et animal *pluricellulaires*, à la manière de ce que fait l'ovule végétal fécondé ou les spores qui arrivent à donner un embryon, puis une plante toujours *didermiques* (*voy*. ORGANE, p. 485) ; ce que fait aussi le vitellus animal fécondé conduisant à la production d'un amas de blastomères, puis de un, deux et trois feuillets blastodermiques donnant un cœlentéré ou autre animal (*voy*. ORGANE, p. 488), pouvant conduire enfin à un degré plus complexe encore d'organisation (*voy*. GÉNÉRATION, p. 405).

Il est certain que des invertébrés ou des vertébrés vivant d'une existence indépendante sous l'un des états qu'on suppose être un arrêt de développement à l'une des diverses phases que traverse l'embryon des mammifères (*voy*. ORGANES, p. 528) n'ont aussi jamais été trouvés en voie de passage à l'état d'organisme appartenant au degré plus élevé de constitution.

Il n'y a conséquemment dans la hiérarchie organique des plantes et des animaux vivants qu'une gradation, une succession même, si on veut, comme d'un individu à son antécédent immédiat, mais sans continuité substantielle, tant directe qu'indirecte par transmission de la substance du mâle à l'ovule à l'aide des spermatozoïdes (*voy*. FÉCONDATION, p. 357, et GÉNÉRATION, p. 337-340).

Ce n'est donc que par supposition, sans certitude, sans preuve donnée par l'observation, que le *germe amorphe de toute organisation* supposé par les auteurs de la *théorie de la descendance* est considéré comme ayant pu se trouver dans des conditions extérieures à lui, ou de milieu, pouvant l'avoir amené à se comporter *dans le temps* passé autrement que ne font *dans l'espace* terrestre actuel les protophytes et les protozoaires qui l'habitent.

Les faits montrent incontestablement les plantes et les animaux comme pouvant être rangés d'après leur organisation en une *série plus ou moins rameuse* (De Lamarck) ou gradation de termes plus ou moins écartés et sans continuité substantielle directe dans leur descendance ; mais il n'y a, dans la formule du transformisme (p. 491 à 493), que ce qu'on y met par hypothèse, toutes les fois que l'observation fait défaut, qui puisse lui faire prendre rang à côté de la science.

La suite des phases du développement individuel d'un vertébré ne donne plus une notion exacte de ce qu'a été *dans le temps* passé la succession des organismes, de l'ordre dans lequel ils se classent *dans l'espace* actuel d'après les degrés d'une complication anatomique et physiologique croissante, que la comparaison de tous les animaux vivants ne donne une idée nette de ce en quoi consiste l'arrivée d'un ovule fécondé à l'état d'embryon, de fœtus et d'être à vie indépendante (*voy*. GÉNÉRATION, p. 556 et 405). Et de même pour les plantes.

Faute de pouvoir suivre sur un même organisme tout le développement de chacun de ses éléments, tissus, etc., aussi bien le sien même depuis son début ovulaire jusqu'à sa mort, on est obligé naturellement de le faire sur un certain nombre d'individus de plus en plus âgés. Mais on ne saurait, sans arriver à des inexactitudes graves pour la physiologie et la pathologie, substituer à ce mode rationnel d'examen celui qui consisterait à décrire les cellules, tissus, etc., d'un embryon de mammifère d'un certain âge, d'après ce que montrent les parties homonymes d'un invertébré dont la constitution ne serait pas plus compliquée que ne l'est encore celle de l'embryon sus-indiqué. De même encore, bien que les mammifères passent par des phases embryonnaires qui les font ressembler alors aux poissons et aux batraciens adultes, quant aux formes, à un certain degré, et surtout quant à la constitution anatomique, on ne saurait substituer à l'étude de ces derniers animaux celle des mammifères arrivés aux phases embryonnaires ci-dessus, pas plus qu'on ne pourrait faire l'inverse.

Rien de plus différent que les résultats fournis par la comparaison de faits anatomiques ou zoologiques d'une part, par celle de données physiologiques d'autre part. Rien de plus grave que l'erreur consistant à confondre ces deux ordres de point de départ du raisonnement.

Le développement, phénomène continu d'une rapidité variable selon la durée de l'existence de chaque individu, peut même être si lent qu'il semble parfois avoir complétement cessé; mais c'est toujours sur la même économie qu'il a lieu; cet acte s'opère dans les conditions statiques qui restent de même ordre, sans interruption pendant toute sa durée, et c'est cette continuité dans les conditions statiques, comme dans le fait dynamique, qui caractérise le déroulement, l'évolution.

En comparant entr'eux, au contraire, soit les éléments anatomiques des tissus, etc., soit des organismes végétaux et animaux d'espèces différentes, à tel ou tel état donné dans la série des êtres et non plus dans la succession de leurs âges sur un même organisme, ce ne sont plus des phénomènes physiologiques ou d'ordre dynamique d'une évolution qu'on a sous les yeux; ce n'est qu'une série de temps d'arrêts de celle-ci, de termes distincts, plus complexes les uns que les autres, représentant des conditions statiques qui ne sont pas de même nature que les premiers termes; par suite les notions données par l'une de ces comparaisons ne sauraient remplacer celles de l'autre.

Si, en raison du peu de différences entre l'une et l'autre des parties d'un certain ordre d'un être, ou entre des organismes distincts comparés l'un à l'autre, et qui représentent ces termes, on peut, par une vue de l'esprit, exprimer leurs analogies à l'aide de formules dont les expressions se rapprochent de celles qui servent à décrire un phénomène continu; mais il importe d'éviter une confusion entre les deux ordres de notions différentes que ces mots servent à désigner. Dans le cas du développement d'un élément anatomique, par exemple, qui vient de naître, en effet, celui-ci ne cesse pas d'être lui-même à partir de ce point initial; dans son évolution, il trace en quelque sorte une courbe non interrompue; l'état adulte en marque le sommet, puis la mort, la chute ou la destruction de la cellule en est le point terminal. Les aberrations accidentelles ou morbides de formes, de volume et de structure, en sont autant de points singuliers.

On peut ainsi comparer l'un à l'autre, sur cette ligne continue, les points en nombre infini existant entre ses deux termes extrêmes. Les points singuliers que peut présenter parfois cette courbe évolutive sont les uns naturels ou téra-tologiques, les autres accidentels ou morbides. Ces déviations de la ligne courbe tracée par leur développement se comprennent d'autant plus aisément que les conditions de l'accomplissement de celui-ci sont complexes et se prêtent à de nombreuses variations.

Dans le cas de la comparaison des éléments anatomiques ou des tissus, etc., d'un animal à l'autre, à compter des plus simples de ces êtres pour arriver aux plus complexes, comme dernier terme comparatif, il ne s'agit plus d'une con-tinuité de phénomènes et de changements qui les décèlent. On a sous les yeux une série de termes ou points distincts, disposés en une certaine progression, et séparés les uns des autres, les uns plus, les autres moins : or, entre chacun de ces termes, pour établir une continuité, il faudrait en placer d'autres, c'est-à-dire des états anatomiques, en nombre infini, ce que l'étude réelle des êtres organisés ne permet pas de faire.

Pour quelque partie du corps que ce soit, ces changements graduels et suc-cessifs dans le temps ne reproduisent aucune des différences qu'on observe en comparant cette partie de l'un à l'autre des animaux tant perdus qu'existants, depuis celui où cette partie offre le plus de simplicité jusqu'à celui où elle est au plus haut degré de complexité. Cela revient à dire que la ligne courbe que l'on peut tracer, en la faisant passer par la suite des points de comparaison obtenus dans ce dernier cas, ne se superpose pas exactement à la courbe conti-nue que trace cette même partie du corps dans son développement, et cela en raison du nombre des points singuliers que donne la courbe qui passe par chaque espèce.

De même, les formules qui expriment ces deux ordres de notions distinctes, l'une de l'ordre statique, l'autre de l'ordre dynamique, ne se superposent pas, et l'une ne peut être remplacée par l'autre. On ne peut donc suppléer à l'étude du développement des éléments anatomiques, des tissus, etc., par la compa-raison des mêmes parties d'une espèce animale à une autre offrant une organi-sation plus simple. Réciproquement, l'un de ces deux ordres d'observations étant fait, bien qu'il facilite celui qu'il reste à exécuter, il ne peut exempter d'accom-plir celui-ci, chacun représentant à l'égard de l'autre un complément indispen-sable.

Ces remarques s'appliquent exactement aussi aux cas dans lesquels, connais-sant les éléments anatomiques, etc., à l'état normal, il reste à les comparer aux mêmes parties altérées.

Ce qui est modification morbide de celles-ci ne saurait être déterminé sans la connaissance de l'état sain, la pathologie n'étant qu'une des formes de la physiologie et de l'anatomie comparatives, celle dans laquelle les états acci-dentels des agents organiques et de leurs actes sont comparés aux mêmes choses déjà connues à l'état normal ; en d'autres termes, elle se constitue par la compa-raison de l'organisation d'un même être observée dans des conditions différentes.

En résumé, on a supposé que les éléments d'une même espèce restaient d'une manière permanente dans les organismes peu compliqués, à l'un des états qu'ils offrent temporairement sur l'embryon, le fœtus, ou dans le jeune âge des ani-maux supérieurs à ceux-ci par leur complication. Mais en réalité cette sorte d'arrêt naturel du développement des éléments anatomiques n'existe pas. On aurait pu croire qu'on pouvait éviter d'étudier la série des phases du dévelop-pement normal de chaque unité anatomique, et qu'il suffisait de considérer ces organismes élémentaires dans la série des êtres, c'est-à-dire qu'au lieu d'observer toutes les périodes de l'accroissement d'une fibre musculaire de l'homme on pouvait, par exemple, se contenter de l'étudier chez les Mollusques, les Articulés, puis dans les Poissons, et enfin sur les Oiseaux. Mais il est réellement impossible de trouver dans un animal invertébré adulte, quel qu'il soit, une fibre musculaire dont l'image se superpose exactement à l'une quelconque des phases embryonnaires de la fibre musculaire de l'homme ou de quelque autre mammifère.

Ainsi jamais l'étude d'une cellule faite dans les animaux inférieurs ne peut remplacer l'examen embryogénique de ce même élément sur l'homme ou sur tout autre mammifère. Cela revient à dire qu'on ne peut substituer à l'étude embryogénique des éléments, des tissus, etc., d'un organisme, l'examen des mêmes parties des animaux, et de ces êtres eux-mêmes considérés dans leur ensemble du plus simple au plus complexe. Ces deux ordres d'investigations doivent être suivis parallèlement, en quelque sorte, mais le premier ne peut remplacer le second. Toute cellule, à partir du moment de sa naissance, est, comme nous l'avons vu, continue en quelque sorte avec elle-même dans le temps, c'est-à-dire pendant toute sa vie, durant laquelle elle subit une succession de changements non interrompus. Or, pour qu'il fût possible de remplacer l'observation de ces changements par l'examen d'une série d'organismes différents, il faudrait qu'entre chacun de ces êtres il y eût une infinité d'animaux représentant l'infini des variétés qui se trouve entre deux points pris arbitrairement sur la courbe par laquelle on représente ce développement. Mais entre deux organismes, quelque voisins qu'ils soient, on ne peut pas placer une infinité d'être analogues, tandis que, lorsque nous suivons l'évolution d'une cellule épithéliale, d'une fibre élastique, etc., sur tel ou tel animal, nous avons d'une manière continue sous les yeux la même espèce d'individualité anatomique. Il est donc impossible, encore une fois, de remplacer l'examen direct de l'évolution d'un élément anatomique, etc., quelconque, par l'étude de ce même élément, etc., sur des êtres d'espèces diverses, depuis les plus simples, comme les Polypes et les Échinodermes, jusqu'aux plus complexes, comme les vertébrés.

Chaque cellule, etc., trace en quelque sorte une courbe évolutive pendant la durée de son existence, courbe dont le sommet représentant l'état adulte est atteint plus ou moins tôt par chaque espèce. Elle est telle que ce sommet est plus éloigné de son point de départ que de son extrémité terminale; en d'autres termes, il y a plus de différence entre une unité anatomique prise à l'époque de son apparition et le même élément à l'état adulte, qu'il n'y en a entre cet état adulte d'une part et le dernier degré de son état sénile.

Certaines modifications pathologiques de structure amènent seules des différences plus tranchées dans les conditions dites d'évolution aberrante et surtout de *superfétations morbides,* granuleuses ou autres. Mais, dans aucun cas, l'une quelconque des phases de cette évolution accidentelle ne reproduit l'une de celles du développement ascendant; l'élément ne revient jamais alors à l'un des états embryonnaires par lesquels il a passé, aucune des parties de la portion descendante de la courbe de l'existence n'en vient à être superposable à celle de sa portion ascendante, ni sous le rapport de la nature des changements, ni sous celui de la rapidité avec laquelle ils s'accomplissent (Ch. Robin, *De l'anatomie générale.* Paris, 1862, in-8°. *Des éléments anatomiques,* 1869, in-8°, et *Anatomie cellulaire,* 1873).

Des particularités précédentes proviennent les variétés secondaires, mais nombreuses, que présente la structure de certaines espèces de cellules d'un âge à l'autre ou d'une région à l'autre (*voy.* RÉGRESSION).

C'est surtout l'examen comparatif des éléments anatomiques : 1° aux périodes embryonnaires successives; 2° à l'état adulte normal; 3° à l'état morbide ou d'aberration, qui a permis de constater ces faits sans la connaissance desquels nulle interprétation pathologique ne sort de l'hypothèse.

Au siècle dernier des naturalistes, des médecins et des philosophes, de l'école de Charles Bonnet et autres, ont supposé qu'à la création de chaque espèce les germes de tous les individus venus et à venir dans la série des temps auraient été formés en même temps (*syngénésie*), préformés à toute apparition des descendants (*préformation* et *préexistence des germes*) et emboîtés les uns dans les autres (*théorie de l'emboîtement des germes*); soit en réalité, soit *en puissance*. L'apparition de nouveaux individus, la procréation des êtres n'aurait été que purement apparente. La fécondation n'aurait fait que les tirer de la torpeur où ils étaient plongés et leur communiquer assez d'énergie pour qu'ils puissent se développer et parcourir les phases d'une existence indépendante après évolution des organes préexistants, lesquels rompant leur enveloppe pour devenir manifestes contiendraient déjà, soit en matière, soit en puissance, les germes de toutes les autres successions d'êtres de cette espèce à venir (*théorie de l'évolution*).

Selon les uns les organismes auraient été contenus en germe dans l'ovaire (*ovisme*), dans le sperme suivant les autres (*spermatisme*). Dans l'un et l'autre cas ils auraient existé là en matière et en forme suivant les uns (*préformation et évolution proprement dite*); suivant les autres ils n'y auraient existé qu'en matière et la procréation leur aurait fait acquérir une forme (*théorie de la métamorphose* ou *transformation*).

Aucune de ces hypothèses, qui supprimaient en fait tout acte génétique proprement dit, n'a été vérifiée par l'observation (*voy.* GÉNÉRATION, p. 336).

Des auteurs modernes ont donné le nom de *Théorie de l'évolution* à l'hypothèse d'après laquelle l'introduction d'espèces animales de plus en plus nombreuses, perdues ou persistantes, ayant ou non laissé des traces, serait due au passage graduel insensible de ces organismes par des formes et des structures de plus en plus compliquées et variées, à chaque reproduction à partir du *germe amorphe de toute organisation*.

Quelles que soient les différences entre les êtres fossiles considérés comme antécédents ou ancêtres directs et ceux qui sont regardés comme leurs descendants, actuellement vivants, elles s'expliqueraient par la disparition totale, sans aucun reste, de tel et tel type ancestral, etc.

Les complications graduelles de forme et de structure par lesquelles, perdus totalement ou fossiles, ces organismes ont passé, chacun des êtres actuels les répéterait encore durant chaque génération individuelle, de manière à nous donner en peu de semaines ou de mois un exemple, une répétition de ce qui a eu lieu à la surface du globe à compter de l'apparition du *proto-organisme*.

La théorie de Lamarck, comme l'a spécifié A. Comte (1855), consistait déjà à considérer l'ensemble de la série zoologique, *rameuse et irrégulièrement graduée*, comme parfaitement analogue à la totalité du développement individuel, abstraction faite de la période de dépérissement sénile qu'on observe sur les animaux (*voy.* Organes, p. 526); à prendre aussi des données d'ordre statique (botaniques et zoologiques) alors connues, pour celles d'ordre dynamique (embryogénie) encore à peine ébauchées. C'est ce même paralogisme qui est commis par les continuateurs de Lamarck et qui rend scientifiquement inacceptable leur hypothèse, que ce soit le nom d'un savant éminent ou tout autre qu'on lui donne.

Du rapprochement de pièces, de termes anatomiques, ils font un *système* qui ne peut que rester .anatomique et zoologique et qui pourtant est donné comme étant du développement, c'est-à-dire de la physiologie.

C'est considérer là les conditions statiques du mouvement comme étant le mouvement lui-même.

Sans doute on peut dire pour le développement ou pour la digestion, la respiration, etc., ce qu'on a dit de la pensée, savoir que :

« La pensée étant un effet nécessaire d'un certain ordre d'organisation, dès que cet ordre se trouve établi, la pensée en dérive nécessairement. » (Bory de Saint-Vincent. Art. Matière du *Dict. class. d'hist. nat.* Paris, 1826, t. X, p. 249). Mais pour le *développement* des organismes plus encore que s'il s'agit d'une de leurs fonctions prise isolément rien de mieux prouvé que si l'anatomie est indispensable pour l'étude de la physiologie, une fois la première comme la seconde ne peut l'être sans l'observation même des actes, tant directe qu'éclairée par l'expérimentation.

La raison en est : 1° qu'il est toujours certaines conditions intrinsèques ou d'ordre organique dont on a omis de tenir compte ; 2° qu'il y a de plus les conditions d'action extérieures, extrinsèques ou de *milieu*, qui ne sont pas du domaine de l'anatomie, qui interviennent incessamment ici d'une manière un peu différente (*voy.* Biologie, p. 469, et Mésologie). Rien de plus évident que ce fait : 1° pour le cas des animaux perdus dont les parties molles ne sont connues que par ce qu'on sait de leurs relations avec le squelette sur les animaux vivants d'une part ; 2° pour celui des milieux dans lesquels ils ont vécu d'autre part (*voy.* Darwinisme, p. 747).

L'introduction des espèces nouvelles, bien qu'elle n'ait jamais été constatée par l'homme, est évidemment un phénomène régulier, naturel, qui n'a jamais été plus un miracle que la disparition des espèces qu'il a observée et qu'il observe encore.

Mais cette introduction n'est pas une simple *évolution* ou déroulement d'une chose préexistante, selon le sens donné historiquement et étymologiquement à ce mot, pas plus que n'est seulement de l'*évolution*, ni même du *développement* (p. 460), la succession des phases de la *génération* de tout nouvel être, à compter de l'instant de la fécondation (*voy.* Génération, p. 336 et suiv.). Il s'y trouve du développement, mais que précède la génération ou genèse des éléments, des tissus et des organes qui manquaient encore.

L'*évolution* est toujours et partout le déroulement, mouvement de ce qui est déjà, de ce qui est né, préformé à ce *développement*, ne fût-ce qu'un *germe amorphe*.

Or il n'y a pas que de l'évolution, du développement, du déroulement dans la génération de l'embryon et du fœtus, à tort dite encore l'*évolution*, le *développement fœtal*. Ce développement, cette évolution, sont partout précédés de genèse, de génération, d'apparition de parties qui quelques instants avant n'existaient pas et qui n'évoluent qu'après être nées. Dans ce qu'on appelle le *développement embryonnaire*, par un reste d'habitude depuis l'émission de l'hypothèse de la préformation ou de la préexistence des germes et de celle de l'*évolution*, il y a le développement, mais il y a de plus, comme nous l'avons dit, génération antécédente de ce qui évolue ; il y a une succession d'*épigenèses* marchant de front avec la croissance de ce qui est déjà né. En nombre de cas aussi la genèse de ce qui apparaît est précédée de la procréation, incarnation ou fécondation, c'est-à-dire de l'addition de la substance du mâle, par celle des spermatozoïdes au vitellus, au *germe amorphe* des évolutionnistes (*voy*. Fécondation).

Il y a dans la génération de l'embryon (*voy*. Génération, p. 342 et 405) une succession de formations d'éléments, tissus, etc., en plus que ce qui était, de *transformations*, en un mot, dans le sens de génération, au delà de ce qui était (p. 480-481).

Si donc toutes les espèces qui sont et ont été dérivent d'*un germe amorphe*, de deux, de trois ou plus, peu importe (*voy*. Organes, p. 526) ; si l'introduction d'espèces nouvelles ou de collections d'individus, sans interfécondation possible avec d'autres collections, ayant existence indépendante, en un mot, a eu lieu de la même manière que se produisent les phases correspondantes du développement ovulaire, mais liées les unes aux autres dans la génération du fœtus humain, etc., il y a eu là plus que de l'évolution ; il y a eu des *transformations*. L'emploi du terme *évolution*, *théorie de l'évolution*, est donc impropre ici ; c'est celui de *transformisme* qu'il faudrait adopter, en admettant qu'il signifie *formation* au delà de ce qui était et non simplement passage *d'une forme* à une autre.

Mais les modifications si grandes des pattes, des oreilles, des cornes, poils, plumes, etc. (p. 481), des os même de la voûte du crâne des poules qu'on obtient sur les animaux domestiques, sans faire cesser l'interfécondité, et si bien décrites par J. Geoffroy Saint-Hilaire, Darwin, etc., sont des exemples de *variabilité* contraires à la supposition d'une transmutation de *specie in speciem*, comme cause de l'introduction d'espèces nouvelles à la place ou à côté des espèces venues les premières.

Evidemment rien n'est impossible à cet égard ; mais nul n'est encore autorisé par les données de l'observation à soutenir que c'est ainsi que les choses ont eu lieu et se passeront encore.

Évolution d'un *germe*, amorphe ou non, est un terme impropre, dès qu'il y a dans le phénomène observé autre chose que le déroulement de l'objet existant ; qu'il y a de plus l'apparition, la génération de choses qui n'existaient pas dans l'instant antécédent. Ce terme n'a de sens que dans l'hypothèse qui l'a fait créer (p. 491), ou que dans le sens de déroulement des phases de l'existence statique ou structurale et dynamique ou physiologique d'un corps qui ne cesse pas d'être le même et de reproduire un organisme semblable à ce qu'il était au début, quand il se reproduit.

Historiquement et étymologiquement le mot *évolution* exclut *génération*, car il suppose nécessairement que ce qui se déroule existe déjà : or tel n'est pas le cas des animaux sortant de l'œuf, des plantes sortant de la graine, qui en ce moment-là montrent des éléments et des tissus qui n'existaient pas quelques jours, quelques semaines ou mois auparavant.

Si lors de la *descendance* d'organismes de plus en plus complexes à partir d'un *germe amorphe* un tel fait s'est réellement passé, ce n'est plus de l'*évolution* qui a eu lieu.

Dès l'instant où la provenance des plantes et des animaux n'est pas le déroulement, l'*évolution* d'un seul *être prototype* (ou de deux, etc.), dans lequel seraient préformés tous les autres êtres, rendus simplement manifestes et susceptibles de se développer par l'influence des milieux, la sélection, etc., ce qu'on appelle le darwinisme ne reste qu'un artifice logique, une tentative d'explication de choses que nous n'avons pas vues et ne verrons jamais, une accumulation de probabilités à laquelle manquent les preuves positives, n'y en eût-il qu'une, donnant corps scientifique à l'ensemble de ces probabilités, prouvant pour une seule des espèces actuelles de quelle autre éteinte ou vivante elle descend. Il n'est pas impossible qu'elle se trouve, mais elle est encore à découvrir (*voy.* Organe, p. 524 et 330-532). Non-seulement il est reconnu que nous n'avons que les descendants collatéraux, que la souche mère n'existe plus, au moins identique à elle-même, que nul type ancestral n'a laissé de traces et que ses descendants seuls l'ont fait; mais, en admettant que l'animal unicellulaire devient pluricellulaire à la manière du vitellus fécondé (*voy.* Génération, p. 356), il manque à cette hypothèse toute indication des conditions de l'apparition génétique des éléments nerveux, musculaires, cartilagineux, osseux et autres, dans le feuillet moyen de certains organismes, alors qu'ils n'existaient pas dans le mésoderme de leur type ancestral (*voy.* Génération, p. 405); il lui manque, d'autre part l'indication de la raison d'être de l'apparition génétique comme provenance indirecte ectodermique des produits chitineux chez certains organismes, dentaires sur d'autres, et ainsi de suite (*voy.* Génération, p. 415 à 419). Elle restera telle tant qu'elle n'aura pas donné la raison d'être de l'apparition dans un individu des éléments, tissus, etc., qui en font une espèce nouvelle, alors qu'ils manquaient dans l'individu souche ou ascendant immédiat, comme le fait en réalité la physiologie lorsqu'elle montre comment à une seule espèce de cellules mésodermiques dans un embryon en succèdent plusieurs sortes, celles des tissus cellulaire, élastique, musculaire, cartilagineux, osseux, etc. (*voy.* Génération, p. 405).

Jusqu'à présent aucune observation ne tend à prouver que les espèces *unicellulaires* (protophytes et protozoaires) aient pu former les espèces *pluricellulaires* (métaphytes et métazoaires), en demeurant telles après leur segmentation ou leur gemmation (*voy.* Génération, p. 473 et suiv.). Aucune ne tend à montrer qu'une cellule de l'organisme ainsi devenu pluricellulaire subisse une *transsubstantiation progressive* causant sa transmutation *de specie in speciem*, c'est-à-dire son passage de l'état sous lequel elle était au moment de son individualisation à celui de cellule nerveuse ici, musculaire ailleurs, ou aux états de cellule et de substance fondamentale du cartilage, des os, et ainsi des autres, sans parler du cas des produits d'origine ectodermique, chitineux coquillers, etc.

Cette transmutation n'a pas lieu sur les embryons animaux, etc., de chaque espèce, malgré ce qu'on a supposé pouvoir être à cet égard (*voy.* Génération); on ne la constate pas davantage quand on examine comparativement ce qui a lieu dans l'accroissement d'êtres de plus en plus complexes; rien ne prouve qu'il en ait été autrement dans les temps passés, quoi qu'on puisse supposer aussi.

Il semble même que l'hypothèse précédente n'a été admise qu'en faisant abstraction de tout examen de la nature intime des tissus et des données de l'embryogénie en ce qui concerne l'apparition de chacun des premiers dans un des feuillets du blastoderme alors que quelques instants avant ils n'y existaient pas. Il semble que l'examen de la forme a surtout guidé les darwinistes, non celui de la nature structurale et génétique fondamentale intime ou essentielle des tissus, de la forme qui est une résultante de la génération, de la nutrition et du développement des éléments anatomiques d'abord, des tissus, des systèmes, etc., consécutivement (*voy.* ORGANES, p. 460 et 531). Il semble qu'ils n'ont pas tenu compte de ce qu'en passant des espèces organiques *unicellulaires* aux *multicellulaires*, des animaux sans cartilages ou sans os à ceux qui en possèdent, des plantes cellulaires aux vasculaires, etc., il y a à la fois non-seulement développement, évolution, métamorphose, mais encore *transformation* épigénétique, *transmutation* et *transsubstantiation.*

Ce système est un paralogisme dès l'instant où l'anatomie individuelle et celle de l'ensemble des organismes sont données pour un développement physiologique, dès que la gradation organique des plantes et des animaux dans le temps et dans l'espace est considérée comme étant un mouvement, une évolution, un déroulement: par suite ceux-là méconnaissent sa signification qui le donnent comme autre chose qu'un artifice logique destiné à grouper les faits, à rapprocher mnémotechniquement les choses qui se ressemblent; nier que manque la vérification qui à elle seule d'une accumulation de probabilités ferait un faisceau véritablement scientifique est encore agir de même. C'est lui enlever de sa valeur que de ne pas vouloir dire que nous acceptons ce moyen d'explication pour ce qu'il est, faute d'en avoir un plus satisfaisant pour l'esprit, et que nous l'accepterons tant que nous n'en aurons pas de meilleur. Hors de là, le comparer à une loi newtonienne quelconque serait commettre une erreur: il lui manque en effet la contre-épreuve des observations annuelles, séculaires ou millénaires.   CH. ROBIN.

BIBLIOGRAPHIE. — *Voy.* celle des articles GÉNÉRATION et ORGANES.

DEVENTER (HENDRIK van).   Fameux accoucheur, naquit, d'après Banga, à La Haye, en Hollande, le 16 mars 1651. Dès son enfance il apprit l'orfévrerie et il exerça ce métier jusqu'à l'âge de dix-sept ans; mais il fabriquait en même temps des appareils orthopédiques, ce qui fit naître en lui l'idée d'étudier la médecine. En 1668, il quitta la maison paternelle et se rendit à Kiel pour suivre les cours professés à l'Université qui venait d'y être fondée; de là il passa à Copenhague, où enseignait son compatriote Stenon, et continua à y étudier la médecine, la chirurgie et surtout les accouchements. Son séjour à Copenhague paraît avoir influé d'une manière décisive sur sa vocation obstétricale. Il est probable en effet qu'il pratiqua son art immédiatement après, dès 1673, quoiqu'il ne fût pas encore reçu docteur, car en 1713 il écrivait qu'il exerçait l'obstétrique depuis quarante ans.

On ne connaît pas exactement toutes les particularités de la vie de Deventer; cependant il est probable qu'en 1672 il habitait Altona, résidence des Labadistes, secte religieuse à laquelle appartenait sa femme, qui, paraît-il, était également très-versée dans l'art des accouchements; en 1675 il suivit les Labadistes, en Frise, à Wieuwerd. On rapporte qu'en 1679 il opéra Du Lignon d'un cancer des lèvres; il paraît du reste avoir été appelé à de fréquentes reprises dans plusieurs villes de la Frise et de la Hollande pour donner son avis dans des maladies graves. En 1694, il habitait encore Wieuwerd, mais il paraît dans l'intervalle avoir fait plusieurs voyages à Copenhague; comme c'est H. von Moinichen, l'archiâtre du roi Christian V, qui l'invita à venir dans la capitale danoise, ce fait n'a pu avoir lieu qu'entre 1670 et 1690, époque où H. von Moinichen était attaché au roi de Danemark. D'après Siebold, l'un de ces voyages eut lieu vers 1688. Le roi combla Deventer d'honneurs, surtout pour le récompenser de son habileté à construire les appareils destinés à remédier aux difformités congénitales ou acquises du corps humain (*ob varia serio placenta mechanices specimina*).

Vers la fin de l'année 1694, il se rendit à La Haye, puis en novembre à Groningue, où il se fit recevoir docteur sous la présidence de G. Lacumers. En 1695, nous le trouvons établi définitivement à La Haye. Il mourut à Voorburg le 12 décembre 1724.

Deventer était excellent médecin et habile chirurgien, mais c'est la science obstétricale qui lui est surtout grandement redevable. Il chercha à suppléer par un ouvrage basé sur des principes vraiment scientifiques aux lacunes regrettables qui existaient à son époque dans l'enseignement de l'obstétrique, science dépourvue de bases sérieuses jusqu'alors : « *Nullam scientiam tam firmo veritatis fundamento gaudere quam hanc artem* », disait-il. Il ne se mit à écrire qu'après avoir acquis l'expérience d'une longue pratique; ce n'est en effet qu'en 1701 qu'il publia son livre destiné aux sages-femmes, et il n'en fit paraître la seconde partie qu'en 1723, un an avant sa mort.

Deventer a su bien observer le cours normal de la grossesse et de l'accouchement; il a étudié avec le plus grand soin la structure du bassin et a surtout fait ressortir l'importance de l'axe pelvien, et a fait revivre le précepte ancien de l'obliquité de la matrice; il a contribué à détruire une idée qui a régné jusqu'au milieu du dix-septième siècle, c'est que le bassin normal était trop étroit pour permettre le passage de l'enfant lors de l'accouchement, mais qu'il se dilatait, par écartement des parties et particulièrement de la symphyse pubienne; c'était l'opinion de Paré et de Séverin Pineau au siècle précédent. Le premier il reconnut l'influence exacte du bassin plat (*pelvis plana* Deventer) sur l'accouchement; on peut dire que c'est avec lui que l'étroitesse du bassin devint le sujet d'études vraiment scientifiques.

Deventer recommandait particulièrement la version sur les pieds, sans cependant rejeter la version céphalique qu'il pratiquait avant ou peu après la rupture des membranes, en s'aidant ou non de manœuvres externes. Il était d'avis qu'il fallait le plus possible éviter l'emploi des instruments. Ajoutons que les idées de Deventer sur les opérations obstétricales en général eurent le plus grand succès en France et lui valurent plus d'un prosélyte. Mais Deventer n'eût pas été de son pays, s'il n'avait, à côté de sa pratique si consciencieuse et si bien assise sur les meilleures bases théoriques, cherché une ressource dans le commerce : en vrai Hollandais, il vendait un remède secret contre les fausses douleurs des femmes sur le point d'accoucher.

Pour plus de détails sur la vie et les travaux de Deventer, nous renvoyons à l'histoire de la médecine néerlandaise de Banga, à l'histoire de l'obstétrique de Siebold et au mémoire de J.-J. Kiestra (*Tijdschrift der maatschappij voor geneeskunde*, 1853-1854).

I. *Dageraat der Vroed-vrouwen*, etc. Leid., 1696, in-8°, opuscule précurseur de son important ouvrage destiné aux sages-femmes. D'après Haller il y eut plusieurs éditions en 1701, 1724 et 1746. — II. *Manuale operatien* 1. *Deel zijnde een nieuw Ligt voor Vroedmoesters en Vroed-vrouwen*, etc. Leiden, 1701, in-4°. A paru immédiatement après en latin sous le titre : *Henrici a Deventer, med. doct. Operationes chirurgicæ novum lumen exhibentes obstetricantibus, quo fideliter manifestatur ars obstetricandi et quidquid ad eam requiritur instructum pluribus figuris aeri incisis*, etc. Lugduni-Batav., 1701, in-4. Nouv. édit., ibid., 1725, in-4° (édition très-rare). — III. *Henr. a Deventer Operationum chirurgicarum novum lumen exhibentium obstetricantibus pars secunda, et quae exhibet ulterius examen partuum difficilium, ut lapidem Lydium et clypeum obstetricum; ubi simul agitur de necessitate inspiciendi cadavera mulierum in partu defunctarum,* etc. Lugduni-Batav., 1724, in-4°. Nouvelle édition des deux parties. Ibid., 1733, in-4°. Les deux parties ont été traduites en français : *Observations importantes sur le manuel des accouchements,* 1re part., trad. du lat... et augm. de réflex... par J.-J. BRUNIER D'ABLAINCOURT. Paris, 1733, in-4° ; 2e part., ibid., 1733, in-4°. Aut. édit. Paris, 1734, in-4°. Trad. angl. de la première partie. London, 1716. Trad. allem. Iéna, 1704, in-8° ; 1717, in-8° ; 4e édit., 1740. — IV. *Beschrijving van de Ziekten der beenderen inzonderheit van de rachitis.* Leiden, 1739, in-4°.   L. HN.

DEVERGIE (MARIE-GUILLAUME-ALPHONSE). Né à Paris, le 15 février 1798, fils d'un employé à l'administration des hospices, ce médecin est mort le 2 octobre 1879, âgé, par conséquent, de quatre-vingt-un ans. Élève, dès l'âge de quinze ans, de Dupuytren, il suivit la clinique de ce grand chirurgien, autour duquel se pressait alors toute la studieuse jeunesse médicale; successivement reçu interne, chef de clinique à l'Hôtel-Dieu, il fut reçu gratuitement au grade de docteur dans l'école de Paris, le 28 juin 1823. Il n'abandonna la chirurgie, qu'il avait principalement étudiée, que pour prendre part brillamment avec Gerdy, Bouvier et Bouillaud, à un concours qui lui conféra le titre de professeur agrégé pour les sciences physiques et chimiques. Quelques années plus tard, Devergie était reçu médecin au Bureau central, et les rares survivants de cette époque se rappellent encore les excellentes leçons qu'il fit à Bicêtre, à l'hôpital Saint-Antoine et à l'hôpital Saint-Louis. Le 24 mars 1857, l'Académie de médecine lui ouvrait ses portes en remplacement d'Émery, et en 1874 cette compagnie savante le portait à la présidence. Homme de science, homme du devoir, ayant constamment en vue le côté pratique de la science, doué d'une grande énergie dans l'expression de ses opinions, d'une ferme volonté qui lui assurait l'indépendance d'appréciation, Devergie a rempli noblement une longue carrière. Livré spécialement à l'étude de la médecine légale, il a été longtemps le porte-flambeau dans les débats judiciaires; ses continuelles et laborieuses recherches, ses nombreuses expertises et consultations médico-légales, sa longue expérience des hommes et des choses, le mirent plus que tout autre en état de répondre à toutes les questions qui surgissent dans les cours d'assises. Découvrir la vérité était son but unique; la montrer simplement, sincèrement, impartialement, sans de longues paroles, était son devoir. Sa vie lui a mérité l'estime et le respect; sa mort a laissé un nom honoré entre tous. On n'oubliera pas que c'est à son initiative, à sa persévérance, que l'on doit la création à la Morgue de cours médico-légaux, seul moyen efficace de former des savants dignes du rôle important qu'ils sont appelés à jouer tant pour sauvegarder l'honneur, la liberté et même la mort des innocents, que pour livrer à la justice des hommes les coupables indignes de pitié.

Écrivain fécond, Alphonse Devergie a collaboré activement à la rédaction des *Annales d'hygiène publique et de médecine légale,* du *Dictionnaire de médecine et de chirurgie pratiques,* des *Archives de médecine,* de la *Gazette des Hôpitaux,* du *Bulletin de thérapeutique,* de l'*Encyclopédie moderne.* Nous donnons plus loin la liste, aussi complète que possible, de ses travaux recueillis par les *Annales d'hygiène.* Mais on lui doit aussi les ouvrages suivants :

I. *Essai sur l'exploration de l'abdomen à l'aide de la vue et du toucher.* Thèses de Paris, 28 juin 1823, in-4°, 79 pp. — II. *Quinam sunt in corporibus viventibus fomites seu causæ caloris? Quibusnam legibus obstrictus, nasci, extingui, vel in eodem gradu permanere consuevit?* Thèse de concours pour l'agrégation. Paris, 1824, in-4°, 55 pp. — III. *Ordre d'exposition des matières traitées dans le cours de médecine légale, fait pendant le premier semestre de l'année scolaire* 1825. Paris, 1825, in-8°. — IV. *Mémoire sur l'empoisonnement par l'hydriodate de potasse, et sur les réactifs propres à démontrer l'existence de ce poison.* Paris, 1825, in-8°, 28 pp., pl. lithogr. — V. *Médecine légale théorique et pratique.* Paris, 1835-1836, in-8°; 1840, 2° édit., 3 vol. in-8°; 1852, 3 vol. in-8°; revue et annotée par J.-B.-F. DE HAUSSY DE ROBECOURT. — VI. *Mémoire sur la construction organique sensible des systèmes musculaires de la vie organique et de la vie animale dans les phlegmasies des membranes séreuses et muqueuses.* Paris, 1824, in-4°, 12 pp. — VII. *Traité pratique des maladies de la peau.* Paris, 1854, in-8°; ibid., 1857, in-8°; ibid., 1863, in-8°. — VIII. *Quels sont les principes qui peuvent diriger les médecins et les magistrats dans la solution des questions de viabilité en fait de donation et de testament ?* Paris, 1856, in-8°, Extr. de la *Gaz. méd. de Paris.* — IX. *Du perchlorure de fer dans les maladies de la peau.* Paris, 1860, in-8°, 12 pp. — X. *Traitement du diabète au moyen de l'arsenic.* Paris, 1870, in-8°, en collaboration avec FOVILLE. — XI. *Du cancroïde, du noli me tangere, de l'impetigo rodens ulcéreux, et de l'impetigo rodens non ulcéreux.* Paris, 1871, in-8°, 16 pp. — XII. *Instruction pratique sur les règles à suivre pour procéder à l'examen des poumons dans les expertises d'infanticide.* Paris, 1872, in-8°, 15 pp. — XIII. *Discussion sur l'éthérisation envisagée au point de vue de la responsabilité médicale.* Paris, in-8° de 32 pp. Extrait du *Bull. de l'Acad de médecine.* — XIV. *De l'emploi de l'iodure de chlorure mercuriel pour les maladies de la peau.* Paris, in-8°, 19 pp.

Liste des mémoires, etc., publiés par DEVERGIE dans les *Annales d'hygiène : Recherches sur les noyés,* 1re série, 1829, t. II, 160. — *Recherches sur les pendus,* 1829, t. II, 196. — *Sur les signes qui peuvent faire reconnaître que l'immersion a eu lieu du vivant de l'individu,* 1829, t. II, 430. — *Cas présumé d'infanticide,* 1830, t. IV, 193. — *Suicide par un instrument tranchant simulant l'homicide,* 1830, t. IV, 414. — *De l'état normal des poumons chez les nouveau-nés qui n'ont pas respiré, et des changements que la respiration apporte dans les qualités physiques de cet organe,* 1831, t. V, 406. — *De la valeur des signes caractérisant les diverses époques de la submersion,* 1831, t. V, 429. — *Inconvénients attachés aux dispositions actuelles de la Morgue. Description d'une Morgue-modèle,* 1832, t. VII, 75. — *Consultation médico-légale en matière d'infanticide,* 1832, t. VIII, 347. — *Valeur des moyens proposés pour reconnaître le sublimé corrosif dans les empoisonnements,* 1834, t. XI, 411. — *Consultation médico-légale à l'occasion d'un cas remarquable d'asphyxie par la carbonisation de poutres,* 1835, t. XIII, 442. — *Consultations médico-légales et expériences relatives à l'asphyxie par le charbon,* 1837, t. XVII, 201. — *Statistique de la Morgue pour 1836-1837,* 1837, t. XVII, 310. — *Empoisonnement présumé par une préparation mercurielle et par une préparation cuivreuse,* 1837, t. XVIII, 447. — *Tentative d'assassinat. Monomanie,* 1838, t. XIX, 170. — *De la mort subite, de ses causes, de sa fréquence suivant l'âge, le sexe et les saisons,* 1838, t. XX, 145. — *Signes nouveaux de la mort par suspension,* 1838, t. XXI, 168, 473. — *Quelques faits et expériences sur l'asphyxie par le charbon,* 1840, t. XXIII, 176. — *Mémoire sur l'empoisonnement par l'arsenic,* 1840, t. XXIV, 136. — *Emphysème pulmonaire envisagé comme caractère anatomique de la mort par asphyxie,* 1841, t. XXV, 442. — *Note communiquée aux membres de la commission de l'Institut, chargés d'apprécier les nouveaux travaux sur l'arsenic,* 1842, t. XXVII, 186. — *Expertise médico-légale à l'occasion d'un assassinat précédé d'un duel,* 1842, t. XXVII, 368. — *Nouvelles réactions propres à déterminer.... la nature arsenicale des anneaux et des taches obtenus dans les analyses chimico-légales,* 1846, t. XXXVI, 121. — *Mémoire sur la combustion humaine spontanée,* 1851, t. XLVI, 383. — *Statistique décennale de la Morgue,* 1836-1846, 1851, t. XLV, 182. — *Empoisonnement par l'acide tartrique,* 1851, t. XLVI, 432; 1852, t. XLVII, 383. — *Assassinat. Mort par asphyxie provenant de grains de blé dans les voies respiratoires et digestives,* 1852, t. XLVIII, 187. — *Consultation médico-légale sur un cas de mort par suspension. Affaire Duroulle,* 2° série, 1855, t. III, 445. — *Discours prononcé sur la tombe de M. Kéraudren,* 1858, t. X, 491. — *Où finit la raison, où commence la folie,* 1859, t. XI, 398. — *De l'expérimentation physiologique dans l'expertise médico-légale,* 1866, t. XXVI, 168. — *Inhumations précipitées,* 1867, t. XXVII, 293. — *Allocution prononcée en inaugurant les travaux de la Société de médecine légale,* 1868, t. XXX, 138. — *Comptes rendus des travaux de la Société de médecine légale depuis la fondation,* 1868, t. XXX, 458. — *Mesures sanitaires à prendre pour le transport des corps des personnes qui doivent être inhumées hors Paris,* 1869, t. XXXII, 79. — *Discours prononcé à la Société de médecine légale en quittant la présidence,* 1870, t. XXXIII, 468. — *De la création de maisons mortuaires et de la valeur des signes de la mort,* 1870, t. XXXIV, 310. — *Asphyxie de deux personnes dans une chambre sans feu et sans foyer de charbon,* 1871, t. XXXVI, 441. — *Désinfection de la Morgue,* 1873, t. XXXIX, 320. — *Des signes de la mort,* 1874, t. XLI, 380. — *Discours prononcé à la Société de médecine légale,* 1875, t. XLIII, 406. — *Nouveau mode d'inhumation dans les cimetières,* 1876, t. XLV, 86. — *Sur un cas d'infanticide,* 1876, t. XLVI, 146. — *Discours prononcé à la Société de médecine légale,* 1877,

t. XLVIII, 322. — *Affaire de remède secret.* *Pilules Cronier*, 1877, t. XLVIII, 151. — *La Morgue de Paris*, 1878, t. XLIX, 49.

Plus huit mémoires en collaboration avec Paulin, Piedagnel, Barruel, Tauflieb, Paul Dubois, Ossin Hervy, Gobley, Robin, Demange, Géry, Bergeron et Ladreit de la Charrière.

Nous croyons devoir avertir que l'on pourrait confondre Alphonse Devergie avec M. Devergie, de Saint-Mandé. Celui-là, élève de l'École pratique, chirurgien interne de l'Hôtel-Dieu de Paris, docteur en médecine et en chirurgie de l'Université de Göttingue, aide-major au 9ᵉ régiment de cuirassiers, enfin docteur en médecine de la Faculté de Paris (21 mai 1811), s'est fait connaître par plusieurs publications, entre autres, par des *Lettres sur la syphilis* (1840, in-8°), par l'*Homœopathie* mise à la portée des médecins et des gens du monde (1842, in-8°) ; enfin, par une *Clinique de la maladie syphilitique*, superbe ouvrage, publié en 2 volumes in-4° (1826-1831), avec un Atlas de 500 planches coloriées.

A. C.

DEVÈZE (Jean). Naquit à Rabastens, département des Hautes-Pyrénées, le 14 décembre 1753, commença ses études médicales à Bordeaux, puis fit un voyage à Saint-Domingue en 1775 ; dans un bref séjour qu'il fit à la Martinique, il contracta la fièvre jaune, mais en guérit heureusement. Il revint en France continuer ses études, puis retourna dans les colonies et alla se fixer au Cap-Français en 1778. Reçu maître en chirurgie, il ouvrit une maison de santé, principalement destinée au traitement des Européens ; il y fut atteint une seconde fois de la fièvre jaune et réussit de nouveau à s'en guérir par lui-même ; depuis, il eut l'occasion d'observer cette terrible maladie à plusieurs reprises pendant le séjour de quinze ans qu'il fit dans cette ville.

« Ses études théoriques médicales, dit Dezeimeris, n'avaient pas alors été poussées fort loin, mais le sens droit dont il était doué le mit à même d'y suppléer par l'observation clinique et il s'acquit bientôt la réputation de praticien habile. Déjà elle l'avait mis en possession d'une assez belle fortune lorsqu'il se vit tout enlever par la révolte des nègres et par des événements de mer. » C'est en effet en 1793 que les nègres brûlèrent Cap-Français, et Devèze dut se réfugier aux États-Unis, mais pendant la traversée il fut entièrement dépouillé par des corsaires anglais.

Devèze se rendit à Philadelphie où venait d'éclater une terrible épidémie de fièvre jaune ; la terreur était à son comble dans la malheureuse cité, les maisons contaminées étaient marquées à la craie, les habitants s'enfuyaient, les hôpitaux se fermaient. Cependant on décida d'établir un hospice hors de la ville sur un terrain élevé ; Devèze fut invité à se joindre aux médecins du pays désignés pour y faire le service, mais tous s'enfuirent et Devèze resta seul avec quatre aides français qu'il s'adjoignit. Il organisa l'hôpital de Bush-Hill et fit dès lors *seul* le service, mettant à profit l'expérience qu'il avait acquise à Saint-Domingue dans le traitement de la fièvre jaune. Jusqu'en 1797 il continua à étudier et à traiter cette maladie. Dès 1794 il avait publié un mémoire contre sa contagiosité et en 1797 il adressa au gouverneur Mifflin une lettre sur le même sujet. En 1798 il partit pour la France. « Devèze, qui avait pu depuis longtemps constater la non-contagion de la fièvre jaune, entama sur cette matière l'active polémique qui fut depuis lors l'objet presque unique de ses occupations. En effet, étant rentré en France, il soutint, à Paris, sa thèse de réception sur la fièvre jaune, et continua, dans toutes les occasions, à s'élever contre la doctrine de la contagion de cette maladie.

Dans ce dessein, il entretint une correspondance fort active avec des médecins espagnols, adressa des mémoires à l'Institut et au roi, une pétition aux Chambres, et enfin publia sur la fièvre jaune un des meilleurs traités que nous possédions, bien que les commissaires chargés d'en rendre compte reprochent à notre auteur de ne pas convenablement distinguer la contagion de l'infection. Quoi qu'il en soit, ses travaux contribuèrent pour beaucoup à répandre l'idée de la non-contagion de la fièvre jaune; mais ce qui aurait dû être avantageux à Devèze eut un résultat tout opposé. La place de médecin du château des Tuilleries, qu'il remplissait depuis plusieurs années, semblait devoir être inamovible. Malheureusement ses antagonistes étaient bien en cour, ils manœuvrèrent si efficacement contre lui qu'ils le mirent dans la nécessité de demander son remplacement pour conserver une pension de retraite. Il lui eût fallu, pour se maintenir, sacrifier ses convictions scientifiques; il était honnête homme; il aima mieux mourir pauvre et destitué. Il se retira à Fontainebleau, où il est mort le 14 septembre 1829 (Dezeimeris).

On a de lui :

I. *An Inquiry into and Observations upon the Causes and Effects of the Disease which raged in Philadelphia from the Month of August till towards the Middle of December* 1873. Avec le français en regard : *Rech. et obs. sur les causes et les effets de la maladie épidémique qui a ravagé Philadelphie en* 1793. Philadelphia, 1794, in-8°. — II. *Diss. sur la fièvre jaune qui régna à Philadelphie en* 1793. Paris, an XII, 1804, in-8°. — III. *Devèze, médecin en chef du gouvernement français à Philadelphie, à Son Excellence M. Mifflin, gouverneur de l'État en Pennsylvanie,* 1797 (Lettre sur la fièvre jaune). — IV. *Traité de la fièvre jaune.* Paris, 1820, in-8°; c'est l'ouvrage le plus important de Devèze. — V. *Mémoire au roi en son conseil de ministres et aux Chambres, ou protestation contre le travail de la commission sanitaire centrale du royaume,* etc. Paris, 1821 (1820), in-4°. — VI. *Déclaration provisoire contre le travail de la commission sanitaire centrale du royaume.* Paris. — VII. *Pétition adressée aux deux Chambres.* Paris. — VIII. *An Essay on a New Method of Treating the Effusion which collects under the Scull after Fractures of the Head.* In *Transact. of the Americ. Philos. Soc.,* t. IV, p. 433. — IX. *Mémoire sur cette question : La fièvre jaune est-elle contagieuse?* In *Journ. universel des sciences médicales,* t. XVIII, p. 129, 1820. — X. *Expériences publiques sur la fièvre jaune proposées par lui et appuyées auprès du Gouvernement par M. Hyde de Neuville.* Ibid., t. XX, p. 248, 1820.   L. Hn.

DÉVIATION. I. **Tératologie.** En *tératologie*, on donne le nom de déviation organique à la direction vicieuse que l'organisme subit dans un développement embryonnaire et par suite duquel il s'écarte, il *dévie* du type spécifique.

II. **Pathologie.** En *pathologie*, le mot déviation exprime le changement de direction d'un liquide, d'un organe, ou d'une partie du corps. Le sang artériel dévie de sa direction quand il passe dans les veines, ou le sang veineux quand il passe dans les artères (anévrysme artérioso-veineux). La matrice dévie dans l'antéversion ou la rétroversion. Tout le tronc et la tête dévient dans les scolioles ou la cyphose, etc.   A. D.

La *deviation* des organes n'est pas identique avec leur *déplacement*. La déviation du tibia, par exemple, qu'on observe dans le *genu valgum* ou dans le rachitisme du membre inférieur, est différente du changement de position produit par la subluxation de l'extrémité supérieure de l'os. Une artère, si elle peut dévier de sa direction normale, peut aussi être refoulée, déplacée par une tumeur. Si elle naît d'un point qui ne lui est pas habituel, c'est une transposition, une *ectopie*. Mais une étude spéciale et détaillée des déviations toucherait à tant de sujets disparates, entraînerait à tant de considérations dépourvues de lien commun, qu'il a paru préférable de se borner à bien marquer la différence ci-dessus indiquée ; et, pour cela, il était nécessaire d'en parler en même temps que des déplacements (*voy.* Déplacements et Difformités, Monstre, Orthopédie, Rachis, Torticolis, etc.).

D.

DEVILLE (Pierre-François-Albéric). Médecin et littérateur ; professeur d'histoire naturelle à l'École centrale du département de l'Yonne, né à Angers le 15 avril 1794. On a de lui une foule de petites poésies, fort légères, galantes, dont les fleurs, la rose surtout, et l'amour, font presque tous les frais. Tout cela est gracieux, mais affété, et sent la mièvrerie. Citons seulement ce couplet à un aimable botanophile, le jour de son mariage :

> Lorsque, dans les champs d'alentour,
> Vous cherchez des roses nouvelles,
> Eussiez-vous pensé que l'Amour,
> Se glisserait dans l'une d'elles ?
> On ne vous verra plus voltiger
> Sur chaque fleur à peine éclose :
> Le papillon le plus léger
> Se fixe en voyant une rose.

Les petits livres de Deville, — ils sont tous sous petit format et généralement ornés d'images champêtres, ou tirées de Cythère — sont assez nombreux. Nous citerons :

I. *Le Banquet de Flore*, in-18, de 68 pp., petit ouvrage de Deville seul. — II. *Les métamorphoses de l'Amour*, chansonnier dédié aux dames, in-16. Recueil d'un grand nombre de pièces de divers auteurs : Garon, Grétry, de Piis, Despréaux, de Brévannes, etc. Il y en a plusieurs de Deville : *L'Amour à l'école; L'Amour auteur dramatique; L'Amour bijoutier; L'Amour chanteur ambulant; L'Amour comédien; L'Amour distillateur; L'Amour escamoteur; L'Amour horloger; L'Amour hôtelier; L'Amour magicien; L'Amour marchand de meubles; L'Amour marchand de vin; L'Amour parfumeur, L'Amour peintre; L'Amour vinaigrier; Le Testament de l'Amour.* Le livre est terminé par le *Calendrier de Cythère*, où chaque mois est accompagné d'un horoscope en 6 ou 7 vers. — III. *Délassements poétiques.* Paris, 1824, in-16. — Enfin, sans parler de son *Arnoldiana*, de son *Bievriana*, de son *Revolutiana*, Deville est encore auteur de deux comédies-vaudevilles : *L'heureuse supercherie*, représentée à Auxerre, en 1803; *La Mnémonique en voyage*, représentée en 1808, à Nantes, Saumur, Orléans.

A. C.

DEVILLERS (Charles). Naturaliste et physicien français, né en 1724, mort à Lyon en 1809. Il forma à Lyon un beau cabinet de physique et y fit des leçons à l'Hôtel-de-Ville. Il a surtout fait des efforts pour vulgariser la science et la mettre à la portée de tous. Devillers était membre de l'Académie de Lyon. Nous mentionnerons de lui :

I. *Journées physiques*, 1761, 2 vol. in-8° (imitation de la *Pluralité des mondes* de Fontenelle). — II. *Le Colosse au pied d'argile*, 1784, in-8° (c'est un ouvrage sur le magnétisme animal). — III. *Caroli Linnaei Entomologia, Faunae Sueciae descriptionibus aucta. D. D. Scopoli, Geoffroy, de Geer, Fabricii, Schranck, etc... speciebus vel in systemate non enumeratis, vel nuperrime detectis, vel speciebus Galliae australis locupletata, generum specierumque rariorum iconibus ornata, curante ac augente C. Devillers.* Lugduni, 1789, 4 vol. in-8°. Livre utile, mais présentant le grave défaut de ne pas donner la synonymie des espèces prises dans Fabricius et dans de Geer.

L. Hn.

DE VILLIERS, et non pas **DEVILLIERS** (Les).

Famille de médecins, de chirurgiens et de pharmaciens distingués, les uns originaires du Poitou, les autres de la Franche-Comté. Voici ces derniers :

De Villiers (Edme) était maître-chirurgien à Vault-de-Sugny, près d'Avallon ; né en 1679, il y est mort le 22 avril 1755. Il laissa deux fils, savoir :

1° **De Villiers** (Edme) succéda à son père dans la clientèle de Vault-de-Sugny et de ses environs. Nous ignorons l'époque de sa mort. Une de ses filles, Agathe de Villiers, a été mariée au Dr George Duchêne, médecin de l'hôpital de Vermanton, lequel porte aujourd'hui gaillardement ses quatre-vingt-dix ans.

2° **De Villiers** (Pierre-Jacques-Marie). Celui-là naquit à Annay-la-Coste le 6 mai 1711. Il vint s'installer à Paris, et devint chirurgien-juré le 26 novembre 1737. Ayant épousé la fille du chirurgien Gaveau, il succéda à ce dernier en qualité de chirurgien du roi au château de Meudon, et mourut à Versailles le 24 avril 1746.

Pierre-Jacques-Marie de Villiers laissa pareillement deux fils qui embrassèrent la carrière médicale :

1° **De Villiers** (Pierre–Blaise). Un des fils du précédent. Né en 1743, fut officier de santé et pharmacien en chef de l'hôpital de Saint-Denis.

2° **De Villiers** (Charles-Jean-François). Frère du précédent, né à Paris en 1741, il fut nommé maître en chirurgie à Paris, le 4 novembre 1766, après avoir suivi les cours de Solayrès, de Desault et de Percy. Sa thèse porte ce titre : *De abcessibus et fistulis ab urinæ fluxu impedito productis;* c'est un in-4° de 5 pages, imprimé chez P.-A. Le Prieur; le président en fut François-Michel Disdier. Le lauréat devint membre de la Société royale de médecine, et mourut le 30 juillet 1812. Il fut enterré dans le cimetière de Sainte-Catherine, tout près du morceau de terre qui avait déjà reçu les cendres de Bichat.

De Pierre-Blaise De Villiers naquit :

De Villiers (Pierre-Gaspard-Alexandre). Ce fut à Avallon qu'il vit le jour le 12 février 1781. Ayant perdu son père d'assez bonne heure, il fut accueilli par son oncle, Charles-Jean-François, maître en chirurgie, et vint s'installer à Paris; entré de suite dans les hôpitaux, il put profiter du grand enseignement de Bosquillon, de Girault, de Desault et de Bichat. En 1805, les nécessités de la guerre le forcèrent, comme presque tous les médecins de cette époque, à entrer dans la chirurgie militaire. Il fut successivement chirurgien sous-aide, puis aide-major aux hôpitaux du Val-de-Grâce et de Saint-Denis, fit partie de l'armée envoyée sur les côtes de Flandre, et rentra enfin au Val-de-Grâce en 1813. C'est pendant son séjour dans cet hôpital que, devenu démonstrateur d'anatomie et de chirurgie, il compta parmi ses élèves les plus aimés plusieurs célébrités, les deux Cloquet, Bégin, etc. Le zèle qu'il apporta dans ses fonctions déterminèrent, chez De Villiers, une hémoptysie qui, à son grand regret, le força à renoncer à l'enseignement. Plus tard, il eut encore à supporter toutes les fatigues et les dangers de la terrible épidémie de typhus qui décima les nombreux blessés des armées française et étrangère. Les services militaires de De Villiers avaient duré de 1805 à 1815. Reçu docteur en médecine à Paris le 27 août 1807, De Villiers fut successivement médecin du Bureau de bienfaisance du douzième arrondissement, fonctions qu'il a remplies pendant quarante-quatre ans, c'est-à-dire jusqu'à son dernier jour ; membre de la Société de médecine de Paris (1812) ; membre de l'Académie de médecine, section d'accouchements

(1823); vérificateur des décès du douzième arrondissement (1825); membre de la commission sanitaire instituée par le ministre de l'intérieur en 1832, à l'occasion de l'épidémie de choléra.

Pierre-Gaspard-Alexandre De Villiers est mort à Paris le 15 janvier 1853. D'un caractère doux, égal, souvent enjoué, il eut pour amis presque tous ses clients. Dans sa jeunesse et au milieu de ses nombreuses occupations scientifiques et professionnelles, il avait trouvé le moyen de céder au penchant qui l'entraînait vers les arts et la poésie. L'*Athénée des arts*, dont il faisait partie depuis 1820, a entendu plusieurs odes échappées de sa plume. Une de ces pièces mérite d'être mentionnée ici : c'est celle où il chanta le dévouement des médecins français pendant la fièvre jaune de Barcelone.

Ses travaux scientifiques sont :

I. *Sur l'emploi des saignées dans les fièvres et les phlegmasies.* Thèses de Paris, 27 août 1807, in-4°. — Dans le *Journal général de médecine* : II. *Observation sur une grossesse extra-utérine abdominale, accompagnée d'une fausse grossesse intra-utérine*, par M. *Rousieu. Rapport*, t. XXVII, 1806, p. 302. — III. *Observation d'une hernie étranglée*, par J.-R. *Lavielle. Rapport*, t. XLIII, 1812, p. 179. — IV. *Observation d'une grossesse très-compliquée et avec hydropisie de matrice proprement dite*, t. XLIII, 1812, p. 268. — V. *Réflexions et observation sur les concrétions biliaires*, t. XLV, 1812, p. 283. — VI. *Observation sur un développement accidentel de poils dans le rectum*, par *Martin. Rapport*, t. XLVI, 1813, p. 39. — VII. *Observation d'une fracture du col du fémur*, par *Saint-André. Rapport*, t. XLIX, 1814, p. 197. — VIII. *Note sur l'emploi des vésicatoires*, t. LI, 1814, p. 272. — IX. *Sur l'appareil à extension permanente de M. Commesny. Rapport*, t. LIII, p. 393. — X. *Rapport sur les mémoires envoyés au concours*, t. LXX, 1820, p. 157. — XI. Plusieurs articles dans le *Dictionnaire des sciences médicales en 60 volumes* : Immersion, Lotion, Mieux, Muguet, Nitre, Pétéchies, Phlyctènes, Spermatocèle, Spermatopées, Sperme. — XII. *Notice historique sur Nysten.* In *Journ. compl. du Dict. des sc. méd.*, t. II, 1818, p. 81. A. C.

De Villiers (JACQUES-FRANÇOIS). Nous ne savons s'il avait des liens de parenté avec les précédents. Nous pouvons dire, cependant, qu'il était originaire du Poitou, et qu'il naquit à Saint-Maixent le 5 juin 1727. Docteur en médecine de l'Université de Pont-à-Mousson (1757), il vint se mettre sur les bancs de la Faculté de médecine de Paris, qui lui conféra le bonnet doctoral le 13 octobre 1772. Il fut chirurgien du roi aux armées d'Allemagne, médecin de l'École royale vétérinaire, et mourut à Paris le 1er septembre 1790, laissant des écrits qui dénotent chez lui un grand savoir et un amour profond pour l'humanité :

I. *Sur le vocabulaire chymique nouveau.* Paris, 1789, in-8°, 4 pp. — II. *Lettre à M*** sur l'édition grecque et latine des œuvres d'Hippocrate et de Galien*, publiée par RÉNÉ CHARTIER. Paris, 1776, in-4°. — III. *Méthode pour rappeler les noyés à la vie*, recueillie des meilleurs auteurs. Paris, 1771, in-4°. — IV. *Manuel secret et analyse des remèdes de MM. Sutton pour l'inoculation de la petite vérole.* Paris, 1774, in-8°. — V. *Supplément au mémoire de M. Vétillard sur le seigle ergoté*, 1770, in-8°.

Ajoutons que M. C. de Villiers, membre de l'Académie de médecine, accoucheur distingué, et auteur de nombreux travaux sur l'obstétrique et sur les maladies de l'enfance, appartient à la famille dont nous avons passé en revue les principaux membres, étant fils de Pierre-Gaspard-Alexandre De Villiers.

A. C.

DEVIN. *Voy.* DIVINATION.

DEWAR (HENRY). Né en Écosse vers 1780, étudia la médecine à Édimbourg et y prit le brevet de docteur en 1804. Il servit d'abord en qualité de chirurgien au 3e régiment d'infanterie (régiment de Cambridgeshire), fit entre autres la campagne d'Égypte en 1801, puis se fixa à Édimbourg, où il enseigna la médecine au *Medical Institution*. Il fut reçu en 1812 licencié du collége royal des chirurgiens d'Édimbourg dont il fut *fellow* par la suite, ainsi que de la Société royale. Plus tard il se retira à Dunfermline, dans le comté de Fife, et y exerça la médecine durant de longues années ; il y vivait encore en 1860. Nous citerons de lui :

I. *Observations on Diarrhoea and Dysentery as those Diseases appeared in the British Army during the Campaign in Egypt in 1801, to which are prefixed a Description of the Climate of Egypt and a Sketch of the Medical History of the Campaign.* London, 1803, in-8°. — II. *Diss. inaug. de Ophthalmia Aegypti.* Edinburgi, 1830, gr. in-8°. — III. *A Letter to Thomas Trotter, M. D.*, occasionned by his Proposal for Destroying the Fire and Cloke-Damps of Coal-Mines, Containing Chemical and General Strictures on that Work. London, 1806, in-8°. — IV. *Account of an Epidemic Small-Pox which occurred in Cupar in Tife in the Spring of 1817 and the Degree of Protecting Influence which Vaccination afforded.* Cupar, 1817, in-8°. — V. *On the Treatment of Sinuous Ulcers.* In *London Med.-Chir. Transact.*, t. VII, p. 482, 1816. — VI. *On the Education of James Mitchell, the Young Man born Blind and Deaf.* In *Transact. of the Roy. Soc. of Edinburg*, t. VIII, p. 157, 1817. — VII. *The Influence of Chemical Laws on the Phenomena of Physiology.* In *Edinb. Med. a. Surg. Journ.*, 1821. — VIII. *On Hernia.* Ibid., 1828. — IX. *On Hare-hip.* Ibid., 1830. — X. *On Bloodletting in Scarlet-Fever.* Ibid., 1835, etc.

                                                                        L. Hn.

DEWEES (William-P.).   Né en Pennsylvanie, en 1767, exerça la médecine à Abington dès 1789, puis se fixa à Philadelphie en 1796 et y exerça son art jusqu'en 1812. Après un séjour de plusieurs années à Phillipsburgh, il revint à Philadelphie en 1817 et y fut nommé en 1826 professeur adjoint, et en 1834 professeur titulaire d'accouchements à l'Université. Il mourut à Philadelphie, le 18 mai 1841. Dewees a publié un grand nombre de notes et mémoires sur l'obstétrique et la gynécologie, ainsi qu'un manuel d'accouchement, classique autrefois en Amérique. Nous citerons parmi ses travaux :

I. *A Case of Difficult Parturition successfully terminated by Bleeding.* In *New Medical Repository*, t. II, 1805, p. 22 à 24. — II. *Observations of the Use of the Warm Bath in Cases of Laborious Parturition.* Ibid., p. 170 à 174. — III. *An Essay of Superfœtation.* In *Coxe Philadelphie Medical Museum*, t. I, 1805, p. 162 à 175. — IV. *An Examination of Dr Osburne's Opinion of the Physical Necessity of Pain and Difficulty in Human Parturition.* Ibid., p. 270 à 284. — V. *Observations on Dr Denman's Aphorisms on the Use of the Forceps.* Ibid., p. 374 à 391. — VI. *On the Efficacy of Blood-letting in Rigidity of the Os Externum (uteri).* Ibid., t. II. 1806, p. 27 à 31. — VII. *A Case of Long Continuance of Pulsation in the Funis Umbilicalis after the Birth of the Child.* Ibid., p. 140 à 144. — VIII. *An Attempt to Explain, why more Children live that are born at the seventh, than at the eight Month of Pregnancy.* Ibid., p. 274 à 482. — IX. *Case of Ruptured Uterus.* Ibid., P. 411 à 417. — X. *Reply to Dr Peachey Harrison's Observations on Impregnation.* Ibid., t. III, 1807, p. 30 à 40. — XI. *Account of the Use of the Volatile Tincture of Guajacum, in Painful and Obstructed Menstruation.* Ibid., p. 108 à 114. — XII. *Observations on Parts of Burn's History of the Gravid Uterus.* Ibid., p. 176 à 185. — XIII. *Singular Case of the Alteration of the Colour of the Hair, during Parturition.* Ibid., p. 219 à 222. — XIV. *An Essay on the Means of Lessening Pain, and Facilitating Certain Cases of Difficult Parturition.* Philadelphia, 1808, in-8° ; 2° édit., 1819, in-8°. — XV. *Remarks on Dr Peachey Harrison's Reply to Dr Dewees, concerning his Observations on Impregnation.* Ibid., t. IV, 1808, p. 148 à 176. — XVI. *Bemerkungen über den Grad der Wichtigkeit für die Gesundheit, welcher der Gebärmutter zugeschrieben werden sollte.* In *American Med. Recorder.* Philadelphie. 1819. — XVII. *An Essay on the Rupture of the Uterus.* In *Chapman Philadelphia Journ. of Med. and Physical Sciences*, t. I, 1820, p. 75 à 131. — XVIII. *Observations on Retroversion of the Uterus read before the Academy of Medecine.* Ibid., p. 242 à 271. — XIX. *Strictures upon Dr Merriman's Opinions of Retroversion of the Uterus and Extra-uterine Conception.* Ibid., t. II, 1821, p. 76 à 121. — XX. *A case of Suppression of the Menses, attended with Unusual Circumstances, relieved by Volatile Tincture of Guajacum* Ibid., t. IV, 1822, p. 126 à 150. — XXI. *An Essay on Uterine Hæmorrhage.* Ibid., p. 267 à 288. — XXII. *On the Prolapsus of the Uterus.* Ibid., t. IX, 1824, p. 144 à 149. — XXIII. *Essay on Various Subjects connected with Midwifery.*

Philadelphie, 1824, in-8°. Ce recueil comprend un certain nombre de mémoires et notices antérieurement publiés par l'auteur. — XXIV. *A Compendious System of Midwifery, chiefly designed to facilitate the Inquiries of those who may be pursuing this Branch of Study, illustrated by Occasional Cases*. Philadelphie, 1824, in-8° (une édition datée de Londres, 1825, in-8°, serait, dit-on, une contrefaçon); 2° édit. Londres, 1826; 3° édit. Londres, 1828. — XXV. *A Treatise on the Physical and Medical Treatment of Children*. Philadelphie, 1825, in-8°; 2° édit. corrigée, 1826, in-8°. — XXVI. *Observations on the Late Epidemic Catarrh as it appeared in this City, during December 1824 and January and Part of February 1825*. In *American Medical Recorder*. Philadelphia, nouv. série, t. X, 1825, p. 66 à 78. — XXVII. *Recapitulation of the Instructions given to Females during Pregnancy, Labour and Confinement, as well as Rules for the General Management of the Child during the first Month; selected from his Recent Work on the Diseases of Children*. Ibid., t. XI, p. 1 à 19. — XXVIII. *Observations on Menstruation*. Ibid., t. XII, 1826, p. 283 à 305. — XXIX. *On Leucorrhœa*. Ibid., t. XIII, p. 41 à 68. — XXX. *A Treatise on the Diseases of Females*. Philadelphie, 1836, in-8°. — XXXI. *Observations upon Bloody Infiltrations in the Labia Pudendi during, or very quickly after Delivery; illustrated by Cases*. In *American Med. Recorder* Philadelphie, t. XIV, 1827, p. 1 à 19. — XXXII. *Case of Iliac Passion successfully treated*. Ibid., p. 186, 187. — XXXIII. *Case of Intermittence in a Child of six Weeks, cured by Arsenic*. Ibid., p. 187 à 188. — XXXIV. *On the Secale Cornutum, or Ergot*. In *American Journ. of Med. Sc.*, t. I, 1828, p. 251 à 262. — XXXV. *A Case of Rheumatism with Metastasis producing Carditis, Pericarditis, Peripneumonia, and Pleuritis*. Ibid., t. II, 1828, p. 473 à 475. — XXXVI. *Case of Puerperal Peritonitis successfully treated with Mercurial Friction, and Turpentine internally administered*. Ibid., p. 475 à 477. — XXXVII. *On Phlegmasia dolens*. Ibid., t. V, 1829, p. 66 à 89. — XXXVIII. *A Practice of Physik, comprising most of the Diseases not treated of in Diseases of Females and Diseases of Children*. Philadelphie, 1830, 2 vol. in-8°.

A. D.

DEWHURST (Henry-William). Anatomiste et chirurgien anglais, vivait à Londres dans la première moitié du dix-neuvième siècle. Il y faisait des leçons d'anatomie très-suivies. En 1827, il publia un petit Dictionnaire d'anatomie et de physiologie qui eut assez de succès. Voici du reste le titre de ses ouvrages :

I. *Dictionary of Anatomy and Physiology*. London, 1827, in-8°. — II. *Letter of some of the Impediments, Defects and Abuses existing in the Present System of Medical Education, with Suggestions for their Removal and Correction*. London, 1828, in-8°. — III. *On Importing Dead Bodies*. In *the Lancet*, t. XII, p. 560, 1827. — IV. *Observations on a Paper... entitled : « On the Means of Removing the Aversion existing in the Public Mind to Anatomical Pursuits.* » In *London Med. a. Surg. Journ.*, t. I, p. 248, 1828. — V. *Improvement of Anatomical Nomenclature*. Ibid., p. 454. Etc.

L. Hn.

DEXIPPE ou **DIOXIPPE**, de Cos, disciple d'Hippocrate, florissait au quatrième siècle avant l'ère chrétienne. Suidas raconte que Mausole et Pixodare, fils d'Hécatomnus, roi de Carie, étant tombés gravement malades, leur père fit appeler Dexippe; mais le médecin de Cos ne consentit à se rendre à cette invitation que sur la promesse formelle d'Hécatomnus de renoncer aux projets guerriers qu'il nourrissait contre l'île de Cos.

Dexippe avait écrit un livre *Sur la médecine* et deux livres *Sur le pronostic;* ces ouvrages ont été perdus et nous n'en connaissons plus que les titres conservés par Suidas. Érasistrate blâme vivement Dexippe d'avoir trop restreint la quantité de boisson qu'on peut donner aux malades : en effet, de même que son contemporain Apollonius et Asclépiade de Bithynie après lui, il refusait la boisson totalement aux fébricitants. D'après Plutarque, il admettait, avec Platon, que les parties les plus subtiles des boissons passent dans le poumon, tandis que le reste se mêle aux aliments et traverse les voies digestives.

L. Hn.

DEXTRINE. $C^{12}H^{10}O^{10}$. § I. **Chimie.** Très-nombreux sont les procédés suivis pour préparer cette substance. Nous indiquerons ici les principaux, qui varient du reste suivant la forme sous laquelle on veut obtenir la dextrine et suivant les usages auxquels on destine ce produit.

On sait qu'une partie de *diastase* (*voy.* ce mot) transforme en dextrine deux mille parties de matière amylacée. Lorsqu'on suit ce procédé dans l'industrie, on ne se donne pas la peine de préparer au préalable la diastase pure. On se sert d'orge germée moulue (*voy.* les mots MALTINE, MALT), qu'on délaye dans l'eau à 75 degrés, à laquelle eau on ajoute ensuite peu à peu, et en agitant, la quantité nécessaire de fécule ou d'amidon. L'opération est terminée lorsque la teinture d'iode ne communique au liquide refroidi qu'une teinte vineuse. Le liquide est alors filtré et évaporé à consistance de sirop. C'est ainsi qu'on prépare le *sirop de dextrine.*

On se procure également de la dextrine en chauffant l'empois avec de l'acide sulfurique étendu d'eau, jusqu'à ce que l'iode ne colore plus en bleu une portion du mélange, que l'on essaye à plusieurs reprises. On sursature l'acide sulfurique par de la baryte, et l'excès de baryte par de l'acide carbonique ; on chauffe, on filtre, on évapore et on traite plusieurs fois successivement le résidu de l'évaporation par l'alcool anhydre, afin de séparer la glycose provenant de l'altération d'une certaine quantité de dextrine. La partie insoluble dans l'alcool est la *dextrine pure.*

On fabrique la dextrine sous la forme solide, en se servant simplement de la chaleur ; à cet effet, on expose des couches de fécule à une température d'environ 210 degrés. Ce que l'on appelle le *léiocome* est préparé par ce moyen.

Voici le procédé le plus usité pour la préparation de la dextrine, et qui est dû à Payen. On humecte 1000 kilogrammes de fécule avec 300 kilogrammes d'eau aiguisée par 2 kilogrammes d'acide azotique à 36 ou 40 degrés aréométriques ; la fécule humide est transportée dans un séchoir à air libre, puis dans une étuve dont la température est à 110 degrés ou tout au plus à 120 degrés.

La dextrine préparée par ces deux derniers procédés (chaleur, acide azotique) renferme toujours de la fécule ; préparée par la diastase, elle renferme toujours de la glycose. Pour l'avoir pure on traite par l'alcool celle qui a été préparée par la diastase ; l'alcool dissout la glycose et point la dextrine ; on réitère plusieurs fois la même opération après avoir, à chaque reprise, redissous la dextrine dans l'eau distillée.

La dextrine est incolore, transparente, amorphe comme la gomme arabique et complétement insoluble dans l'alcool absolu. Sous l'action soit de l'eau, soit des acides, soit de la diastase, elle se transforme en glycose en s'assimilant les éléments de deux molécules d'eau.

Payen a observé que la saccharification de la dextrine par la diastase n'est complète que lorsqu'on élimine la plus grande partie de la glycose qui s'est déjà formée. Sans cette précaution, la moitié à peu près de la dextrine ne se saccharifie pas.

La dextrine du commerce réduit souvent la liqueur de Frommherz (en protartrate de potasse), ce qui fait supposer à tort qu'elle contient de la glycose. Quelquefois la dextrine pure elle-même décompose le réactif précédent. Kemper a expliqué ces anomalies en montrant que les dissolutions concentrées de dextrine pure décomposent le réactif de Frommherz, tandis que les dissolutions étendues ne le décomposent pas.

La dextrine doit son nom à sa faculté dextrogyre très-prononcée. Suivant Payen, son pouvoir rotatoire est égal à 138°,68, et suivant Bechamp à 176 degrés.

On emploie la dextrine comme épaississant des couleurs à imprimer sur étoffes, pour les apprêts ; dans la confection des bandages inamovibles avec des bandelettes de papier superposées. Elle entre dans les pains de luxe, dans les tisanes mucilagineuses, dans la bière, dans le cidre, et en général elle peut remplacer la gomme dans la majeure partie de ses applications industrielles.

M.

BIBLIOGRAPHIE. — BIOT et PERSOZ. *Ann. de chimie et de phys.*, t. LII, p. 72. — PAYEN. Ibid., t. LV, p. 225 ; t. LXI, p. 372 ; t. LXV, p. 225, 234. — GUÉRIN-VARRY. Ibid., t. LX, p. 68. — JACQUELAIN. Ibid. (3), t. VIII, p. 223. — BÉCHAMP. *Compt. rend.*, t. LI, p. 256. — HORES-DEMONTE et MÉRARD. Ibid., t. XXIX, p. 591.

M.

§ II. **Emploi médical et chirurgical.** Comme médicament interne, la dextrine est très-rarement employée. Elle forme, dissoute dans l'eau, une tisane adoucissante, analogue à l'eau de gomme. Elle est avec la glycose la base des sirops dits de *fécule*, de *glycose*, de *blé*. On saccharifie la fécule de pommes de terre ou l'amidon de blé au moyen d'eau acidulée par l'acide sulfurique ; celui-ci est ensuite neutralisé par la craie. Il en résulte que ces sirops contiennent toujours du sulfate de chaux. C'est la glycose qui domine dans le sirop de fécule, et la glycérine dans le sirop de blé. Tous ces sirops sont de véritables falsifications du sirop de gomme, à la place duquel on les introduit quelquefois dans les potions. La dextrine leur communique un goût désagréable, d'autant plus prononcé qu'elle est moins pure : or celle qu'on prend dans le commerce présente à cet égard de grandes variations, ainsi qu'il résulte des recherches de Forster.

M. Roussin a donné un procédé pour reconnaître et même pour doser un mélange de gomme et de dextrine. La matière à essayer ayant été dissoute dans l'eau, on fait évaporer la solution jusqu'à consistance sirupeuse, et on la précipite par 10 fois son volume d'alcool à 90 degrés. Le précipité est desséché au bain-marie, et l'on en fait dissoudre 1 gramme dans 10 grammes d'eau distillée, qu'on agite ensuite avec 30 grammes d'alcool à 56 degrés, 4 gouttes de perchlorure de fer neutre, et 3 ou 4 décigrammes de craie pulvérisée. Après quelques minutes, on filtre le mélange. Dans la liqueur qui passe, on verse 8 à 10 fois son volume d'alcool à 90 degrés. Si la matière éprouvée ne contient que de la gomme pure, cette liqueur reste limpide ; elle se trouble au contraire, si de la dextrine est jointe à la gomme, parce que la dextrine ne peut être entraînée par le perchlorure de fer. En recueillant le précipité, le lavant à l'alcool et le séchant à 100 degrés, on peut avoir le poids de la dextrine.

2° En chirurgie, la dextrine sert à la confection de bandages inamovibles. Leurs avantages et leurs inconvénients ont été exposés à l'article FRACTURES (p. 93). Il ne reste qu'à indiquer le mode de préparation. Il consiste simplement à mélanger 100 parties de dextrine avec 60 parties d'eau-de-vie camphrée et 40 parties d'eau chaude. Il en résulte un liquide épais et gluant, qui se dessèche très-rapidement ; si l'eau-de-vie camphrée est contre-indiquée ou si l'on n'en a pas à sa disposition, on peut la remplacer par l'alcool.

D.

DEYBER (FRANÇOIS-JOSEPH). Né le 10 mai 1803, à Bernwiller, dans le Haut-Rhin, songea d'abord à embrasser la carrière ecclésiastique, et dans ce but se rendit au grand séminaire de Strasbourg, mais, ne se sentant pas une vocation suffisante, il en sortit après six mois et se livra à la médecine. Reçu au concours aide de clinique en 1824, il en remplit avec un rare zèle les fonctions pendant trois ans, et en 1828 prit le diplôme de docteur. Sa thèse *Sur les fistules urinaires vaginales* est une excellente monographie, qui a été consultée et appréciée par tous les chirurgiens qui ont écrit sur cette matière.

Deyber se fixa tout d'abord dans son village natal, où il mit largement à profit pour la médecine rurale ses connaissances en histoire naturelle. En 1830, il vint s'établir à Strasbourg, où il parcourut assez péniblement sa carrière, tant il est vrai que le vrai mérite, s'il est accompagné de trop de modestie, n'est pas apprécié par la foule. Il mourut de pustule maligne à Strasbourg, le 1er décembre 1848.

Doué d'un génie très-inventif pour les arts mécaniques, Deyber a imaginé plusieurs instruments nouveaux, entre autres un spéculum bivalve, une sonde à dard aiguillé, un bistouri spécial pour l'opération de la hernie étranglée, une sangsue artificielle, etc. Il inventa également un nouveau système de cartes géographiques, etc.

L. Hn.

DEYDIER (Pierre-Isaac). Savant médecin, né à Bellegarde en 1715, était le fils d'un officier d'infanterie. Il fut reçu docteur à Nîmes le 17 septembre 1737, agrégé le 4 août 1740 et moins de trois après médecin de l'Hôtel-Dieu. En 1745, il obtint la charge de *premier consul* et la conserva, malgré la protestation des avocats, jusqu'en 1757 ; à partir de cette époque à 1767, il alterna avec les gentilshommes.

Deydier jouit en outre d'une grande réputation comme médecin; Sauvage le cite dans sa *Nosologie* (t. IV, p. 151). Nommé par Tempié subdélégué de l'intendant, expert dans le procès pendant entre les eaux d'Euzet et celles de Saint-Jean-de-Seirargues, il a rédigé de concert avec Durand, Bertrand et Blazin, un rapport daté du 12 septembre 1746. Deydier mourut à Nîmes le 23 juin 1778, laissant :

I. *Fausse couche singulière*. In *Journal de médecine*, t. IV, p. 410 (cas curieux de grossesse molaire). — II. *Observation singulière sur un poumon*. Ibid., t. VII, p. 359. L. Hn.

DEYEUX (Nicolas). Les sciences chimiques et pharmaceutiques s'honorent d'avoir eu ce savant homme comme un de ses plus ingénieux interprètes. Né à Paris dans le mois de mars 1745, il fit d'excellentes études au collége Mazarin, et n'en sortit que pour suivre son goût décidé pour la botanique, la pharmacie et la chimie, et pour entrer dans l'officine de son oncle Pia, qui, le premier, s'était occupé des moyens de ramener les noyés à la vie. Deyeux, qui était rempli de zèle et d'activité, fit de rapides progrès, et Pia, pour le récompenser, le chargea de la direction de sa maison, et lui céda définitivement son officine ; et Deyeux, après l'avoir conduite avec le plus grand succès pour son compte, la vendit aux Boudet, oncle et neveu. Il mourut à Paris le 25 avril 1837, dans sa quatre-vingt-treizième année. La nature fut une bonne mère pour lui, le sachant fort timide et fort craintif de la mort, qui le frappa sans secousse et au moment où il s'y attendait le moins. Les travaux de ce savant homme sont nombreux. Les uns ont été publiés dans le *Journal de physique*, dans la *Statistique de la France*, dans le *Théâtre d'agriculture d'Olivier de Serres*, dans les *Annales de chimie*, dans le *Journal de pharmacie* ; les autres sont manuscrits et font partie des rapports du conseil de salubrité dont Deyeux était membre titulaire. Ces rapports, restés malheureusement à peu près ignorés, portent sur l'analyse des

vases suspects, sur les boissons saisies, sur les empoisonnements, sur les faux
en écriture, sur les charlatans et les remèdes secrets, sur les herboristes ; sur la
vente des plantes sur les marchés ; sur les eaux minérales, les bains publics
naturels et artificiels ; sur les marchands de vins, vins vinaigriers, limonadiers
et chocolatiers ; sur les manufactures de colle forte ; les fabriques de couleurs,
vernis, mastics, toiles imperméables, taffetas cirés, bleu de Prusse, acides minéraux, aluns, vitriol, sel ammoniac, savons, encre, boyauderies, tanneries, hon-
groieries, mégisseries, brasseries, verreries, amidonneries, raffineries, distilleries, buanderies, fontes de métaux, de suif ; sur les bateaux des teinturiers,
des blanchisseurs, enfin sur la carbonisation de la tourbe. Ces divers objets
rentraient dans ses travaux par suite de la distribution du travail qui avait été
adoptée par le Conseil de salubrité le 17 novembre 1807.

Les principaux travaux publiés par Deyeux sont :

I. *L'analyse du lait et l'examen comparatif de ce liquide pris sur deux vaches nourries
avec deux sortes de fourrages.* — II. *L'analyse de la noix de Galle et de l'acide gallique.* —
III. *Des observations sur les emplâtres et leur préparation.* — IV. *Des essais sur les eaux
sûres des amidonniers.* — V. *Sur la découverte d'une matière gommeuse dans l'Hyacinthus
non descriptus.* — VI. *Sur un empoisonnement par l'aide nitrique.* — VII. *Sur un nouvel
appareil pour obtenir l'oxyde de carbone.* — VIII. *Sur la préparation de l'esprit de Min-
dererus.* — IX. *Sur l'huile de Ricin, et sur la nécessité de s'assurer de sa pureté avant de
l'employer comme médicament.* — X. *Sur l'extraction du suc de betteraves.* — XI. *Sur l'acide
pyroligneux.* — XII. *Sur l'emploi du zinc pour fabriquer les ustensiles de cuisine.* —
XIII. *Sur la préparation du sirop de nerprun,* etc.   A. C.

DEYON. Florissait au dix-huitième siècle. Il était médecin ordinaire des
hôpitaux et des armées du roi en Italie. Dezeimeris le cite pour l'ouvrage sui·
vant :

*Lettre sur les principales maladies qui ont régné dans les hôpitaux de l'armée du roi
en Italie, en 1734, 1735 et 1736.* Paris, 1741, in-12.   L. Hn.

DEZEIMERIS (Jean-Eugène). Né à Villefranche de Longchapt (Dordogne),
le 20 novembre 1799, était fils et petit-fils de médecin. Il fit ses premières classes
aux colléges de Bergerac et de Bordeaux, puis, après avoir commencé ses études
médicales dans cette dernière ville, il alla résider quelque temps auprès de son
père, qu'il seconda dans l'exploitation de ses biens. C'est à cette époque qu'il
introduisit dans le pays la culture du sainfoin, où elle était alors inconnue.
Cependant, comme M. Dezeimeris père n'avait pas négligé la pratique de la
médecine, dans l'espérance de voir son fils lui succéder, celui-ci fut envoyé à
Paris, à la fin de 1819, pour y terminer ses études. Mais son goût pour les
recherches historiques l'attira vers les bibliothèques, il lut beaucoup, étudiant très-minutieusement les auteurs anciens et accumulant des notes en vue
d'un grand ouvrage sur l'histoire de la médecine. Ses premiers articles sur
l'état de nos connaissances en ce qui concerne les maladies spéciales, les
principes du méthodisme, etc., eurent du succès. Bientôt, en 1828, paraît la
première partie du *Dictionnaire historique de la médecine ancienne et moderne*,
ouvrage publié en collaboration avec MM. Raige-Delorme et Ollivier (d'Angers),
quant aux deux premiers volumes et à la moitié du troisième, que Dezeimeris
acheva seul. Tous ceux qui se sont occupés de recherches bio-bibliographiques
ont eu recours au dictionnaire de Dezeimeris. L'ordonnance en est bonne. Les
noms des auteurs sont suivis de détails biographiques suffisants, avec une expo-

sition critique fort judicieuse de celles des découvertes ou des œuvres de
l'auteur qui l'ont rendu célèbre. Puis chaque article est terminé par l'indication
bibliographique de ses divers travaux, tout au moins de ses travaux les plus importants. Malheureusement, le dictionnaire ne constitue pas une biographie générale
des médecins, mais seulement la biographie des plus connus, et l'ouvrage de
Dezeimeris, qui d'ailleurs rend encore des services réels, ne dispense pas de
recourir aux ouvrages analogues qui l'ont précédé. Enfin sa méthode bibliographique n'est pas celle que nous approuvons. Il donne bien par ordre chronologique la liste des principaux ouvrages de l'auteur cité, puis il indique à la suite
dans le même ordre chronologique d'ailleurs, mais en recommençant une
nouvelle liste, l'indication des brochures et articles de recueils, de sorte que le
lecteur n'a pas sous les yeux, sans recherches plus ou moins longues, la succession rigoureuse des travaux de l'auteur. Enfin l'indication des éditions, au lieu
d'être nettement formulée, est donnée avec le titre courant quand il s'agit d'une
langue étrangère, au lieu d'être rédigée en français conformément à l'usage,
puisque le dictionnaire est écrit en français. Il faut ajouter à ces imperfections
dans la forme que les quatre dernières parties incomplètes, dues à Dezeimeris
seul, se ressentent de la hâte avec laquelle il a voulu sans doute terminer
promptement ce grand travail, qui cependant méritera toujours d'être consulté
en raison des remarques critiques, sagaces et concises, qui accompagnent l'énumération des ouvrages mentionnés.

L'année qui suivit l'apparition de la première partie du dictionnaire vit
s'ouvrir un concours tout spécial à l'Académie de médecine, conformément aux
intentions d'un ancien professeur et bibliothécaire de la Faculté, Moreau (de la
Sarthe), qui léguait sa bibliothèque à l'élève ayant montré, devant une commission de l'Académie, « le plus de savoir en littérature et en philosophie médicales ».
Quatre concurrents se présentaient, chacun d'eux devant composer et soutenir
une thèse sur un sujet tiré au sort. Celui qui échut à Dezeimeris portait pour
titre : *Aperçu des découvertes faites en anatomie pathologique durant les trente
années qui viennent de s'écouler, et de leur influence sur les progrès de la
connaissance et du traitement des maladies.* Ce travail fort bien fait fut désigné
par la Commission, mais celle-ci, tout en le couronnant, partagea le prix avec
un autre candidat, Risueno d'Amador, et cet arrêt fut vivement critiqué. Le
jugement éclairé, les connaissances sérieuses de Dezeimeris, étaient bien supérieurs à ceux de son heureux concurrent, et l'opinion de ses confrères, celle de
la Presse, ne ratifièrent pas la décision de la Commission. Bientôt on offrit à
Dezeimeris une compensation, en le chargeant d'exécuter à la Bibliothèque de la
Faculté le catalogue par ordre de matières de la belle collection de livres qu'elle
possède. Ce catalogue est resté à l'état d'ébauche, paraît-il, mais son auteur fut
nommé sous-bibliothécaire après 1830. Deux ans après, en 1832, il prit le grade
de docteur en médecine, en prenant pour sujet de thèse : *Propositions sur
l'histoire de la médecine;* il avait obtenu la gratuité de ses examens, en raison
des sacrifices qu'il s'était imposés pour continuer ses travaux bio-bibliographiques.
Enfin, en 1836, il fut nommé bibliothécaire en remplacement de Mac-Mahon.

La même année les auteurs du *Dictionnaire en 30 volumes* chargèrent
Dezeimeris de la partie historique et bibliographique de ce dictionnaire, qui
n'avait pas trouvé de place dans la première édition. C'est vers cette époque
qu'il entreprit de faire rétablir à la Faculté la chaire d'histoire et de bibliographie médicales, supprimée deux fois antérieurement, et la peine qu'il se donna

pour faire accepter son projet : lettres et pétitions au ministre et à la Faculté, articles de polémique vive et passionnée, plaidoyers remarquables, dont l'ensemble ne forme pas moins d'un volume de 400 pages, méritait mieux assurément qu'une fin de non-recevoir. L'un de ses meilleurs amis, son collègue et son successeur, l'excellent et érudit M. Raige-Delorme, aujourd'hui bibliothécaire honoraire, a justement fait observer que l'insuccès de Dezeimeris est dû plutôt à son impatience et à la forme de sa polémique qu'à l'indifférence des professeurs. L'utilité des connaissances historiques et bibliographiques n'était pas contestée, mais le dernier professeur, Moreau (de la Sarthe), avait échoué, un enseignement oral ne semblait plus possible, et il fallait montrer la raison d'être de la chaire par des cours et des travaux spéciaux, plutôt que par des discussions et des disputes. Dezeimeris ne se consola pas de son échec, mais il reprit bientôt ses travaux littéraires, en fondant avec Littré un journal de médecine, l'*Expérience*, dont le but était surtout de reproduire les principaux travaux étrangers. De 1837 à 1840, ce journal eut un grand succès, et ses rédacteurs y consacrèrent une grande partie de leur temps. Dezeimeris le céda dans le milieu de 1840, alors qu'il venait d'être nommé membre du Conseil général de la Dordogne. Une exploitation agricole dont les soins lui incombaient lui firent abandonner peu à peu ses travaux de littérature médicale, et le Conseil, qui connaissait ses aptitudes et n'ignorait pas son activité, lui confia missions sur missions. Question vinicole, question des octrois, tout lui est remis : aussi en 1842, très-connu dans son département, est-il nommé membre de la Chambre des députés. De temps à autre il revient vers ses études historiques, et nous le trouvons en 1846 lisant à l'Académie des sciences morales et politiques un mémoire d'un grand intérêt intitulé : *De quelques ouvrages retrouvés d'Empédocle, de Démocrite et de Diogène d'Apollonie ;* celui d'Empédocle était compris jusqu'alors dans la collection Hippocratique. Mais Dezeimeris était absorbé par ses travaux d'agriculture, il obtenait la grande médaille d'or, de la Société de son département, publiait un grand nombre d'articles sur la matière dans les journaux politiques et économiques et était élu encore en 1848, à la presque unanimité de ses électeurs, membre de l'Assemblée constituante, où il fut le rapporteur du projet de loi sur les Chambres consultatives et le Conseil général d'agriculture. En 1850, il se présenta au concours pour la chaire d'économie et de législation rurale, à l'Institut agricole de Versailles, ayant pour concurrent M. Léonce de Lavergne, et il déploya dans ce concours une supériorité réelle. Il reprit alors ses travaux littéraires, voulant publier une histoire de l'agriculture, lorsqu'il mourut le 16 février 1851, à l'âge de cinquante-deux ans. Outre une belle bibliothèque, vendue après sa mort, et dont le catalogue ne forme pas moins de 103 pages, Dezeimeris a laissé un certain nombre de notes manuscrites sur des sujets de médecine ancienne, notes demeurées en la possession de son fils, membre correspondant de l'Institut. C'était une personnalité un peu vive, a dit M. Raige-Delorme dans son excellente notice nécrologique, mais dans ses rapports ordinaires M. Dezeimeris était bienveillant, simple, facile, livrant son temps, ses idées, ses notes, ses livres, avec le plus entier abandon. On peut citer de lui les traits les plus honorables. Dans l'intérieur de sa famille, il n'a porté qu'affection et dévouement. Nous connaissons de lui en ce qui concerne la médecine :

I. *De l'état actuel de nos connaissances sur les maladies spéciales.* In *Journ. complémentaire des sc. méd.*, 1824, t. XXVI, p. 289. — II. *Des principes du méthodisme considéré comme source de la doctrine physiologique*, 1826, t. XXI et XXII. — III. *Dictionnaire histo-rique de la médecine ancienne et moderne.* Paris. 1838-1839, 4 vol. in-8° ; en collaboration avec MM. RAIGE-DELORME et OLLIVIER D'ANGERS (les quatre dernières parties sont de DEZEIMERIS seul). Il est bon de signaler un procédé de libraire qui, ayant acheté le solde des exemplaires non vendus, a fait imprimer une couverture dont la date porte à tort l'année d'impression 1858. — IV. *Recherches pour servir à l'histoire de la médecine moderne*, mémoire qui a partagé le prix sur la question suivante : *Aperçu des découvertes faites en anatomie patho-logique durant les années qui viennent de s'écouler, et de leur influence sur les progrès de la connaissance et du traitement des maladies.* Paris, 1830, in-8°. Le mémoire avait été publié d'abord en 1829, in-8°, pour le concours (extrait des *Arch. gén. de médecine*, 1ᵉ sér., t. XX, XXI, XXII). — V. *De la rupture du vagin dans l'accouchement, et du passage du fœtus dans la cavité abdominale.* Article signé DESORANGES. In *Arch. gén. de méd.*, 1ᵉ sér., t. XV, p. 313. — VI. *Sur l'épidémie de Paris (Acrodynie).* In *Journ. gén. des hôpit.*, 1830, nᵒˢ 2, 4, 8 et 17. — VII. *Considérations pratiques sur les névralgies de la face.* Paris, 1832, in-8°. Cette brochure est signée HALLIDAY ; quelques exemplaires seulement portent le nom véritable de l'auteur. — VIII. *Proposition sur l'histoire de la médecine.* Paris, 1852, in-4°. Thèse de doctorat dans le même recueil, t. XXX, avec l'indication d'une suite qui n'a pas paru. — IX. *Aphorismes d'Hippocrate classés systématiquement et précédés d'une introduc-tion historique.* Paris, 1832, in-32 (extrait de l'article HIPPOCRATE du *Dictionnaire historique de la méd.*) — X. *Quelques remarques sur l'histoire des méthodes d'opérer les anévrysmes.* Réponse aux critiques de M. LISFRANC. Paris, 1834, in-8°. Réplique à M. LISFRANC, *Un dernier mot.* Paris, 1834, in-8°. — XI. *Essai sur les grossesses extra-utérines.* In *Journ. des connais-sances médico-chirurgicales.* Paris, 1837. — XII. *L'Expérience, Journ. de médecine et de chirurgie*, commencé avec M. LITTRÉ. Paris, 1837-1840, in-4°. — XIII. *Recherches sur les ruptures du cœur.* In *Arch. gén. de méd.*, 2° série, t. V, p. 501. — XIV. *Diverses notices historiques insérées dans le Dictionnaire de médecine en 30 volumes*, à la suite des articles : ABCÈS, AMPUTATION, ANATOMIE, ANATOMIE PATHOLOGIQUE, ANÉVRYSME, BRONCHOTOMIE, CATARACTE, CHIRURGIE, ÉLÉPHANTIASIS, FRACTURE, GALE, et les articles ANIMISME et ACCOUCHEMENT PRÉMATURÉ. Plusieurs de ces notices ont été tirées à part. — XV. *Des articles de journaux et de polé-mique*, réunis avec les précédents dans le recueil intitulé : *Lettres sur l'histoire de la méde-cine et sur la nécessité de l'enseignement de cette histoire, source de fragments historiques.* Paris, 1538, in-8°. — XVI. *Résumé de la médecine hippocratique.* Paris, 1841, in-32. — XVII. *De quelques ouvrages retrouvés d'Empédocle, de Démocrite et de Diogène d'Apollonie.* Compte rendu et extraits in *Moniteur*, mai 1846.   A. D.

DÉZOTEUX (FRANÇOIS).   Voici la notice que consacre à ce médecin la Biographie Didot :

François Dézoteux, médecin français, né à Boulogne-sur-Mer, en 1784, mort à Versailles le 2 février 1803. A peine sorti du collège, il montra du goût pour les études médicales, et servit comme élève en chirurgie dans les guerres de Westphalie et de Flandre. Le zèle qu'il déploya et les connaissances dont il fit preuve furent remarqués et le firent rapidement arriver au grade de chirurgien-major. En 1760, il succéda au célèbre Garengeot en qualité de chirurgien major du régiment du Roi, et se fit recevoir médecin à la Faculté de Besançon. Il commença à montrer dans cette ville en faveur de l'inoculation un zèle auquel il dut en grande partie sa notoriété. Il la propagea avec toute l'ardeur d'une conviction profonde, et la défendit non-seulement contre les préjugés populaires, mais encore contre la pratique vicieuse d'un Irlandais qui exerçait la chirurgie à Besançon. Ce charlatan appelé Acton, et père du célèbre ministre napolitain de ce nom, se servait pour inoculer la variole d'une méthode mauvaise qui avait eu de fâcheux résultats et avait fini par discréditer l'inocu-lation. Pour ramener les esprits à cette pratique, Dézoteux fut forcé d'éclairer le public sur les dangers du procédé employé par Acton. Celui-ci traduisit son adversaire devant les tribunaux. Mais Dézoteux gagna son procès, et publia un écrit intitulé : *Pièces justificatives concernant l'inoculation*, Lons-le-Saulnier, 1765, écrit qui fut accueilli par le public avec beaucoup de faveur. L'année suivante, il fit le voyage de Londres pour y étudier le nouveau procédé employé par Sutton, et revint en France; partisan déclaré de la méthode *suttonienne*, il la pratiqua d'abord à Nancy, puis à Passy, en présence des gens de l'art les plus célèbres, et sous les yeux de son ami l'illustre voyageur La Condamine. Il fournit au docteur Gandoger les documents d'après lesquels celui-ci rédigea son *Traité pratique sur l'inoculation*. Lorsqu'une école de chirurgie fut créée dans le régiment du Roi, Dézoteux, qui en avait eu la première idée, en fut nommé le directeur. Il forma des sujets fort distingués. Il obtint, en 1778, la place de chirurgien consultant des armées et le cordon de Saint-Michel. Nommé en 1789 inspecteur général des hôpitaux militaires, il obtint sa retraite en 1793; mais elle ne lui fut pas payée, et il tomba bientôt dans la plus complète misère. Pour l'en tirer, ses amis le firent nommer médecin de la succursale des Invalides établie à Versailles. Lorsque cette maison fut supprimée, Dézoteux obtint encore une fois sa retraite, mais il n'en jouit que quelques mois. Il a laissé :

I. *Traité historique et pratique de l'inoculation*, par les citoyens François Dezoteux et Louis Valentin. Paris, an VIII (1799), in-8° de 436 pp. — II. *Lettre concernant l'inoculation*. Besançon, 1765, in-8°.

A. C.

DHANVANTARI. Le nom de Dhanvantari sert, à la fois, à désigner un personnage mythologique dont l'origine remonte jusqu'à des temps assez éloignés de la mythologie indienne, et un auteur auquel sont attribués des ouvrages médicaux, dont les manuscrits se trouvent dans plusieurs bibliothèques. Il semblerait à première vue tout naturel d'admettre immédiatement un dédoublement de ce personnage, et de supposer en dehors de la conception mythologique l'existence réelle d'un auteur relativement moderne, auquel on doit les livres connus sous son nom. Peut-être, en agissant ainsi, serait-on partiellement dans la vérité, mais ce départ n'est pas aussi facile à faire qu'on pourrait le supposer. Dhanvantari, dont la personnalité se dégage peu à peu et apparaît tardivement dans la tradition mythologique de l'Inde, arrive par degrés à prendre rang parmi les ancêtres de la caste médicale, en passant par une période à demi fabuleuse et à demi historique, qui est précisément la période la plus importante de son histoire et de sa légende, celle pendant laquelle l'attention est le plus vivement portée sur ce nom.

Désigné dans le code de Manou et dans l'épopée indienne comme un personnage mythologique, médecin des dieux, mais personnellement étranger à la mythologie védique, à laquelle nous allons voir qu'il ne se rattache qu'indirectement, Dhanvantari est au début du grand ouvrage médical intitulé l'*Ayurvéda*, ou *Science de la vie*, attribué à Suçruta, cité comme le maître de ce dernier. Bien qu'il soit qualifié, dans le texte, du titre de Kaçiraja, prince de Kaçi (Bénarès), il n'a pas perdu son caractère divin. La tradition rapporte en effet que Dhanvantari, l'Esculape de l'Inde, dont la légende, comme nous le verrons tout à l'heure, se rapproche singulièrement de celle du centaure Chiron, touché à la fois par le spectacle des maladies et des infirmités de tout genre qui accablent la pauvre espèce humaine, et par l'ignorance des hommes pour tout ce qui concerne l'art de guérir, se décida un jour à descendre sur la terre pour pratiquer la médecine. Il s'établit d'abord à Bénarès, puis, à la façon des sages de l'Inde, se choisit une retraite au fond des forêts; c'est là que les Rishis (sages lettrés) résolurent de lui adresser une députation chargée de lui demander de vouloir bien leur communiquer les préceptes de la science médicale. A la tête de la députation était Suçruta. Dhanvantari consentit volontiers à ce qu'on demandait de lui, et c'est la relation de ses révélations qui constitue la science médicale de l'Inde, ou *Ayurvéda*.

Mais si, à cette époque, qui est celles des grandes épopées de l'Inde, sa période classique, pour ainsi dire, Dhanvantari est la personnification, fixée par l'anthropomorphisme, de la divinité médicale, il n'avait pas toujours eu ce privilége exclusif, et, dans une période antérieure de l'histoire de l'Inde, les personnages mythologiques auxquels la légende attribuait la puissance de connaître la vie, les maladies et l'art de les guérir, furent très-nombreux. Il y a là une question d'histoire primitive qui, à cause du caractère spécial des traditions mythologiques de l'Inde, dont la transparence permet de les étudier jusque dans leur origine, devient instructive et mérite qu'on s'y arrête.

C'est pour ce motif, et aussi parce que ces notions ne pourront pas trouver place ailleurs, que nous donnerons, à l'occasion de la légende du Dieu de la médecine de l'Inde, quelques détails sur la période mythologique de l'histoire médicale, et les principaux personnages mythiques auxquels fut attribué, dès l'origine, le pouvoir de guérir.

L'étude de ces mythes multiples, du sein desquels se dessine peu à peu la personnalité de Dhanvantari, pendant que les autres s'effacent ou s'altèrent, nous reporte à la naissance même des premières idées scientifiques de la race arienne. Il résulte de là que l'histoire mythologique de la médecine indienne est une véritable page d'histoire ; le court résumé que nous allons en donner, en même temps qu'il nous fournira la peinture du milieu moral d'où est sortie la légende de Dhanvantari, nous fera assister à la naissance de la conception primordiale, à la fois très-curieuse et singulièrement féconde, malgré sa naïveté, de l'idée de la vie chez les premiers Ariens.

On voit déjà par là que, si l'histoire de la médecine et des théories médicales a, dans l'Inde comme dans la Grèce, une période mythologique, il existe à ce point de vue, entre les deux pays, une différence essentielle. En effet, tandis que chez les Grecs l'histoire mythologique de la médecine est une série de données fabuleuses, qui précèdent, sans l'éclairer, l'histoire de la médecine scientifique, dans l'Inde, au contraire, l'étude de cette période nous révèle réellement les premiers linéaments d'un véritable développement doctrinal. Cette différence a eu des causes multiples. Tandis que les Grecs, emportés par les tendances d'un anthropomorphisme sans limites, dénaturaient les mythes en les fixant dans des formes définitives et en perdaient ainsi de bonne heure le sens originaire, les Indous conservaient intactes, dans leurs souvenirs et sous leurs formes premières, les antiques archives de leur race. Tels sont les Védas, tel est en particulier le plus important et le plus ancien d'entre eux, le *Rig Véda*, recueil de chants guerriers ou d'hymnes religieux, où sont dépeints et naïvement interprétés les grands phénomènes de la nature.

Ce n'est pas que l'Inde ait échappé à la transformation des mythes, et que ceux-ci n'aient pas, chez elle comme en Grèce, subi cette prolifération corruptrice qui substitue peu à peu à une conception naturaliste d'une extrême simplicité tout un cycle héroïque hérissé d'aventures anecdotiques, mais elle possédait aussi, depuis les premiers temps, une caste de Brahmanes, lesquels, considérant le texte du *Rig Véda* comme ayant tout le caractère d'une précieuse révélation, s'attachèrent avec un soin jaloux et une pieuse sollicitude à préserver de toute altération le dépôt sacré dont ils s'étaient constitués les gardiens. Résistant à la fois aux attaques intéressées des écoles philosophiques, aux interprétations abusives des sectes religieuses, aux insatiables appétits de la superstition populaire sans cesse en quête de conceptions nouvelles, aux changements constants des mœurs et des coutumes, aux modifications incessantes du langage, le Véda, monument presque contemporain des premiers efforts intellectuels de notre race, a pu, grâce au caractère qu'on lui attribua, arriver jusqu'à nous absolument intact. C'est à la lumière que nous fournit son étude que nous arrivons à retrouver l'origine des conceptions mythiques indo-européennes, qui furent plus tard développées jusqu'à l'extravagance comme chez les Indous de la période classique, ou richement et élégamment personnifiées et dramatisées comme chez les Grecs, ou encore sèchement tournées en récits comme chez les Latins, etc. Nous atteignons ainsi jusqu'aux premières assises de la pensée nonseulement indienne, mais arienne, car l'étude de la mythologie comparée a parfaitement établi la complète solidarité qui lie sous ce rapport tous les peuples ariens entre eux, et montré que Grecs, Romains, Germains, Indous, etc., avaient déjà au moment de leur séparation un culte et des croyances communes.

Résumons rapidement les données qui sont le fond des conceptions mythologiques du *Rig Véda*.

Il faut tout d'abord remarquer qu'il s'agit ici des traditions mythologiques des peuples de souche arienne (*voy.* ARIENS), bien différentes de celles des peuples sémitiques et couschites, et en particulier des peuples Assyriens, Chaldéens, etc. Les mythologies ariennes et les religions qui en dépendent sont presque exclusivement le résultat de l'observation du ciel diurne; les mythes d'origine sidérale y sont très-rares; les étoiles n'ont qu'un rôle insignifiant dans la religion védique; toutes les données mythiques se rattachent au soleil et aux phénomènes météorologiques. C'est de l'observation de ces phénomènes vulgaires, dont chaque jour nos antiques aïeux étaient les témoins, dont chaque jour néanmoins ils se préoccupaient avec une constante attention, cherchant sans cesse à en faire la théorie, pour en tirer des conclusions pratiques, que naquit tout l'immense cycle mythologique dont le développement prit une si grande place dans l'histoire entière de tous les peuples ariens. Sur lui reposent les premières bases de leurs religions, de leurs idées morales, de leurs mœurs et de leurs lois.

Nous laisserons de côté ce vaste domaine, pour concentrer notre attention sur un point spécial, l'origine de l'idée de la vie et de la santé, les moyens de les conserver, les personnages à qui cette puissance fut attribuée et en particulier Dhanvantari, messager divin, médecin des dieux et dieu lui-même.

Les phénomènes physiques et météorologiques qui frappèrent au plus haut degré l'imagination des ariens furent la marche et le rôle du soleil, d'une part, puis, d'autre part, les circonstances qui accompagnent l'orage et la production de la pluie après la sécheresse.

Ce fut surtout le lever du soleil qui excita au plus haut point leur admiration. Il n'est presque pas un hymne du *Rig Véda* qui ne contienne quelque allusion à l'aurore ou au soleil levant. L'enthousiasme naïf de ces ingénieux pasteurs se traduit en termes d'un lyrisme dont l'exaltation n'a pas de limites, en face de ce bienfait de chaque jour, le lever du soleil. Ils regardaient que ce soleil, sans cesse nouveau, était pour ainsi dire formé pour chacun de ses levers, c'est-à-dire que chaque jour il aurait pu arriver cette immense calamité que le soleil ne se levât pas, et que l'opération nécessaire pour le faire apparaître restât infructueuse. Le mécanisme suivant lequel ce miracle pouvait s'opérer les intriguait au plus haut point. L'histoire nous apprend que l'idée qu'ils s'en firent eut sur l'avenir de la race entière une influence immense, et qu'elle imprima à toutes les institutions qu'elle sut créer une trace ineffaçable.

Lorsque pour la première fois l'homme se trouva en face du feu allumé par la foudre, il s'aperçut qu'il avait devant lui un phénomène reproduisant en miniature les deux qualités prédominantes de l'action solaire, la production de la lumière et l'action calorifique; pour la première fois aussi il put s'emparer du feu et l'utiliser; mais, dans ces conditions, la conquête était précaire, car, si elle échappait à l'homme, il n'avait l'espoir de la ressaisir que dans un événement contingent, qu'il pouvait regarder comme un acte de hasard, mais que, d'après ce que nous savons de sa façon de raisonner, il regardait plutôt, d'abord comme l'acte volontaire d'une puissance supérieure, puis ensuite comme un acte dont un certain cérémonial pouvait provoquer la réalisation.

Obtenir le feu par ce moyen, ce n'était pas le conquérir; la véritable conquête eut lieu le jour où, à l'aide de l'échauffement de matières inflammables par le frottement, le feu fut obtenu directement, le jour où l'homme obtint un feu terrestre. Cette découverte fut un des plus grands triomphes de l'humanité sur la matière; à l'heure où elle eut lieu, l'expansion indéfinie des races devint possible, sans souci des climats.

Ce jour-là aussi fut pour l'Arien le grand jour de la révélation. C'est dans l'interprétation de ce fait qu'il concentra tout son esprit scientifique. Quelque naïve que nous paraisse la théorie qu'il s'en fit, elle n'en est pas moins extrêmement remarquable, à cause de la hardiesse des déductions qu'il en sut tirer. Comme l'a dit un des écrivains qui ont le plus judicieusement décrit cette période de notre histoire mythologique, elle « fait comprendre quelle était la fécondité de ces esprits qui dès l'origine étaient capables de fonder sur un fait isolé tout un système de cosmologie, » et qu'une « telle puissance annonçait du premier coup les ancêtres de la philosophie grecque et de la science moderne » (F. Baudry, *Rev. german.*, t. XV, 1861, p. 36).

Cette découverte frappa tellement l'esprit de l'Arien que dans la production du feu tout fut divinisé, les instruments pour produire la flamme, les doigts et les mains de ceux qui le faisaient naître, les liquides et les substances capables de l'entretenir, etc. De là naquit toute une série de mythes comme celui de Prométhée, que nous avons déjà résumé ailleurs (voy. *Gaz. hebd. de méd. et de chir.*, 1867, n° 4, p. 49-57), et dont nous ne dirons aujourd'hui que ce qui est indispensable à l'exposition de notre sujet.

Les Ariens, maîtres de la production de la flamme, c'est-à-dire de la chaleur et de la lumière, virent en elles le principe même de la vie; leur intelligence et leur imagination aidant, ils donnèrent à cette vue un développement immense. Produire le feu, ce fut à leurs yeux produire un être vivant, ou plus exactement produire un Dieu vivant. Pour obtenir le feu on se servait, d'après le *Rig Véda* lui-même, de deux morceaux de bois d'essences différentes et indiquées par les rites. L'un d'eux portait une entaille, un creux, dans lequel on introduisait l'autre morceau, qui était une sorte de bâton autour duquel on passait une lanière. A l'aide de cette lanière, on lui imprimait un mouvement de rotation alternatif qui, par le frottement, échauffait l'autre fragment. Après un temps plus ou moins long apparaissait une étincelle. Cette opération, dans le *Rig Véda*, s'exprime par le verbe *manthâmi, j'agite en frottant.* Les deux pièces de bois sont les *aranis;* la pièce immobile est l'*arani* proprement dit, l'autre est le *pramantha, celui-qui-obtient-par-friction.* Il est facile de reconnaître dans ce dernier mot le nom du Prométhée des Grecs. Le Prométhée des Grecs n'est donc que la personnification anthropomorphique de l'un des aranis ; c'est l'agent qui procure le feu aux hommes. De là à en faire le créateur des arts il n'y avait qu'un pas. La découverte du feu n'est-elle pas en effet indispensable pour donner naissance à l'industrie même rudimentaire? Comment sans son aide se procurer les métaux, les outils qui donnent la puissance matérielle, etc.?,

L'esprit des Aryas avait été de suite frappé par un fait d'observation qui fut l'origine de toute leur antique théorie physiologique, je veux parler d'une analogie de formes entre les agents producteurs du feu, c'est-à-dire les aranis, et les organes de la génération dans les deux sexes. « Les prêtres, dit un hymne, ont enfanté l'illustre Agni (le feu, *conf.* le latin *Ignis*) ; leurs mains ont extrait du sein de l'arani ce dieu nouveau-venu, ce maître de maison dont les rayons brillent au loin (*Rig Véda*, III, 24). Et ailleurs : « Voici le moment d'agiter, le moment d'enfanter, et, conformément aux rites antiques, travaillons pour produire. Le Dieu qui possède tous les biens est dans les deux *aranis* comme l'embryon dans le sein de sa mère » (*Rig Véda*, III, 29). Il est question à diverses reprises des circonstances où il a été engendré, etc. C'est en concluant de l'identité des procédés à l'identité du produit que l'Arya entra en possession de cette idée, que son imagination rendit si féconde : le but de l'acte de la génération est la production d'un feu vital; le feu est le principe de la vie; l'homme est d'origine ignée, par conséquent céleste. L'Arya, en effet, ne manqua pas d'admettre que, s'il avait pu, par un procédé qui fut sa conquête et sa gloire, produire le feu, c'est-à-dire l'extraire du bois et des plantes, c'est que ce feu y avait été déposé, qu'il y était descendu, non pas violemment et ouvertement comme dans la chute de la foudre, mais normalement pour ainsi dire, dans les eaux fécondantes qui donnent la vie aux plantes, et qui naissent elles-mêmes au milieu de l'orage. L'orage n'est autre chose que la phase préparatoire de la mise en liberté des eaux célestes et de la lumière solaire momentanément obscurcie; c'est le signal du sacrifice céleste, dont le sacrifice terrestre n'est que la reproduction réduite à de minimes proportions. Dans les régions du ciel comme sur la terre, Agni est un, malgré ses multiples naissances. C'est lui qui produit la vie universelle, c'est lui qui en assure la conservation, c'est lui qui est par excellence la puissance cosmogonique. Il est partout la lumière, le mouvement et la vie. Cette hardie synthèse, où la noblesse et la supériorité de la race arienne se manifestent par de véritables pressentiments scientifiques, mettait l'Arya en possession d'une idée féconde qui dominera toute sa vie pendant la période védique. Cette esquisse d'une théorie du monde animé fait honneur à son génie, et c'est avec raison qu'un penseur profond et hardi a pu dire que, « si l'on supprime par la pensée tout le développement ultérieur et toutes les déviations (de l'esprit arien), si l'on s'en tient au *Rig Véda*, on trouvera l'esprit arien plus près, il y a quatre mille ans, de l'idéal moderne, que toutes les religions, que toutes les philosophies qui en sont issues... L'immense intervalle qui nous en sépare pourrait n'avoir pas existé, et du Véda, sans hiatus trop vaste, on entrerait directement de plain pied, dans l'âge de la critique et de la science (A. Lefebvre, *La philosophie,* t. V de la *Bibliothèque des sc. contemporaines,* 1879, p. 33).

Ce qui fortifia encore les penseurs aryas dans leur théorie sur la nature de la vie, ce fut cette observation que les agents capables de continuer la vie, de la surexciter, de donner à l'homme une force et une énergie momentanément exceptionnelles, étaient précisément ceux qui entretenaient et vivifiaient le mieux le feu du sacrifice, et que ces agents étaient obtenus par des procédés qui rappelaient les actes de la génération animale, comme la production du feu dans les aranis. Le feu sacré était en effet entretenu et alimenté par des libations composées surtout d'un mélange de beurre clarifié et de la fameuse liqueur fermentée, appelée le *soma*. La préparation du beurre par le barattement, *manthana*, était complétement assimilée à l'action des aranis, la baratte *manthara* et son bâton, *mathin*, représentant la branche femelle et la partie mâle de l'instrument. Il en était de même pour le mortier et son pilon, qui servaient à la trituration des plantes nécessaires à la préparation du soma. La fermentation à laquelle ils assistaient, l'ivresse causée par la boisson si avidement recherchée, tout concourait à faire comprendre aux adeptes que, si le soma entretenait si bien le feu vital, c'est qu'il en était intimement pénétré. Le soma en effet, divinisé lui-même, comme Agni, le feu, est une liqueur fermentée, formée d'un mélange d'eau, de suc de plantes, particulièrement d'*asclepias acida*, de lait aigri, de blé, etc. Il n'était pas seulement la boisson favorite des dieux, il était bu également par les hommes et, disent les hymnes, avec grand plaisir. Plusieurs hymnes en décrivent les effets d'une façon significative. Dans l'un d'eux, dont chaque strophe a pour refrain : Ai-je donc bu du soma? l'auteur décrit ainsi les effets de la liqueur sur sa personne : « Les breuvages m'ont transporté comme des vents impétueux, comme des chevaux rapides entraînent un char...Je tourne ma pensée dans mon cœur, comme un charpentier qui façonne un char » ; et plus loin : « Les cinq races m'ont paru comme rien ; une seule moitié de moi dépasse les deux mondes ; j'ai surpassé en grandeur le ciel et cette grande terre ; transporterai-je cette terre ici ou là? Une moitié de moi est dans le ciel et j'ai étendu l'autre jusqu'en bas. Je suis grandissime, je m'élève jusqu'aux nuages » (*Rig. Véda*, X, 119). L'usage d'une liqueur capable de donner lieu à une telle exaltation n'allait pas sans quelques dangers. L'auteur de l'hymne suivant, qui les connaissait assurément, implore l'indulgence du dieu avant de se l'assimiler, afin d'éviter le péril auquel il s'expose :

« Nous avons bu le soma, nous sommes devenus immortels, nous sommes arrivés à la lumière, nous avons atteint les dieux : que pourrait maintenant sur nous la malveillance? Que pourrait sur nous, ô immortels ! la perfidie d'un mortel? Sois propice à nos entrailles quand nous t'avons bu, ô soma ! sois-nous propice comme un père à son fils ; sois pour nous comme un ami, toi dont la renommée s'étend si loin, toi qui es sage, soma, prolonge notre vie...; que les somas empêchent mon pied de glisser ; qu'ils me gardent des entorses....

« Car tu es le gardien de notre corps, tu es descendu dans tous nos membres, ô toi qui vois les hommes ! etc.

« Puissé-je trouver en lui un ami miséricordieux qui ne me fasse pas de mal, ô dieu aux chevaux bais (Indra) ! quand je l'aurai bu.... Les maladies sans force se sont enfuies, elles ont tremblé, elles ont été effrayées, elles qui troublent ; le soma puissant est descendu en nous ; nous sommes arrivés au point où la vie se trouve prolongée » (*Rig Véda*, VIII, 48).

On voit, à la dernière strophe de cet hymne, dont nous avons emprunté les citations, ainsi que les précédentes, au travail si pénétrant et si considérable de

M. Bergaigne sur le *Rig Véda*, apparaître le caractère médical du soma; c'est un point sur lequel nous reviendrons dans un instant (*voy.* Bergaigne, *La religion védique d'après les hymnes du Rig Véda*, t. I, p. 151, 152, 153, 192).

Cette conception qui assimile les cérémonies du sacrifice, seul acte essentiel de la vie de l'homme, ainsi que celles du sacrifice céleste, aux phénomènes engendrant la vie, dominait tellement tous les actes intellectuels de l'esprit des Aryas, que M. Bergaigne, dans l'ouvrage que je viens de citer, consacré à l'étude des éléments de la mythologie védique, divise tout d'abord son travail en deux parties, qui ont pour titres : les éléments mâles; les éléments femelles.

La mythologie du Véda contient néanmoins d'autres éléments qui ne sont pas essentiellement liés au sacrifice, ou, pour parler plus exactement, qui en sont presque complétement détachés. En tête de ces éléments, il faut citer Indra, le véritable Jupiter de l'Inde védique, la grande divinité en qui repose avant tout la responsabilité de l'ordre dans les mondes divers. A lui est consacré un quart du recueil entier des hymnes védiques; plus de deux cents de ces chants sacrés lui sont personnellement adressés, dans lesquels on célèbre avant tout et sur tous les tons sa puissance et sa gloire infinies, et spécialement son imperturbable infaillibilité. C'est à son ordre que le soleil se lève, de sa main puissante armée de la foudre, il met fin à l'orage en envoyant à la terre les torrents des eaux bienfaisantes. Son caractère bienveillant, malgré sa toute-puissance de dieu guerrier, ne se dément pas un instant. Aussi l'invoque-t-on souvent à titre d'auteur et de conservateur par excellence de la vie des êtres. Mais ces invocations conservent ordinairement le caractère de la simple prière, et il n'est guère fait allusion à une intervention plus spécialement médicale, comme la connaissance des vertus des plantes, la guérison de certaines maladies, etc.

Il en est de même de Varuna, depuis longtemps identifié à l'Οὐρανος des Grecs, l'universelle providence, personnification de l'enveloppe obscure qui enserre et contient l'univers, alternativement associé et opposé à Indra, dépassant comme lui en grandeur tous les autres dieux. C'est entre ces deux conceptions, lesquelles correspondent aux préoccupations les plus élevées des antiques Ariens, que semble osciller la conscience religieuse de cette époque reculée.

Mais, si l'on met à part ces deux personnalités exceptionnelles, on constate que la plupart des autres divinités védiques sont intimement liées au sacrifice, c'est-à-dire à la production de la vie, du feu vital et des eaux bienfaisantes, à leur dégagement des liens qui les retiennent, à l'appel sans cesse répété aux puissances extra-terrestres qui en peuvent disposer.

Il était tout naturel, dans les conditions d'esprit où se trouvait l'Arya, que dans les cas où il s'agissait de conserver sa vie menacée, de rétablir sa santé compromise par la maladie, il songeât tout de suite à s'adresser aux êtres qui avaient le pouvoir de créer la vie, et qui disposaient du principe essentiel à l'existence. Or, comme tout dans le sacrifice fut peu à peu divinisé, sinon anthropomorphisé, c'est à chacune de ces personnifications qu'il pouvait être utile de s'adresser. De là, la direction forcément imprimée aux premières superstitions médicales, de là, les premières théories sur les maladies. Cette tendance était tout naturellement renforcée par l'idée qui se reproduit bien souvent dans les Védas et toute la littérature védique, que les maladies sont toujours des punitions des dieux, infligées aux hommes pour leurs actes répréhensibles.

C'est de ce milieu essentiellement mythique, auquel il se relie dans le Rig Véda, que se dégagea dans la période suivante ou brahmanique la personnalité de Dhanvantari; mais avant lui, que de déités en possession de l'art de guérir! Nous allons passer promptement en revue les plus marquantes.

La divinité qui par excellence a le caractère du dieu qui conserve la vie et la santé, c'est, il fallait s'y attendre, *Agni* lui-même, le feu personnifié. C'est lui qui, en pénétrant les plantes de son essence, y introduit les sucs nourriciers et curatifs, et y dépose le feu vital. Il est invoqué sans cesse comme le protecteur et l'ami des faibles, des malades, à qui il rapporte la semence de la vie, le principe de la force. Aussi est-il désigné souvent comme le plus grand des dieux, le plus puissant de tous, etc.

Mais, bien que jamais, au milieu des exaltations de l'anthropomorphisme qui tendaient chaque jour davantage à définir la personnification d'Agni, et à l'élever vers le rang de dieu souverain, son origine matérielle n'ait été oubliée ou méconnue, le Rishi devait nécessairement hésiter à voir en lui, sans crainte de pensée sacrilége, la divinité familière des anciens jours.

A côté d'Agni, essence du monde animé, l'Arya retrouve *Soma*, la libation, Soma, le roi des plantes salutaires, Soma, la personnification déifiée de la liqueur de feu. « Les plantes, dit un hymne, sauvent la vie à celui que le prêtre indique et recommande » (*Rig Véda*, X, 97, 22 [*Hymne aux plantes*]). Cette personnalité d'ailleurs ne se conserva guère bien dans la période post-védique, et déjà dans les Brahmanas, sortes de traités liturgiques adjoints au Véda, le dieu Soma est confondu avec la lune.

Considéré au sens propre, le soma est le remède par excellence; c'est l'ambroisie et l'eau de vie; il donne et maintient la force. Il contribue à conserver la santé en éloignant les maladies, comme l'attestent de nombreux passages : « Que le Soma, au bruit de nos chants, coule en l'honneur d'Indra, et que la maladie fuie loin de nous (*Rig Véda*, IX, 85, 1). Écarte toujours les maladies (*id.*, IX, 97, 43); apporte-nous l'abondance et la santé » (*id.*, IX, 96, 16, etc.). Il guérit ceux qui sont malades, et prolonge ainsi la vie. « Le soma, est-il dit (*Rig Véda*, VIII, 68, 2), guérit tout ce qui est malade; par lui, l'aveugle a vu, et le paralytique a recouvré la marche. » « J'ai bu le soma au lever du soleil, dit un Rishi; c'est le remède à tous les maux. »

Nous verrons tout à l'heure, à l'occasion du personnage médical Dhanvantari, reparaître le soma sous sa forme céleste, l'ambroisie, la liqueur qui donne non plus la vie, mais l'immortalité.

L'histoire de la médecine grecque pendant la période mythologique nous fournirait d'intéressants rapprochements. Le mythe du feu, considéré comme essence de la vie, avait laissé des traces dans l'imagination grecque. *Hephæstos* (Ἥφαιστος), le dieu grec qui peut donner la vie, n'est qu'une dérivation d'Agni dont il porte un nom. Hephæstos correspond à *Yavishta*, le plus jeune; Agni était appelé le plus jeune des dieux, parce qu'il renaissait chaque jour. Hephæstos le dieu boiteux, comme le Vulcain des Latins, n'est que le feu du ciel transporté sur la terre; sa légende rappelle la coutume de Lemnos, de laisser éteindre chaque année les feux de l'île, pour les rallumer après neuf jours, avec un feu fourni par un vaisseau qui le rapportait de Delos (*voy.* Decharme, *Mytholog. de la Grèce antiq.*, p. 101 et suiv.).

Esculape, l'*Asclepios* des Grecs, l'élève du centaure Chiron, le père de Machaon et de Podalire, et qui dans Homère n'est pas divinisé, se rattache au même cycle. Son aïeul *Phlegyas* porte un nom qui rappelle le feu; lui-même

naquit au milieu des flammes qui brûlaient sa mère, ce qui rappelle la naissance
d'Agni et de Soma. Ce sont ces alliances mythologiques qui expliquent les attributions médicales de plusieurs personnages de la mythologie grecque.

A côté d'Agni et de Soma, citons les deux *Açvins* (les deux cavaliers), personnages
dont la légende mythique reste encore bien obscure, malgré l'ingénieux rapprochement qui leur assimile les Dioscures de la mythologie grecque. On les
regarde comme la personnification de certains phénomènes du matin; ils sont
les fils du soleil; sur un char magnifique, ils font chaque jour le tour du monde,
leur fouet est couvert de perles de rosée. Ils ont révélé aux dieux la cachette où
se trouvait le soma céleste. Ils sont dans le Véda l'objet de nombreux hymnes,
où l'on célèbre avec leur puissance, leur caractère bienveillant, leur science
profonde et particulièrement leur science médicale. « Vous connaissez la médecine, leur dit-on, et les vertus des plantes, c'est vous qui portez la fécondité dans
le sein des mères (*Rig Véda*, I, 155, 5, 6). Vous nous donnez les remèdes célestes,
les médicaments célestes, et ceux qui viennent des eaux » (*id.*, I, 34, 6). Ce
sont eux aussi qui président à la génération. « Vous portez la fécondité dans le
sein des mères » (*id.*, I, 157, 5). Dans un autre hymne, ils sont invoqués pour
procurer des couches heureuses et pour assurer la fécondation.

A l'époque védique, les Açvins sont à proprement parler les médecins des
dieux, et cette qualité se conserva dans les souvenirs religieux des Indous. Ils
sont invoqués au début du grand traité médical de Suçruta, l'*Ayurvéda*, qui
commence ainsi : « Honneur à Brahma, à Pradjapati, aux deux Açvins, à Indra,
à Dhanvantari, à Suçruta et aux autres. » Néanmoins, à cette époque, la qualité
de médecin des dieux appartient à Dhanvantari.

Un autre personnage dont la légende se lie également aux choses de la vie et
de la santé est *Tvashtri*, le façonneur, sorte de Vulcain habile en divers arts,
lorsqu'il a subi la transformation anthropomorphique, et qui au fond est un
agni céleste. Il joue dans le *Rig Véda*, où il est question de lui environ soixante
fois, un certain rôle. Dieu créateur et ouvrier actif, il est souvent redouté; son
caractère n'est pas empreint d'une constante bienveillance. Il est surtout renommé
pour avoir fabriqué la foudre d'Indra et la coupe du sacrifice; sa fonction toute
spéciale est de former le fœtus dans la matrice. « Tvashtri, est-il dit (I, 188,9),
habile à créer les formes, façonne tous les animaux. Qu'il nous accorde l'accroissement de nos troupeaux ! »

La légende de *Rudra* renferme un plus grand nombre d'éléments médicaux.
C'est un dieu essentiellement védique; plus tard sa légende se fondra dans celle
de Çiva, l'un des personnages de la fameuse trinité indoue. Il ne s'élève jamais
au rang de dieu souverain; c'est plutôt une divinité populaire; son caractère
bienveillant éclate dans tout le *Rig Véda*, mais il disparaît dans les écrits postérieurs. C'est le patron des gens de métier et celui des gens de guerre; il est mêlé
à tous les incidents de la vie journalière. C'est un archer adroit, en même temps
qu'un habile médecin. Dieu guérisseur, comme Soma, il possède comme lui les
remèdes puissants. C'est un médecin divin, « le plus médecin des médecins »,
dit un hymne. « On lui demande les remèdes ; il en est le maître, il les porte dans
sa main. On le prie d'être favorable aux bipèdes et aux quadrupèdes, pour que tout,
dans le village, soit gras et exempt de maladies. Puissé-je, dit l'auteur du vers II,
32,2, par les remèdes très-bienfaisants que tu donnes, ô Rudra, atteindre cent
hivers! Éloigne de nous la haine, l'angoisse; disperse au loin les maladies » (Bergaigne, *Les dieux souverains de la religion védique*. Paris, 1877, in-8°, p. 32).

Cette double qualité d'archer et de médecin rappelle immédiatement le centaure Chiron; mais, nous nous en rapprocherons bien plus avec les *Gandharvas* dont la légende se lie si étroitement avec celle de Dhanvantari, le véritable médecin divin, celui qui conserva ce titre dans les temps post-védiques. Dhanvantari n'est pas nominativement désigné dans le *Rig Véda*; on peut même dire qu'il n'appartient pas personnellement à ce recueil. Mais son histoire mythique se mêle à celle de ces Gandharvas, personnages étranges, sur lesquels il reste beaucoup à apprendre, et qui appartiennent plus spécialement à la mythologie des temps post-védiques. Dans le *Rig Véda*, il est souvent question du Gandharva comme du gardien du soma. Lorsqu'il s'agit de la troupe des Gandharvas, ils gardent le même caractère; le soma qu'ils conservent avec un soin jaloux est le soma céleste, l'*amrita* (grec, ἀμβρόσιος, ambroisie, breuvage des dieux), dont ils défendent l'approche à l'aide de l'arc et des flèches.

Dans son travail célèbre sur le mythe *du feu et du breuvage céleste*, qui a été vulgarisé en France par l'étude savante qu'en a faite M. Baudry dans la *Revue germanique* (*voy.* t. XIV et XV), Kuhn a parfaitement établi l'identité de nom et de personnages, qui relie les Centaures et les Gandharvas. Ce rapprochement a été contesté dans ces derniers temps; mais la théorie de Kuhn a survécu à ces attaques (*voy.* Fick, *Die Spracheinheit der Indogermanen*, p. 153).

Kuhn a démontré également que l'amrita, c'est-à-dire l'ambroisie, n'est autre chose que le principe de vie contenu dans les eaux célestes, nées des frictions des aranis, comme le soma, de sorte que les Gandharvas (les chevaux-nuages, comme on les nomme encore souvent), sont les gardiens d'un trésor inestimable, la liqueur qui rend les dieux tout à fait immortels.

Dhanvantari, dont le nom, qui signifie *armé de l'arc*, le rapproche singulièrement des gandharvas et des centaures, et qui correspond dans la mythologie indoue au centaure Chiron, joue un rôle important dans la découverte et la production de l'amrita, ou soma des dieux. Les légendes insérées dans les grands poëmes épiques (Râmâyana et Mahâbhârata), ainsi que dans plusieurs Purânas, racontent que les dieux, ayant voulu entrer en possession de l'amrita, firent le barattement de l'Océan, en prenant pour batte le mont Mandara. L'opération fut gigantesque et suivie d'un plein succès. A la fin de l'opération, au milieu du plus grand trouble de la nature, on vit sortir de l'onde, après divers personnages mythiques, Dhanvantari, tenant dans ses mains un vase blanc qui contenait l'amrita. Plus tard, les Gandharvas, passés à l'état de musiciens célestes, seront tout à fait détachés de leurs légendes primitives, mais le sage Dhanvantari reste le médecin des dieux. Ailleurs, nous voyons son nom reparaître dans un distique fameux où sont énumérés les grands personnages appartenant à la cour de Vikrama. S'agit-il là du même personnage, de celui qui sera le maître de Suçruta? Il semble qu'il n'en peut guère être autrement. Dhanvantari d'ailleurs est aussi, dans le code de Manu, indiqué comme médecin mythique des dieux. D'autres légendes couraient sur son compte. Dans la *Bhagvata purâna*, il est donné comme la douzième incarnation de Krishna.

A partir de ce moment, on perd de vue Dhanvantari jusqu'au moment où il reparaît à Benarès, comme l'inspirateur de l'*Ayurvéda*, attribué à Suçruta, dont le livre ne fait que reproduire les leçons du maître.

Nous avons raconté le fait au commencement de ce travail; le début du livre mérite d'être cité textuellement : « Nous allons faire connaître la révélation de la science, telle qu'elle fut apportée à Suçruta par le vénérable Dhanvantari. Aupadhenava, Vaitarana, Aurabhra, Paushkalâvata, Karavîrya, Gopura, Rakshita, Suçruta et ses autres amis, s'adressèrent respectueusement au vénérable Dhanvantari, (nommé aussi) Divodasa, aimé des dieux, le descendant de Kaçiraja, qui vivait comme un ermite, entouré de nombreux sages, et lui dirent : « Seigneur, nous sommes touchés de compassion, en voyant les pauvres humains, malgré la protection (de leurs rois), tout à fait abandonnés, sans aucune défense, à la merci des nombreuses maladies corporelles et mentales, naturelles et accidentelles. Nous désirons être initiés à la science de la médecine, par amour du bien public, pour notre bien propre et pour alléger les souffrances des pauvres malades désireux de revenir à la santé. Le bonheur sur terre et au ciel dépend de cela. Voilà pourquoi nous désirons devenir tes disciples. » Immédiatement Dhanvantari s'empresse de commencer son exposition.

Dans le cours de l'ouvrage, on rencontre de temps en temps un court passage, souvent même composé de quelques mots, ayant pour but de rappeler le nom du divin personnage sous l'inspiration duquel le traité est écrit ; enfin, l'œuvre se termine par ces mots : « Ainsi finit l'*Ayurvéda* de Suçruta, tel que ce livre lui a été révélé par le divin Dhanvantari. »

Ce même nom de Dhanvantari se retrouve assez fréquemment dans la littérature médicale de l'Inde relativement moderne; on lui attribua un certain nombre d'ouvrages. C'est d'ailleurs une pratique assez répandue depuis longtemps dans l'Inde de placer en tête des livres, pour en augmenter le relief et attirer l'attention sur eux, les noms de personnages illustres, fabuleux ou réels. C'est ainsi encore que les livres sont souvent attribués aux princes ou grands seigneurs qui ont payé les auteurs. Dans bien des cas, le nom de Dhanvantari, placé en tête des traités, n'a qu'une valeur pour ainsi dire allégorique, comme quand, par exemple, on désigne un ouvrage d'architecture sous le titre de : *Le Vitruve moderne*. Tel est le livre intitulé : *Dhanvantarisâranidhi*, manuscrit du palais de Tanjore, indiqué dans le catalogue de Burnell comme attribué à *Véda-Vyâsa* dans l'introduction du livre, tandis que dans les colophons des chapitres on lui donne pour auteur *Tulaji*, un Raja de Tanjore qui sans doute en surveilla la composition et en fit les frais. Il faut en dire autant du *Dhanvantarivilâsa*, petit ouvrage de pathologie moderne qui paraît avoir été composé dans des circonstances analogues.

D'autres ouvrages, dont les auteurs ne sont pas connus, sont attribués au Dhanvantari de la tradition mythique, c'est-à-dire à l'Esculape indien. Tels sont : le *Siddhiyoga*, sorte de compilation qui semble assez complexe et où il est question à la fois de toute la pathologie et de toute la thérapeutique, à en juger par les notes fournies par Dietz sur le manuscrit de la bibliothèque de l'ancienne Compagnie des Indes (*voy.* Dietz, *Analecta medica*, p. 127). Le manuscrit du même dépôt intitulé *Siddhiyogârnava* paraît contenir à peu près les mêmes matières; il est de même attribué à Dhanvantari qui y est qualifié Rajîvalocana, c'est-à-dire *qui a des yeux semblables à des lotus*.

Mais y a-t-il eu dans la littérature médicale de l'Inde un auteur déterminé dont le nom patronymique ou adopté ait été Dhanvantari? Cela semble être le cas pour ce qui concerne l'ouvrage assez important, intitulé *Dhanvantarinighantu*, dont l'auteur, dans divers manuscrits, est dénommé *Dhanvantari-Pandita*, le Pandit Dhanvantari, ce qui est le titre habituel pour indiquer un homme savant, lettré.

Le *Dhanvantari-Nighantu* est un dictionnaire de matière médicale, qui remonte à la fin du moyen âge. Les manuscrits en sont assez répandus, soit dans l'Inde, soit dans les collections européennes; le texte le plus étendu et le plus complet, qui paraît être celui du palais de Tanjore, est divisé en six sections traitant des diverses classes de substances. Cet ouvrage a, pour l'histoire médicale de l'Inde, une réelle importance due, en partie, à ce que plusieurs des manuscrits donnent les noms des plantes et des drogues en langue télugu, dialecte de l'Inde méridionale étranger à la famille du sanscrit et des langues indo-européennes.

G. LIÉTARD.

BIBLIOGRAPHIE. — 1° Pour les renseignements bibliographiques concernant les manuscrits du *Dhanvantarinighantu*, dont le texte n'a pas été imprimé, consulter : *Codices orientales Bibliotheca Universitatis Havniensis*, catal. contenu dans : *Cod. orient. Bibl. Regiæ Havniensis.* Copenhague, 1846, in-4°, pars prior, p. 104. — WILSON. *Mackensie Collection*, 2 vol. in-8°, t. II, p. 63. *Hala Kanara Books*, Cod. XIII, feuill. de palmier. — DIETZ. *Analecta medica.* Leipzig, 1833, in-8°, p. 145. *Catal. cod. de re medica Sanscritorum*, etc. (Biblioth. de la Comp. des Indes), Cod. XLV. — BURNELL (A.-C.). *A Classified Index to the Sanskrit Mss. in the Palace at Tanjore.* Londres, 1879-1880, in-4°, 1re part., p. 70-71. — *A Catalogue of Sanscr. Mss. in Private Libraries of the North-Western Provinces*, etc. Allahabad, in-8°, 2e part., p. 12, Cod XXIV.

2° Pour ce qui concerne l'histoire mythologique de la médecine dans l'Inde, voyez : A. KUHN. *Die Herabkunft des Feuers und des Gœttertranks; ein Beitrag zur vergleichenden Mythologie der Indo-Germanen.* Berlin, 1859, in-8°. — BAUDRY. *Les mythes du feu et du breuvage céleste.* In *Revue germanique*, t. XIV et XV. — MAX MÜLLER. *Essai de mythologie comparée*, trad. franç., p. 80, 1859, in-8°. — A. KUHN. *Gandharven und Centauren.* In *Zeitschr. für vergleich. Sprachkunde*, t. I, p. 513 sqq. — A. BARTH. *Les religions de l'Inde.* Extr. de l'*Encyclopédie des sc. religieuses.* Paris, Sandoz, 1879, in-8°. — A. BERGAIGNE. *La religion védique d'après les hymnes du Rig Véda*, t. I, Paris, 1878, in-8°. — DU MÊME. *Les Dieux souverains de la religion védique.* Paris, 1877, in-8°. Thèse de doct. — A. WEBER. *Academische Vorlesungen über indische Literaturgeschichte*, 2e édit. Berlin, 1876, in-8°, p. 287 sqq. (la 1re édit. a été trad. en français par SADOUS, 1859, in-8°). — LIÉTARD. *Lettres historiques sur la médecine chez les Indous.* Extr. de la *Gaz. hebdom. de méd. et de chir.* Paris, Masson, 1802, in-8°. — Consulter aussi les diverses traductions des *hymnes du Rig Véda*, en français, par LANGLOIS, 1848-1851 et 1872; en anglais, par WILSON et COWELL, 1850-1868; en allemand, par LUDWIG, 1876-1879, et par GRASSMANN, 1876-1877.

G. L.

D'HOMBRES FIRMAS (LOUIS-AUGUSTIN). Né à Alais (Gard) le 6 juin 1776, mort dans cette ville le 5 mars 1857, était le petit neveu de Boissier de Sauvages. Reçu docteur ès sciences, il s'occupa alors exclusivement de physique, d'histoire naturelle et d'archéologie. A partir de 1812, il remplit diverses fonctions officielles dans sa ville natale, dont il fut maire de 1818 à 1826. La Société de géographie lui décerna une médaille d'or pour son nivellement barométrique des Cévennes. Dès 1813, il devint membre correspondant de l'Institut et de la Société centrale d'agriculture. D'Hombres-Firmas était chevalier de la Légion d'honneur. Nous le citons ici pour son *Recueil de mémoires et d'observations de physique, de météorologie, d'agriculture et d'histoire naturelle* (1re partie : Nîmes, 1841, in-8°, 7 pl. lithogr.; 2e partie : *Observat. météorologiques.....* ibid., 1838, in-8°; 3e partie : *Agriculture*, etc., ibid., 1838, in-8°, 4 pl.; 4e partie : *Histoire naturelle*, ibid., 1838, in-8°, 8 pl. lithogr.; 5e partie : ibid., 1842-1844, in-8°, 5 pl.; 6e partie : ibid., 1844-1851, in-8°, 5 pl.). Ce Recueil fourmille de renseignements et de documents précieux, particulièrement au point de vue de la météorologie et de l'histoire naturelle. Citons encore de ce savant physicien :

I. *Nivellement barométrique des Cévennes*, 1832, in-8°. — II. *Recherches sur les baro-*

mètres vivants. Nimes, 1838, in-8°. — III. *Sur la vertu magnétisante qu'on a attribuée au rayon violet.* In *Ann. de chim. et de phys.*, t. X, 1819. — IV. Observations météorologiques publiées dans le même recueil et dans la *Bibl. universelle.*
L. Hn.

DIABÈTE. Définition et division du sujet. Le mot diabète ne suffit plus aujourd'hui pour désigner une maladie : c'est un terme générique qui comprend plusieurs espèces distinctes, dont les grands caractères communs sont d'une façon générale : une augmentation de la soif et de la faim, une exagération parfois excessive de la sécrétion rénale, une modification variable dans la composition chimique de l'urine, et finalement une cachexie consomptive qui termine la scène après un temps extrêmement variable, si toutefois le patient n'a déjà succombé à l'une des nombreuses et terribles complications, si fréquentes dans le cours de cette maladie.

Tels sont les symptômes fondamentaux du diabète, symptômes qui pour la plupart n'avaient pas échappé aux anciens auteurs et qui avaient valu à cet état morbide les noms de : *Urinœ nimia profusio* (Celse), *polyuria* (Seidel), *tabes urinalis, tabes diuretica, diabetes* (διαβαίνω, je passe à travers).

Cependant les altérations qualitatives de l'urine restaient absolument inconnues ; ce fut seulement en 1674 que Thomas Willis reconnut la présence du sucre dans l'urine de certains diabétiques ; dès lors deux espèces distinctes furent constituées : l'une, le *diabète sucré* (*diabetes mellitus*), l'autre, le *diabète insipide* (*diabetes insipidus*). On vécut ainsi jusqu'à une époque presque contemporaine, jusqu'en 1838, où par une singulière coïncidence un auteur du même nom, R. Willis, montra que le diabète insipide formait encore un groupe qu'il fallait diviser. De ses travaux et de ceux de ses successeurs il résulte que, dans le diabète insipide, non-seulement l'urine ne renferme pas de sucre, mais que dans certains cas elle peut contenir une quantité anormale de produits azotés et en particulier d'urée ; que d'autres fois enfin elle ne renferme aucun produit anormal et que l'augmentation de l'eau seule en forme la caractéristique : de là deux nouvelles espèces de diabète insipide : l'un l'*azoturie*, l'autre l'*hydrurie*. Nous pensons qu'il est préférable de conserver le terme général de diabète en lui ajoutant un qualificatif, et c'est sous les noms de :

1° Diabète sucré ;

2° Diabète azoturique ;

3° Diabète hydrurique,

que nous décrirons chacune de ces affections dont l'ensemble constitue aujourd'hui dans le cadre nosologique le genre *Diabète*.

I. Diabète sucré. Historique. Les plus anciens auteurs ont sans aucun doute observé des diabétiques ; ils décrivirent, en effet, sous le nom de diabète, une maladie caractérisée par un flux abondant d'urine et une soif exagérée, mais ils n'eurent aucune connaissance des éléments divers contenus dans cette urine ; ils ignoraient la présence du sucre chez les diabétiques, aussi bien dans l'urine que dans le sang. Pour eux, le diabète sucré a été confondu avec le diabète insipide. Cependant, au dire du docteur Christie (cité par Cantani), les anciens médecins des Indes auraient connu le diabète sucré : certains passages sanscrits y feraient allusion en le désignant sous le nom d'urine de miel (madhu-méhà) . En Europe, il fallut attendre jusqu'à l'année 1674, époque à laquelle Th. Willis signala pour la première fois la présence du sucre dans l'urine des diabétiques.

D'après Nicolas et Gueudeville, Aristote aurait indiqué cette maladie sous le

nom de Οὐρητιχή δεία ; mais Rochoux et les auteurs du Compendium n'ont pu
le vérifier. C'est également sans succès que Monneret et Fleury, Racle, ont recherché les passages d'Hippocrate qui se rapporteraient à cette affection.

Celse la signale sous le nom de *nimia urinæ profusio*, et Galien, fort peu
explicite du reste, pense avoir guéri deux malades de ce genre, ce qui fait supposer par Duret qu'il n'avait point eu affaire à de véritables diabétiques.

Arétée donne du diabétique une description remarquable : *Sitis intoleranda
est, potus copiossus, multidini tamen lotii non respondens; copiosus enim lotium
redditur : neque eos quisquam neque a potu, neque à mictu inhibere potest...
saliva est albida, spumans perinde atque in siti... abdomen habent rugosum...
atque inde mihi huic morbo diabetes appellatio indita fuisse videtur, perinde
ac si pertranseuntem dixeris, quod in corpore humor non remanet.* Pour
Arétée, le diabète est surtout une hydropisie avec issue de l'eau par les reins; les
chairs se transforment en eau et en urine, d'où l'émaciation; l'estomac est le
siége principal de la soif; la maladie résulte de l'introduction dans l'organisme
d'un poison nuisible à la vessie et aux reins, et produisant, comme le venin du
serpent dipsas, une soif inextinguible.

Pour Galien, ce sont surtout les reins qui sont le siége de la maladie; Aétius,
Alexandre de Tralles, Paul d'Égine, ne font guère que répéter ce qu'avait dit
Galien.

Selon Arnaud de Villeneuve, les reins ne font qu'attirer l'urine qu'ils prennent
au foie malade.

Le Vénitien Vittorio Trincavella (cité par Cantani) rapporte le fait d'urines
diabétiques goûtées par les parents d'un malade et trouvées du même goût que
les tisanes dont celui-ci faisait usage et qui étaient probablement sucrées; ce
médecin passa ainsi à côté de la découverte du sucre dans l'urine. Zacutus Lusi-
tanus, Fernel, Cesalpinus, se rangent à la doctrine galénique.

Vers 1500 apparaît Paracelse : pour lui le diabète est une maladie générale,
due à une altération du sang; le liquide sanguin renferme un produit anormal,
salin, qui, agissant sur les reins, amène la polyurie; l'urine évaporée laisse
déposer ce produit en quantité considérable. Paracelse avait sans aucun doute
isolé le sucre urinaire, mais il n'en reconnut point la nature.

Van Helmont, Sylvius Deleboë, mentionnent aussi l'altération du sang par un
sel volatil resté inconnu.

Telle fut la première tentative de la chimie dans l'histoire du diabète.

La seconde période commence à Thomas Willis (1674). Le premier il signala
nettement la saveur mielleuse et sucrée de l'urine de certains diabétiques; il
attribua cette saveur à la combinaison des sels propres de l'urine avec le soufre,
dont le rôle était si grand dans la médecine humorale. Pour lui, le diabète est
une maladie non des reins, mais du sang (*sanguinis deliquium*); le sang et les
tissus se dessèchent, les solides se liquéfient, d'où la soif et l'amaigrissement. Si
Willis n'a point démontré chimiquement la présence du sucre dans l'urine de
certains diabétiques, il eut le grand mérite d'établir la division restée classique
du diabète en deux espèces : le diabète sucré (*diabetes mellitus*, désigné aussi
par lui sous le nom de *diabetes anglicus*) et le diabète insipide (*diabetes insipidus*).

Néanmoins, malgré la découverte de Th. Willis, la pathologie du diabète ne
fit pas beaucoup de progrès; la physiologie et la chimie n'étaient pas encore
assez avancées pour pouvoir fournir de sérieuses déductions : nous citerons seu-

lement, d'après le Compendium de médecine, les travaux de Lister, de Ad. Wedel, de Blackmore, de Buchwald, de Krusenstein, de Nicolaï, de Trnka. Morton considéra le diabète comme une variété de phthisie; Richard Mead, par un simple pressentiment de certains travaux modernes, plaça le siége de la maladie, non dans les reins, comme on l'admettait généralement, mais dans le foie. Cette deuxième période, surtout anglaise, se termine aux travaux de Pool et Dobson.

Ceux-ci en 1775, et surtout Cawley en 1778 et P. Frank en 1791, commencent une troisième époque dans l'histoire du diabète; les premiers, ils réussissent à démontrer chimiquement la présence du sucre dans l'urine de certains diabétiques. « M. Pool, pharmacien anglais, disent Nicolas et Gueudeville, de concert avec M. Dobson, fit évaporer deux pintes d'urine, et trouva une masse granulée, se rompant entre les doigts, qualifiée par une odeur douce et un goût sucré ; Cawley fit passer de cette urine à la fermentation acéteuse ; enfin M. Franck, fils du célèbre professeur de clinique de Paris, ajoutant un peu de levain aux urines, en retira un alcool qu'il disait être très-agréable. » Dobson avança que le sucre des diabétiques ne se forme pas dans les reins, mais qu'il est dû à un défaut d'assimilation du chyle dont le sucre inaltéré s'accumule dans le sang et va sortir par les urines. Cullen admit aussi une altération du chyle, et Home reconnut que la quantité d'urine ne dépasse pas la quantité des liquides absorbés; il analysa et pesa le sucre qu'il avait extrait des urines, obtint ainsi une once de sucre pour une livre d'urine, chez un malade; il fit fermenter cette urine avec de la levûre et remarqua qu'elle perdait sa saveur douce pour prendre celle de la *small beer* (cité par Cantani).

En 1797 parut l'ouvrage de l'Anglais John Rollo, traduit presque immédiatement en français par Alyon, en 1799; très-remarquable pour l'époque, ce livre jeta une vive lumière sur le diabète. C'est la première tentative sérieuse sur la pathogénie de cette maladie; il renferme en germe bon nombre des théories qui plus tard se sont succédé sur le diabète. Pour Rollo : « 1° le diabète est une maladie de l'estomac provenant de quelques changements morbifiques dans les puissances naturelles de la digestion et de l'assimilation; 2° les reins et les autres parties du système, telles que la tête et la peau, sont affectés secondairement par sympathie et par un stimulus particulier; 3° l'affection de l'estomac consiste dans une action et une sécrétion augmentées, accompagnées de la viciation du suc gastrique, et probablement de l'état trop énergique des vaisseaux lactés absorbants; 4° on obtient la guérison de cette maladie par un régime et des médicaments propres à prévenir la formation de la matière sucrée, et à diminuer l'action augmentée de l'estomac; 5° les principaux moyens à employer sont le repos, une entière abstinence des substances végétales, un régime animal exclusif, l'emploi des émétiques, du sulfure d'ammoniaque et des narcotiques; 6° la matière sucrée qu'on trouve dans l'urine est formée dans l'estomac et elle doit surtout sa formation aux substances végétales, comme le prouvent les effets immédiats produits par l'abstinence des végétaux et l'usage de la diète animale exclusive; 7° l'acescence prédomine dans l'estomac des diabétiques, et continue même quelquefois lorsqu'on a cessé entièrement l'usage des végétaux et que le sucre a été formé. On peut conclure en outre que tant que l'acescence continue la disposition à la maladie n'est point détruite; 8° la matière sucrée peut disparaître en trois jours, et ne pas se produire de nouveau en s'abstenant de matières végétales; 9° les poumons et la peau n'ont aucune connexion avec la production de la maladie; 10° la quantité d'urine est sensiblement disproportionnelle à celle des boissons, et dépend très-souvent de l'absorption des fluides par la peau ou les poumons. »

Enfin rapportons encore l'expérience suivante de Rollo, qui tendrait à établir la présence du sucre dans le sang. « Ayant exposé à la même température du sang de diabétique et du sang appartenant à un homme sain, il vit le premier prendre, au bout de deux jours, à sa surface, une apparence caséeuse qu'il perdit par l'évaporation de la partie séreuse, pour devenir alors sec, résineux, et se conserver ainsi sans présenter, encore au seizième jour, aucun signe de putréfaction, tandis que le second en avait donné dès le quatrième, et dut être jeté dès le septième; il en conclut que, dans le diabète, une matière sucrée était répandue dans toute l'économie, et que le sang lui-même en contenait en moindre proportion que l'urine, à la vérité, par suite de la puissance que possédaient les reins de la séparer avec les autres matières salines, et de l'augmentation de leur action par un stimulus, en vertu duquel ils sécrétaient cette matière sucrée, avec autant de promptitude qu'elle était formée dans l'estomac » (*Compend. de méd.*, p. 44, III).

D'après ces citations, on peut se convaincre qu'il ne sera pas sans utilité de comparer les théories de Rollo avec celles de M. Bouchardat et de quelques autres auteurs modernes. « L'ouvrage de Nicolas et Gueudeville (1803), dit Cl. Bernard, marque à peine un progrès. Quoique les auteurs s'en défendent, ils se sont surtout inspirés de la monographie de Rollo. Ils ont cherché à isoler le sucre du diabète sans parvenir à l'obtenir chimiquement pur. Ils ont, comme quelques-uns de leurs prédécesseurs (Willis, Dobson), pensé que le sang pouvait être altéré, mais c'est en vain qu'ils y ont cherché le sucre. Cet insuccès s'explique facilement eu égard aux procédés employés pour faire cette recherche. » Dans l'urine ils n'ont obtenu de sucre que sous la forme d'une masse solidifiée, analogue, quant à l'aspect et la couleur, à « de la cassonade demi-fine. » En outre ils avaient cru démontrer que l'urine des diabétiques ne renferme ni urée, ni acide urique; ces substances azotées, animalisées, suivant leur expression, y seraient remplacées par le sucre. « Le diabète est un défaut d'animalisation des sucs nutritifs; l'azote étant absent, le carbone, l'hydrogène et l'oxygène, unis ensemble, ne peuvent former que du sucre. C'est là ce que ces auteurs entendent par sucs nutritifs non animalisés. » Ce sont là de pures conceptions imaginaires. N'oublions point cependant que, s'ils ont contribué à propager cette erreur, qui dura si longtemps, de l'absence d'urée et par conséquent de produits azotés dans l'urine diabétique, leur principal mérite fut de montrer que le sucre qu'on y rencontrait n'était pas du sucre ordinaire comme Cullen l'avait pensé, mais un sucre particulier dont la nature n'était pas encore connue.

En 1806, Dupuytren et Thénard confirmèrent par leurs recherches la présence dans l'urine diabétique du sucre dont ils constatent la présence par la fermentation alcoolique; mais ils commettent l'erreur de vouloir expliquer le diabète sucré et le diabète insipide par deux espèces de sucre diabétique, l'un sucré et l'autre insipide; enfin ils admettent encore l'absence de l'urée et de l'acide urique dans les urines diabétiques.

En résumé, dans la période précédente, le sucre de l'urine diabétique n'avait été signalé que par ses caractères organoleptiques; dans celle-ci, non-seulement le sucre est reconnu par des caractères chimiques précis, tels que la fermentation alcoolique, mais encore il est recueilli, isolé, dosé, et enfin on s'aperçoit qu'il n'est pas du sucre ordinaire. La distinction du diabète sucré et du diabète insipide s'accentue davantage. Quant à son mode de production, il est encore dans l'obscurité la plus complète ; on a bien soupçonné la présence du sucre dans le sang, mais on n'a pu la démontrer : le sucre est un produit anormal de l'économie ; pour les uns il prend encore naissance dans les reins ; pour d'autres il est le résultat de troubles de la digestion et de l'assimilation ; formé dans l'estomac, il est transporté dans le sang et rejeté par les urines. Jusque-là l'altération primitive du sang n'avait été soupçonnée et recherchée sérieusement par personne.

Wollaston (1811) niait la présence du sucre dans le sang des diabétiques, tout en admettant que le sérum de ce sang donne du sucre, mais seulement en quantité égale à 1/30 de ce qu'en fournit une quantité égale d'urine. Cette opinion est admise par Rochoux, puis niée par Ségalas et Vauquelin (1825), par Soubeiran (1826). Un chimiste de Milan, Ambrosiani (1835), annonça qu'il avait trouvé du sucre dans du sang extrait de la veine d'un diabétique ; et ses résultats furent confirmés par Mac-Gregor (1837) ; ce dernier regarda ce sucre comme lié à la nature de l'alimentation.

Dès 1827, Tiedemann et Gmelin avaient trouvé du sucre dans l'intestin et le chyle d'animaux nourris avec des féculents ; les progrès de la physiologie démontraient la transformation dans le tube digestif des aliments amylacés en sucre ; Bouchardat (1839) constatait la présence du sucre dans le sang d'un diabétique saigné deux heures après son repas. Enfin Magendie (1847) montrait que, chez les animaux à l'état physiologique, le sang renfermait constamment du sucre après la digestion, et que sa présence était surtout en rapport avec la digestion des matières féculentes.

Un nouveau progrès s'était donc accompli : le sucre n'est plus considéré comme un produit absolument étranger à l'organisme ; il résulte, à l'état normal, des produits de la digestion, et pénètre ainsi dans le sang. Qu'un trouble survienne dans les fonctions digestives et assimilatrices, ce sucre va passer en trop grande quantité dans le sang, s'y accumuler et s'éliminer par l'urine en constituant le diabète sucré.

Les travaux de Bouchardat, puis de Mialhe, marquent réellement une ère nouvelle dans l'histoire du diabète ; avec eux commence la période moderne, scientifique et d'observation. En même temps la chimie moderne analyse le sucre diabétique et le reconnaît pour de la glycose : la chimie et la physiologie se prêtent dès lors un mutuel et solide appui pour constituer l'histoire du diabète. En 1848 apparaît Cl. Bernard ; son mémoire sur *Une nouvelle fonction du foie* nous apprend que le sucre est un des principes constituants naturels de l'économie, qu'il se produit dans le foie ; le diabète dès lors est une déviation de la nutrition, une simple perturbation fonctionnelle. Ce fut l'œuvre chérie de notre illustre physiologiste ; toute sa vie, il y revint, sans cesse contrôlant, vérifiant ses expériences et toujours triomphant des attaques vives et nombreuses auxquelles elle donna lieu. Dès lors les travaux sur le diabète devinrent innombrables ; nous arrêtons ici notre historique, car, par leur importance, ils constituent à proprement parler l'histoire du diabète telle que nous devons la comprendre aujourd'hui ; nous ne ferons que citer ici les noms des Schiff, Pavy, Tscherinoff, Popper, Pettenkofer et Voit, Gœthgens, Huppert, etc., tous dignes de figurer dans la période moderne à côté de Cl. Bernard.

Parmi les ouvrages récents sur le diabète, nous citerons tout particulièrement en France les brillantes cliniques du professeur Jaccoud et son article magistral

publié dans le *Nouveau Dictionnaire de médecine et de chirurgie pratiques*,
les leçons de M. Bouchard, le *Traité du diabète* de M. Lécorché, l'ouvrage récent
de M. Bouchardat sur le diabète sucré dans lequel il a réuni tous ses travaux
antérieurs sur la question, les *Leçons sur le diabète et la glycosurie animale*
publiées par Cl. Bernard presque à la veille de sa mort ; à l'étranger, le *Traité
du diabète* de Kussmaul, les revues si complètes de Blau, l'œuvre si originale du
professeur Cantani (de Naples). Tels sont les principaux ouvrages qui nous ont
inspiré pour la rédaction de cet article et auxquels nous avons fait de nombreux
emprunts.

DÉFINITION. Si dans la période moderne l'histoire du diabète sucré s'est
enrichie de faits nombreux et irréfutables, la question s'est aussi singulièrement
compliquée. En effet, une notion de première importance s'impose aujourd'hui :
le sucre peut apparaître dans l'urine dans bien d'autres circonstances que dans
la maladie décrite sous le nom de diabète sucré : une alimentation trop féculente, l'état de grossesse et d'allaitement, l'inhalation du chloroforme, l'inoculation du curare, le choléra, certaines lésions cérébrales, etc., peuvent s'accompagner du passage de sucre dans l'urine, de glycosurie. « Le diabète sucré, a
dit excellemment Jaccoud, a pour symptôme constant la glycosurie, mais celle-ci
n'est pas toujours un symptôme de diabète ; en d'autres termes, tout diabétique
est glycosurique, mais tout glycosurique n'est pas diabétique. » La glycosurie est
donc un symptôme qui peut apparaître dans une série d'états physiologiques et
pathologiques absolument distincts du diabète sucré ; son étude doit être, dans
ces cas, faite à part ; elle est, à ce titre, le sujet d'un article spécial dans le
Dictionnaire. Nous protestons formellement ici contre la synonymie des mots
diabète sucré et glycosurie, acceptée souvent par d'éminents physiologistes.
Restons sur le terrain clinique : qu'y a-t-il en effet de commun entre la glycosurie passagère produite sur les animaux par l'expérimentation et la maladie
essentiellement chronique persistante, consomptive, que nous connaissons sous le
nom de diabète sucré ? Sans doute la physiologie nous a fait connaître le mode de
production du sucre dans l'organisme, mais ce n'est là que l'explication d'un
symptôme capital, il est vrai ; mais elle est restée muette, ou à peu près, sur la
nature même de la maladie, et malgré les immenses travaux accomplis depuis
quarante ans sur ce sujet, nous pouvons encore dire hardiment avec le professeur Jaccoud : « Quelque variés que soient les méthodes et les procédés d'expérimentation, les physiologistes, que je sache, n'ont jamais fait un diabétique,
ils ne font que des glycosuriques. » Nous définirons donc avec lui le diabète
sucré, au point de vue clinique : *Une maladie constitutionnelle caractérisée
par une glycosurie persistante, par l'augmentation de la sécrétion urinaire,
de la soif et de l'appétit, et par un amaigrissement plus ou moins rapide.*

Il est cependant nécessaire de faire entrer dans cette définition un élément
pathogénique sur lequel il ne saurait plus y avoir de contestation aujourd'hui ;
on peut encore discuter, ainsi que nous le verrons, sur la cause réelle du
diabète, sur les lésions anatomiques qui l'accompagnent, sur le mécanisme de
cette présence anormale du sucre dans l'économie, mais ce qu'on ne saurait nier,
c'est l'état du sang qui chez tout diabétique, comme du reste chez tout glycosurique, renferme une proportion anormale de sucre : « La glycosurie, dit encore
Jaccoud, est donc le fait fondamental, *sine quo non*, du diabète ; nous ne pouvons remonter au delà de cette altération du sang ; c'est elle qui fait la maladie,
c'est elle qui tient sous sa dépendance, par les liens étroits d'une causalité

fatale, tous les phénomènes que la clinique observe, à ce point que, si l'on voulait donner du diabète une définition basée sur la pathogénie, il faudrait arriver à cette formule aussi vraie que concise : *Le diabète est une glycosurie persistante.* » C'est là l'expression d'un fait vrai qui donne sans doute la clef de toute la symptomatologie du diabète sucré, mais ne fait que reculer la question pathogénique. D'où vient en effet ce sucre du sang ? Est-ce une maladie par altération du sang ? comme on l'a dit ; nous acceptons difficilement l'idée d'une altération primitive du sang ; nous avons besoin d'en rechercher plus haut la cause ; ce sucre s'est-il produit de toute pièce et accidentellement dans le sang ? Mais le sang n'est qu'un produit complexe charriant, outre les agents de l'hématose, les matériaux de la nutrition et les résidus de la désassimilation des tissus : c'est donc dans les organes formateurs de ces produits versés dans le sang qu'il faut chercher. L'hyperglycémie pathologique qui constitue le diabète n'est que la perturbation d'une des phases de la nutrition, la non-utilisation du sucre hépatique. C'est, en dernière analyse, aussi, que nous le verrons en discutant les nombreuses théories du diabète, l'idée la plus rationnelle que l'on puisse se faire actuellement du diabète ; aussi, si nous voulons le classer dans le cadre nosologique, c'est dans le groupe des maladies de la nutrition que nous trouvons sa place, dans les *dystrophies constitutionnelles* de Jaccoud, et, allant plus loin dans cet ordre d'idées, dans les *maladies par ralentissement de la nutrition ou bradytrophie*, dont l'histoire vient d'être mise en relief d'une façon si saisissante par le professeur Ch. Bouchard.

Ceci posé, nous pouvons aborder, l'étude clinique du diabète sucré, et, une fois en connaissance du tableau de la maladie, nous étudierons avec fruit et jugerons plus sainement les nombreuses théories à l'aide desquelles on a tenté plus ou moins heureusement d'en expliquer la cause première.

SYMPTÔMES. — Le diabète sucré débute le plus habituellement d'une façon lente et insidieuse ; pendant longtemps aucun trouble sérieux ne semble indiquer au malade que sa santé sera bientôt si gravement compromise ; à peine ressent-il parfois quelque trouble digestif qu'il rattache d'ordinaire à une constipation plus ou moins prononcée ; il se loue de son bel appétit, et cependant il éprouve une fatigue inaccoutumée, inexplicable. Il a souvent besoin de boire ; il a la bouche sèche, et c'est là pour lui la cause de cette soif impérieuse ; il urine plus fréquemment : c'est pour lui une conséquence toute naturelle de cette soif exagérée. Cet état peut persister pendant fort longtemps, des mois, des années ; d'habitude le malade y attache si peu d'importance qu'il est plus tard difficile de lui en faire préciser le début.

Mais un jour ou l'autre quelques faits appellent son attention : il a remarqué que les gouttes d'urine laissaient en se desséchant sur ses souliers ou sur son pantalon des taches blanches pulvérulentes, que tout son linge était maculé de taches poisseuses ; la bouche est plus sèche, la soif devient impérieuse, les besoins d'uriner plus pressants. D'autres fois il est tourmenté par une balanite se répétant sans cesse, malgré les plus grands soins de propreté, ou bien c'est un prurit vulvaire qui devient intolérable ; d'autres fois survient une éruption cutanée, tenace, ordinairement lichénoïde et prurigineuse ; la peau est sèche ; les ongles deviennent cassants, parfois même ils tombent aux doigts et aux orteils sans aucune inflammation préalable de la matrice unguéale, laissant à leur place un derme sous-unguéal fin et rosé (Folet).

Bien plus souvent, et c'est ce qui détermine le malade à consulter le médecin,

la vision s'est affaiblie progressivement ; il y a de l'amblyopie ; les fonctions
génitales ont perdu de leur ardeur, les érections sont lentes, impossibles.

Dans certains cas apparaissent des furoncles à répétition, ou un anthrax, parfois même de la gangrène des extrémités ; ou bien enfin, tout en conservant tout
son appétit, le sujet perd ses forces et son embonpoint.

Tels sont les symptômes qui, apparaissant brusquement chez un individu
réputé en bonne santé, doivent être, pour le médecin instruit et attentif, les
signes révélateurs du diabète, suivant l'heureuse expression de Jaccoud. La
constatation de l'un quelconque d'entre eux commande impérieusement la recherche du sucre dans l'urine ; souvent le médecin pourra ainsi surprendre le
début de la maladie, et, alors qu'il est temps encore, intervenir par une thérapeutique efficace.

Abandonné à lui-même, le diabète sucré s'aggrave presque fatalement ; après
des alternatives diverses, il arrive à sa période d'état, caractérisée par l'ensemble
des *symptômes fondamentaux :* je veux parler de la *polyurie*, de la *glycosurie*,
de la *polydipsie*, de la *polyphagie*, et enfin de l'amaigrissement ou *autophagie*
(Jaccoud).

Le phénomène le plus frappant, celui qui sans contredit attire le plus souvent l'attention du malade et du médecin, est l'exagération de la quantité d'urine
rendue dans les vingt-quatre heures, la *polyurie ;* jusqu'à l'époque où Willis
signala la présence du sucre dans l'urine de certains polyuriques, elle fut le
signe caractéristique de la maladie : les mots diabète et polyurie étaient synonymes. Elle se révèle le plus habituellement par des besoins plus fréquents
d'uriner, surtout pendant la nuit, et les malades se plaignent de voir leur sommeil ainsi interrompu à chaque instant. La quantité d'urine rendue par les diabétiques dans les vingt-quatre heures est extrêmement variable. Un adulte bien
portant rend en moyenne de 1200 à 1500 grammes d'urine par jour. Or, chez
les diabétiques, la quantité moyenne d'urine varie de 3 à 12 litres (Jaccoud), de
5 à 10 (Lécorché). Seegen donne un chiffre inférieur ; pour lui, la moyenne est
de 3 à 4 litres, et il a vu des diabétiques qui n'urinaient pas plus de 1500 à
2000 grammes. Lécorché fait remarquer avec raison que ces chiffres paraissent
bien faibles, et que sans doute Seegen a eu sous les yeux des diabétiques en traitement ; peut-être aussi y avait-il là de simples glycosuriques, chez lesquels la
polyurie peut manquer. On ne saurait trop se persuader de cette idée, que la
seule constatation du sucre dans l'urine ne suffit pas pour constituer le diabète.
D'autre part, il faut également se méfier des quantités énormes d'urine signalées
surtout par quelques auteurs anciens. Ainsi les chiffres de 100 litres (Fonseca),
78 litres (Baumes), 60 litres (Fontana), 45 litres (Zacutus), doivent être fortement tenus en suspicion. Quand on sait combien on a parfois de peine à se
mettre en garde contre les supercheries de quelques malades, on peut se demander si la bonne foi de certains observateurs n'a point été surprise. Les
chiffres de 15 à 20 litres s'observent bien certainement, mais sont déjà
rares ; ceux de 20 à 25 litres sont tout à fait exceptionnels (Jaccoud) ;
c'est dans la forme aiguë du diabète que la polyurie serait le plus élevée
(Lécorché).

Chez l'homme en santé, c'est surtout après les repas, ou peu de temps après
l'ingestion des boissons, que sont émises les plus grandes quantités d'urine ; elles
sont plus abondantes pendant le jour que pendant la nuit. Or, chez le diabétique, ce mode d'émission se modifie. D'après les recherches de Falck et de

Külz, la quantité d'urine rendue pendant la nuit augmente, sans cependant devenir égale ou supérieure à celle du jour, contrairement à l'opinion de Cantani. Lécorché fait judicieusement remarquer que Külz a surtout négligé d'indiquer les heures du repas de ses malades : or c'est là un terme important dans la solution du problème. Pour lui, les quantités d'urine émises aux diverses heures varient avec les heures du repas, suivant la nature de l'alimentation et l'âge du diabète. « A une époque peu avancée du diabète, alors que la glycosurie cesse encore avec la suppression des féculents, on constate, comme l'ont fait Falck et Külz entre autres, que l'excrétion urinaire a de la tendance à augmenter la nuit, surtout lorsque l'alimentation est exclusivement azotée, mais jamais elle ne surpasse celle du jour. A une époque plus avancée, les résultats sont différents suivant que l'alimentation est azotée ou féculente. Si elle est féculente, la sécrétion diurne continue à l'emporter sur la sécrétion nocturne, et les maxima de l'excrétion correspondent, comme dans le cas précédent, à l'heure des repas. Si l'alimentation est azotée, c'est la nuit que le malade urine le plus : la quantité nocturne d'urine rendue est notablement supérieure à celle qu'il rend pendant le jour. Comme à l'état physiologique, l'excrétion présente bien encore deux maxima, mais ils ne correspondent plus à l'heure des repas ; ils paraissent se rapprocher, jusqu'à un certain point, des maxima glycosuriques que présentent les diabétiques soumis à une alimentation exclusivement azotée. » Quelques auteurs (Falck, Griesinger, Vogel) ont pensé que cette perturbation dans l'heure d'émission des urines était due à un retard dans l'absorption stomacale des liquides ingérés par les diabétiques ; on a constaté en effet que les liquides séjournaient bien plus longtemps dans leur estomac que chez un homme sain, et Lécorché admet qu'il en faut chercher la cause, non dans un épuisement fonctionnel du parenchyme rénal, comme l'avait avancé Neuschler, mais dans une tendance à conserver les liquides qu'ont les tissus imprégnés de sucre et d'urée, matières essentiellement diffusibles.

Les anciens auteurs admirent généralement que la quantité d'urine rendue par les diabétiques dépassait de beaucoup et sans cesse la quantité de boissons absorbées dans les vingt-quatre heures. Comme toujours, les explications vinrent avant la vérification expérimentale : pour Arétée, les solides des corps se liquéfient et se transforment en eau ; pour Haller, c'est la peau et le poumon qui absorbent la vapeur d'eau contenue dans l'air atmosphérique, opinion du reste partagée par Reil, Dungerfeld et Chomel ; Rutherford admet une formation directe d'eau dans le poumon par l'oxygène de l'air et l'hydrogène contenu en excès dans le sang ; pour d'autres enfin, cet excès d'eau dans l'urine est dû à la suppression de la sueur et de l'exhalation pulmonaire. Toutes ces vaines hypothèses tombent devant la constatation du fait signalé pour la première fois par Home : la quantité d'urine des vingt-quatre heures est sensiblement égale à celle des boissons ingérées dans le même espace de temps ; elle lui est rarement inférieure, presque jamais elle ne lui est supérieure. Plus récemment les expériences rigoureuses de Nasse, Griesinger, vérifiées par Jaccoud, Lécorché, ont établi que la polyurie chez les diabétiques est proportionnelle à la quantité de boissons ingérées ; si parfois il y a excès d'urine sur les boissons, ce n'est qu'une apparence : en effet, vient-on, comme l'a fait Külz, à tenir compte de la déperdition par la sueur qui n'est pas toujours supprimée chez les diabétiques, de la perspiration cutanée et de l'exhalation pulmonaire, on constate que la proportion n'est nullement rompue (Nasse) ; il est juste de dire que Bürger admet chez les diabétiques une diminution considérable de la perspiration insensible par la peau et le poumon, qui du reste ne dépasse pas 1500 grammes à l'état physiologique.

Si cet excès d'urine sur les boissons est rare, il n'en existe pas moins dans quelques cas : or Bouchardat, Külz, Seegen, Lécorché, ont montré que l'explication devait être cherchée ailleurs. En effet, les aliments solides, féculents ou azotés, renferment une proportion considérable d'eau qui apporte un contingent important à la formation de l'urine ; en outre, l'eau de l'urine peut également provenir des tissus eux-mêmes. Or, partant de cette idée, Külz a pu démontrer positivement que la somme du liquide fourni par les aliments et les boissons correspondait exactement à la somme de l'eau contenue dans l'urine, la sueur et l'exhalation pulmonaire. Seegen, de son côté, a confirmé ces résultats. Ainsi donc nous pouvons admettre, avec Nasse et Griesinger, que jamais l'urine émise en vingt-quatre heures chez les diabétiques n'excède la somme des liquides ingérés. On doit donc rejeter l'idée de la formation de l'eau en excès dans l'économie du diabétique, soutenue par Senator. Si l'on met le diabétique à la diète sèche, la polyurie diminue, mais on sait les graves inconvénients qui peuvent rapidement en résulter ; le malade urine alors l'eau, non-seulement fournie par les aliments, mais celle de ses propres tissus.

La polyurie du reste varie suivant certaines circonstances chez le même individu : ainsi le régime féculent l'augmente, tandis que le régime azoté la diminue ; l'ingestion du sucre l'augmente également ; de même l'usage des aliments salés (Bocker). D'après Christison, les saignées l'exagéreraient ; les sueurs, la diarrhée, l'élévation de la température atmosphérique, la diminuent.

Il existe une relation entre la polyurie et la quantité de sucre éliminée par les urines : pour 50 à 150 grammes de sucre éliminé en vingt-quatre heures, la quantité d'urine est de 3 à 4 litres ; si le sucre est au-dessous de 50 grammes, l'urine tombe à 2 litres environ ; si le sucre s'élève de 150 à 1000 et 1500 gr., la quantité d'urine peut aller de 4 à 25 litres (Bouchard).

Enfin, après avoir subi un certain nombre d'oscillations pendant la durée du diabète et atteint en général son maximum, en même temps que la glycosurie, la polyurie diminue, et cesse même quand le malade arrive à la période cachectique. Dans certains cas, elle persiste alors que le sucre a complétement disparu (Lécorché). Enfin, il ne faut pas oublier qu'il est des diabétiques chez lesquels la polyurie existe à peine, et qui ne rendent pas plus de 1500 centilitres à 2 litres dans les vingt-quatre heures (Seegen) ; ce sont ces formes trompeuses de diabète sucré sans polyurie que P. Frank a décrites sous le nom de *diabetes decipiens.*

Nous devons aborder maintenant l'étude des *modifications physiques et chimiques* de l'urine des diabétiques ; auparavant et une fois pour toutes, nous insisterons sur ce principe trop souvent négligé par nombre d'observateurs, c'est que pour être sérieuse toute analyse quantitative des matériaux contenus dans l'urine doit se rapporter à la somme totale des urines émises pendant les vingt-quatre heures et mélangées. Nous avons déjà vu que l'émission d'urine variait suivant les divers moments de la journée ; il en est de même pour les sels ou les matières organiques qu'elles renferment : il ne suffit donc pas d'analyser un échantillon de l'urine recueilli à un moment quelconque, et d'établir par une proportion la quantité totale de la substance cherchée : il faut que toutes les urines des vingt-quatre heures aient été recueillies et mélangées, et c'est en opérant sur la totalité ou sur une partie de ce liquide qu'on arrivera à un résultat exact. Ceci montre bien les nombreuses causes d'erreurs auxquelles sont sujets les soi-disant procédés cliniques expéditifs et notamment ceux indiqués pour la recherche de l'urée.

L'urine des diabétiques fraîchement émise est en général d'une *coloration* plus pâle que l'urine normale; elle varie du jaune pâle au blanc verdâtre; elle est surtout décolorée pendant le jour; la nuit elle se rapproche de la couleur de l'urine normale. Elle varie nécessairement avec la quantité d'urine. L'alimentation a une certaine influence; l'urine est plus foncée quand la nourriture est azotée : c'est qu'alors l'urine renferme plus d'urée (Richter). On a beaucoup discuté sur la cause de cette pâleur de l'urine diabétique, on s'est demandé s'il y avait absence de pigment; d'après Schenck et Heller, l'urophéine est diminuée, tandis que l'uroxanthine est accrue : n'est-il pas plus rationnel d'admettre simplement avec la majorité des auteurs que la dilution de l'urine est en réalité la cause première de sa décoloration, et la preuve n'en est-elle pas dans ce fait que les urines du jour qui sont les plus pâles sont les plus abondantes?

Au moment de son émission, l'urine est transparente; c'est seulement trois ou quatre heures après qu'elle devient opalescente.

Son *odeur* est souvent nulle; pour quelques auteurs elle rappellerait celle du foin, du bouillon, du petit-lait aigre; pour Petters, Betz, Gunther et Kussmaul, elle est doucereuse et se rapproche de celle de l'acétone. Chauffée seule, elle développe une odeur de miel (Christison), et avec de la potasse elle dégage une odeur de caramel.

Sa *saveur* n'est sucrée que quand elle renferme une proportion considérable de sucre, au moins 30 à 40 grammes par litre: le sucre diabétique est en effet peu sucré, et ou entre l'urée, ordinairement augmentée, masque la saveur sucrée. Nous devons ici signaler les taches blanches et parsemées que l'urine laisse sur les linges et les vêtements, qui s'enlèvent par l'eau et ne disparaissent pas par la benzine ou la brosse. Rappelons enfin que c'est la saveur sucrée de l'urine qui a conduit Th. Willis à la découverte du diabète sucré.

La *densité* de l'urine diabétique est en général très élevée : la moyenne normale chez l'adulte étant 1020, chez le diabétique la pesanteur spécifique oscille de 1030 à 1045. Christison a observé les chiffres de 1050, 1055, 1065 et même plus. Cette densité varie nécessairement d'une part avec la quantité d'eau, et d'autre part avec les substances en solution dans l'urine, c'est-à-dire, et avant tout, avec le sucre, l'urée, les sels, les matières extractives. La constatation d'une densité élevée pour une urine ne saurait donc suffire pour faire affirmer la présence du sucre: ainsi certains azoturiques, non glycosuriques, ont une urine dont la densité s'élève aux chiffres de 1040 et 1050: on peut donc juger par là de l'insuffisance des procédés densimétriques pour doser le sucre. En outre, cette densité varie chez le même diabétique suivant les heures de la journée, le genre de nourriture, suivant surtout certaines circonstances thérapeutiques ou pathologiques qui font varier la polyurie et la glycosurie. Ainsi c'est pendant le jour et après les repas qu'elle est plus élevée; la nuit elle peut même redescendre au chiffre normal (Venables). Martin Solon pensait que l'urine du matin avait la densité la plus élevée; Jordao au contraire et Oppolzer ont établi que l'urine du matin et de la nuit était moins dense que celle de l'après-midi et du soir ; Jordao donne comme moyenne de ses observations sur un malade le tableau suivant que nous empruntons à M. Jaccoud :

	Densité.
Six heures du matin	1014,831
Neuf heures et demie	1015,311
Une heure après midi	1015,697
Huit heures	1013,938

De son côté, M. Jaccoud a constamment trouvé chez un malade la densité la plus grande de l'urine de trois à six heures après les repas, quelle que fût l'heure matinale ou vespérale des repas.

Néanmoins il existe certainement un rapport entre la densité et la quantité de sucre et d'urée, et, en général, quand chez un glycosurique la densité s'élève ou s'abaisse, c'est qu'il y a probablement une variation dans le même sens dans le sucre et l'urée, en supposant, bien entendu, la quantité d'urine restant constante ou à peu près.

L'urine fraîche des diabétiques est nettement *acide*, quelquefois neutre, plus rarement encore alcaline. Son degré d'acidité dépend beaucoup de la quantité d'urine. Lécorché nie la possibilité de la réaction alcaline; cependant quelques observateurs, surtout John et Lehmann, l'ont constatée.

L'acidité est donc la règle; elle ne pourrait, au dire de Seegen, disparaître par l'emploi des alcalins; tout au plus Külz l'aurait-il vue diminuer par l'emploi des eaux de Carlsbad. Mais Traube, puis Lécorché, ont réfuté cette erreur en montrant que les eaux de Vichy, à doses même modérées, suffisaient parfaitement pour alcaliniser ces urines, seulement que la réaction acide disparaissait au bout d'un temps plus long qu'à l'état normal, de six à huit heures au lieu de une heure et demie.

L'acidité de l'urine des diabétiques augmente après les repas, surtout avec une alimentation féculente; elle diminue au contraire avec une alimentation azotée; elle est plus accentuée dans les urines du jour que dans celles de la nuit. Cette acidité se présentant dans des urines pâles, non sédimenteuses et abondantes, est un signe important qui doit faire rechercher le diabète, et ses variations mêmes indiqueraient les périodes d'augmentation ou d'amélioration de la maladie (Lécorché).

L'acidité de l'urine diabétique augmente encore quelque temps après son émission par la formation des acides butyrique (Fonberg), acétique (Neubauer), butyrique et propionique (Klinger). On discute encore sur la cause de cette acidité si prononcée de l'urine des diabétiques au moment de son émission : ordinairement on l'attribue à la présence de l'acide lactique, mais Senator nie l'existence de cet acide dans l'urine absolument fraîche; elle tiendrait plutôt, suivant Lécorché, à l'augmentation des phosphates.

Le caractère essentiel, primordial, du diabète sucré, consiste dans la *glycosurie*, c'est-à-dire dans la présence dans l'urine d'une quantité notable de *glycose*. Longtemps après la découverte de Ch. Willis, on resta indécis sur la nature de cette substance mielleuse contenue dans l'urine des diabétiques. Il faut arriver jusqu'aux travaux de notre illustre chimiste Chevreul pour qu'il soit démontré qu'il ne s'agit pas là de sucre commun, de sucre de canne éliminé par les reins, mais d'un sucre particulier, identique quant à sa composition au sucre de raisin ou glycose ($C^{12}H^{12}O^{12} + 2HO$); Proust, Péligot et Soubeiran, ont confirmé ce point important. En examinant ce sucre à la lumière polarisée, on crut cependant reconnaître encore une différence : en effet le sucre diabétique dévie toujours à droite le plan de polarisation, avant comme après sa cristallisation, tandis que le sucre de raisin dévie à gauche avant sa cristallisation. Or Biot a renversé cette objection en montrant que le sucre de raisin cristallisé, puis dissous dans l'eau, dévie à droite comme le sucre diabétique. Et pourtant Cl. Bernard a montré que, si l'identité était parfaite au point de vue chimique, il n'en était pas de même au point de vue physiologique : si en effet on injecte dans les vaisseaux du sucre de canne, du sucre de raisin et enfin du sucre diabétique, on reconnaît que le premier passe en totalité dans l'urine, que le second passe seulement en partie, et que le troisième passe aussi dans l'urine, mais qu'il faut en injecter une quantité 7 ou 8 fois plus grande à cause de son instabilité excessive dans l'organisme.

La quantité de glycose éliminée par les urines des diabétiques est très-variable; en moyenne dans les cas de diabète confirmé elle est de 80 à 100 grammes dans les vingt-quatre heures; mais bien souvent ces chiffres sont dépassés : ainsi Jaccoud admet que la quantité de 200 grammes est très-ordinaire; elle peut atteindre 300 et 500 grammes (Vogel); Jaccoud l'a vue à 240, 300 et 400 grammes; Lécorché a observé le chiffre de 1200 grammes, et Féréol celui de 1376 grammes en vingt-quatre heures.

La proportion de sucre varie beaucoup dans l'urine suivant le moment où celle-ci est recueillie. Ainsi il ne serait pas rare d'observer des malades qui rendent plus de 200 grammes de sucre par jour et qui à certains moments de la journée n'en présentent que des traces (Lécorché). D'une façon générale on peut dire que les diabétiques éliminent plus de sucre le jour que la nuit; cela résulte des recherches de Traube, Frick, von Dusch, Külz et Leube, Lécorché. En outre, c'est surtout dans les heures qui suivent les repas que la quantité de sucre atteint son maximum, environ trois à six heures après, suivant Jordao et Sydney Ringer; Seegen et Külz ont montré qu'elle augmente progressivement pendant les deux ou trois heures qui suivent les repas, et que, six ou sept heures après, elle était descendue à son minimum; parfois même elle pourrait disparaître complétement huit heures après les repas pendant quatre à cinq heures jusqu'au repas suivant (Traube). La quantité de sucre est d'autant plus abondante que le repas a été plus abondant, qu'il a été surtout composé d'aliments féculents. Mais, lorsqu'il s'agit d'un diabète avancé, le sucre a de la tendance à devenir plus abondant la nuit que le jour (Lécorché), et la suppression des féculents ne fait plus baisser considérablement le chiffre du sucre; le mode d'alimentation n'a plus la même influence. Ces observations cliniques résultent surtout des travaux de Dupré, d'Andral, de Budge, de Fauconneau-Dufresne.

L'abstinence, comme le régime azoté, fait baisser le chiffre du sucre.

Enfin, dans la dernière période du diabète, le sucre diminue ordinairement dans l'urine et disparaît quelquefois.

La glycérine, le sucre de lait, le sucre de fruit, ne semblent pas augmenter la glycosurie; le sucre de canne et le sucre de raisin amènent une augmentation. Les graisses élèvent un peu le chiffre de la glycose; les acides gras sont sans effet.

On s'est demandé si l'ingestion de boissons abondantes ne favorisait pas l'élimination du sucre en lavant en quelque sorte tous les tissus et en entraînant ainsi le sucre qu'ils renferment; ce fait est probable. On ne saurait attribuer aux boissons abondantes, à moins qu'elles ne soient sucrées, la formation d'une plus grande quantité de glycose; c'est bien plutôt, comme nous le verrons, la présence exagérée du sucre dans les tissus qui entraîne la soif souvent si impérieuse du malade.

On admet généralement que les maladies fébriles intercurrentes font diminuer ou disparaître momentanément le sucre de l'urine. Ce fait, observé par Latham, a été confirmé par Rayer, Frick, Garrod, Cl. Bernard, pour la rougeole, la scarlatine, la pneumonie, l'entérite aiguë, tandis que Peter aurait vu la fièvre intermittente, la variole, la pleurésie, n'avoir aucune influence. Enfin les maladies chroniques intercurrentes telles que la tuberculose pulmonaire, le mal de Bright, font en général baisser le chiffre de la glycose.

De là la nécessité, lorsqu'on voit le chiffre du sucre baisser chez un diabétique, de bien rechercher si cette diminution de la glycosurie n'est point due à une maladie intercurrente, afin d'en interpréter la valeur.

Nous avons déjà dit que la présence de la glycose dans l'urine n'était pas la seule modification que subissait ce liquide chez les diabétiques. Après la glycosurie, phénomène capital, on place l'*azoturie*, c'est-à-dire l'excrétion par l'urine d'une quantité de matières azotées plus grande qu'à l'état normal. Ce symptôme n'appartient pas uniquement au diabète sucré, dans lequel, du reste, il n'est point absolument constant; ce n'est que dans la variété du diabète que nous avons désignée sous le nom de diabète azoturique qu'il s'élève au rang de symptôme pathognomonique.

Il serait à désirer de pouvoir conserver ici au mot azoturie le sens général qu'il comporte, c'est-à-dire l'élimination exagérée de toutes les matières azotées par les urines; mais aujourd'hui encore, ainsi que nous l'avons fait remarquer dans notre travail sur l'*Azoturie* (Thèse d'agrég., 1878), les matériaux nous manquent, et nous sommes forcé d'étudier uniquement sous ce nom l'élimination exagérée de l'urée seule. Les analyses qui se rapportent à l'acide urique et aux matières extractives, telles que la créatine, la xanthine, l'acide hippurique, les matières colorantes, etc., sont peu nombreuses, souvent contradictoires et partant très-insuffisantes; la question de l'urée dans le diabète sucré est elle-même loin d'être jugée.

En effet, trois opinions ont été émises à ce sujet : certains auteurs ont dit que constamment l'urée était diminuée; de ce nombre sont Heller, Lehmann, Nicolas et Gueudeville, Berzelius, Thénard et Dupuytren, Ségalas et Vauquelin, Prout, E. Schmidt. D'autres, avec Christison (1830), Rayer, Bouchardat (1838), Mac-Grégor, Garrod, von Dusch, Ranke, Uhle, Hirtz, Jaccoud, Lécorché, ont affirmé que souvent, au contraire, la quantité d'urée était notablement augmentée. D'autres enfin, tels que Watts, Kieser, Schmidt, ont admis qu'il y avait une sorte d'alternance ou de rapport inverse entre les quantités de sucre et d'urée.

Ces résultats contradictoires ont été souvent la conséquence de la difficulté de doser exactement l'urée en présence du sucre; mais aujourd'hui, grâce aux progrès des méthodes d'analyses, on ne saurait contester que, dans bon nombre de cas, la quantité totale d'urée en quatorze heures soit augmentée chez les diabétiques; ceci résulte des recherches minutieuses de Uhle, Mosler, Gæthgens, Thierfelder, Pettenkofer et Voit, Lécorché, Ch. Bouchard. La quantité totale d'urée rendue par jour par un diabétique avec azoturie varie en moyenne de 40 à 60 grammes; rappelons-nous que le chiffre normal de l'urée avec le régime habituel des Français ne dépasse guère 22 à 23 grammes, tandis qu'il peut s'élever à 28 et 30 grammes pour les Anglais ou les Allemands grands mangeurs de *beefsteaks* et de charcuterie. Le malade de Mosler rendait 94 grammes d'urée par jour; ceux de Uhle et Thierfelder 80, 90 et 100 grammes; Jaccoud a observé les chiffres de 45 à 50 grammes chez une malade, de 70 à 80 grammes chez une autre; Bouchard l'a vue monter à 93 grammes, Lécorché à 110, Cantani à 136, Dickinson à 142 grammes et Fürbringer à 163 grammes. « Quoi qu'il en soit, dit Bouchard, l'opinion récente qui fait de l'azoturie l'accompagnement nécessaire du diabète sucré est inexacte. D'après mes observations, sur 100 diabétiques, l'urée serait normale 40 fois, 20 fois il y aurait hypoazoturie, enfin il y aurait azoturie seulement dans 40 cas : moins de la moitié. »

Cette azoturie des diabétiques est de la plus haute importance au point de vue clinique, car sa présence seule, ainsi que le fait remarquer Lécorché, coïncidant avec la glycosurie, suffit pour faire affirmer que l'on a sous les yeux un véritable diabète et non une glycosurie simple. « Pour nous, dit-il, nous sommes convaincu qu'à la période d'état du diabète il y a toujours azoturie; c'est à cette période qu'elle acquiert tout son développement pour cesser, d'une façon à peu près complète, à la période de cachexie. Il peut même se faire, à ce moment, que le chiffre de l'urée, comme chez tous les animaux inanitiés, tombe au-dessous de la normale (von Dusch); c'est ce qui a fait dire à quelques auteurs qu'il existe des diabètes sans excès d'urée, sans azoturie. »

Ce n'est point seulement la période cachectique qui peut faire baisser l'azoturie des diabétiques; les causes de variation en sont nombreuses. Ainsi Mac-Grégor et Lierman ont montré que les fèces renferment une proportion très-notable d'urée, et quand les sueurs sont abondantes chez les diabétiques, ce qui est, il est vrai, l'exception, elles entraînent encore une quantité fort appréciable d'urée (Gorup-Bezanez). La privation d'aliments azotés fait baisser le chiffre de l'urée sans toutefois le ramener au chiffre physiologique (Gæthgens); au contraire, un régime où dominent les aliments azotés augmente considérablement l'azoturie diabétique (Bouchardat). M. Bouchard estime, d'après les expériences de Bischoff et de Voit sur le chien, que 100 grammes de viande alimentaire augmentent de 6 grammes la quantité d'urée des urines. Enfin la polyurie, quand elle est intense, semble augmenter l'azoturie, la grande quantité d'eau introduite dans l'organisme amenant par lixiviation une augmentation de 3 grammes d'urée par litre de liquide ingéré, ainsi qu'il résulte des recherches de Jeanneret.

On a cherché à établir un rapport défini entre les quantités de sucre et d'urée rendues par les diabétiques; d'après l'étude des causes nombreuses qui font varier ces deux produits, on peut se rendre compte de la difficulté du problème: aussi n'est-il pas étonnant que les résultats aient été contradictoires. Ainsi, les uns ont constaté que la quantité d'urée augmentait dans les urines diabétiques à mesure que la quantité de sucre diminuait (Reich, Fonberg, Watts, Kieser, Schmidt). Bouchardat fait observer que ces faits se rapportent à l'influence de l'alimentation. Lécorché admet que « d'une manière générale la proportion du sucre est d'ordinaire le double de celle de l'urée, et que ce qui fait varier cette proportion, c'est que l'urée et le sucre ne sont pas seulement assujettis à des influences communes. » C'est là une vue théorique qui s'appuie sur la formation de l'urée et du sucre par dédoublement des substances azotées, mais malheureusement les analyses sont loin d'être en sa faveur. Enfin, M. Ch. Bouchard, après avoir dosé le sucre et l'urée de trente-trois diabétiques (ces analyses sont publiées dans notre Thèse de concours), est arrivé à cette conclusion que chez les diabétiques on peut observer entre le sucre et l'urée toutes les variations possibles, que le sucre et l'urée, tantôt augmentent ou diminuent ensemble, tantôt varient en sens contraire; il n'y a pour lui aucun rapport constant à établir.

Resterait à savoir si les produits éliminés, autres que l'urée, n'ont pas varié, si les matières extractives n'ont point augmenté dans l'urine. Les faits manquent pour juger la question, mais en tous cas les erreurs qui en seraient la conséquence sont absolument insuffisantes pour expliquer les écarts énormes observés entre le sucre et l'urée. Ainsi, un des malades de M. Bouchard, dix-huit mois après le début de son diabète, rend 243 grammes de sucre et $40^{gr},82$ d'urée le 18 octobre 1875; le 8 novembre 1875, le sucre est tombé à $173^{gr},33$ et l'urée est montée à 48; le 8 avril 1876 il rend 133 grammes de sucre et l'urée est à $21^{gr},9$ au-dessous de la normale; en août 1876, 147 grammes de sucre et $15^{gr},26$ d'urée. Un autre malade reste azoturique et rend de 45 à 46 grammes d'urée avec 266, 48, 19 et 9 grammes de sucre. Un troisième enfin a une quantité d'urée inférieure à la normale, alors qu'il rejette $29^{gr},75$, 124 grammes de sucre.

Ces faits sont donc la condamnation absolue de l'idée théorique qui admet une corrélation entre la glycosurie et l'azoturie. M. Bouchard a observé l'azoturie dans des cas légers comme dans des cas graves : sur 100 cas de diabète avec azoturie, 44 étaient légers, le sucre n'atteignant pas 50 grammes par jour; 56 étaient des diabètes plus sérieux. Ainsi pour lui « l'intensité de la glycosurie n'impose pas l'azoturie; il n'y a pas de relation entre l'azoturie et la glycosurie, ni dans la série des cas, ni dans les phases successives d'un même cas; il n'y a ni rapport direct, ni rapport inverse... L'azoturie n'appartient pas à tous les cas de diabète, ni à une forme particulière de diabète »; elle est une complication toujours imminente, un élément accessoire et contingent.

De son côté, Frerichs est arrivé aux mêmes conclusions : pour lui il n'existe aucun rapport exact entre la quantité de sucre et la quantité d'urée chez les diabétiques.

Une relation mieux établie existe entre l'azoturie et l'état de la nutrition chez le diabétique. L'urée, nous devons dès maintenant mettre ce fait en évidence, a deux origines dans l'organisme : l'alimentation et la désassimilation. Il faut donc tenir compte de ces deux éléments dans l'appréciation du chiffre de l'urée. La preuve de la réalité de l'urée de la désassimilation, c'est qu'un individu soumis à l'abstinence absolue avec conservation des boissons continue à fournir de l'urée. D'après une expérience de M. Bouchard, faite dans ces conditions, chaque kilogramme du poids du corps produit en vingt-quatre heures, par le fait seul de la désassimilation, $0^{gr},20$ d'urée, tandis que chez l'homme soumis à la ration habituelle cette même quantité quotidienne de l'urée est de $0^{gr},33$ à $0^{gr},36$, et elle s'élève sous l'influence d'une alimentation exclusivement carnée. L'augmentation d'urée chez le diabétique peut même dépendre tantôt de l'alimentation exclusivement carnée, à laquelle il est souvent soumis, et cela surtout s'il y a polyphagie, tantôt de la désassimilation exagérée, tantôt de ces deux causes à la fois, d'où la difficulté d'interpréter le chiffre élevé d'urée chez le diabétique.

D'après ce que nous venons d'exposer, il est évident que, si l'azoturie de la désassimilation est excessive, elle entraîne fatalement un amaigrissement consomptif, à moins qu'elle ne soit compensée par la polyphagie.

En résumé, il y a des diabétiques : 1° sans consomption ni azoturie; 2° avec consomption et azoturie; 3° sans consomption et avec azoturie, grâce à la polyphagie concomitante (Bouchard).

Pour la même raison on ne saurait admettre que le diabète gras soit un diabète sans azoturie et le diabète maigre un diabète avec azoturie. M. Bouchard, qui a étudié de près cette question, a montré que le diabète gras peut exister avec ou sans azoturie : sur cent diabétiques gras il a trouvé 28 fois l'urée normale, 21 fois il y avait hypoazoturie et 51 fois il y avait azoturie, soit dans la moitié des cas.

L'azoturie, une fois établie, peut disparaître, revenir, enfin subir des variations qui sont souvent, pour les raisons indiquées plus haut, en rapport avec les phases d'amaigrissement ou d'engraissement du diabétique.

L'*acide urique* se trouve en général en plus grande quantité dans les urines des diabétiques. Ce fait avait été nié par Prout, Ranke et Seegen, qui allaient même jusqu'à contester la présence de cet acide. Mais les travaux de Bouchardat, de Marchal, de Calvi, de Durand-Fardel, de Gœthgens, de Külz, ont prouvé le contraire. Bouchardat a observé plusieurs fois les chiffres de 2 à 3 grammes dans les vingt-quatre heures.

L'acide hippurique ne présente pas de modifications constantes ; Müller, Wurtzer, Schindler, Lehmann, et Valentin, Bouchardat, ont signalé sa présence dans l'urine des diabétiques, et parfois l'ont trouvé en quantité notable.

La *créatine* et la *créatinine* se retrouvent en quantité plus considérable dans les urines des diabétiques qui consomment beaucoup de viandes alimentaires ; de nombreuses analyses ont démontré ce fait à Bouchardat, et surtout à Senator : il n'y a donc ni augmentation, ni diminution tenant au diabète lui-même ; cette explication enlève de sa valeur à l'observation de Leo Maly qui avait trouvé, une seule fois, il est vrai, 8gr,40 de créatine dans l'urine d'un diabétique. Gœthgens pense que, si cette substance est difficile à déceler, c'est qu'elle est en combinaison avec les chlorures.

Avant de passer à l'étude des sels minéraux, nous devons encore indiquer la présence de l'*inosite*, principe voisin des sucres, et qu'on a retirée d'abord de la chair musculaire. Signalée par Cloetta, l'*inosurie* fut surtout étudiée par Gallois, qui la rencontra 5 fois sur trente diabétiques ; Bouchardat l'a également constatée à plusieurs reprises. On a supposé qu'il pouvait y avoir balancement entre la glycose et l'inosite, mais c'est une simple hypothèse, et Bouchardat, ayant vu l'inosurie apparaître surtout chez les diabétiques soumis à un régime azoté exagéré, admit que la présence de l'inosite était due simplement à un excès de viande dans l'alimentation.

Gorup-Besanez, puis Zimmer et Czapeck, ont signalé la *lévulose* dans certaines urines diabétiques.

Enfin, Kaulich, puis Bouchardat, ont constaté la présence de l'*acétone* dans l'urine de certains diabétiques, plus particulièrement chez ceux qui font grand usage d'alcool (Bouchardat) ; pour Kussmaul, l'acétone se trouve à l'état d'éthyldiacétate de soude, et il suffit d'ajouter quelques gouttes d'acide chlorhydrique pour faire apparaître l'acétone ; ce serait la présence de cette substance qui donnerait à certaines urines diabétiques une odeur spéciale. D'après Bouchardat, ceux-ci seraient souvent tuberculeux. Plus loin, nous étudierons les accidents comateux que l'on a attribués à la présence de cette substance dans l'organisme.

Très-souvent l'urine des diabétiques renferme de l'albumine. Tantôt l'*albuminurie* est liée à une altération des reins ; cette variété sera étudiée à propos des complications. Tantôt elle est l'expression d'un trouble dans la nutrition : elle doit donc être signalée ici au même titre que l'azoturie. Tandis que l'albuminurie diabétique apparaît dans la proportion de 10 pour 100 des cas d'après

Garrod, de 11 pour 100 d'après Senator, de 17 pour 100 d'après Smoler, de 28 pour 100 d'après von Dusch, M. Bouchard, d'après ses recherches personnelles, évalue cette proportion à 43 pour 100, c'est-à-dire près de la moitié des cas.

On a dit que l'albuminurie diabétique apparaissait surtout dans les dernières périodes de la maladie, alors que le sucre et l'urée avaient déjà diminué dans de notables proportions ; Thénard et Dupuytren, qui ont signalé ce fait, considéraient cette albuminurie succédant à la glycosurie comme l'indice d'une amélioration, erreur réfutée par Prout, qui, au contraire, la considère comme un signe d'aggravation annonçant que le diabète est arrivé à sa dernière période.

Rayer, puis Lécorché, admettent que l'albuminurie est toujours dans le diabète liée à un mal de Bright ; alors nul ne conteste sa gravité. Mais M. Bouchard s'est élevé contre cette opinion trop exclusive et a montré que bien plus souvent l'interprétation était différente.

Le plus souvent la quantité d'albumine est très-faible ; elle dépasse rarement 2 grammes par litre ; les chiffres plus élevés, 10 à 15 grammes, par exemple, en vingt-quatre heures, sont exceptionnels et indiquent l'existence d'une lésion rénale. Mais le plus souvent on ne constate pas de cylindres dans les sédiments urinaires, ni œdèmes, ni troubles cardiaques, enfin aucun symptôme habituel du mal de Bright.

Cette albuminurie non liée à une lésion rénale n'apparaît pas dès le début de la maladie, ni seulement vers la fin ; elle est souvent passagère, puis peut devenir permanente. Elle accompagne plutôt les diabètes légers (ceux qui éliminent moins de 50 grammes de sucre par jour) que les diabètes graves. Sur 100 cas de diabètes légers, elle s'observerait 60 fois, 25 fois seulement sur 100 cas sérieux (Bouchard). L'albuminurie n'est donc point en rapport avec l'intensité de la glycosurie.

Elle ne l'est pas davantage avec l'azoturie : dans plus des trois quarts des cas, l'albuminurie du diabète sucré existe sans azoturie concomitante, et enfin sur 6 cas de diabète sucré avec azoturie on trouve à peine 1 cas avec albuminurie (Bouchard).

Elle n'est point non plus en rapport avec la consomption diabétique, car plus de la moitié des diabétiques albuminuriques sont en même temps des obèses. La proportion de l'obésité dans le diabète avec albuminurie est de 64 pour 100 (Bouchard).

Enfin, M. Bouchard a montré que l'urine albumineuse des diabétiques donnait presque constamment un coagulum non rétractile ; la rétraction du coagulum ne s'observe que dans les cas où le diabète est compliqué du mal de Bright. Cette albumine n'est donc point l'albumine du sang, mais une matière protéique provenant de la désassimilation viciée des éléments anatomiques, qui « expulsent leur matière albuminoïde sans lui avoir fait subir les transformations chimiques qui doivent l'amener à l'état de matière cristalloïde » (Bouchard). Son histoire fait donc partie des troubles de la nutrition du diabétique, et c'est à ce titre que nous l'avons placée après l'azoturie.

Les *sels minéraux* subissent une augmentation très-notable dans l'urine diabétique ; leur chiffre total peut monter de 28 à 40 grammes dans la journée.

Les *chlorures* ont été vus à 12 grammes par jour (Seegen), à 15^{gr},43 (Gœthgens), à 28 grammes (Külz). Cette augmentation ne reconnaît pas d'autre cause que l'énorme introduction de chlorures dans l'organisme avec la grande quantité d'aliments absorbés par les diabétiques. Ils n'affectent aucun rapport avec l'urée ou le sucre.

Il n'en est pas de même des *phosphates* et des *sulfates :* ces sels, en effet, et surtout les sulfates, sont formés par la décomposition dans l'organisme des matières albuminoïdes soit alimentaires, soit provenant de la désassimilation des tissus ; ils ont donc un rapport étroit avec la formation de l'urée. La phosphaturie, en effet, est fréquente dans le diabète sucré et souvent elle coïncide avec l'azoturie. Le chiffre normal de l'acide phosphorique en vingt-quatre heures est $3^{gr},19$; on l'a vu s'élever dans le diabète sucré à $4^{gr},28$ (Gœthgens), à $6^{gr},6$ (Seegen), à 4, 5, 8 et 11 grammes (Bouchard). Dans les quatre cinquièmes des cas de phosphaturie diabétique, il y a en même temps azoturie (Bouchard).

La phosphaturie dépend bien plus de l'exagération de la désassimilation que de la quantité plus grande des aliments introduits ; M. Bouchard l'a démontré de la façon suivante : Chez un diabétique phosphaturique et polyphage il ramène brusquement la quantité d'aliments à la ration normale, et il remarque immédiatement un abaissement du chiffre des chlorures, tandis que le chiffre des phosphates, bien que diminué, reste notablement supérieur à la normale.

La phosphaturie du diabète sucré pourrait être intermittente et alterner avec la glycosurie ; dans quelques cas l'état des phosphates dans l'urine se serait accompagné d'ostéomalacie (Bouchard, Senator, J. Teissier). Ce dernier admet que dans ce cas la glycose, pendant que le diabète reste latent, se transforme en acide lactique, lequel met en liberté les phosphates des tissus et des os.

Nos connaissances sur les sulfates sont moins précises ; Gœthgens les a vus atteindre le chiffre de 3 à 4 grammes en vingt-quatre heures.

Vogel, cité par Jaccoud, rapporte avoir trouvé dans l'urine d'un diabétique qui perdait plus de 500 grammes de sucre par jour une quantité énorme de chaux, plus de 30 grammes en vingt-quatre heures, dissoute probablement dans l'urine à l'état de saccharate.

Abandonnée à elle-même, l'urine diabétique ne tarde pas à passer, environ quatre à cinq heures après son émission, à la fermentation acide, c'est-à-dire à la formation de l'alcool et de l'acide carbonique aux dépens du sucre. Celle-ci est complète au bout d'une quinzaine de jours, et alors commence la fermentation ammoniacale aux dépens de l'urée. Pendant la fermentation alcoolique on constate, ainsi que l'a démontré Quévenne, un ferment analogue à celui de la levûre de bière. On y rencontre aussi, mais non constamment, le *penicillum glaucum* (Beale) et des filaments de Leptothrix.

L'augmentation de la soif où *polydipsie* manque rarement chez les diabétiques ; c'est souvent un phénomène qui appelle un des premiers l'attention des malades. La polydipsie affecte des rapports intimes avec la polyurie dont elle n'est que la conséquence ; nous avons déjà vu que la quantité des urines représente à bien peu de choses près la quantité de boissons ingérées ; la polydipsie suit aussi les variations de la polyurie, elle emprunte ou diminue avec elle suivant les phases de la maladie ; il est aussi difficile de préciser son degré que celui de la polyurie. En effet, tandis que certains diabétiques se contentent de boire de 2 à 4 litres de liquides par jour, il en est d'autres qui sont à peine rassasiés par 20 ou 25 litres, sans parler des chiffres fantastiques donnés par quelques auteurs ; en moyenne un diabétique bien caractérisé absorbe facilement de 8 à 12 litres de boisson par jour ; le chiffre de 4 à 8 litres est très-ordinaire.

La soif du diabétique est impérieuse, irrésistible ; la bouche est constamment
sèche, la langue collée au voile du palais (Leudet), les commissures labiales
souvent garnies de parcelles de mucus desséché (Lécorché) ; pour éteindre sa
soif il se précipite sur n'importe quel liquide, sur de l'eau plus particulièrement, et l'avidité avec laquelle il vide une carafe d'un trait peut mettre
l'observateur sur la voie du diagnostic. La polyurie permet à certains diabétiques d'absorber en un jour des quantités surprenantes d'alcool sans en ressentir
les effets : ainsi Lécorché rapporte qu'un diabétique absorbait par jour plus
d'un litre d'eau-de-ve sans en être incommodé.

Ce n'est pas cependant que chez le diabétique l'élimination des boissons et
en particulier de l'eau soit bien ·rapide; elle ne se fait pas comme chez un
individu sain. En effet, les expériences de Falck, de Neuschler et Griesinger,
ont montré que si, à un homme sain, on donnait à boire une certaine quantité
d'eau, 500 grammes, par exemple, c'était peu de temps après l'ingestion du
liquide que se produisait le maximum de l'élimination, tandis que chez le
diabétique le. moment de l'élimination maximum n'a lieu que beaucoup plus
tard : elle a donc été considérablement retardée. Falck en attribue la cause à
une lenteur plus grande dans l'absorption stomacale, Neuschler à un désordre
rénal auquel du reste il attribue aussi la polyurie. Vogel le premier a montré
que la polydipsie, comme la polyurie, ne reconnaissait plus d'autre cause que
l'hyperglycémie, qui tient sous sa dépendance l'ensemble des symptômes du diabète.

Le besoin de satisfaire sa soif est impérieuse pour le diabétique. Falck,
Neuschler, Parkes et Neuffer, ont montré que, si l'homme sain urine presque
aussitôt qu'il a bu, c'est que l'eau absorbée pénètre immédiatement dans un
sang normal et, augmentant brusquement la tension artérielle, détermine
une diurèse presque immédiate. Chez le diabétique, au contraire, qui n'a pas bu
depuis quelque temps, la polyurie continuant, le sang et les liquides parenchymateux se trouvent dans un état de concentration trop prononcé; dès qu'un
liquide est ingéré il est absorbé par l'estomac tout aussi rapidement que chez
l'homme sain ; il passe bien dans le sang, il le dilue d'abord, et, par suite des
échanges exosmotiques, les liquides parenchymateux reprennent, comme le sang,
la proportion d'eau qui leur manquait. La tension artérielle n'est donc point
rapidement accrue comme chez l'homme sain, et la diurèse ne se fait point
immédiatement. Plus tard seulement, l'excrétion urinaire continuant, le sang
arrive à un degré de concentration plus élevé, il reprend à son tour aux liquides
parenchymateux l'eau qu'il leur avait donnée, de sorte qu'après un intervalle
de temps plus long après l'ingestion des boissons que chez l'individu sain la
diurèse est augmentée chez le diabétique, qui urine alors plus que l'individu
bien portant.

Si la diminution des boissons diminue la polyurie, elle ne saurait la faire
cesser ; la polyurie continuant quand même, il faut donc que le malade boive,
sous peine d'emprunter l'eau de ses urines à ses propres tissus, de se dessécher
lui-même. La mort est la conséquence obligée de cette déshydratation de l'organisme, et les fâcheux effets de l'abstinence des boissons semblent déjà se
faire sentir au bout de sept à huit heures (Böcker).

La soif est ordinairement plus vive dans la soirée et pendant la nuit, et ce
n'est pas un des moindres tourments des diabétiques que d'être obligés sans
cesse de se réveiller pour boire ou pour uriner.

Bouchardat a depuis bien longtemps démontré que la cause qui faisait le plus varier la polydipsie était la nature de l'alimentation. Un régime féculent détermine une soif des plus ardentes, tandis que le régime mixte la fait diminuer, et le régime exclusivement azoté la fait tomber au minimum. Cette influence du régime est d'autant plus prononcée qu'il s'agit de diabètes plus jeunes (Jaccoud).

D'après ses expériences, Bouchardat a pensé pouvoir établir un rapport exact entre la quantité de féculents ingérés et la polydipsie. Pour lui, ce rapport est de 1 à 7, c'est-à-dire que, si le diabétique mange 500 grammes de substances féculentes, il doit absorber 3500 grammes d'eau, c'est-à-dire la quantité d'eau nécessaire pour transformer ce poids de fécule en glycose; mais l'observation est loin de confirmer cette vue théorique émise par le professeur Bouchardat, et conforme à l'idée qu'il se faisait de la pathogénie du diabète sucré.

De même que le diabétique a un besoin incessant de boire, afin de remplacer l'eau que lui enlève la polyurie, de même il existe habituellement une exagération du besoin de manger. La *polyphagie* est la conséquence de ces pertes énormes en sucre, en urée, en sels. Elle n'est point absolument constante, et acquiert son maximum quand les pertes organiques sont elles-mêmes excessives. Ce n'est pas au début même de l'affection qu'elle apparaît comme la polyurie et la polydipsie, mais lorsque la maladie est déjà à sa période d'état, et que l'organisme a subi des pertes urgentes à réparer. Elle débute souvent par une simple augmentation d'appétit, mais peu à peu cette faim devient de plus en plus impérieuse, il s'établit une véritable boulimie. A peine certains malades ont-ils terminé un repas qu'ils sont tourmentés par un besoin de manger encore; si ce besoin n'était point satisfait, ils auraient des tiraillements d'estomac, des douleurs vives au creux épigastrique, s'irradiant parfois entre les deux épaules. La faim n'est satisfaite que par l'ingestion d'une masse considérable d'aliments. On a cité des diabétiques qui avalaient et digéraient 12 et 15 kilogrammes de nourriture par jour et même davantage.

On ne saurait établir aucun rapport entre la polydipsie et la polyphagie; en général la première est plus constante et plus accentuée que la seconde. La polyphagie peut même manquer pendant toute la durée du diabète.

Bouchardat et Requin ont avancé que souvent chez les diabétiques il y avait avec la polyphagie une véritable dépravation du goût : ainsi on constaterait fréquemment un goût particulier pour les aliments de nature féculente. Or l'observation a montré qu'il n'en était pas toujours ainsi, et Jordao, Auffan, Monneret, Jaccoud, ont cité des cas où il y avait au contraire une répulsion pour les aliments féculents ou sucrés; beaucoup mangent indifféremment les matières azotées ou amylacées, mais il est juste de dire que, lorsqu'on les soumet à la diète des féculents, la privation de pain est ce dont ils se plaignent le plus.

Il est vraiment surprenant de voir avec quelle facilité les diabétiques digèrent pendant longtemps cette énorme quantité d'aliments solides ou liquides; mais malheureusement, tôt ou tard, l'estomac finit par se surmener, la digestion devient plus pénible; une dyspepsie se déclare avec des ballonnements du ventre, des éructations acides, de la pesanteur d'estomac, des douleurs gastralgiques, et souvent même de la diarrhée ou des vomissements. Dans les matières vomies Cl. Bernard a montré que l'on trouvait souvent du sucre éliminé par la muqueuse stomacale. Cette dyspepsie n'est parfois que passagère, mais d'autres fois elle persiste, la digestion est absolument insuffisante et le malade ne peut plus réparer ses pertes : les troubles digestifs sont donc toujours chez le diabétique de la plus haute gravité; ils peuvent être le signal de l'amaigrissement et de la consomption finale.

Habituellement, pendant qu'ils digèrent bien, les diabétiques sont sujets à une constipation assez opiniâtre, donnant lieu parfois à de véritables débâcles, d'autres fois ne cédant que sous l'influence de purgatifs. Cette constipation s'explique assez bien par la diminution de la sécrétion biliaire. On trouve en effet peu de résidu biliaire dans les selles des diabétiques; la polyurie, éliminant par les reins toute l'eau de l'organisme, diminue les sécrétions, dessèche les tissus et probablement aussi les matières contenues dans l'intestin.

Les fèces des diabétiques sont condensées, épaisses, et moins abondantes qu'on ne serait en droit de le supposer, à cause sans doute de l'intensité des phénomènes d'absorption et de nutrition. Mac-Gregor, Bouchardat, Zabel, Haller, y ont constaté souvent, mais non constamment, d'assez grandes quantités de sucre, surtout quand la nourriture est largement féculente. La graisse surtout, quand le malade absorbe des substances grasses, s'y trouve en quantité (J. Percy). En outre, d'après Mac-Gregor et Liermann, elles renferment une proportion assez notable d'urée.

Chez les diabétiques, la plupart des *sécrétions* sont diminuées; il semble que la polyurie détourne à son profit presque tous les liquides de l'organisme.

Ainsi la bouche présente une sécheresse particulière qui est presque caractéristique; les lèvres sont sèches et gercées; la langue, quelquefois plus grosse qu'à l'état normal, est rouge, fendillée, brunâtre; ses papilles sont gonflées et font saillie à la surface; la muqueuse est souvent couverte d'un enduit blanchâtre, parfois coloré en brun, dans lequel on trouve des pullulations de *Leptothrix buccalis* et parfois d'*Oïdium albicans*.

La *salive* est peu abondante; sa réaction varie: acide dans l'intervalle des repas, elle devient alcaline ou neutre après l'ingestion des aliments; pour la rendre alcaline, Bouchardat conseille de mâcher lentement et souvent. Les diabétiques se plaignent habituellement d'un goût sucré; il était naturel de l'attribuer à la présence du sucre dans la salive (Miquel); or les résultats des analyses ont varié à ce sujet: ainsi Falck a constaté dans la salive buccale du sucre et de l'acide lactique provenant nécessairement de la fermentation du sucre, et donnant la réaction acide de la salive. Mosler n'a retrouvé ni le sucre ni l'acide lactique dans la salive parotidienne. Cl. Bernard n'a pas non plus constaté la présence du sucre dans la salive pure non mélangée de mucus. Hoppe-Seyler de son côté aurait trouvé de l'acide lactique dans le liquide parotidien, ce qui implique nécessairement la présence au moins passagère du sucre dans cette sécrétion. Cependant Nasse et Pavy, Koch, Jordao, Lehmann, auraient constaté du sucre dans la salive pure. Lécorché admet que les salives mixte et parotidienne contiennent du sucre qui peut s'y transformer en acide lactique et même en acétone, et il fait observer avec raison que c'est grâce à l'existence possible dans la salive de ces substances diverses qu'on peut se rendre compte des sensations multiples qu'éprouve le malade, qui tantôt se plaint d'un goût sucré, qui d'autres fois accuse un goût astringent et même amer.

Cette sécheresse de la bouche due à la diminution de la sécrétion salivaire amène parfois une gêne considérable dans la phonation et la déglutition; la langue devient lourde et pesante, les mots ne sont prononcés qu'avec peine, et l'on se croirait en présence d'un individu atteint d'une affection cérébrale, ayant entraîné la parésie de la langue ; mais quelques gouttes d'eau suffisent pour faire disparaître tous ces troubles comme par enchantement (Lécorché).

C'est encore à l'acidité de la salive qu'il faut attribuer le mauvais état des dents et des gencives si ordinaire chez les diabétiques : le tissu gingival est rouge, ramolli, fongueux ; il se détache du périoste alvéolo-dentaire, et saigne facilement, les dents deviennent branlantes et finissent par tomber, quoique parfaitement saines. La carie dentaire est aussi, comme nous le verrons, assez fréquente et offre des caractères particuliers.

Cl. Bernard a montré que dans le diabète artificiel le sucre s'éliminait par la muqueuse stomacale et que le suc gastrique en renfermait. D'un autre côté Bouchardat a, chez des diabétiques, toujours trouvé du sucre dans les matières vomies après les repas féculents ; ce fait fut le point de départ de sa théorie stomacale du diabète. Christison, Mac-Gregor, Polli, Cl. Bernard, ont également trouvé du sucre dans le suc gastrique de diabétiques soumis à une nourriture exclusivement azotée.

Mac-Gregor a constaté la présence du sucre dans le suc intestinal.

Cl. Bernard l'a trouvé dans le mucus bronchique et les crachats, et pour lui ce serait le mélange de la salive dans la bouche avec ces liquides qui donnerait à certains diabétiques le goût sucré.

Les larmes, d'après Gibb, renfermeraient du sucre, résultat infirmé par les recherches de Kulz.

Naunyn a constaté du sucre dans la bile, et Pavy, Wurtz et Lécorché, dans le pus d'un abcès survenu chez un diabétique.

La *sueur* est habituellement diminuée ; depuis longtemps Prout, Contour, avaient signalé une sécheresse particulière de la peau ; mais le fait est loin d'être constant, et nombre de diabétiques ont des sueurs, même très-abondantes. Suivant Latham, la sueur des diabétiques aurait une odeur de foin ; pour Bouchardat cette odeur serait due à l'existence dans ce liquide de principes odorants tels que l'aldéhyde ou l'acétone, principes qu'on a retrouvés également dans l'urine. Sa réaction est acide comme à l'état normal. On ne peut plus douter aujourd'hui qu'elle contienne de la glycose : les travaux de Bouchardat, Semmola, Griesinger, l'ont amplement démontré. Le dernier établit même un rapport inverse entre la quantité de sucre éliminée par la sueur et celle rendue par les urines ; ce qui prouve une fois de plus que, ni pour le sucre, ni pour l'urée, le dosage exclusif de ces substances dans l'urine ne saurait rendre un compte exact des pertes de l'organisme. Tantôt en effet la quantité de sucre perdue par la sueur est extrêmement faible, tantôt au contraire elle est très-considérable ; Vogel cite un malade chez lequel, après une sudation abondante, la surface de la peau restait couverte d'une sorte de givre formé par du sucre qui s'était déposé pendant l'évaporation ; nous avons entendu un de nos anciens maîtres, Moissenet, rapporter le fait suivant : Un diabétique grand chasseur se procurait par la marche des sueurs abondantes et sa chemise ainsi mouillée devenait en se desséchant raide, empesée, dure comme du carton, tant la sueur dont elle était imprégnée renfermait de sucre.

Contrairement à ces faits, d'autres auteurs tels que Lehmann, Külz, Ebstein, n'ont jamais rencontré de sucre dans la sueur : on peut donc conclure qu'elle n'y est pas constante.

Les sueurs abondantes, naturelles ou provoquées, feraient, d'après Parkes, diminuer la polyurie ; le fait semble naturel, mais il n'est point encore démontré suffisamment.

Enfin l'irritation produite sur la peau par les sueurs n'est point sans avoir une certaine influence sur la production des nombreuses éruptions dont elle est le siége chez les diabétiques.

La *perspiration cutanée et pulmonaire* est aussi ordinairement diminuée; tandis qu'à l'état normal un adulte élimine par ces deux voies environ 1200 à 1500 grammes d'eau en vingt-quatre heures, on a vu ce chiffre tomber, chez un diabétique, à 529 grammes (Bœcker), à 637 grammes (Mosler), à 204 et 198 grammes (Von Dusch), à 716 et 789 grammes (Bürger).

Le diabète, lorsqu'il n'existe aucune complication inflammatoire, est une maladie essentiellement *apyrétique*; depuis 1835, Donné avait remarqué que le thermomètre placé sous l'aisselle d'un diabétique descend souvent au-dessous de la normale, parfois même fort au-dessous de 36 degrés. Jordao, Griesinger, Rosenstein, Jaccoud, ont trouvé la température oscillant entre 35 et 36 degrés; Vogel l'a vue tomber à 34 degrés. On doit à Jaccoud l'observation suivante qui est de la plus haute importance au point de vue clinique : Tant que le diabétique répare ses pertes organiques, sa *température* reste anormale, mais dès qu'il commence à maigrir, elle baisse. Cl. Bernard partage cette opinion quand il dit : « Cet abaissement de température s'observe surtout chez les diabétiques amaigris. » C'est donc un signe précieux, s'il se vérifie, pour savoir à quelle période est arrivée la maladie.

Cependant un abaissement momentané de la température peut être attribué au refroidissement dû à l'élimination d'une grande quantité d'urine et à l'ingestion de boissons froides en abondance. Foster a soumis un diabétique pendant dix jours à l'usage de boissons alternativement froides et chaudes, et il a vu que pendant qu'il ne buvait que des boissons froides la température baissait sensiblement. Voici du reste le tableau qui résume son expérience (cité par Senator) :

Jours.	Température moyenne.		
I.	97°.3 Fahrenheit.	⎰	Eau froide comme boisson.
II.	97°,1	—	⎱
III	97°,4	—	⎱
IV.	98°,4	—	⎫
V.	98°,3	—	⎬
VI.	98°,3	—	⎬ Eau chaude pour boisson.
VII	97°,9	—	⎭
VIII	98°,4	—	⎭
IX.	98°,2	—	⎭
X.	97°,2	—	⎸ Eau froide.

Foster a également démontré qu'il n'existe aucun rapport entre la température et la glycosurie: notons donc en passant ce fait paradoxal, de l'abaissement, ou tout au moins de la non-élévation de la température chez le diabétique, alors que l'élimination du sucre et de l'urée peut être à son maximum. Chez les diabétiques, même en proie à une complication inflammatoire, la fièvre ne paraît avoir sur la température qu'une influence très-restreinte, et les maladies fébriles intercurrentes ne gardent point leurs allures ordinaires (Lécorché). Pidoux avait déjà remarqué que chez eux la plupart des complications étaient faiblement pyrétiques: ainsi Lécorché a vu des diabétiques atteints de pneumonie et de phlegmon chez lesquels le thermomètre ne dépassa pas 38 degrés. Cet abaissement de la température est dans certains cas purement périphérique, la température centrale ou rectale restant normale, si je m'en rapporte à deux faits que j'ai observés : il indique donc tout simplement, à notre avis, une lenteur dans la circulation capillaire, entravée par l'état poisseux du sang qui circule moins facilement dans les réseaux capillaires. Cet obstacle à la circulation n'est-il pas une des causes de cette tendance au refroidissement qu'accusent les malades, de ce refroidissement des extrémités qui les gêne sans cesse, et enfin de la diminution des sécrétions cutanées et de l'exhalation pulmonaire que nous avons signalée?

L'interprétation que nous venons de donner est encore corroborée par les remarques suivantes: il est fréquent de voir les diabétiques se plaindre d'oppression, d'angoisses, de vertiges, de céphalalgie, de vomissements, parfois même de syncopes; si l'on examine la circulation, on trouve le pouls petit, mou, le cœur est dilaté, le choc est faible, le premier bruit est sourd, en un mot, il y a tous les signes d'une parésie cardiaque, d'un relâchement du cœur, dû, ainsi que vient de le constater Rich. Schmitz, à une dégénérescence graisseuse du cœur. Cet observateur a noté cet état 80 fois sur 109 cas de diabète; il est évident qu'il y a là une cause importante tendant à faire baisser la température périphérique.

Les *fonctions respiratoires* sont aussi profondément modifiées chez les diabétiques. L'haleine a souvent une odeur particulière à laquelle Duboué donne une valeur pathognomonique; pour lui, elle est acescente; pour Guéneau de Mussy elle est vineuse ou alcoolique; Pavy la compare à celle de l'urine; elle rappellerait l'odeur de pommes (Pavy), de foin (Prout), de fruits mûrs (Seegen); pour Bouchardat, elle est due surtout à des vapeurs d'alcool, d'acétone, d'aldéhyde; elle reconnaît pour cause une respiration incomplète tenant souvent à un mauvais état des poumons.

Mais c'est surtout l'étude des échanges respiratoires qui offre de l'intérêt. Bouchardat et von Siebert avaient noté chez le diabétique une respiration moins fréquente, une inspiration superficielle et un murmure respiratoire moins intense, surtout dans les sommets des poumons. Bouchardat et Barthels avaient signalé une diminution dans la quantité d'acide carbonique exhalé par le poumon, mais ils n'en avaient pas donné la démonstration; il faut arriver jusqu'aux travaux de Voit, de Pettenkofer, de Gæthgens, pour en avoir la certitude. Comparant les produits de la respiration chez un homme sain et chez un diabétique, ces auteurs sont arrivés à prouver par les expériences les plus précises que, chez le diabétique: 1° la quantité d'oxygène absorbé est beaucoup moindre que chez l'homme sain, et diminue progressivement, jusqu'à la fin de la maladie, où elle égale à peine la moitié de la quantité normale; 2° que la quantité d'acide carbonique exhalé diminue également; 3° qu'il y a enfin une diminution notable dans la quantité d'eau exhalée par le poumon. Nous empruntons à Picot le tableau suivant de Pettenkofer et Voit, qui résume les modifications que nous venons d'indiquer:

MODIFICATIONS RESPIRATOIRES

En vingt-quatre heures.	Homme sain.	Diabétique.
Oxygène absorbé	708,9	572,2
Acide carbonique exhalé	911,5	659,3
Eau excrétée.	828,0	611,3

Les mêmes auteurs ont en outre démontré le fait suivant: chez le diabétique le régime mixte ou féculent diminue encore l'exhalation d'acide carbonique et d'eau et le sucre augmente dans l'urine, l'urée n'étant pas modifiée; avec le régime azoté, au contraire, l'acide carbonique augmente, le sucre diminue pendant que, il est vrai, l'urée augmente.

Nous verrons plus loin tout le parti qu'on en peut tirer pour la pathogénie et le traitement du diabète.

Un symptôme qui ne fait guère défaut dans le diabète, et souvent dès son début, c'est la *faiblesse musculaire;* les malades se plaignent en effet d'un sentiment de lassitude inaccoutumé et pour eux inexplicable; la marche est pénible ; ils évitent tout exercice musculaire ; ils deviennent paresseux, et souvent même ne peuvent rester longtemps debout sans se reposer; on les voit renoncer à la chasse, à tous les exercices de gymnastique qu'il recherchaient autrefois.

Cette fatigue musculaire, signalée déjà par Rollo, par Nicolas et Gueudeille, puis par Bouchardat, Cantani, Jordao, contracte singulièrement : ainsi que l'a fait remarquer Marchal (de Calvi), avec le bon appétit du malade et son apparence extérieure de santé. Le diabétique est alors à la période de début; il répare ses pertes et souvent même son embonpoint augmente. Bientôt ce sentiment de fatigue devient excessif; il s'accompagne de douleurs musculaires, de crampes, de lumbago (G. Sée, Marchal (de Calvi). Il peut même exister en même temps que ces courbatures des aphonies passagères, qui rendent parfois difficile et même impossible la lecture à haute voix, et qui ne reconnaissent pas d'autre cause qu'une impuissance des muscles laryngés (Lécorché).

A quoi est due cette impuissance motrice, cette parésie musculaire? nous ne saurions dire si c'est un affaiblissement du système nerveux qu'il faut incriminer, ou une altération de la fibre musculaire: peut-être les deux sont-ils en cause; la cellule nerveuse pas plus que l'élément musculaire ne saurait s'accommoder du milieu imprégné de sucre dans lequel il est constamment plongé.

Ce qui prouve bien l'atteinte portée au système nerveux, c'est que nonseulement on observe de la faiblesse musculaire, mais encore des *anesthésies* partielles limitées surtout aux membres inférieurs, à la face (Picot); parfois il existe des troubles subjectifs dans la sensibilité thermique, des sensations de froid ou de chaleur dans les extrémités.

Enfin, chez certains sujets, il y a des *troubles psychiques,* une modification dans le caractère qui devient irascible, un affaiblissement intellectuel, une diminution de la mémoire.

Ballet a récemment signalé dans le diabète des accès de *narcolepsie,* c'est-à-dire une tendance souvent invincible au sommeil, se reproduisant à intervalles inégaux, tantôt spontanément, tantôt sous l'influence de causes telles qu'une émotion, une fatigue.

Les *sens,* la vision, l'ouïe, le goût, l'odorat, peuvent également être lésés chez le diabétique, ainsi que nous le verrons à propos des complications.

Enfin nous devons une mention toute spéciale à l'altération du *sens génital.* Il est en effet très-fréquemment perdu dans le diabète (9 fois sur 10 d'après Elliotson), et souvent c'est un phénomène de début.

Dans certains cas, il y a impuissance chez l'homme par défaut d'érection, par conséquent par parésie des muscles caverneux et bulbo-caverneux; le coït est devenu impossible; chez ces malades tout désir vénérien est ordinairement aboli. D'autres fois, au contraire, ils sont conservés, les érections persistent, bien que faibles, le rapprochement sexuel est encore possible, mais il est stérile; dans ce cas, c'est le sperme qui a perdu ses propriétés fécondantes. Chez ces sujets, les testicules sont souvent petits, atrophiés; la sécrétion spermatique est notablement diminuée; les recherches de Jaccoud, de Griesinger, de Guitard, ont montré que le sperme renfermait alors du sucre; les spermatozoïdes ne présentent aucune altération appréciable au microscope (Parkes), mais ils ont perdu la vitalité nécessaire à la fécondation. Je puis cependant citer le fait d'un individu marié diabétique, mort du coma diabétique, et qui eut de sa femme, qu'aucun soupçon ne pouvait atteindre, trois enfants, dont le dernier avait été conçu trois mois avant la mort du père.

Chez la femme diabétique, la conception n'a pas lieu d'ordinaire; l'anaphrodisie existe également; Bouchardat n'a jamais vu une femme franchement diabétique devenir enceinte; Corneliani (cité par Lécorché) en rapporte un cas; l'allaitement fut difficile et mauvais pour l'enfant.

La *menstruation* est habituellement difficile, irrégulière; parfois elle fait défaut (Seegen).

Nous venons de passer successivement en revue les symptômes dont l'ensemble forme le tableau clinique du diabète sucré, dénué de toute complication : nous avons vu que, parmi eux, aucun pris isolément n'est pathognomonique, pas même la glycosurie, et qu'il faut leur réunion plus ou moins complète, à la vérité, pour constituer le diabète dont l'espèce est déterminée par la présence du sucre dans l'urine. Cet état peut persister pendant un temps variable de quelques mois à plusieurs années sans que l'état général du diabétique paraisse gravement compromis; il supporte sa maladie et n'éprouve pas d'autres accidents que ceux que nous avons indiqués. La nutrition paraît se faire chez lui d'une façon satisfaisante, l'appétit est vigoureux, les digestions excellentes, l'embonpoint normal; souvent même il y a tendance à l'obésité. Pendant toute cette période, le malade a pu non-seulement compenser ses pertes, équilibrer ses dépenses, mais parfois encore faire des recettes en accumulant du tissu adipeux.

Ceci fait comprendre combien, pour suivre la marche de la maladie et se rendre un compte exact de l'état de la nutrition, il est important de peser régulièrement les malades, peut-être plus encore que de doser leur sucre et leur urée; malheureusement il est souvent difficile d'obtenir d'eux toutes les précautions nécessaires pour avoir des résultats exacts et comparables.

Mais cet état de prospérité apparente ne peut durer indéfiniment; tôt ou tard les fonctions digestives perdent de leur activité; l'estomac et l'intestin sont comme surmenés par ce surcroît de travail auquel ils ont dû suffire; les sucs digestifs s'altèrent; une dyspepsie, passagère d'abord, puis permanente, s'établit; le malade a des aigreurs, des vomissements, des pesanteurs d'estomac, parfois même des douleurs gastralgiques; et une simple indigestion, produite par un écart de régime, peut être le point de départ de ces troubles digestifs qui persistent tantôt d'une façon définitive, tantôt après des alternatives de mieux et d'aggravation. Alors la polyphagie a diminué ou même cessé; la polyurie, la glycosurie, l'azoturie, diminuent quelquefois légèrement, d'autres fois augmentent; le sucre et l'urée subissent des modifications variables tantôt dans le même sens, tantôt en sens inverse; la température s'abaisse, les forces se perdent de plus en plus, enfin, et avant tout, le malade maigrit. Il entre alors dans cette période d'*autophagie*, fin obligée de tout diabétique qui n'a pas été enlevé par quelque complication grave ou par une maladie intercurrente. En effet, l'équilibre est rompu, les dépenses excèdent les recettes, la consumation est fatale, et c'est alors que la maladie mérite bien le nom de *phthisurie sucrée*. Rapidement tout l'embonpoint qui pouvait exister a disparu; le sujet s'émacie tous les jours davantage; sa peau se ride, devient sèche et terreuse, ses yeux s'enfoncent dans leurs orbites; les masses musculaires semblent s'atrophier, les saillies osseuses apparaissent de plus en plus et le malade prend tout à fait l'aspect squelettique; « il n'est pas une autre maladie, dit Jaccoud, qui produise une émaciation aussi complète. » A cette période cachectique le sucre et l'urée baissent ordinairement dans l'urine, souvent même disparaissent, ou sont remplacés par de l'albumine; la polyurie n'existe plus; à peine le malade peut-il prendre encore quelque nourriture, et il finit par succomber dans l'inanition la plus complète.

Il résulte de ce que nous venons de voir qu'un diabétique qui aura accumulé pendant sa période de compensation ou avant des recettes organiques, et plus particulièrement de la graisse, pourra lutter plus longtemps que celui qui aura été surpris par la maladie dans un état de santé relativement inférieure. En outre l'embonpoint de la première période n'existe pas toujours; le diabète attaque, il est vrai, de préférence les gens gras, mais il n'épargne point les gens maigres.

Il faut également distinguer les obèses qui deviennent diabétiques des obèses qui ont simplement une glycosurie alimentaire, rapidement curable par un régime approprié. C'est là un point que nous avons développé dans ce Dictionnaire à l'article Obésité. Ce sont ces faits qui ont amené la doctrine soutenue plus particulièrement en Angleterre: pour certains auteurs il y aurait deux espèces de diabète: l'un le *diabète gras*, l'autre le *diabète maigre*. Jaccoud et Lécorché ont parfaitement démontré qu'il ne s'agissait point là de deux maladies différentes, mais de deux phases successives du même état morbide; dès que le malade ne peut plus réparer ses pertes, la consomption survient: le diabète gras est devenu un diabète maigre.

Complications. Rarement le diabétique meurt des progrès seuls de sa maladie; rarement, trois fois sur douze, d'après Betz, il arrive sans encombre à la consomption finale, terme naturel du diabète qui n'a pu être enrayé dans son évolution. Le plus souvent, l'issue fatale est précipitée par des complications extrêmement variées, intéressant divers appareils: telles sont la phthisie pulmonaire, la pneumonie, les phlegmons, les gangrènes, l'anthrax, les néphrites, le coma diabétique. D'autres complications moins graves peuvent également survenir sans mettre en jeu la vie du malade: ainsi de ce nombre sont les troubles de la vision et de l'ouïe, la cataracte, certaines dermatoses, des furoncles, certains troubles nerveux, des névralgies diverses, etc.

Nous étudierons les complications du diabète suivant les appareils qu'elles intéressent.

Appareil digestif. La *bouche*, chez les diabétiques, présente souvent des altérations portant sur la muqueuse buccale, sur les gencives et les dents. Les lèvres, dit Bouchardat, sont fréquemment blanches, sèches, fendillées; la bouche est sèche.

La langue est parfois beaucoup plus grosse qu'à l'état normal, ses papilles sont développées outre mesure; elle est rouge, souvent d'un rouge très-vif; souvent elle est noire à sa partie moyenne, surtout chez les fumeurs et les buveurs. Les matières colorantes des aliments, les poussières, se fixent sur les papilles. La muqueuse est quelquefois fendillée sur les bords; elle colle au palais, surtout pendant la nuit et au réveil, à cause de la viscosité de la salive, et elle se recouvre d'un enduit blanchâtre où pullulent des algues microscopiques. Les recherches plus récentes de Gubler, Raynaud, Féréol, Lécorché, Seegen, ont montré que l'état morbide décrit sous le nom de *langue pileuse* était assez fréquent chez les diabétiques, sans cependant lui être spécial, car on le rencontre dans le simple embarras gastrique, dans certains ictères, dans quelques dyspepsies. Cet aspect de la langue reconnaît pour cause une prolifération excessive des cellules épithéliales qui, normalement, forment une sorte de gaine aux papilles linguales; il en résulte que ces papilles semblent s'allonger démesurément et donnent au malade la sensation de poils ou de cheveux dans la bouche. Tantôt cette prolifération est partielle, et alors on aperçoit çà et là des îlots blanchâtres se détachant sur la surface rouge de la langue érythémateuse. Le plus ordinairement, c'est vers la partie médiane et en arrière du V lingual qu'on rencontre cette altération; très-souvent cet enduit s'étend à toute la langue qui, alors, est blanchâtre sur les bords, brune et même noire sur le milieu et vers la base. Ces enduits pileux persistent et se reproduisent avec une ténacité désespérante; le meilleur moyen de les faire disparaître est d'avoir recours à des lotions faites sur la muqueuse linguale à l'aide d'un pinceau imbibé d'acide acétique plus ou moins étendu (Lécorché). Outre la sensation fort désagréable que cette langue pileuse donne aux malades, elle leur fait perdre le goût, inconvénient grave pour un diabétique obligé de manger beaucoup, car il entraîne une diminution dans l'appétit. Les bords de la langue sont souvent le siége de crevasses fort douloureuses et qui peuvent s'étendre jusque vers son milieu, lui donnant cet aspect connu sous le nom de langue de crocodile (Seegen); il peut même exister de véritables ulcères de la grandeur d'une lentille et plus.

L'état des *dents* chez les diabétiques est ordinairement mauvais; la *carie* est fréquente; les dents perdent leur consistance, deviennent noires et se détruisent par morceaux. D'après la remarque de Falck, la carie dentaire des diabétiques débuterait le plus communément par la deuxième molaire, c'est-à-dire au niveau de l'orifice du canal de Stenon; puis elle s'étendrait successivement aux dents voisines pour les envahir toutes; la mâchoire se trouve ainsi plus ou moins complétement dénudée. Cette complication n'est point sans importance; la mastication n'étant plus complète, la digestion devient] plus difficile : de là des troubles dyspeptiques que l'on ne voit quelquefois disparaître que par l'usage d'un râtelier.

Outre la carie, on observe également un ébranlement des dents et un état fongueux des gencives dus à une *périostite alvéolo-dentaire* bien étudiée par Magitot; le périoste s'enflamme du collet jusqu'à la racine; des végétations fongueuses ne tardent pas à se former dans le fond de la cavité alvéolaire, et expulsent la dent de son alvéole. Les gencives en même temps s'enflamment, se décollent au niveau du collet de la dent, deviennent fongueuses et ulcérées, et laissent suinter du pus et du sang au niveau de la sertissure; les dents ainsi déchaussées finissent par tomber.

La langue pileuse, la carie dentaire et la gingivite expulsive, ne se montrent habituellement qu'à une période assez avancée du diabète; elles peuvent exister ensemble ou isolément. Elles reconnaissent vraisemblablement la même origine, c'est-à-dire l'altération des liquides buccaux chez les diabétiques. Si la salive parotidienne ne renferme pas de sucre (Cl. Bernard), on ne saurait contester que la salive mixte contienne fréquemment soit du sucre (Miquel, Falck, Nasse et Payv, Koch, Jordao, Lehmann), soit de l'acide lactique provenant de sa fermentation (Hoppe-Seyler, Falck). Bouchard admet que l'acidité des salives parotidienne et submaxillaire est due non à l'acide lactique, mais à un acide dont la nature est encore indéterminée.

L'inflammation de la muqueuse buccale peut parfois se propager au pharynx et aux amydales, et donner lieu à des angines sans importance (Tardieu).

Vers la dernière période du diabète, et donnant parfois le signal de l'amaigrissement, surviennent les troubles gastro-intestinaux; ce sont tantôt des vomissements, tantôt de la diarrhée; souvent du pyrosis et des gastralgies plus ou moins tenaces.

En raison de la quantité parfois énorme de boissons et d'aliments digérés par certains diabétiques, on pourrait croire les dyspepsies gastro-intestinales beaucoup plus fréquentes chez ces malades qu'elles ne le sont réellement; il est réellement curieux de voir avec quelle facilité ils élaborent leurs aliments; l'estomac se dilate considérablement pour contenir cette quantité de nourriture; il est facile de s'en assurer après les repas, mais il conserve son élasticité et sa contractilité en vertu d'une hypertrophie des parois musculaires : aussi ne voit-on pas se produire la dyspepsie symptomatique de la dilatation de l'estomac.

Cependant un embarras gastrique, un catarrhe stomacal peut survenir, par suite du surmenage ou autrement, et s'il persiste, si l'élaboration des aliments devient insuffisante, les graves accidents de l'inanition peuvent apparaître, l'amaigrissement survient; quand un diabétique polyphage ne mange plus, la fin est proche.

Les altérations des voies gastrique, pancréatique et biliaire dans le diabète, sont vraisemblablement la principale cause des dyspepsies gastro-intestinales qu'on peut observer.

Assez souvent le *foie* est augmenté de volume; sur 140 malades, Seegen l'a vu 28 fois hypertrophié d'une façon appréciable; cette hypertrophie s'accompagnerait de douleurs à la pression, et d'une sensation de pesanteur dans la région hépatique. Souvent, avec cette augmentation de volume du foie, on a vu coïncider des hémorrhoïdes rectales et vésicales et l'hypertrophie de la rate (Lécorché). L'atrophie du foie a été également constatée, mais plus rarement (Fritz, Griesinger); dernièrement, nous avons pu observer un diabétique chez lequel se déclara une ascite considérable, avec circulation abdominale supplémentaire, et qui mourut brusquement à la suite d'hématémèses répétées dues à des ruptures des veines de l'œsophage et de l'estomac devenues variqueuses. Le foie avait été gros pendant longtemps; plus tard, l'abondance de l'ascite empêchait de se faire une idée exacte de ses dimensions; mais l'ensemble de ces symptômes ne laissait aucun doute sur l'existence d'une cirrhose hépatique. Hanot enfin, à l'autopsie d'une femme diabétique, a trouvé un foie atteint de cirrhose intra-lobulaire; l'ascite avait été considérable et s'était compliquée d'anasarque généralisée; pour lui, le sang de la veine intra-lobulaire contenant une quantité de sucre bien plus grande qu'à l'état normal, il ne serait pas impossible que ce sucre en excès produisît sur les parois de cette veine une action irritante analogue à celle de l'alcool dans la cirrhose vulgaire.

Chez deux diabétiques morts de consomption, Hanot et Chauffard ont observé une mélanémie qui en avait imposé pour une maladie bronzée et qui reconnaissait pour cause une cirrhose hypertrophique pigmentaire.

Le cortége symptomatique de la cirrhose hépatique, hypertrophie, puis atrophie de l'organe, ascite, hypertrophie de la rate, circulation collatérale, varices hémorrhoïdales et gastro-œsophagiennes, dyspepsies, hématémèses, peut donc se rencontrer dans le diabète sucré.

Nous avons vu qu'à la dernière période du diabète l'albuminurie pouvait apparaître, indépendamment de toute lésion rénale; elle résulte d'un défaut de désassimilation des substances albuminoïdes. Mais ce n'est point là le seul processus albuminurique qui survienne chez le diabétique : les reins peuvent être le siége d'une *néphrite parenchymateuse* ou *interstitielle*.

La première est de beaucoup la plus fréquente; Griesinger l'aurait rencontrée 16 fois sur 64 cas de diabète; Seegen 9 fois sur 140. Les lésions sont celles de la néphrite parenchymateuse ordinaire ; les symptômes seraient un peu moins prononcés : ainsi l'œdème est moins marqué en raison, sans doute, de la diurèse qui peut persister un certain temps; l'albumine est rétractile et peut atteindre un chiffre élevé, 15 grammes, par exemple, en vingt-quatre heures (Bouchard).

La néphrite interstitielle s'observe également; elle est ici particulièrement difficile à reconnaître, le symptôme polyurie perdant toute sa valeur. On peut cependant observer des céphalées, des vomissements, des œdèmes, des troubles de la vue, le bruit de galop et enfin les accidents urémiques habituels.

Le passage incessant d'une urine chargée de sucre peut aussi entraîner une pyélite avec exsudation inflammatoire des urèthres, d'où une nouvelle cause d'albuminurie.

La vessie est souvent le siége d'une *cystite chronique;* la muqueuse est épaissie, et les parois musculaires sont hypertrophiées (Frank, Rotha et Vogt) par suite du fonctionnement exagéré de l'organe.

Le passage fréquent d'une urine chargée de sucre à travers le canal de l'urèthre détermine un léger degré d'irritation pouvant aboutir, chez l'homme, à un écoulement uréthral blanchâtre et indolore. Le méat urinaire est le siége d'un prurit insupportable; l'extrémité du gland est rouge, enflammée; une véritable *balanite* peut en être la conséquence. Le prépuce se couvre de rougeurs, de vésicules d'herpès sans cesse renaissantes et donnant lieu, souvent, à de petites ulcérations assez douloureuses lorsqu'elles sont baignées d'urine : de là un gonflement du prépuce et un *phimosis* souvent fort gênant. Les ulcérations ainsi produites sur le prépuce deviennent parfois le point de départ de phlegmons et de gangrènes qui peuvent s'étendre jusque sur les bourses (de Beauvais).

Chez la femme, l'urine sucrée est souvent la cause d'un *prurit vulvaire* très-pénible ; elle détermine l'apparition de vésicules d'herpès, d'eczéma, sur les grandes et les petites lèvres, avec un écoulement leucorrhéique abondant et plus ou moins fétide.

Friedreich a constaté que les champignons décrits par Hannover, Harsall et Darrach dans l'urine diabétique, pouvaient se retrouver avec leurs caractères sur les parties génitales chez l'homme, autour du frein et sur le collet du gland, chez la femme, autour du clitoris et sur les petites lèvres. Il suffit, pour les constater, de gratter avec un scalpel et de placer le produit de ce grattage sous le microscope; on les trouve mélangés aux cellules épithéliales. Pour Friedreich, ce fait serait du plus haut intérêt au point de vue du diagnostic, car jamais il ne l'aurait constaté dans d'autres états morbides, ni chez l'individu sain. Ce parasite se rapprocherait du champignon Aspergillus; on le reconnaît à des spores rondes ou ovales, isolées ou enfermées parfois dans des sortes de capsules ou sporanges circulaires; d'autres fois, les spores sont unies en forme de chapelet avec des prolongements latéraux; quelquefois, enfin, elles sont enveloppées en forme de fil représentant un mycélium ramifié d'épaisseur variable. Il est bien plus probable que c'est simplement la fermentation acétique, alcoolique, lactique, butyrique, du sucre urinaire, qui produit l'inflammation des muqueuses préputiale et vulvaire.

Enfin on a encore signalé comme complication du diabète l'hydrocèle (Demarquay, Broca, Lécorché), l'orchite (Frerichs) : ne sont-ce point là de pures coïncidences?

Complications pulmonaires. Parmi les complications qui peuvent survenir dans le cours du diabète sucré, la plus fréquente est sans contredit la *tuberculisation pulmonaire*. Morton, qui a signalé le premier la relation entre le diabète et la phthisie pulmonaire, semble avoir eu bien plus en vue la consomption finale du diabétique que la tuberculose pulmonaire proprement dite. Rollo est plus explicite et compare les symptômes de la phthisie diabétique à ceux de la phthisie pulmonaire. Une fois l'attention attirée sur ce point, la fréquence de la phthisie pulmonaire chez les diabétiques parut tellement grande que Bardsley et Copland la regardaient comme la cause presque constante de la mort dans cette maladie. Nicolas et Gueudeville décrivaient le diabète sous le nom de *phthisurie sucrée*.

À partir de 1840, les travaux de Bouchardat confirment la grande fréquence de la tuberculose dans le diabète. « Chez tous les diabétiques, dit-il, dont l'autopsie a pu être faite et qui n'ont pas succombé par suite d'un accident intercurrent, des tubercules ont été trouvés dans les poumons ». C'est pour lui une complication presque fatale chez les diabétiques et plus particulièrement chez les jeunes gens. Les recherches plus récentes de Griesinger, de Seegen, de Durand-Fardel, de Marchal (de Calvi), de Richardson, et l'excellent travail de Bertail, ont fourni les mêmes résultats.

Griesinger a donné en 1859 une statistique dans laquelle le rapport de fréquence de la tuberculose au diabète est fixé par le chiffre de 43 à 44 pour 100 ; il a réuni 225 observations, dont 9 seulement sont personnelles ; sur 64 autopsies, la tuberculose est indiquée 31 fois.

Il faut noter que cette statistique de Griesinger comprend presque uniquement des observations recueillies sur des malades d'hôpital, c'est-à-dire dans la classe la plus nécessiteuse de la société. Or Durand-Fardel, Bouchardat, Mandl, ont parfaitement fait voir que les privations, la misère, sont une cause très-réelle de développement des tubercules chez les diabétiques ; Durand-Fardel, observant à Vichy des diabétiques appartenant au contraire à la partie la plus fortunée de la société, regarde la phthisie diabétique comme excessivement rare chez les malades qui peuvent s'entourer de tous les soins désirables. Bouchardat, qui a observé simultanément en ville et dans les hôpitaux, est aussi très-affirmatif à cet égard.

Jamais la tuberculose pulmonaire ne se montre au début du diabète, ni pendant la période de compensation, pendant que le diabétique est gras ; c'est à la période d'amaigrissement qu'elle fait son apparition. C'est donc une des complications ultimes de la maladie ; déjà on a pu voir survenir d'autres accidents tels que les furoncles, les anthrax, la gangrène, etc.

Bouchard a vu la phthisie survenir dans la proportion de 18 pour 100 chez les diabétiques albuminuriques. La consomption autophagique crée chez le diabétique des conditions très-favorables au développement des tubercules ; ils viennent là sur un terrain épuisé et aisément favorable à leur développement, comme à la suite d'autres maladies consomptives et tabétiques, les affections spinales par exemple. Les diabétiques du reste, étant d'habitude, avant leur maladie, des gens vigoureux et robustes, sont rarement sous le coup d'une prédisposition tuberculeuse héréditaire ; chez eux la phthisie est presque constamment acquise. Et s'il est vrai que la tuberculose soit produite par un microbe, le diabétique est très apte à fournir les conditions de terrain nécessaires à son développement.

La tuberculose peut apparaître chez les diabétiques de tout âge; cependant Traube, Durand-Fardel, Bouchardat, ont constaté qu'elle est bien plus fréquente chez les diabétiques de quinze à vingt ans; dans ces conditions, elle aurait une gravité exceptionnelle, apparaîtrait beaucoup plus tôt et suivrait souvent une marche aiguë. Chez les vieillards, au contraire, elle prendrait une marche plus lente et n'apparaîtrait pas beaucoup plus tardivement.

Il semble que le sexe féminin soit plus disposé à cette complication que le sexe masculin; mais des statistiques précises manquent à cet égard.

Toutes les variétés de diabète y sont exposées; les diabétiques goutteux n'en sont point exempts: Charcot, Billiard (de Corbigny), Brouardel, d'après Galtier-Boissière, en rapportent des exemples.

Les lésions du poumon que l'on rencontre chez les diabétiques morts phthisiques sont celles de la phthisie pulmonaire commune; on y trouve des tubercules à divers degrés, le tubercule miliaire, le tubercule infiltré, les lésions inflammatoires d'aspect caséeux, enfin les cavernes : ces lésions n'offrent donc rien de spécial en elles-mêmes. Leur seul caractère est de s'être développées en général assez rapidement. On trouve des cavernes de volume très-variable, ayant creusé parfois tout un lobe pulmonaire (Bertail); pour Richardson, au contraire, les cavernes seraient rares, la sécheresse du poumon, chez le diabétique, empêchant le ramollissement des masses tuberculeuses. Les tubercules se développent aussi chez les diabétiques plus particulièrement aux sommets des poumons; dans les deux cas de Bertail, c'est aux deux sommets que les cavernes s'étaient formées.

Cependant les excavations pulmonaires que l'on rencontre chez les diabétiques ne doivent pas toutes être regardées comme de nature tuberculeuse : en effet, la gangrène pulmonaire est assez commune, et elle a ceci de particulier, qu'elle ne présente pas la fétidité caractéristique de ce genre de lésions (Monneret). En outre, Charcot a rapporté l'observation d'une femme diabétique qui était morte avec les accidents d'une phthisie galopante; à l'autopsie, il trouva, disséminées dans les poumons, cinq ou six grosses masses tuberculeuses du volume d'une noix, autour desquelles le tissu pulmonaire était ramolli dans une certaine étendue, et converti en une sanie brunâtre, ne présentant que l'odeur aigrelette habituelle aux cadavres des diabétiques. Hodgkin, cité par Lécorché, aurait observé un fait analogue.

On s'est demandé si les lésions que nous venons de décrire étaient bien de nature tuberculeuse. Pavy et Willis ont avancé qu'il n'y avait là qu'une inflammation chronique avec désorganisation du tissu pulmonaire et formation de cavités, sans avoir été précédée ou accompagnée d'aucune production tuberculeuse; pour eux ce seraient simplement les lésions de la pneumonie caséeuse. Plus récemment, Hilton Fagge et Dickinson sont arrivés aux mêmes conclusions : dans 12 autopsies sur 17, ils n'auraient trouvé aucune trace de tubercules; la phthisie, dans ces cas, résulterait d'une pneumonie à forme maligne, non tuberculeuse, du sommet à la base du poumon, donnant lieu à des cavernes plus ou moins vastes et rapidement développées. Ceci nous ramènerait à la question de la nature tuberculeuse ou non de la pneumonie caséeuse, de l'unité ou de la dualité de la phthisie pulmonaire. C'est une discussion que nous ne pouvons soulever ici, et qui nous entraînerait beaucoup trop loin. Elle n'a rien du reste de spécial au diabète; le tubercule chez le diabétique est un tubercule comme partout ailleurs, et les lésions variées qu'il entraîne sont identiques. La présence des tubercules chez les diabétiques est incontestable ; on les a trouvés non-seulement dans les poumons, mais encore dans les autres organes, dans le larynx, l'intestin grêle, le foie et les reins (Recklinghausen), dans le péritoine (Lebert). Enfin, c'est précisément à propos d'un cas de phthisie diabétique que Grancher a fait ses premières recherches sur l'identité de nature de la tuberculose pulmonaire et de la pneumonie caséeuse. Aujourd'hui l'unité de la phthisie pulmonaire semble rétablie, et l'on ne conteste plus sérieusement la nature tuberculeuse de la pneumonie caséeuse. Il en est de même chez les diabétiques.

Si les lésions de la phthisie diabétique sont identiques à celles de la phthisie tuberculeuse commune, le diabète sucré donne à l'évolution de la maladie et à son ensemble symptomatique une allure un peu spéciale qui mérite d'être signalée. Le début est en général lent, insidieux ; dès que la période d'amaigrissement commence, la tuberculose est imminente ; elle débute tantôt par une toux sèche et fatigante, tantôt par une toux humide accompagnant une bronchite. Bientôt on trouve les signes ordinaires fournis par la percussion. A l'auscultation, ils ne présentent rien de particulier. Pidoux insiste avec raison sur la marche insidieuse de cette phthisie « sèche, froide et sans réaction, particulière aux diabétiques. On dirait que les matériaux de combustion, de phlegmasie et de pyrexie, sont enlevés à l'organisme en général, et aux poumons en particulier, par la glycosurie ».

L'hémoptysie ne se rencontre que rarement dans la phthisie diabétique, mais on a nié à tort son existence. Les faits de Christison, de Recklinghausen, de Marchal (de Calvi), en sont la preuve ; Lécorché rapporte l'avoir observée assez souvent. Quoi qu'il en soit, elle paraît beaucoup moins fréquente que dans la tuberculose commune.

La toux est courte, fréquente, souvent sans expectoration ; celle-ci en effet ne survient qu'à une époque déjà avancée de la phthisie, alors que les cavernes commencent à se former ; la bronchite semble manquer le plus habituellement. Les crachats, lorsqu'ils apparaissent, ne diffèrent pas par leur aspect extérieur des crachats provenant des cavernes tuberculeuses, seulement ils renferment du sucre en quantité variable, fait déjà signalé par Rollo et vérifié depuis par nombre d'observateurs.

Les sueurs nocturnes manquent le plus souvent, alors même que le malade est miné par la fièvre hectique ; la peau reste sèche, écailleuse, comme parcheminée. Quand parfois elles apparaissent, elles sont toujours moins abondantes que dans la phthisie ordinaire (Bertail).

Tandis que dans la phthisie commune la température s'élève avec l'apparition de la fièvre hectique et présente les exaspérations vespérales bien connues, dans la phthisie diabétique, au contraire, la température resterait basse et tomberait même au-dessous de la normale : ainsi Griesinger l'a vue rester à 36°,3, et descendre à 34°,6. Nous avons vu déjà que pour Jaccoud l'abaissement de la température chez le diabétique survient à la période consomptive. Bertail, au contraire, a vu la température osciller à cette période entre 37 et 39 degrés ; Lécorché a observé aussi une élévation de température, mais pour lui les exaspérations vespérales sont moins prononcées.

La maigreur devient excessive ; le diabète d'abord, la tuberculose ensuite, l'expliquent suffisamment, et parfois néanmoins le malade conserve encore pendant un certain temps un appétit prononcé (Lécorché) ; c'est là une remarque importante au point de vue du diagnostic différentiel avec la tuberculose commune.

Le plus souvent, quand la phthisie est arrivée à une période avancée, les symptômes du diabète sont modifiés; la polyurie diminue et même cesse complétement; la glycosurie diminue également, et le sucre peut même disparaître de l'urine; alors le pouls devient plus fréquent et la température se relève un peu (Bertail). Dans ces conditions, comme le fait justement remarquer Cl. Bernard, le diabétique n'est plus un diabétique; il ne fabrique plus de sucre en excès; ses tissus, son foie, n'en renferment plus, il est donc devenu un phthisique ordinaire, et la fièvre hectique reprend ses caractères habituels.

Une fois déclarée, la tuberculose pulmonaire marche assez rapidement. Elle peut cependant procéder par poussées successives; mais on peut dire que, en général, la terminaison fatale ne se fait guère attendre plus de quelques mois. Elle peut s'accompagner des autres complications du diabète, telles que furoncles, anthrax, gangrène. Elle peut enfin s'accompagner de gangrène pulmonaire (Charcot), et les crachats ne présentent pas, suivant la remarque de Monneret, l'odeur repoussante de la gangrène pulmonaire commune.

La tuberculose intervient-elle dans le diabète à titre simplement contingent, ou bien est-elle intimement liée au processus diabétique? A notre avis, la fréquence extrême de la tuberculose pulmonaire chez les diabétiques qui arrivent à la période d'autophagie (19 tuberculeux sur 19 autopsies de diabétiques dans ces conditions, d'après Bouchardat) montre bien que c'est la dernière opinion qui est la vraie. En outre, l'âge moyen d'apparition du diabète est, ainsi que nous le verrons, de trente à quarante ans, celui de la tuberculose commune est de vingt à trente. La phthisie pulmonaire se développe chez le diabétique arrivé à la période de consomption, comme elle survient chez les gens épuisés ou surmenés, chez ceux dont la nutrition est ralentie. Il n'y a aucun rapport à établir entre la glycosurie légère et passagère que l'on observe quelquefois chez certains phthisiques ordinaires, et la phthisie terminale du vrai diabétique. Bouchardat nous semble avoir jeté une vive lumière sur la pathogénie de la tuberculose dans le diabète en la comparant à ce qui se passe chez les vaches laitières soumises à un régime spécial et à la stabulation pour en faire de véritables machines à fabriquer du lait. Ces vaches sont entassées dans des étables d'où elles ne sortent pas: donc pas d'exercice et séjour constant dans un lieu dont la température est assez élevée. On leur donne des aliments à discrétion, composés essentiellement de fourrages sucrés, tels que le trèfle sec, des racines féculentes et sucrées, des pommes de terre, des betteraves, des résidus de graines farineuses, et une certaine quantité de sel. Sous l'influence de ce régime, leur appétit croît rapidement, elles boivent beaucoup; elles deviennent polyphagiques et polydipsiques. Au bout de quelque temps, les unes engraissent et produisent peu de lait; les autres, et c'est le plus grand nombre, donnent une quantité de lait double ou triple de la quantité normale, et ce lait n'est pas moins riche en lactine et en beurre que le lait des vaches nourries en plein pâturage. Voilà donc des animaux soumis, comme les diabétiques, à des pertes excessives. Or, que leur arrive-t-il? ce qu'on observe chez les diabétiques: au bout d'un certain temps, toujours surviennent des tubercules dans leurs poumons et, si l'on ne se hâte de les livrer aux bouchers, elles maigrissent ou sont enlevées en vingt-quatre heures par une pneumonie foudroyante, comparable à celle qu'on observe si souvent chez les diabétiques graves. Bouchardat résume sa pensée en disant que des tubercules apparaissent toujours dans les poumons des diabétiques quand l'élimination de la glycose a lieu en proportion considérable pendant un temps assez long. Jaccoud se range à la même opinion quand il dit que l'apparition de la phthisie diabétique est intimement liée à la consomption autophagique.

La *pneumonie* est une complication assez fréquente et grave du diabète sucré; elle est primitive et lobaire ou secondaire et lobulaire.

La pneumonie secondaire succède le plus habituellement à une bronchite, affection également assez fréquente chez les diabétiques : on est donc ici en présence, comme pour la plupart des pneumonies secondaires, d'une pneumonie catarrhale, revêtant tantôt la forme lobulaire, tantôt et peut-être plus souvent la forme pseudo-lobaire. Elle peut se terminer par la résolution, mais plus fréquemment elle passe à l'hépatisation grise; les lobules se ramollissent et il se fait de petites cavernes. Cette broncho-pneumonie passe ainsi à l'état chronique et dans ce sens elle peut être comme dans bien d'autres circonstances (rougeole, coqueluche, etc.) le point de départ d'une phthisie non tuberculeuse. C'est en s'appuyant sur ces faits que Pavy et Wilks avaient nié la tuberculose chez les diabétiques. Nous nous sommes déjà expliqué sur cette question à propos de la phthisie diabétique, nous n'y reviendrons pas.

La véritable pneumonie lobaire, fibrineuse, se montre également; elle revêt ici un caractère de gravité tout particulier sur lequel Durand-Fardel et Bouchardat ont depuis longtemps attiré l'attention. « Si une pneumonie se déclare chez un glycosurique, dit Durand-Fardel, dont les urines contiennent actuellement du sucre, cette maladie, quoique avec un début peu grave en apparence, entraîne toujours la mort, et souvent dans les vingt-quatre heures. »

Bouchardat rapporte plusieurs observations de ces *pneumonies foudroyantes*, comme il les appelle, et dans lesquelles le malade fut enlevé en douze ou vingt-quatre heures. C'est pour lui une des causes les plus fréquentes de mort rapide chez les diabétiques. Le pronostic fatal, regardé comme constant par Bouchardat, est heureusement un peu exagéré, et Marchal (de Calvi) a donné une observation suivie de guérison.

Cette pneumonie paraît survenir plus particulièrement chez les diabétiques qui éliminent une quantité considérable de sucre, 60 à 80 grammes par litre (Lécorché). Elle succède soit à un refroidissement, soit à une fatigue exagérée, et, à ce propos, Bouchardat et Seegen insistent sur le danger pour des diabétiques déjà épuisés d'entreprendre de longs voyages pour se rendre à une station thermale, par exemple.

Les lésions de cette pneumonie sont celles de la pneumonie commune; elles siègent également à la base et ordinairement dans une étendue considérable. Quand la mort est survenue rapidement, on ne trouve qu'une hépatisation rouge avec une congestion intense de tout le poumon; à une époque plus avancée il y a de l'hépatisation grise; dans quelques cas, au milieu de ces masses indurées, on trouve des excavations (Monneret, Scott); des portions plus ou moins étendues du poumon forment de véritables eschares qui, en s'éliminant, laissent des cavernes souvent de nature gangréneuse. Ce qui caractérise cette pneumonie au point de vue symptomatique, ce n'est ni le frisson violent dès le début, ni le point de côté qui peuvent manquer, mais surtout une dyspnée excessive, allant toujours croissant, et qui peut tuer le malade en un ou deux

jours; les crachats souillés existent le plus souvent, ils contiennent du sucre.
S'il se fait des eschares, le malade élimine dans les crachats des lambeaux de
poumon, sans exhaler toutefois l'odeur fétide de la gangrène pulmonaire commune (Scott, Monneret); cependant Fritz a observé des crachats de gangrène
pulmonaire diabétique avec l'odeur caractéristique.

Les signes d'auscultation et de percussion n'offrent rien de particulier à signaler.
La température paraît ne pas s'élever au chiffre ordinaire de la pneumonie; la
polyurie et la glycosurie baissent. Lorsque cette pneumonie a guéri, elle a, d'après
Bouchardat, une grande tendance à récidiver.

Existe-t-il réellement une pneumonie diabétique, ainsi que quelques auteurs
ont tenté de l'établir? D'après l'étude que nous venons d'en faire, nous devons
admettre que la pneumonie qui se déclare dans ces circonstances ne diffère en
rien quant à sa nature d'une pneumonie fibrineuse ordinaire; seulement, comme
chez l'alcoolique, elle a pris chez le diabétique une allure spéciale. Elle se caractérise par une congestion, une fluxion pulmonaire excessive; elle passe rapidement à la suppuration, ou à la gangrène; les phénomènes généraux sont peu
marqués, en raison sans doute de l'état de débilité de l'organisme; c'est une
pneumonie survenant chez un individu surmené; en outre l'hyperglycémie peut
sans doute favoriser l'encombrement pulmonaire et la suppuration.

Pour en finir avec les complications pulmonaires, ajoutons que les diabétiques
sont sujets parfois à des *bronchites*, à des *congestions* et à des *œdèmes* pulmonaires qui peuvent brusquement compromettre leur existence. Des *pleurésies*
séreuses et purulentes ont été observées, et celles-ci s'accompagnent dans certains
cas de gangrène corticale des poumons (Gallard, Fritz).

Enfin rappelons que la *gangrène pulmonaire* peut être la conséquence d'une
pneumonie diabétique. Cette redoutable complication revêt alors des allures spéciales qui la différencient de la gangrène pulmonaire survenant en dehors du diabète, caractères sur lesquels ont insisté Andral, Charcot, Hodgkin, et que nous
avons signalés plus haut à propos des terminaisons de la pneumonie.

Complications cutanées. Les *altérations cutanées* sont fréquentes chez les
diabétiques; la peau, en effet, ne fonctionne pas d'une façon régulière; elle est
habituellement sèche, les sueurs sont rares et, quand elles se produisent, elles
éliminent une certaine quantité de sucre, cause incessante d'irritation pour le
tégument externe. Tantôt c'est un *prurit* généralisé et intense sur lequel Garrod,
Hébra et Seegen, ont particulièrement appelé l'attention; pour eux ce serait souvent un signe révélateur du diabète, comparable au prurit préputial ou vulvaire,
dont la fréquence est bien plus grande, et que nous avons décrit plus haut.

D'autres fois, on observe de l'*érythème* (Fritz), des papules de *lichen* (Naumann
et von Stoch), de l'*eczéma*, des vésicules d'*herpès*, d'*herpès zoster*, des *pustules
ecthymateuses*. Griesinger, Tardieu, ont signalé des *érysipèles*. L'épiderme
est souvent le siège d'une desquamation furfuracée; Lendet et Folet ont appelé
l'attention sur les *altérations des ongles* qui deviennent cassants et tombent
parfois sans inflammation véritable de leur matrice; on peut rapprocher cet
accident de la chute des dents par carie sèche et gingivite expulsive.

A côté de ces accidents cutanés de peu de gravité, il faut placer l'étude des
gangrènes diabétiques. Non-seulement le derme, mais encore le tissu cellulaire sous-cutané, peuvent devenir le siège d'inflammations qui toutes ont une tendance commune à se terminer par la gangrène. A ce titre nous devons étudier
l'*anthrax*, le *phlegmon* et la *gangrène diabétiques*. Ces complications avaient été

déjà signalées à l'étranger, surtout en Angleterre, par Cheselden, Duncan, Vogt, Carmichaël, Adams, Prout; elles étaient même un peu oubliées, quand les importantes recherches de Marchal (de Calvi) sur ce sujet appelèrent de nouveau l'attention. Les travaux de Fauconneau-Dufresne, Cabanellas, Demarquay, Griesinger, Landouzy, Champoullon, Fritz, Trousseau, Jordao, Charcot, Maurice Raynaud, Halpryn, Ladevèze, complétèrent rapidement nos connaissances sur ce sujet.

Les *furoncles* et les *anthrax* sont fréquents chez les diabétiques; c'est un accident du début ou plutôt de la période d'état, et c'est souvent après leur apparition que le diabète est seulement reconnu. L'anthrax est plus commun chez l'homme que chez la femme. (Seegen). Il n'y a pas de rapport entre son apparition et l'intensité du diabète; Lécorché l'a vu survenir chez des malades qui ne rendaient pas plus de 40 à 50 grammes de sucre par jour. Il peut siéger sur toutes les parties du corps, mais c'est plus particulièrement au cou, à la nuque, au dos, aux fesses, qu'on l'observe, là où des pressions répétées semblent servir de cause occasionnelle à son développement. Cabanellas l'a vu à la partie antérieure du cou et au menton, Mialhe et Bergeron à la jambe. Il est ordinairement unique; cependant il peut être multiple, et Hein pense même que la multiplicité est un des caractères de l'anthrax diabétique. Les dimensions en sont très-variables; elles peuvent s'étendre jusqu'à 9 centimètres de diamètre (Verneuil). Sa fréquence est très-grande : ainsi, sur 133 cas de diabète, Marchal (de Calvi) l'a observé 17 fois; en réunissant une statistique générale, Halpryn ne l'a trouvé que 34 fois sur 420 cas de diabète.

L'anthrax diabétique a une marche spéciale : il débute lentement, d'une façon insidieuse, sans s'accompagner de la tuméfaction considérable et franchement inflammatoire de l'anthrax simple; au contraire, il est peu douloureux, même quand il est volumineux; sa teinte est d'un rouge violacé sans limite précise; la peau est livide, l'œdème est peu prononcé; la réaction fébrile est en général peu marquée; cependant Wagner a observé du frisson, de la fièvre. Bientôt, et dans un laps de temps à peu près analogue à celui de l'anthrax ordinaire, la peau se perce de trous multiples qui laissent échapper des bourbillons ramollis et du pus sanieux. La réparation se fait, le plus souvent, mais elle est toujours très-lente; et pour certains auteurs, l'anthrax diabétique guérirait plus souvent que l'anthrax simple; néanmoins assez souvent la partie centrale se creuse et s'élimine, la peau se décolle à la périphérie, et « le mal s'étend et envahit les parties saines à la manière d'un érysipèle » (M. Raynaud). L'anthrax se complique alors de phlegmon ou de gangrène; la peau s'élimine par de grands lambeaux mortifiés, une suppuration abondante et prolongée s'établit et peut entraîner le malade. D'autres fois la guérison semble se faire, mais la plaie ne se ferme pas et fait place à un ulcère persistant; ces faits seraient assez communs au Brésil, d'après Jordao.

L'influence de l'anthrax sur l'élimination du sucre par l'urine est encore peu connue. Il semble aujourd'hui indiscutable, d'après le fait de Cheselden rapporté par Charcot, ceux de Wagner, celui de Philippeaux et Vulpian, qu'une glycosurie passagère puisse survenir pendant le développement d'un anthrax chez un individu non diabétique, et disparaître après la guérison de l'anthrax. Ces cas n'ont aucun rapport avec l'anthrax, complication du diabète sucré; ici, au contraire, pour certains auteurs le sucre diminue ou disparaît même pendant l'évolution de l'anthrax, pour reparaître après sa guérison; pour d'autres, au contraire, la glycosurie n'est pas influencée; Lécorché suppose que c'est surtout quand l'anthrax s'accompagne de fièvre que le sucre diminue.

Duncan le premier a signalé le *phlegmon* comme complication du diabète. Vogt, Favrot, Fritz, Landouzy, en ont rapporté des exemples; mais c'est surtout Demarquay qui en a fait connaître les caractères malins et insidieux. Quelquefois le phlegmon diabétique est primitif (Richard, Tillaux), plus souvent il est consécutif : il peut succéder à un anthrax, à une plaie quelconque de la peau. Parfois l'éraillure la plus insignifiante, chez un individu sain, peut, chez le diabé-tique, devenir le point de départ d'un de ces phlegmons; on l'a vu survenir à la suite d'une saignée (Vogt), d'une piqûre (Verneuil), de l'application d'un vési-catoire (Demarquay), d'une contusion (Parrot), d'une chute (Verneuil); nous l'avons observé après une simple plaie du pied; il n'est pas rare de le voir se développer à la suite d'une simple blessure au pied par une chaussure trop étroite, ou d'un cor ulcéré, ou mal coupé. Il se montre tantôt au début du diabète, tantôt longtemps après.

Griesinger l'a observé 22 fois sur 225 cas de diabète : il serait donc plus fré-quent que l'anthrax. Il peut siéger un peu partout, mais c'est surtout aux mem-bres et aux doigts qu'il se développe, à la nuque, au dos, aux fesses.

Il est circonscrit ou diffus, sous-cutané ou sous-aponévrotique; il peut même envahir le tissu cellulaire du petit bassin (Fritz), certaines glandes comme le testicule et la parotide (Vogt).

En général le phlegmon diabétique a une marche moins franche que la phlegmasie simple; les symptômes généraux en sont moins violents; la douleur et la fièvre peuvent être presque nulles; dans certains cas sa teinte est violacée, et l'incision ne met à nu que des chairs blafardes (Tillaux, Horteloup), déjà mortifiées sans avoir subi une inflammation franche. Dans quelques cas cependant les phénomènes locaux et généraux rappellent tout à fait par leur intensité ceux du phlegmon simple; la tuméfaction est rapide, la peau chaude, rouge, tendue : la fièvre est vive, et il peut même y avoir du délire, de l'anorexie, des nausées.

La guérison est assez fréquente, mais non la règle; très-souvent la peau et le tissu cellulaire se gangrènent; il s'écoule un pus sanieux et de mauvaise qualité, l'eschare peut s'étendre de proche en proche et envahir une étendue considé-rable; alors surviennent des accidents adynamiques et infectieux qui entraînent la mort. D'autres fois, sans devenir gangréneux, le phlegmon peut prendre des proportions considérables : ainsi on l'a vu (Richard, Tillaux) commencer par un doigt et s'étendre à un membre tout entier, partir de l'anus et envahir les bourses et les fesses (Horteloup).

Pendant son évolution, la polyurie baisse (Nicaise), la glycosurie diminue également (Favrot), mais non d'une façon constante.

La *gangrène* chez les diabétiques n'est pas seulement consécutive à une inflammation telle qu'un furoncle, un anthrax, un phlegmon; elle peut être aussi primitive, c'est-à-dire se développer sans aucune lésion inflammatoire antérieure; en cela elle se rapproche de la gangrène dite sénile ou spontanée. En effet, tandis que dans les cas précédemment étudiés c'est la forme humide que l'on observe constamment, ici au contraire la *gangrène sèche* ou *momi-fiante* est plus fréquente : il n'est donc point étonnant que cette forme de gangrène diabétique ait été pendant longtemps confondue avec la gangrène sénile. Les premiers cas de ce genre ont été rapportés en 1845, devant la Société pathologique de Dublin, par Carmichaël, Adams et Marsh. Un peu plus tard

Marchal (de Calvi), à Paris, et Hodgkin, à Londres, appelaient de nouveau et presque simultanément l'attention sur la gangrène spontanée dans le diabète; ils n'y voyaient plus simplement, comme leurs prédécesseurs, une coïncidence, mais ils cherchaient à établir la relation causale qui lie ces gangrènes au diabète sucré. Pour Marchal, elles sont liées à l'asthénie diabétique; pour Hodgkin, elles reconnaissent pour cause le manque de vitalité des tissus par suite du diabète lui-même.

La gangrène spontanée chez les diabétiques siége, comme chez les vieillards, le plus ordinairement, aux extrémités inférieures, cependant on l'a observée en d'autres points, aux membres supérieurs, à la cuisse, à l'épaule; c'est le plus souvent par les orteils qu'elle commence; elle revêt alors les allures et la marche de la gangrène sénile ordinaire.

Comme celle-ci, elle présente deux formes, l'une dite sèche ou momifiante, l'autre « quasi-intermédiaire à la gangrène sèche et à la gangrène humide, et dans laquelle le sphacèle est précédé de phénomènes irritatifs, rougeur, tuméfaction œdémateuse, douleurs plus ou moins vives à irradiations plus ou moins étendues » (Jaccoud). La gangrène sèche débute toujours par les extrémités, surtout les orteils, quelquefois d'une façon symétrique; elle remonte progressivement le long du membre qui peut ainsi se momifier dans une étendue plus ou moins considérable; elle ne diffère en rien de la gangrène sèche des vieillards non diabétiques. La seconde forme, humide ou inflammatoire, irritative de Jaccoud, peut être superficielle ou profonde; celle-ci peut résulter de l'extension de la gangrène superficielle, elle est dite alors progressive (Billiard), ou bien elle peut être d'emblée profonde (Champouillon, Hodgkin, Musset, Gaudouin); d'autres fois enfin il peut se faire des attaques successives de gangrène superficielle ou profonde (Marchal).

La gangrène superficielle peut se montrer sur toutes les parties du corps, sur les extrémités supérieures ou inférieures, à la cuisse (Fleury), à l'épaule (Valleix), aux jambes (Lizé), au pénis (Fournier).

Elle peut être précédée d'asphyxie locale des extrémités (Raynaud). Mais c'est surtout par les extrémités inférieures qu'elle commence, au niveau des orteils; le début se révèle par une douleur locale plus ou moins vive, puis on voit apparaître une teinte cyanique de la peau, et bientôt des plaques rouges, érythémateuses, qui rapidement font place à des eschares; celles-ci peuvent s'éliminer et se guérir au bout d'un temps plus ou moins long (Marchal, Griesinger), en donnant lieu à des cicatrices fortement pigmentées, ou persister indéfiniment (Pereira da Graça) et former de véritables ulcères. Sur les muqueuses, celle du gland, par exemple, l'eschare gangréneuse est blanchâtre, parcheminée, et laisse en se détachant une ulcération plus ou moins profonde qui peut faire croire à des ulcères de nature spécifique (Lécorché). Enfin dans certains cas il existe plusieurs plaques gangréneuses simultanées (Raynaud); il peut se produire, ainsi que Boucher de la Ville-Jossy (in Marchal) et Fournier en ont observé des exemples, de nombreuses taches noirâtres de très-petite dimension disséminées sur toute la surface de la peau, au tronc et aux extrémités; elles lui donnent un aspect tigré. C'est à cette variété qu'on a donné le nom d'*éruption gangréneuse*.

La gangrène primitivement profonde ne s'accompagne pas au début de plaques rouges érythémateuses comme la gangrène superficielle au niveau des portions profondes qui vont se sphacéler, on constate un état bleuâtre des téguments;

l'extrémité se refroidit et devient insensible, et des phlyctènes remplies d'un liquide sanieux se montrent sur la peau.

La gangrène, quelle que soit sa forme, ne semble pas avoir grande influence sur la glycosurie ou la polyurie, à moins qu'il ne s'établisse une fièvre plus ou moins intense; dans ce cas le sucre et l'urine diminuent (Verneuil).

La guérison peut se faire, au moins pour un certain temps, mais la mort peut être le résultat d'une suppuration trop abondante, d'une résorption purulente, et enfin d'une diarrhée intense qui, parfois, vient aggraver la situation.

En somme, il y a bien peu de différence entre la gangrène spontanée des vieillards et la gangrène spontanée des diabétiques; l'une et l'autre peuvent être sèches ou humides, superficielles ou profondes; leur marche, leurs symptômes, sont semblables. En est-il de même de leur pathogénie? Le professeur Jaccoud a résolu la question par l'affirmative, et son raisonnement nous paraît aussi exact que possible. Pour la gangrène momifiante, il n'existe aucun doute : le processus pathogénique est toujours le même, qu'on ait affaire à un malade diabétique ou non; c'est une obturation artérielle, autochthone ou embolique, siégeant, comme l'a montré Virchow, dans une artère assez éloignée du foyer et interceptant la circulation collatérale. Chez un diabétique observé par Potain, les caillots siégeaient dans la poplitée et dans la fémorale profonde; celle-ci était athéromateuse; l'auteur suppose que le caillot, né spontanément à ce niveau, avait été ébranlé par le courant du sang dans la fémorale, qu'une partie s'en était détachée et avait été lancée dans la poplitée où elle s'était arrêtée. L'oblitération artérielle, qu'elle qu'en soit la cause, est donc le mécanisme de la gangrène momifiante.

Comment se produit chez les diabétiques la seconde forme de gangrène dite sénile ou spontanée, celle que Jaccoud désigne sous le nom de gangrène irritative? C'est encore pour lui par le même procédé que chez les vieillards non diabétiques. D'abord les symptômes sont identiques : douleur prémonitoire, rougeur, tuméfaction œdémateuse, taches bleuâtres au côté interne des orteils, puis ampoules séro-sanguinolentes, qui se rompent et laissent un derme rouge livide ne tardant pas à s'escharifier, envahissement progressif des tissus sous-cutanés, des muscles, dénudation des os et des tendons, limitation plus ou moins irrégulière de la gangrène par une ligne inflammatoire souvent érysipélateuse (Virchow). Mais ce n'est plus ici dans l'oblitération d'un gros tronc artériel qu'il faut chercher la cause de cette gangrène; c'est bien plutôt dans les conditions générales de la circulation. En effet, que trouvons-nous? Chez le vieillard, des artères de tout calibre sclérosées, athéromateuses; chez le diabétique, ces mêmes artères, et plus particulièrement les artérioles et les capillaires, parfois athéromateuses, toujours manquant de vitalité par le fait de l'imprégnation sucrée; dans les deux cas, en un mot, des vaisseaux dont l'élasticité et la contractilité sont gravement compromises. De part et d'autre, le cœur, quand même il n'existe pas de lésion d'orifice, est affaibli par l'âge ou par le diabète (R. Schmitz); le sang a une tendance toute particulière à se coaguler, tendance aidée encore dans le diabète par son état poisseux qui rend plus difficile son passage à travers les petits vaisseaux. La circulation est entravée, et plus particulièrement dans les membres inférieurs, où des thromboses veineuses peuvent se produire; les tissus eux-mêmes mal nourris sont sans cesse dans l'état de « mort imminente » (Jaccoud); tout est donc préparé pour la production de la gangrène. La moindre blessure, insignifiante chez un individu sain, une contusion même légère, passant inaperçue, une aggravation quelconque dans le mauvais état de la circulation, une asystolie légère, suffisent pour que la gangrène se déclare. De petits caillots se forment dans les artérioles, et de proche en proche remontent vers les troncs qui, s'ils sont obstrués, renferment des caillots récents, plus récents que ceux des petites branches. Le mécanisme est, on le voit, bien différent de celui de la gangrène momifiante. Pour Musset, la gangrène diabétique reconnaîtrait constamment pour origine une artérite, et l'on trouverait toujours des caillots dans les vaisseaux du membre gangrené. Or, comme le fait remarquer M. Raynaud, comme nous venons de le constater avec M. Jaccoud, l'existence d'un caillot n'implique pas toujours l'artérite antérieure. De plus, si l'on recherche l'état des artères dans la gangrène diabétique, rarement on y constaterait des caillots fibrineux, adhérents, décolorés, caractéristiques des oblitérations anciennes (Raynaud).

L'imbibition des tissus par le sucre semble donc être la première condition étiologique de la gangrène, c'est elle qui crée l'imminence morbide qui peut être mise en jeu par un traumatisme, une inflammation, par l'artérite et surtout par la difficulté de la circulation capillaire, notamment dans les extrémités inférieures.

Ajoutons encore que, pas plus que l'anthrax, la gangrène n'est cause de diabète; les expériences de Schiff établissent, il est vrai, que la ligature multiple des veines d'un membre chez un animal peut produire la gangrène du membre et de la glycosurie; mais c'est là une glycosurie passagère, qui n'a rien de commun avec le diabète sucré.

L'*œdème* et l'*hydropisie* peuvent apparaître dans le diabète sous des formes variées et dans des conditions bien différentes. Cotugno, en 1770, paraît avoir le premier signalé cette complication qui coïncide parfois, mais non toujours, avec des urines coagulables. P. Frank admet une grande affinité entre le diabète et l'hydropisie, et rapporte une observation du docteur Rudolfh qui, sur une femme diabétique, trouva la sérosité abdominale sucrée comme l'urine. Rayer déclare avoir observé « chez les diabétiques des hydropisies avec urine coagulable. » Depuis les travaux de Becquerel, de Marchal (de Calvi), de Scegen, de Leudet, ont jeté quelque lumière sur cette question encore bien obscure.

Cliniquement, l'œdème peut revêtir des formes diverses; tantôt il est partiel, limité aux malléoles, au visage, à un membre, tantôt il est généralisé, parfois il s'accompagne d'ascite et des complications hydropiques les plus graves; d'autres fois il est léger, fugace, présentant même un certain degré d'acuïté qui le rapproche des œdèmes inflammatoires; enfin l'albuminurie peut exister en même temps ou faire défaut.

Les causes qui produisent l'œdème chez le diabétique sont donc nombreuses :

Dans le premier ordre de faits, il faut placer les œdèmes liés à une altération rénale, néphrite parenchymateuse ou interstitielle, complications fréquentes du diabète. Dans ces cas, ces œdèmes revêtent l'aspect qu'ils ont habituellement dans ces maladies.

Un second groupe est formé par les œdèmes étrangers à toute altération rénale. Becquerel depuis longtemps avait montré que dans la dernière période du diabète il y a diminution de l'albumine du sérum; alors l'albuminurie et l'hydropisie apparaissent. C'est cette théorie qui fut reprise plus tard par

Marchal (de Calvi) sous le nom de subalbuminie, par G. Sée sous celui de désalbuminhémie. Leudet en fait un œdème cachectique, apparaissant surtout chez les diabétiques épuisés par une complication quelconque, et notamment par la diarrhée ; cet œdème serait beaucoup plus fréquent chez les malades appartenant à la classe pauvre ; sur 8 cas, Leudet l'a constaté 5 fois dans ces conditions, tandis qu'il ne l'a noté que 3 fois sur 40 cas de diabète riche. Pour Scegen, l'apparition de ces œdèmes indépendants d'un mal de Bright serait liée à l'intensité du diabète.

La thrombose veineuse, cachectique ou autre, peut encore être cause d'œdème chez les diabétiques : Pavy, Gull, Dionis des Carrières, Leudet, Potain, en ont rapporté des exemples.

Enfin des complications viscérales peuvent également être le point de départ d'hydropisie : ainsi Hanot a signalé la cirrhose atrophique du foie chez les diabétiques. Les altérations chroniques des poumons, les troubles circulatoires et notamment cet état parétique et atrophique du cœur étudié récemment par R. Schmitz et J. Cyr, la disposition toute spéciale qu'a le sang des diabétiques à se coaguler, sont autant de causes qui, à un moment donné, peuvent faire apparaître les œdèmes ou les hydropisies.

En dernier lieu, signalons une quatrième classe d'œdèmes dont la marche est aussi irrégulière que l'origine en est obscure ; ils ont été étudiés récemment par Rayvel, sous l'inspiration de son maître Brouardel. « Tantôt débutant par les membres inférieurs ils envahissent en quelques jours, en quelques heures, parfois toute la moitié inférieure du corps, et peuvent même s'étendre au tronc et à la face ; tantôt au contraire l'ascite est la première manifestation de l'hydropisie qui consécutivement devient générale. Évoluant rapidement, ils diffèrent complétement des œdèmes cachectiques, et par cette marche aiguë, et par le moment de leur apparition, qui n'est quelquefois pas éloigné du début du diabète. » Ce sont là des œdèmes actifs ou mieux de véritables fluxions dont la cause reste indéterminée ; ce sont sans doute ces œdèmes que Breucq cherche à expliquer en les attribuant à des paralysies vaso-motrices déterminées par l'action du sucre lui-même sur les centres nerveux ; ils rentreraient dans la classe des œdèmes d'origine nervo-vasculaires de G. Sée.

Complications nerveuses. Les complications nerveuses tiennent une place importante dans l'histoire du diabète sucré ; très-diverses dans leur siége, leurs allures, leur gravité, elles sont tantôt un simple accident sans gravité dans le cours de la maladie, comme les crampes, certaines névralgies, par exemple ; tantôt au contraire elles peuvent compromettre plus ou moins complétement certains organes comme les organes des sens, ou même, par des accidents cérébraux tels que le coma, amener très-rapidement une terminaison fatale.

Tous les troubles nerveux que nous étudierons ici doivent être considérés comme secondaires et produits par le diabète ; nous renvoyons plus loin la description de certaines lésions qui, à tort ou à raison, peuvent être regardées comme la cause de la maladie.

La plupart de ces troubles nerveux sont la conséquence des altérations des humeurs, de la défaillance de la nutrition générale ou locale, et en particulier des modifications apportées par une irrigation insuffisante et anormale des centres cérébro-spinaux par le fait de l'hyperglycémie, de l'hydrémie, de l'acétonémie, de la lipémie et enfin de la prolifération conjonctive des vaisseaux qui chez les diabétiques a été constatée dans certains organes.

Les complications nerveuses du diabète sucré peuvent atteindre la motilité, la sensibilité générale et spéciale, les fonctions intellectuelles, la nutrition.

Parmi les *troubles moteurs* le plus fréquent et aussi le plus précoce est sans contredit la sensation de fatigue, de brisement musculaire, signalée surtout par Marchal (de Calvi) et qui est parfois un des premiers signes révélateurs du diabète. Cette fatigue inaccoutumée, et que n'explique point le dépérissement des muscles encore intacts à ce moment, siége plus particulièrement dans les membres inférieurs, où son intensité peut faire parfois songer à une paraplégie; dans les lombes où elle rappelle le lumbago. Cette sensation de fatigue est variable, apparaît ou disparaît suivant les variations de la glycosurie et surtout du régime. La marche du malade est lente, pénible, embarrassée; il est obligé de se reposer à chaque instant. Cette lassitude reconnaîtrait pour cause la présence anormale dans le muscle du sucre, qui produit ainsi une quantité exagérée d'acide lactique, d'où la rapidité de la fatigue.

Des paralysies proprement dites peuvent être observées; ainsi on a signalé l'hémiplégie (Lasègue), la paraplégie (Marchal, de Calvi), des monoplégies portant sur un ou plusieurs muscles de la face, sur la langue, sur certains muscles des membres (Charcot).

Ces paralysies sont le plus souvent partielles, incomplètes, passagères, ne durant parfois que quelques heures (Leudet).

Les troubles de la parole ne sont point toujours dus à une paralysie motrice; parfois il se produit une perte plus ou moins complète de la mémoire des mots (aphasie par amnésie verbale); d'autres fois c'est une aphonie par suite d'une paralysie des muscles du larynx; enfin nous avons vu que souvent la difficulté de parler ne reconnaît pas d'autre cause que la sécheresse de la langue et de la bouche. On a signalé des paralysies des muscles de l'œil; ainsi une paralysie du pathétique (Kiwatkowski), du droit externe (D. Bernard et Ch. Féré).

Dans un cas de Stokvis (d'Amsterdam) rapporté par les mêmes auteurs, il existait une sorte de paralysie du sens musculaire caractérisée par un manque d'assurance dans la marche surtout dans l'obscurité, une sensation de picotements dans les muscles inférieurs. Ces faits sont très-importants à cause de la confusion possible avec l'ataxie tabétique.

Des crampes extrêmement pénibles et fréquentes peuvent survenir en même temps que la fatigue du début. Elles sont surtout nocturnes et occupent les membres inférieurs.

Elles ne contribuent pas peu avec les diverses sensations subjectives de picotement, de fourmillement, etc., à produire l'*insomnie* parfois si pénible chez les diabétiques.

Des convulsions partielles ou générales ont été observées (Duncan, Leudet, Charcot cité par D. Bernard et Ch. Féré); elles se rapprochent parfois de l'épilepsie jaksonienne, et peuvent alterner avec une paralysie transitoire.

Des vertiges ont été également signalés par Lécorché et Talamon.

L'apoplexie cérébrale peut survenir; d'après Seegen, elle serait une terminaison commune du diabète.

Les *troubles de la sensibilité* sont assez nombreux; ils peuvent intéresser la sensibilité générale et les organes des sens.

L'hémiplégie survenant chez un diabétique peut s'accompagner d'hémianesthésie plus ou moins complète. La gangrène imminente peut être précédée pendant un temps variable d'anesthésie locale. Souvent les diabétiques accusent des fourmillements, des engourdissements dans les extrémités, des sensations de froid ou de chaleur. Trousseau a noté combien le froid extérieur les impressionne.

Dans certains cas il y a une diminution générale de la sensibilité tactile ; le diabétique ne peut tenir dans ses doigts un objet délicat sans le fixer des yeux (Lécorché) ; l'anesthésie plantaire a été observée (Lécorché), ainsi que des plaques d'anesthésie et d'hyperesthésie. De là des troubles dans la station et dans la préhension des objets.

Il existe parfois des douleurs vagues, articulaires, se localisant tantôt dans les hanches ou les lombes ; Leudet a particulièrement insisté sur une douleur spéciale de la nuque, rappelant une brûlure ou une morsure, accompagnée de raideur du cou et s'irradiant dans toute la région dorsale. Marchal (de Calvi) a observé un malade chez lequel le coït déterminait avec des accidents de congestion cérébrale une douleur extrêmement vive à la nuque. Parfois il existe de la céphalalgie que le diabétique compare à la sensation que donnerait une calotte de plomb pesant sur la tête (Leudet).

Les *névralgies* méritent une mention spéciale : Charcot a observé une névralgie faciale rebelle, Lécorché la névralgie intercostale ; la sciatique est assez fréquente. Récemment M. Worms a signalé tout particulièrement une forme spéciale de névralgie propre au diabète ; suivant cet observateur la névralgie diabétique serait symétrique, beaucoup plus intense que les autres névralgies, siégerait surtout dans les nerfs dentaires inférieurs et sciatiques, ne céderait pas à l'application des moyens habituels, s'aggraverait ou s'atténuerait parallèlement à la glycosurie. Ce que nous pouvons affirmer, c'est que toutes les névralgies chez les diabétiques ne sont point symétriques et que toutes les névralgies doubles ne sont point diabétiques.

Des douleurs fulgurantes, analogues à celles des ataxiques, ont été signalées dans le diabète par MM. Charcot et Raymond. Si elles coïncident avec des troubles de la station, de l'anesthésie plantaire ou des anesthésies et des hyperesthésies en plaques, on peut voir combien il sera parfois difficile d'établir le diagnostic avec l'ataxie locomotrice.

Certaines névroses, comme l'*asthme* et l'*angine de poitrine*, peuvent apparaître dans le cours du diabète sucré. Ainsi Leyden a cité plusieurs faits d'asthme cardiaque, qui nous semblent se rapprocher singulièrement d'accès dyspnéiques dus à une attaque d'asystolie par suite de dégénérescence graisseuse et dilatation du cœur.

M. Vergely a observé des accès d'angine de poitrine dans le diabète ; ils peuvent être simples ou associés à des névralgies intercostales ; ils peuvent se montrer en dehors de toute affection cardiaque : aussi ne doit-on pas négliger, en présence d'un accès d'angine de poitrine, de rechercher si l'examen de l'urine ne révèlerait pas un diabète sucré jusqu'alors resté à l'état latent. Enfin le *goître exophthalmique* a été considéré par M. Panas comme lié au diabète.

L'apparition de ces névroses dans le diabète doit être considérée bien plus comme une coïncidence que comme une complication ; nous verrons, à propos de l'étiologie, les rapports étroits qui les unissent au diabète sucré.

Le *sens génésique* mérite une mention spéciale pour la fréquence avec laquelle il est intéressé ; nous avons vu dans les symptômes que souvent la frigidité était une des premières manifestations du diabète. Il y a à la fois perte de l'appétit vénérien et inaptitude à remplir la fonction ; chez la femme il peut exister de la répugnance (Lasègue). Pour Legrand du Saulle, le diabétique accepterait avec indifférence la perte de ses aptitudes sexuelles ; Durand-Fardel au contraire estime que c'est là bien souvent la cause de certains troubles mentaux observés chez lui.

Les *facultés intellectuelles* subissent parfois une atteinte plus ou moins profonde. La tristesse, l'abattement, l'apathie, sont un apanage assez habituel au diabète ; le malade recherche le repos et l'immobilité morale et physique, la mémoire s'affaiblit. On a signalé du délire, des hallucinations, qui sont sans doute liés à l'état d'affaissement général. Delpech a rapporté un cas de paralysie générale : n'est-ce pas là une simple coïncidence ?

Il ne faut point oublier que le diabète peut survenir chez un aliéné, de même que l'aliénation peut apparaître chez un diabétique. Enfin, dans certains cas, le diabète alterne avec l'aliénation chez le même individu. Monneret et Fleury, Marchal (de Calvi), Cotard, Legrand du Saulle, Seegen, de los Santos, ont étudié les rapports de l'aliénation mentale avec le diabète. Mais il faut convenir qu'il est difficile de faire la part de la coïncidence dans ces deux états morbides chez lesquels l'hérédité nerveuse peut jouer un si grand rôle.

Enfin certains troubles cérébraux peuvent s'accompagner d'une glycosurie passagère qui ne constitue point un diabète ; Ollivier a naguère montré la fréquence de la glycosurie dans certaines hémorrhagies cérébrales.

Quelques diabétiques présentent des lésions cutanées que l'on est tenté de rapporter à des *troubles trophiques* : telles sont des sueurs localisées, des atrophies locales de la peau (Leudet) et de ses annexes, la chute des poils et des ongles (Folet), l'atrophie musculaire (Dickinson) et enfin le mal perforant avec des caractères spéciaux ; conservation de la sensibilité cutanée à la périphérie, eschares et hémorrhagies abondantes (Clément).

Tous les organes des sens peuvent être atteints chez les diabétiques ; l'histoire de leurs altérations tient une large place dans les complications du diabète.

Les *troubles de l'ouïe* sont caractérisés par une surdité passagère ou persistante (Dupuytren, de Fronsac, Leudet). Pflüger a constaté une dureté considérable de l'ouïe avec bruits incommodes dans l'oreille ; nous-mêmes avons observés pendant longtemps un diabétique qui à plusieurs reprises fut pris d'accidents auriculaires rappelant l'ensemble symptomatique du vertige de Ménière.

Trousseau a signalé une otalgie violente, et M. Raymond a décrit une otite moyenne survenant à la fin de la phthisurie.

Lécorché a noté une *perversion de l'odorat* et Leudet de l'anosmie.

Nous avons rapporté plus haut les troubles du goût signalés par tous les auteurs et attribués plutôt à l'altération des liquides buccaux qu'à des troubles purement nerveux.

Les *troubles de la vision* sont une des complications fréquentes du diabète sucré ; par la diversité de leurs allures, la multiplicité de leurs formes, ils se rapprochent des troubles analogues que l'on observe communément dans les cachexies, dans l'albuminurie brightique en particulier ; certains d'entre eux seraient pour quelques auteurs liés à la présence même du sucre en excès dans l'organisme. Nous avons à étudier successivement la cataracte diabétique, l'amblyopie et les paralysies des muscles de l'œil.

La *cataracte diabétique* a été signalée par Rollo, Destouches, Liman, Mackensie, Magendie et Ségalas, et étudiée surtout par Desmarres, Sichel, Stœber, de Graefe, France, Fauconneau-Dufresne, Richardson, Lécorché. Son existence même n'est pourtant pas admise sans conteste par tous les auteurs ; quelques-uns, Valleix et Fauconneau-Dufresne entres autres, pensent que la cataracte n'est qu'une simple coïncidence chez les diabétiques et qu'aucun lien ne la relie au diabète lui-même. Aujourd'hui presque tout le monde est d'accord pour admettre qu'il existe bien une cataracte diabétique, justifiée par sa fréquence, sa marche et ses allures.

Les statistiques sont trop différentes les unes des autres pour nous renseigner sur la fréquence de la cataracte dans le diabète. Ainsi, tandis que de Graefe pense qu'elle existe une fois sur quatre diabétiques, Lécorché considère cette proportion comme singulièrement exagérée ; aujourd'hui on ne compte plus les exemples de cataracte diabétique, et pourtant une statistique sérieuse est encore à faire ; Marchal (de Calvi) a bien montré la difficulté d'un pareil travail en faisant remarquer que les diabétiques cataractés consultent plus particulièrement les oculistes, et qu'ainsi nombre d'entre eux échappent aux autres médecins : les spécialistes auront donc toujours une statistique trop forte, les praticiens ordinaires au contraire une statistique trop faible.

La cataracte diabétique est, comme le diabète lui-même, plus fréquente chez l'homme que chez la femme (Marchal, de Calvi) ; elle s'observerait également plus que l'amblyopie (de Graefe) ; elle a sa plus grande fréquence entre trente et quarante ans, tandis que la cataracte ordinaire n'apparaît en moyenne que beaucoup plus tard. Souvent la cataracte diabétique est précédée, d'après la remarque de Lécorché, de névralgies temporales ou sus-orbitraires ; Tartivel et Lecadre l'ont vue succéder à de violentes atteintes de céphalalgie ; enfin Lécorché admet que dans certains cas la cataracte a pu être précédée pendant un temps plus ou moins long des signes de l'amblyopie légère ou grave.

Par ses caractères extérieurs, la cataracte diabétique ne peut se distinguer d'une cataracte ordinaire ; mais cependant il est un fait capital, parfaitement établi depuis les travaux de France et de de Graefe : dans le plus grand nombre des cas (6 fois sur 7 d'après de Graefe) la cataracte diabétique est une cataracte molle ou demi-molle ; Lécorché est plus absolu encore ; pour lui, quel que soit le mode de développement de la cataracte diabétique, l'espèce en est la même : c'est toujours une cataracte molle qui se produit. Il ne faut cependant pas oublier que la cataracte dure peut se rencontrer dans le diabète, ainsi que Guersant et de Graefe l'ont constaté.

Le plus habituellement la cataracte diabétique est double ; parfois elle se développe simultanément sur les deux yeux, et dans certains cas avec une rapidité telle qu'en quelques jours l'opacité est complète ; Lécorché la vit se développer en quinze jours, Tartivel en cinq semaines. D'autres fois elle survient plus lentement, et successivement sur chacun des deux yeux ; elle commence alors le plus souvent par l'œil gauche (Scegen).

D'après Lécorché, la cataracte ne se manifeste qu'à une époque assez avancée du diabète, dix-huit mois, deux ans au moins après son début, lorsque la détérioration générale de l'individu commence ; c'est une erreur pour Marchal (de Calvi), qui a observé des diabétiques cataractés « en bonne apparence et jouissant de toute leur activité, au point que sans la cataracte, qui avait fait reconnaître la maladie générale, ils ne se seraient pas crus malades. »

Parfois l'apparition de la cataracte a coïncidé avec une augmentation de sucre dans l'urine, mais le fait n'est pas constant (Lécorché).

De ce qui précède il résulte que toute cataracte molle ou demi-molle se développant rapidement, chez un sujet relativement jeune, doit faire soupçonner le diabète, et que seule, sans l'analyse de l'urine, elle ne peut suffire pour établir le diagnostic de la maladie.

Quelle est la cause directe de la cataracte diabétique; quel est le mécanisme de sa production? C'est là une question encore non résolue, et qui a donné lieu à des explications diverses.

Cohen, que nous citerons pour mémoire, admettait un dépôt de sels de chaux entre les fibres du cristallin; or les autopsies de France et de Lécorché ont montré qu'on ne trouvait pas ces sels calcaires dans la cataracte diabétique, et que la lésion du cristallin reconnaissait pour cause, comme les cataractes molles en général, une altération graisseuse des tubes et des cellules du cristallin.

Hasner a pensé que le sucre contenu dans l'humeur aqueuse pénétrait jusque dans le cristallin et lui enlevait sa transparence en le privant d'une certaine quantité d'eau. Ce fut le point de départ d'une série de recherches intéressantes. Avant tout la cataracte diabétique renferme-t-elle toujours du sucre? Or, malgré les résultats négatifs de quelques analyses (Hepp), il est certain que le cristallin opaque du diabétique renferme souvent du sucre, comme du reste l'humeur aqueuse et l'humeur vitrée; Leber l'a récemment montré pour le cristallin et l'humeur aqueuse recueillie au moment d'une opération; Teillais (de Nantes) a trouvé du sucre dans un cristallin qu'il venait d'opérer; H. Schmidt-Rimpler dans le corps vitré. Les milieux de l'œil ne sauraient en effet échapper à l'imprégnation générale de l'organisme par le sucre dans le diabète : s'ensuit-il que ce soit la présence même du sucre qui détermine l'opacité cristallinienne? c'est ce que tendraient à prouver les expériences suivantes :

En 1860, Weir Mitchell montrait que, en injectant environ 3 grammes de sirop de sucre sous la peau d'une grenouille, la mort survenait en cinq heures ; de nombreuses expériences lui prouvèrent que le sucre pouvait devenir toxique dans certaines conditions; il reconnut en même temps que, dans cette sorte d'empoisonnement, le cristallin devenait constamment opaque. Richardson reprit ces expériences : plongeant des grenouilles et des poissons dans de l'eau sucrée, il vit que, au bout de quelques heures, il s'était formé des cataractes; sur d'autres animaux il injecta, soit sous la peau, soit dans la cavité péritonéale, des solutions de sucre de canne et de glycose, des urines diabétiques, des solutions salives diverses, et presque constamment, sauf avec l'iodure de potassium qui laissait le cristallin intact, il vit se produire des cataractes; mais ces opacités cristalliniennes disparaissaient quand l'animal était abandonné à lui-même pendant un certain temps, et surtout lorsqu'on le plongeait dans l'eau. Richardson en conclut que, dans ces cas, la cataracte était due à l'augmentation passagère de la densité du sang par le passage dans le torrent circulatoire d'un liquide dont la densité était supérieure à celle du sang, c'est-à-dire à 1045. Mais M. Dechambre fit judicieusement remarquer que la densité du sang n'était pas fixée invariablement au chiffre de 1045; que suivant Liebig elle oscillait entre 1045 et 1075, que les liquides injectés avaient souvent une densité inférieure à celle du sang lui-même, et que par conséquent la densité trop grande du sang ne pouvait seule être mise en cause.

M. Lécorché injecte directement de l'eau sucrée dans les chambres de l'œil, sur des lapins, et ne voit aucune opacité se produire dans le cristallin; pour lui la cataracte est absolument étrangère aux altérations diverses des liquides de l'œil (saturation de l'humeur aqueuse par le sucre, acidité de cette humeur, ainsi que Mialhe l'avait avancé); pour lui, « elle n'est que l'expression d'une détérioration générale de l'individu, d'une nutrition insuffisante, dont les effets sont surtout appréciables dans les tissus d'une vitalité inférieure. »

Kunde et de Köhnhorn attribuaient la cataracte diabétique à une sorte de desséchement du cristallin par le fait de la soustraction d'eau due à la polyurie ; or de Graefe a montré que, en plongeant dans l'eau un cristallin opaque extrait de l'œil d'un diabétique, il ne reprend pas sa transparence.

Enfin Marchal (de Calvi) se demande si la lésion cristallinienne du diabète n'est point sous la dépendance d'un trouble fonctionnel du nerf trijumeau dont nous connaissons aujourd'hui l'influence sur la nutrition de l'œil. Il s'appuie sur ces faits où l'apparition de la cataracte a été précédée ou accompagnée d'une violente céphalalgie ; pour lui l'imprégnation sucrée de l'encéphale et notamment des points d'origine du trijumeau amène ces troubles fonctionnels dont le retentissement sur la nutrition du cristallin produit la cataracte.

Après l'exposé de toutes ces théories sur le mode d'origine de la cataracte diabétique, on reste convaincu qu'aucune n'est absolument satisfaisante. Lécorché, puis Jaccoud et Lohemeyer, se contentent de dire qu'elle est la conséquence naturelle de la détérioration de l'individu, M. Bouchard en a apporté encore une nouvelle preuve en montrant que la cataracte se produit surtout chez les diabétiques albuminuriques. Elle survient comme le tubercule ou la gangrène par le fait de l'appauvrissement de l'organisme. Or tous les diabétiques arrivés à la période consomptive n'ont point des cataractes, et réciproquement la cataracte diabétique survient avant cette époque. Il y a donc dans son développement quelque chose de spécial ; la nature de cette cataracte molle, due à une dégénérescence graisseuse des fibres cristalliniennes, indique bien un trouble de nutrition, disons le mot, un trouble trophique, ainsi que l'avait avancé Marchal (de Calvi). Le cristallin, produit de nature épidermique, subit une altération que nous ne pouvons nous défendre de rapprocher des altérations des ongles et de la peau observées parfois chez les diabétiques.

Sous le nom d'*amblyopie*, on décrit la plupart des troubles visuels qui peuvent survenir pendant le diabète, indépendamment de la cataracte : ainsi on y rattache la diplopie, et les diverses formes d'amaurose ; les lésions qui la déterminent sont donc essentiellement variables.

Ces accidents ont été signalés par nombre d'auteurs ; Willan, Leigh, Rollo, Nicolas et Gueudeville, W. Prout, J.-P. Frank, Destouches, Fabre, Liman, en rapportent des observations très-précises ; mais c'est surtout aux travaux de Landouzy, Mialhe, Marchal (de Calvi), Bouchardat, Fauconneau-Dufresne, de Graefe, Jæger, Desmarres, Lécorché, Th. Leber, que nous devons nos connaissances actuelles sur cette question.

Avec M. Lécorché, on admet généralement deux formes d'amblyopie, l'une légère et l'autre grave.

La première se manifeste au début du diabète, ou dans les premiers mois de son apparition ; elle peut attirer l'attention, en l'absence des signes caractéristiques du diabète, tels que la polyurie ou la polydipsie, et mettre le médecin sur la voie du diagnostic de la maladie générale. Elle s'annonce par des troubles visuels d'abord légers et fugaces. Les objets semblent enveloppés d'un nuage plus ou moins épais, quelle que soit l'intensité du foyer lumineux qui les éclaire (Lécorché) ; la lecture devient difficile ou même impossible, si le malade n'a pas recours à l'emploi des verres grossissants (Liman). Quelquefois il y a de la diplopie. Ces troubles passagers persistent plus ou moins longtemps, peuvent guérir complétement, disparaître pour revenir parfois à plusieurs reprises, souvent sans cause apparente, d'autres fois à la suite d'un traitement. Dans certains cas, ils augmentent manifestement pendant le cours de la digestion, alors que l'urine contient une plus grande quantité de sucre (Lécorché). Les deux yeux sont ordinairement atteints, mais inégalement. L'examen ophthalmoscopique ne fait reconnaître aucune lésion du fond de l'œil, et, après une durée de quelques jours à plusieurs mois, cette amblyopie légère disparaît habituellement peu à peu, rarement d'une façon brusque, et ne laisse d'abitude aucune trace de son passage (Lécorché).

On a cherché à expliquer cette amblyopie légère par la présence du sucre dans les milieux de l'œil; pour de Graefe et pour Panas, elle dépend uniquement d'une paralysie du muscle de Brücke, et d'une atonie du système accommodateur. M. Lécorché, sans refuser cette explication, pense que c'est bien plutôt l'épuisement de l'économie en général et de la rétine en particulier qu'il faut mettre en cause; mais, suivant M. Jaccoud, cette hypothèse est difficilement conciliable avec l'apparition précoce de l'amblyopie, alors que le malade est bien loin de la période de consomption. Aussi, à notre avis, l'amblyopie légère doit bien plutôt être attribuée à des troubles passagers de la sensibilité soit de la rétine, soit du nerf optique ou de ses origines, dont l'innervation est modifiée par la présence du sucre dans le sang qui les excite ; ce sont des troubles d'innervation périphérique analogues à ceux que l'on observe vers la peau, les muscles, etc. : l'absence de lésion en est la preuve.

Quand cette amblyopie persiste, c'est qu'elle a changé de nature, c'est qu'elle s'est compliquée de lésion rétinienne ou cérébrale (de Graefe); elle est devenue une amblyopie grave. Elle s'accompagne parfois de cataracte dont elle précède souvent la formation.

Les statistiques ne permettent pas plus que pour la cataracte d'établir d'une façon certaine la fréquence de l'amblyopie diabétique. Rollo l'a observée 2 fois sur 37 malades; Nicolas et Gueudeville 2 fois sur 3; Gunzler 3 fois sur 5; Bouchardat 8 fois sur 22 et Fauconneau-Dufresne 20 fois sur 162. M. Lécorché admet la proportion de 1 sur 4 donnée par M. Bouchardat; pour lui l'amblyopie légère serait 4 fois plus fréquente que l'amblyopie grave.

L'*amblyopie grave* n'apparaît qu'à une période très-avancée du diabète (Nicolas et Gueudeville); elle frappe aussi, et inégalement, les deux yeux (Willan, Leigh); elle se développe le plus souvent d'une façon insensible et progressive ; le début brusque est exceptionnel (Lécorché). La vision est plus ou moins profondément troublée; les malades se plaignent d'un brouillard épais, quelquefois jaunâtre (Leigh), à travers lequel ils aperçoivent les objets obscurcis; la lecture devient impossible. Dans certains cas, il existe de la diplopie (Willan) due sans doute à l'altération inégale de l'un des deux yeux; d'autres fois les objets apparaissent renversés (Dionis); enfin, dans un cas de de Graefe, rapporté par Lécorché, le malade ne voyait plus que la moitié gauche des objets; il y avait hémiopie.

La marche de l'amblyopie grave est presque fatalement progressive, mais il est rare pourtant qu'elle aboutisse à une cécité absolue; ce qui tient sans doute à ce que, se développant à la dernière période du diabète, les malades sont emportés avant qu'elle ait pu parcourir toutes ses phases. Rarement elle s'accompagne de phénomènes subjectifs lumineux tels que points fixes, taches lumineuses, si fréquents dans la rétinite albuminurique; souvent le champ visuel est diminué d'étendue, échancré à la périphérie.

Les lésions observées à l'ophthalmoscope sont extrêmement variables, et montrent bien la diversité des causes auxquelles peut se rattacher l'amblyopie grave des diabétiques.

Dans bon nombre de cas (Leber a pu en réunir 19, les uns personnels, les autres empruntés aux divers auteurs), on observe des hémorrhagies rétiniennes; elles ont été signalées surtout par Jæger et Desmarres, et ont beaucoup d'analogie avec celles que l'on observe dans l'albuminurie brightique; comme elles, elles sont produites par des suffusions sanguines, ordinairement placées à l'angle de bifurcation d'un vaisseau, plus rarement sur son trajet ou à quelque distance, isolées ou en groupes, et de dimension peu étendue, et se terminent par dégénérescence graisseuse et résorption plus ou moins complète (Lécorché). Dans quelques cas enfin, des hémorrhagies plus ou moins abondantes se sont produites simultanément dans le corps vitré (Leber). On s'est demandé si ces hémorrhagies rétiniennes dans le diabète ne seraient pas sous la dépendance d'une néphrite albumineuse secondaire; mais, si cette cause a pu être invoquée dans certains cas, il en est d'autres où l'examen le plus minutieux de l'urine n'a pu faire reconnaître aucune trace d'albumine. Il est donc bien établi que ces hémorrhagies n'ont souvent pas d'autre cause que le diabète lui-même, et plus particulièrement l'état dyscrasique du sang et les altérations des parois vasculaires qui se rompent facilement ou que les globules rouges traversent par diapédèse, comme dans la plupart des diathèses ou cachexies hémorrhagiques. Lorsque ces hémorrhagies surviennent, elles doivent faire craindre, suivant Desmarres, l'apparition de lésions semblables dans l'encéphale où elles sont assez communes dans le cours du diabète.

Dans une autre espèce d'amblyopie grave diabétique, alors surtout que les troubles oculaires sont survenus tout à fait lentement, on trouve à l'ophthalmoscope non plus des hémorrhagies rétiniennes, mais une atrophie simple (Galezowski), générale ou partielle, du nerf optique ou de la rétine. La papille est d'un blanc nacré, souvent excavée et déformée à sa circonférence; le fond de l'œil est pâle et grisâtre, moins rouge qu'à l'état normal; les vaisseaux émergents de la papille sont tortueux, les artères moins volumineuses que les veines (Lécorché). On a supposé que dans ces cas, il se produisait des hémorrhagies capillaires dans le tronc même du nerf optique, dans le chiasma, les bandelettes optiques ou les centres visuels cérébraux, et qu'elles entraînaient l'atrophie consécutive générale ou partielle du nerf. L'explication est ingénieuse; elle rend compte de divers troubles visuels tels que l'hémiopie, mais ce n'est qu'une hypothèse.

Enfin, dans certains cas, l'amblyopie diabétique ne s'accompagne d'aucune lésion matérielle constatable à l'ophthalmoscope ou à l'autopsie; la rétine et la papille restent absolument saines. Ainsi chez un diabétique atteint d'amblyopie avec hémiopie, de Graefe ne trouva aucune lésion appréciable de l'œil; il en conclut à l'existence d'une amblyopie diabétique d'origine cérébrale. Deux hypothèses en effet sont seules admissibles : ou bien il existe un simple trouble dynamique, fonctionnel, de la rétine et du nerf optique, ou bien, en un point quelconque du trajet du nerf optique, et surtout dans ses origines cérébrales, il s'est fait une lésion, hémorrhagique ou autre, qui n'a pas eu encore le temps de produire l'atrophie secondaire du nerf optique (Leber).

Depuis que de Graefe a montré le rôle des troubles de l'accommodation dans l'amblyopie diabétique, on a signalé la paralysie de certains muscles extrinsèques de l'œil produisant la diplopie : Galezowski a noté la paralysie de la troisième paire, et un myosis double ; mais malheureusement dans la plupart des observations on trouve peu de détails sur le muscle paralysé et sur le mode d'action de la paralysie : aussi est-il actuellement difficile de décider si la paralysie dépend directement du diabète ou des complications cérébrales (Leber, anal. d'Abadie).

Depuis une douzaine d'années, l'attention des médecins a été attirée sur le *coma diabétique*. Cette complication rare et terrible avait à peine été signalée ; les premières observations semblent dues à von Stosch (1828), puis à Proust (1848). Grisolle, dans son *Traité de pathologie*, mentionne la possibilité d'accidents comateux dans le diabète et les rapproche de l'apoplexie séreuse.

C'est à Kussmaul (1874) qu'est due la première description réellement importante du coma diabétique ; puis sont venus les travaux de Kaulich, Rupstein, Berti, Petters, Hilton-Fagge, F. Taylor, Ebstein, Staar, Hertz, etc. En France, nous citerons les recherches de Bourneville et Teinturier, et les revues de Brissaud et Dreyfus-Brisac.

L'ensemble symptomatique du coma diabétique est assez bien connu aujourd'hui : dans sa forme la plus grave et presque toujours rapidement mortelle, il s'annonce par une céphalalgie frontale intense avec vertiges et troubles gastriques tels qu'anorexie, pyrosis, vomissements ou diarrhée profuse. A ces symptômes qui rappellent ceux du début de l'urémie viennent s'ajouter une agitation incessante avec oppression et sentiment d'angoisse extrêmement pénible ; parfois survient une incohérence de langage analogue à celle qui accompagne le début d'une anesthésie chloroformique ; la parole est brève, saccadée. Puis tout d'un coup éclate une dyspnée spéciale qui a valu à cet état le nom de coma dyspnéique. Pendant que la circulation s'accélère, que le pouls, tout en restant régulier, monte à 110, 140, les mouvements respiratoires deviennent d'abord précipités, puis se ralentissent peu à peu et deviennent de plus en plus profonds et suspirieux. L'excitation du début cesse et fait place à un assoupissement progressif ; le malade tombe dans le collapsus, la température s'abaisse, les extrémités se refroidissent, enfin le coma survient et persiste jusqu'à la mort qui arrive sans convulsions.

Ainsi phase prodromique d'agitation, puis dyspnée spéciale et coma mortel sans convulsions, tels sont les caractères de cette forme rapidement mortelle. Après une heure environ de dyspnée, la période comateuse s'établit et la mort survient dans un temps qui a varié de dix-sept à quarante-trois heures.

Parfois le coma se montre d'emblée sans avoir été précédé d'excitation ou de dyspnée.

Pendant la dyspnée il existe quelquefois des vomissements et de la toux.

Dans un cas la température, qui était montée à 38 degrés, s'abaissa rapidement, et en quatorze heures descendit à 35°,9 (Kussmaul) ; dans d'autres cas, on put, à la main seulement, constater un abaissement notable de température.

· Pendant la période d'excitation, le malade accuse parfois une douleur vive qu'il rapporte à l'hypochondre droit, à l'hypogastre, aux hanches.

Enfin on a noté fréquemment une odeur spéciale de l'haleine rappelant celle de la pomme de reinette ou du chloroforme, odeur généralement attribuée à la présence de l'acétone dans l'air expiré. Ces accidents terribles surviennent surtout à la dernière période du diabète, alors que l'on constate fréquemment dans l'urine la présence de l'acétone.

Dans certains cas, on a vu apparaître ces troubles à la suite de dérangement dans les fonctions digestives. D'autres fois, c'est après des fatigues musculaires exagérées, une marche trop longue (Kien).

Les autopsies que l'on a pu faire (8 fois sur 30 cas d'après J. Cyr) ont constamment donné des résultats négatifs. Ainsi les centres nerveux ne présentent pas de lésions. Les tissus sont comme desséchés, ce qui du reste s'accorde avec l'état du sang. Celui-ci en effet, recueilli par une saignée pendant la vie, est épais et s'écoule lentement; le sérum est laiteux et renferme plus de graisse. C'est cette altération qui, sans doute, a donné à Kussmaul, puis à Hilton-Fagge et Taylor, l'idée de combattre ces accidents à l'aide de la transfusion ou d'injections intra-veineuses d'une solution de sulfate de soude; malheureusement le succès ne récompensa pas leurs efforts.

Quelques lésions disparates ont encore été signalées : deux fois la congestion des viscères abdominaux, deux fois une congestion pulmonaire, avec ou sans œdème, une fois une dégénérescence graisseuse du cœur et des reins; le plus souvent le cœur et les reins sont intacts. Enfin dans un cas il existait un épanchement séreux dans les méninges cérébrales et les ventricules, ainsi qu'un œdème et une congestion pulmonaire (Berti).

Les hypothèses n'ont point manqué pour expliquer le coma diabétique; malheureusement aucune n'est absolument démontrée; nous signalerons seulement les principales.

Et d'abord on peut écarter l'idée très-séduisante de rapporter ces accidents à des lésions cérébrales; celles-ci sont variables et inconstantes, et il est évident que, lorsqu'elles existent, elles ne sont que secondaires.

L'ensemble symptomatique que nous venons de tracer éveille bien plutôt l'idée d'une intoxication par quelque produit né dans un organisme dont les échanges nutritifs sont si fortement troublés.

Aussi Griesinger, puis Busch, frappés de la fréquence de l'albuminurie dans le diabète et de la ressemblance du coma diabétique avec les formes délirante, dyspnéique et comateuse de l'urémie, ont-ils été portés à admettre que l'urémie était encore ici en cause. Or la clinique montre des différences avec l'urémie brightique; de plus, si les altérations des reins sont fréquentes dans le diabète, elles n'ont point été constantes dans les cas qui nous occupent.

Des travaux récents et nombreux semblent actuellement s'accorder pour rapporter la cause de cette dyspnée comateuse chez les diabétiques à la formation aux dépens du sucre d'une substance toxique, l'acétone; Petters, le premier, pensa reconnaître l'acétone à l'odeur de l'urine de certains diabétiques et attribua à sa présence dans le sang le coma diabétique; Kussmaul surtout se fit le défenseur de l'acétonémie soutenue ensuite par de nombreux expérimentateurs. En effet, il est probable que chez presque tous les diabétiques il se forme constamment de l'acétone, mais en petite quantité; c'est lui qui donne à l'urine et à l'haleine leur odeur caractéristique. Or, sous certaines influences, telles que l'épuisement nerveux, la fatigue exagérée, des troubles digestifs, la production de l'acétone augmente brusquement et détermine une intoxication aiguë. L'acétone en effet a pu être retrouvé dans l'haleine, l'urine, le sang, les vomissements de malades ayant succombé au coma diabétique.

L'acétone résulte de la transformation de l'acide acétique en acide carbonique et en acétone : or, depuis les recherches de Béchamp, nous savons que la fermentation alcoolique et acétique peut se faire dans l'estomac : il n'est donc point étonnant que l'acétone puisse prendre naissance dans ce viscère, surtout lorsqu'il est atteint d'une inflammation catarrhale chronique, fait assez ordinaire à la fin du diabète. C'est donc dans l'estomac que l'acétone se formerait aux dépens de la glycose subissant une fermentation anormale ; puis il est absorbé et passe dans la circulation.

Toutefois Kaulich a été obligé de distiller près de 700 litres d'urine d'un diabétique pour arriver à isoler une dose appréciable d'acétone.

D'un autre côté Kaulich et Rupstein ont montré que l'acétone ne se formait pas exclusivement dans l'estomac, qu'il pouvait se former directement dans le sang. Enfin Günther et Rupstein pensent que l'acétone ne se rencontre pas dans l'urine et par conséquent dans le sang des diabétiques dès le début, ou au moins ne s'y trouve qu'en quantité très-minime, et qu'il résulte de la décomposition de l'acide éthyldiacétique. Cependant Petters, Rupstein et Kaulich, l'ont bien trouvé dans le sang, Mosler dans la salive ; enfin Berti a extrait par distillation de l'alcool et de l'acétone de différents organes tels que le cœur, le foie et le cerveau, chez des diabétiques qui avaient succombé à l'acétonémie. Mais, d'après Kaulich, le diabète ne serait pas la seule maladie dans laquelle se produirait l'acétone ; il l'aurait aussi rencontré dans l'urine d'autres malades atteints de rougeole ou de scarlatine, et plus particulièrement chez des enfants après des troubles digestifs (Lambl, Petters).

Enfin l'intoxication par l'acétone produit-elle des accidents analogues à la dyspnée comateuse des diabétiques? Ici encore les résultats de l'expérience sont tout à fait contradictoires. Kussmaul admettait que l'administration de grandes quantités d'acétone aux animaux détermine chez eux des symptômes tout à fait semblables à ceux du coma diabétique ; l'acétone agit sur les globules sanguins (Foster) qu'il détruit, transforme en un détritus granuleux et rend incapables de fixer l'oxygène : d'où la dyspnée et le coma alors que les voies et les mouvements respiratoires sont absolument libres. D'autre part, Dulko Scheube n'admet pas que les symptômes du coma diabétique soient les mêmes que ceux de l'empoisonnement par l'acétone, produit artificiellement par Kussmaul. La question de l'acétonémie reste donc encore en suspens ; en tout cas, il semble, qu'elle ne soit point spéciale au diabète.

Ajoutons en outre que quelques auteurs ont cherché à substituer à l'acétone comme agent producteur du coma diabétique d'autres dérivés du sucre, tels que l'acide éthyldiacétique (Gerhard, Rupstein) ou l'éther éthyldiacétique (Mosler Quincke, Tappeiner et Buhl). Buhl a montré que l'acétone ne serait qu'un dérivé de l'éther éthyldiacétique, et ne se produirait en proportion notable que dans les derniers jours de la vie.

Quel que soit le produit toxique mis en jeu, sa présence dans l'organisme ne détermine point constamment les accidents du coma diabétique : il faut donc encore une autre condition qui consiste dans le défaut d'élimination de la substance toxique. C'est ce que Ebstein a cherché à établir en montrant les altérations nécrobiotiques des épithéliums de certaines glandes d'élimination dans le diabète. Pour lui l'empoisonnement est bien dû à la formation de l'acétone dans le sang ; mais ses effets sont nuls, si l'élimination est suffisante, si l'épithélium rénal est intact. Il pense en effet avoir trouvé dans tous les cas de coma diabétique une lésion profonde des tubes rénaux, dont les épithéliums sont le siège d'une dégénérescence hyaline décrite par Armanni. Cette nécrose épithéliale, comme il l'appelle, serait due, dans le diabète, à l'anomalie de la crase sanguine, à l'hydrémie, à la glycémie, à la présence dans le sang de substances toxiques telles que l'acétone, l'éther diacétique, et surtout à la permanence de l'hydropisie épithéliale. L'altération de l'épithélium rénal ne serait pas seule en cause d'après Buhl; cet auteur aurait trouvé dans certains cas de coma diabétique des altérations profondes de l'épithélium intestinal, en tout comparables à celles qu'on rencontre dans le choléra : de là l'arrêt de l'élimination de l'acétone par l'intestin, et la production des accidents d'intoxication. Nous avons cru devoir signaler ces faits intéressants, qui cependant méritent une vérification.

On s'est demandé si l'hyperglycémie n'était point la cause du coma diabétique. Il est peu probable, malgré les conclusions que W. Mitchell avait cru tirer de ses expériences, que le sucre agisse comme toxique. Il est plus facile d'admettre qu'il déshydrate simplement les tissus en forçant, pour se dissoudre dans le sang, l'eau à passer dans ce liquide. Ce desséchement des tissus et en particulier de la substance nerveuse (Ranke, Bouchard) est bien connu dans le diabète sucré; ceci expliquerait encore pourquoi on verrait le coma apparaître surtout après des fatigues excessives, des sudations, la privation d'eau. C'est cette théorie qu'ont soutenue Vogel, Hilton-Fagge et Taylor, et à laquelle paraît se ranger M. Bouchard.

Enfin, dans ces derniers temps, quelques auteurs ont avancé pour expliquer le coma diabétique une nouvelle hypothèse d'après laquelle cette dyspnée spéciale n'est point due à l'empoisonnement par l'acétone, mais à un état particulier du sang qui, trop riche en éléments graisseux, déterminerait, comme à la suite de certaines fractures compliquées, des embolies graisseuses dans les divers organes et plus particulièrement dans les poumons, et comme conséquence un empoisonnement lent par l'acide carbonique. Dans deux autopsies faites dans ces conditions, Sanders et Hamilton constatèrent que le cœur droit était rempli d'un sang fluide, de couleur brun rosé, analogue à un mélange de jus de pruneaux et de lait, se séparant par le repos en deux couches, l'une d'un blanc laiteux, l'autre d'un rose foncé. L'examen microscopique de la couche laiteuse montra une véritable émulsion des globules huileux, et les capillaires du poumon frais parurent remplis de granulations graisseuses mises en évidence par l'acide osmique; ces embolies graisseuses étaient beaucoup moins nombreuses dans les autres viscères. O. Veit, dans un autre cas, constata dans le sang une augmentation considérable de globules blancs et des gouttelettes graisseuses disséminées. Hertz a noté une quantité considérable de gouttelettes graisseuses; enfin L. Staar vient de publier un fait particulièrement démonstratif en ce que l'examen ophthalmoscopique pratiqué par Heyl permit de constater sur le malade la présence des globules de graisse dans les vaisseaux de la rétine, qui apparaissent avec une couleur saumon clair caractéristique. Tous ces faits ne laissent guère de doute sur la réalité de la lipémie et des embolies graisseuses dans le diabète; mais elles ne sont point constantes dans les cas de coma et peuvent se rencontrer dans d'autres états morbides.

Enfin terminons cette trop longue énumération en signalant les recherches de Richard Schmitz (de Neuenahr); pour lui, cette terminaison brusque du diabète ne serait point due à un empoisonnement du sang par l'acétone, mais à un état syncopal résultant de l'insuffisance considérable de l'activité cardiaque. Cet auteur en effet aurait constaté que, sur 109 diabétiques traités par lui, 80 fois le cœur était dans un état de relâchement amenant les troubles suivants :

de l'oppression, des vertiges, de la somnolence avec pesanteur de tête, de la tendance aux syncopes, des vomissements et même des convulsions et des paralysies passagères; le pouls est petit et mou, le choc cardiaque est faible, les bruits du cœur confus; le premier bruit est souvent à peine perceptible à la pointe; les accidents sont exagérés par les efforts, tandis que le repos les calme ou les fait disparaître. Souvent ces malades meurent subitement, et on ne manque pas de mettre cet accident sur le compte d'une congestion cérébrale, tandis qu'il ne reconnaît pas d'autre cause qu'une syncope déterminée par la parésie et l'état graisseux du cœur. Le plus souvent, si la mort n'est pas subite, il s'établit un état comateux dont les malades ne sortent pas. Ces faits se rapprochent de ceux de Paget, de Dickinson, de Scott Donkin, qui ont noté dans leurs autopsies une atrophie très-prononcée du muscle cardiaque.

La mort subite ou rapide est donc un accident relativement fréquent dans le diabète; si nous jetons un coup d'œil sur les différentes causes qui peuvent la déterminer, nous verrons que le mécanisme est bien variable. Tantôt ce sont des complications pulmonaires d'ordre inflammatoire et congestif produisant cette pneumonie spéciale désignée par Bouchardat sous le nom de foudroyante; tantôt c'est une syncope due à l'épuisement général de l'organisme, à l'affaiblissement et à l'atrophie du muscle cardiaque; d'autres fois, c'est une véritable apoplexie cérébrale reconnaissant pour cause soit une vaste hémorrhagie cérébrale, soit une hémorrhagie bulbaire; enfin, parfois on observe cette dyspnée comateuse spéciale et rapidement mortelle, dont la cause nous échappe encore, qu'elle soit due à l'urémie, à l'acétonémie, au vice de la dépuration rénale, aux embolies graisseuses des vaisseaux du poumon et de l'encéphale, ou à l'état parétique du cœur.

FORMES. On décrit habituellement au diabète sucré un certain nombre de formes; leur distinction s'appuie tantôt sur la marche plus ou moins rapide de la maladie, tantôt sur l'ensemble du tableau symptomatique et les variétés qu'il peut présenter, tantôt enfin sur les lésions supposées ou constatées dans les différents organes. Il n'y a donc point là une base sérieuse de classification; elle répond surtout à certaines modalités cliniques, et, sans en discuter plus longtemps la valeur, nous passerons en revue les formes communément admises:

Le diabète *aigu* et le diabète *chronique* ne diffèrent pas seulement dans la rapidité de leur évolution; dans la forme rapide les symptômes sont bien plus nettement accusés, et s'enchaînent avec plus de régularité; la polyurie, la polydipsie, la polyphagie surtout, sont à leur maximum, et promptement le malade parcourt les diverses phases de la maladie pour arriver à celle de consomption; les complications sont plus graves. Dans la forme chronique ou contraire, longtemps le diabète peut rester ignoré jusqu'au moment où un symptôme, une complication, légère en apparence, vient appeler l'attention du malade et du médecin qui, analysant l'urine, constate une glycosurie parfois très-prononcée; il peut souvent reconstituer l'histoire du malade et reconnaître que le début de l'affection remonte à plusieurs années. Ici les grands symptômes sont longtemps peu marqués; la polyurie, la polydipsie, la polyphagie, n'atteignent point pendant longtemps les chiffres élevés que nous avons notés dans certains cas; le malade conserve en général son embonpoint et souvent même il est tout étonné quand on lui apprend qu'il est diabétique. Tôt ou tard des exacerbations se produisent dans la marche de la maladie, qui peut ainsi pendant longtemps subir des phases d'oscillations très-marquées.

Lécorché a récemment insisté, et c'est un des points principaux de son œuvre, sur la division du diabète sucré en diabète *essentiel* et en diabète *symptomatique*. Le diabète essentiel ou idiopathique ne paraît lié à aucune altération locale; c'est lui qu'on observe le plus communément, il se développe sous l'influence de causes générales souvent assez peu précises; le diabète symptomatique au contraire est lié à une lésion du système nerveux, du foie, à la goutte, à la syphilis. Déjà Marchal (de Calvi), et d'autres encore, avaient admis un diabète cérébro-spinal, goutteux ou urique, hépatique. Plus récemment, Lancereaux a appelé de nouveau l'attention sur le diabète pancréatique.

Le *diabète cérébral* ou *cérébro-spinal* succède à une lésion des centres nerveux ou à une névrose; Andral, Trousseau, Fritz, Marchal (de Calvi), Durand-Fardel, Seegen, Lécorché et tout récemment Cotard, ont surtout contribué à l'établir. Tantôt il semble être consécutif à une tumeur cérébrale, à des foyers de ramollissement ou d'hémorrhagie, à un traumatisme cérébral; tantôt, sans lésion cérébrale appréciable, il est lié à un état nerveux tel que l'épilepsie, l'hypochondrie, l'asthme; parfois encore on constate des céphalalgies persistantes, des névralgies multiples, la migraine, des vertiges avec bourdonnements d'oreilles et troubles de la vue, des tremblements, de l'incertitude dans la marche et enfin des dérangements intellectuels plus ou moins prononcés. Marchal (de Calvi) va jusqu'à admettre une vésanie diabétique.

On le constate souvent chez des individus dont les ascendants ont présenté des affections nerveuses et cérébrales (Seegen, Marchal) et qui eux-mêmes sont sujets à des névroses (Durand-Fardel). Comme toutes les maladies nerveuses, il est essentiellement héréditaire (Seegen).

Il affecte plus particulièrement les gens dont le cerveau a été surmené par une cause quelconque: il n'est donc point étonnant de le voir plus fréquent chez l'homme que chez la femme; chez celle-ci il apparaîtrait souvent à l'époque de la ménopause.

Le diabète peut éclater avec les troubles cérébraux ou se montrer seulement longtemps après: il existe donc assez communément un ensemble de symptômes qui relèvent directement de la maladie cérébrale, qui précèdent ou accompagnent les symptômes diabétiques proprement dits, sans les modifier d'une manière sensible. Ce sont des troubles moteurs, sensitifs ou intellectuels. Ainsi on a noté de la paralysie des membres, un tremblement localisé à un bras (Seegen) ou généralisé (Topinard), de la parésie linguale; des névralgies sciatiques (Billiard, Seegen), une névralgie plantaire (Nyman), des céphalalgies frontales et surtout occipitales (Gros in Marchal). La mélancolie, l'hypochondrie et surtout une insomnie persistante, ont aussi été notées au début.

Une fois déclaré, le diabète d'origine cérébrale prend ordinairement une marche chronique, et il ne diffère guère du diabète ordinaire que par le peu d'intensité des symptômes: la polyurie ne dépasse guère 3 à 4 litres en vingt-quatre heures; la glycosurie varie de 50 à 100 grammes par litre; la soif, l'appétit, sont modérément exagérés (Lécorché); la durée est souvent fort longue, quinze ans (Seegen); la guérison paraît plus fréquente que dans toute autre forme. La mort, quand elle survient, a lieu souvent avec des accidents cérébraux.

Le *diabète syphilitique* a dans certains cas de nombreuses analogies avec le diabète cérébral; parfois, en effet, il est dû à une lésion cérébrale de nature syphilitique, une gomme, par exemple; il ne diffère du précédent que par sa curabilité possible au moyen d'un traitement spécifique. D'autres fois, ainsi que nous le verrons à propos de l'étiologie, il semble être une manifestation directe de la diathèse syphilitique sans que celle-ci ait produit de lésion reconnaissable sur les centres nerveux. Griesinger, enfin, a observé un fait intéressant, dans lequel les manifestations syphilitiques alternaient avec celles du diabète. Les faits rapportés par Scott, P. Frank, Dionis, Fournier, Lécorché, ne permettent plus de contester l'existence du diabète syphilitique, et sa guérison possible par l'iodure de potassium et le mercure : il y a donc là une donnée de la plus haute importance au point de vue thérapeutique. Mais la syphilis et le diabète peuvent coexister chez le même sujet sans qu'il y ait aucun rapport de causalité entre les deux affections.

Le *diabète goutteux* paraît actuellement assez bien établi; c'est un de ceux que l'on observe le plus souvent. Dans l'étiologie du diabète nous verrons combien sont nombreux ses rapports avec la goutte, l'arthritisme, la diathèse urique en général. Signalé déjà par Mac-Gregor, le diabète goutteux a été étudié par Prout, Rayer, Landouzy, Marchal (de Calvi), Réveil, Bouchardat et Brongniart.

Cette forme de diabète survient surtout chez des sujets robustes, bien constitués, dont le tempérament est riche, la vie facile et large. Habituellement ils ont un certain degré d'embonpoint, d'obésité même, qui persiste longtemps : c'est le diabète gras de quelques auteurs. Comme antécédents, personnels ou héréditaires, on note des manifestations rhumatismales et goutteuses, des migraines, des accès d'asthme, des névralgies diverses et plus particulièrement la sciatique, le lumbago, chez quelques-uns la gravelle urique et la colique néphrétique; leurs urines laissent habituellement déposer un fort sédiment d'acide urique; souvent ils sont hémorrhoïdaires. On ne constate donc point toujours la présence d'accès de goutte franche, mais seulement une des manifestations de la diathèse arthritique, aussi préférerions-nous le nom de *diabète arthritique*, qui est plus général et exprime mieux la véritable nature de la maladie.

Les cas que Frank, puis Bence Jones, ont décrit sous le nom de *diabète intermittent*, sont des faits de diabète goutteux. Souvent, en effet, le diabète est précédé pendant longtemps de glycosurie intermittente, alternant avec des accès de goutte (Boissier-Galtière), de gravelle, de sciatique. Peu à peu le diabète s'établit d'une façon insidieuse et revêt constamment la forme chronique. Longtemps le sujet conserve son embonpoint et son bel appétit ; à peine a-t-il une polyurie et une polydipsie légères; parfois cependant il souffre de dyspepsie acide ; il remarque que ses urines laissent un dépôt rouge et sédimenteux; cet état persiste jusqu'à ce que quelque événement imprévu, quelque complication fasse reconnaître le diabète, qui est devenu continu, et dès lors suit la marche du diabète chronique. Parfois, cependant, quelques manifestations articulaires, ordinairement peu intenses, des accès de goutte, de colique néphrétique, de l'hématurie, apparaissent encore dans le cours du diabète, comme pour en rappeler la nature. Son traitement par les alcalins donne ordinairement de bons résultats.

On sait combien le foie est sujet, chez les goutteux, à des congestions qui, souvent répétées, créent bien certainement vers cet organe un état d'imminence morbide; chez les diabétiques, quelle que soit la cause de leur maladie, il en est de même en raison du fonctionnement exagéré du foie. Voilà donc deux conditions réunies qui, chez le diabétique goutteux ou arthritique, expliquent les lésions dont le foie est peut-être plus souvent le siége dans cette forme de diabète. Récemment nous en avons encore observé un bel exemple chez un malade de soixante ans, qui, goutteux avéré, devint et resta diabétique, et, après sept à huit ans, mourut avec une ascite considérable due à une cirrhose hypertrophique des plus nettes. Dans les cas de ce genre, les lésions hépatiques sont bien évidemment consécutives et ne sauraient justifier une *forme hépatique* du diabète. Dans tout diabète le foie est certainement troublé dans ses fonctions, mais nous ignorons absolument les lésions qui en sont la conséquence.

Enfin, récemment Lancereaux a appelé l'attention sur une forme spéciale de diabète qui serait déterminée par des altérations diverses du pancréas aboutissant ou les à la suppression fonctionnelle de cette glande. Ce *diabète pancréatique* aurait pour l'auteur des symptômes particuliers et une marche spéciale qui le séparent du diabète ordinaire. Toujours il débute d'une façon brusque, souvent après des troubles gastro-intestinaux plus ou moins graves, tels que diarrhée, coliques, vomissements alimentaires; l'ictère a été également signalé à ce moment. Jamais les malades n'ont présenté au début cet embonpoint que l'on rencontre communément dans le diabète goutteux, par exemple; c'est là un symptôme négatif, sur lequel M. Lancereaux insiste beaucoup et qui lui a fait donner à cette forme de diabète le nom de *diabète maigre*. Successivement apparaissent les symptômes classiques du diabète qui rapidement, en quelques mois, parfois en quelques semaines, arrive à sa période d'état; il revêt essentiellement la forme aiguë. La soif est ordinairement intense dès le début, l'appétit devient insatiable, le malade a un goût prononcé pour les aliments féculents et une aversion extrême pour la viande; à une période plus avancée, l'appétit cesse complétement, le malade refuse toute nourriture. Il a parfois de la constipation, plus souvent des selles diarrhéiques, peu colorées, argileuses quand il y a ictère, souvent poisseuses, analogues à du goudron et exhalant une odeur fétide. Dans 4 cas sur 10, elles ont été trouvées graisseuses et renfermaient une matière analogue à de l'huile ou à « du beurre figé après avoir été fondu » (Bright). On y a constaté la présence des acides stéarique et margarique (Goldmann). Rapidement la polyurie devient abondante, atteint les chiffres de 8 à 15 litres en vingt-quatre heures; elle diminue quand la diarrhée est intense (Lapierre). La glycosurie se montre de bonne heure, souvent dès le début, et la quantité de sucre est toujours énorme; on a constaté les chiffres de 200, de 300, de 500, de 800, de 1000 grammes dans les vingt-quatre heures. L'urée est aussi presque constamment augmentée. Le malade ne peut lutter longtemps contre de telles pertes, et rapidement, presque d'emblée, il arrive à la période d'autophagie; sa maigreur est extrême et il succombe dans le marasme. Dans la moitié des cas viennent s'ajouter des symptômes de phthisie pulmonaire (Lapierre). En somme, cette forme de diabète se caractérise par sa marche aiguë, l'intensité des symptômes, la fréquence des troubles intestinaux, l'apparition possible de selles graisseuses et surtout la maigreur excessive pendant toute la durée de la maladie.

En résumé, on peut voir, après l'exposé que nous venons de faire, que ces formes ne correspondent point à des types bien distincts. Il est vrai que chez tel diabétique ce sont les accidents nerveux qui dominent et paraissent jouer un rôle important dans la production du diabète; que chez tel autre on note surtout des antécédents héréditaires ou personnels qui le rattachent à la grande diathèse arthritique si bien étudiée par Bazin; que chez celui-ci ce sont les troubles digestifs qui semblent tenir la première place, tandis que chez celui-là ce sont des troubles hépatiques; que tel diabétique a été gras avant ou pendant son diabète, que tel autre a toujours été maigre. Mais sont-ce là des différences suffisantes pour établir des variétés de diabètes? nous ne le pensons pas. C'est toujours la même entité morbide, le diabète sucré, avec quelque modalité symptomatique spéciale, motivant des formes, si l'on veut, caractérisées par la prédominance de tel ou tel symptôme; souvent ce ne sont que des coïncidences morbides, plus souvent encore des phases successives de la même maladie.

DIAGNOSTIC. — Le diagnostic du diabète sucré repose avant tout sur l'examen de l'urine et la constatation de la glycose dans ce liquide : il faut donc par l'étude des autres symptômes être conduit à faire cette recherche, et dans bon nombre de cas elle s'impose tout naturellement à l'esprit du clinicien. Lorsqu'un individu dans la force de l'âge se plaint d'une soif exagérée, de fréquents besoins d'uriner qui l'obligent à se relever plusieurs fois pendant la nuit; lorsque, en outre, il fait remarquer avec étonnement que, malgré un excellent appétit, il maigrit notablement depuis quelque temps, le médecin qui dans ces circonstances négligerait de rechercher la présence du sucre dans l'urine devrait être taxé d'étourderie ou d'ignorance. Chez un semblable malade le diagnostic est facile; il s'impose de lui-même et le plus souvent l'analyse chimique ne fait que le confirmer. On a alors sous les yeux un diabète confirmé, à marche rapide.

Mais dans d'autres cas, et ce sont peut-être les plus fréquents, le diabète reste pendant longtemps caché; il débute insidieusement; les symptômes classiques sont à peine prononcés, ou n'ont pas frappé l'esprit du malade, qui se plaint de troubles divers, insignifiants en apparence, et dont la véritable cause peut rester longtemps cachée aux yeux d'un clinicien peu expérimenté. Ainsi tantôt ce sera un prurit plus ou moins généralisé, des éruptions diverses, une balanite persistante, un eczéma chronique de la vulve, des poussées de furoncles; d'autres fois ce seront des douleurs névralgiques persistantes, gastralgiques ou autres, de la dyspepsie, un lumbago, un sentiment de fatigue inexplicable, un amaigrissement sans motif; dans d'autres circonstances, le sujet encore dans la force de l'âge se plaindra d'avoir vu diminuer rapidement ses facultés viriles. Parfois c'est une plaie, une brûlure insignifiante, qui ne se cicatrice pas, qui devient au contraire ulcéreuse et même gangréneuse; un mauvais état de la bouche et des gencives qui sont fongueuses, des dents qui tombent, de la langue qui est fendillée et couverte d'un enduit persistant; ou bien des troubles visuels tels que de la diplopie ou de l'amblyopie, le début d'une cataracte molle chez un jeune homme ou un adulte. Tous ces accidents, légers ou graves, doivent mettre le doute dans l'esprit du médecin, et commandent l'examen de l'urine; souvent on y trouvera du sucre en quantité plus ou moins grande, il est vrai, mais indéniable. En questionnant alors le malade, on apprendra qu'en effet il urine un peu plus souvent depuis quelque temps, que son urine laisse des taches blanches sur son pantalon, que parfois il lui arrive d'être obligé de boire dans la journée ou dans la nuit, ce qu'il ne faisait jamais autrefois. Dans ces cas, il s'agit habituellement d'un diabète au début et à forme chronique.

Parfois enfin le diabète reste pendant longtemps méconnu, jusqu'à ce qu'un accident des plus graves vienne en révéler l'existence : c'est tantôt un anthrax ou un phlegmon, une gangrène des extrémités ; tantôt des accidents pulmonaires ou cérébraux simulant une congestion ou une apoplexie, et pouvant compromettre rapidement l'existence : combien de morts subites ou réputées telles ne sont-elles pas dues à un diabète méconnu?

Une fois la présence du sucre reconnue dans l'urine, reste à savoir si l'on a sous les yeux un véritable diabète ou une glycosurie simple; c'est là parfois un problème des plus délicats à résoudre. La quantité de sucre trouvée dans l'urine n'indique rien à cet égard, car il est des glycosuries tout à fait passagères qui peuvent donner lieu à une émission notable de sucre. La persistance du sucre pendant un certain temps est un signe qui parle plus en faveur du diabète; enfin, s'il existe avec le sucre une quantité anormale d'urée dans l'urine, on pourra affirmer que l'on a affaire à un véritable diabète. Il faut nécessairement faire l'examen le plus complet du malade et s'assurer qu'il ne s'agit point d'une glycosurie due à une consommation exagérée et accidentelle de sucre et de féculents, à une grossesse ou à l'état de nourrice. Le sucre peut encore apparaître dans l'urine à la suite de maladies aiguës, telles que la fièvre intermittente (Burdel), le choléra (Voit, Lehmann, Gubler), la variole (E. Guéneau), dans le cours de certaines bronchites chroniques, d'accès d'asthme, de certaines névroses, etc. On ne doit pas non plus oublier que la glycosurie peut survenir à la suite de certains empoisonnements : ainsi Hasse l'a observée après une intoxication par l'oxyde de carbone, Garrod dans un empoisonnement par le nitrate de potasse; Righini après l'usage prolongé du fer et de l'aloès; l'administration de la strychnine, du chloroforme, peuvent également faire paraître le sucre dans l'urine. Toutes ces causes d'erreur étant écartées, on recherchera dans l'observation exacte du malade les symptômes qui forment le cortége habituel du diabète, et c'est lorsqu'on les aura trouvés, plus ou moins complets, il est vrai, souvent très-atténués, qu'on pourra se prononcer en connaissance de cause.

La constatation de la glycose dans l'urine étant le signe essentiel du diabète sucré, il semble qu'il n'y ait pas lieu d'insister sur le diagnostic différentiel, avec d'autres états morbides caractérisés par un tableau symptomatique plus ou moins analogue, présentant surtout de la polyurie et de la polydipsie, mais dans lequel la glycosurie fait constamment défaut; nous faisons ici allusion aux diverses formes de diabète insipide, à la polyurie nerveuse, et même à la néphrite interstitielle. En effet il peut arriver, à certains moments du diabète sucré, surtout à la dernière période, que la glycose disparaisse de l'urine, ou ne s'y retrouve plus qu'en quantité très-faible; en outre, une albuminurie plus ou moins intense survient assez communément dans la période cachectique alors que le sucre a parfois disparu. Si dans ces circonstances on est appelé pour la première fois près du malade, on comprend combien le diagnostic peut être difficile, hésitant même; nous croirions sortir de notre cadre en insistant davantage sur ce point; il nous suffit d'avoir indiqué les erreurs possibles.

Une fois le diagnostic du diabète sucré nettement reconnu, il faut établir l'âge de la maladie, sa forme et sa cause, problèmes dont la solution importe pour le pronostic et le traitement.

On se souviendra alors qu'au début du diabète l'ensemble symptomatique n'est point habituellement complet; la polyurie, la polydipsie, la polyphagie, n'ont point encore acquis l'intensité qu'elles auront à la période d'état; le sucre n'est point très-abondant dans l'urine, l'azoturie manque et enfin le sujet paraît encore en pleine santé; il a même souvent engraissé d'une façon notable; il est à la période du diabète gras. Plus tard le tableau classique se déroule dans son entier, la glycosurie est souvent accompagnée d'une azoturie intense; enfin l'amaigrissement, la persistance et l'aggravation des symptômes marquent le début de la période autophagique, ou du diabète maigre. Plus tard encore, lorsque la cachexie survient, les symptômes fondamentaux semblent souvent s'amender; la glycosurie, la polyurie, la polyphagie, diminuent, et malheureusement le médecin, loin de voir là une amélioration, ne peut considérer ces signes que comme précurseurs de la déchéance finale de l'organisme.

Il est souvent bien difficile d'établir la forme et la cause du diabète; s'il est purement alimentaire, le régime exclusivement azoté fera disparaître promptement et complétement la glycosurie; mais c'est presque l'exception. Le diabète goutteux ne pourra guère être supposé que par les commémoratifs, les antécédents personnels et héréditaires du sujet; dans ce cas, l'urine contient habituellement de grandes quantités d'acide urique, peut-être les complications hépatiques sont-elles plus fréquentes. Le diabète d'origine syphilitique sera soupçonné, s'il a existé chez le sujet des manifestations syphilitiques anciennes ou récentes; l'influence seule du traitement spécifique pourra trancher la question. Enfin c'est encore le plus souvent par les commémoratifs que l'on sera conduit à admettre la forme que nous avons discutée sous le nom de forme cérébrale, due soit à un traumatisme ancien, à une tumeur intra-crânienne, et surtout, à un surmènement intellectuel exagéré, par suite de soucis, de chagrins, de travaux trop assidus, réunis souvent à une existence sédentaire.

On ne doit point oublier que, dans les hôpitaux, le diabète sucré ou insipide est une maladie assez fréquemment simulée dans un but facile à comprendre. Il suffit d'y songer pour déjouer ces fraudes; en général ces individus mettent du sucre de canne dans leur urine, et non de la glycose; au cas contraire, le problème pourrait parfois ne pas laisser que d'être embarrassant.

La partie chimique de l'histoire du diabète, concernant les procédés d'analyse et de dosage des matériaux de l'urine, ne saurait trouver place ici sans occasionner de nombreuses répétitions. Nous renvoyons donc aux articles Glycosurie, Urée, Urine, etc., où cette question sera traitée avec tous les développements qu'elle comporte.

Pronostic. Les opinions des divers auteurs relativement au pronostic du diabète sont assez variables : d'un côté, la plupart d'entre eux, Bouchardat, Durand-Fardel, Oppolzer, Seegen, Marchal (de Calvi), considèrent le diabète comme incurable; de l'autre Pavy, Heller, Griesinger, Vogel, Cantani, citent des cas assez nombreux de guérison. Les écarts des chiffres rapportés dans les statistiques montrent incontestablement qu'elles sont entachées d'erreur, soit que, comme le remarque Lécorché, on ait pris pour des guérisons définitives des améliorations passagères, soit qu'on ait plutôt pris pour des diabètes de simples glycosuries. Il nous paraît vraisemblable que le véritable diabète, une fois confirmé, soit peu susceptible d'une guérison radicale et définitive, car la plupart des observations montrent que, quand les malades ont obtenu par un régime et un traitement bien entendus une apparence de guérison, il suffit du moindre écart à ce régime pour voir réapparaître le sucre dans l'urine. Néanmoins, quand la maladie n'est point arrivée à une période de consommation, quand elle n'affecte point une forme aiguë et par conséquent rapidement mortelle, on peut, ainsi que l'ont montré les observations consciencieuses de Bouchardat, par un régime, une hygiène et un traitement convenables et longuement observés, obtenir, pendant de longues années, une amélioration qui équivaut presque à une guérison.

Les remarques suivantes sont de la plus haute importance au point de vue du pronostic.

Le diabète à marche aiguë est rapidement et fatalement mortel ; le diabète à marche chronique est beaucoup moins grave et susceptible d'amélioration ou de guérison relative.

Le diabète héréditaire est beaucoup plus grave que le diabète acquis.

Le diabète essentiel est beaucoup plus grave que le diabète symptomatique ; le diabète goutteux, syphilitique ou cérébral, est susceptible de guérison (Lécorché).

Les chances d'amélioration sont d'autant plus grandes que le diabète est arrivé à une période moins avancée.

L'apparition de l'albuminurie est souvent d'un pronostic grave.

Les complications pulmonaires, l'apparition des tubercules, bien que pouvant suspendre momentanément l'intensité de la glycosurie (Griesinger), indiquent toujours un pronostic grave ; il en est de même des anthrax et de la gangrène.

Enfin, lorsque le régime azoté et les alcalins n'améliorent pas rapidement la situation, les chances de succès sont faibles.

Le meilleur moyen d'établir le pronostic du diabète est de pratiquer des dosages réguliers du sucre et de l'urée, de mesurer les boissons et les urines, et enfin de peser méthodiquement le malade. On peut ainsi se rendre un compte aussi exact que possible de la marche et des progrès de l'affection. Malheureusement ces données ne peuvent guère être obtenues que dans les services de clinique ; pour la pratique ordinaire quelques dosages de sucre et d'urée, et surtout des pesées régulières, sont les seuls moyens mis à notre disposition, et encore nous savons tous combien il est parfois difficile de les obtenir des malades.

Il est encore un élément qui doit entrer en ligne de compte dans le pronostic du diabète : je veux parler de l'âge du malade. Chez l'enfant, en effet, le diabète sucré offre une gravité toute particulière et bien mise en relief par les travaux de nombreux auteurs parmi lesquels nous citerons surtout Niedergesass, Cantani, Senator, Redon.

Cette maladie est beaucoup plus fréquente chez l'enfant qu'on ne le pense ordinairement ; dans le tout jeune âge, l'impossibilité de recueillir l'urine empêche de la reconnaître ; plus tard on la considère seulement comme une simple incontinence d'urine. On néglige trop d'examiner l'urine de ces enfants qui dépérissent sans qu'on puisse en découvrir bien nettement la cause, qui est souvent alors rapportée à la tuberculose pulmonaire, complication habituelle du diabète à cet âge. Outre les symptômes ordinaires, les troubles gastro-intestinaux sont assez fréquents.

Le plus souvent le diabète chez l'enfant prend une marche excessivement rapide : Senator l'a vu entraîner la mort chez des enfants de douze ans en l'espace de trois à quatre semaines. Bekler rapporte le fait d'un enfant de huit ans qui succomba après cinq semaines de maladie. Jamais on n'observe la forme du diabète gras; la maladie affecte d'emblée la forme du diabète maigre (Leroux).

MARCHE, DURÉE. Tous les diabètes sont loin d'évoluer dans le même espace de temps; le plus habituellement la durée de la maladie est longue, mais parfois quelques mois sont à peine passés, que déjà le diabétique est arrivé à sa dernière période, après avoir parcouru rapidement les deux premières. On peut en juger par le tableau suivant que Lécorché rapporte d'après Griesinger. Sur 88 cas, la durée a été :

	Fois.
De 4 mois	1
4 à 6 mois	2
6 mois à 1 an.	13
1 an à 2	39
2 à 3	20
3 à 4	7
4 à 5	2
5 à 6	1
6 à 7	2
7 à 8	1
	88

Bence Jones a rapporté des cas de diabète datant de douze à seize ans; Lécorché en a vu dont l'existence remontait à vingt et trente ans. On conçoit, du reste, d'après ce que nous avons dit du début du diabète, combien il est difficile d'en préciser l'époque, nombre d'individus pouvant, pendant un assez long temps, rester diabétiques sans s'en apercevoir.

Cette variété dans l'évolution plus ou moins rapide du diabète fait que quelques auteurs admettent un diabète aigu et un diabète chronique. Sans doute, si on a égard à la durée de la maladie, cette division peut se justifier, mais elle n'implique aucune différence dans la maladie : dans le diabète aigu, les symptômes s'observeraient dans toute leur netteté, apparaissant régulièrement et s'enchaînant les uns aux autres; dans la forme chronique, ils seraient plus confus; la glycosurie parfois caractériserait la maladie presque à elle seule, alors que la polyurie et la polyphagie manqueraient souvent.

Le diabète revêt souvent ces formes frustes dans lesquelles, en s'appuyant sur un seul symptôme, le clinicien est obligé en quelque sorte de deviner la maladie ; c'est dans ces cas que le médecin, parfois embarrassé pour expliquer certains troubles, dyspeptiques ou autres, chez un malade, examine les urines en désespoir de cause, et constate, non sans quelque surprise, qu'elles renferment du sucre.

La marche du diabète n'est point toujours continue; il peut se faire des rémissions pendant lesquelles, sous une influence thérapeutique ou autre, le sucre disparaît de l'urine pendant un certain temps, pour reparaître ensuite ; c'est cette forme que Rayer, Bence Jones ont décrite, sous le nom de *diabète intermittent*. Ce n'est point vraisemblablement une forme spéciale. En effet, le diabète ne s'établit pas toujours d'emblée; certains goutteux, quelques individus atteints d'affections pulmonaires, surtout les asthmatiques, et enfin nombre d'obèses, voient apparaître dans leurs urines, à certains moments, du sucre, et ils éprouvent quelques symptômes tels que la polyurie et la polydipsie : sont-ce là de vrais diabétiques? Nous ne le pensons pas : ils ne sont que glycosuriques : il n'y a donc pas lieu d'admettre un diabète intermittent comme forme spéciale; mais la constatation de ces faits chez un individu doit faire craindre qu'il ne devienne vraiment diabétique à un moment donné.

Nous avons signalé, à propos du pronostic, l'influence de l'âge du sujet sur la marche de la maladie.

ANATOMIE PATHOLOGIQUE. Les lésions anatomiques relevées à l'autopsie des diabétiques sont aussi nombreuses que variées dans leur siége et leur nature. Elles portent sur les centres nerveux, les nerfs, le tube digestif, le foie, le pancréas, les reins, les poumons, etc. Quant à leur nature, ce sont des hémorrhagies ou des ramollissements, des indurations, des tumeurs de natures diverses, des hypertrophies ou des atrophies, des inflammations chroniques, des scléroses, des dégénérescences. D'autres fois enfin, les résultats de l'autopsie sont absolument négatifs; il n'y aucune lésion, et ces cas ne sont pas les moins nombreux. En présence de ces faits si contradictoires, il est impossible de reconnaître à aucune de ces altérations anatomiques les caractères de constance de siége et de nature nécessaires pour constituer la lésion primordiale de la maladie. La lésion anatomique du diabète, si toutefois elle existe, est donc encore à trouver. Une seule cependant est constante, mais variable aussi dans ses degrés, c'est la lésion du sang; elle ne doit point être étudiée sur le cadavre, mais sur le sang frais à sa sortie de la veine; elle suit les phases de la maladie, et à ce titre son histoire rentre presque dans la partie clinique. Elle n'est point elle-même primitive, elle est le résultat du trouble général de la nutrition, et c'est dans le liquide sanguin que viennent s'accumuler les matériaux divers tels que le sucre, l'urée, la graisse, les matières extractives qui, formés en excès ou non utilisés par l'organisme, vont s'éliminer par les émonctoires naturels, notamment par les reins, en modifiant la composition du liquide urinaire.

Sang. Habituellement, l'aspect extérieur du sang ne présente rien de particulier dans le diabète sucré. Cependant Christison et P. Frank ont signalé son aspect graisseux; d'après eux, il fournirait, en se coagulant, un caillot volumineux et un sérum laiteux. Cl. Bernard a également constaté que le sérum du sang des animaux rendus glycosuriques était laiteux; les analyses de Simon, de Müller et de Rees, ont démontré que cet état laiteux était dû à une accumulation de graisse dans le sang des diabétiques. Ainsi, tandis que la quantité normale de graisse dans le sang est de $1^{gr},60$ pour 1000 grammes de sang, on l'a vue s'élever à $3^{gr},64$ (Simon) et à $6^{gr},77$ (Müller). Nous avons vu plus haut comment cet état de lipémie avait servi à Sanders et Hamilton, à O. Veit, à Staar, pour expliquer, par des embolies graisseuses du cerveau et des poumons, les accidents si terribles du coma diabétique.

Malgré les assertions de Mialhe, le sérum du sang est constamment alcalin chez les diabétiques, lorsqu'on l'examine à l'état frais. C'est seulement après vingt-quatre heures, quelquefois plus tôt, que l'acidité du sérum apparaît, par suite de la fermentation et de la production d'acide lactique. Lécorché, s'appuyant sur les travaux de Salkovoski, de O. Lassar, de J. Kurlz, admet néanmoins que l'alcalinité du sang peut être plus ou moins prononcée : selon lui, une désalcalinisation légère du sang, sans toutefois arriver jusqu'à l'acidité, peut être imputable à la tendance qu'ont les diabétiques à faire de l'acide urique en excès, à devenir goutteux; l'alcalinité du sang serait alors insuffisante pour faciliter la combustion du sucre, et c'est ainsi que s'expliquerait l'utilité des alcalins dans le traitement de certains diabètes.

La lésion caractéristique du sang dans le diabète sucré est l'*hyperglycémie*,

c'est-à-dire l'apparition dans le sang d'une quantité anormale de sucre de glycose. Aujourd'hui, grâce aux travaux de Cl. Bernard, on ne peut plus contester la
présence du sucre dans le sang à l'état normal; la glycémie est un état physiologique absolument indépendant de la digestion et de l'alimentation; mais, dans
ces conditions, on ne constate dans le sang que des traces indosables de glycose.
Dès que pour une raison quelconque, soit par excès de production, soit par défaut
de destruction, la quantité de sucre augmente dans le sang, dès que sa proportion atteint 3 à 3,5 pour 1000, le sucre passe dans l'urine (Cl. Bernard,
Lehmann et Uhle). La présence du sucre dans le sang des diabétiques avait déjà
été signalée par Rollo, par Ambrosiani, Fonberg, Binder, Mac-Gregor, puis niée
par Nicolas et Gueudeville, Vauquelin et Ségalas, Henry et Soubeiran. Les analyses
de Bouchardat, de Müller et Picard, de Rees, de Drummond, ne laissent plus
aucun doute à cet égard : nous empruntons au professeur Jaccoud le tableau suivant, qui indique la quantité de sucre pour 1000 parties trouvées chez des
diabétiques :

	Sucre.
Fonberg	0,35
Ambrosiani	0,90
Péligot	1,00
Müller	1,10
Picard	1,25
Rees	1,80
Drummond	2,00

La recherche du sucre doit avoir lieu sur du sang absolument frais, sinon la
fermentation peut l'avoir fait disparaître. Enfin l'hyperglycémie peut cesser vers
la fin de la maladie, et en même temps la glycose cesse de passer ou diminue
dans l'urine. Le sucre en excès dans le sang est ainsi répandu dans tous les
tissus et organes qui, bientôt, en sont imprégnés; chez un malade de Griesinger,
Binder, analysant le sang dans les différents organes, a trouvé :

	Pour 100.
Sang du cœur droit	0,05
Foie	0,28
Rate	0,23
Cerveau	0,081
Muscles de la cuisse	0,038

L'urée peut être également en excès dans le sang des diabétiques; de même qu'il
y a hyperglycémie, il y a *azotémie* (Cantani, Lécorché). Nous avons vu que l'azoturie du diabétique était variable, tantôt marchant parallèlement à la glycosurie,
tantôt en sens inverse, tantôt même existant séparément. Il est donc infiniment
probable que des variations analogues surviennent dans le sang, mais des
analyses précises nous manquent à cet égard. C'est à cet excès d'urée que certains auteurs, Clark et Camplin entre autres, ont tenté d'attribuer certains accidents nerveux du diabète; mais ici, s'il y a urémie ou azotémie, il y a azoturie,
les voies d'élimination restant habituellement libres, tandis qu'elles ne le sont
pas dans l'urémie brightique, par exemple.

En même temps qu'un excès d'urée, il y a également dans le sang exagération
d'acide urique et quelquefois d'acide hippurique et d'inosite (Lécorché); enfin,
dans certains cas, on aurait constaté la présence de l'acétone (Berti, Burresi).

Le sang renfermant du sucre, de l'urée et d'autres produits en excès, a
une densité supérieure à la moyenne : ainsi, de 1028 à 1029, chiffre normal, elle peut monter à 1033 et 1035 : le sang est donc plus épais, plus

visqueux, circule moins facilement; c'est un phénomène important sur lequel Mac-Gregor a le premier attiré l'attention.

Au point de vue de l'albumine, de la fibrine, des globules, le sang des diabétiques n'est que bien peu modifié, si l'on s'en rapporte aux analyses suivantes de Bouchardat : la première est celle du sang d'un diabétique à sa période d'état et supportant sa maladie, la seconde provient du sang d'un sujet arrivé à la période consomptive :

SANG DE DIABÉTIQUE ENCORE VIGOUREUX

Albumine.	67,12
Fibrine.	2,83
Globules	127,22
Sels, matières extractives, graisse, glycose	11,22
Eau	791,60

SANG DE DIABÉTIQUE ARRIVÉ A LA DERNIÈRE PÉRIODE

Albumine.	62,51
Fibrine.	1,95
Globules	118,23
Sels, matières extractives, corps gras	8,52
Eau.	808,76

Les globules rouges paraissent peu modifiés dans le diabète; Fonberg a dit qu'ils avaient une tendance à s'accoler par leurs bords, et qu'ils étaient marqués de points noirs; Lécorché n'a pu retrouver ces altérations. Leur nombre lui a paru plutôt exagéré que diminué, car à la période d'état il a constamment trouvé une moyenne de 3 500 000 à 4 000 000 de globules rouges : mais quelle valeur peut-on attacher à des numérations de globules faites sur un sang dont le degré de dilution doit varier sans cesse, suivant que le malade a bu plus ou moins récemment une quantité considérable de liquide? Nous avons vu que les recherches de Pettenhofer, Voit, Gœthgens, avaient prouvé d'une façon incontestable que le diabétique absorbait moins d'oxygène et exhalait moins d'acide carbonique. Cette diminution d'absorption d'oxygène est-elle due à la diminution du nombre des globules, ou à un affaiblissement du pouvoir absorbant de chacun d'eux, c'est là une question qui n'est point encore résolue.

Les globules blancs et les globulins ne subissent aucune modification dans leur nombre ou leur structure (Lécorché). Cependant de récentes recherches ont montré à O. Veit que les globules blancs étaient plus nombreux dans le diabète.

En résumé, dans le diabète sucré, le sang est devenu plus dense, plus épais, plus visqueux; il renferme en quantité anormale et souvent considérable, toujours de la glycose, souvent de l'urée et des matières extractives.

Parmi les lésions anatomiques constatées chez les diabétiques, celles du *système nerveux* appellent en premier lieu l'attention, en raison du rôle que les recherches de Cl. Bernard paraissent leur attribuer dans la production de la maladie; mais la diversité de leur siége, de leur nature, de leur époque d'apparition, en rend encore très-difficile l'interprétation.

En effet, elles peuvent intéresser l'encéphale, la protubérance, le bulbe, la moelle et même le pneumogastrique et le grand sympathique; elles sont constituées tantôt par des foyers de congestion chronique, d'inflammation, d'hémorrhagie, de ramollissement, de désintégration, tantôt par des tumeurs diverses, tubercules, gliomes, sarcomes, syphilomes, etc. Dans certains cas elles semblent avoir précédé l'apparition du diabète et peuvent, en conséquence, être regardées comme un de ses éléments pathogéniques ; d'autres fois, elles sont bien évidemment secondaires.

Les lésions du plancher du quatrième ventricule doivent nous occuper tout d'abord.

Levrat-Perroton, Seegen, Recklinghausen, Richardson, ont rapporté des cas de diabète dans lesquels ils ont trouvé, à l'autopsie, une tumeur comprimant le quatrième ventricule ou le bulbe. Cependant Véron, qui a, dans sa thèse, réuni dix-sept observations de tumeurs du quatrième ventricule, n'a noté que trois fois la glycosurie d'une façon bien nette.

Recklinghausen et Richardson ont également rapporté des faits de ramollissement inflammatoire du bulbe chez certains diabétiques ; Charcot en aurait observé de semblables.

D'autres fois, ce sont des foyers hémorrhagiques situés dans le bulbe et la protubérance (Murray, Andral, Gull et Barlow).

Frerichs, Broca, Leudet, Fauconneau Dufresne, ont cité des faits de ramollissement du quatrième ventricule. M. Luys a écrit tout particulièrement les lésions qu'il a observées sur le bulbe : « Chez les vieux diabétiques, la coloration du quatrième ventricule présente une teinte jaunâtre rosée et diffuse, qui rappelle d'une façon très-manifeste celle que l'on constate dans certains foyers à coloration ocreuse de la substance cérébrale. Les capillaires s'y révèlent sous une apparence excessivement serrée, surtout lorsqu'on examine la surface à la loupe, ou bien sous forme de gros troncs turgides, d'apparence étoilée, occupant les régions bilatérales situées sous la voûte des pédoncules cérébelleux supérieurs ; ces régions sont remarquables, à l'état normal, par une tache bistrée correspondant à une pigmentation plus accentuée des cellules de la région ; elles sont situées au niveau de l'implantation des pédoncules cérébelleux supérieurs. » C'est cette région que M. Luys a désignée sous le nom de région diabétique du quatrième ventricule.

Dans certaines formes chroniques très-avancées, on trouve des lésions analogues au niveau des régions inférieures du quatrième ventricule, au-dessous des dernières fibres acoustiques. En même temps toute la substance grise est mollasse et incapable de supporter la pression du couteau ; elle présente aussi de petites dépressions en forme de fossettes irrégulières, jaunâtres, bistrées, qui correspondent à des atrophies localisées par résorption de la substance nerveuse.

En pratiquant des coupes à l'état frais, on reconnaît que l'hyperémie ne s'arrête pas à la surface, mais qu'elle gagne la profondeur, dans la substance grise du quatrième ventricule et jusque dans le milieu de la protubérance ; la substance grise centrale de la région cervicale de la moelle participe parfois au même travail congestif.

Les parois des capillaires sont épaissies et infiltrées de granulations rougeâtres et jaunâtres ; par places on trouve dans leur épaisseur des exsudations granuleuses formant comme une petite atmosphère de matière plastique adhérente ; ces mêmes parois sont infiltrées de matière colorante d'origine hématique.

Les cellules nerveuses sont irrégulières, déchiquetées, infiltrées de granulations jaunâtres ; leurs prolongements sont rompus, les fibrilles nerveuses ambiantes sont fragmentées.

Ces lésions indiquent donc un état d'hyperémie chronique avec exsudation diffuse ayant amené un état de dégénérescence des éléments nerveux ; elles semblent d'autant plus marquées que le diabète a duré plus longtemps (Luys).

MM. Lancereaux, Potain, Fritz, Zenker, ont rapporté des faits analogues. Dickinson a décrit également des altérations dues à l'hyperémie chronique des centres nerveux, et plus particulièrement de l'olive, du plancher du quatrième ventricule, de la partie centrale de la moelle et même des corps opto-striés ; les artères sont dilatées, leurs parois épaissies, leur gaîne périvasculaire distendue et remplie de globules rouges, le tissu nerveux environnant est en état de désintégration granuleuse et résorbé par places, d'où la formation d'excavations pouvant se remplir de pigment ou de sang extravasé.

Récemment Taylor et Goodhart ont cherché à vérifier ces lésions vasculaires et nerveuses admises par Luys et Dickinson ; ils ont soigneusement examiné les centres nerveux de 9 diabétiques et sont arrivés à des résultats absolument négatifs ; d'autre part, Wilks et Moxon en Angleterre, Külz et Müller en Allemagne, n'ont pas été plus heureux ; il ne serait point difficile de citer de nombreuses autopsies dans lesquelles les centres nerveux et le bulbe ont été trouvés parfaitement intacts : ces lésions bulbaires ou cérébrales sont donc loin d'être constantes dans le diabète sucré.

Dans un cas, Homolle a constaté un état chagriné de l'épendyme du quatrième ventricule ; ces granulations, analogues à celles décrites par Joire dans la paralysie générale, n'ont rien de spécial au diabète et peuvent se rencontrer sans glycosurie dans un cas d'hydrocéphalie, toutes les fois qu'il y a une inflammation chronique des enveloppes cérébrales.

Enfin nous signalerons encore les faits de Scharlau et Vogel, dans lesquels la moelle épinière et ses enveloppes étaient altérées ; ceux de Nyman, Duben, Huss, Henrot, dans lesquels un des nerfs pneumogastriques a été comprimé et atrophié par une tumeur ; récemment A. de Fleuy, dans quatre nécropsies de diabétiques, avait constaté l'hypertrophie d'un des pneumogastriques. Duncan a signalé une hypertrophie du grand sympathique, Rayer celle du plexus rénal.

Comparées aux résultats obtenus par Cl. Bernard, ces lésions nerveuses offrent le plus grand intérêt : d'accord avec les expériences, elles montrent que vraisemblablement il n'existe pas un point unique situé dans le bulbe dont la lésion détermine la glycosurie, mais que celle-ci peut dépendre de lésions diverses situées en des points variés du système nerveux ; ce fait est encore confirmé par les recherches d'Ollivier sur la glycosurie consécutive aux hémorrhagies cérébrales.

Parmi ces lésions, les unes sont évidemment consécutives au diabète, les autres, et surtout certains faits de tumeurs ou de lésions traumatiques, ont sûrement précédé son apparition ; à ce titre, on ne saurait leur refuser une influence pathogénique. C'est ce qui légitime, pour quelques auteurs, une forme spéciale de diabète, le diabète cérébral. Mais, dans bien des cas, n'a-t-on pas eu sous les yeux une simple glycosurie plutôt qu'un diabète véritable ? Les faits actuels ne permettent pas de trancher cette question d'une manière définitive.

La découverte de la fonction glycogénique devait nécessairement attirer l'attention vers le *foie* comme siége de la lésion caractéristique du diabète : or, malgré de nombreuses recherches, on n'est encore arrivé qu'à des résultats peu précis et souvent contradictoires.

L'hypertrophie du foie est l'altération qui a été signalée le plus souvent ; Percy, Andral, Cl. Bernard, Trousseau, Scegen et d'autres encore, l'ont constatée ; Lécorché a vu le poids du foie atteindre 2000 grammes. Tantôt cette hypertrophie est uniforme, tantôt elle se localise à l'un des lobes (Rother). Elle est due à des lésions diverses : dans certains cas, c'est une simple congestion (Gerlach, Andral, Zenker) ; d'autres fois, il existe une véritable hépatite inter-stitielle caractérisée par une prolifération du tissu conjonctif interlobulaire (Wilks, Stokwis) ; dans un cas de Lécorché, le foie avait tout à fait l'apparence du foie muscade. Au microscope, quelques observateurs ont constaté une véri-table prolifération des cellules hépatiques (Stokwis, Frerichs, Pavy), et une fois les cellules périphériques des acini, c'est-à-dire celles qui sont directement en rapport avec la veine porte, auraient été seules hypertrophiées (Rindfleisch). Récemment, MM. V. Hanot et C. Chauffard ont observé deux cas de cirrhose hypertrophique pigmentaire chez deux malades arrivés à la dernière période de la cachexie diabétique.

D'autres fois, le foie a été trouvé atrophié (Vogt, Rayer, Griesinger) ; Beale, Munch et Tscherinow, ont signalé une atrophie des cellules hépatiques dont le pigment et la graisse avaient presque complètement disparu ; la cirrhose atro-phique du foie a été observée dans le diabète ; nous en avons déjà parlé à propos des symptômes ; enfin Zimmer a noté une dégénérescence graisseuse du paren-chyme hépatique.

D'autre part, très-souvent le foie a été trouvé absolument normal, ainsi que le prouvent les faits de Duncan, Frerichs, Durand-Fardel et d'autres obser-vateurs.

Il serait intéressant de savoir si, chez les diabétiques, le tissu du foie renferme plus de glycogène ou d'urée qu'à l'état normal ; les observations nous manquent à cet égard, et Lécorché fait remarquer avec raison combien elles sont difficiles à faire, attendu que d'abord il faudrait opérer sur le foie très-rapidement après la mort, et que, d'autre part, par suite de la cachexie finale ou des complica-tions qui ont amené la mort, le plus souvent ces substances ont disparu ou au moins ont diminué notablement de quantité.

Enfin on a signalé dans le foie de certains diabétiques des lésions purement accidentelles, telles que le cancer et le tubercule.

Ces différences profondes qui existent dans l'état du foie chez les diabétiques montrent bien le peu de certitude de nos connaissances à cet égard ; sans doute l'hypertrophie, si elle était constante, s'expliquerait bien par l'activité exagérée de l'organe dans le diabète, exactement comme la salivation des fumeurs amène une augmentation du volume de la glande parotide ; mais ces cas sont bien rares comparativement à ceux où le foie est normal ou a subi des lésions abso-lument différentes. La difficulté est d'autant plus grande que nous savons aujourd'hui que certains états congestifs du foie et certaines cirrhoses, absolu-ment étrangers au diabète, peuvent s'accompagner de glycosurie.

Cawley le premier, en 1788, a signalé une altération du *pancréas* dans le diabète ; Bright en rapporte également une observation ; Bouchardat, dès 1846, insistait sur le rôle que le pancréas pouvait jouer dans le diabète ; cependant il ne parut que quelques observations isolées et sans commentaires indiquant des altérations très-diverses de cette glande chez les diabétiques : tels sont les faits de Griesinger, Frerichs, de Harley, de Fles, de Hartsen, de Recklinghausen, de Popper, de Klebs et Munch, de Lécorché. Seegen a observé divers cas de diabète (15 sur 30) dans lesquels le pancréas était atrophié, ou en voie de dégénéres-cence graisseuse, ou rempli de calculs. Récemment Lancereaux en a rapporté deux exemples nouveaux, et après l'analyse de ces faits et de ceux antérieure-ment publiés il a pensé pouvoir établir une variété spéciale de diabète qu'il désigne sous le nom de *diabète maigre*, et dont la caractéristique anatomique serait l'altération du pancréas. Ses idées ont été rapportées en détail dans l'intéressante thèse de Lapierre. Les lésions du pancréas sont, en général, des lésions atrophiques; tantôt elles sont primitives, tantôt consécutives à une oblitération des conduits de la glande par des calculs, une tumeur, etc. Finalement elles aboutissent à la suppression fonctionnelle de la glande. L'atrophie peut porter sur toute la glande, mais le plus souvent elle n'est que partielle, et alors c'est la queue du pancréas qui est lésée de préférence. Parfois l'atrophie est tellement considérable que le parenchyme glandulaire est à peine reconnaissable; il est transformé en une masse blanchâtre, dure, fibreuse; les canaux ont disparu plus ou moins complétement au niveau des parties malades; au microscope, on trouve une dégénérescence graisseuse des cellules glandulaires et une sclérose de la trame conjonctive; les cellules sont étouffées, la sécrétion s'arrête, et de la glande il peut ne rester qu'une coque fibreuse. Il est impossible de savoir si la lésion a débuté par les épithéliums ou par le tissu conjonctif (Lapierre).

Dans un autre ordre de faits, l'atrophie de la glande est consécutive à l'oblitération des canaux excréteurs par des calculs. Ceux-ci sont en nombre très-variable; dans quelques cas, les canaux en étaient presque remplis; d'autres fois, il n'y en a que deux ou trois qui prennent alors un volume considérable; un calcul observé par Recklinghausen mesurait 4 centimètres de longueur; les concrétions sont composées de carbonate et de phosphate de chaux. La sécrétion pancréatique continuant pendant quelque temps, les canaux se dilatent derrière les calculs qui les obstruent: de là leur aspect moniliforme et la formation de kystes de nombre et de volume variés; autour de ces kystes le tissu glandulaire s'atrophie et le pancréas est constitué alors par une agglomération de kystes dont la paroi est souvent très-dure. Ces kystes renferment un liquide blanchâtre ou jaunâtre, visqueux, contenant parfois de la cholestérine et de la graisse, des débris de cellules, des calculs: il est donc probable que ces kystes, bien qu'on ne retrouve pas toujours leur abouchement avec les canaux, sont des kystes par rétention (Lapierre). Autour d'eux et des canaux dilatés le tissu pancréatique est tantôt dur, sclérosé, tantôt mou et graisseux (Lancereaux). Enfin, dans quelques cas, c'est une tumeur cancéreuse de la tête du pancréas qui comprime le canal de Wirsung (Frerichs), ou un abcès de la même partie de la glande (Harley). De l'analyse des faits actuellement connus il résulte que, pour que le diabète d'origine pancréatique se produise, il est nécessaire que la lésion de la glande, quelle qu'en soit la nature, en abolisse complétement la sécrétion (Lancereaux, Lapierre).

Les lésions anatomiques que nous avons décrites jusqu'ici, c'est-à-dire celles du système nerveux, du foie et du pancréas, ont pu, dans un certain nombre de cas, être considérées comme ayant été la cause première du diabète: il n'existe donc point, ainsi que nous l'avons déjà dit, une lésion unique caractéristique de cette maladie; il semble que plusieurs organes puissent, par leur altération, déterminer, évidemment par un processus différent pour chacun d'eux, l'apparition du diabète. C'est là un argument d'une grande valeur, pour les auteurs qui ont décrit des formes dans le diabète.

Les altérations qui nous restent à décrire ne sont que la conséquence du diabète lui-même; la plupart nous sont déjà connues.

Le *tube digestif* peut être intéressé dans ses diverses portions. Dans la bouche la perte des dents résulte d'une forme spéciale de carie, la carie blanche, ou de la gingivite expulsive, étudiées plus haut (Alquié, Magitot, Falck).

La muqueuse linguale est parfois le siége d'une prolifération épithéliale située en avant du V lingual, particulière ou générale, et donnant à la langue un aspect villeux et une coloration brune sur lesquels nous avons déjà insisté.

L'*estomac* est souvent dilaté en même temps que la couche musculeuse est considérablement hypertrophiée ; cet état est dû sans aucun doute à l'énorme quantité d'aliments qu'il reçoit et au travail musculaire exagéré que lui impose la digestion chez certains diabétiques polyphagiques. La muqueuse est souvent atteinte d'un catarrhe chronique (Rokitansky) ; elle est épaissie (Von Dusch), hypcrémiée et mamelonnée ; au voisinage du pylore, les glandes sont saillantes et manifestement hypertrophiées (Lancereaux). De même que l'hypertrophie de la tunique musculaire, celle de la muqueuse et des glandes n'a pas d'autre cause que le fonctionnement exagéré de l'estomac. Les lésions inflammatoires, catarrhales, existent quand surviennent les gastro-entérites et les dyspepsies si fréquentes dans le cours du diabète.

Les *reins* sont très-souvent malades chez les diabétiques, 20 fois sur 30 d'après Rokitansky ; la lésion consiste presque constamment dans une néphrite parenchymateuse plus ou moins avancée ; elle explique certaines albuminuries qui viennent compliquer le diabète. La néphrite interstitielle paraît beaucoup plus rare (Kuchenmeister) ; une fois le rein était en dégénérescence amyloïde (Christi-Buicli) ; enfin on a pu y observer du cancer et des tubercules. Miquel avait signalé une hypertrophie simple des reins, et pour lui le diabète était d'origine rénale ; l'hypertrophie simple des reins peut s'observer chaque fois qu'il y a une polyurie notable et persistante.

Enfin la muqueuse de la *vessie*, des bassinets et des uretères, est parfois hypcrémiée (P. Frank, Vogt, Alquié), et la couche musculaire de la vessie est hypertrophiée, au même titre que celle de l'estomac (Fritz).

Le *cœur* est souvent surchargé de graisse ; la fibre musculaire est pâle, parfois en dégénération graisseuse ; le muscle cardiaque a été trouvé flasque, atrophié (Paget, Dickinson, Scott Donkin). Les artères sont souvent athéromateuses ou graisseuses ; depuis Dupuytren, qui l'avait remarqué le premier, nombre d'observateurs ont pu le constater. Ordinairement, cette athéromasie n'est point étendue à tout le système artériel ; elle affecte surtout les artères du cerveau, de la rétine, des membres ; les gros troncs artériels sont souvent épargnés (Lécorché) ; cette lésion rend compte des hémorrhagies cérébrales ou rétiniennes si fréquentes dans le diabète, des ramollissements cérébraux, de certaines gangrènes, et enfin de ces cas intéressants d'asphyxie locale et de claudication intermittente observés par Charcot chez des diabétiques. Ces altérations artérielles sont effet et non cause du diabète, ainsi que l'avaient pensé Bischoff et Richardson ; « c'est à la longue durée du diabète, à l'atteinte profonde qu'il porte à la nutrition, qu'est due, sans nul doute, la tendance qu'ont à se produire la dégénérescence graisseuse des artères et l'athéromasie » (Lécorché).

En étudiant les complications qui, dans le diabète, peuvent survenir vers les *poumons*, nous avons décrit les lésions qui les atteignent ; elles sont très-fréquentes ; Seegen les a rencontrées 23 fois sur 30 cas de diabète, et Ogle 10 fois sur 15. La bronchite capillaire, la congestion pulmonaire, la pneumonie lobaire et lobulaire, ont été constatées ; les lésions qu'elles déterminent n'offrent rien de spécial au diabète ; cependant les foyers pneumoniques ont une tendance particulière à passer rapidement à l'état d'hépatisation grise ; il se forme ainsi des excavations d'origine purement inflammatoire qui peuvent simuler la phthisie tuberculeuse ; Wilks, Seegen, Pavy, en ont rapporté des exemples. Dans d'autres cas, c'est une véritable nécrose, souvent fort étendue, qui s'établit dans le parenchyme pulmonaire (Griesinger, Monneret, Scott, Charcot, Hodgkin).

D'autres fois, ces excavations sont réellement de nature tuberculeuse ; on ne peut contester aujourd'hui que la tuberculose pulmonaire se développe chez les diabétiques (Thaon, Grancher, Bertail) ; cette question a été discutée plus haut, et, si l'on admet l'unité de la phthisie pulmonaire, les cavernes d'origine purement inflammatoire seraient assez rares (Ogle, Lécorché).

La gangrène pulmonaire a été également observée (Recklinghausen), enfin la plèvre peut être le siége de pleurésie sèche (Rother, Seegen), de pleurésie purulente (Gallard, Fritz).

Nous avons décrit les éruptions diverses qui peuvent survenir sur la peau, les furoncles, les anthrax, les ulcères, les phlegmons superficiels et profonds. Les muscles sont parfois le siége d'abcès interstitiels (Richet), les aponévroses et les tendons peuvent s'enflammer et s'exfolier (Dionis, Favrot), et le tissu osseux a été atteint de nécrose (Richet, Dionis, Musset).

Étiologie. Si les symptômes et les complications du diabète sucré sont connus aujourd'hui d'une façon assez précise, il n'en est pas de même de ses causes ; elles nous échappent le plus souvent, et nous sommes encore réduits à invoquer des considérations d'ordre général, souvent vagues et incomplètes.

Nous ne rechercherons point si le diabète est plus fréquent aujourd'hui que dans les temps passés ; autrefois il passait presque constamment inaperçu, maintenant nous savons le reconnaître.

AGE.	ANDRAL.	BARDSLEY.	CANTANI.	CHRISTIE.	DICKINSON.	DURAND-FARDEL.	FOSTER.	GRIESINGER.	SEEGEN.	TOTAL.
0 à 10 ans	2	»	1	»	1	»	»	6	»	10
10 à 20	5	»	9	»	3	9	1	36	5	66
20 à 30	12	3	11	»	6	7	7	56	23	125
30 à 40	20	5	41	4	10	26	4	60	21	191
40 à 50	20	4	52	5	1	73	5	36	33	232
50 à 60	13	2	38	2	2	109	2	14	43	225
60 à 70	12	»	14	»	»	77	«	7	14	124
75 et au-dessus	2	»	2	»	1	9	»	2	1	17
Total.	84	14	168	11	29	310	17	217	140	990

Le diabète se rencontre à tout âge de la vie, depuis la plus tendre enfance jusqu'à la vieillesse la plus avancée ; Oppolzer et Kitselle l'ont observé chez un enfant de huit jours, Hanner chez un enfant de un an, et Andral chez un enfant de trois ans ; d'autre part, P. Frank et Berndt l'ont vu chez des vieillards de soixante-dix ans, et Bouchardat chez des vieillards de quatre-vingt-deux ans de l'un et l'autre sexe. Mais c'est incontestablement pendant l'âge adulte qu'il a sa plus grande fréquence, c'est-à-dire entre quarante et cinquante ans ; c'est là ce qui ressort du tableau ci-dessus dressé par J. Cyr et qui résume les diverses statistiques de Griesinger, Durand-Fardel, Andral, etc., ci-dessus.

D'après J. Cyr, l'âge où l'on rencontre le plus de diabétiques du sexe masculin est entre quarante-cinq et cinquante-cinq ans, tandis que pour les femmes c'est plutôt entre trente-cinq et quarante-cinq ou même entre trente et quarante ans.

Pour Bouchardat c'est surtout à l'époque de la ménopause que le diabète a sa plus grande fréquence chez les femmes. La statistique des décès de la Grande-Bretagne pendant les deux périodes de 1850 à 1860 et de 1860 à 1870, dressée par W. Roberts et Dickinson, et consultée par J. Cyr, établit que dans ces vingt années le diabète a amené la mort de 2954 personnes du sexe féminin parmi lesquelles

492 sont mortes entre	15 et 20 ans.
650	25 et 35
645	35 et 45
509	45 et 55
568	55 et 65

Le maximum des décès a donc lieu entre vingt-cinq et trente-cinq ans, ce qui montre à *fortiori* que le maximum de fréquence du diabète chez la femme est sans doute entre trente et quarante ans.

Le tableau de Griesinger montre que cet âge moyen de quarante à cinquante ans n'est exact que si l'on ne tient point compte des sexes ; si en effet on les sépare, on constate que l'influence de l'âge varie pour chacun d'eux : ainsi pour le sexe masculin le maximum de fréquence correspond à la période de trente à quarante ans, tandis que pour le sexe féminin il se montre de dix à trente ans. Voici ce tableau emprunté à Jaccoud et qui comprend 190 cas :

AGE.	Hommes.		Femmes.	
	cas.	p. 100	cas.	p. 100.
De 0 à 10 ans	3	1,7	3	5,6
10 à 20	22	12,7	14	26,4
20 à 30	42	24,4	14	26,4
30 à 40	49	28,4	11	20,7
40 à 50	31	18,0	5	9,4
50 à 60	11	6,3	3	5,6
60 à 70	5	2,6	2	3,1
70 à 80	2	1,1	0	0,0
	165		25	

L'influence du *sexe* sur la fréquence du diabète paraît mieux établie. Tous les auteurs en effet admettent qu'il est beaucoup plus fréquent chez l'homme que chez la femme. Ainsi, d'après les tables mortuaires anglaises citées précédemment, de 1850 à 1870 il y a eu en Angleterre 11 042 cas de mort par le diabète, dont 7305 hommes et 3737 femmes, c'est-à-dire presque le double pour le sexe masculin (J. Cyr). Sur 225 cas de diabète, Griesinger a trouvé 172 hommes et 53 femmes seulement. Sur 19 cas, Jordao a observé 14 hommes et 5 femmes. Pour Oppolzer (de Vienne), il y aurait 4 diabétiques hommes pour 1 diabétique femme. Enfin Lécorché réunissant diverses statistiques a dressé le tableau suivant :

	Diabétiques.	Hommes.	Femmes.
Zimmer a trouvé, sur.	63	49	13
Seegen.	140	100	40
Betz.	31	24	7
Schaper	49	36	13
Leudet.	41	24	17
Schmitz	104	77	27
	437	310	117

La *race* semble avoir une influence réelle, mais mal connue; les nègres ne seraient atteints qu'exceptionnellement; Copland ne l'aurait constaté que deux fois chez des hommes de couleur; Seegen et Bouchardat considèrent le diabète comme fréquent chez les Israélites, mais, suivant la remarque de Bouchardat, ce n'est là qu'une simple coïncidence, les juifs étant bien plutôt banquiers, commerçants, que cultivateurs ou manouvriers; c'est chez eux une question de profession et non de race.

L'influence du *climat* dans la production du diabète est bien obscure; les conclusions des divers observateurs sont absolument contradictoires. Le diabète est des plus fréquents en Angleterre; ce fait ressort des nombreux travaux qui ont été publiés sur ce sujet dans ce pays, et des tables de mortalité dont nous avons plus haut cité des exemples. Prout affirme avoir, en trente années, observé près de sept cents cas de diabète; Babington vit à un certain moment son père qui avait une clientèle étendue donner simultanément ses soins à trente-trois diabétiques. L'Angleterre, puis la Hollande, semblent donc les pays privilégiés du diabète; on en a conclu que les pays froids et humides, souvent couverts de brouillards, prédisposeraient à cette maladie. Stœber et Tourdes ont également signalé la fréquence du diabète à Strasbourg où les brouillards sont assez communs. D'autre part, Dickinson a montré que, en Angleterre, le diabète était plus fréquent dans les populations agricoles que dans les populations manufacturières. Or les premières se nourrissent beaucoup plus d'aliments féculents que les secondes: il y a donc là une étiologie complexe, dans laquelle la mauvaise nourriture, l'abus de la bière, du porter, de l'ale, jouent sans doute un rôle bien plus important que les brouillards ou le froid humide.

En Autriche le diabète serait très-rare d'après P. Frank; au dire de James Willis et de Lefebvre, il est presque inconnu en Russie. En Normandie il est assez commun: là encore est-ce le froid ou le cidre qu'il faut incriminer?

En présence de ces faits, si l'on ne peut méconnaître que le diabète paraît surtout se développer dans les pays frais et humides, en revanche il ne faut pas croire que les climats chauds en soient exempts: ainsi au Brésil il est extrêmement commun, d'après le rapport d'Aquino de Fonceca, de même à Ceylan selon Christie; dans l'Inde, au contraire, le docteur Hunter n'a pu en constater un cas pendant tout son séjour au Bengale. On voit donc combien cette question étiologique est complexe, chaque climat amenant des modifications profondes dans le genre de vie, l'alimentation des individus.

L'*hérédité* a été contestée comme cause de diabète; elle ne saurait pourtant être niée d'une façon absolue: assez rarement, il est vrai, elle se présente sous la forme d'hérédité directe; nous en citerons pourtant des exemples parfaitement authentiques; plus souvent peut-être on la voit apparaître sous forme d'hérédité collatérale, mais ce qui est incontestable, c'est que le diabète se montre dans certaines familles dont les membres divers sont tous plus ou moins sujets aux manifestations variées d'une même prédisposition pathologique, d'une même diathèse : j'ai nommé l'arthritisme. Sous cette forme l'hérédité dans le diabète se relie donc à l'influence des *tempéraments* et des *constitutions;* elle n'échappe pas à la loi encore peu connue aujourd'hui, mais réelle, des transformations des diathèses.

L'hérédité directe et collatérale est prouvée par les faits suivants : Isenflamm rapporte avoir connu sept descendants d'un diabétique atteints tous de la même maladie; Rollo, d'après Storer, cite le cas d'un père mort diabétique, dont le fils, la fille et la fille de cette dernière furent diabétiques. Morton a vu le père et le fils diabétiques, et, dans un autre cas, un enfant dont les trois frères étaient morts de cette maladie. Clarke a observé, à Nottingham, une famille où six enfants sur douze furent atteints de diabète. Mosler a donné ses soins à une malade dont le père, la mère, le fils et deux sœurs, furent diabétiques. Griesinger n'a signalé l'hérédité dans le diabète que 5 fois sur 225 cas, et Andral 2 fois sur 84, Schmitz 22 fois sur 104; Seegen sur 140 malades en vit 8 dont les pères ou mères avaient été diabétiques; dans 10 cas le diabète atteignit les frères et sœurs, et dans 4 autres le père ou la mère en même temps que des frères et sœurs. Pavy, Ebstein, Marchal (de Calvi), Jordao, Mialhe, etc., rapportent également des faits qui ne font que confirmer les précédents.

Il est un fait clinique admis sans conteste aujourd'hui, c'est que l'hérédité dans le diabète se cache parfois sous des allures plus complexes que celles que nous venons d'indiquer. Il est assez fréquent d'observer sur les divers sujets d'une même famille le diabète, la goutte, la gravelle, l'obésité, la migraine, le rhumatisme, certaines dermatoses, c'est-à-dire les manifestations de la diathèse arthritique. Bence Jones et Marchal ont montré que la goutte pouvait donner lieu au diabète; sur 225 diabétiques de Griesinger, 4 étaient nés de parents goutteux; d'autres fois c'est le diabète qui donne lieu à la goutte (Billard).

Fauconneau-Dufresne avait pensé que le diabète attaquait surtout les sujets robustes (36 fois sur 48 d'après son relevé); mais Landouzy et Marchal (de Calvi) ont montré que ce n'était là qu'une apparence, que ce ne sont pas les constitutions fortes par prédominance du système musculaire qui sont sujettes au diabète, mais celles qui ont une certaine tendance à l'obésité. La polysarcie crée en effet une prédisposition au diabète : sur 100 diabétiques Seegen a noté 30 obèses; Zimmer sur 62 en a trouvé 18; Ch. Bouchard a observé, sur 86 cas d'obésité, que 6 fois le polysarcique était né de parents diabétiques et deux fois il était diabétique lui-même. Notons qu'il ne faut pas prendre pour du diabète la glycosurie passagère que l'on observe assez habituellement chez les obèses, gros mangeurs de féculents.

Chez quelques sujets, le diabète, la goutte, la gravelle, la migraine, l'asthme, alternent à diverses reprises. Sur 270 cas de diabète, Durand-Fardel a constaté 23 fois la gravelle, 10 fois la goutte, 5 fois la goutte et la gravelle réunies. Seegen est arrivé à des résultats à peu près analogues; Prout, Garrod, Bence Jones, Rayer, Charcot, ont rapporté de nombreux exemples à l'appui. Ce sont ces cas de diabète reparaissant par moment et alternant avec d'autres manifestations de la diathèse urique qui ont été décrits par Bence Jones sous le nom de *diabète intermittent.* Ils ne constituent pas une espèce spéciale, et peut-être même ne doivent-ils pas être considérés comme un véritable diabète sucré, mais comme une simple glycosurie passagère, souvent liée à des troubles hépatiques. Quoi qu'il en soit de cette forme, les faits abondent pour démontrer la relation étroite qui existe entre le diabète et les diverses manifestations de l'arthritisme. Charcot en rapporte un exemple frappant dans ses leçons sur la goutte :

Père, brasseur	»	»	Obèse.	Diabète.	Mort phthisique à 48 ans.
Mère.	Lymphatique.	Sciatique.	»	»	»
1er fils, brasseur.	Scrofule, kératite.	Rhumatisme articulaire.	Obèse.	Diabète à 50 ans.	Vit encore (60 ans).
2e fils, brasseur.	»	Goutte à 25 ans.	Obèse à 35 ans.	Diabète.	Mort dans le délire.
3e fils.	Lymphatique.	Goutte à 30 ans.	Obèse.	Diabète.	Mort d'accident.
4e fils, alcoolique.	»	»	Obèse.	»	Mort de cirrhose.
5e fils.	Kératite.	Goutte.	Obèse à 25 ans.	Diabète.	Mort phthisique à 48 ans.
Une fille.	»	Goutte.	Obèse.	»	Vit encore.
La fille de celle-ci.	»	Goutte.	Obèse.	»	Vit encore.

J'ai pu depuis quelques années observer la succession des diathèses suivantes dans une famille :

1. *Grand-père maternel a deux filles.*	Diabétique.	Mort à 60 ans d'une pneumonie foudroyante.
2. *La première fille.*	Rhumatisante.	Vit encore.
Son mari.	Goutteux à 40 ans.	Mort à 53 ans d'un cancer de l'estomac.
La deuxième fille.	Gravelle; pas d'enfants.	Vit encore.
3. *Trois enfants issus de la première fille.* *a.* Un fils.	Gravelle à 29 ans.	Vit encore.
b. Une fille.	Lymphatique et obèse à 25 ans.	Vit encore.
c. Une fille.	Lymphatique et tuberculeuse.	Morte phthisique à 20 ans.

M. Bouchard a étudié tout spécialement la question de l'hérédité dans le diabète et de ses rapports avec les autres états morbides ; l'importance de ces recherches nous oblige à donner complétement leurs résultats.

Sur 100 cas de diabète, 25 fois il a vu le diabète chez d'autres membres de la famille.

Sur 100 cas de diabète, on rencontre dans la famille les maladies suivantes :

p. 100.

Le rhumatisme	54
L'obésité	56
Le diabète	25

		p. 100.
La gravelle.		21
La goutte		11
L'asthme.		11
L'eczéma.		11
La migraine		7
La lithiase biliaire		7

Sur 100 diabétiques, on trouve, soit comme antécédents personnels, soit comme maladies antérieures, soit comme maladies concomitantes :

	Fois.
L'obésité.	45
Le rhumatisme musculaire	22
La migraine.	18
Le rhumatisme articulaire aigu	16
La gravelle.	16
L'eczéma.	16
La lithiase biliaire	10
Le rhumatisme articulaire chronique.	8
Les névralgies	8
L'urticaire.	8
Les hémorrhagies fluxionnaires diverses	6
Le pityriasis	4
L'asthme.	2
La goutte	2

Ces faits démontrent amplement qu'il n'y a pas là une simple coïncidence morbide, mais une véritable parenté pathologique. Cette loi de pathologie générale, devinée par Bazin, le père de l'arthritisme, tant critiqué naguère encore, reçoit aujourd'hui une éclatante confirmation ; les idées humorales qui ont brillé d'un si vif éclat dans la médecine française de la première partie de ce siècle, obscurcies pendant un certain temps par les doctrines purement anatomiques d'outre-Rhin, reprennent aujourd'hui une nouvelle faveur. Les travaux récents ont poussé plus avant, et au lieu de la conception vague et mal définie de l'arthritisme, nous voyons s'édifier un groupe morbide dont les divers membres sont reliés entre eux par une étiologie commune, le ralentissement de la nutrition. Nous reviendrons sur ce point à propos de la pathogénie du diabète.

Bouchardat, un des premiers, a montré l'influence des *professions* sur le développement du diabète ; depuis tous les auteurs ont pu constater l'exactitude des résultats auxquels il était arrivé. D'une façon générale, ce sont les professions sédentaires qui fournissent la plus forte proportion de diabétiques : ainsi les notaires, les curés, les rentiers, y sont tout particulièrement sujets. Sur 143 diabétiques dont il a relevé la profession, Durand-Fardel a trouvé :

Rentiers.	25
Commerçants.	15
Cultivateurs	10
Notaires.	12
Prêtres	8
Médecins.	7
Hommes de loi.	9

Les cultivateurs, les fermiers, deviennent souvent diabétiques vers l'âge de quarante à cinquante ans, alors que, enrichis, ils cessent tout travail manuel et mènent une existence oisive et souvent adonnée à la bonne chère.

La vie sédentaire, jointe à de graves préoccupations intellectuelles, morales, pécuniaires, scientifiques, est une des conditions qui favorise le plus l'explosion du diabète ; les hommes politiques, les financiers, les banquiers, les savants, payent un large tribut à cette maladie. Sur 20 hommes de quarante à cinquante ans appartenant à cette catégorie, Bouchardat estime qu'il y a au moins un glycosurique. La fatigue du cerveau a une réelle influence sur le développement de cette maladie. Cl. Bernard estimait que plus d'un tiers des membres des hautes sociétés savantes rendait du sucre dans l'urine; cette opinion nous a été rapportée par un illustre savant qui la tenait de Cl. Bernard lui-même.

En France, le diabète, comme la goutte, est rare dans la population des hôpitaux comparativement à ce qui se passe en Angleterre surtout. Aussi on a dit que le diabète était une maladie des riches; la raison doit sans doute en être cherchée à la fois dans le genre de vie particulier de ces deux classes de la population, l'une menant une vie plus sédentaire, plus large, plus adonnée à la bonne chère, et aussi plus sujette bien certainement aux violentes secousses morales et aux excès de travail intellectuel; l'autre livrée à un travail manuel plus pénible, et n'ayant qu'une nourriture souvent insuffisante et de mauvaise qualité.

C'est encore l'influence du régime, de la vie sédentaire, qui explique la fréquence du diabète chez les Israélites. M. Bouchardat avait déjà signalé ce fait, et sur 140 diabétiques Seegen en a trouvé 36 appartenant à la race juive. Les Juifs en effet, comme le fait remarquer M. Bouchard, sont presque tous citadins. De race industrieuse par excellence, ils se livrent surtout au commerce, à la banque, dédaignant le plus souvent le travail manuel, enfin se marient exclusivement entre eux, conservant ainsi les influences héréditaires qu'ils ont reçues de leurs ancêtres.

Les causes de diabète que nous avons étudiées jusqu'ici sont presque unanimement admises par les auteurs; il nous reste maintenant à passer en revue un groupe de causes plus discutables, les unes d'ordre pathologique, les autres d'ordre physiologique, et ayant pour caractère commun de produire chez l'individu une glycosurie qui, d'abord passagère, peut devenir permanente et constituer alors un véritable diabète. Nous savons en effet aujourd'hui dans combien de circonstances variées le sucre peut apparaître dans l'urine; ce n'est point ici le lieu de traiter largement cette question, et nous renvoyons le lecteur à l'article GLYCOSURIE, où il trouvera tous les détails qu'elle comporte. Pour nous, elle se résume en ces termes : une glycosurie passagère, quelle qu'en soit la cause, peut-elle entraîner après un certain temps un véritable diabète? On voit de suite combien ce problème est difficile à résoudre au point de vue clinique, les observations étant forcément incomplètes à cet égard; théoriquement il touche à la grande question de la pathogénie du diabète, encore si obscure actuellement. Néanmoins la plupart des auteurs sont affirmatifs dans ce sens; Seegen admet que toute glycosurie négligée aboutit fatalement au diabète pour peu qu'elle se prolonge; Lécorché accepte également cette conclusion; elle est aussi conforme à la doctrine de Cl. Bernard, pour lequel, entre la glycosurie et le diabète, il n'y a qu'une question de degré. Néanmoins le problème reste encore indécis; ce que nous pouvons affirmer, c'est que toutes ces causes n'agissent que comme causes déterminantes sur un terrain prédisposé; telle était la conclusion du professeur Jaccoud il y a dix ans ; elle ne peut être modifiée actuellement. La plupart des faits qui rentrent dans ce groupe ne sont que des glycosuries plus ou moins prononcées ; ce ne sont point de véritables diabètes. Nous restons donc fidèle à la distinction fondamentale que nous avons cherché à établir au commencement de cet article, et c'est seulement après ces réserves que nous allons passer successivement en revue ces différentes causes.

Les travaux de Cl. Bernard ayant jeté la plus vive lumière sur le rôle du système nerveux dans la glycogénie et la glycosurie, on a été tout naturellement porté à appliquer à l'homme malade les résultats que l'illustre expérimentateur avait obtenus sur les animaux : de là l'influence prépondérante que nombre d'observateurs tendent à attribuer *aux lésions* ou *aux troubles du système nerveux* dans la production du diabète.

La plupart des causes capables de déterminer un ébranlement considérable du système nerveux ont été invoquées comme causes du diabète : ce sont le traumatisme, certaines lésions cérébrales siégeant plus particulièrement vers le bulbe, les grandes névroses, quelques névralgies et les secousses morales violentes. On ne compte plus aujourd'hui les cas dans lesquels un traumatisme encéphalique a été suivi de glycosurie plus ou moins persistante. Fischer, dans un mémoire fort intéressant, en a réuni un nombre considérable. Dans certains cas, on aurait observé le diabète confirmé avec son cortége habituel de symptômes (J. Cyr). Les chutes, les coups sur la tête, surtout sur la région occipitale, semblent avoir été souvent constatés dans cet ordre de causes ; d'autres fois, c'est une commotion cérébrale indirecte à la suite d'une chute sur les pieds, par exemple ; enfin, plus rarement, c'est un traumatisme sur une autre partie du corps sans grand retentissement sur l'encéphale, et dans ce cas « la prétendue influence du traumatisme céphalique pourrait bien n'être autre chose que celle de l'émotion et de la frayeur » (Jaccoud).

Dans bon nombre de cas rapportés par Seegen, par Barlow, par Gull, par Richardson, par Schmitz, il existait une affection cérébrale reconnue et non douteuse avant l'apparition du diabète.

Dans quelques cas, le diabète serait consécutif à une lésion médullaire. Ainsi Guraud l'a vu survenir chez un individu qui avait été paraplégique douze à quinze ans auparavant, et qui était resté incomplétement guéri. Becquerel l'a également observé à la suite d'une myélite et d'une hémorrhagie rachidienne, Siebert à la suite d'une hémorrhagie rachidienne et Kunckler après une méningo-myélite partielle.

On a également cité des diabètes consécutifs à des accès de névralgie occipitale, faciale, sciatique (Thompson), à des névralgies multiples (Andral), le plus souvent à des céphalalgies persistantes (Gulden), à des migraines invétérées.

Les névroses ne seraient point non plus étrangères à la production du diabète : ainsi Niepce et Marchal (de Calvi) ont signalé l'hystérie, l'épilepsie et l'aliénation ; Seegen, la crampe des écrivains ; Topinard, la paralysie agitante ; Becquerel, la paralysie générale. Howship Dickinson a examiné les urines de 106 aliénés de nature diverse, et est arrivé aux résultats suivants : dans 29 cas, la réduction de la liqueur cupro-potassique était peu sensible ; dans 18, elle était nette ; dans 5 seulement, elle indiquait une forte proportion de sucre, mais jamais le sucre n'a été assez abondant pour donner à l'urine ou aux symptômes les caractères d'un diabète manifeste. C'est dans la manie, et principalement dans la forme aiguë et dans la mélancolie, qu'on a trouvé le plus souvent du sucre (cité par J. Cyr).

Si les névroses ou l'aliénation mentale produisent rarement le diabète par elles-mêmes, il semble d'après les remarques de Jordao, de Niepce, de Marchal (de Calvi), que souvent le diabète se rencontre dans les familles dont les membres ont présenté des désordres cérébraux plus ou moins graves, et notamment l'épilepsie.

Marchal (de Calvi) a vu chez les descendants de diabétiques des attaques de nerfs, un tremblement des mains, des frayeurs amenant une véritable manie ; Seegen a constaté que souvent les diabétiques descendaient de parents morts d'affections cérébrales ou mentales. Dans un cas, il vit une femme mélancolique devenir diabétique et mourir de son diabète au bout de dix-sept mois ; sa mère avait été mélancolique et s'était suicidée ; sur six frères ou sœurs, quatre étaient morts d'affections cérébrales, le cinquième devint aliéné et le sixième idiot. Durand-Fardel et plus récemment Cotard ont cité des cas analogues.

Enfin les perturbations morales, les chagrins, les émotions violentes et répétées, les déceptions de l'âge mûr, les excès de travail intellectuel, sont bien certainement une cause assez commune de diabète, sur laquelle Bouchardat, Prout, Foster, Pavy, ont spécialement appelé l'attention ; toutes les causes capables de surmener le système nerveux peuvent produire le diabète. Sur 8 cas signalés par Schmitz, 3 fois le diabète s'est déclaré après une violente frayeur, et 5 fois à la suite d'une douleur excessive consécutive à une blessure. Ces mêmes causes aggravent la maladie lorsqu'elle existe déjà : J. Cyr a vu chez un diabétique en voie d'amélioration sous l'influence d'un traitement alcalin la quantité de sucre passer du jour au lendemain de 66 à 90 grammes à la suite d'une perte considérable d'argent au jeu. Chez un étudiant en médecine, G. Harley constata à diverses reprises la présence du sucre dans l'urine pendant trois semaines environ après un travail excessif.

Nous avons vu que le séjour dans un pays froid et humide semble créer une prédisposition au diabète : or dans certains cas l'exposition à un froid intense a été considérée comme la cause déterminante de la maladie ; sur 225 cas de Griesinger, 40 fois il en aurait été ainsi ; Zimmer en a rapporté 5 cas sur 40. Un refroidissement supprimant brusquement une sécrétion pathologique habituelle telle que la sueur des pieds (Mondière, Cramer, Darwin, in Rayer), une salivation exagérée (Reil) ont, dans certains cas, été suivis de l'apparition du diabète ; d'après Sundelein, une fois il aurait été consécutif à un séjour trop prolongé dans l'eau froide. C'est sans doute en produisant un ébranlement nerveux considérable que l'influence brusque du froid peut, chez un sujet prédisposé, déterminer le diabète.

Toutes ces lésions ou ces troubles fonctionnels si variés du système nerveux n'agissent point directement pour produire le diabète ; elles agissent sur le système nerveux lui-même pour en modifier le fonctionnement. C'est tout au plus si l'on peut admettre que les lésions du bulbe, par exemple, peuvent produire par elles-mêmes le diabète ; nous avons déjà montré que, si elles sont vraisemblablement capables de déterminer la glycosurie, elles ne sauraient, pas plus que les expériences des physiologistes, créer un véritable diabète. Ces lésions, quelles qu'elles soient, agissent à distance, par voie réflexe ou autrement, pour modifier la nutrition, dont le système nerveux est le grand régulateur.

Les *troubles digestifs* ont été considérés comme cause de diabète par certains auteurs, notamment par Rollo, puis par Bouchardat ; fréquentes dans le cours du diabète, surtout à sa dernière période, les dyspepsies sont rares au début ; et moins souvent encore on peut leur attribuer un rôle dans le développement de la maladie. Ainsi, sur 84 malades d'Andral, 4 seulement avaient été dyspeptiques avant de devenir diabétiques ; sur 168 cas, Cantani n'a constaté que 6 fois

une gastrite chronique. Il est donc bien difficile d'attribuer une grande valeur
à cette donnée étiologique ; bien souvent on a pu prendre pour causes des
troubles dyspeptiques qui étaient déjà sous l'influence d'un diabète méconnu ;
enfin certains troubles digestifs peuvent s'accompagner d'une glycosurie passagère qui ne constitue nullement un diabète.

Les *maladies du foie* ont été aussi considérées par quelques auteurs comme
une cause fréquente de diabète ; le rôle du foie dans la glycogénie semblait
l'indiquer. Zencker, Andral, Seegen, Lécorché, ont signalé l'hypertrophie du foie
dans le diabète, Munch et Tscheriuow l'atrophie et la dégénérescence graisseuse.
Ce sont là encore des lésions non constantes, et dont la variabilité prouve bien
qu'elles sont secondaires et purement contingentes. Les congestions du foie ne
sont-elles pas fréquentes chez les goutteux, les arthritiques, les hémorrhoïdaires ?
Dès lors rien d'étonnant de les rencontrer chez certains diabétiques ; si le diabète
consiste dans une production exagérée du sucre, il est naturel que le foie, sans
cesse en activité exagérée, s'hypertrophie. Comment alors expliquer son atrophie
dans d'autres circonstances ? C'est qu'on a souvent pris pour des diabètes de
simples glycosuries symptomatiques d'une altération du foie. La simple congestion du foie peut amener du sucre dans l'urine ; Couturier, Charcot, Colrat,
Lépine, ont montré que certaines cirrhoses du foie pouvaient s'accompagner de
glycosurie lorsqu'on donnait aux malades une alimentation féculente ou sucrée ;
c'est là, sur l'homme, la confirmation des expériences de Cl. Bernard établissant
la glycosurie par oblitération de la veine porte. Mais ce ne sont pas là de vrais
diabètes.

Cependant, nous devons signaler ce fait, rapporté par J. Cyr, que souvent les
médecins de Vichy voient le diabète se développer chez des gens qui ont été
atteints de maladies de foie, telles que : engorgement, lithiase biliaire. Sur
264 cas de diabète, Durand-Fardel a constaté 23 fois la coïncidence de maladie
du foie. Villemin a vu le diabète survenir chez une femme obèse, âgée et ayant
depuis longtemps des calculs biliaires. H. Johnston rapporte un cas analogue.

Les faits de M. Bouchard que nous avons rapportés montrent la coïncidence
fréquente de la lithiase biliaire et du diabète ; la lithiase biliaire reconnaît
aussi pour cause un trouble de nutrition, dont le ralentissement amène la
précipitation de la cholestérine dans la bile.

Enfin, si la contusion, le traumatisme du foie, amènent la glycosurie chez les
animaux, il n'est point encore démontré qu'ils puissent causer le diabète chez
l'homme. Dans deux faits, dont l'un à l'Hôtel-Dieu, dans le service de Laugier,
l'autre à la Charité, la glycosurie fut reconnue par Bouchardat, mais elle fut
passagère et ne dura pas plus longtemps que les symptômes de la contusion
hépatique (cités par J. Cyr).

Tous ces faits sont sans doute intéressants à connaître, mais ils ne nous
semblent point suffisants pour conclure à l'origine hépatique du diabète ; les
altérations du foie peuvent, comme certaines lésions cérébrales, être la cause
de glycosurie, mais il n'est point encore démontré qu'elles puissent à elles
seules produire le diabète.

Des travaux récents ont appelé l'attention sur certaines altérations du *pancréas*
comme cause de diabète ; ils reposent uniquement sur des faits anatomiques et
sur le rôle physiologique de cette glande ; nous les avons exposés à propos de
l'anatomie pathologique, nous y reviendrons en étudiant les théories du diabète.

Certaines maladies chroniques du *poumon*, notamment l'asthme, l'emphysème pulmonaire, ont aussi été considérées comme pouvant déterminer le diabète ; sans doute, on peut observer du sucre dans l'urine après les accès d'asthme, de coqueluche chez les emphysémateux, dans certains cas de phthisie pulmonaire, chez les vieillards atteints d'atrophie sénile du poumon, mais toutes ces causes n'aboutissent qu'à développer des glycosuries plus ou moins passagères, en rapport avec les troubles de l'hématose ; il n'est point démontré qu'elles puissent amener un véritable diabète.

L'*état de grossesse* ou *de lactation* s'accompagne assez fréquemment d'une glycosurie passagère : le diabète peut-il en être la conséquence ? Quelques cas très-rares sembleraient le prouver. Hufeland rapporte l'observation d'une femme qui devint diabétique pendant plusieurs grossesses consécutives. Rennevitz (cité par J. Cyr) rapporte un fait analogue ; Bouchardat a observé avec Roche une jeune femme qui, après avoir allaité simultanément deux enfants, devint diabétique ; Marchal (de Calvi) admet également que la glycosurie puerpérale trop souvent répétée peut être l'origine d'un véritable diabète. Enfin J. Cyr a vu une jeune femme dont le frère, il est vrai, était goutteux, devenir diabétique après la suppression de la lactation, cinq à six semaines après son accouchement.

Enfin, pour Bouchardat, l'âge de la *ménopause* serait une cause prédisposante du diabète chez la femme ; c'est encore une époque où la nutrition générale est profondément troublée.

L'inhalation de certains agents anesthésiques tels que l'éther ou le chloroforme produisent parfois une glycosurie passagère ; Andral aurait observé un cas de diabète consécutif à l'inhalation d'éther presque continuelle pendant plusieurs mois et souvent poussée jusqu'à l'ivresse. L'alcoolisme ne paraît pas avoir d'influence sur le développement du diabète. Latham a cité deux cas de diabète consécutif à l'empoisonnement par l'arsenic ; dans d'autres faits, il accuse encore un traitement arsenical trop prolongé dans des cas de fièvre paludéenne ; cette dernière circonstance suffit pour enlever toute rigueur à son interprétation. Nous en disons autant des cas cités par Reynoso, dans lesquels le mercure est considéré comme ayant donné le diabète à des syphilitiques.

L'empoisonnement par l'oxyde de carbone n'a jamais produit qu'une glycosurie passagère plus ou moins prononcée (Pavy, Hasse) ; Garrod cependant aurait observé le diabète chez des individus empoisonnés par le nitrate de potasse ; Righini l'aurait vu survenir à la suite d'un traitement prolongé par l'iodure de fer et l'aloès.

Nous savons aujourd'hui que la glycosurie peut apparaître dans le cours ou à la suite de certaines fièvres graves : typhus, choléra, érysipèle, pneumonie, etc. ; ce ne sont là encore que des glycosuries passagères et non des diabètes, ou de simples coïncidences.

L'*anthrax* a été regardé comme pouvant produire le diabète (faits de Prout, de Charcot, de Cabanellas, de Philippeaux et Vulpian). Mais, quand on examine ces observations, on peut conclure avec Marchal (de Calvi) qu'elles ne sont point absolument démonstratives, attendu que l'état des urines n'avait pas été constaté avant l'apparition de l'anthrax. D'autre part, le diabète peut, rester longtemps méconnu, et c'est seulement à l'occasion de cet anthrax qu'on songe à examiner l'urine. La question reste donc en suspens. Cependant il est possible d'admettre qu'un anthrax survenant chez un individu prédisposé peut, au même titre qu'une hémorrhagie, ainsi que J. Frank l'a observé, qu'une cause d'affaiblissement quelconque, déterminer l'apparition d'un diabète. Mais le plus souvent l'anthrax, quand il y a glycosurie, n'est qu'une complication d'un diabète préexistant et méconnu jusque-là.

Certains états pathologiques ont été considérés comme pouvant produire le diabète; nous avons déjà étudié à cet égard l'arthritisme et ses manifestations; nous devons signaler en outre la syphilis et l'impadulisme.

La *syphilis* pourrait intervenir de deux façons: dans certains cas elle agirait en produisant des lésions nerveuses, gommes ou autres; d'autres fois, suivant Lécorché, elle agirait à titre de maladie débilitante, dénutritive, sans lésions localisées. Scott, J. Frank, Seegen, ont émis la même opinion. Cette notion est de la plus haute importance au point de vue thérapeutique; Dub a rapporté deux observations de diabète guéri par un traitement antisyphilitique.

L'*impaludisme* a été considéré par Burdel comme pouvant produire le diabète et la glycosurie; récemment M. Verneuil a soutenu de nouveau cette thèse; elle n'a point tardé à trouver des contradicteurs (Sorel, A. Massé). De l'analyse rigoureuse des faits il résulte que, si les accès paludéens peuvent déterminer une glycosurie passagère plus ou moins intense, il n'est point démontré que le diabète vrai ait jamais reconnu pour cause une intoxication paludéenne. Des accès répétés de fièvre paludéenne, s'accompagnant de glycosurie, peuvent-ils conduire au diabète? Les observations nous semblent insuffisantes pour le prouver, et dans les cas observés ce sont, pensons-nous, de simples coïncidences; l'erreur vient de ce que souvent on a pris pour synonymes les mots de glycosurie et de diabète. Cependant nous devons ajouter que Griesinger aurait observé une semblable origine 10 fois sur 225 et Seegen 7 sur 140.

Pour terminer l'étude étiologique du diabète sucré, il ne nous reste plus qu'à rechercher le rôle attribué à l'*alimentation* dans sa production. Depuis longtemps Bouchardat avait observé chez les diabétiques « un goût très-prononcé pour le pain et pour les aliments féculents et sucrés; ils mangent trop vite et avalent sans mâcher. Je n'ai, dit-il, trouvé que très-peu d'exceptions à ce fait. » Pour lui, il y a saturation de l'organisme par les matériaux glycogéniques, et, pour peu qu'une cause quelconque entrave la destruction du sucre dans le sang, ce principe apparaît dans les urines.

Griesinger rapporte un grand nombre de faits où le diabète paraît dû à une alimentation trop exclusivement féculente ou sucrée; Schmitz, Marchal (de Calvi), ont également observé plusieurs faits analogues. Le docteur Girard (de Marseille) a relaté le fait suivant : un prêtre de quarante-quatre ans, d'une forte constitution, est instituteur dans une famille riche où il est habitué à une bonne nourriture; il entre à la Trappe, où sa nourriture devient exclusivement féculente, et deux mois après il est diabétique. En outre, le même malade assura au docteur Girard que le diabète était très-fréquent chez les moines du couvent; ce fait a été rapporté également par le supérieur de la Trappe à l'un de nos maîtres, de qui nous le tenons.

Quelques auteurs ont pensé que l'abus du sucre comme aliment pouvait déterminer le diabète; Cantani assure qu'il est très-fréquent en Amérique parmi les nègres occupés à la récolte des cannes à sucre dont ils sucent la liqueur. D'autre part, le même auteur a constaté que, sur 168 cas de diabète qu'il a observés, 161 fois il y avait abus des aliments amylacés ou sucrés avec défaut d'aliments albumineux; dans 28 cas il y avait abus spécial et quotidien de sucreries, gelées douces, sirops, et les malades avaient fait une consommation extraordinaire de sucre de cannes. A côté de ces faits on pourrait en citer d'autres qui sont contradictoires; nous rappellerons seulement celui de Brouardel, qui observa dans le service de Lorain deux jeunes pâtissiers « qui, pour économiser tout l'argent qu'ils gagnaient, ne mangeaient plus que le sucre en poudre qu'ils puisaient dans la provision de leur patron. Ils furent pris tous deux, après quinze ou dix-huit jours de ce régime, d'une véritable éruption confluente de furoncles. Ils étaient amaigris, mais ne présentaient pas de sucre dans les urines lors de leur entrée à l'hôpital. »

Magendie rapporte encore l'expérience suivante faite par un médecin anglais, Starck. Voulant étudier la propriété nutritive du sucre, ce médecin s'en nourrit exclusivement pendant un mois, mais il fut obligé de renoncer à ce régime : il était devenu bouffi et très-faible, et il avait des taches rouges livides au visage; il mourut peu de temps après son expérience, dont il fut vraisemblablement la victime.

Dans ces cas l'alimentation exclusivement sucrée semble agir en produisant des phénomènes analogues à ceux de l'inanition; c'est aussi à ce résultat que sont arrivés les expérimentateurs. Pour quelques auteurs, l'accumulation du sucre dans le sang, en dehors même de toute maladie, pourrait donner naissance à une sorte d'empoisonnement.

Pour Durand-Fardel « le sucre qui n'est pas éliminé par les urines pénètre les tissus, et détermine un véritable état d'intoxication sucrée, auquel il faut rapporter la plupart des symptômes et des accidents du diabète, et définitivement la cachexie simple et même tuberculeuse » (Comm. orale, in Brouardel).

L'alimentation surabondante, quelle qu'en soit la nature, peut également produire le diabète; il est parfaitement évident que les gens habitués à la bonne chère, à une nourriture succulente, sont, en France au moins, bien plus sujets au diabète que ceux dont l'alimentation est modeste. Ces individus, comme les gros mangeurs de féculents, absorbent plus de matières amylacées qu'ils n'en ont besoin : ils ont donc cette glycosurie amylacée que l'on observe si fréquemment chez les obèses amylivores; elle peut être le point de départ d'un diabète; c'est elle qui disparaît parfois complétement par un régime azoté.

« Cependant, dit Lécorché, l'individu qui a subi l'influence des féculents, bien que mis au régime azoté le plus strict, continue pendant plusieurs jours encore à fabriquer d'énormes proportions de glycogène, et à rendre de grandes quantités de sucre. » Pour lui les féculents constituent un des meilleurs excitants du foie, qui continue ainsi à former du sucre même après la suppression des aliments féculents. Il semble donc que l'abus de cette nourriture peut causer une glycosurie passagère et susceptible de passer à l'état permanent.

Une alimentation insuffisante comme quantité et comme qualité peut également amener le diabète; Durand-Fardel l'a vu survenir chez un individu à la suite de l'observance très-rigoureuse d'un carême; Tardieu lui a communiqué « le fait d'un ancien préfet habitué à une bonne table, qui par suite de la perte complète de ses dents avait dû renoncer à l'usage de la viande, et se nourrissait presque exclusivement de légumes mal triturés; il devint diabétique et ne consentit que quelques mois après à se munir d'un râtelier. Aussitôt qu'il eut recouvré la mastication et qu'il fut revenu à un régime convenable, le diabète cessa et n'avait pas reparu depuis 5 ans quand le malade mourut d'une apoplexie cérébrale. » Andral a observé un cas de diabète par alimentation insuffisante « chez un enfant de trois ans qu'une femme mercenaire avait presque laissé mourir de faim. »

Parrot a constaté de la glycosurie chez les enfants athrepsiques, mais il n'a point constaté de diabète.

Ainsi, bien que le fait ait été vivement contesté, il semble démontré que le diabète puisse reconnaître comme origine, tantôt une nourriture trop abondante et surtout trop riche en matières féculentes et sucrées, tantôt au contraire une nourriture insuffisante à la fois comme qualité et comme quantité.

L'influence des boissons sur la production du diabète est encore bien plus discutable que celle de l'alimentation. Bouchardat affirme que l'abus des boissons fermentées, du cidre, de la bière, du vin nouveau, et plus particulièrement du vin de Champagne, peut occasionner le diabète. G. Harley attribue en Angleterre la fréquence du diabète à l'abus des spiritueux ; Dickinson, au contraire, est d'un avis tout à fait opposé. En somme, l'influence de l'alcool reste incertaine.

Cette trop longue étude des causes du diabète sucré nous a-t-elle permis d'en reconnaître sûrement l'origine ? Assurément bien des lacunes restent à combler, nombre de faits sont contradictoires. Cependant, si nous jetons un coup d'œil sur l'ensemble des causes que nous avons passées en revue, nous pouvons en tirer cette conclusion : le diabète sucré résulte d'une perturbation profonde dans la nutrition de l'individu, perturbation apportée par les causes les plus diverses, maladies locales ou générales antérieures, conditions hygiéniques mauvaises, influences morales, surmènement physique et intellectuel, troubles nerveux, alimentation vicieuse, et qui toutes agissent d'une façon plus ou moins directe, mais par des procédés multiples, pour déterminer la maladie. Quant à ces procédés et à la nature même du diabète, nous les étudierons à l'occasion des théories du diabète.

PATHOGÉNIE. Parvenu à la fin de l'histoire clinique du diabète sucré, nous devons maintenant, s'il est possible, pénétrer plus avant dans l'étude des troubles physiologiques qui le déterminent, en un mot, exposer sa pathogénie, question bien difficile, malgré les innombrables travaux auxquels elle a donné lieu. Ici, plus qu'ailleurs, en raison même de l'incertitude de nos connaissances physiologiques, les théories ont varié et il est malaisé de les classer dans un ordre vraiment méthodique. Beaucoup d'entre elles reposent sur des faits absolument controuvés aujourd'hui : nous n'avons donc point l'intention de les exposer toutes au complet ; nous mentionnerons seulement celles qui ont marqué dans la science, et, sans nous astreindre à l'ordre chronologique de leur apparition, nous les grouperons suivant les conceptions principales qui ont pu les inspirer.

Au point de vue clinique le diabète sucré a été caractérisé suivant les époques par tel ou tel symptôme qui, aux yeux de l'observateur, a paru prédominant : ainsi, d'abord on n'a vu que l'exagération de la sécrétion urinaire, de la faim, de la soif, coïncidant avec un dépérissement général ; puis on a découvert le sucre urinaire. Dès lors on n'a plus prêté son attention qu'à la glycosurie et, comme conséquence, erreur que nous voyons encore se produire de nos jours, on a confondu la glycosurie avec le diabète sucré dont elle n'est qu'un symptôme. Les brillantes conquêtes de la physiologie moderne n'ont peut-être pas peu contribué à pousser dans cette voie ; l'étude de la glycosurie expérimentale a sans doute éclairé un des coins du tableau, mais, nous ne saurions trop le répéter, si les physiologistes ont fait des glycosuriques, jamais ils n'ont produit un diabétique. C'est qu'en effet le problème est plus complexe encore ; l'apparition du sucre dans l'urine est loin de constituer à elle seule l'altération du liquide urinaire ; les études modernes ont à la polyurie et à la glycosurie ajouté l'azoturie, la phosphaturie et l'albuminurie. On est donc conduit à voir dans les altérations de l'urine un trouble plus général de la nutrition dont elle reflète en quelque sorte l'image. S'il y a du sucre, de l'urée, des matières extractives, de l'eau en excès dans l'urine, c'est le sang qui les a fournis à l'urine ; c'est le liquide sanguin qui les a recueillis quelque part dans l'organisme et s'en débarrasse par la voie rénale.

Il y a donc avant tout une altération du sang, consistant surtout dans la glycémie, l'azotémie ; c'est elle qui commande tout le tableau symptomatique ; elle nous explique la pathogénie des symptômes du diabète sucré. Cl. Bernard a montré que, dès que le chiffre du sucre atteignait 3,5 pour 1000 dans le sang, il y avait glycosurie.

Mais d'où viennent cette eau, ce sucre, cette urée en excès dans le sang ? cette hyperglycémie, cette azotémie, ne sont-elles elles-mêmes qu'un résultat ? Dans le diabète sucré la partie aqueuse du sang et les substances qu'elle dissout sont seules modifiées : elles représentent les produits du mouvement nutritif, soit qu'elles viennent du dehors pour être assimilées, soit qu'elles proviennent de la désassimilation des organes. C'est donc dans une modification profonde de la nutrition générale qu'on est conduit logiquement à placer la cause première du diabète.

Ces produits en quantité anormale dans le sang ont-ils été introduits accidentellement, ou bien normalement formés dans le sang, s'y accumulent-ils parce qu'ils sont produits en trop grande quantité, ou parce que leur destruction est insuffisante ? telles sont les questions qui s'imposent à l'esprit au début de cette étude.

Quoi qu'il en soit, nous avons à étudier : 1° les conditions pathogéniques de l'altération du sang dans le diabète sucré, ce sont les théories du diabète sucré ; 2° les conséquences de cette altération, c'est-à-dire la pathogénie des symptômes.

Pour mettre quelque ordre dans l'exposé des diverses théories du diabète, nous essaierons de les grouper de la façon suivante : dans un premier groupe nous placerons celles qui tendent à l'expliquer par des troubles de l'appareil digestif ou de ses annexes ; dans un second groupe nous rangerons celles qui dérivent de la notion de la glycogénie normale ; le sucre est un produit normalement formé dans l'organisme, et si sous certaines influences il y a hyperglycémie, c'est que ou bien le sucre est produit en quantité exagérée, ou bien il n'est point suffisamment utilisé par l'organisme. De là deux conceptions théoriques différentes.

1° Les théories qui rattachent le diabète à des troubles de l'appareil digestif sont les premières qui aient été formulées. Rollo, puis Nicolas et Gueudeville, puis Prout, considéraient le diabète sucré comme résultant d'une mauvaise élaboration des aliments par un tube digestif malade, fournissant au sang une trop grande quantité de sucre.

Reprenant cette idée de Rollo, M. Bouchardat, dès le début de ses recherches sur le diabète, a émis la théorie suivante qui a gardé son nom : pour lui le diabète sucré résulte d'un état pathologique du tube digestif qui transforme trop rapidement les féculents et les sucres alimentaires en sucre de glycose, ou qui transforme trop lentement le sucre de glycose en acide lactique, d'où résulte la pénétration dans le sang d'une quantité anormale de sucre de glycose. En outre, l'auteur fait jouer un grand rôle à l'introduction dans le tube digestif d'une quantité exagérée d'aliments féculents et sucrés.

Normalement la transformation des féculents en glycose ne se fait que dans l'intestin grêle : or Bouchardat admet que, grâce à un ferment diastasique trouvé par lui dans les vomissements des diabétiques, cette transformation se fait plus tôt, c'est-à-dire dans l'estomac, d'où absorption de sucre beaucoup plus rapide et plus abondante. De ces conditions il résulte une glycémie et une glycosurie qui peuvent devenir d'abord passagères, puis permanentes, et conduire au diabète.

Cette théorie semblait s'appuyer sur ce fait, que la suppression des féculents et du sucre chez les diabétiques amène toujours un abaissement dans le chiffre de la glycosurie, que parfois même ce seul régime suffit pour faire disparaître toute trace de sucre dans l'urine. Mais on ne tarda pas à s'apercevoir que, malgré la privation complète et longtemps prolongée des féculents et du sucre, le sucre ne disparaissait pas complétement de l'urine de tous les diabétiques. La théorie de Bouchardat ne peut donc être admise d'une façon générale et absolue; elle n'est applicable qu'à quelques cas, à ceux qui ont un diabète d'origine alimentaire, c'est-à-dire par une alimentation trop féculente et trop sucrée. Or, nous avons vu que souvent dans ces cas on était bien plutôt en présence d'une glycosurie simple que d'un vrai diabète. Enfin, il n'est pas rare de trouver des diabétiques chez lesquels l'alimentation féculente ne peut être mise en cause. Quoi qu'il en soit, la théorie de Bouchardat a montré l'influence de la privation des féculents dans le diabète sucré, et tous les jours la thérapeutique tire encore un excellent résultat de ce régime.

Parmi les théories qui font dépendre le diabète de troubles digestifs, il faut placer celle qui met en jeu les altérations du pancréas.

La *théorie pancréatique* du diabète repose sur le fait physiologique suivant indiqué par Popper : à l'état normal le suc pancréatique décompose les graisses en glycérine et en acides gras; ceux-ci, et surtout l'acide oléique, se rendant au foie, s'unissent au glycogène et forment ainsi les acides biliaires : or, si la sécrétion pancréatique est supprimée, les acides gras ne se formeront plus, n'iront plus concourir avec le glycogène hépatique à la formation des acides biliaires; dès lors le glycogène est transformé en sucre en telle quantité qu'il ne peut être brûlé, s'accumule dans le sang et s'élimine par l'urine.

Il est évident que cette théorie ne saurait s'appliquer qu'aux cas où il y a destruction de la glande pancréatique. C'est ce qu'a fait Lancereaux en cherchant à expliquer le diabète maigre; cette maigreur spéciale, caractéristique de cette forme de diabète, et survenant dès le début de la maladie, s'expliquerait par le trouble profond apporté à la digestion par la suppression du suc pancréatique. Les récentes recherches de Pinck et Heidenhain tendent à établir que le sucre de fécules a besoin pour se transformer dans le foie en sucre hépatique, de subir d'abord l'action des sucs gastrique et pancréatique; si le suc pancréatique est altéré ou supprimé, le sucre passe sans être modifié par le foie et il est éliminé par l'urine; il en résulte une glycosurie qui, d'abord passagère, pourra devenir permanente.

Cette théorie est-elle applicable aux faits rapportés par M. Lancereaux? c'est ce que décideront les observations ultérieures.

Nous allons maintenant nous occuper des théories qui attribuent le diabète sucré à une production exagérée de sucre dans l'organisme. Les unes, prenant la glycogénie pour base, admettent que cette hyperglycogénie est produite : au dépens du glycogène hépatique (Cl. Bernard, Schiff, Pavy, Tiegel); du glycogène musculaire (Zimmer); du glycogène provenant de la désassimilation exagérée des tissus (Pettenkofer, Huppert, Lécorché, Jaccoud). Telles sont les théories que l'on peut qualifier des noms de *hépatogène, myogène, histogène*.

1° En premier lieu, par son importance, nous trouvons *la théorie de Cl. Bernard*. Jusqu'en 1847, on avait toujours considéré la présence du sucre dans le sang, soit chez les individus sains, soit chez les diabétiques, comme exclusivement liée à l'alimentation et surtout à l'alimentation féculente et sucrée : de là les théories de la glycosurie alimentaire, celle de Bouchardat entre autres. A cette époque, Cl. Bernard bouleversa complétement les idées reçues en faisant connaître la *glycogénie* comme une fonction normale dévolue au foie. La présence du sucre dans le sang est un phénomène normal et constant de l'organisme à l'état de santé; chez le diabétique la quantité seule en est augmentée et, dès qu'elle atteint 3 à 3,5 pour 1000, le sucre passe dans l'urine. Il existe donc une glycémie physiologique, normale même, en dehors de la période digestive, et, bien plus, elle est indépendante de la nature de l'alimentation; elle est simplement un phénomène de nutrition, constant et nécessaire à la vie de l'homme et des animaux; « le sucre ne disparaît du sang qu'au moment où la nutrition s'arrête complétement, et, lorsque la nutrition s'arrête ainsi, la mort survient nécessairement », c'est ce qu'on observe dans les expériences d'inanition poussées jusqu'à la mort de l'animal.

Le sucre contenu dans le sang a une double origine : d'une part, il est possible que l'alimentation introduise de la matière sucrée dans le sang; d'autre part, le sucre qui persiste chez un animal soumis à une abstinence prolongée pendant huit, dix, quinze jours et plus, ne provient pas de l'alimentation et doit avoir une autre source. La glycose du sang, d'origine alimentaire, a elle-même deux sources différentes : d'abord la digestion des matières féculentes transformées en glycose dans l'intestin par l'action de la diastase du suc pancréatique, puis la digestion de la saccharose (sucre de cannes) qui, sous l'action d'un ferment inversif isolé par Cl. Bernard, devient dans l'intestin grêle du sucre interverti, c'est-à-dire un mélange de glycose et de lévulose. Les matières féculentes et saccharoïdes donnent donc naissance par leur digestion à des glycoses qui seules sont aptes à se détruire dans le sang pour les besoins de la nutrition : elles constituent donc un véritable aliment.

Ces glycoses sont absorbées par les vaisseaux intestinaux et surtout par la veine porte, et finalement arrivent dans le torrent de la circulation. Il semble qu'elles devraient produire une hyperglycémie passagère : or Cl. Bernard a montré que la quantité de sucre ne varie pas sensiblement dans le sang artériel d'un animal pendant qu'il digère des aliments même sucrés ou féculents, et cependant la veine porte charrie une forte proportion de glycose : c'est donc que ce sucre se détruit, ou au moins se transforme en route, c'est-à-dire dans le foie, le seul organe que le sang de la veine porte ait à traverser avant d'arriver au cœur. Que devient-il? il subit une transformation particulière, régressive en quelque sorte, et devient de la matière glycogène; c'est sous cette forme qu'il est retenu, emmagasiné, et qu'il devient en réalité un aliment en réserve, c'est-à-dire une « substance qui, introduite dans l'organisme, est rendue capable d'y rester, de s'y assimiler, en prenant part aux échanges interstitiels qui constituent la nutrition. Le foie empêche donc ou modère l'entrée du sucre alimentaire dans le sang, de manière que la proportion de cette substance reste à peu près constante dans le sang artériel nourricier qui se distribue directement aux tissus. » Cette transformation de la glycose en glycogène dans le foie est démontrée de la façon la plus évidente par l'expérience suivante de Cl. Bernard : il injecte une certaine quantité de sucre de glycose dans la veine jugulaire, et la glycosurie apparaît ; si au contraire l'injection est faite dans une veine afférente du foie telle qu'une veine hémorrhoïdaire, il n'y a pas de glycosurie : c'est donc que la glycose en passant dans le foie y a été arrêtée et transformée en glycogène.

Dans une autre expérience, Cl. Bernard lie la veine porte chez un chien et force ainsi le sucre de fécule ingéré à passer par les branches collatérales de la veine porte et à arriver dans la circulation générale sans traverser le foie ; il en résulte une glycosurie, sans que la quantité de sucre ingéré ait été plus considérable qu'avant l'expérience.

La clinique a vérifié ce fait indirectement en montrant que la glycosurie apparaît après l'ingestion d'une certaine quantité de matières sucrées chez les malades dont les vaisseaux hépatiques ne sont plus perméables par suite d'une pyléphlébite ou d'une cirrhose du foie (Colrat), et réciproquement chez un diabétique qui devient cirrhotique la glycosurie disparaît par suite de la destruction des cellules hépatiques, siége de la formation du glycogène (obs. de Trastour in Cl. Bernard). C'est cette remarque qui a fait dire à Lécorché et Talamon que l'hépatite diffuse observée dans certains cas de diabète peut en assurer la guérison ; l'hyperplasie conjonctive atrophiant les cellules hépatiques, la formation du glycogène est diminuée, d'où la cessation du diabète.

Les substances féculentes et sucrées ne sont point les seules qui fournissent de la matière glycogène : les graisses, la glycérine, en produisent aussi une moindre proportion, mais d'une façon incontestable (Salomon, Hoppe-Seyler, Weiss, Luchsinger, Dock). Enfin, Cl. Bernard a montré que le foie forme du glycogène chez un animal sain avec une nourriture exclusivement azotée ; Salomon, Mac Donnel, ont constaté le même résultat avec la gélatine.

Ainsi donc, le sucre contenu dans le sang ne vient pas directement du passage du sucre alimentaire dans le torrent de la circulation ; il a pour origine la matière glycogène qui a pris naissance dans le foie aux dépens des aliments ternaires ou quaternaires, et qui se transforme de nouveau en glycose par un mécanisme que nous allons étudier.

Tandis que la formation de la matière glycogène est un acte vital d'organisation qui se passe dans la cellule hépatique, celle du sucre aux dépens du glycogène est un acte purement chimique de l'ordre des fermentations. Ce ferment a-t-il été réellement isolé dans le foie par Cl. Bernard ; est-ce seulement en présence des glomérules sanguins que le glycogène se transforme en glycose, peu importe. Une fois formée dans le foie aux dépens de la matière glycogène, le sucre se déverse dans le sang et va se brûler, non dans le poumon, ainsi que Pavy l'avait pensé, mais dans les capillaires généraux et surtout dans les muscles à la contraction desquels il fournit du combustible (Cl. Bernard).

En définitive, la glycogénie est une fonction normale, une sécrétion du foie qui a pour conséquence la glycémie normale « correspondant à l'équilibre le plus parfait entre les phénomènes nutritifs d'assimilation ou de désassimilation. »

La substance glycogène ainsi produite dans le foie y est emmagasinée pour n'être livrée à la consommation des tissus que dans des conditions auxquelles préside le système nerveux. Qu'à un moment donné, sous l'influence d'un simple trouble nerveux, quelquefois d'une lésion appréciable (lésion du bulbe, par exemple), la production du glycogène soit augmentée outre mesure, que « par suite d'un travail de désassimilation excessif, l'organisme use incessamment et d'une manière exagérée le dépôt de réserve dont le foie est le siége, le sucre est versé dans le sang en quantité anormale, d'où hyperglycémie et glycosurie. Mais la source hépatique n'est pas épuisée pour cela ; elle continue à assimiler les matériaux propres, à former le glycogène et par suite le sucre ; elle redouble, pour ainsi dire, d'activité pour remplacer le sucre éliminé, elle épuise l'organisme pour suffire à sa production, à cette dépense exagérée en matière sucrée. » Le sucre n'est plus formé presque exclusivement, comme à l'état normal, avec les aliments féculents et sucrés, mais maintenant les graisses, les albuminoïdes eux-mêmes, servent à sa formation ; l'organisme lutte ainsi pendant un certain temps par un apport exagéré d'aliments (polyphagie) ; mais bientôt la lutte devient inégale, il fait du sucre avec ses propres tissus (autophagie), et la consomption ne tarde pas à survenir.

Telle est pour Cl. Bernard la physiologie pathologique du diabète sucré ; il est dû à une production exagérée du glycogène et non à sa destruction insuffisante ; il consiste simplement dans le dérangement, l'exagération d'une fonction normale, l'hyperglycogénie aboutissant à l'hyperglycémie. C'est là ce qui constitue le diabète sucré, dont la glycosurie n'est que le symptôme. « La glycémie normale correspond à l'équilibre le plus parfait entre les phénomènes nutritifs d'assimilation ou de désassimilation ; mais, dès que cet équilibre nutritif est rompu, il tend à se rétablir et aussitôt la glycémie augmente, le foie fonctionne plus activement et fournit plus de sucre : la glycémie exagérée est donc dans les cas de trouble fonctionnel un effort, une tendance salutaire de la nature pour réparer les dommages de l'organisme », et la glycosurie n'est que le symptôme de cette « réaction physiologique. Dans le diabète, la glycémie qui entraîne la glycosurie n'est pas réellement la maladie ; au contraire, il ne faut voir là qu'un effort de l'organisme pour se régénérer. La cause du diabète est donc plus profonde que les causes de la glycémie. Le véritable élément étiologique du mal est la cause, inconnue pour le moment, qui amène l'affaiblissement organique primitif. C'est à cette cause qu'il faudrait s'adresser et non au symptôme glycémique et glycosurique. Cette cause retentit sur le foie pour produire la glycémie et pour amener une réaction puissante de tous les phénomènes réparateurs. Mais cette réaction finit par s'épuiser ; la glycémie elle-même finit par diminuer quand le diabète, trop persistant, a épuisé l'effort organique qui tendait à la régénération. »

Le diabète doit donc actuellement, et sans que nous puissions remonter plus haut dans l'étude de ses causes, être considéré comme un trouble général de la nutrition, une dystrophie constitutionnelle, expression qui en somme ne fait que cacher notre ignorance à cet égard ; entre le diabète et la glycosurie passagère, il n'y a, pour Cl. Bernard, qu'une question de degré.

Il n'est point étonnant que l'anatomie pathologique ne donne aucun résultat dans les cas de diabète sans complications ; si, en effet, il ne s'agit que d'un fonctionnement trop actif du foie, on ne saurait trouver de lésions dans son tissu. « Lorsqu'un muscle est convulsé, il n'est pas anatomiquement lésé pour cela ; sur le vivant son trouble fonctionnel est facile à constater ; sur le cadavre on ne trouvera pas de lésion anatomique ni une modification de la structure du foie. Il n'y a donc pas, il ne saurait y avoir de lésion hépatique chez les simples diabétiques ; l'excès de fonctionnement n'est pas le résultat d'un état anatomo-

pathologique. Donc il faut avoir le foie anatomiquement sain pour être diabétique. » Les diverses lésions que l'on a pu rencontrer sont donc la conséquence
et non la cause de la maladie ; nous nous sommes déjà expliqué sur ce sujet.

Il faudrait pourtant, pour quelques auteurs, attacher une importance primordiale à certaines lésions du système nerveux qui paraissent agir comme celles
produites par Cl. Bernard dans ses célèbres expériences sur la glycosurie artificielle d'origine nerveuse.

Chacun sait en effet que, piquant le bulbe entre les racines du pneumogastrique, le professeur du Collége de France détermine à volonté la glycosurie,
l'albuminurie ou la polyurie. Schiff a montré que la glycosurie pouvait être
obtenue par la lésion d'autres points, tels que la protubérance, les pédoncules
cérébraux, les faisceaux antérieurs de la moelle depuis le bulbe jusqu'à la région
lombaire, et même les faisceaux postérieurs. Le centre glycogénique, localisé
primitivement par Cl. Bernard au plancher du quatrième ventricule, s'étend
donc beaucoup plus loin ; c'est encore ce qu'ont démontré les intéressantes
recherches d'Ollivier sur la glycosurie consécutive aux hémorrhagies cérébrales.
Ce centre glycogénique peut être excité directement par la piqûre du bulbe, ou
indirectement par action réflexe, comme dans l'excitation du bout supérieur du
pneumogastrique après sa section.

Schiff et Richter ont également produit la glycosurie par la section du nerf
sciatique ; Pavy par la section du ganglion cervical supérieur du grand sympathique, Eckhard par celle du ganglion cervical inférieur, Cyon et Aladoff par
celle du ganglion cervical inférieur et thoracique supérieur, et par l'extirpation
de la gaîne que l'anneau de Vieussens forme autour de l'artère sous-clavière ;
Munch et Klebs après l'ablation du plexus solaire, et Filehne, chez le lapin, par
l'excitation du nerf dépresseur.

La plupart de ces lésions expérimentales trouvent leurs analogues dans certaines
lésions nerveuses trouvées chez quelques diabétiques : tels sont les faits de
lésions du bulbe décrits par Luys, de tumeurs cérébrales diverses, de lésions
de la moelle épinière de Scharlau et Vogel, de lésions des pneumogastriques de
Nyman, Duben, Huss, Henrot, A. de Fleury, du grand sympathique de Duncan,
faits que nous avons rapportés plus haut.

Comment agissent toutes ces lésions multiples, et si diverses en apparence,
pour produire la glycosurie ? la plupart des physiologistes admettent que ces irritations nerveuses provoquent dans le foie, par l'intermédiaire du grand sympathique (nerf splanchnique), soit une action directe sur la cellule hépatique, soit
une action indirecte par modification vaso-motrice, active ou paralytique, d'où
une exagération de la glycogénie hépatique. On suppose que l'action nerveuse partie soit d'un point quelconque de la périphérie, soit du mésocéphale,
descend par la moelle et arrive de là au foie par le grand sympathique cervical, dorsal ou abdominal (nerfs splanchniques). Cl. Bernard n'a-t-il pas montré
que la section des nerfs splanchniques faite avant la piqûre du bulbe empêche
celle-ci de produire la glycosurie ?

Le résultat de cette action nerveuse vaso-motrice serait donc une congestion du foie ; il est vrai que la piqûre du bulbe produit l'hyperémie de cet
organe, mais il n'est pas moins exact que toutes les congestions hépatiques sont
loin de produire la glycosurie et surtout le diabète. La théorie vaso-motrice
semble donc ici en défaut ; la congestion du foie n'est que la conséquence de son
fonctionnement exagéré, l'action serait bien plutôt directe sur la nutrition de

la cellule hépatique. C'est là le point de départ de la théorie de M. Bouchard que nous exposerons plus loin.

Néanmoins, la concordance de ces faits physiologiques et cliniques semblerait donner raison à ceux qui tendent à admettre une forme cérébrale ou nerveuse du diabète sucré ; assurément il est logique de rapprocher certains diabètes des résultats obtenus par l'expérimentation, mais l'analogie est loin d'être complète, et c'est encore ici le lieu de faire remarquer que, si les physiologistes ont pu produire des glycosuries passagères et rapidement curables, jamais ils n'ont déterminé un diabète permanent avec son cortège symptomatique.

Si nous avons longuement exposé la théorie de Cl. Bernard sur le diabète, c'est que non-seulement elle est un des plus beaux titres de gloire de notre illustre physiologiste, et qu'elle s'impose par la profondeur de vues qu'elle soulève chemin faisant, surtout par la façon dont elle nous fait comprendre les phénomènes de nutrition, non comme le résultat d'une assimilation directe des principes alimentaires, mais au contraire d'une élaboration « réduisant ces principes à certaines formes d'éléments indifférents, aux dépens desquels l'organisme selon ses besoins reconstitue les composés qui sont nécessaires pour rétablir l'équilibre de ses dépenses. » Elle est ainsi la condamnation des nombreuses théories qui n'ont pour la plupart d'autre base qu'une équation chimique toujours facile à établir sur le papier, ou une réaction produite dans la cornue d'un laboratoire. Malgré les nombreuses attaques auxquelles elle a été en butte, elle subsiste tout entière, comme le produit irrécusable de l'expérimentation conduite par un esprit vraiment scientifique.

Les travaux de Cl. Bernard ne tardèrent pas à trouver des contradicteurs ; de nouvelles théories s'édifièrent, parmi lesquelles celle de Pavy, de Schiff, de Tiegel, qui considèrent le diabète comme résultant de l'apparition d'un acte physiologique anormal se passant dans le foie.

Pour *Pavy*, il n'existe pas à l'état physiologique de sucre dans le sang, et la glycose doit être considérée comme un produit anormal. En effet, selon les idées de ce physiologiste, le sucre et la fécule ingérés avec les aliments sont bien employés par le foie à produire de la matière amyloïde (glycogène de Cl. Bernard), mais cette matière amyloïde n'est pas destinée, sauf une partie extrêmement faible, à former du sucre à l'état normal ; elle se transformerait au contraire dans les cellules du foie en graisse. A l'état pathologique, sous l'influence d'un trouble nerveux, d'une irritation des nerfs du foie, cet organe perd la propriété de transformer en graisse le glycogène qui dès lors devient en totalité du sucre ; tel est le diabète.

Pour *Schiff*, *Meissner*, *Tscherinow* et *Seegen*, qui n'admettent pas plus que Pavy la transformation normale du glycogène en sucre, c'est un ferment pathologique qui se produit dans le foie et opère le changement du glycogène en sucre.

Pour *Tiegel* ce ferment, qui agit sur la matière glycogène pour en faire du sucre, serait formé aux dépens des globules rouges qui, se détruisant plus rapidement, fourniraient au foie une matière azotée à l'état naissant, et jouant le rôle de ferment. Comme conséquence de cette destruction des globules rouges on devrait, si la théorie de Tiegel était exacte, trouver dans le diabète une diminution du chiffre des globules et une augmentation des matières colorantes provenant des globules. Ce que la clinique ne confirme pas.

Zimmer, comme Pavy et Schiff, admet que, à l'état normal, le glycogène se transforme en graisse ; mais pour lui la glycosurie survient de deux façons diffé-

rentes : dans un cas, il y a apport exagéré de glycose au foie qui est devenu
incapable d'en transformer la totalité en glycogène, puis en graisse, et alors
l'excédant de glycose passe dans le sang et dans l'urine. Dans d'autres circonstances l'origine du diabète est bien différente : pour l'auteur, il existe dans le
foie et les muscles du glycogène et un ferment qui normalement reste à l'état
latent, et qui n'agit pour transformer le glycogène en sucre que sous l'influence
d'un excès d'eau dans les tissus à glycogène qui perdent ainsi leur vitalité physiologique. Il existe donc un diabète hépatique et un diabète musculaire. D'où
vient cette eau en excès ? quel est ce ferment singulier qui reste normalement
à l'état latent ? Ce sont là encore de pures vues de l'esprit, et M. Bouchard fait
observer avec raison que, si pour faire un diabète par glycogénie musculaire il
faut que les muscles contiennent un excès d'eau, cette condition n'est pas réa-
lisée chez les diabétiques, dont les muscles sont au contraire particulièrement
pauvres en eau.

Les théories que nous avons appelées histogènes tendent à admettre que le
diabète résulte d'une désassimilation exagérée des tissus ; celle-ci produit du
sucre et de l'urée qui s'accumule dans le sang. Telles sont les théories de
Pettenkofer et Voit, de Huppert, de Lécorché, de Jaccoud.

Pour *Pettenkofer* et *Voit* il existe d'abord un état pathologique des globules
rouges qui, malgré l'intégrité de l'appareil respiratoire, absorbent moins
d'oxygène qu'à l'état normal (1/3 en moins) et éliminent moins d'acide carbonique (2/3 en moins). D'autre part la matière protéique, plus instable chez le
diabétique, s'oxyde moins et forme du sucre au lieu de graisse comme à l'état
normal, et le sucre s'accumule dans l'organisme.

Pour *Huppert* c'est la matière protéique des muscles qui en se désassimilant
d'une façon exagérée donne du sucre et de l'urée, d'où la conséquence de la
corrélation de l'azoturie et de la glycosurie, qui, nous l'avons vu, n'est pas
vérifiée par la clinique.

Parmi toutes ces théories, la seule qui ait solidement résisté à toutes les
attaques est celle de Cl. Bernard, plus ou moins modifiée et complétée ; c'est à
elle que se rallie M. Lécorché dans son récent ouvrage sur le diabète. Si en
effet on réfléchit que chez le diabétique il y a non-seulement combustion du
sucre comme chez un individu sain, mais encore élimination souvent considérable de cette même substance par les urines, les fèces, les sécrétions diverses,
on est bien forcé d'admettre qu'il y a chez lui production exagérée de sucre ;
jamais pour lui la non-utilisation de la quantité normale évaluée pendant les
vingt-six heures à 200 grammes par les expériences de Bock et Hoffmann ne
suffirait pour rendre compte de cette glycosurie du diabétique qui a elle seule
dépasse souvent ce chiffre. Il faut donc en définitive admettre une hypersécrétion du glycogène, et une transformation plus active de cette substance en
glycose. L'organisme, à l'état normal, ne fait vraisemblablement son glycogène
qu'avec les substances qui le produisent le plus facilement, c'est-à-dire avec
les fécules et les sucres ; mais il peut également en produire avec les graisses,
et même avec les substances albuminoïdes ; c'est ce qui arrive à l'état pathologique dans le diabète. Sous une influence, encore mal déterminée, il est vrai,
souvent de cause nerveuse, il se produit une exagération dans cette fonction glycogénique dont le siége principal, sinon exclusif, est dans le foie ; il faut qu'il
fasse du glycogène et du sucre à tout prix pour subvenir à ce désordre général
de la nutrition, à cette désassimilation exagérée des tissus qui constitue l'essence

même du diabète. D'abord c'est avec les aliments ternaires : lorsqu'ils ne suffisent plus, ou s'ils sont supprimés dans un but thérapeutique, c'est avec les aliments quaternaires ; plus tard enfin c'est avec ses propres tissus.

La production de la glycose avec les matières azotées conduit naturellement à l'explication de l'azoturie chez les diabétiques ; nous avons vu que malgré l'opinion de quelques auteurs, Lécorché entre autres, qui veulent en faire le symptôme obligé du diabète, elle n'est qu'un phénomène contingent, qui n'a point, au moins d'après nos connaissances actuelles, un rapport exact et proportionnel avec la glycosurie, leur marche pouvant être parallèle ou en sens inverse, sans que nous puissions en donner toujours des raisons suffisantes. Quoi qu'il en soit, l'azoturie est un phénomène important dans l'histoire du diabète, peut-être vaudrait-il mieux dire dans celle de certains diabètes sucrés : on a donc cherché à en donner une explication.

Les albuminoïdes, a-t-on pensé, se dédoublent en glycogène et urée, de là hyperglycémie et azotémie, d'où glycosurie et azoturie. Toutes les théories précédentes rendaient bien compte de la glycosurie, mais elles avaient complétement négligé l'azoturie qui trouve dès lors une explication rationnelle.

« Cette résistance différente, dit Lécorché, que les substances alimentaires opposent à l'action du foie, même à l'état morbide, permet de suivre, pour ainsi dire, pas à pas les progrès de la maladie. » Dans les cas, plus rares qu'on ne pense, où le diabète est dû à une alimentation féculente exagérée, c'est évidemment aux dépens seuls de ces substances que d'abord se produit l'hyper-sécrétion glycogénique ; le fonctionnement exagéré du foie sous l'influence excitante d'alimentation vicieuse peut conduire au diabète, et dans ce cas il n'y a pas azoturie, et la glycosurie cesse par la suppression des féculents ; nous nous sommes déjà expliqué sur cette forme, ou au moins cette période du diabète. Plus tard, ou dans d'autres formes plus communes, « au début cette action maladive du foie qui consiste dans l'hypersécrétion de cet organe porte de préférence sur les substances azotées ; il se produit à leurs dépens du glycogène. On en a la preuve par l'apparition dans l'urine d'un excès d'urée ; ce qui se comprend et de reste, attendu que le glycogène, matière ternaire, ne peut se former aux dépens des substances azotées, sans mettre en liberté de l'azote qui est éliminé sous forme d'urée. Cet excès de glycogène, provenant des substances azotées, et s'ajoutant au glycogène que continuent à former les substances féculentes, donne naissance à une quantité de sucre trop considérable pour être brûlé. De là la glycosurie qu'on peut toutefois faire d'abord momenta-nément disparaître, en supprimant les féculents. Plus tard, la puissance de transformation glycogénique que possède le foie s'exagérant avec les progrès de la maladie, le glycogène de provenance azotée devient plus considérable et suffit, à lui seul, pour provoquer la glycosurie, même en l'absence des féculents, d'abord à l'époque des repas (Traube), et enfin d'une façon continue (Leube et Külz). Tant que dure cette formation de glycogène aux dépens des substances azotées, on continue à constater dans l'urine la présence de l'urée qui va toujours en augmentant. Ce n'est qu'à une époque avancée du diabète, alors que se produit l'amaigrissement, et que se montre la période cachectique, qu'on en voit diminuer la quantité. Le glycogène qui donne lieu à la glycosurie est alors de provenance graisseuse. Le diabète a parcouru toute son évolution, et le malade succombe d'épuisement ayant, de par le fait de sa maladie, perdu de son poids tout ce qu'il peut en perdre, c'est-à-dire les 4/10 » (Chossat et Lépine).

Cette explication est assurément très-rationnelle; elle repose sur de saines données physiologiques, mais la clinique n'en a point encore confirmé la valeur. D'après elle, chez les diabétiques avec azoturie il devrait toujours exister une période dans laquelle le sucre et l'urée suivraient une marche parallèle, leur formation résultant du dédoublement des albuminoïdes. Or c'est précisément ce qui n'existe point toujours d'après les travaux de Ch. Bouchard. C'est donc une question qui attend encore de nouvelles recherches; néanmoins la théorie que nous venons d'exposer, et qui n'est en définitive que celle de Cl. Bernard complétée, semble avoir trouvé un nouveau point d'appui dans la nouvelle fonction que les travaux de Meissner, de Heynsius, de Cyon, de Murchinson, de Brouardel, tendent à attribuer au foie; d'après ces auteurs, si l'urée ne se forme pas complétement et uniquement dans le foie, cet organe en est au moins le producteur principal : le dédoublement des matières albuminoïdes a lieu dans le foie en glycogène et urée ou produit similaire (Heynsius) : il suffit donc pour constituer le diabète d'un excès de fonctionnement du parenchyme hépatique qui forme alors du sucre et de l'urée en trop grande abondance. C'est là encore une question à l'étude, et dont l'avenir jugera la valeur.

Enfin, pour M. *Jaccoud*, c'est encore la désassimilation exagérée des matières azotées qui donne naissance à la substance glycogène et à l'urée; au début il n'y a que du sucre en excès, provenant des aliments sucrés ou féculents; à la seconde période il y a excès de sucre et d'urée, le malade fait son sucre et son urée avec ses aliments azotés et ses tissus; enfin à la troisième période, c'est aux dépens seulement de ses tissus qu'il produit du sucre et de l'urée. C'est le diabète azoté. Ces deux dernières formes rentrent donc dans les théories qui admettent la désassimilation exagérée des tissus comme cause du diabète. Cette conception du diabète entraîne encore comme conséquence la corrélation de la glycosurie et de l'azoturie. Nous en discuterons plus loin la valeur.

Nous arrivons maintenant aux théories qui considèrent le diabète sucré comme dû à une utilisation insuffisante du sucre normal.

La première en date est celle de *Mialhe*. Chez l'homme sain, pour lui, la glycose une fois parvenue dans le sang se décompose en présence des alcalis contenus normalement dans ce liquide; chez le diabétique au contraire, elle trouverait un sang trop peu alcalin pour la détruire; elle reste intacte, et, devenue un corps étranger, elle est éliminée par les urines. Cette singulière théorie reposait cliniquement sur l'observation suivante fort contestable : un individu était devenu glycosurique à la suite de l'usage excessif des boissons acidulées pendant les grandes chaleurs de l'été; la guérison survint après qu'il eut pris 20 grammes de bicarbonate de soude et deux bouteilles d'eau de Vichy dans les vingt-quatre heures.

Mialhe attribue surtout le défaut d'alcalinité du sang chez les diabétiques à la suppression de la sueur; normalement elle doit éliminer certains acides volatils qui, dans le diabète, s'accumulent dans le sang et tendent à le rendre acide; mais la suppression de la sueur n'est d'abord point constante chez les diabétiques, et en outre elle n'est diminuée, ou supprimée, qu'à une période confirmée de la maladie, alors que la glycosurie existe déjà depuis longtemps. Au point de vue chimique, cette théorie n'est pas plus acceptable. Il est vrai que la potasse caustique détruit la glycose à la température de l'ébullition : mais quelle parité à établir avec ce qui pourrait se passer dans le sang contenu dans les vaisseaux! D'autre part Cl. Bernard a montré que jamais le sang ne peut présenter une réaction acide, et que cette réaction est incompatible avec la persistance de la vie. Les analyses de Lehmann, de Bouchardat, ont fait voir que chez les diabétiques le sang était aussi alcalin qu'à l'état normal. Les expériences de Poggiale ont montré que, en exagérant l'alcalinité du sang par l'administration des alcalins, on n'arrivait pas à faire disparaître ou à diminuer la glycosurie produite artificiellement chez les animaux. Enfin Cl. Bernard fait l'expérience concluante qui suit : il injecte chez un lapin $0^{gr},50$ de glycose dissoute dans l'eau, et chez un autre la même quantité de glycose en y ajoutant 1 gramme de carbonate de soude : or la glycosurie apparaît chez les deux animaux; elle est même plus rapide chez le dernier. La théorie de l'acidité du sang pèche donc par la base; nous devons du reste ajouter que son auteur l'a abandonnée « pour la remplacer, dit Cl. Bernard, par une conception moins en désaccord avec les faits expérimentaux, mais d'un caractère vague qui rend difficile d'en apprécier la juste valeur. » M. Mialhe admet actuellement que « la cause première de la glycosurie ne réside pas tout entière dans une composition anormale du sang, mais bien dans une affection essentiellement nerveuse. Le diabète est une névropathie affectant tous les nerfs qui président aux sécrétions. »

D'autre part Bouchardat admet encore chez le diabétique une diminution dans la destruction du sucre, sous l'influence de la vie sédentaire; il a constaté en effet un abaissement de la température et une diminution dans la production de l'acide carbonique. C'est là ce qui a conduit l'auteur au traitement par l'exercice sous toutes les formes.

Reynoso et *Dechambre* avaient pensé que c'était dans un trouble fonctionnel de la respiration qu'il fallait chercher la cause de la glycémie. Ces auteurs en effet avaient remarqué que le sucre apparaît parfois dans l'urine dans le cours de certaines affections chroniques des poumons, et notamment dans l'atrophie sénile de cet organe; ils en concluaient que le sucre introduit normalement dans l'organisme n'était plus brûlé dans les poumons comme à l'état physiologique, d'où son accumulation dans le sang et son passage dans l'urine. Cette théorie semblait trouver un appui dans les travaux de Gæthgens et de Voit, qui avaient montré que la capacité d'absorption pour l'oxygène baisse d'une façon constante et progressive chez les diabétiques.

Or nous savons que ce n'est pas dans les poumons, mais dans les capillaires généraux, que se font les combustions organiques; en outre, si cette incapacité respiratoire était la cause de la glycosurie diabétique, la quantité de sucre devrait augmenter dans l'urine à mesure que la maladie avance et qu'il se fait des lésions pulmonaires plus étendues; or c'est précisément le contraire que l'on observe habituellement (Jaccoud).

Suivant Bence Jones, le sucre disparaît normalement dans le sang non par oxydation, mais par fermentation; dès lors il est très-simple d'expliquer le diabète par une altération de la matière fermentante et une suppression de la fermentation. Pour Schultzen, c'est le ferment qui venant à manquer empêche la fermentation de se produire, d'où accumulation du sucre.

Pour *Cantani*, c'est encore à la non-destruction du sucre qu'il faut attribuer le diabète. Selon lui, la glycose contenue dans le sang diabétique n'est point de la glycose analogue à celle des sujets sains; si elle a la même composition chimique, elle s'en distingue en ce qu'elle ne polarise pas la lumière, d'où le nom de paraglycose; si elle se retrouve dans l'urine à l'état de glycose ordinaire, c'est seulement en passant à travers le rein qu'elle s'est transformée ; cette paraglycose est peu oxydable, se laisse difficilement brûler dans le sang et passe rapidement dans les urines. Il en résulte que l'oxygène, n'ayant pu servir à la combustion de cette glycose dans le sang, va brûler les graisses et les albuminates en quantité plus grande qu'à l'état normal, d'où azotémie et azoturie, et amaigrissement rapide du diabétique. Nous ne nous arrêterons pas plus longtemps à cette théorie, qui pèche absolument par la base, Cl. Bernard ayant démontré que le sucre du sang des diabétiques est absolument identique à la glycose ordinaire.

Sous le nom de *théorie de l'épargne*, *Weiss* et *Dock* ont fait connaître une nouvelle explication du diabète assez singulière. Pour ces auteurs, ce n'est point par leur transformation directe dans le foie en glycogène que les substances sucrées et hydrocarbonées en général introduites par l'alimentation augmentent la proportion du glycogène dans le foie ; elles agissent uniquement comme substances facilement oxydables, détournent à leur profit tout l'oxygène et empêchent l'oxydation du glycogène qui, ainsi épargné, s'accumule dans le foie. Toutes les substances facilement oxydables agiraient dans le même sens que le sucre et les hydrocarbures : tels sont le lactate et le tartrate de soude, la graisse, la glycérine. Si la théorie est vraie, la glycérine introduite dans l'organisme par une voie quelconque doit produire une augmentation de glycogène dans le foie, puisque par sa combustion elle épargne le glycogène formé normalement dans la glande hépatique. Or Lüchsinger a montré que pour obtenir ce résultat, c'est-à-dire l'augmentation de glycogène, il fallait introduire la glycérine, non par une voie quelconque, en injection sous-cutanée, par exemple, mais par l'estomac, c'est-à-dire, en d'autres termes, qu'il faut qu'elle passe par la veine porte et par le foie ; ce fait suffit pour renverser la théorie de l'épargne.

Il nous reste enfin à exposer la théorie récemment émise par M. *Bouchard* ; elle se rapproche des théories précédentes, car elle admet que l'hyperglycémie est due à la non-utilisation d'une partie du sucre normal, d'où son accumulation dans le sang ; mais elle en diffère en ce que, si le sucre s'accumule, ce n'est pas parce qu'il n'est pas brûlé, mais parce qu'il n'est point assimilé par les tissus. Quelques mots d'explication sont nécessaires.

Le sucre qui existe normalement dans le sang n'a pas d'autre origine que la transformation normale du glycogène hépatique ; le sucre introduit dans le sang par les produits de la digestion s'arrête dans le foie où il se transforme en glycogène qui à son tour régénère de la glycose. Le glycogène est donc un produit d'assimilation de la cellule hépatique, et c'est dans la cellule hépatique que s'opère la transformation de la matière glycogène en sucre, non point par une fermentation, comme l'avait admis Cl. Bernard, mais par un simple acte de nutrition d'un élément anatomique vivant, par désassimilation.

Le sucre pénètre donc incessamment dans le sang, et pourtant sa proportion y reste toujours à l'état normal minime et stationnaire ; c'est qu'en effet il est détruit ou transformé dans le sang, ou utilisé dans les tissus. Ainsi pour M. Bouchard, et c'est là ce qui est nouveau dans sa théorie, le sucre de l'économie est en partie brûlé ou oxydé dans les capillaires de la circulation générale, en partie utilisé par les tissus qui se l'assimilent. Le sucre est donc un élément combustible et plastique à la fois. M. Bouchard, en effet, admet qu'un homme perd en un jour au moins 1850 grammes de sucre, dont 798 grammes au plus, vu la quantité d'oxygène absorbé, peuvent être détruits par oxydation ; il reste donc 1052 grammes de sucre non brûlé qui disparaissent sans être éliminés et qui par conséquent sont utilisés ou assimilés par les tissus. S'il disparaît en un jour près de 2 kilogrammes de sucre, c'est que ces deux kilogrammes ont été formés par le foie; la production du glycogène hépatique reconnaît donc d'autres causes que la glycogénie d'origine alimentaire qui serait tout à fait insuffisante, et le foie fabrique le glycogène surtout à l'aide des produits de désassimilation des tissus circulant dans le sang, et le glycogène est ainsi « un stade intermédiaire par lequel passent certaines substances de désassimilation pour devenir assimilables ». Que pour une cause quelconque, à la suite d'une perturbation nutritive d'origine nerveuse, ou acquise, ou congénitale, il survienne une diminution de l'aptitude des tissus à assimiler le sucre, l'hyperglycémie se produira et par suite la glycosurie. Le diabète sucré est ainsi constitué; il consiste essentiellement en un ralentissement de la nutrition rendant incomplète et plus lente la transformation intra-organique du sucre. Le diabète rentre donc dans cette grande famille pathologique caractérisée par un ralentissement de la nutrition dans laquelle nous trouvons la goutte, le rhumatisme, la lithiase biliaire, la gravelle, l'obésité, maladies constituées par le défaut de combustion des matières azotées, de la cholestérine, de la graisse. C'est, avec une autre interprétation, la diathèse arthritique de Bazin. La clinique plaide chaudement en sa faveur. Il suffit de se rappeler les nombreuses relations qui existent entre ces maladies et le diabète, relations que nous avons fait ressortir à propos de l'étiologie.

Nous venons d'exposer successivement les diverses théories à l'aide desquelles on a cherché à expliquer l'hyperglycémie persistante qui constitue le diabète sucré. Les unes la rattachent à des troubles digestifs et considèrent le sucre presque comme un produit anormal, accidentellement introduit dans le sang; les autres reconnaissent le sucre comme dérivé du glycogène, produit normal de l'organisme, mais dont la production et la destination sont modifiées : ainsi, tandis que la théorie hépatogène admet une exagération de la fonction glycogénique du foie, la théorie myogène fait dériver le sucre du glycogène musculaire, et la théorie histogène rattache sa production anormale à la désassimilation exagérée des tissus en général et de la cellule hépatique en particulier. Pour les derniers enfin, si le sucre augmente dans le sang, ce n'est point parce qu'il est produit en plus grande quantité, mais bien parce qu'il n'est point détruit ou utilisé soit comme combustible, soit comme élément plastique assimilable; ce n'est plus la désassimilation qui est exagérée, mais l'assimilation qui est enrayée, ralentie, d'où accumulation et hyperglycémie.

Quelle que soit l'explication de l'hyperglycémie, il nous reste maintenant à en étudier les conséquences dans l'organisme, c'est-à-dire à faire la *physiologie phathologique des symptômes* du diabète. Dans l'exposé clinique de la maladie, nous n'avons exposé que les faits certains, palpables; nous devons maintenant rechercher rapidement comment ils se relient les uns aux autres; on nous pardonnera, vu l'importance du sujet, quelques répétitions inévitables.

Le sang du diabétique contient du sucre en quantité anormale, mais non point autant qu'on pourrait le supposer : ainsi, tandis que chez l'homme sain il renferme en moyenne 1 gramme de sucre pour 1000 grammes de sang, la plus grande quantité qui ait jamais été constatée dans le sang diabétique ne dépasse pas 5^{gr},3 pour 1000 (Pavy). C'est qu'en effet le sucre, malgré sa production ou son accumulation exagérée, ne séjourne pas dans le sang; il tend constamment à s'éliminer; dès qu'il atteint le chiffre de 3 grammes pour 1000,

il passe dans l'urine (Cl. Bernard) ; cette évacuation par la voie rénale constitue
la glycosurie. Tandis qu'à l'état normal le filtre rénal ne laisse passer aucune
trace de sucre, dans le diabète c'est par lui que s'élimine la plus grande quantité, sinon la totalité du sucre ; la plus grande quantité de sucre éliminée par
l'urine est de 140 grammes pour 1000 (Bouchard).

Le sucre, d'où qu'il vienne, a besoin pour se dissoudre dans le sang d'une
certaine quantité d'eau qu'il emprunte aux tissus en les desséchant, à l'exhalation pulmonaire et cutanée qu'il diminue. On sait que chez les diabétiques tous
les tissus sont remarquables par leur sécheresse, et Bürger a constaté que l'élimination de l'eau par le poumon et par la peau n'est plus que le dixième de
la perte totale de l'organisme en eau, tandis qu'à l'état normal elle en représente
le tiers environ.

Cette déshydratation des tissus entraîne une soif exagérée, c'est-à-dire la
polydipsie. L'eau prise ainsi en grande quantité augmente encore l'eau du sang
et remplace celle que les tissus avaient perdue. L'introduction d'une quantité
d'eau anormale dans le sang, venant de la déshydratation des tissus et de l'abondance des boissons, augmente rapidement la masse totale du sang ; de cette
hydrémie résulte un excès dans la pression sanguine ; la fonction rénale, qui agit
en quelque sorte comme une soupape de sûreté, fonctionne d'une façon exagérée,
d'où résulte la polyurie ; celle-ci jointe à la glycosurie est donc le grand moyen
d'élimination du sucre chez le diabétique.

Les quantités de sucre éliminées par les autres voies que les reins sont en
effet très-faibles ; il est vrai que les sécrétions intestinales, la salive, la sueur
surtout, peuvent renfermer du sucre chez les diabétiques, mais ces sécrétions
n'éliminent du sucre que proportionnellement à la quantité que renferme le
sang, quantité que nous savons être toujours très-faible ; l'exagération, de la
tension sanguine, par suite de l'augmentation de la masse totale du sang, n'a
point sur ces sécrétions la même influence que sur les reins : on peut donc dire,
avec M. Bouchard, qu'il n'y a pas de sécrétion vicariante pour l'élimination du
sucre, et que « la glycosurie est la sauvegarde du diabétique ». De là en effet ce
précepte de ne point refuser les boissons aux diabétiques, d'éviter toutes les
déperditions d'eau autres que celles de l'urine. Les sueurs abondantes, les
diarrhées profuses, sont à éviter, car elles diminuent d'autant la sécrétion
urinaire et par conséquent l'élimination du sucre.

Ce n'est pas impunément que le sucre s'accumule dans les tissus du diabétique ; dans les muscles il produit, outre la sécheresse, un excès d'acide lactique,
d'où cette fatigue excessive, ces crampes si communes et si persistantes. Dans
les nerfs et les centres nerveux, les mêmes causes produisent également des
douleurs analogues, des troubles fonctionnels et nutritifs, la fatigue cérébrale,
les syncopes, le coma, certains troubles des organes des sens, l'amblyopie, la
surdité, l'anosmie, etc. Cette nutrition viciée est encore la cause des troubles
trophiques si fréquents, la cataracte, la chute des dents et des ongles. Les éruptions, le prurit vulvaire, la balanite, les furoncles, les gangrènes, les phlegmons,
les ulcérations, la difficulté de la cicatrisation des plaies chez les diabétiques, ne
reconnaissent pas d'autre cause que l'imprégnation sucrée des tissus. « Le sucre
du sang, dit Bouchard, en modifiant les conditions de l'osmose, détruit l'harmonie des échanges entre le sang et les tissus ; il diminue pour chaque cellule
organique la translation de pénétration ; il augmente la translation d'expulsion.
Il altère donc la nutrition en gênant l'assimilation, en activant le départ des

produits de désassimilation. Bien plus, il entraîne les oxydations intra-cellulaires, car, si le mouvement de la matière qui va du sang aux cellules est
amoindri, ce mouvement apportera dans l'élément anatomique une moindre
quantité d'oxygène ; et, de fait, l'oxygène consommé diminue chez le diabétique, non parce que le sang est plus pauvre en globules, non parce que les
globules ne fixent pas l'oxygène, mais parce que cet oxygène pénètre plus difficilement dans les éléments. Il en résulte une production moindre de l'acide
carbonique. Il en résulte aussi un abaissement de température. Malgré la diminution des oxydations, le poids du corps diminue. L'élaboration de la matière
viciée dans chaque cellule aboutit au dédoublement des principes immédiats
quaternaires, d'où résultent l'augmentation de l'urée, l'azoturie, ou à l'élimination de ces principes non transformés, d'où l'albuminurie ».

Le diabétique fait des pertes énormes en sucre, en urée, en sels minéraux ; et
cependant, pendant longtemps, l'équilibre de la nutrition se maintient d'une
façon satisfaisante. C'est qu'en effet l'organisme lutte avec avantage contre cette
déperdition incessante ; que le sucre ou l'urée viennent des aliments ou des tissus,
la sensation de faim exagérée porte le malade à absorber une quantité d'aliments plus grande qu'à l'état normal : il est polyphagique. Le diabète est en
quelque sorte compensé tant que l'activité des fonctions digestives permet cette
alimentation excessive. Mais que, par une cause quelconque, une dyspepsie, par
exemple, la polyphagie vienne à cesser, les pertes en sucre et en urée n'en continuent pas moins, cette fois aux dépens des tissus ; dès lors l'équilibre nutritif
est rompu, l'amaigrissement se déclare et le diabète entre dans la phase de
consomption ou d'autophagie.

Il importe donc de rechercher les relations qui existent entre ces différents
symptômes.

« Les différences considérables, dit Jaccoud, que présente l'amaigrissement
dans son apparition ou dans sa rapidité, dépendent des origines du sucre perdu
par les malades. Supposons trois individus atteints tous trois de diabète bien
caractérisé ; leur condition est en apparence la même, et pourtant une observation rigoureuse va révéler des différences profondes dans la situation réelle de
chacun de ces malades. Si chez le premier on supprime de l'alimentation tous
les féculents, au bout de quarante-huit à soixante heures la glycosurie disparaît,
et aussi longtemps que le malade s'astreint à ce régime rigoureux, il a le bénéfice de cette guérison tout artificielle. Enlève-t-on les féculents chez le second
diabétique, les choses ne se passeront plus de même ; la glycosurie ne cesse pas,
elle diminue seulement, et cette diminution même peut n'être que temporaire.
Enfin qu'on mette le troisième à une diète complète, il continuera à perdre du
sucre comme par le passé.

« Voilà donc masquées par une similitude apparente trois conditions profondément dissemblables ; la signification en est d'ailleurs des plus nettes. Le premier malade fait la glycose qu'il perd uniquement aux dépens des aliments
féculents ; le second la fait aux dépens des aliments azotés ; le troisième la fait
aux dépens de lui-même. Que résulte-t-il de là pour l'amaigrissement ? La réponse
est facile.

« Le premier malade ne maigrira pas. Le second peut ne pas maigrir, si ses
organes digestifs sont en assez bon état pour utiliser les aliments surabondants
qu'il ingère ; chez lui la polyphagie est nécessaire ; c'est le seul moyen de maintenir l'équilibre dans la nutrition. D'après Griesinger, la déviation dans l'emploi

des aliments azotés peut être telle que les trois cinquièmes des matières albuminoïdes solides contenues dans la viande sont transformés en sucre et éliminés ;
on peut apprécier, d'après cette donnée, le rôle et la nécessité de la polyphagie ;
on conçoit aussi pourquoi les malades de cette classe peuvent résister des mois
et des années sans amaigrissement, tant que l'appétit et la digestion sont aptes
à satisfaire à cette activité exagérée, et pourquoi ils maigrissent rapidement
lorsque ces conditions artificielles viennent à être troublées. Quant au troisième
malade, il maigrit fatalement et promptement, car, puisque étant à la diète il
fait tout son sucre aux dépens de lui-même, il est clair que, lorsqu'il est alimenté,
il emploie ses aliments à faire du sucre, ou bien il le fait encore avec sa propre
substance : dans les deux hypothèses, l'émaciation est forcée. Employant une
alliance de mots qui rend exactement la distinction importante que je viens
d'établir, je dis que le premier diabétique a une glycosurie amylacée, et que
les deux autres ont une glycosurie azotée, dont les matériaux sont fournis soit
par les aliments, soit par leurs propres tissus. »

Telles sont, pour M. Jaccoud, les relations qui existent entre la glycosurie et
l'amaigrissement. C'est à lui encore que nous devons la première conception
nette du rôle de l'azoturie dans le diabète sucré.

« Une autre condition, dit-il, sur laquelle j'ai insisté à plusieurs reprises, doit
encore être prise en considération, si l'on veut apprécier justement la signification
de l'amaigrissement diabétique. Aussi longtemps que l'excrétion de l'urée n'est
pas accrue, ou bien aussi longtemps que l'accroissement peut être imputé à la
polyphagie, il n'y a pas là une cause additionnelle de détérioration pour l'organisme, l'équilibre est maintenu par l'intégrité des fonctions digestives ; mais
lorsque les aliments ingérés ne peuvent rendre compte de l'excès d'urée perdue,
comme chez les malades de Heynsius, Leubuscher et Parkes, il faut nécessairement alors que cette urée provienne de la désintégration des tissus : tout s'ajoute
pour amener la consomption ; ce n'est plus seulement la glycosurie, c'est l'azoturie qui épuise le malade ; il vit aux dépens de lui-même, il y a autophagie.
Ainsi dans la première période, ou glycosurie amylacée, le malade forme son
sucre avec les aliments féculents, il n'y a pas azoturie, l'aberration nutritive ne
portant que sur l'évolution organique des matières amylacées. A la seconde
période, ou glycosurie azotée, le malade fait du sucre avec ses aliments azotés ;
l'azoturie apparaît, elle résulte du dédoublement des matières albuminoïdes
en sucre et en urée, que celles-ci proviennent de l'alimentation ou des tissus
mêmes du malade ; la polyphagie, si elle existe, empêche le malade de maigrir.
Enfin, à la troisième période, la polyphagie n'existant pas ou plus, le malade
emploie ses aliments et ses propres tissus à faire du sucre et de l'urée ; l'autophagie est à son maximum d'intensité. » On voit donc que, pour M. Jaccoud,
l'azoturie est corrélative de la glycosurie.

Pour Cantani, s'il y a glycosurie dans le diabète, c'est uniquement parce que
le sucre produit en quantité normale n'est pas brûlé par l'organisme, de là son
accumulation dans le sang, glycohémie et rejet par les urines de ce produit
devenu nuisible pour l'organisme. Mais, dira-t-on, pourquoi ce sucre n'est-il pas
brûlé dans l'organisme? Voici la raison, peut-être un peu subtile, donnée par
l'auteur : ce sucre contenu dans le sang n'est pas de la glycose ordinaire dextrogyre, c'est un sucre spécial, qu'il appelle paraglycose, qui diffère uniquement
de la glycose ordinaire en ce qu'il ne polarise pas la lumière, et s'il se retrouve
dans l'urine à l'état de glycose dextrogyre, c'est seulement en passant à travers

les reins qu'il s'est transformé. Quoi qu'il en soit de cette explication, controuvée d'ailleurs par les derniers travaux de Cl. Bernard, la conséquence tirée par Cantani est la suivante : en l'absence d'un combustible aussi important que l'est le sucre, l'organisme diabétique doit brûler les autres combustibles dont dispose la vie animale, lesquels ne seraient jamais brûlés en aussi grande quantité dans l'organisme sain, car ils sont moins combustibles que le sucre ou ces produits. Ceci veut dire que, le sucre manquant au renouvellement matériel, les albuminates se brûlent par compensation et, nécessairement, en plus grande quantité qu'à l'état normal ; il en résulte une augmentation dans la production d'urée, d'où azotémie et azoturie. Tant que la digestion est bonne, tant que la polyphagie peut subvenir aux frais de cette combustion exagérée de matières azotées, le malade ne maigrit pas, et forcément, d'après la théorie, l'azoturie doit être proportionnelle à la quantité d'aliments azotés ingérés, et enfin, la glycémie marchant parallèlement à l'azotémie, la glycosurie est proportionnelle à l'azoturie. Pour Cantani, enfin, l'urée, en excès dans l'urine du diabétique, prouve que l'organisme absorbe une quantité d'oxygène suffisante (fait en contradiction avec les expériences de Gæthgens, Pettenkofer et Voit); c'est seulement quand cette absorption d'oxygène devient insuffisante, dans les diabètes avancés, que l'urée peut diminuer dans l'urine, et qu'on voit apparaître des produits incomplètement brûlés, des matières extractives, en d'autres termes. L'azoturie est donc, pour Cantani, indirectement alimentaire ; elle représente surtout la désassimilation des tissus ; elle est encore la conséquence de la glycosurie.

Lécorché, partisan déclaré de la théorie du foie comme organe formateur de l'urée par dédoublement des albuminoïdes en sucre et urée, admet nécessairement que la glycosurie et l'azoturie dépendent l'une de l'autre et marchent d'une façon parallèle ; quant aux faits contradictoires, l'auteur pense les expliquer de la façon suivante : « Ce qui fait varier, dit-il, cette proportion entre le sucre et l'urée, qui, pour nous, devrait être immuable, c'est que l'urée et le sucre ne sont pas assujettis à des influences communes. Ainsi l'urée augmente avec la fièvre, qui fait baisser la quantité de sucre, tandis qu'elle ne subit aucune modification de l'ingestion de substances féculentes qui augmente, au contraire, cette quantité de sucre. Elle s'accroît sous l'influence du régime exclusivement azoté. »

Pour Huppert, le diabète sucré résulte surtout de la désassimilation exagérée des organes et surtout du tissu musculaire : or, l'origine musculaire de l'urée est très-problématique, la dénutrition des muscles donnant plutôt comme produit de la créatinine (Munk), dérivée de la créatine signalée depuis longtemps par Chevreul dans la chair des mammifères. En tous cas, si cette origine musculaire de l'urée est vraie, elle entraîne également pour conséquence un parallélisme entre le sucre et l'urée, qui sont, pour l'auteur, formés par le dédoublement des substances protéiques des muscles ; il s'ensuit que l'atrophie musculaire et l'amaigrissement ne devraient jamais manquer chez les diabétiques. « Or, dit M. Bouchard, pour une molécule de protéine détruite, il devrait y avoir une molécule d'urée et une molécule de sucre ; on devrait trouver équivalence entre la perte de poids du corps et le chiffre des déchets ; il n'en est rien : l'amaigrissement et la faiblesse musculaire manquent au même titre que les produits azotés exagérés. En effet, examine-t-on l'urine, on n'y trouve pas toujours d'urée, et, de plus, il n'y a pas concordance entre l'urée et le sucre ; celui-ci peut augmenter alors que celle-ci baisse, et *vice versâ*; le sucre enfin peut, comme cela est la règle, exister seul. L'atrophie musculaire et l'azoturie

ne sont pas liées nécessairement à la glycosurie; ce ne sont pas des phénomènes primordiaux, ils sont tardifs et peuvent même faire défaut. »

Pour les auteurs dont nous venons de rapporter les opinions, Jaccoud, Cantani,
Lécorché, Huppert, la glycosurie et l'azoturie sont deux phénomènes connexes,
intimement liés l'un à l'autre dans leur production; malheureusement, les faits
sont loin de répondre suffisamment à cette concession théorique. En vain M. Jaccoud, pour expliquer les variations du rapport de l'urée et du sucre, montre-t-il
qu'il faut tenir compte non-seulement de l'urée de l'urine, à laquelle on se borne
généralement, mais de l'azoturie totale, c'est-à-dire des matières extractives et
de l'urée, qui peut être rendue par les sécrétions autres que l'urine. C'est là un
fait capital, sur lequel nous ne saurions trop insister, et dont l'étude est à peine
ébauchée. Mais les quelques analyses de matières extractives que nous avons pu
citer ne donnent pas un chiffre assez élevé pour permettre de croire que leur
omission soit une cause d'erreur capable d'expliquer les écarts énormes constatés
dans les rapports de l'urée et du sucre; c'est un fait dont on peut se rendre
compte en se rappelant que, chez un individu sain, 2 grammes seulement de
substances azotées sont éliminés sous forme de matières extractives en dehors
de l'urée (Ritter).

Ces théories, très-séduisantes par leur simplicité, semblent avoir été ébranlées
par les travaux du professeur Ch. Bouchard, dont nous avons déjà rapporté les
résultats. En effet, ses recherches démontrent qu'il peut s'établir des rapports
inverses entre le sucre et l'urée, soit dans le sens de l'augmentation, soit dans
le sens de la diminution, et *vice versâ :* il n'existe donc pas de parallélisme entre
la glycosurie et l'azoturie du diabétique; aucune relation directe ne lie ces deux
symptômes, et, si « l'azoturie apparaît fréquemment dans le diabète, elle n'intervient que comme élément accessoire et contingent, comme une complication. »

Quel que soit, au point de vue doctrinal, l'intérêt de l'azoturie liée au diabète
sucré, l'importance de ce symptôme gît tout entière dans l'allure que d'ordinaire, dès qu'il apparaît, il imprime au diabète en modifiant singulièrement
son pronostic. Les diabétiques non azoturiques ne dépérissent pas; tous les
auteurs sont d'accord sur ce point; mais dès que l'azoturie apparaît, si elle n'est
pas compensée par une nourriture suffisamment réparatrice, elle est le signal de
l'amaigrissement, de l'autophagie. C'est ainsi que M. Bouchard a vu « fondre à
vue d'œil un de ses malades qui rendait 93 grammes d'urée par vingt-quatre
heures, qu'il a vu encore un dépérissement excessif et rapide chez des malades
qui rendaient 58 grammes, 49 et 59 grammes d'urée dans les vingt-quatre
heures.

« Mais, ajoute-t-il, il serait abusif de prétendre que tout diabète avec excès
d'urée doit être suivi de consomption, car cette perte exagérée d'urée peut,
compensée par une alimentation exagérée, ne pas entraîner de dépérissement.
La polyphagie peut lutter contre l'azoturie »; et il rapporte le fait d'une femme
qui, mangeant énormément, conserva intacts son embonpoint et ses forces, en
dépit d'une perte quotidienne d'urée de 45 grammes.

On peut donc, à ce point de vue, ranger les diabétiques sous les trois chefs
suivants (Bouchard) :

Les diabétiques qui ne sont pas azoturiques et ne dépérissent pas.

Les diabétiques qui sont azoturiques et, néanmoins, ne dépérissent pas; ils
sont polyphagiques.

Les diabétiques qui sont azoturiques et dépérissent.

Il n'est pas sans intérêt de rapprocher cette conception du diabète de celle du professeur Jaccoud, que nous avons rapportée plus haut.

Il est assez rare de voir les diabétiques mourir uniquement de consomption; le plus souvent, ils sont emportés par quelque complication avant que l'autophagie ait atteint les limites extrêmes. Il serait intéressant de savoir si, comme dans l'inanition, la mort survient quand, ainsi que l'a montré Chossat pour les animaux soumis à l'expérience, le sujet a perdu les 4/10 de son poids.

L'albuminurie, dans le diabète, peut survenir dans des circonstances variées, ainsi que nous l'avons vu. Quand elle n'est point liée à une complication rénale, à un mal de Bright, elle relève uniquement d'un trouble nutritif en rapport avec une désassimilation viciée, par laquelle les éléments anatomiques expulsent leur matière albuminoïde avant de l'avoir amenée à l'état d'urée. L'albuminurie semblerait donc, dans certaines circonstances, être le terme final de l'azoturie; les transformations nutritives ne peuvent plus se faire: dès lors, dit M. Bouchard, empruntant cette comparaison pittoresque à Chalvet, « on peut dire que le diabétique devient semblable à ces fourneaux mal construits qui laissent échapper leur combustible en nature en même temps que leurs cendres avant que celui-ci ait pu se consumer et donner un travail utile. »

La phosphaturie, la sulfaturie dépendent également, lorsqu'elles existent, non pas uniquement de la quantité plus grande des aliments, mais surtout de la désassimilation exagérée des tissus.

L'explication de l'abaissement de température chez le diabétique arrivé à la période d'amaigrissement, alors que souvent l'élimination d'urée est à son maximum, est bien difficile à donner.

Pour Pettenkofer et Voit, le diabétique absorbe moins d'oxygène que l'homme sain et élimine moins d'acide carbonique; l'absorption d'oxygène diminue d'un tiers, tandis que l'élimination de l'acide carbonique diminue des deux tiers; ce qui tient pour ces auteurs à ce que la plus grande partie de cet oxygène, absorbé déjà en si faible quantité, est employée à brûler, pour en faire de l'urée, le résidu en quelque sorte des albuminoïdes qui ont formé le sucre. Dès lors il reste bien peu d'oxygène pour brûler les hydrocarbures, former l'acide carbonique et entretenir la chaleur normale. Celle-ci arrive à grand'peine, ainsi que le fait remarquer Lécorché, à se soutenir à son taux normal; elle a une tendance naturelle à diminuer et, « si le malade ne succombait habituellement à des complications, il périrait par manque de chaleur, dès que la température aurait atteint le chiffre minimum fixé dans l'inanition par les expériences de Chossat et de Lépine. »

Cantani admet que chez le diabétique la combustion du sucre normal est complétement arrêtée, de là une cause d'abaissement considérable de température; et c'est tout au plus si les combustions azotées suffisent chez le malade à maintenir la chaleur vers son degré normal. C'est donc une explication de même ordre que la précédente.

D'autres auteurs se sont demandé si ce défaut d'élévation de température chez le diabétique n'était pas dû à ce que l'urée se faisait bien plutôt par dédoublement que par combustion (théorie hépatique); mais les dédoublements, les transformations isomériques, peuvent donner, sans absorption d'oxygène, naissance à de la chaleur, ainsi que l'a montré Berthelot; et M. Bert considère justement ces dédoublements chimiques comme une des sources peu connues encore, mais incontestables, de la chaleur animale.

Nous avons dit plus haut que dans certains cas l'abaissement de la température est souvent périphérique, et nous en avons trouvé l'explication dans l'état de la circulation capillaire, l'état poisseux du sang, le relâchement du cœur.

La pathogénie du coma diabétique a été exposée à propos de l'étude des complications nerveuses; nous n'y reviendrons pas.

Nous tenons cependant en terminant à rappeler cette conception pathogénique du diabète et de ses principales complications, qui fait dépendre tout l'appareil symptomatique de troubles fonctionnels et de lésions du bulbe. On sait en effet que la piqûre du plancher du quatrième ventricule peut, suivant les points intéressés, déterminer la glycosurie, la polyurie, l'albuminurie; on sait également que les lésions du bulbe se traduisent souvent par une dyspnée spéciale; d'autre part tous les nerfs vaso-moteurs ou trophiques passent nécessairement par le bulbe, et celui-ci est le centre principal de tous les actes réflexes. Rapprochant ces faits connus des symptômes du diabète sucré, il est logique de se demander s'il ne pourrait pas reconnaître pour cause une lésion primitive du bulbe. Telle est la théorie défendue avec conviction par M. Luys qui, dans bon nombre de cas de diabète, a trouvé des lésions du bulbe. Nous les avons exposées plus haut; néanmoins, nous ne pouvons nous empêcher de les considérer bien plutôt comme consécutives. Il n'est pas douteux que dans le diabète le bulbe fonctionne d'une façon exagérée : il n'est donc point étonnant d'y trouver des lésions qui sont surtout congestives, et non constantes, et qui enfin sont, comme le fait remarquer M. Luys lui-même, d'autant plus marquées que le diabète est plus ancien. Quand une lésion bien déterminée, une tumeur, par exemple, ou un foyer de ramollissement, se développe dans le bulbe, on n'a pas le plus souvent le cortége symptomatique du diabète sucré, mais tout au plus une glycosurie ou une polyurie; nombre de fois aucun de ces symptômes ne s'est produit, et enfin répétons encore que Cl. Bernard n'a produit ni pensé produire un véritable diabète par ses expériences. Notre conviction est qu'il faut chercher la cause première du diabète dans un ordre de faits différent; le diabète est avant tout une maladie générale, *totius substantiæ*, pour employer le langage de l'ancienne école; c'est plus qu'une maladie du sang, puisque le liquide sanguin ne fait que transporter dans les différents tissus et organes les produits qu'il a recueillis dans son parcours; il n'est ici que le lieu de passage des produits pathologiques provenant des tissus, allant s'éliminer par le principal émonctoire de l'organisme, et laissant toutefois les traces sensibles de leur passage.

C'est donc une altération générale de la nutrition qu'il faut invoquer comme cause du diabète; c'est une déviation spéciale de cette fonction, liée à une disposition particulière de l'individu, acquise ou héréditaire, reconnaissant souvent pour cause une perturbation violente, physique ou morale, du système nerveux, le grand régulateur de la nutrition. Le renouvellement moléculaire intra-cellulaire qui constitue l'essence même de la nutrition est ralenti; quand cette déviation de la nutrition porte sur l'élaboration du sucre, c'est le diabète sucré qui se produit; si c'est sur la cholestérine, la matière azotée, la graisse, on voit apparaître la lithiase biliaire, la gravelle, la goutte, l'obésité. Le diabète est donc, suivant l'expression de Jaccoud, une *dystrophie constitutionnelle*, ou mieux, suivant la dénomination proposée par Bouchard et Landouzy, une *bradytrophie*.

TRAITEMENT. Les incertitudes qui règnent encore sur la pathogénie du diabète sucré se reflètent nécessairement dans les diverses méthodes thérapeutiques mises actuellement en usage contre cette maladie. Ici, en effet, plus que partout ailleurs, nous retrouvons l'influence doctrinale à son plus haut degré; chaque auteur, suivant sa manière d'interpréter le diabète, a indiqué un traitement à lui opposer. Souvent il en a été des médications comme des doctrines : l'une et l'autre ont passé, et, en dépit de la science et des théories qu'elle a suscitées, ce sont parfois des méthodes thérapeutiques peu en rapport avec les idées reçues, qui ont reçu la sanction de l'expérience et qui ont survécu alors que la doctrine qui leur avait donné naissance était définitivement condamnée : ainsi c'est à la théorie de Mialhe ou de l'acidité du sang, démontrée aujourd'hui absolument erronée, que nous devons l'emploi des alcalins dans le diabète sucré, médication qui, sans conteste, rend souvent les plus grands services; c'est encore en s'appuyant sur la théorie du diabète alimentaire que Bouchardat a institué le traitement diététique azoté : or nous savons que peu de diabètes véritables reconnaissent, au moins pour cause unique, une nourriture trop féculente ou trop sucrée; et pourtant, que de malades soumis à un régime azoté en retirent d'excellents résultats !

Où faut-il donc chercher la cause de ces contradictions peut-être plus apparentes que réelles, sinon, à mon sens, dans la difficulté extrême de reconnaître, un diabète étant donné, sa cause, sa forme, sa nature. Tout ceci nous montre, une fois de plus, cette grande vérité clinique que nous avons sans cesse cherché à mettre en relief, c'est que, si dans son essence le diabète est un trouble général de la nutrition, cette perturbation nutritive n'est point toujours mise en jeu par la même cause; c'est là ce qui, pour certains auteurs, a motivé des formes particulières de diabète, différant par leur mode de production, leur évolution, et peut-être par les méthodes thérapeutiques dont elles sont justiciables.

Avant d'entrer dans l'étude de chacun des traitements du diabète, il est cependant quelques préceptes généraux, qui ne doivent point être négligés et qui servent en quelque sorte de base à la thérapeutique. Voici, je suppose, un diabétique type, présentant le tableau classique dans son ensemble : la soif est vive, l'urine très-abondante et renfermant du sucre et de l'urée en quantité; l'appétit est exagéré, il supporte vaillamment son état, il ne maigrit pas. Allons-nous nous attaquer directement à l'une quelconque de ces manifestations morbides; va-t-on lui rationner ses boissons et ses aliments pour diminuer sa boulimie, sa polydipsie, sa polyurie? Ce serait là une faute grave; l'expérience a répondu à ce sujet, et l'on a vu les accidents les plus terribles survenir très-rapidement chez des malades ainsi soumis à une diète sèche et alimentaire relative; il faut les laisser boire et manger suivant leurs besoins, tout en dirigeant, comme nous le verrons, le choix de leurs boissons et de leurs aliments. Il suffit en effet de se rappeler l'enchaînement des divers symptômes du diabète pour se convaincre combien une pareille méthode serait irrationnelle et dangereuse. C'est à la glycémie, à l'azotémie, qu'il faut s'attaquer par des moyens appropriés, et si on a le bonheur de les modifier, les autres manifestations morbides diminueront ou cesseront d'elles-mêmes. Quelle que soit la théorie à laquelle on se rattache, on est bien forcé d'admettre que le diabète consiste surtout dans une déviation de la nutrition, dans une exagération de production du sucre et souvent de l'urée; si l'organisme malade ne trouve pas au dehors les matériaux nécessaires à cette production excessive et incessante, c'est à lui-même qu'il les empruntera, et cela au grand détriment du sujet, qui tombera rapidement dans un état de consumption si bien nommée autophagique.

Il faut donc à tout prix lui fournir les aliments nécessaires; c'est un foyer qu'il faut sans cesse entretenir, de peur qu'il ne se consume lui-même. Ce qu'on doit tenter, ce qu'on peut parfois obtenir, c'est de le modérer, de le diriger dans un certain sens, pour protéger l'organisme menacé : c'est donc à modifier la nutrition que doivent tendre tous les efforts du clinicien. Voyons maintenant quels moyens sont à sa disposition.

Il n'est pas plus facile de classer les médications dirigées contre le diabète que les théories par lesquelles on a cherché à l'expliquer.

Suivant l'idée qu'on se fait du diabète sucré, les diverses méthodes de traitement peuvent à priori se proposer le but suivant :

1° Empêcher la production exagérée du sucre dans l'économie et enrayer cette dénutrition excessive qui constitue l'essence même du diabète;

2° Activer la combustion et l'utilisation du sucre en ramenant la nutrition et surtout l'assimilation languissantes.

Le premier de ces résultats peut être atteint de deux manières différentes : l'une, qui constitue le traitement diététique du diabète, consiste à supprimer l'importation du sucre dans l'économie et à donner une alimentation que l'on pourrait appeler antiglycogénique, c'est-à-dire offrant une résistance plus grande à la formation du glycogène; l'autre, ayant recours aux médicaments, s'adresse à ceux qui paraissent :

1° Diminuer directement (arsenic) ou par l'intermédiaire du système nerveux (bromure de potassium, valériane, opium, révulsifs divers) la puissance glycogénique du foie;

2° Enrayer la dénutrition générale de l'économie et plus particulièrement la désassimilation albuminoïde (arsenic, valériane, bromure, etc.), en général les médicaments d'épargne;

3° Empêcher la formation du ferment pathologique qui d'après certains auteurs (Pavy) serait la cause de la formation du sucre (médication par des agents antifermentescibles, tels que l'acide phénique, l'acide salycilique).

Le second résultat, c'est-à-dire la destruction du sucre en excès, dans l'économie, a recours aux alcalins, aux oxydants, à l'exercice.

Ce n'est point, nous le répétons, une classification inattaquable des médications antidiabétiques que nous avons voulu établir, il n'en existe pas; c'est un simple fil conducteur au milieu du dédale que nous avons à parcourir.

Le *traitement diététique* du diabète sucré n'est point de date récente; déjà Rollo avait recommandé un régime exclusivement composé de substances albuminoïdes et grasses, à l'exclusion des féculents; mais c'est au professeur Bouchardat que l'on doit sa réglementation absolue; depuis il a été appliqué par tous les médecins, et les travaux de Christison, Ormerod, Traube, von Dusch, Schützenberger, Seegen, Cantani, etc., en ont démontré l'utilité.

Ce traitement consiste dans une alimentation exclusivement azotée et la suppression absolue des féculents et des sucres qu'on remplace par des graisses et des alcools pour suppléer aux hydrocarbures exclus. Il repose sur ce principe, que de tous les aliments, ceux qui offrent le plus de résistance à la formation du glycogène, ce sont d'abord les substances azotées, puis les graisses, que les féculents et les sucres au contraire contribuent pour la plus large part à la glycogénie. Partant de là, Bouchardat a dressé une table culinaire très-complète de †aliments permis et défendus aux diabétiques; nous en reproduisons seulement les traits principaux. Les aliments féculents qui doivent être proscrits sont : le pain ordinaire, composé soit de froment, soit de seigle, soit d'orge, les pâtisseries, le riz, le maïs, les radis, les pommes de terre, et les fécules de pomme de terre, d'arrow-root, et autres fécules alimentaires; les pâtes farineuses, vermicelle, semoule, macaroni, etc.; les haricots, les pois, les lentilles, les marrons, les châtaignes, la farine de sarrazin.

Le sucre sous toutes ses formes est également interdit : ainsi le sucre de canne, le miel, les aliments sucrés, les fruits sucrés tels que les raisins, les abricots, les prunes, les figues, les melons, les poires, les pommes, les fraises, les cerises douces, les confitures, les racines contenant du sucre telles que les betteraves, les carottes, les oignons, les navets. Le lait de vache, et à plus forte raison celui d'ânesse, qui renferme plus de lactine, est absolument proscrit par M. Bouchardat. Parmi les boissons, il rejette tout spécialement les limonades gazeuses, les vins sucrés, le vin de Champagne, le cidre, la bière nouvelle et toutes les eaux gazeuses.

Parmi les aliments permis se placent en première ligne les viandes de toute nature, blanches et noires, gibier, volaille de toutes sortes; elles peuvent être bouillies, grillées, rôties ou accommodées avec tous les assaisonnements qui stimulent l'appétit, pourvu que la farine n'intervienne pas dans leur préparation. Les poissons d'eau douce et les poissons de mer de toute espèce offrent une grande ressource pour la nourriture du diabétique.

Les œufs sont également très-précieux; la crème, les fromages de toute sorte, peuvent être utilement recommandés.

Les corps gras qu'on peut employer sont les graisses animales, le beurre, le lard, la graisse de porc, de veau, de bœuf, de mouton, de cheval, d'oie, de canard; les huiles végétales, d'olives, d'œillets, etc. Bouchardat estime que 150 à 200 grammes de corps gras absorbés dans les vingt-quatre heures suffiront avec l'aide des boissons alcooliques pour suppléer les féculents chez les diabétiques; ils ont en outre l'avantage de s'opposer à la constipation qui accompagne habituellement un régime exclusivement azoté.

Il importe également de constituer une masse alimentaire suffisante pour combattre ce sentiment de vacuité stomacale déterminé par la suppression des féculents et notamment du pain; les diabétiques sont en effet souvent de gros mangeurs et ils absorberaient des masses énormes de viandes sans parvenir à assouvir leur appétit; il faut également que l'alimentation de chaque jour donne un résidu notable dans l'intestin pour prévenir la constipation. On y arrive par l'usage d'une certaine quantité d'aliments herbacés et du pain de gluten.

Les herbes, en effet, contiennent du ligneux qui résiste à la digestion; elles ne renferment que peu de fécule ou de sucre, elles sont riches en matières azotées et en matières grasses. En outre, elles introduisent dans le sang une certaine quantité de potasse unie à des acides végétaux, d'où la formation du bicarbonate de potasse, qui contribue à augmenter l'alcalinité du sang. Enfin par le résidu abondant qu'elles laissent après la digestion, elles contribuent à régulariser les selles et à combattre la constipation. Les principaux légumes qui remplissent ce but sont les épinards, la chicorée, la laitue, les asperges, les artichauts, le cresson, les salades, les haricots verts, les salsifis, les cardons, les concombres, les choux de diverses espèces, la choucroute surtout associée au lard, à la viande de porc. Ces légumes sont mangés tantôt crus, tantôt cuits, et l'huile et la graisse doivent entrer pour beaucoup dans leur assaisonnement.

Le pain de gluten est destiné à remplacer le pain ordinaire; c'est un adjuvant utile du traitement, auquel il ne faut pourtant pas trop se fier; nonseulement il est désagréable au goût et souvent difficilement digéré, mais il est loin d'être exempt de fécule et d'amidon. En effet, il résulte des recherches de Mayet et de Boussingault que le pain de gluten, en général, contient de 16 à 44 pour 100 de fécule; le pain de gluten vendu dans le commerce donne environ 62,50 pour 100 de sucre, c'est-à-dire plus que le pain ordinaire qui n'en fournit que 50 pour 100 quand il est frais, et 60 pour 100 quand il est sec (Mayet) : il renferme donc à quantité égale plus d'aliments saccharifiables que les haricots, les lentilles, les pois, les pommes de terre, les pâtes alimentaires que l'on proscrit absolument.

En comparant la richesse en fécule du pain de gluten et des divers aliments féculents, Boussingault a montré que, en admettant que le pain de gluten renferme 40 pour 100 d'amidon, on pouvait sans préjudice pour le diabétique remplacer 100 grammes de pain de gluten par 75 grammes de pain ordinaire, 97 grammes de brioche, 53 grammes de vermicelle, 52 grammes de riz, 82 grammes de haricots, 72 grammes de lentilles, 175 grammes de pommes de terre. On peut ainsi varier dans une certaine mesure la nourriture des malades, ce qui n'est point sans importance; la pomme de terre serait encore le moins nuisible de tous les féculents.

Le pain de gluten ne remplit donc point complétement le but qu'on se propose. Pour y suppléer, on a imaginé d'autres pains tels que le pain de son (Prant), le pain d'amandes (Pavy, Seegen), etc.; le pain de son offre les mêmes inconvénients que le pain de gluten; le pain d'amandes est inabordable par son prix à la plupart des malades. En somme, si l'on veut priver absolument le malade de féculents, mieux vaut pour lui s'abstenir absolument de l'usage du pain (Lécorché); en général il s'y habitue assez facilement et préfère beaucoup cette méthode à l'emploi de cette nourriture indigeste et désagréable que constitue le pain de gluten.

Comme boissons, le diabétique boira de l'eau en quantité suffisante pour étancher sa soif; la diète sèche doit être absolument rejetée. Le thé, le café, les alcools agissant comme médicaments d'épargne, diminuant surtout les pertes d'urée, seront prescrits avec avantage, et plus particulièrement les vins secs et vieux qui ne renferment plus de trace de sucre. Les vins rouges seront choisis de préférence; renfermant beaucoup de tannin, ils contribuent à diminuer la polyurie (Seegen). La bière est dangereuse : ainsi celle de Strasbourg contient par litre 41^{gr},40 de glycose et de dextrine; la bière anglaise, qui est beaucoup moins sucrée et plus alcoolisée que toutes les autres, peut être tolérée par moments.

Enfin M. Bouchardat insiste avec raison sur l'importance d'une bonne mastication chez les diabétiques; le travail souvent énorme de la digestion chez eux est ainsi facilité, ils doivent manger lentement; il faut surveiller avec soin l'état des dents et des gencives; souvent on évitera ainsi des indigestions et des troubles dyspeptiques qui peuvent devenir l'origine des accidents les plus graves.

Ce régime diabétique est en général assez bien supporté par les malades, à condition de n'être point trop sévère; il faut savoir le tempérer en rendant momentanément l'usage d'une petite quantité de féculents et surtout du pain;

les diabétiques ont, en effet, pour la plupart un goût prononcé pour les amylacés; c'est parfois un véritable besoin qui les pousse à tromper la surveillance dont ils sont l'objet.

Le plus habituellement au bout d'une vingtaine de jours de régime le sucre a considérablement diminué dans l'urine; la polyurie et la soif sont moins intenses. Si l'on avait affaire à une glycosurie par excès d'alimentation féculente ou sucrée, le sucre a disparu complétement dans l'urine, mais c'est bien certainement l'exception. Dans les cas de diabète bien confirmé, il en reste toujours une certaine dose dans l'urine que le régime seul ne parvient pas à faire disparaître. Néanmoins, sans partager l'enthousiasme de Bouchardat, on peut dire que le traitement diététique rend les plus grands services; il devra être employé au début de toute médication antidiabétique, alors surtout que le malade n'est point encore à la période consomptive; le plus souvent il ne sera que palliatif et non curatif, ainsi que le démontrent les recherches de Seegen, Leube, Pavy, Külz, Andral, Lécorché, etc. En somme, le point capital est de nourrir suffisamment et par des moyens antiglycogéniques le diabétique, en conciliant autant que possible les règles de l'hygiène alimentaire et le goût du malade; il faut que le sucre diminue dans l'urine et que le malade ne maigrisse pas. Le dosage répété du sucre et des pesées fréquentes du sujet peuvent seules contrôler d'une façon sérieuse les résultats du traitement.

On a aussi considéré le *chlorure de sodium* comme un adjuvant utile dans le traitement diététique du diabète sucré. En 1842, Martin-Solon avait vu le sucre diminuer dans l'urine des malades qu'il avait soumis à cette médication; de son côté Bouchardat, en 1846, notait que les viandes fortement salées diminuaient parfois la soif des malades; il prescrivait des bouillons salés et plusieurs fois, mais non constamment, il vit diminuer la glycose dans l'urine. « C'est peut-être, dit M. Brouardel, en s'appuyant sur quelques résultats favorables constatés chez les diabétiques, sous l'influence d'une alimentation riche en chlorure de sodium, que Martin-Solon a voulu placer le sel au rang des médicaments du diabète. D'après lui, l'addition du chlorure de sodium permettrait l'usage du pain ordinaire dans une certaine proportion. Les résultats obtenus par cette médication n'ont pas répondu à ce que l'on attendait; MM. Contour et Martin-Solon ont publié quelques observations desquelles il résulte que le chlorure de sodium amène une période d'amélioration dans la santé générale, mais le sucre persiste dans les urines. »

S'il est établi que la suppression du sucre et des féculents diminue le plus habituellement la glycosurie et améliore l'état du malade, on a lieu de s'étonner de l'idée mise en pratique par certains auteurs, consistant à faire prendre aux diabétiques des quantités considérables de *sucre;* ils pensaient sans doute réparer plus directement les pertes en glycose subies par le malade. Recommandée déjà en 1829 par Chevallier, cette médication fut reprise par Piorry, Rigodin, Burresi, Bennet, Sloane, Corpe et Inman. Ce sucre était donné sous forme de sucre de canne, de glycose, de sucre de lait, etc. : or nous avons vu que tout sucre introduit dans l'organisme, quelle que soit sa nature, excepté peut-être la mannite et l'inosite, se transforme en sucre hépatique; cette médication ne fait donc qu'augmenter l'intoxication sucrée. C'est ce qui résulte d'une observation de Schmitt, qui fit prendre pendant quatre jours à un diabétique 500 grammes de glycose : la glycosurie, la polyurie et l'azoturie ont augmenté dans des proportions notables. C'est donc une surcharge de travail pour l'économie et pour le foie en particulier dont la fonction glycogénique est singulièrement accrue.

A côté de la médication sucrée il faut placer la *diète lactée*. Déjà recommandée par Arétée, par Alexandre de Tralles, puis par Willis et Lister, elle a été récemment remise en honneur par un médecin anglais, A. S. Donkin, qui lui dut quelques succès; d'autres observateurs, entre autres Balfour, Grennhow, J. Wilson, Chaldecott, obtinrent aussi d'heureux résultats; mais en même temps Thorne, Nicol, Roberts, Pyle, Carey, Pavy, Külz, n'eurent que des insuccès et condamnèrent cette méthode. Si le lait contient des substances azotées et des graisses, il renferme également une notable proportion de lactose ou sucre de lait (48 pour 1000); c'est ce qui avait fait rejeter par Bouchardat le lait de l'alimentation du diabétique. De plus cette lactose est passible de l'objection que nous faisions plus haut à tous les sucres, et, pour nourrir un diabétique exclusivement avec du lait pur ou écrémé, ainsi que le recommande Donkin, on conçoit qu'il finit par en absorber une certaine quantité. Comment donc expliquer cette discordance entre les divers résultats obtenus? Cela tient sans doute, ainsi que le fait remarquer J. Schmitt dans son intéressant travail, à ce que les premiers observateurs ont prescrit en général à leurs malades le lait écrémé au début du traitement; ils les soumettaient donc à une diète azotée relative en leur supprimant les féculents et les sucres, et le régime lacté introduisait chez eux une quantité de sucre moins forte que celles qu'ils absorbaient auparavant; dès lors rien d'étonnant à ce que le sucre ait diminué dans l'urine. Les seconds, au contraire, ont prescrit la diète lactée, après avoir soumis déjà pendant un certain temps leurs malades à un régime azoté; dès lors le régime lacté introduit une certaine quantité de sucre, et la glycose augmente de nouveau dans l'urine, si le régime précédent l'avait fait diminuer. Néanmoins par ses propriétés nutritives et sa digestion facile le lait, pris en quantité modérée, constitue un bon aliment, pour les diabétiques arrivés à la période d'épuisement, comme pour tous les cachectiques en général (Foster, Pavy, Lécorché, J. Schmitt.)

A côté de la médication lactée, nous devons signaler l'*acide lactique* qui, associé au régime azoté et gras, a été préconisé surtout par Cantani. Borg, Todini, Primavera, Pellegrini, Balfour, ont obtenu des succès avec ce traitement, mais d'autres tels que Blumenthal, Ogle, Külz, n'ont eu que des résultats tout à fait négatifs. L'acide lactique pur est donné par Cantani à la dose de 1 à 2 grammes dans une potion de 120 grammes; quelques médecins l'ont administré à la dose beaucoup plus élevée de 2 à 8 grammes; Branton le remplace par le lactate de soude. Cantani ne fait point, comme on l'a dit, de l'acide lactique un spécifique du diabète; ce remède pour lui doit toujours être associé à un régime azoté et gras très-rigoureux; l'acide lactique n'est qu'un adjuvant qui stimule les fonctions digestives de l'estomac et rien de plus.

Depuis longtemps Bouchardat, puis Pavy, avaient proposé dans l'alimentation des diabétiques de remplacer le sucre par la *glycérine* pour sucrer leur café ou leur thé. Plus récemment Schultzen (de Dorpat) essaya de faire de cette substance la base d'un traitement méthodique du diabète. Cet auteur admet que les diabétiques, perdant leur sucre par l'urine, sont ainsi privés de leurs matériaux respiratoires qu'ils doivent alors emprunter à leur propre tissu, c'est-à-dire à leur graisse et à leur substance protéique. Or la glycérine ne pouvant, suivant lui, se transformer en sucre dans l'organisme, c'est à ses dépens, si elle est administrée à l'intérieur, que l'acide carbonique et l'eau se forment chez les diabétiques;

dès lors la combustion respiratoire peut se faire chez eux sans usure de leurs tissus. Partant de cette idée, Schulzen, puis Garnier et Jacobs, donnèrent la glycérine aux diabétiques à la dose de 25 à 30 grammes par jour et affirmèrent en avoir obtenu d'excellents résultats.

D'autre part les recherches de Catillon sur les effets physiologiques de la glycérine administrée à l'intérieur semblaient donner raison à Schultzen en montrant la glycérine comme un médicament d'épargne, c'est-à-dire économisant la combustion des matières grasses de l'organisme et diminuant l'excrétion de l'urée, c'est-à-dire la désassimilation des albuminoïdes. Mais malheureusement ces résultats ont été contredits par Munck. En outre le fait sur lequel repose toute la théorie thérapeutique de Schultzen est faux; les travaux de Salomon, confirmés par Weiss et Luchsinger, ont démontré qu'introduite dans l'organisme la glycérine donne une plus grande quantité de glycogène que la graisse elle-même. Il n'est donc point étonnant que ce genre de traitement n'ait donné que des résulats nuls entre les mains de Pavy, Seegen, Frerichs, Mering, Bouchardat, Külz, etc. Donnée suivant la méthode de Harnack, c'est-à-dire à la dose massive de 180 à 360 grammes, la glycérine ne paraît pas exercer d'action nuisible sur l'organisme, mais elle ne produit guère qu'un profond dégoût pour le malade qui refuse bientôt de la prendre, ainsi que nous en avons été une fois témoin. En somme, la glycérine a une action insignifiante dans le traitement du diabète.

Le traitement par le régime et les médications adjuvantes que nous avons étudié jusqu'ici ne s'adresse guère qu'aux cas de diabète dans lesquels la glycosurie semble former le symptôme principal : ce sont donc en général des diabètes légers, ou à leur première période ; aussi les succès, au moins pour un certain temps, sont-ils assez fréquents. Mais, lorsque le diabète est devenu plus grave, quand il est passé à la deuxième période, quand l'azoturie et l'autophagie viennent se joindre à la glycosurie, le traitement diététique est en général insuffisant. La nutrition générale de l'organisme a subi une atteinte plus grave et plus complète; il faut avoir recours à une médication plus active qui agisse directement sur cette nutrition déviée, qui surtout modère ou arrête cette combustion exagérée, cette désassimilation incessante des substances albuminoïdes. C'est donc à la base des médicaments dits d'épargne, ou antidéperditeurs, qu'il faut naturellement s'adresser; l'arsenic, l'opium, la valériane, le bromure de potassium, paraissent agir dans ce sens.

L'arsenic fut d'abord employé sans succès par Bernt, professeur à Greiswald, puis par Owen Rees; quelques bons résultats furent ensuite obtenus par Jabez Hogg, puis Trousseau et Devergie; mais c'est seulement après les recherches de Saikowski qu'il prit une place importante dans le traitement du diabète. Cet observateur, en effet, reconnut que, lorsqu'on soumet un animal à l'usage de l'arsenic, au bout d'un certain temps son foie ne renferme plus trace de glycogène, quel que soit le genre de nourriture auquel il ait été soumis; si, d'autre part, on vient, pendant que l'animal prend de l'arsenic, à pratiquer la piqûre du bulbe, on ne produit plus de glycosurie. Voilà donc un médicament qui semble agir sur le foie en enrayant sa fonction glycogénique.

En outre, l'arsenic diminue la quantité d'urée contenue dans l'urine, et l'acide carbonique exhalé par les poumons; il enraie donc également la dénutrition des albuminoïdes et des hydrocarbures; il est un médicament d'épargne. C'est en s'appuyant sur ces données physiologiques que Ch. Bouchard et Lécorché ont vivement recommandé la médication arsenicale dans le diabète sucré avec azo-

turic et en ont obtenu d'excellents résultats. Il va sans dire que le régime azoté
doit être maintenu avec autant de rigueur que possible, les deux médications
se prêtant un mutuel et indispensable appui; par la même raison, il faut, dès
qu'il y a tendance à la dénutrition, se méfier des méthodes thérapeutiques d'entraînement, d'exercices forcés, que nous exposerons plus loin, et instituées en
vue de brûler le sucre en excès. En un mot, tout le traitement doit se résumer
en ces deux termes : fournir du combustible et enrayer la combustion; le fil
conducteur pour le médecin, ce sont les pesées du malade, les dosages du sucre
et de l'urée.

Une des meilleures préparations à employer dans ce but est la liqueur de Fowler
(arséniate de potasse) que l'on donne à la dose de 10 à 30 gouttes dans les vingt-
quatre heures; il faut commencer par cinq gouttes par jour, augmenter progressivement la dose, et maintenir la médication pendant un certain temps. On peut
aussi faire usage des eaux minérales qui contiennent de l'arsenic, comme celles
de la Bourboule, Saint-Christau, le Mont-Dore.

Le *bromure de potassium* est également recommandé dans le même but par
Ch. Bouchard. Begbie, qui l'employa le premier dans le diabète sucré, paraît en
avoir retiré de bons résultats; mais ils ne furent pas confirmés par les observations de Millard, Foster, Külz. Le mode d'action du bromure de potassium sur
la nutrition est encore contesté; pour les uns il diminue la quantité d'urée, il
est donc un modérateur de la nutrition, ralentissant la circulation et la respiration, en agissant surtout sur le système nerveux (Rabuteau, Bouchard).
Pour les autres, il hâte au contraire, comme l'iodure de potassium, le mouvement de désassimilation de l'organisme (Gubler). Aussi, si le bromure peut rendre
des services dans le diabète, c'est peut-être exclusivement dans les formes nerveuses de cette maladie (Brouardel). Néanmoins, malgré les bons résultats obtenus
par M. Bouchard, c'est avec prudence qu'il faut le prescrire, si l'on croit devoir
l'employer.

L'*opium* a été de tout temps employé contre le diabète; Aétius le donnait à
ses malades; Willis, Tomasini, Rollo, Prout, Darvin, Bardsley, Marsh, en
obtinrent de beaux résultats. Bouchardat le regarde comme d'une incontestable utilité dans le traitement du diabète, et les recherches de Christison,
Ormerod, Scharlau, Schützewberg, von Basham, Buffalini, puis celles de
Pavy, Thompson, During, Schmitz, Kratschmer, Kretschy, Blumenthal, Du-
chek, Lécorché, n'ont fait que confirmer la valeur thérapeutique de ce médicament.

L'opium a été donné dans le diabète sous toutes les formes, opium brut,
thériaque, extrait aqueux, poudre de Dower. Les doses ont été poussées jusqu'à
l'extrême. L'extrait d'opium est le plus communément employé; Christian et
Ormerod le donnaient à la dose de 0gr,25 à 0gr,50; Monez et Tomasini allèrent
jusqu'à 1gr,20 et 3 grammes par jour; Kratschmer le prescrivit à la dose de
0gr,15 à 2 grammes par jour. Il est évident qu'on n'arrive que progressivement
à ces doses massives quand la tolérance s'est établie. Lécorché admet que les
doses moyennes sont préférables; il ne dépasse point celle de 0gr,50 à 1 gramme
d'extrait thébaïque.

Ormerod et Bouchardat emploient de préférence la poudre de Dower, à la dose
de 0gr,30 à 0gr,60.

Parmi les alcaloïdes de l'opium, la morphine paraît surtout agir dans le diabète; Pavy l'a administrée à ses malades à la dose de 0gr,15 et Kratschmer à

celle de 0^{gr},25 ; Lécorché admet qu'on peut aller de 0^{gr},05 à 0^{gr},15 de morphine. On n'arrive que lentement à ces doses élevées, et il faut exercer la plus
grande surveillance, car on doit redouter l'apparition d'accidents cérébraux
(Pavy et Thompson) et surtout les troubles gastro-intestinaux tels que la
dyspepsie, l'anorexie (Lécorché).

Administré à doses suffisantes et surtout longtemps prolongées, l'opium
amène une diminution de la faim, de la soif, de la quantité d'urine, de sucre et
d'urée, et un retour de l'embonpoint ; quelquefois, surtout chez les jeunes
sujets et dans les cas légers, l'opium suffit pour faire disparaître la glycosurie ;
mais chez les adultes et dans les cas sérieux, il faut, pour obtenir les mêmes
résultats, recourir en même temps au régime azoté. Le plus habituellement
l'amélioration n'est que passagère (Pavy, Seegen, Kratschmer, Ducheck) ; elle
cesse dès qu'on suspend l'opium ou la morphine ; on a même cité des insuccès
complets. M. Coze, expérimentant sur des lapins, observa que les injections
veineuses de chlorhydrate de morphine augmentent de plus du double la quantité de sucre contenu dans le foie et dans le sang artériel ; ces faits lui font
rejeter l'opium dans le traitement du diabète sucré. Néanmoins les heureux
résultats signalés par plusieurs observateurs doivent engager à poursuivre de
nouvelles recherches.

Comment agit l'opium dans ces circonstances ? Pour Bouchardat, s'il diminue
la faim, la soif, la polyurie, c'est à cause des sueurs abondantes qu'il provoque.
Owen Ress le considère comme un puissant astringent du rein. Pour Anstie, la
quantité d'urine ne diminue que parce que la faim et la soif sont moindres.
Pour Brouardel, il agit sur le foie par l'intermédiaire du système nerveux, et
il est surtout indiqué dans les cas de diabète nerveux. Pécholier admet que par
l'usage prolongé de l'opium le mouvement de désassimilation nutritive est
ralenti ; la nutrition tombe dans un état qu'il compare à la catalepsie. Si la
dénutrition est ralentie, les besoins de réparation sont également moindres, de
là la diminution de la faim, de la soif. En somme, l'opium dans le diabète agit
comme un médicament d'épargne. Lécorché accepte complétement cette opinion ; il résulte en effet de ces expériences que l'opium, à doses suffisantes et
prolongées détermine, une notable diminution des phosphates, des sulfates et
surtout de l'urée ; dans certains cas le chiffre de l'urée est tombé de moitié, des
trois quarts même. Pour cet auteur, la morphine agit directement sur les substances alimentaires azotées ou graisseuses, dont elle diminue les propriétés
digestives, et dont par conséquent elle augmente la force de résistance que ces
matières opposent à leur transformation en glycogène et en sucre. Pour Rossbach,
ce n'est point sur ces matières alimentaires que l'opium agit directement, mais
sur les sucs digestifs de l'organisme dont les propriétés peptonisantes sont amoindries : de là la diminution des combustions quaternaires.

La *valériane* peut être considérée dans le traitement du diabète comme un
succédané de l'opium ; elle offre le grand avantage d'être mieux tolérée par l'estomac et surtout de ne pas provoquer une constipation souvent très-pénible.
C'est sous la forme d'extrait qu'elle est habituellement employée. Trousseau,
Dumontpallier, Kalindero s'en servirent pour combattre avantageusement la
polyurie. Ch. Bouchard a fait de ce médicament une étude complète, et a
montré que dans le diabète l'extrait de valériane donné à dose massive agit
comme un médicament d'épargne, c'est-à-dire qu'il détermine l'azoturie ; la
polyurie et la polydipsie baissent ensuite. La glycosurie paraît peu influencée,

néanmoins Lécorché a vu le sucre et l'urée diminuer parallèlement sous l'influence de cette médication. Elle est indiquée lorsque l'opium n'est pas toléré, et surtout dans les cas où l'urée est en quantité exagérée dans l'urine. Ch. Bouchard donne l'extrait de valériane, sous forme de bols ou de pilules, à la dose de 8 grammes dans les vingt-quatre heures, et arrive fréquemment à celle de 20 et 30 grammes.

Comme agents modificateurs du système nerveux, on a eu encore recours à l'emploi des révulsifs cutanés, de l'hydrothérapie, de l'électricité.

Les *vésicatoires*, les *sétons*, les *cautères*, ont parfois rendu des services; mais la moindre blessure à la peau est souvent chez le diabétique l'origine d'accidents inflammatoires ou gangréneux de la plus haute gravité; Moissenet, Demarquay, en ont observé à la suite de vésicatoires, et, malgré un cas de guérison d'un diabétique par un séton à la nuque obtenu par Buttura, nous pensons qu'on fera bien de s'abstenir de ces moyens dont l'efficacité est très-douteuse.

L'*hydrothérapie*, en activant la circulation, agit sur la nutrition générale; Fleury, Gibert, Lubaresky, en auraient obtenu de bons résultats; Sénac au contraire aurait vu la maladie s'aggraver sous son influence; en tous cas on doit en surveiller attentivement l'application par crainte des pneumonies et des congestions pulmonaires si terribles chez les diabétiques (Lécorché).

L'*électricité* a été conseillée par Mariano Semmola, qui pratiqua l'électrisation du pneumogastrique au moyen d'un courant direct et intermittent assez énergique; il aurait obtenu une diminution de la glycosurie et de la polyurie; parfois même la guérison aurait été définitive.

Seidel, Lefort, ont employé des courants continus avec succès; mais Lécorché, Kratschmer, ont été moins heureux.

Nous avons maintenant à nous occuper des médications qui paraissent activer la combustion du sucre en excès dans l'économie : telles sont les médications par les alcalins, les oxydants et l'exercice musculaire.

La *médication alcaline* fut déjà employée par Willis, Fothergill, Ettmüller, Rollo; ces premiers observateurs prescrivaient surtout l'eau de chaux. Depuis les travaux de Mialhe et de Bouchardat, l'usage des alcalins devint classique dans le traitement du diabète; ils furent administrés sous des formes diverses, tartrate de soude, bitartrate de potasse, bitartrate de potasse et de soude, sulfate de soude, sels ammoniacaux, sels de lithine; mais c'est surtout le bicarbonate de soude, base des sels de Vichy, qui fait les frais de cette médication. Malgré les nombreuses attaques dont elle a été l'objet, et en dépit des théories et de la difficulté d'expliquer son action, la médication alcaline, surtout par les eaux minérales (Vichy, Vals, Carlsbad, etc.), rend tous les jours de grands services à nombre de diabétiques.

Voici en général ce que l'on observe chez un diabétique soumis à l'usage de l'eau de Vichy à la dose de quatre à six verres de 120 grammes par jour; c'est la dose usuelle à Vichy; on y ajoute souvent des bains chauds à 34 degrés et des douches chaudes d'eau minérale; la durée du traitement est une moyenne de trois semaines à un mois.

Dès la première semaine, quelquefois dès les premiers jours, ordinairement la quantité de sucre contenu dans l'urine diminue; la polyurie baisse parallèlement à la glycosurie, l'urine devient plus foncée; elle reprend son odeur normale: elle devient franchement alcaline. S'il y a de l'albumine, celle-ci n'est point modifiée, malgré la diminution ou la disparition du sucre. Les mictions deviennent moins fréquentes surtout pendant la nuit et se rapprochent de l'heure des repas. En même temps la soif et la sécheresse de la bouche disparaissent ; les malades accusent à cet égard un soulagement immédiat. Le dégoût pour les aliments azotés cesse ; bientôt l'appétit souvent perdu se relève ; les digestions lourdes et pénibles se régularisent, la constipation persiste assez souvent, mais on la surmonte par des douches ascendantes. Les fonctions de la peau se rétablissent ; elle n'est plus sèche et raide comme auparavant. Enfin les forces musculaires reparaissent ; le sommeil est plus facile, le moral se relève, il survient enfin une amélioration générale qui se traduit par un sentiment de bien-être depuis longtemps inconnu au malade. Sur une série de 39 cas dus à M. Durand-Fardel, et rapportés par M. Brouardel, après un traitement à Vichy, 1 fois seulement la quantité de sucre ne fut pas modifiée ; 5 fois le sucre disparaît totalement, 3 fois il n'en reste que des traces ; le plus habituellement le sucre persiste, mais avec une diminution très-considérable. L'amélioration générale obtenue par la cure thermale persiste très-souvent pendant un assez long temps, bien qu'ordinairement le sucre reparaisse dans l'urine après la cessation du traitement, s'il avait disparu, ou augmente de nouveau, s'il n'avait fait que diminuer.

Il n'y a point à Vichy de source spécialement affectée au traitement du diabète ; c'est l'état général du malade et surtout celui de ses voies digestives qui fait recommander les sources chaudes de la Grande-Grille, tièdes de l'Hôpital, froides des Célestins, ou ferrugineuses de Mesdames ou Lardy. Il est rare que la quantité de 4 à 6 verres par jour puisse être dépassée par les diabétiques sans inconvénient. Les malades qui font ainsi un usage irrationnel des eaux éprouvent bientôt un ensemble de symptômes qui annoncent la saturation alcaline : ce sont de l'insomnie, un malaise général, de la perte d'appétit et des troubles digestifs. Le traitement doit alors être suspendu ou même cesser complétement. Aujourd'hui on a abandonné la méthode de Barthez et de Petit, qui consistait à faire absorber au malade la plus grande quantité possible de bicarbonate de soude ; se guidant sur la réaction plus ou moins alcaline de l'urine, ils cherchaient à obtenir une alcalinisation complète de l'individu. M. Petit ne craint pas de porter à des doses énormes la quantité d'eau minérale qu'il prescrit ; commençant par cinq ou six verres, il arrive à douze ou quinze verres par jour et chez quelques-uns même il a élevé cette dose jusqu'à vingt et vingt-cinq verres par jour soit à jeun, soit aux repas. Cette médication peut avoir de graves inconvénients ; ses partisans le reconnaissaient eux-mêmes. Il est à craindre de voir se développer les accidents signalés déjà par Cullen comme résultant de la cachexie alcaline, et consistant dans une excitation exagérée de l'organisme et amenant parfois de graves hémorrhagies.

Il y a donc des indications pour les eaux de Vichy : elles conviennent en général aux diabétiques obèses, et à ceux qui sont dans la période du diabète gras. Elles sont surtout efficaces dans les formes goutteuses du diabète, chez les malades atteints en même temps de goutte ou de gravelle. Elles conviennent beaucoup moins aux formes nerveuses et aux diabètes maigres ; elles doivent être proscrites chez les sujets affaiblis par des diarrhées prolongées, des hémorrhagies, par la cachexie paludéenne, ou par un épuisement prononcé du système nerveux. Elles sont formellement contre-indiquées dès qu'il y a une prédisposition ou un commencement de tuberculose pulmonaire (Durand-Fardel).

En général il faut également s'en abstenir chez les diabétiques arrivés à la période de dénutrition.

Les eaux de Carlsbad jouissent en Allemagne d'une faveur égale à celle de Vichy en France ; elles ont la même composition chimique (bicarbonatée sodique), mais seulement une température plus élevée ; elles produisent des effets analogues, bien constatés par Seegen, Külz.

On a encore conseillé aux diabétiques l'emploi des eaux minérales de Vals et de Cusset (bicarbonatées sodiques), de Pougues (bicarbonatées calcaires), de Royat (ferrocarbonatées acidules), de Gastein (sulfatées sodiques), de Balaruc (chlorurées sodiques), de Bourbon-l'Archambault (chlorurées sodiques), de Kissingen et de Niederbronn (chlorurées sodiques).

En général, aussi bien à Vichy qu'à Carlsbad, on donne les eaux minérales en même temps qu'on fait suivre au malade le régime azoté : aussi, on s'est demandé si les résultats favorables obtenus ne devaient pas bien plutôt être attribués à la diète des féculents qu'au traitement alcalin. Il est incontestable que les deux effets s'ajoutent ; mais cependant, si l'on se contente de soumettre le malade à l'eau de Vichy, tout en lui permettant un régime féculent ou mixte, il se produit néanmoins un abaissement dans la quantité de sucre urinaire.

Tels sont les résultats cliniques obtenus par l'usage des alcalins, employés soit sous forme d'eaux minérales, et c'est de beaucoup la meilleure, soit sous celle de bicarbonate de soude en boisson. Comment peut-on s'expliquer leur mode d'action dans le diabète ?

La théorie de Mialhe sur le diabète est erronée ; ce n'est donc point en neutralisant cette prétendue acidité du sang que les alcalins sont utiles. Pour Rollo et Bouchardat, leur rôle consiste à régulariser les fonctions de l'estomac qui sécrète un suc trop acide et trop abondant. Depuis longtemps déjà Chevreul et Magnus ont démontré que les alcalis favorisent par leur présence la combustion des matières organiques ; Maurisset a constaté qu'en donnant des alcalins à des chiens on voit augmenter l'urée ; chez l'individu atteint de gravelle urique, l'usage des alcalins fait diminuer l'acide urique et augmenter l'urée ; chez le diabétique glycosurique, il est incontestable que le sucre diminue ; enfin M. Frémy arrosant un arbre avec une solution alcaline a constaté qu'il ne donnait plus de fruits sucrés, et M. Martin-Damourette a vu que, dans les mêmes conditions, la vigne donne un raisin à peu près privé de sucre. Toutes ces raisons ne semblent-elles pas démontrer que les alcalins activent les combustions organiques. Pour d'autres, et surtout pour les partisans de la théorie de Pavy, s'ils diminuent la glycosurie, ce n'est point en brûlant le sucre, mais en empêchant sa formation, en s'opposant à l'action du ferment morbide sur la matière glycogène (Hensen).

D'après les récentes recherches de Cornillon et Brétet, l'action des sels alcalins s'expliquerait par l'obstacle qu'ils opposent à la formation du sucre ; ces auteurs auraient en effet constaté que les alcalins sont sans action sur la glycose déjà formée ; qu'ils agissent surtout en diminuant le pouvoir saccharifiant des liquides diastasiques, que le bicarbonate de soude agit non-seulement sur la diastase salivaire, mais aussi sur le suc pancréatique et d'une façon plus active sur celui des omnivores que sur celui des herbivores.

Pour Lehmann et Poggiale, les alcalins agissent dans le diabète, comme dans d'autres circonstances, en fluidifiant le sang trop visqueux en raison de l'hyperglycérine; ils permettent ainsi aux échanges nutritifs de se faire plus facilement.

Des recherches récentes de Rabuteau et de Ritter (de Nancy) il résulte que l'effet des alcalins varie sensiblement suivant les doses : à faible dose (1 à 2 grammes), les alcalins sont transformés en chlorures et agissent alors en augmentant la sécrétion du suc gastrique et en activant les échanges nutritifs; à dose moyenne (4 à 6 grammes), ils sont absorbés en partie en nature, ils modèrent le mouvement désassimilateur, diminuent les combustions organiques et abaissent le chiffre de l'urée : ils peuvent donc agir ainsi sur l'azoturie. A faible dose au contraire ils agissent non comme alcalins, mais comme du chlorure de sodium, et c'est en activant la nutrition en général qu'ils feraient diminuer le sucre urinaire. Telles sont les déductions qu'on est en droit de tirer de ces dernières et intéressantes recherches. On voit toute l'importance qu'elles ont, si elles se confirment, pour la direction du traitement par les alcalins.

En somme, le traitement par les alcalins seuls paraît insuffisant; il doit être associé au régime azoté; il est indiqué toutes les fois que la glycosurie surtout est bien prononcée; il faut l'employer avec prudence dans les cas où l'azoturie a acquis un certain degré; il est surtout utile dans le diabète gras et dans les formes goutteuses; dans le diabète maigre et dans la période consomptive il peut être dangereux.

L'ammoniaque et ses sels ont été également administrés comme alcalins dans le diabète par Burr, Naumann, Barlow, Hodges, Thienemann, Bouchardat, Pavy et von Basham. Hodges, et surtout Pavy et Bouchardat, prescrivaient le carbonate d'ammoniaque. Pour ce dernier, il agit à la fois comme sudorifique et comme alcalin; il le donnait à la dose de 5, 10 et 15 grammes; Martin-Solon préférait l'ammoniaque liquide à la dose de 15 gouttes en 3 fois dans la journée; il pensait éviter ainsi l'action débilitante des sels de soude.

Dans ces derniers temps on a voulu expliquer l'action des sels ammoniacaux d'une façon différente. Déjà en 1843 Barlow et Hodges avaient émis l'idée que la rénovation des substances azotées pouvait se faire à leurs dépens. Bence Jones, puis Schmiedeberg, avaient remarqué que l'administration de l'ammoniaque à des carnivores ne parvenait pas à rendre leur urine alcaline; Scheffer, ne retrouvant l'ammoniaque ni dans les gaz expirés, ni dans l'urine ou la sueur, en conclut qu'il était retenu dans l'économie; Kuierem donna du chlorure d'ammonium à un chien et constata une augmentation d'urée en rapport avec la quantité de sel donnée; il admit que l'ammoniaque se retrouvait sous forme d'urée. Feder constata également une augmentation d'urée, mais pour lui la cause en est différente : elle est simplement la conséquence de l'action sur les albuminoïdes du chlorure de sodium produit selon lui par le dédoublement du chlorure d'ammonium. Saikowsky, Hallevorden, Munck, répétant les expériences de Knierem, reconnurent également une augmentation d'urée. Enfin Adamkiewitz, donnant une forte dose (19 grammes en deux jours) de sel ammoniaque à un homme sain, constata que la quantité d'urine était augmentée, que tout le chlore du sel ammoniaque se retrouvait en plus dans l'urine, que la majeure partie de l'ammoniaque ainsi absorbée ne reparaissait pas dans les urines sous forme d'ammoniaque, que l'azote total éliminé par l'urine était de beaucoup supérieur à la normale, que cet excès dépassait même la quantité d'azote introduite sous forme d'ammoniaque et que, par conséquent, le chlorure d'ammonium avait déterminé des pertes en albumine.

Chez les diabétiques au contraire, d'après les analyses du même auteur, les résultats sont tout opposés : là en effet le chlorure d'ammonium est aussi facilement absorbé que chez l'homme sain, et, plus encore que chez ce dernier, l'ammoniaque disparaît dans l'économie ; à cette assimilation d'ammoniaque correspond dans les cas graves une diminution notable et dans les cas légers une disparition complète du sucre de l'urine ; le sucre reparaît dès qu'on cesse le médicament ; pendant tout le temps que du sucre est éliminé, il y a sous l'influence du sel ammoniac plutôt une diminution de la diurèse et de l'azoturie ; l'ammoniaque ne se transforme donc pas en urée ; enfin l'augmentation d'urée ne se manifeste chez le diabétique que dans les cas où le sucre a disparu de l'urine, où le diabète est devenu latent.

Tels sont les faits observés par Adamkiewitz ; voici maintenant l'explication de l'auteur : il admet que la protéine est formée par une combinaison de glycose et d'ammoniaque, moins les éléments de l'eau et de l'oxygène, d'où cette conclusion que l'ammoniaque absorbée par le diabétique, ne passant pas par les urines et n'étant pas éliminée sous forme d'urée, se combine au sucre contenu dans l'économie et régénère l'albumine animale.

J. Schmitt, au travail duquel nous avons emprunté la relation de ces expériences, les a reprises sous la direction du professeur Ritter, et de leurs analyses, il résulte, contrairement à l'opinion d'Adamkiewitz, que, chez le diabétique comme chez l'homme sain, le chlorure d'ammonium augmente la quantité d'urine et exagère les pertes en urée ; chez le diabétique, en outre, la glycosurie a notablement augmenté sous l'influence du médicament.

Si nous avons rapporté un peu longuement ces faits, c'est pour montrer à quels abus peut conduire une théorie fort ingénieuse, mais à laquelle manque la sanction de l'expérimentation.

Dans le but de fournir au sucre un élément comburant plus actif, quelques médecins ont eu recours aux médicaments oxydants : ainsi Sanpson a administré à l'intérieur le *chlorate de potasse* sans grand avantage ; Bouchardat l'associe à la dose de 2 grammes à 4 grammes de bicarbonate de soude dans un litre d'eau qu'il fait boire aux repas ; pour lui, il agirait surtout en excitant les fonctions des glandes salivaires.

Le *permanganate de potasse* à la dose de $0^{gr},05$ à $0^{gr},15$ en solution dans 100 grammes d'eau, pris en 3 fois avant les repas, aurait donné à Sanpson de meilleurs résultats que le chlorate.

Les *inhalations d'oxygène* ont été tentées à diverses reprises par Griesinger, par Birch, par Demarquay, par Bérenger-Féraud ; chez deux malades de ce dernier observateur le sucre urinaire diminua dans une notable proportion, mais il fait remarquer que ce n'est là qu'un moyen palliatif, l'oxygène pouvant peut-être brûler le sucre en excès, mais n'empêchant point la production (Brouardel).

Enfin Richardson, John Day, S. Bagfield et Atkinson, obtinrent quelques heureux résultats par l'emploi de l'*eau oxygénée*.

Une méthode tout à fait rationnelle, destinée à favoriser la combustion du sucre en excès dans l'organisme, consiste à soumettre le diabétique à un *exercice musculaire* plus ou moins prolongé. Nous avons vu quelle part importante les professions sédentaires prennent à l'étiologie du diabète ; guidé par ce fait d'observation, Bouchardat depuis longtemps soumettait ses malades à un travail musculaire forcé, et il faisait de ce traitement un adjuvant très-utile du régime azoté. D'autre part, les physiologistes nous ont montré que le travail utile des muscles se fait, non aux dépens des substances quaternaires, mais bien aux dépens des substances ternaires et en particulier de la matière glycogène. Tous ces faits ont été rapportés en détail à propos des théories du diabète. Le travail musculaire offre donc un moyen de brûler le sucre et le glycogène sans augmenter la proportion d'urée : c'est ce qui résulte des recherches de Senator, donnant ainsi une confirmation éclatante aux vues de Bouchardat. « Nous recommandons, dit ce dernier, aux hommes la marche, l'escrime, les exercices militaires, la canne, le patin, les jeux de paume, de billard, de boule, de criquet, etc., en un mot, tous les jeux actifs, sans oublier les travaux manuels ordinaires, tels que les opérations de scier, fendre du bois, tourner, etc., les travaux actifs du labourage et du jardinage: bêcher, piocher, rouler la brouette, etc. Parmi ces exercices chacun choisit celui qui lui convient et auquel il prend du charme par l'habitude. Aux femmes nous prescrivons les travaux les plus actifs du ménage, surtout ceux qui commandent l'action des jambes ; le piano à pédale, la danse, etc. » Les exercices gymnastiques de toute nature peuvent donc être recommandés.

Cet exercice musculaire ne doit point être exagéré ; il est bon de le commencer doucement et d'aller en progressant tous les jours avec régularité. Il convient surtout à la phase moyenne du diabète ; à la période de consomption, en admettant qu'il soit possible, il faut se méfier d'un entraînement exagéré ; néanmoins le début de cette période n'est point pour Bouchardat une contre-indication ; dans quelques cas il a vu des malades qui ne quittaient plus leur fauteuil tirer un excellent résultat d'un exercice modéré d'abord, et arriver ensuite à se livrer aux travaux manuels les plus durs. Mais n'oublions point que pour Bouchardat lui-même la gymnastique n'est qu'un complément du traitement diabétique.

Les idées de Pavy et de ses adeptes Schiff, Meissner, Tscherinow, Zimmer, etc., devaient donner naissance à une thérapeutique spéciale du diabète ; pour ces auteurs, en effet, le sucre n'existe point dans l'organisme à l'état physiologique, et son apparition dans le diabète s'explique par l'action d'un ferment morbide qui agit soit sur la zoamiline du foie (Schiff), soit sur celle du foie et des muscles (Zimmer) pour la transformer en sucre. Détruire ce ferment ou le mettre dans l'impossibilité d'agir, tel est donc le but du traitement, et pour l'atteindre il faut s'adresser aux *agents antifermentescibles*.

Déjà, bien avant l'apparition des théories auxquelles nous faisons allusion, Bouchardat, puis Berndt, Corneliani, Prout, avaient essayé la *créosote;* les résultats ne furent pas heureux et les tentatives plus récentes de Griesinger et de Vogel ne parvinrent pas à tirer ce médicament de l'oubli dans lequel il était justement tombé.

Il y a quelques années, Orson Millard, puis Ebstein et J. Müller, avaient recours à l'*acide phénique*, donné à l'intérieur à la dose de 0^{gr},30 environ par jour ; les premiers essais parurent favorables ; Kraussold, Böse, obtinrent aussi quelques résultats encourageants ; mais bientôt de nombreuses observations d'insuccès dues à Popoff, Finger, Da Costa, Balfour, Laqueur, firent renoncer à son emploi, et Ebstein et J. Müller convinrent eux-mêmes qu'il n'avait pas grande efficacité.

On eut recours alors à l'*acide salicylique ;* Ebstein et Müller, Thoresen, Fre-richs, n'obtinrent aucun résultat favorable et, malgré quelques succès signalés par

Purjesk, ce médicament fut peu à peu abandonné dans le traitement du diabète ; récemment J. Schmitt l'a encore expérimenté sur un diabétique qui rendait par jour 9 litres d'urine, 66 grammes d'urée et 684 grammes de sucre ; la dose de 6 grammes par jour amena une diminution de 10 grammes d'urée et de 100 grammes de sucre, la quantité d'urine restant à peu près la même ; mais l'avantage de cette diminution de sucre et d'urée que l'on n'obtint qu'avec une forte dose d'acide salicylique fut largement contrebalancé par les troubles digestifs qu'éprouva le malade sous l'influence de ce médicament. Le salicylate de soude ne donne pas de résultats bien meilleurs ; Ebstein obtint deux succès ; Müller le donna à la dose énorme de 14 à 16 grammes ; le sucre disparut, mais il survint de graves accidents qui furent attribués à l'intoxication salicylée. Bouchardat, qui n'emploie ce médicament qu'à la dose de 2 à 4 grammes, n'en a jamais obtenu de résultat, si ce n'est chez un diabétique goutteux ; dans les cas favorables de Brincken, de Ryba et Tumert, de Wiktor, toujours le salicylate de soude était administré en même temps que le malade était soumis à un régime azoté sévère. Minot, G. Sée, Furbringer, ne purent que constater une inefficacité absolue du salicylate de soude dans le diabète.

Lorsque le diabétique est arrivé à la période cachectique, il y a quelques indications spéciales à remplir ; il faut autant que possible relever les forces du malade ; les alcools, le bon vin, le quinquina, le fer enfin, rendent parfois des services.

Le fer peut être donné sous diverses formes ; le protochlorure paraît remplir les meilleures conditions. On peut aussi conseiller l'usage des eaux ferrugineuses telles que Spa, Orezza, Bussang, etc.

L'iodure de potassium n'est réellement indiqué que dans les cas où l'on doit soupçonner l'origine syphilitique de la maladie ; plusieurs succès sont dus à son emploi dans ces circonstances ; autrement il est prudent de s'en abstenir, car son action dénutritive sur l'organisme en fait une contre-indication formelle, et parfois son administration n'a pas été sans de graves inconvénients (Ormerod, Bouchard).

Certaines complications peuvent, dans le cours du diabète, nécessiter une médication spéciale. Nous avons déjà indiqué les principales en étudiant ces complications elles-mêmes.

Il faut surveiller attentivement la bouche et les dents des diabétiques, et recourir aux moyens usités dans les cas de gingivite fongueuse : chlorate de potasse, poudre dentifrice, etc. Les dyspepsies, les embarras gastriques, la constipation, la diarrhée, seront combattus par les moyens habituels. Quand l'appétit faiblit, il faut le ranimer par les toniques, les amers ; l'atonie du tube digestif sera souvent modifiée avantageusement par les préparations de noix vomique.

Parmi les complications pulmonaires, la congestion, la pneumonie, nécessiteront une intervention active en raison de la dyspnée intense et parfois rapidement mortelle qui peut en être la conséquence : dans ce cas les ventouses sèches, la saignée, parfois l'émétique ou plutôt les dérivatifs intestinaux, devront être employés ; Bouchardat a insisté sur l'utilité des saignées qui sont bien supportées par les diabétiques ; enfin la médication par l'alcool est également indiquée dans les pneumonies des diabétiques en raison de l'adynamie qu'elles provoquent souvent. On se gardera en tous cas d'appliquer des vésicatoires qui peuvent être le point de départ d'eschares gangréneuses.

La phthisie pulmonaire, lorsqu'elle survient, sera combattue par la médication interne habituelle; l'huile de foie de morue, l'arsenic, quand ils ont été tolérés, ont rendu des services.

Dans les névralgies symptomatiques du diabète on emploiera avec avantage les préparations opiacées, le sulfate de quinine, les injections hypodermiques de morphine; par la raison que nous avons dite plus haut, on évitera les vésicatoires et toutes les applications irritantes ou caustiques.

L'apparition de la néphrite parenchymateuse, faisant baisser la polyurie et craindre les accidents urémiques, nécessitera parfois l'emploi de purgatifs et surtout de diurétiques doux. Le régime lacté, plus ou moins absolu, pourra dans ce cas rendre des services.

S'il survient des accidents dyspnéiques ou comateux, les excitants, l'éther, l'alcool, sont indiqués; on pourra aussi agir par une dérivation sur le tube digestif. Dans le cas où la faiblesse du cœur et la syncope ne seraient pas en jeu, nous n'hésiterions pas à pratiquer une saignée. La transfusion essayée par Hilton-Fagge, Taylor et Kussmaul, dans des cas d'acétonémie, n'a donné que de mauvais résultats.

C'est à propos de l'anthrax diabétique qu'a été soulevée la question de l'*intervention chirurgicale* dans le diabète sucré. Landouzy, en 1862, puis Jordao, avaient déclaré formellement que jamais, sous peine de voir se déclarer les accidents gangréneux les plus graves et rapidement mortels, on ne devait inciser un anthrax survenu chez un diabétique. Mais bientôt les faits heureux de Legouest, de Marchal (de Calvi), de Demarquay, vinrent démontrer que cette conclusion était loin d'être absolue. Bien plus, Alquié, Delpech et d'autres montrèrent que l'anthrax diabétique pouvait guérir spontanément.

Le phlegmon simple, le phlegmon diffus et gangréneux, la gangrène, peuvent également nécessiter l'intervention chirurgicale en se développant chez un diabétique. Dans ces cas Richard, Favrot, Verneuil, Horteloup, Demarquay, L. Labbé, n'ont pas hésité à pratiquer de larges et profondes incisions, et le succès a répondu à leur attente. Aujourd'hui la question est jugée, et nous admettons avec Lécorché que les accidents sont bien plutôt imputables à la maladie qu'aux incisions. « On ne saurait, dit-il, hésiter à intervenir, surtout lorsqu'on se trouve en présence d'un diabète encore peu avancé et qui n'a pas dépassé la deuxième période, lorsque ce diabète a revêtu la forme chronique, et lorsqu'enfin le malade a conservé les apparences de la santé. En opérant, on peut, loin de provoquer des accidents, prévenir l'apparition de symptômes locaux ou généraux, tenant à l'étranglement des tissus ou à la tuméfaction que provoque l'anthrax ou le phlegmon. C'est souvent le seul moyen qu'on ait d'éviter la pyémie ou la septicémie, en abrégeant par l'opération la longueur de la suppuration. »

Cependant il ne faut pas exagérer l'innocuité des opérations et du traumatisme chez les diabétiques; la liste des accidents, souvent fort graves, survenus dans ces circonstances, serait longue : ainsi c'est parfois à la suite d'une blessure bien légère, de l'extirpation d'un cor (Gimelle), d'une piqûre de sangsue (Duncan), que la gangrène est survenue; nous l'avons vue apparaître à la suite d'une plaie insignifiante du pouce. Landouzy a observé un phlegmon à la suite d'une piqûre d'aiguille, Verneuil après la blessure faite au talon par un clou, Pitcairn après une morsure faite par un rat.

Nous avons entendu le professeur Richet insister dans ses leçons sur le danger de la compression des artères pour la cure des anévrysmes chez les diabétiques, en raison de la gangrène qui peut survenir au point comprimé. Verneuil a observé

une tendance toute spéciale aux hémorrhagies et au collapsus à la suite d'une
opération faite sur un diabétique. Néanmoins on a pu souvent pratiquer avec
succès des opérations de phimosis (Demarquay), d'hydrocèle (Demarquay, Broca),
de cataracte (Stœber, de Graefe). Quoi qu'il en soit, lorsqu'il n'y aura pas urgence,
le chirurgien ne devra se décider à intervenir que si le malade se trouve dans
les conditions favorables que nous avons indiquées ci-dessus, et qu'après lui
avoir fait subir un traitement rigoureux dans le but de diminuer autant que
possible la quantité de sucre dans le sang. Après l'opération il faudra, pour
prévenir le collapsus, les hémorrhagies, la gangrène, prescrire une médication
stimulante et tonique.

E. DEMANGE.

BIBLIOGRAPHIE. — ABELES. *Der physiologische Zucker des Blutes*. In *Strickers Jahrbuch*,
1875, n° 3. — ABELES et HOFMANN. *Ein Fall von simulirten Diabetes mellitus*. In *Wien. med.
Presse*, 1876. — ADAMKIEWITZ. *Das Schicksal des Ammoniak im gesunden und die Quelle des
Zuckers und das Verhalten des Ammoniak im Diabetes kranken Menschen*. In *Arch. f. path.
Anat. u. Phys. u. klin. Med.*, 1879, Bd. LXXVI. — DU MÊME. *Influence de l'ammoniaque sur
l'excrétion du sucre chez les diabétiques*. In *Zeitschr. f. klin. Med.*, II, p. 495, 1880. —
ALIBERT. *Nosologie naturelle*, Paris, 1817, et *Nouveaux éléments de thérapeutique*. Paris,
1826. — ALQUIÉ. *De la gingivite expulsive*. Cité par Marchal, et *Union médicale*, 1861. —
AMBROSIANI. *Annal. universali di medic.* Milano, 1855. Résumé in *Journ. de chimie médic.*,
1856, p. 130, sous le titre : *De l'existence du sucre dans les urines et dans le sang des
diabétiques*. — ANDRAL. *Documents pour servir à l'histoire du diabète*. In *Compt. rend. de
l'Acad. des sc.*, 1875. — DU MÊME. *Anat. path.*, II. — ANSTIE. *On some Points in the Treatment of Diabetes*. In *Brit. Med. Journ.*, 1864. — ARAN. *Abeille médicale*, 1860. — ARÉTÉE.
De signis et causis acutorum morborum, lib. II. — ARISTOTE. *De partib. animal.*, lib. III. —
ARLT. *Die Krankheiten des Auges*. Prag, 1854. — ATFAN. *Diabète sucré ou glycosurie*. Th.
de Strasbourg, 1859. — BABINGTON. *A Case of Diabetes in which Codliver-oil appeared to be
beneficial*. In *Dublin Quart. Journ.*, 1855. — BAILLIE. *An Account of a Case of Diabetes*, etc.
In *Transact. of the Soc. of Med. and Chir. Knowledge*, t. II, p. 70. — BALFOUR. *On the
Treatment of Diabetes by Milk*. In *Edinb. Med. Journ.*, XV, 1870. — BALLET. *Contribution
à l'étude du sommeil pathologique; quelques cas de narcolepsie*. In *Revue de médecine*,
1882, p. 945. — BAMBERGER. *Klinische Beobachtungen*. Prague. — DU MÊME. *Diabetes mellitus
mit Typhus*. In *Würzburger med. Zeitschr.*, IV, 1863. — BARBIER. *Du diabète*. Thèse de
Montpellier, 1856. — BARDSLEY. *Medical Reports and Experiments*. London, 1807. — BARTHELS,
Bericht über die Versammlung deutscher Naturforscher und Ærzte, 1864. — DU MÊME.
Ueber den Kohlensäuregehalt der ausgeathmeten Luft bei Diabetes. In *Ærztl. Intell.-Blatt*,
1864. — BASHAM (VON). *Zur Behandlung des Diabetes mellitus*. In *Schmidt's Jahrb.*, 1854;
et *The Lancet*, 1854. — CHARLTON BASTIAN. *Diabète sucré amélioré par de larges doses
d'opium*. In *Brit. Med. Journ.*, p. 12, janv. 1882. — BAUDRIMONT. *Abeille médicale*, 1855. —
BAUMEL. *Pancréas et diabète*. In *Montpellier médical*, nov. 1881. — BAUMES. *De la nature
des urines dans le diabète et du traitement qui lui convient*. In *Annal. de la Soc. de méd.
prat. de Montpellier*, I. — BAYVEL. *Contribution à l'étude des œdèmes chez les diabétiques*.
Thèse de doct. Paris, 1878. — LIONEL BEALE. *Brit. Review*, July, 1855. — BEAUVAIS. *De la
balanite, de la balano-posthite, et du phimosis symptomatique du diabète*. In *Gaz. hôp*,
109, 110, 1874. — BECQUEREL (A.). *Études sur le diabète*, etc. In *Moniteur des hôp.*, 1857. —
BELL. *Treatment of Diabetes*. In *Americ. Journ. of Med. Sc.*, 1856. — BENCE JONES. *An
Diabetes*. In *Med. Times and Gaz.*, 1854. — DU MÊME. *An intermittent Diabetes*. In *Med.
Chir. Transact.*, 1855. — DU MÊME. *Some Remarks on Sugar as an Article of Diet in Diabetes
mellitus*. In *Brit. Med. Journ.*, 1858. — DU MÊME. *Philosophical Transact.*, 1851. — BENEKE.
Grundlinien der Pathologie des Stoffwechsels. Berlin, 1874. — BENNET. *Case of Diabetes
in which the Sugar Treatment has been adopted*. In *Brit. Med. Journ.*, 1861. — DU MÊME.
De Diabete mellito. Édimbourg, 1801. — BENOIT. *Du diabète*. Thèse de Montpellier, 1856. —
BENSON. *Diabète sucré chez un enfant de quatre ans*. In *Brit. Med. Journ.*, 1875. — BÉRENGER-
FÉRAND. *Note sur les inhalations d'oxygène dans le traitement du diabète*. In *Bull. de
thérap.*, LXVII, 1864. — DU MÊME. *Emploi de la teinture d'iode*, etc. Id., LXVIII, 1865. —
CL. BERNARD. *Le diabète et la glycogénie*. In *Revue des cours scientifiques*, 1873. — DU MÊME.
Leçons de physiologie expérimentale. — *Leçons sur les liquides de l'organisme*. — *Leçons
sur le diabète et passim*. — D. BERNARD et CH. FÉRÉ. *Des troubles nerveux chez les diabétiques*.
In *Arch. de Neurologie*, 1882, t. IV, p. 336. — WOLFG. BERNARDI. *Pathologie et thérapeutique
du diabète*. Berlin, 1881. — BERNDT. Art. DIABETES, in *Encyclop. Wörterbuch der mediz.
Wissenschaften*, t. IX. — DU MÊME. *Hufeland's Journ.*, fév. 1834. — BERTAIL. *Étude sur la*

phthisie diabétique. Thèse de Paris, 1873. — A. Berti. *Cas de mort par acétonémie chez un diabétique.* In *Giornale veneto di sc. mediche,* avril 1874. — Du même. *Acétonémie dans le diabète.* In *France médicale,* 1874, n° 97. — Bertin. *Recherches sur la pathogénie du diabète.* In l'*Union,* 1868 — Bertola. *Diss. de diabète.* Turin, 1811. — Bertolacci. *Un cas de diabète traité par la codéine, l'acide phénique et l'acide salicylique.* In *St. George's Hosp. Rep.,* déc. 1881. — Betke. *De diabete mellito.* Berolini, 1862. — Betz. (F.). *Memorab.,* VI, 103, 1861. — Du même. *Erster Bericht über den Diabetes mellitus in Würtemberg.* In *Würtemb. Corresp.-Bl.,* XLIII, 4, 1873. — Bidenkap. *Fétidité de l'haleine chez les diabétiques et chez certains aliénés.* In *Norsk. Magaz. f. Lægevid. förhandl.,* R. 3, Bd. 2, p. 182, Analyt. in *Nord. med. Arkiv,* p. 15, 1877. — Billiard (de Corbigny). *Gaz. des hôpitaux.* 28 avril 1862. — Bischoff. *Der Harnstoff als Maas des Stoffwechsels.* Giessen, 1853. — Du même. *Ein Beitrag zur Pathologie des Diabetes mellitus.* In *Ärztl. Intelligenzblatt,* 1873. — Bischof u. Voit. 1° *Untersuchung über die Ernährung bei einem Fleischfresser.* In *Münchner gelehrte Anzeigen,* 1859. 2° *Die Gesetze der Ernährung Fleischfresser.* Leipzig und Heidelberg, 1860. — Blakmore. *Diss. on a Dropsy and a Diabetes.* London, 1727. — Blau. *Ueber Diabetes mellitus und Morfidus.* In *Schmidt's Jahrbücher,* 1875 et 1876. — Block. *Beobachtungen über die Einwirkung qualitative verschiedener Kost, sowie über den Einfluss der Verdanung und die Resorption von Fett im Diabetes.* In *Deutsches Arch. f. klin. Medicin,* XXV, Heft 4 et 5, p. 470, 1880. — Blot. *Arch. générales de médecine,* 1853. — Blumenthal. *Zur Therapie des Diabetes mellitus.* In *Berlin. klin. Wochenschr.,* X, 13, 1873. — Bock et Hoffmann. *Ueber eine neue Entstehungsweise von Melliturie.* In *Arch. f. anat. Phys. u. wiss. Med.,* 1871. — Des mêmes. *Experimentalstudien über Diabetes.* Berlin, 1874. — Bœcker. *Untersuchungen über den Diabetes mellitus.* In *Deutsche Klin.,* 1853. — Bœte. *Zur Diabetes-Behandlung.* In *Deutsch. Arch. f. klin. Med.,* XVI; et *Berlin. klin. Wochenschr.,* 1875. — Bœtticher. *Diss. de diabete.* Helmstadt., 1704. — Bolko Scheube. *Zwei Fälle von diabetischen Koma.* In *Arch. der Heilkunde,* XVIII, fasc. 5, p. 389. — Böning. *Ueber die Wirkungen des Chinin und seine Anwendung bei Diabetes mellitus.* In *Deutsche Klin.,* 1862. — Borg (di Malta). *Il Morgagni,* April 1872. — Böse. *Zur Diabetes-Behandlung.* In *Deutsch. Arch. f. klin. Medicin,* 1875. — Bostock. *Two Cases of Diabetes, with Obs. on the different States of this Disease.* In *Mém. of the Med. Soc. of London,* VI, p. 237, 1798. — A. Böttcher. *Sectionsbefund bei einem an Diabetes mellitus gestorbenen Manne.* In *Dorpat. med. Zeitsch.,* IV, p. 172, 1873. — Ch. Bouchard. *Leçons sur les urines.* In *Trib. méd.,* 1873. — Du même. *Étude des diabètes.* Cours complémentaire professé à la Faculté de médecine de Paris; leçons inédites recueillies par L. Landouzy, fév. 1874. — Du même. *Compt. rend. de la Soc. de biol.,* 1873; et *Gaz. méd.* Paris, 1873. — Du même. *Maladies par ralentissement de la nutrition.* Paris, 1882. — Bouchardat. *De la glycosurie ou diabète sucré.* Paris, G. Baillière, 1874. — Du même. *Du diabète sucré, son traitement hygiénique.* In *Mém. de l'Acad. de méd.,* XVI. Paris, 1851, et tirage à part. — Du même. *De l'entraînement ou de l'exercice forcé appliqué au traitement de la glycosurie.* Paris, 1866. — Du même. *Annuaire de thérapeutique,* 1841, 1842, 1843, etc. — Du même. *Mém. de l'Acad. de méd.,* XVI, 1852. — Du même. *Des transformations du sucre de lait.* Thèse de Paris, 1869. — Bouillaud. *Art. DIABÈTE,* in *Dict. de méd. en 15 vo'.* Paris, 1831. — Bouisson. *Examen d'un cas particulier de diabète avec cataracte double.* In *Montpell. méd.,* 1863. — Bourneville et Teinturier. *Progrès médical,* n° 8, 1876. — Bouvier. *Gaz. hebd.,* 1859. — Breucq. *Recherches sur les causes des hydropisies dans le diabète sucré.* Thèse de doct. Paris, 1881. — von Bruncken. *Traitement du diabète par le salycilate de soude.* In *Deutsch. med. Wochenschr.,* n° 50, 1877. — Brissaud. *Le coma diabétique.* In *Progrès médical,* 3 déc. 1881. — Broadbury. *Case of Diabetes ensipidus; rapid improvement under the Use of Valerien.* In *Lancet,* 11 janv. 1873. — Brongniart. *Contribut. à l'étude du diabète goutteux.* Paris, A. Delahaye, 1876. — Brouardel. *Étude critique des diverses indications employées contre le diabète sucré.* Thèse d'agrég. Paris, 1869. — Du même. *L'urée et le foie.* In *Arch. physiol.,* 1876. — Brucke. *Sitzungsberichte der W. Akad. d. Wissensch.,* 1858. — T. Lauder Burnton. *Lectures on the Pathology and Treatment of Diabetes mellitus.* London, 1874; et *Brit. Med. Journ.,* 1874. — Du même. *On the Cause of the non Precipitation of Oxide of Copper in testing Cases of Diabetic Urine.* In *St. Bartholomew's Hosp. Rep.,* XVI, p. 235, 1880. — Bucquoy. *Sur le diabète sucré.* In *France médicale,* p. 133, 1876. — Budd. *Sugar as an Article of Diet in Diabetes.* In *Brit. Med. Journ.,* 1857. — Budde. *Bemerkningen om Behandlingen of Diabetes mellitus.* In *Hospitals Tidende,* R. 2, 1874. — Du même. *Yderlingere Bemerkningen om Diabetes.* In *Virchov und Hirsch Jahresb.,* 1874. — Du même. *Étude clinique sur la pathologie et le traitement du diabète.* In *Ugeskr. for Läger,* n° 3, p. 20, 8 janv. 1881. — Du même. *Étude sur l'anatomie pathologique et le traitement du diabète.* In *Ugeskr. for Läger.,* 4 R., III, p. 2141, 1881. — Buffalini. *Sur l'étiologie du diabète sucré.* In *Union médicale,* 1854. — Buhl. *Du coma diabétique.* In *Zeitschr. f. Biol.,* XVI, p. 413, 1881. — Bundel. *Glycosurie et paludisme.* In *Union méd.,* 1872. — Bürger. *Perspiratio insensibilis bei Diabetes.* In

Deutsch. Arch. f. klin. Med., XI, 3° part., 1873. — Burguet. *Diabète sucré; traitement par le protoiodure de fer; guérison.* In *Annal. de la Soc. méd.-chir. de Bruges*, 1856. — W. Burklay. *On the Skim-milk Treatment of Diabetes.* In *Lancet*, 1, 21, 1873. — Burresi. *Storia di due casi di diabete curati collo zucchero.* In *lo Sperimentale*, 1861. — Buxton (Es.). *Cases of Diabetes.* In *the London Med. Repository*, 1820, XIV, p. 359. — J. L. Busch. *Diabète sucré chez un enfant d'un an et demi.* In *Ugeskrift for Läger*, 25 mars 1876. — Buttura. *Obs. sur la guérison du diabète.* In *Compt. rend. de l'Acad. des sc.*, 1865. — Buzzard. *Sciatique double chez un diabétique, traitée avec succès par le salicylate de soude.* In *Lancet*, 25 fév. 1882. — Cahen. *Manière de reconnaître le sucre dans l'urine.* In *Arch. gén. de méd.*, 1846. — Cametti. *Gaz. méd. de Paris*, 1851. — Camplin. *Treatment of Diabetes.* In *Med.-chir. Transact.*, XXXVIII, 1855. — Du même. *Case of Diabetes.* In *Med. Times and Gaz.*, 1859. — Cantani. *Le diabète sucré et son traitement diététique; trad. de Charvet.* Paris, chez A. Delahaye, 1876. — Cardinale. *Incontinence d'urine et diabète guéris par la teinture de cantharides.* In *Gaz. méd. de Lyon*, 1861. — Carey. *Case of Diabetes mellitus.* In *Lancet*, 1874. — Cartellieri. *Sur le diabète d'origine nerveuse.* In *Prager med. Wochenschr.*, 1881. — Catillon. *Étude des propriétés physiologiques et thérapeutiques de la glycérine.* In *Arch. de physiol.*, n° 1, 1877. — Cawley. *Exercit. de hydrophob. diab. et hydrop.* London, 1694. — Celse. *De medicinâ*, lib. IV. — H. Chaldecott. *Un cas de diabète sucré traité uniquement par le lait écrémé.* In *Brit. Med. Journ.*, 1875, p. 274. — Champouillon. *Gaz. des hôp.*, 1852. — Chapman. *Nouveau traitement du diabète sucré.* In *Gaz. hebd.*, 1863. — Charcot. *Quelq. documents concern. l'historiq. des gangrènes diabétiq.* In *Gaz. hebd.*, 1861. — Chatham. *Cas de diabète traité par l'acide salicylique.* In *Brit. Med. Journ.*, p. 277, 1881. — Cheselden. *The Anatomy of the Human Body.* London, 1768. — Chevreul. *Note sur le sucre du diabète.* In *Bull. de la Soc. phylomat.*, 1815. — Chomel. *Abeille médicale*, 1844. — Chossat. *Recherches exp. sur l'inanition.* Paris, 1842. — Christi-Buicli. *Notes sur quelques points de la symptomatologie du diabète.* Thèse de Paris, 1873. — Christie. *Edinburg Med. and Surg. Journ.*, 1817. — Christison. *Schmidt's Jahrbücher*, 1843. — Clément. *Considérations sur le mal perforant chez les diabétiques.* Thèse de doct. Paris, 1881. — Cohn. *Brod für Diabetiker.* In *Wiener med. Wochenschr.*, 1865. — Cohen. *Het Wesen in de rationnellen Behandling van dem zoog. Diabetes mellitus.* Groning, 1845. — Colin. *Diabète sucré, dégénérescence graisseuse des reins, mort par urémie dyspnéique.* In *Gaz. hebd.*, 1868, p. 30. — Du même. *Paludisme et diabète.* In *Bull. de l'Acad. de méd.*, 1881. — Cohnheim. *Zur Kenntniss der zuckerbildenden Fermente.* In *Virchov's Arch.*, 1863. — Conring. *De diabete.* Helmstadt, 1676. — Contour. *Du diabète sucré.* Thèse de Paris, 1845. — Corneliani. *Opusculo sul diabete.* Pavia, 1840. — Cornillon. *De l'action thérapeutique des alcalins dans la glycosurie.* In *Progrès médical*, 1879, n° 51. — Cornillon et Bretet. *De l'action des alcalins sur la glycose chez les diabétiques.* In *Progrès médic.*, 1876, n° 7. — Cornillon. *Relation du diabète avec l'arthritisme.* In *Progrès médic.*, 9 et 16 fév. 1878. — Du même. *Des ulcères et des fistules diabétiques.* In *Association française pour l'avancement des sciences*, 5° section, p. 881, 1876. — Du même. *De l'action thérapeutique des alcalins dans la glycosurie.* In *Progrès médic.*, 1879, n°s 51 et 52, et 1880, n° 1. — Du même. *De l'action thérapeutique des alcalins dans la glycosurie.* In *Progrès médic.*, 1880, n° 1. — Conré, Williams, Inman. *On the Saccharine Treatment of Diabetes mellitus.* In *Brit. Med. Journ.*, 1858. — Da Costa. *Clinical Lecture on the Treatment of Diabetes.* In *Philadelphia Med. and Surg. Rep.*, 1873, XXVIII, 11. — Cotard. *Aliénation mentale et diabète.* In *Arch. de Méd.*, mars 1877. — Couturier. *De la glycosurie dans le cas de destruction partielle ou totale de la veine porte.* Thèse de Paris, 1874. — Coze. *De l'influence exercée par les médicaments sur la glycosurie.* In *Gaz. méd. de Strasb.*, 1857. — Cramer. *Schmidt's Jahrbücher*, 1843. — Chauffan. *Des affections cutanées dans le diabète.* Thèse de Bordeaux, 1881. — John Cross. *Diabète sucré; pemphigus des pieds.* In *Brit. Med. Journ.*, p. 396, 1876. — Crozant (de). *Du diabète sucré.* In *Union méd.*, 1858. — Cullen. *Firsts lines of the Pract.* Edinb., 1783. — Cyon. *Ueber Harnstoffbildung in der Leber.* In *Centralblatt*, 1870. — Cyon et Aladoff. *Rolle der Nerven bei Erzeugen von künstlichen Diabetes.* In *Bull. de l'Acad. imp. de Saint-Pétersb.*, et *Centralblatt*, 1872. — J. Cyr. *Étude critique sur quelques travaux récents concernant l'anatomie pathologique du diabète.* In *Gaz. hebd.*, 1880. — Du même. *Etiologie et pronostic de la glycosurie et du diabète.* Paris, 1879, in-8°. — Du même. *De la mort subite ou très rapide dans le diabète.* In *Arch. de méd.*, déc. 1877 et janv. 1878. — Du même. *Étude critique sur quelques travaux récents concernant l'anatomie pathologique du diabète.* Paris, 1880, broch. — F. Czapek. *Des formes rares du diabète sucré.* In *Prager med. Wochenschr.*, I, n°s 13 et 14, 1876. — Dalton (J.-C.). *Mémoire lu à l'Acad. de méd. de New-York.* Analysé dans *Arch. de physiol.*, 1872. — Dantam. *Diss. de diabete.* Montpellier, 1783. — Dechambre. *De la cataracte diabétique.* In *Gaz. hebd.*, 1861, p. 457. — Delpierre. *Traitement par les feuilles de noyer et le carbonate d'ammoniaque.* In *Gaz. des hôp.*, 1856. — Demange (E.). *De l'azoturie.* Thèse d'agrég. Paris, 1878. — Du

MÊME. *De la glycérine comme médicament interne.* In *Rev. méd. de l'Est*, VI, 1879. — DEMARQUAY. *Union méd.*, 1862. — DU MÊME. *Diagnostic différentiel de la gangrène glycoémique et de la gangrène sénile*, eod. loc., 1863. — DU MÊME. *Gaz. des hôp.*, 1866-1867. — DEMOURS. *Journ. gén. de médecine*, 1819. — DESMARRES. *Traité des maladies des yeux.* Paris, 1857. — DESTOUCHES. *Du diabète sucré.* Thèse de Paris, 1817. — DEVERGIE et FOVILLE (FILS). *Du traitement du diabète par l'arsenic.* In *Gaz. méd. de Paris*, 1870. — DEZEIMERIS. *Recherches sur la nature du diabète.* In *Mémoire de la Soc. de méd. d'émulation*, IX. — DICKINSON. *Altérations du système nerveux dans le diabète.* In *Med.-chir. Transact.*, LIII, p. 233, 1870, et in *the Lancet*, 1879. — DIEHL (G.). *Beiträge zur Pathologie und Therapie des Diabetes mellitus.* Diss. Erlangen, 1875. — DIONIS DES CARRIÈRES. *Deux observations sur des accidents qui compliquent le diabète.* In *Moniteur des hôp.*, 1857. — DOBSON. *Experiments and Obs. on the Urine in Diabetes.* In *Med. Obs. by a Society of Physicians in London*, 1775. — DOCK. *Ueber die Glycogenbildung in der Leber und ihre Beziehung zum Diabetes.* In *Pflüger's Arch.*, V. — DOSNEAUX. *Traitement du diabète sucré par l'emploi simultané de l'alun et de l'extrait de Ratanhia.* In *Compt. rend. de l'Acad. des sc.*, 1861. — DONKIN. *Diabète sucré traité avec succès par le petit-lait.* In *Brit. Med. Journ.*, 1874, p. 838, et *Med. Times and Gaz.*, 1870. — DONNÉ. *Arch. gén. de méd.*, 1835. — M. DONNELL. *Observations on the Function of Liver.* Dublin, 1865. — DU MÊME. *On the Physiology of Diabetes Sugar in the Animal Economy.* In *Dublin Quart. Journ.*, 1859. — DRASCHE. *Des névralgies dans le diabète.* In *Wiener med. Wochenschr.*, janv. 1882. — DREYFUS-BRISAC. *Pathogénie du coma diabétique.* In *Gaz. hebd.*, 1881, n° 50. — DRUMMOND. *Edinburgh Monthly Journ. of Med. Sc.*, 1852. — DUB. *Ein Beitrag zur Lehre vom Diabetes mellitus.* In *Prager Vierteljahrsschrift*, t. I, 1863. — DUBEN (VON). *Transactions of the Swedish Society of Physicians*, 1854-1855; *Dublin Hospital Gaz.*, 1857. — DUBOUÉ. *De l'odeur acide de l'haleine comme signe diagnostique du diabète.* In *Gaz. des hôp.*, 1872, p. 101. — A. DUCHER (de Vienne). *Traitement du diabète par les préparations opiacées.* In *Wiener med. Presse*, 1875, et *Gaz. des hôp.*, 1876. — DUHOMME. *Diagnostic différentiel de la glycosurie et du diabète.* In *Bull. de la Soc. thérap.*, déc. 1877. — DUNCAN. *Cases of diffuse Inflammation of the Cellular Texture*, etc. In *Transact. of the Med.-chir. Society.* Edinburgh, 1824. — DUPUY. *Gangrène glycohémique.* In *Union méd.*, 1861. — DUPUYTREN et THÉNARD. *Sur le diabète sucré.* In *Bull. de la Soc. de méd. de Paris*, 1806. — DURAND–FARDEL. *Traitement thermal de Vichy dans le diabète.* In *Bull. de thérap.*, 1854. — DU MÊME. *Traité thérap. des eaux minérales.* Paris, 1857. — DU MÊME. *Dict. des eaux minérales*, art. DIABÈTE, 1860. — DU MÊME. *Des indications thérapeutiques du diabète.* In *Gaz. méd. de Paris*, 1869. — DU MÊME. *Gaz. méd. de Paris*, 1875, p. 301. — DU MÊME. *Le diabète n'est pas une manifestation arthritique.* In *Progrès médic.*, 12 avril 1878. — DU MÊME. *Note sur la pathogénie du diabète.* In *Bull. de l'Acad.*, 1869, XXXIV. — DU MÊME. *De l'action reconstituante des eaux de Vichy.* Paris, 1881, broch. — DÜNING. *Ursache u. Heilung des Diabetes mellitus.* Hannover, 1868. — DUSCH (VON). *Mittheilung zweier Fälle von Diabetes.* In *Henle und Pfeufer's Zeitschr. f. rat. Med.*, 1853. — DUSSEAUX. *Du diabète.* Thèse de Paris, 1835. — EBSTEIN. *Des nécroses des épithéliums glandulaires dans le diabète sucré avec considérations sur le coma diabétique.* In *Deutsches Arch. f. klin. Med.*, XXVIII, II. 2 et 3, p. 143, 1881. — W. EBSTEIN et J. MULLER. *Traitement du diabète sucré par l'acide phénique.* In *Berlin. klin. Wochenschr.*, 1873, n° 49, X. — DU MÊME. *Nouvelles observations sur le traitement du diabète par l'acide phénique; remarques sur l'emploi de l'acide salicylique dans cette maladie.* In *Berlin. klin. Wochenschr.*, n° 5, 1 fév. 1875. — ECKHARD (C.). *Die Stellung der Nerven beim künstlichen Diabetes.* In *Beiträge zur Anat. und Physiol.*, IV. Giessen, 1867. — DU MÊME. *Ueber d. von d. Experimentalphysiologie festgestellten Thatsachen in Bezug auf d. Lehre vom Diabetes u. d. Hydrurie.* In *Pester med.-chir. Presse*, IX, 1873. — DU MÊME. *Ueber den Einfluss des Chloralhydrates auf gewisse experimentelle zu erzeugende Diabetesformen.* In *Arch. f. exp. Path. und Pharmak.*, XII, II. 4, 1880. — ELLIOT. *Diss. de diabete mellito.* Edinb., 1802. — ENGELHARDT. *Diss. de diabete.* London, 1799. — ERICHSEN. *Surgical Diabetes.* In *Dublin Hosp. Gaz.*, 1858. — ERSKEIN (Patr.). *Diss. de diabete.* Edinb., 1801. — EWALD. *Sucre dans le sang de l'homme sain.* In *Berlin. klin. Wochenschr.*, 1875, n° 51. · FABRE. *Dict. des Dict. de médec.* Paris, 1840. — FALCK. *Beiträge zur Kenntniss der Zuckerharnruhr.* In *Deutsch. Klin.*, 1853. — FAUCONNEAU-DUFRESNE. *Note sur les accidents gangréneux qui viennent compliquer le diabète.* In *Union méd.*, 1858-1859. — DU MÊME. *Existe-t-il une cataracte diabétique.* In *Journ. des connaissances médicales*, 1860. — DU MÊME. *De l'influence du système nerveux dans la production du diabète.* In *Gaz. hebd.*, 1860. — DU MÊME. *Guide du diabétique.* Paris, 1861. — DU MÊME. *Lettres sur le diabète.* In *l'Union*, 1867-1868. — FAVROT. *Variété rare de gangrène inflammat. chez un diabétique.* In *Union méd.*, 1861. — FEDER. *Zeitschr. f. Biol.*, XIII, 1877, p. 256. — FÉRÉOL. *Soc. méd. des hôp.*, 25 juin 1875. — FERRARI. *Étiologie et traitement de la glycosurie et du diabète.* Genève, 1881. — DU MÊME. *Impuissance virile chez un diabétique.* In *Annal. de la Soc. de méd. d'Anvers*, 1858. — FINGER. *Diss. inaug.* Greifswald, 1874. — FISCHER.

De la polyurie et de la glycosurie traumatiques. In *Union médicale*, 1860. — Du même. *Du diabète consécutif au traumatisme.* In *Arch. gén. de méd.*, 1862. — Du même. *De l'administra-tion de l'acide phénique aux diabétiques avant les opérations chirurgicales.* In *Deutsch. med. Wochenschr.*, n° 4, 1876. — R.-H. Fitz. *Du coma diabétique, ses rapports avec l'acé-tonémie et l'embolie graisseuse.* In *Boston Med. and Surg. Journ.*, 10 fév. 1881. — Fleckler. *Die Geschichte der gangbaren Theorien vom Diabetes mellitus von Wellis 1674 bis auf Pavy 1864.* In *Deutsch. Klin.*, 1865. — Du même. *Deutsche Klinik*, 1871, n° 9-10. — Du même. *Zur Balneotherapie der Meliturie.* In *Deutsch. Klin.*, 1861. — Fles. *Ein Fall von Diabetes mit Atrophie der Leber und des Pancreas.* In *Donder's und Berlin's Arch. f. die Hollän-dischen Beiträge zur Natur- und Heilkunde*, III, 1862. — Fleischer. *Contribution à la chimie de l'urine diabétique; réaction du chlorure de fer, acétone, acide diacétique.* In *Deutsche med. Wochenschr.*, n° 18, p. 218, 1878. — de Fleury (de Bordeaux). *Théorie dynamo-chimique de la glycémie diabétique.* In *Bull. de l'Acad. de méd.*, 2ᵉ série, VI, n° 14, et *Gaz. hebd.*, 1872. — A. de Fleury. *Communication à l'Académie de médecine,* 3 avril 1877. — Folet. *Chute des ongles dans le diabète sucré.* In *Gaz. hebd.*, 5, 1874, et *Bull. méd. du Nord*, 1873. — Folwarczny. *Leberanalysen bei Diabetes mellitus und bei Embolie der Art. hepatica.* In *Wien. Zeitschr.*, N. F., II, 6, 1859. — Fonberg. *Sur l'urine et le sang des diabétiques.* In *Annal. der Chem. und Pharm.*, 1847, LXIII, p. 306. — B.-W. Foster. *Note on the Temperature in Diabetes.* In *Journ. of Anat. and Phys.*, 1869, IV. — Du même. *Contributions of the Therap. of Diabetes mellitus.* In *Brit. and For. Med.-Chir. Review*, oct. 1872. — Du même. *Diabetic Coma; Acetonæmia.* In *Brit. Med. Journ.*, 19 janv. 1878. — France. *Cataract in Association with Diabetes.* In *Ophthal. Hosp. Rep.*, 1850. — Du même. *On Diabetic Cataract.* In *Med. Times*, 1859. — Du même. *Additionnal Notes on Diabetic Cataract.* In *Guy's Hosp. Rep.*, 1861. — Franck (J. P.). *Interpretationes clinicæ*, etc., p. 346. — Du même. *Traité de médecine pratique*, 1842. — Frerichs. *Traité des maladies du foie*, 1862. — Du même. *Quelques cas de diabète sucré avec remarques.* In *Charité Annal.* Berlin, p. 151, 1877. — Du même. *Sur l'existence simultanée de sucre et d'albumine dans l'urine.* In *Deutsche med. Wochenschr.*, 1881. — Frick. *Cas de diabète avec obs. sur le traitement et la symptomatologie de cette maladie.* In *Americ. Journ.*, 1852. — Friedreich. *Ueber das constante Vorkommen von Pilzen bei Diabetischen.* In *Virch. Arch.*, 1864, XXX. — Fritz. *Du diabète dans ses rapports avec les maladies céré-brales.* In *Gaz. hebd.*, 1859. — Du même. *Du diabète dans ses rapports avec la gangrène spontanée.* In *Arch. gén. de méd.*, 1858, et *Gaz. des hôp.*, 1862. — Frohwein. *De diabete mellito.* Berolini, 1862. — Fullricu. *Sur le diabète.* Thèse de doct. Paris, n° 71, 1878. — Fürbringer. *Zur medicamentosen Behandlung der Zuckerharnruhr.* In *Arch. f. klin. Med.*, p. 469, 1878. — Gæthgens. *Ueber den Stoffwechsel eines Diabetikers, vergleichen mit den eines Gesunden.* Inaug. Diss. Dorpat, 1866. — Du même. *Ueber Creatinin und Harnsäure-Ausscheidung in einem fieberhaft und tödtlich endenden Falle von Diabetes mellitus.* In *Hoffe-Seyler's med.-chem. Untersuchungen*, 3. Heft, 1868. — Galezowski. *Traité des mala-dies des yeux.* Paris, 1875. — Du même. *Accidents oculaires dans la glycosurie.* In *Recueil d'ophthal.*, p. 83, 1878. — Galien. *De locis affect.*, lib. XXVI, cap. III. — Gallard. *Épanche-ment pleurétique compliquant un diabète.* In *Soc. méd. d'obs.* Paris, 1857, I, p. 90. — Gallois. *Mémoire sur l'inosurie.* In *Compt. rend. et Mém. de la Soc. de biol.*, 1863. — Gaucher. *Ulcération du pied suivie de mort par infection purulente, chez une femme atteinte de diabète sucré.* In *France médic.*, 4 sept. 1878. — Garnier (E.). *De la glycosurie ou diabète sucré.* Thèse de Paris, 1858. — Du même. *De la glycérine dans le traitement de la glycosurie.* In *Compt. rend. de l'Acad. des sc.*, 10 mai 1875. — Garrod. *Gulstonian Lectures on Diabetes mellitus.* In *Brit. Med. Journ.*, 1857. — Gérin Roze. *Diagnostic différentiel de la glycosurie et du diabète.* In *Union médic.*, 30 juillet 1878. — Gigon. *Note sur l'élimi-nation des liquides par les voies urinaires; rôle des reins et de la veine cave.* In *Acad. des sciences*, 1868. — Du même. *De la glycosurie et de la glycoémie.* In *l'Union*, 1872. — Gilderstone (Th.). *A Cases of Diabetes, with an Hist. Sketch of that Disease.* Londres, 1799. — Girard. *De la glycosurie.* In *Union méd.*, 1855. — Girou. *Étiologie et pathogénie des gangrènes chez les diabétiques.* Thèse de Paris, 1881. — Giroude. *De la lymphangite chez les diabétiques.* Thèse de Lyon, 1881. — Goldhagen. *Diss. Diabetis indoles et medela.* Halle, 1786. — Goldstein. *Beiträge zur Lehre von der Glycogenbildung in der Leber,* 1874. — Gondouin. *Obs. de diabète sucré, gangrine du gros orteil, mort rapide.* In *l'Union*, 1867. — Goodman. *Observation de diabète accompagné d'évacuations alvines graisseuses; lésions du pancréas.* In *Philadelphia Med. Times*, 22 juin 1878. — Goolden. *Pathology of Diabetes.* In *Med. Times and Gaz.*, 1854. — Du même. *On Diabetes and its Relations to Brain Affections.* In *the Lancet*, 1854. — Du même. *Diabetes treated by the Use of Turkish Bath.* In *Brit. Med. Journ.*, 1863. — Goos. *Traitement du dia-bète sucré.* In *Philadelph. Med. and Surg. Reporter*, oct. 1877. — Gourchiorna. *Sur le traitement du diabète.* In *Med. Viestn.*, XXI, p. 12, 20, 27, 37, 1881. — Graeffe (von).

Ueber die mit Diabetes mellitus vorkommenden Sehstockungen. In *Arch. f. Ophth.*, 1858, et *Deutsche Klin.*, 1859. — GRANTHAM. *Cases illustrating the Importance of obtaining a Knowledge of the Primary Causation of Disease.* In *Med. Times and Gaz.*, 1858. — GRAVES. *Dublin Journ.*, 1837, et *Clinique médicale*, traduit par Jaccoud. Paris, 1861-1862. — GRAY. *Cases of Diabetes by Bennet.* In *Edinburgh Monthly Journ.*, 1853. — DU MÊME. *Diabetes mellitus.* In *Glasgow Med. Journ.*, 1856. — GREENHOW. *Case of Diabetes successfully treated with Skimmed-Milk.* In *Lancet*, I, 24, 1873, et *Brit. Med. Journ.*, juin 1873. — M. GREGOR. *London Med. Gaz.*, 1847. — GRELLETY. *Des principales complications du diabète.* Lyon, 1880, broch. — GRIESINGER. *Studien über Diabetes.* In *Arch. für physiol. Heilkunde*, 1859, 1860, 1862. — GROHMANN. *Diss. de diabete.* Leipzig, 1808. — GUBLER. *Séméiologie de la bouche.* In *Dict. des sc. méd.* — DU MÊME. *Le suc de Cana agria contre le diabète sucré.* In *Journ. de thérap.*, n° 7, 1877. — GUÉNEAU DE MUSSY. *Sur l'odeur spéciale de l'haleine chez les diabétiques.* In *Gaz. hebd.*, 29, 1872. — GUILLAUME. *Ueber Ausscheidung des Zuckers bei Diabetes mellitus. Inaug. Diss.* Zurich, 1854. — GUITARD. *De la glycosurie.* Paris, 1856. — GULL. In Pavy: *On the Nature and Treatment of Diabetes*, 1862. — GUNZLER. *Ueber Diabetes mellitus.* Tubingen, 1856. — DU MÊME. *Compt. rend. de l'Acad. des sc.*, 1857. — DU MÊME. *Arch. gén. de méd.*, 1860. — HALLER. *Elementa physiologiæ*, VII, 1757. — HALPRYN. *Recherches sur l'anthrax.* Th. de Paris, 1872. — HALTENHOFF. *Rétinite hémorrhagique dans le diabète sucré.* In *Annal. d'oculistique*, t. X, 10° série, juillet et août 1873, p. 20-31. — HANOT. *Revue critique sur les différentes formes de cirrhose du foie.* In *Arch. gén. de méd.*, oct. 1877. — V. HANOT et A. CHAUFFARD. *Cirrhose hypertrophique pigmentaire dans le diabète sucré.* In *Revue de méd.*, 1882, p. 385. — HARLEY. *Recherches sur la physiol. du diabète sucré.* In *Gaz. méd. de Paris*, 1853. — HARNACK (E.). *Zur Pathogenie und Therap. des Diabetes mellitus Inaug. Diss.* Dorpat, 1873. — DU MÊME. *Zur Path. und Therap. des Diabetes mellitus.* In *Deutsch. Arch. f. klin. Med.*, XIII, 1874. — DU MÊME. *Traitement du diabète par la glycérine.* In *Deutsch. Arch. f. klin. Med.*, vol. III, p. 593, 1874, et vol. XV, p. 449, 1875. — HARRIS. *Deux cas de diabète sucré, mort dans le coma sans suppression de la sécrétion urinaire; rate et foie congestionnés.* In *St. Bartholomew's Hosp. Reports*, XI, p. 261, 1875. — HARTSEN. *Noch etwas über Diabetes mellitus.* In *Donder's u. Berlins Arch.*, III. — HASSALL. *Diabetes successfully treated.* In *the Lancet*, 1859. — HASSE. *Ueber die Erkenntniss und Cur der chronischen Krankheiten*, Bd. III, Abth. I. — HAUGHTON. *On the Phenomena of Diabetes mellitus.* In *Dublin Quart. Journ.*, 1861-1863. — DU MÊME. *On the Relation of Food to Work done in the Body.* In *Med. Times and Gaz.*, 1868. — HAYDEN. *Observation de phthisie diabétique.* In the *Dubl. Journ. of Med. Sc.*, p. 455, nov. 1877. — HECKLEY. *Inquiry into the Nature of Diabetes.* London, 1745. — HÉDOUIN. *De la médication marine dans la glycosure.* Paris, chez Asselin, 1 vol. in-18, 1876. — G. HEIDENHEIN. *Zur Lehre des Diabetes mellitus, insonderheit von der Glycogenbildung in der Leber. Diss. inaug.* Königsberg, 1874, et *Centralblatt*, 1875, p. 43. — HEIN. *Zur Diabetes mellitus.* In *Deutsch. Arch. f. klin. Med.*, VIII, 1870. — HEINEKEN. *De diabete.* Franeker, 1718. — HEINEMANN. *De dyscrasiâ saccharinâ.* Thèse de Strasbourg, 1843. — HELFREICH. *Ueber die Pathogenese des Diabetes mellitus. Inaug. Diss*, Würzburg, 1865. — HELLER. *Diabetes mellitus; vorgetragen in d. Gesellsch. d. Ärzte zu Wien*, 1850. — HENROT. *Diabète, tumeur sur le trajet du pneumogastrique.* In *Bull. de la Soc. de méd. de Reims*, 1875, p. 118, n° 13. — HENRY (W.). *Experiments on the Urine discharged in Diabetes mellitus.* In *Med.-chir. Transact.*, II, p. 119. — HENSEN. *Ueber die Zuckerbildung in der Leber.* In *Verhandl. d. Würzb. phys.-math. Gesellsch.*, 1856. — HERTZ. *Ueber Lipœmie bei Diabetes mellitus.* In *Ärztl. Verein in Hamburg*, fév. 1881, et *Deutsche med. Wochenschr.*, n° 27, 1881. — HEYNSIUS. *Ueber die Entstehung und Ausscheidung von Zucker im thier. Organ.* In *Arch. f. d. Holl. Beit.*, I, 1857. — HILLAIRET. *Union médic.*, 1856. — HILTON-FAGGE. *Cas de coma diabétique traité avec un succès partiel par l'injection d'une solution saline dans le sang.* In *Guy's Hospital Reports*, 1874, 3° sér., vol. XIX, p. 173. — DU MÊME. *Phthisie diabétique.* In *Guy's Hosp. Rep.*, 1875. — HIRSCH. *Rückblick auf die 'neuere Choleraliteratur, Cholera bei Diabeten.* In *Schmidt's Jahrb.*, HODGES. *London Med. Gaz.*, 1843. — HODGKIN. *On Diabetes and certains Forms of Cachexie.* London, 1854, *Assoc. Med. Journ.*, et *Soc. harvéienne*, 1854. — HOFFER. *Ein therapeutischer Versuch über die Anwendung des Pilocarpin bei Diabetes.* In *Wien. med. Wochenschr.*, n° 36, 1880. — HOFFMANN (de Berlin). *Diabète expérimental.* In *Berlin. klin. Wochenschr.*, 1873, n° 52. — FR. HOFMEISTER. *Ueber Lactosurie.* In *Zeitschr. f. physiol. Chemie*, Bd. I, p. 101, 1877. — HOHLFELD. *De diabete.* Berolini, 1828. — DU MÊME. *De diabete mellito. Diss. inaug.* Berlin, 1826. — HOLTZ. *Ueber Diabetes.* In *Petersburger med. Wochenschr.*, n° 3, 1880. — G. HOMOLLE. *Diabète, accidents cérébraux, apparence chagrinée du plancher du quatrième ventricule.* In *Bull. de la Soc. d'anat. de Paris*, 1876, 4° série, t. I, p. 249. — HOOG. *On Treatment of Diabetes.* In *the Lancet*, 1852. — HOPPE-SEYLER. *Ueber den Ort der Zersetzung von Eiweis und anderen Nährstoffen im thierischen Organismus.* In *Pflüger's*

Arch., V, 1873. — HUFELAND. *Manuel de méd. prat.* Paris, 1848. — HUGUES. *Diabetes mellitus.* In *Dublin Quart. Journ.*, 1862. — HUNTER. *Edinburgh Med. and Surg. Journ.*, 1846. — HUPPERT. *Ueber die Glycosurie.* In *Arch. f. Heilkunde*, VIII, 1867. — C. ISRAEL. *Deux cas de nécrose d'organes internes dans le diabète.* In *Arch. f. path. Anat.*, LXXIII, p. 181-189, 1881. — ITZIGSOHN. *Fall von Diabetes traumaticus.* In *Virchow's Arch.*, 1857. — JÆGER. *Beiträge zur Path. des Auges.* Wien, 1855. — JACCOUD. *Leçon sur le diabète.* In *Clinique de la Charité*, 1867. — DU MÊME. Article DIABÈTE SUCRÉ, in *Nouv. Dict. de méd. et chir. prat.*, t. XI, 1869. — DU MÊME. *Pathologie interne*, 5e édit. — R. VON JÆKSCH. *Un cas de coma diabétique, un cas de soi-disant acétonémie.* In *Prager med. Wochenschr.*, nos 20 et 21, 1881. — JACOBI. *Dissert. de diabete.* Erfurt, 1709. — JACOBI. *De connexu inter diabetem et affectiones cutis.* Berolini, 1863. — J. JACOBS. *Zur Behandlung des Diabetes mellitus mittelst Glycerin.* In *Arch. f. path. Anat. und Phys.*, LXV, p. 481. — DU MÊME. *Influence de certains médicaments sur l'urine des diabétiques (oxygène, fer, tannin, térébenthine ozonisée).* In *Arch. f. path. Anat. und Phys.*, LXVII, p. 197. — JACQUEMET. *Fracture du crâne, glycosurie traumatique.* In *Monit. des sc. méd.*, 1862. — JAKSCH. *Ueber durch Hernesyphilis bedingte Muskelkrämpfe insbesondere über epileptische und epilepsie ähnliche.* In *Prager med. Wochenschr.*, 1864. — JANY. *De la cataracte diabétique.* In *Deutsch. med. Wochenschr.*, no 49, 1881. — JEANNERET. *L'urée dans le diabète artificiel.* Thèse inaug. Berne, 1873. — JESSE. *Diss. de diabete.* Édimbourg, 1589. — JOHNSON (J.). *Med.-Chir. Review*, 1858. — JORDAO. *Considérations sur un cas de diabète.* Thèse de Paris, 1857. — DU MÊME. *Estudos sobre a diabetes.* Lisboa, 1864. — KALINDERO. Cité par Brouardel. Thèse d'agrég., 1869, p. 75. — KAMEN. *Zur Behandlung des Diabetes mellitus mit salycylsaurem Natron.* In *Prager med. Wochenschr.*, no 3, et 17-18, 1880. — KÄMNITZ. *Un cas de traumatisme de la tête suivi de diabète sucré.* In *Arch. d. Heilk.*, 1873, p. 447. — KAULICH. *Prag. Wochenschr.*, XXVII, 1860. — KEITH-IMRAY. *Edinb. Med. Journ.*, 1845. — W. KERNIG. *Observations de coma diabétique.* In *Petersb. med. Wochenschr.*, nos 51 et 52, 1877. — A. KIEN. *Contribution à l'histoire de l'acétonémie.* In *Gaz. méd. de Strasbourg*, no 8, 1878. — DU MÊME. *Un nouveau cas de mort rapide chez un diabétique avec phénomènes acétonémiques.* In *Gaz. méd. de Strasbourg*, no 3, 1880. — A. KIES. *Un nouveau cas de mort chez un diabétique avec phénomènes acétonémiques.* In *Mém. de la Soc. de méd. de Strasbourg*, XVII, p. 10-19, 1881. — KIESER. *Ein Fall von Diabetes mellitus.* In *Schmidt's Jahrb.*, 1841. — KLÉE. *Obs. de diabète traumatique.* In *Gaz. méd. de Strasbourg*, 1863. — KLEIN. *Du diabète sucré ; revue générale.* In *Revue des sciences médicales de Hayem*, VII, p. 783, 1876. — KLINGER. *Ueber die Säuren des diabet. Urin.* In *Ann. d. Chem.* t. VI, 1858. — KNIEREM. *Zeitschr. f. Phys.*, X, 1874, p. 265. — KOCH. *Diabetes mellitus.* Inaug. Diss. Iena, 1867. — KŒSEN. *Diss. de diabete.* Leyde, 1767. — KRAUSSOLD. *Zur Pathologie und Therapie des Diabetes mellitus.* Inaug. Diss. Erlangen, 1874. — KRATSCHMER. *Ueber die Wirkung des Opium und Morphium bei Diabetes mellitus.* In *Wien. med. Wochenschr.*, XXI, 1871. — DU MÊME. *Weitere Versuche betreff. die Behandlung des Diabetes mellitus.* In *Sitzber. d. Akad. d. Wissensch. zu Wien*, LXIX, 3, 1874. — KRATZENSTEIN. *Theoria fluxies diabetici, more geometrico explicata.* Halle, 1746. — KRETSCHY. *Ueber Diabetes mellitus.* In *Wien. med. Wochenschr.*, XXIII, 1873. — KRONSER. *Ueber Zuckerruhr und ihre Heilungen in Carlsbad.* In *Wien. Zeitschr.*, 1860. — KÜCHENMEISTER. *Ueber die constitutionnelle Sehruhrbildung, ein Anhaltspunkt zur Diagnose der Zuckerabsonderung der Nerven.* In *Gunsburg's Zeitschr.*, IV, 1853. — B. KUESSNER. *Pululation de leptothrix dans la vessie chez un diabétique.* In *Berlin. klin. Wochenschr.*, no 20, p. 278, 1876. — KÜHNE. *Ueber zuckerbildende Substanzen in pathologischen Neubildungen.* In *Virchow's Arch.*, XXXII, 1865. — DU MÊME. *Lehrbuch der phys. Chemie*, 1868. — KÜLZ. *Beiträge zur Path. des Diabetes mellitus.* Marburg, 1844. — DU MÊME. *Studien über Diabetes mellitus und Insipidus.* In *Deutsches Arch. f. klin. Medicin*, XII, 1873. — DU MÊME. *Beiträge zur Pathol. und Therap. des Diabetes mellitus.* Marburg, 1874. — DU MÊME. *Beiträge zur Pathol. und Therapie des Diabetes mellitus.* In *Deutsch. Arch. f. klin. Med.*, XVI, 1875. — DU MÊME. *Ueber das eigenthümliche Verhalten eines diabetischen Harns.* In *Berlin. klin. Wochenschr.*, 25 oct. 1875, no 43, p. 584. — DU MÊME. *Beiträge zur Lehre des künstlichen Diabetes.* In *Pflüger's Arch.*, XXIV, p. 97. — KUNKLER. In Halpryn. — J. KURLZ. *Ueber Entziehung von Alkalien aus dem Thierkörper.* Inaug. Diss. Dorpat, 1874. — KUSSMAUL. *Zur Lehre vom Diabetes mellitus. Ueber eine eigenthümliche Todesart bei Diabetischen, über Acetonæmie, Glycerinbehandlung des Diabetes und Einspritzungen von Diastase in's Blut bei dieser Krankheit.* In *Deutsch. Arch. f. klin. Med.*, XIV, 1874. — KUSTER (C.). *Ueber Ernährung.* In *Deutsch. Zeitschr. f. prakt. Med.*, 1874. — LABBÉE. *Sur les traitements du diabète sucré. Revue critique.* In *Journ. de thérap.*, no 10, 1878. — LADEVÈZE. *Quelques considérations sur la gangrène glycosurique.* Thèse de Paris, 1867. — LAFFONT. *Recherches expérimentales sur la glycosurie considérée dans ses rapports avec le système nerveux.* In *Journ. d'anat. et de la phys.*, juillet-août 1880. — DU MÊME. *Recherches sur la vascularisation du foie et des viscères abdominaux au point de vue de la production du diabète par influence nerveuse*. In *Progrès médical*, n° 10, 1880. — LANCEREAUX. *Bull. de la Soc. d'anat.*, 1860. — Du MÊME. *Notes et réflexions à propos de deux cas de diabète sucré avec altération du pancréas*. In *Bull. de l'Acad. de méd.*, 2ᵉ série, VI, 1877. — Du MÊME. *Le diabète gras et le diabète maigre*. In *Union médicale*, 1880, 31 janv. et 7 fév. — LANDOUZY. *De la coexistence de l'amblyopie et de la néphrite albumineuse*. In *Gaz. méd. de Paris*, 1849. — Du MÊME. *Gaz. des hôp.*, 1852, et *Union méd.*, 1862. — LANGE. *Diabetes mellitus*. In *Deutsche Klin.*, 1853. — LAPIERRE. *Sur le diabète maigre dans ses rapports avec les altérations du pancréas*. Thèse de doct. Paris, 1859. — LAQUEUR. Cité par Willemin in *Gaz. méd. de Strasbourg*, 1ᵉʳ mars 1877. — LASÈGUE. *Apoplexie suivie d'hémiplégie chez un diabétique*. In *Journ. de méd. et de chir. pratiques*, fév. 1882. — LATHAM. *Facts and Opinions concerning Diabetes*. Edinburgh, 1811. — Du MÊME. *De l'acide salicylique dans le diabète*. In *Lancet*, févr. 1881, p. 215. — LAVIGERIE. *Guide médical aux eaux minérales de Vichy*. Paris, 1868. — TH. LEBER. *Ueber die Erkrankungen des Auges bei Diabetes mellitus*. In *Arch. f. Ophth.*, XXI, 3ᵉ part., p. 206. — LEBERT. *Traité d'anat. path.*, II. Paris, 1861. — LÉCORCHÉ. *Cataracte diabétique*. In *Arch. gén. de méd.*, 1861. — Du MÊME. *L'amblyopie diabétique*. In *Gaz. hebd.*, 1861. — Du MÊME. *Du diabète sucré ou azoturie glycosurique*. In *Gaz. méd. de Paris*, 1873, 34. — Du MÊME. *Considérations théoriques et pratiques sur le diabète sucré*. In *Gaz. hebd.*, nᵒˢ 24 et 27, 1873. — Du MÊME. *Traité du diabète; diabète sucré; diabète insipide*. Paris, 1877, in-8°, G. Masson. — Du MÊME. *Dégénérescence athéromatcuse des artères*. Th. d'agrég. Paris, 1869. — Du MÊME. *Congestion veineuse et cirrhose hépatique dans le diabète*. In *Bull. de l'Acad. de méd.*, 27 déc. 1881. — LÉCORCHÉ et TALAMON. *Études médicales faites à la maison municipale de santé*. Paris, A. Delahaye et Lecrosnier, 1881. — LEFEBVRE. *On Urinary Diseases*. In *Med. Gaz.* London, 1837. — LEGROUX. *Du diabète sucré*. In *Gaz. des hôp.*, 1870. — LEHMANN. *De urina diabetica*. Leipzig, 1825. — Du MÊME. *Bericht der Gesellschaft der Wissenschaft*, III. Leipzig, 1850. — Du MÊME. *Ueber den Samengrad des menschlichen Harns im gesunden u. kranken Zustande*. In *Bibl. für Lager*, XIII. — Du MÊME. *Arch. f. phys. Heilkunde*, 1848. — Du MÊME. *Lehrbuch der phys. Chemie*. Leipzig, 1852. — LENEVÉ. *Observ. sur un cas de diabète*. Thèse de Paris, 1836. — LÉO. *Deux cas de coma diabétique*. In *Berlin. klin. Wochenschr.*, 20 déc. 1880. — LEOTY. *Des plaies chez les diabétiques*. Thèse de Paris, 1873. — LÉPINE. *Inanition*. In *Dict. des sc. méd.* — Du MÊME. *Sur l'acétonémie*. In *Lyon médic.*, mars 1882. — LEROUX. *Étude sur le diabète sucré chez les enfants*. Thèse de Paris, 1881. — LETULLE. *Diabète, tuberculose miliaire aiguë; courbes de température, d'urines et de sucre*. In *Soc. d'anat.*, juillet 1877. — LEUBE. *Zur Path. u. Therap. des Diabetes*. In *Deutsch. Arch. f. klin. Med.*, 1869. — LEUBUSCHER. *Beiträge zur Pathol. des Diabetes mellitus*. In *Virchow's Arch.*, 1860. — LEUDET. *De l'influence des maladies cérébrales sur la production du diabète sucré*. In *Compt. rend. de l'Acad. des sc.*, 1857; *Gaz. méd.* Paris, 1858; *Arch. gén. de méd.*, 1860. — Du MÊME. *Du diabète sucré*. In *Clinique médic. de l'Hôtel-Dieu de Rouen*, 1874. — LEVRAT-PERROTON. *Sur un cas de glycosurie déterminée par une tumeur colloïde renfermée dans le quatrième ventricule*. Thèse de Paris, 1859. — LEYDEN. *Asthma und Diabetes mellitus*. In *Zeitschr. f. klin. Med.*, t. III, p. 358. — Du MÊME. *Remarques sur la phthisie diabétique*. In *Zeitschr. f. klin. Med.*, Bd. IV, p. 298, 1882. — LIMAN. *Observ. de diabete mellito*. Halæ, 1842. — LISTER. *Exercitationes seu de hydrophobiâ, diabete, hydrope, lue venerea*, etc. Londres, 1794. — LOEB. *Rapports du diabète avec les affections des organes génitaux de la femme*. In *Berlin. klin. Wochenschr.*, 10 oct. 1881. — LOLLIOT. *Étude phys. de l'arsenic*. Thèse de Paris, 1868. — LOMNITZ. *Einige Beobachtungen über den Diabetes mellitus, insbesondere die Veränderungen der Körpertemperature*, etc. In *Zeitschr. f. rat. Med.*, 1857. — LOUGEVIOLLE. *De l'influence de l'arsenic sur le diabète*. Thèse de Paris, 1882. — LUCAS (J.). *Case of Diabetes mellitus*. In *the Lancet*, 1875. — LUCHSINGER. *Zur Glycogenbildung in der Leber*. In *Pflüger's Arch.*, Bd. VIII, et *Centralblatt*, 1872. — Du MÊME. *Zur Symptomologie des Diabetes mellitus*. In *Arch. f. die gesammte Physiol.*, p. 302, 1880. — LUSK. *On the Origine of Diabetes*, etc. New-York, 1870. — LUSSANA. *Ueber die Glycogenie der Leber*. In *Centralbl.*, 1875, 34. — LUYS. *Diabète; lésion du quatrième ventricule*. In *Gaz. méd. de Paris*, 1860; *Soc. de biol.*, 1860, 3ᵉ série, II; *Clin. méd. de Trousseau*. — Du MÊME. *Contribution à l'étude des lésions du quatrième ventricule dans le diabète spontané*. In *l'Encéphale*, 1882, p. 8. — LUYS et DUMONTPALLIER. *Diabète insipide consécutif au diabète sucré; altération du quatrième ventricule*. In *Gaz. méd.* Paris, 1861. — MAGITOT. *Notes sur quelques points de la symptomatologie du diabète*. Christi-Buicli. Thèse de Paris, 1873. — Du MÊME. *Périostite alvéolaire des mâchoires comme signe diagnostique dans le diabète*. In *Bull. de l'Acad. de méd.*, 27 déc. 1881. — MAILLARD (R.). *Diss. sur le diabète sucré*. Paris, 1804. — LEO MALY. *Zur Chemie des diabetischen Harns*. In *Wiener med. Wochenschr.*, 1862. — MANDL. *Untersuchungen über die eigentliche Ursacke der Lungentuberkulose bei Diabetes mellitus*. In *Wiener med. Wochenschr.*, 1860. — MANN. *Diss. de Diabete*. Edimbourg, 1785. — MARABELLI. *Memoria sulli principi e sulle differenze dell' orina in due spezzie di diabete.* Pavia, 1792. — Marcentyre. *Perforations et autres maladies de l'estomac liées au diabète.* In *London Journ.*, 1860. — Marchal (de Calvi). *Gaz. d. hôp.*, 1852; *Compt. rend. de l'Acad. des sc.*, 1853; *Union médicale*, 1856. — Du même. *Remarques historiques sur la gangrène diabétique.* In *Union médic.*, 1861. — Du même. *Note sur les lésions cérébro-spinales diabétiques.* In *Union médic.*, 1863. — Du même. *Recherches sur les accidents diabétiques.* Paris, 1864. — Marcus. *Diss. de diabete.* Gottingue, 1775. — W. Markonikoff. *Das Aceton im Harne der Diabetiker.* In *Annal. der Chemie*, t. CLXXXII, p. 362, 1876. — Martin. *Diabète sucré.* Thèse de Strasbourg, 1863. — Martineau. *Diabète sucré avec lésion du quatrième ventricule.* In *Soc. d'anat.*, juillet 1861, et *Gaz. hebd.*, 1861. — Mary. *Contribution à l'étude de quelques troubles nerveux qui surviennent chez les diabétiques.* Thèse de Paris, 1881. — Mayet. *Note sur les fruits sucrés dans le régime des diabétiques.* In *Gaz. hebd.*, 1870; *Union méd.*, 1873; et *Gaz. méd. de Paris*, 1875. — J. Mayer. *Weiterer Beitrag zur Lehre von der Glycogenbildung in der Leber.* In *Arch. f. die gesammte Physiol.*, XX, p. 55. — Du même. *Beitrag zur Sympt. u. Therap. des Diabetes mellitus.* In *Berlin. klin. Wochenschr.*, 1875. — Meissner. *Beiträge zur Kenntniss des Stoffwechsels.* In *Zeitschr. f. rat. Med.*, 1868. — Mering (von). *Experimentelles über Diabetes mellitus.* In *Deutsch. Zeitschr. f. prakt. Med.*, n° 17, 1876. — Metz. *Diss.; diabetis obs. rara.* Bâle, 1737. — Mialhe. *Arch. gén. de méd.*, 1844-1848. — Michaelis (Ch.). *Etwas über Rollo's Methode den Diabetes mellitus zu heilen nebst einer Krankengeschichte.* In *Hufeland's Journ. der prakt. Heilk.*, XIV, n°ˢ 3, 44, 1801. — Millard (Orson). *Cases of Diabetes, treated by Carbolic Acid.* In *Philad. Med. and Surg. Rep.*, 1872, XXVI. — Minot. *Diabète sucré traité par le salicylate de soude.* In *Boston Med. and Surg. Journ.*, 11 oct. 1877. — Miquel-Dalton. *Les lésions des organes génito-urinaires dans le diabète sucré.* Th. de Paris, 1877. — Mitchell. *On the Production of Cataract in Frogs by the Administration of Sugar.* In *Americ. Journ. of Med. Sc.*, 1860. — Mondière. *Sueur habituelle des pieds.* In *Journ. l'Expérience*, 1858. — Monneret. *Arch. gén. de méd.*, 1859. — Monneret et Fleury. Art. Diabète, in *Compend. de méd. prat.*, III, 1859. — Montegazza. *Zur Phys. und Therap. des Diabetes mellitus.* In *Schmidt's Jahrb.*, 1855. — Moser. *Zur Ætiologie des Diabetes mellitus.* In *Berlin. klin. Wochenschr.*, 1864. — Mosler. *Untersuchungen über die Beschaffenheit des Parotiden Sekrets und deren praktische Verwirkung.* In *Berliner klin. Wochenschr.*, 1866. — Du même. *Lésion du Cervelet et Diabète.* In *Deutsch. Arch. f. klin. Med.*, XV° vol., p. 229, 1875. — A. Mossé. *Diabète et impaludisme; résultats négatifs.* In *Gaz. hebd. de Montpellier*, n° 6, 1882. — Muller (J. V.). *Beschreibung der Harnruhr*, etc. Francfort, 1800. — Munk. *Zeitschr. f. physiol. Chemie*, II, 1878. — Munck. *Die physiologische Bedeutung und das Verhalten des Glycerins im Organismus.* Berlin, 1879. — Murray. *Glycosuria induced bi Pressure of a Chet in the fourth Ventricule and Medulla oblongata.* In *Lancet*, 1860. — Musset. *Deux nouveaux cas de gangrène glycohémique.* In *Union médic.*, 1857, et eod. loc., 1859 et 1861. — Nasse. *Arch. f. med. Erfahrungen*, 1818. — Du même. *Die Wasserbildung im Diabete.* In *Arch. f. phys. Heilk.*, 1851. — Naumann. *Handbuch der med. Klinik.* Berlin, 1829-1859. — B. Naunyn. *Beiträge zur Lehre vom Diabetes mellitus.* In *Arch. f. exp. Path. und Pharm.*, 1874, III, p. 85. — Nelson. *On Mellitie Diabetes in Reference to its Treatment by Bennet.* In *the Lancet*, 1855. — Nettlesuipp et Edmunds. *Amblyopie centrale chez un fumeur atteint de diabète.* In *Lancet*, 16 juillet 1881. — Neudauer. *Ueber die flüchtige Säure die sich bei der Gährung des diabetischen Harns bildet.* In *Annal. der Chemie u. Phys.*, 1856. — Neuffer. *Ueber Diabetes.* Inaug. Diss. Tubingen, 1856. — Niedergesäss. *Diabetus mellitus infantum.* Inaug. Diss. Berlin, 1873. — A. Nieper (fils). *Phymosis symptomatique du diabète sucré.* In *Lyon médical*, 18 juin 1876. — Nicolai. *Diss. de diabete.* Iena, 1770. — Nicolas et Gueudeville. *Recherches et expériences médicales et chimiques sur le diabète ou phthisurie sucrés.* Paris, 1805. — Nitzelnadel. *Ueber nervöse Hyperidrosis u. Anidrosis.* Inaug. Diss. Iena, 1867. — Notta. *Observation de diabète maigre; mort, altération du pancréas.* In *Union médicale*, 19 fév. 1881. — Nyman. *Case of Concretion of the Nervus Vagus in a Diabete Patient.* In *Dublin Hosp. Gaz.*, 1857. — Œsterdick. *Verhandlingen mitgegeeven voor de Hollandsche Matsch. der Wessenschappten.* Harlem, 1770. — Ogle. *On Disease of the Brain as a Result of Diabetes mellitus.* In *St. George's Hosp. Rep.*, I, 1866. — Du même. *Deux cas de diabète sucré traités par l'acide lactiq.* In *Brit. Med. Journ.*, 8 mars 1873. — Ollivier. *Polyurie et Urée dans l'hémorrhagie cérébrale.* In *Arch. de phys.*, 1876. — William O'Neill. *Gottre exophthalmique et diabète survenant chez le même sujet.* In *the Lancet*, 1878, p. 307. — Oppolzer. *Uebersichtliche Darstellung der nur bisher in Behandlung gekommenen Fälle von Diabetes mellitus.* In *Heller's Arch.*, 1852. — Du même. *Du diabète.* In *Clinique européenne*, 1859. — Ormerod. *Edinburg Med. Journ.*, 1847. — Ott. *Beiträge zur Therapie der Zuckerharnruhr.* Tubingen, 1857. — Palle. *De quelques terminaisons et complications du diabète.* Thèse de Paris, 1865. — Panas. *Gottre exophthalmique dans le diabète.* In *Arch. d'ophthalmologie*, 1881. — V. Pap. *Zur Therapie des Diabetes mellitus.* In *Wien. med. Presse*, XVI,

1875. — PARKER. *The Composition of the Urine in Health and Disease.* London, 1860. — DU MÊME. *Work on the Urine,* 1861. — PAUL D'ÉGINE. *Medicinæ totius corporis enchiridion,* lib. III, cap. XLV. *De diabete albano, Torino interprete.* Basileæ. — PAULINOFF. *Zur Frage der Zuckerharnruhr.* In *Arch. f. path. Anat. und Phys.,* LXIV. — PAVY. *Almond food as a Substeien for bread in Diabetes.* In *Guy's Hosp. Rep.,* 1862. — DU MÊME. *On Diabetes.* London, 2e édit., 1868. — DU MÊME. *Lettsomian Lectures on certain Points conected with Diabetes.* In *Lancet,* 1860. — DU MÊME. *Cases of Diabetes treated by Opium and Some of its constituent Principles.* In *Guy's Hosp. Rep.,* XV, 1876. — DU MÊME. *Skim-milk Treatmen in Diabetes.* In *Lancet,* I, 24, 1873. — PÉCHOLIER. *Des injections hypodermiques de morphine dans le diabète sucré.* In *Montpellier médic.,* p. 555, 1878. — PELLEGRINI. *Rivista clinica,* nov. 1872. — W. PEPPER. *Diabète sucré.* In *Phil. Med. and Surg. Rep.,* nov. 1877. — PERA. *Diabète sucré guéri par la diète carnée et l'acide lactique.* In *lo Sperimentale,* mars 1878. — PERCY. *London Med. Times and Gaz.,* 1843. — DU MÊME. *Composition des fèces à l'état sain et chez les diabétiques.* In *Schmidt's Jahrb.,* 1850. — MANUEL PEREIRA DA GRAÇA. *Tratado do diabete.* Lisboa, 1806. — PETER. *Glycosurie aiguë.* In *Gaz. méd.,* 1864. — PETERS. *Ueber Natron salicylum bei Diabetes mellitus,* Kiel, 1880. — PETIT. *Du mode d'action des eaux de Vichy.* Paris, 1850. — PETTENKOFER et VOIT. *Ueber den Stoffverbrauch bei der Zuckerharnruhr.* In *Zeitschr. f. Biol.,* III, 1867. — DU MÊME. *Bemerkung üler die Fettbildung im Thierkörper.* In *Zeitschr. f. Biol.,* V, 1869. — DU MÊME. *Ueber den Eiweissumsatz bei Zufuhr von Eiweiss und Fett und über die Bedeutung des Fettes für die Ernährung.* Ibid. V. — DU MÊME. *Ueber die Zersetzungsvorgänge im Thierkörper bei Fütterung mit Fleisch und Kohlehydraten und Kohlehydraten allein.* In *Zeitschr. f. Biol.,* IX, 1873. — DU MÊME. *Bemerkung über die sogenannte Luxusconsomption.* In *Zeitschr. f. Biol.,* IV, 1869. — PETTERS. *Beobachtungen auf 5 Diabeteskranke.* In *Prager Vierteljahrschr.,* 1855-1857. — DU MÊME. *Ueber Acetonbildung im thierischen Organismus.* In *Prager Vierteljahrschrift,* LX, 1857. — PETROT. *Du pronostic dans les accidents gangréneux du diabète sucré.* Thèse de Paris, 1878. — PEZARD. *Polyurie glycosurique.* Thèse de Strasbourg, 1869. — PFLÜGER. *Des affections oculaires et des éruptions auriculaires dans le diabète.* In *Soc. médic. de la Soc. centrale,* 18 sept. 1876, et *Corresp. Blatt f. Schweizer Ærzte,* n° 18, p. 555-557, 1877. — PHILIPPEAUX et VULPIAN. *Sur un cas de diabète passager survenu pendant le cours du développement d'un anthrax.* In *Gaz. hebd.,* 1861, p. 782. — PICARD. *De la présence de l'urée dans le sang.* Thèse de Strasbourg, 1856. — PICOT. *Les grands processus morbides,* II, p. 74. Paris, 1876. — PIDOUX. *Études générales et pratiques sur la phthisie.* — PIERRE. *Contribution à l'étude des tumeurs du quatrième ventricule.* Thèse de doct. Nancy, 1882. — PINK (H.). *Beiträge zur Lehre vom Diabetes mellitus, insonderheit auf Lehre von der Glycogenbildung. Inaug. Diss.* Kœnigsberg, 1874. — PIORRY. *De la saccharorrhée ou diabète sucré.* In *Gaz. des hôp.,* 1856, et *Acad. des sc.,* 1857. — PISSINI. *De diabete et polypocpordis.* Milan, 1654. — PLACE. *Diss. de vera diabetis causa in defectu assimilationis quærenda.* Gœttingue, 1784. — PLAGGE. *Ein Fall von Diabetes traumaticus.* In *Virchow's Arch.,* 1858. — POGGIALE. *Rapport sur la formation de la matière glycogène dans l'économie animale.* In *Bull. de l'Acad. de méd.,* XXIII, 1858. — POISEULLE et LE FORT. *De la présence du sucre dans l'organisme.* In *Gaz. hebd.,* 1856. — POPOFF. *Vergleichende Untersuchungen über die Wirkungen einiger Arzneistoffe. Zuckerharnruhr.* In *Berlin. klin. Wochenschr.,* IX, 28, 1872. — POPPER. *Das Verhältniss des Diabetes zu Pancreasleiden und Fettsucht.* In *Œster. Zeitschr. f. prakt. Heilk.,* 1868. — POTAIN. *Bull. de la Soc. d'anat.* Paris, 1861, et *eod. loc.,* 1863. — C. PRATESI. *Recherche clinique de la glycose dans les urines des diabétiques.* In *lo Sperimentale,* 1873, fasc. 7, p. 97. — G. PRIMAVERA. *Sur une nouvelle méthode d'analyse du sucre dans l'urine.* In *il Morgagni de Naples,* 1872, fasc. 8 et 9, p. 639. — PROUT. *An Inquiry in to the Nature and Treatment of Diabetes.* London, 1825. — DU MÊME. *On Stomach and Renal Diseases.* London, 1840. — S. PURJISK. *Traitement du diabète.* In *Pester med.-chir. Presse,* n° 23 et 24, 1876, et *Revue des sc. méd.,* 1878, II. — PYLE. *The Lancet,* I, May 1872. — QUINCKE. *Ueber Coma diabeticum.* In *Berlin. klin. Wochenschr.,* n° 1, 1880. — RABUTEAU. *Union médicale,* 1874, p. 325. — DU MÊME. *Éléments de thérapeutique.* Paris, 1875. — RACLE. *De la glycosurie.* Thèse d'agrég. Paris, 1863. — RALFE. *Cas de diabète phosphatique.* In *Path. Soc.,* 15 janv., et *Med. Times and Gaz.,* 2 fév. 1878, p. 127. — RANKE. *Beobachtung u. Versuche über die Ausscheidung der Harnsäure beim Menschen.* München, 1858. — RAVEL. *Fièvre intermittente, glycosurie, diabète sucré.* Broch. Clermont, 1882. — RAYER. *Traité des maladies des reins.* Paris, 1840, II, p. 529. — DU MÊME. *Arch. gén. de méd.,* 1839, et *Union méd.,* 1850. — RAYMOND. *Douleurs fulgurantes et myalgie des membres inférieurs chez un diabétique.* In *Gaz. méd. de Paris,* n° 45, 15 nov. 1881. — RAYNAUD. Art. LANGUE, in *Dict. de méd. et de chir. prat.* — DU MÊME. Art. GANGRÈNE. GANGRÈNE DIABÉTIQUE, in *Nouv. Dict. de méd. et de chir. prat.,* XV, p. 689, 1872. — DU MÊME. *De l'otite diabétique.* In *Annal. des maladies de l'oreille,* 1881, p. 63. — RECKLINGHAUSEN (VON). *Auserlesene path.-anat. Beobachtungen. Drei Fälle von Diabetes *mellitus.* In *Virchow's Arch.*, XXX, 1864. — Redon. *Du diabète sucré chez l'enfant.* Thèse de doct. Paris, 1877. — Rees (O.). *Croonian Lectures on Diabetes.* In *the Lancet*, 1857. — Du même. *A Case of Diabetes in which the Internal Use of Arsenic proved beneficial.* In *Lancet*, 1864. — Reich. *Analyse d'une urine diabétique.* In *Arch. der Pharm.*, 1847, t. CI, p. 20. — Du même. *De diabete mellito quæstiones.* Inaug. Diss. Gryphiæ, 1859. — Renaudin. Art. Diabète, in *Dict. en 60 vol.* Paris, 1818. — Alvaro Reynoso. *Mémoire sur la présence du sucre dans les urines*, 1853. — Richardson. *Med. Times and Gaz.*, 1862. — Du même. *On Diabetis Phthisis and its Treatment.* In *Med. Times and Gaz.*, 1867. — Du même. *Du diabète produit par l'oxyde de carbone.* In *the Lancet*, 1875, p. 340. — Richer. *Diabète, tubercules pulmonaires, abcès des reins, de l'estomac et du foie.* In *Soc. d'anat.*, juillet 1877. — Ch. Richet. *Dosage des matières extractives de l'urine.* In *Soc. de biol.*, séance du 6 août 1881, et *Prog. méd.*, 1881, p. 642. — Richter. *Ueber den Diabetes.* In *Richter's med. und chir. Bemerkungen*, cap. iv. — Righini. *Union médicale*, 1856. — Rigodin. *Diabète sucré guéri par le sucre à haute dose.* In *Monit. des sc. méd.*, 1861. — Rindfleisch. *Lehrbuch der path. Anat.*, 1867. — Ritter. *Ueber den Amylum u. d. Zucker d. Leber.* In *Zeitschr. f. rat. Med.*, Bd. II. — Ritter (de Nancy). *Étude chimique de l'influence que les eaux alcalines peuvent exercer sur les calculs biliaires.* In *Revue d'hydrologie médicale française et étrangère*, 1872. — Roberts. *Notes on the Treatment of Diabetes.* In *Brit. Med. Journ.*, 1861. — Du même. *On the Estimation of Sugar in Diabetic Urine*, etc. Manchester, 1861. — Rochoux. Art. Diabète, in *Dict. de méd. en 30 vol.* Paris, 1875. — Rokitansky, in Seegen. *Die anatomischen Befunde aller Diabetesfälle gesammelt welche seit 32 Jahren zur Section kommen.* — Rollo. *Cases of Diabetes mellitus to which are added a general view of the Disease, with the Result of the Trials of Acids in the Treatment of the luevener a by W. Cruikshank.* London, 1797; trad. franç. Paris, 1799. — Romberg. *Klinische Ergebnisse.* Berlin, 1846, et *Klinische Wahrnehmungen und Beobachtungen.* Berlin, 1851. — Rosenmüller. *Diss. de diabete.* Leipzig, 1806. — Rosenstein. *Ein Fall von Diabetes mellitus.* In *Virchow's Arch.*, 1871. — Du même. *Sciatique dans le diabète.* In *Deutsche med. Wochenschr.*, n° 51, 1876. — Rossbach. *Experimentelle und kritische weitere Beiträge zur Erkenntniss der Grundwirkung der Alkaloïde.* In *Verhandl. d. Würzburger phys. med. Gesellsch.*, 1874. — Du même. *Zur Gehirnerschütterung und Zuckerharnruhr im Kindesalter (De la Commotion cérébrale et du diabète dans l'enfance.* In *Berlin. klin. Wochenschr.*, n° 22, 1er juin 1874. — Rothen. *Schmidt's Jahrb.*, XLIII, 1844. — Le Roy de Méricourt. *Paludisme et diabète.* In *Bull. de l'Acad. de méd.*, 1881. — Ruehle. *Un cas de diabète avec lésion du pancréas.* In *Berlin. klin. Wochenschr.*, n° 41, p. 618, 13 oct. 1879. — Rupstein. *Ueber das Auftreten des Acetons beim Diabetes mellitus.* In *Centralblatt*, 1674. — Ryan. *Diss. de diabete mellito.* Édimbourg, 1799. — J. Ryba et A. Plumert. *Traitement du diabète par le salicylate de soude.* In *Prag. med. Wochenschr.*, n°s 19 à 21, 1877. — Saikowski. *Du diabète.* In *Journ. de Bruxelles*, XLII, 1866, et *Mouvement médic.*, 1866, p. 120. — Du même. *Zeitschr. f. exp. Path. u. Pharmak.*, Bd. X, 1878, p. 125. — Salomon. *De diabete mellito.* Gœttingen, 1809. — Du même. *Ueber die Bildung des Glycogens in der Leber.* In *Virch. Arch.*, 1874, LXI. — B. Sander. *Du diabete.* In *Deutsche med. Wochenschr.*, II, 11, 1876. — Sanders et Hamilton. *Lipoemia and fat Embolism in the Fatal Dyspnœa and Coma of Diabetes.* In *Edinburgh Med. Journ.*, p. 47, juill. 1879. — Saxson. *De l'origine du sucre dans l'organisme.* In *Journ. de phys.*, 1858. — De los Santos. *De l'état mental chez certains diabétiques.* Thèse de Paris, 1878. — Scelles de Montdésert. *De l'air ozonisé dans la goutte et le diabète sucré. Rapport de Chaten.* In *Bull. de l'Acad. de méd.*, 1865, XXX, p. 946. — Scharlau. *Die Zuckerharnruhr.* Berlin, 1846. — J. Schaper. *Ein Fall von Diabetes mellitus, entstanden durch Trauma.* Inaug. Diss. Gœttingen, 1873. — Scheffer. *Berl. klin. Wochenschr.*, 1872, n° 42. — Schenk. *Ueber den Einfluss der Muskelarbeit auf die Eiweisszersetzung im menschlichen Organismus.* In *Arch. f. exp. Path.*, 1874. — Schiff (M.). *Nouvelles recherches sur la glycogénie animale.* In *Journ. de l'anat. et de la phys.*, III, 1866. — Schindler. *Hust's Magaz.*, Bd. XXXII, H. 2. — Schleich. *Erfahrungen über diabetische Behandlung bei Diabetes mellitus. Aus der med. Klinik in Tübingen* In *Wurtemb. Corr. Bl.*, XLIV, 34, 1874. — Schmidt. *Untersuchung eines diabetischen Harns auf Harnstoff.* In *Ann. der Chem. u. Pharm.*, 1855, et *Schmidt's Jahrb.*, 1856. — Schmit. *Diabète traité avantageusement par la créosote.* In *Bull. de la Soc. de méd. du grand-duché de Luxembourg*, p. 11, 1877. — H. Schmidt-Rimpler. *Fall von doppelseitiger Cataracta bei einem 15-jährigen Mädchen.* In *Berlin. klin. Wochenschr.*, n° 25, p. 362, 1876. — Schmitt (Joseph). *Contribution à l'étude symptomatologique et thérapeutique du diabète sucré.* Th. de doct. Nancy, 1879. — Schmitz. *Zwei Fälle von Diabetes mellitus.* In *Berlin. klin. Wochenschr.*, 1869. — Du même. *Berlin. med. Wochenschr.*, IX, 1872, n°s 12 et 13. — Du même. *Zur Ætiologie des Diabetes mellitus.* In *Berlin. klin. Wochenschr.*, XI, 41, 1874. — Du même. *Vier Fälle von geheiltem Diabetes mellitus u. kurze Bemerk. über die Entstehung desselben.* In *Berlin. klin. Wochenschr.*, X, n°s 18 et 19, 1873. — Du même. *Hochgradige Insufficienz der Herzthätigkeit eine häufige und beachtenswerthe Complication des Diabetes mellitus* (*Relâchement du cœur dans le diabète*). In *Berlin. klin. Wochenschr.*, XIIIᵉ ann., n° 5, p. 63, 31 janv. 1876. — Du même. *De la pathogénie du Diabète.* In *Deutsche med. Wochenschr.*, n° 7, 1881, et *the Lancet*, 14 mai 1881. — Du même. *Résultats de l'examen de 600 diabétiques.* In *Deutsche med. Wochenschr.*, n° 20, 1881. — Schœnan. *De diabete.* Iena, 1828. — Schopper. *Beiträge zur Kenntniss der Glycogenbildung in der Leber.* In *Arch. f. exp. Path.*, I. — Schultzen. *Beiträge zur Pathol. und Therap. des Diabetes mellitus.* In *Berlin. klin. Wochenschr.*, n° 35, 1872. — Schultzen et Riess. *Jahreschr. f. Chem. von Hübner u. Beilstein*, 1866. — Schützenberger. *Gaz. méd. de Strasbourg*, 1853. — Scott. *Dublin Hosp. Gazette.*, 1858. — Sculfart. *Diabète.* Thèse de Strasbourg, 1858. — G. Sée. *Gaz. méd. de Paris*, p. 105, 1878. — Seegen. *Ueber Diabetes mellitus.* In *Wien. med. Wochens.*, 1857. — Du même. *Gaz. hebd.*, 1866. — Du même. *Beiträge zur Casuistik der Meliturie.* In *Virchow's Arch.*, XXI-XXX. — Du même. *Der Diabetes mellitus auf Grundlage zahlreicher Beobachtungen dargestellt.* Leipzig, 1870. — Du même. *Aphorismes sur le diabète sucré.* In *Wien. med. Wochens.*, XX, 1870. — Du même. *Der Diabetes mellitus auf Grundlage zahlreicher Beobachtung.*, 2ᵉ éd. A. Hirschwald. Berlin, 1875. — Du même. *Ueber den Einfluss des Karlsbader Wassers auf Diabetes mellitus.* In *Wien. med. Wochenschr.*, 1875, n° 13. — Du même. *Sur la transformation du glycogène par les ferments salivaire et pancréatique.* In *Arch. f. d. gesammte Physiol. von Pflüger*, XIX, p. 106, 1879. — Du même. *De la formation du sucre dans le foie et le diabète sucré.* In *Wien. med. Wochenschr.*, n° 14, 1881. — Seelig. *Vergleichende Untersuchungen über den Zuckerverbrauch im diabetischen und nicht diabetischen Thiere.* Inaug. Diss. Königsberg, 1873. — W. Seely. *Des affections des yeux dans le diabète sucré.* In *the Clinic*, févr. 1876. — O. Seifert. *Cas de maladie de Werlhof suivi de diabète sucré.* In *Deutsche med. Wochenschr.*, 1881, n° 17. — Du même. *Diabetes mellitus mit Typhus abdominalis.* In *Wien. med. Wochens.*, n° 39, 1881. — Semmola. *De la pathologie et de la therapeutique du diabète.* In *Compt. rend. de l'Acad. des sc.*, 1860. — H. Senator. *De l'excrétion de la création du diabète sucré et insipide.* In *Arch. f. path. Anat. u. Phys.*, LXVIII, p. 422. — Du même. *Ueber d. Ausscheidung d. Kreatin bei Diabetes mellitus u. Insipidus.* In *Virchow's Arch.*, 1876, LXVIII. — Du même. *Ueber Diabetes mellitus bei Kindern.* In *Berlin. klin. Wochenschr.*, 1872, n° 48. — Du même. *Diabète sucré et insipide* In *Ziemssen's Handbuch der spec. Path. u. Therap.*, XIII, 1876. — Servantie. *Des rapports du diabète et de la syphilis.* Thèse de doct. Paris, 1876. — Sigmeyer (J. C. G.). *De diabete.* Diss. Berlin, 1827. — Silver. *Dégénérescence graisseuse et calcification du pancréas chez un diabétique.* In *the Lancet*, 21 déc. 1872. — Du même. *Moelle épinière dans le diabète.* In *Path. Soc. Med. and Gaz.*, p. 291, 1878. — Sloane. *Obs. on the Saccharine Treatment of Diabetes.* In *British Med. Journ.*, 1858. — Shingleton Smith. *De la codéine dans le traitement du diabète.* In *Brit. Med. Journ.*, p. 933, juin 1882. — Sorel. *Recherche de la glycosurie chez les paludiques.* In *Gaz. hebd.*, 1882. — Spillmann. *Arch. gén. de méd.*, 1875, XXVI, p. 243. — Starr (Louis). *Lipoémie et embolies graisseuses dans le diabète sucré.* In *the Med. Record.* New-York, 1ᵉʳ mai 1880. — Stevenson. *Diss. de diabete.* Édimbourg, 1761. — Stœber. *Gaz. méd. de Strasbourg*, 1855. — Stokvis. *Bijdragen tot de Kennis der Suikervorming in de lever, in verband met de suikerafschviding bij diabetes mellitus.* Trajecti Drusi. Burgiæ, 1856, et *Wien. med. Wochenschr.*, 1857. — Stopezanski. *Ueber Bestimmung des Zuckers im Harn und Verwerthung derselben b. Diabetes mellitus.* In *Wien. med. Wochenschr.*, 1863. — Srosch (A. W. V.). *Versuch einer Path. und Therap. des Diabetes mellitus.* Berlin, 1828. — Straus (de Barmen). *Impuissance diabétique invoquée comme motif de divorce.* In *Vierteljahrschrift f. gerichtl. Med. u. öff. Sanit.*, nouv. série, XXVII, p. 236, fascic. suppl. de juillet. — Subbotin. *Ueber Harnstoffbildung in der Leber, vorläufige Mittheilung.* In *Centralblatt*, 1870. — Du même. *Beiträge zur Physiologie des Fettgewebes.* In *Zeitschr. f. Biol.*, VI. — Swinhœ. *Diabetes treated by hot Air Baths.* In *Brit. Med. Journ.*, 1869. — Sidney-Ringer. *On the relative Amounts of Sugar and Urea in the Urine in Diabetes mellitus.* In *Transact. of the Med.-chir. Soc.*, 1860. — Szokalksi. *Obs. de glycosurie consécutive à une fracture du crâne.* In *Union méd.*, 1853. — Tartivel. *Diabète sucré.* In *Union méd.*, 1864. — Tavignot. *De l'amblyopie symptomatique du diabète.* In *Gaz. des hôp.*, 1853. — F. Taylor. *A Case of Diabetic Coma (injection saline dans les veines).* In *Guy's Hosp. Rep.*, 1874, 3ᵉ série, vol. XIX, p. 521. — Fred. Taylor et James Goodhart. *On the Nervous System in Diabetes.* In *Guy's Hosp. Rep.*, XXII, p. 415, 1877. — Teillais (de Nantes). *Cataracte diabétique; glucose dans le cristallin.* In *Ann. d'ocul.*, LXXVI, p. 238, 1876. — L.-J. Teissier. *Du diabète phosphatique; recherches sur l'élimination des phosphates par les urines.* Thèse de doct. Paris, 1877. — Teschemacher. *Diabète sucré avec accès de manie, mort dans le coma.* In *Berlin. klin. Wochenschr.*, 1ᵉʳ août 1881. — Du même. *Contribution à l'étiologie du diabète sucré.* In *Deutsche med. Wochenschr.*, n° 20, 1879. — Thierfelder und Uhle. *Ueber die Harnstoffausscheidung im Diabetes mellitus.* In *Wunderlich's Arch.*, 1858. — Thompson. *Case of Diabetes treated with Opium.* In *Transact. of the Clin. Soc. of*

London, IV, 1871. — Thorns. *The Treatment of Diabetes by Milk*. In *Lancet*, 1870. — Todd. *Diabetes following a Blow on the Head*. In *Med. Times and Gaz.*, 1858. — Todini. *Lo Sperimentale*. Majo, 1879. — Tommasi. *Sull urea nelle urine diabetiche*. In *lo Sperimentale*, 1876. — Du même. *Variétés du diabète*. In *il Morgagni*, juin 1878. — Tommasini. *Storia raggionata di un diabete*. Parme, 1794. — Topinard. *Paralysie agitante avec diabète sucré*. In *Gaz. des hôp.*, 1866. — Traube. *Ueber die Gesetze der Zuckerausscheidung im Diabetes mellitus*. In *Virch. u. Reich's Arch.*, IV, 1851. — Du même. *Ueber die Verdauung des Fettes im Diabetes mellitus*. In *Virch. u. Reich's Arch.*, 1851, IV. — Trousseau. *De quelques moyens de traitement du diabète sucré*. In *Gaz. des hôp.*, 1857. — Du même. *Clinique médicale de l'Hôtel-Dieu*, t. II, 1868. — Trnka de Krzowitz. *Commentarius de diabete*. Viennæ, 1778. — Tscherinoff. *Zur Lehre von der Zuckerharnruhr*. In *Med. Centralbl.*, 1867. — Du même. *Ueber die Abhängigkeit des Glycogengehaltes der Leber von der Ernährung*. In *Sitzungsb. der k. Akad.* Wien, Bd. LI. — Du même. *Zur Lehre von dem Diabetes mellitus*. In *Virchow's Arch.*, XLVII, 1869. — J. Tyson. *Leçon sur le diabète et la maladie de Bright*. Philadelphie, 1881, in-8°. — Uhle. *Versuche über den zeitweiligen Uebergang des Zuckers in den Urin. Inaug. Diss.* Leipzig, 1852. — Ullrich. *Sur le diabète*. Th. de doct. Paris, 1879. — Ulmann. *Un cas d'iritis diabétique*. In *France médic.*, n° 44, 1881. — Ussher. *Diabetes successfully treated by the Saccharine Method*, etc. In *Med. Times and Gaz.*, 1863. — Valleix. *Cause, diagnostic et traitement du diabète sucré*. In *Bull. thérap.*, 1846. — Vallon. *Zeitschr. der k. k. Gesellschaft der Ærzte in Wien*, 1845. — O. Voit. *Observation de coma diabétique*. In *Berlin. klin. Wochenschr.*, n° 3, p. 31, 20 janv. 1879. — Venables. *A Practical Treatise on Diabetes with Observations on the Tabes diuretica*. London, 1825. — Du même. *On the Crystallins Modific. of Uric Acide vohen deposited by Diabetic Urin*. In *Med. Times and Gaz.*, 1858. — Vergely. *Angine de poitrine chwez les diabétiques*. In *Acad. de méd.*, 1881. — Verneuil. *Amputation chez un diabétique; mort rapide*. In *Progrès médic.*, 27 mai 1876. — Du même. *Blessures chez les alcoolo-diabétiques*. In *Gaz. hebd.*, 19 oct. 1877. — Du même. *Rougeur et induration de tout le membre inférieur simulant un phlegmon diffus chez un diabétique*. In *Gaz. des hôp.*, 4 fév. 1878. — Du même. *Divers cas d'affections chirurgicales chez des sujets paludo-diabétiques*. In *Bull. de l'Acad. de méd.*, 1881 — Du même. *Du diabète latent en chirurgie*. In *Gaz. des hôp.*, 6 avril 1882. — Du même. *Glycosurie et paludisme (faits inédits)*. In *Gaz. hebd.*, p. 554, 1882. — Vernois. *Du sucre du foie et des modif. qu'il subit dans les maladies*. In *Arch. gén. de méd.*, 1850. — Véron. *Tumeurs du quatrième ventricule*. Thèse de Paris, 1873. — Vogel. *Krankheiten der harnbereitenden Organe*. In *Virchow's Handbuch d. Pathol.* Erlangen, 1863. — Vogt. *Beobachtungen und Bemerkungen über die honigartige Harnruhr*. In *Zeitschr. f. rat. Med.*, 1844. — Du même. *Zur Casuistik des Typhoidfiebers vorzüglich über den Eiweissharn bei demselben*. In *Schweiz. Mon. Schr.*, V, 1860. — Voltolini. *Diabetes mellitus*. In *Pr. kir. Ztg.*, 1856. — Vulpian. *Leçons sur les nerfs vaso-moteurs*. Paris, 1875. — Vulpian et Philippeaux. *Diabète survenu pendant le développement d'un anthrax*. In *Gaz. hebd.*, 1861. — Wagner. *Beitrag zur Kenntniss der Beziehungen zwischen der Meliturie und dem Carbunkel*. In *Virchow's Arch.*, XII, 1857. — Waldeck. *Baccæ juniperi als Heilmittel in Diabetes mellitus*. In *Med. Central-Ztg.*, 1862. — Warneke. *Chemisch-pathologische Untersuchungen im Laboratorium des Friedrichhospital zu Copenhagen*. In *Bibl. for Läger.*, IV. — Watt (Rob.). *Cases of Diabetes*, etc. Paisley, 1808. — Watts. *Symptoms, Varieties and Causes of Diabetes mellitus*. In *the Lancet*, 1848. — Weber. *De diabete mellito*. Berolini, 1865. — W. G. Weber. *Cas de diabète sucré guéri par la morphine*. In *Boston Med. and Surg. Journ.*, 22 sept. 1881. — Wedel. *De diabete.* Iena, 1717. — Weichselbaum. *Diabète sucré avec sclérose multiple du cerveau et de la moelle, spécialement du plancher du quatrième ventricule*. In *Wien. med. Wochenschr.*, n° 32, 1881. — Weikard. *Der Diabetes mellitus*. In *Arch. der Heilk.*, 1861. — H. Weiske und E. Wildt. *Untersuchungen über Fettbildung im Thierkörper*. In *Zeitschr. f. Biol.*, X, 1874. — Weiss. *Sitz.-Ber. d. k. Akad. d. Wissensch.* Wien, Bd. LXVII, Abth. III. — Wikton. *Einige Fälle von Diabetes mellitus mit besonderer Berücksichtigung der Behandlung*. In *Med. Virchow u. Hirsch Jahresber..* 1877. — Wills, in Pavy. — Willemin. *Clinique médic. de Vichy*, 1863. — Williams. *The Cyclopædia of the Medical Sciences*. London, 1847. — Willis (Th.). *Pharmaceutice rationalis*. Oxford, 1674, sect. IV, cap. III, p. 207. — Winckel. *Sur les maladies des organes génitaux externes de la femme dans le diabète sucré*. In *Deutsche Zeitschr. f. prakt. Med.*, 1876, n° 1. — Winogradoff. *Beiträge zur Lehre vom Diabetes mellitus*. In *Virchow's Arch.*, Bd. XXVII, 1863. — Du même. *Ueber künstlichen und natürlichen Diabetes mellitus*. In *Virchow's Arch.*, XXIV. — Wittich (vox). *Zur Statik des Leberglycogens*. In *Centralblatt*, 1875. — Worms. *Névralgies symétriques dans le diabète*. In *Acad. de méd.*, 10 sept. 1880, et *Progrès méd.*, p. 793, n° 40, 1880. — Wurfbain. *Diss. de diabète*. Francfort, 1800. — Zabel. *De diabete mellito*. Halle, 1858. — Zenker. *Ueber anat. Begründung des Diabetes mellitus*. Dresden, 1862. — Du même. *Schmidt's Jahrbücher*, t. CXLIV. — Ziegenmayer. *Diss. analecta ad morbum diabetem*. Francfort, 1797. — Zimmer.

Ein Beitrag zur Lehre vom Diabetes mellitus. In *Deutsche Klin.*, 1867. — Du même. *Der Diabetes mellitus, sein Wesen u. seine Behandlung.* Leipzig, 1871. — Du même. *Die Muskeln, eine Quelle des Zuckers im Diabetes.* In *Deutsche Klinik*, 1873, n° 7. — Du même. *Eréthisme chronique dans le diabète.* In *Prager med. Wochens.*, I, n° 17, 1876. — Du même. *Lévulose dans l'urine des diabétiques.* In *Deutsche med. Wochenschr.*, juillet 1876. — Du même. *Du diabète musculaire.* In *Deutsche med. Wochenschr.*, n° 19, 1879.   D.

II. **Diabète azoturique.** HISTORIQUE. En 1674, Th. Willis séparait le diabète sucré du diabète insipide ; il montrait la présence du sucre dans l'urine du plus grand nombre des diabétiques, et il constituait ainsi le diabète sucré que nous venons d'étudier ; à côté de cette maladie restait un autre groupe morbide, s'en rapprochant par l'ensemble des symptômes, s'en distinguant par l'absence de sucre urinaire. Bostock, dès 1812, décrivait un cas de diabète insipide, et Prout, en 1822, mentionnait un diabète avec excès d'urée. Tous ces faits restèrent confondus sous le nom de diabète insipide jusqu'au moment où R. Willis, en 1838, fit voir que cette expression ne correspondait pas à une unité morbide, mais comprenait un ensemble de faits pathologiques ayant tous pour symptôme commun la polyurie, mais se distinguant par la composition chimique du liquide urinaire. Il mit en évidence les variations de l'urée dans l'urine des vingt-quatre heures, et se basant sur ce fait il divisa le diabète insipide en trois formes : 1° l'azoturie ou polyurie avec augmentation d'urée ; 2° l'anazoturie ou polyurie avec diminution d'urée ; 3° l'hydrurie ou polyurie avec urée normale.

Falck, un peu plus tard, en 1853, n'admit que deux formes de diabète insipide : 1° la polypissurie caractérisée par la polyurie et l'augmentation de densité de l'urine, c'est-à-dire l'azoturie ; 2° la polydiluterie dans laquelle il y a polyurie avec diminution de la densité de l'urine, c'est-à-dire urée normale ou inférieure à la normale.

En 1846, 1857 et 1861, Bouchardat décrit cette variété de diabète insipide comme une nouvelle forme de consomption ; à partir de ce moment de nombreux travaux se succèdent, auxquels se rattachent les noms de Miquel, Vogel, Fricke, Bencke, Ohne, Martini, Mehrbach, Roberts, Magnant, Beale ; en 1865 et 1866, Kien et Kiener exposent sur ce sujet les idées du professeur Hirtz et les analyses de Hepp ; ce sont les premiers documents importants. Plus tard, citons encore les recherches de Fernet, Bourdon, Berthold, W. R. Basham, Hayem. Enfin, en février 1874, M. Bouchard fait à la Faculté de Paris une série de leçons, recueillies par Landouzy, où, le premier, il expose une monographie de la question et décrit une forme de diabète insipide avec azoturie. En 1877, M. Lécorché, dans son *Traité du diabète*, admet deux formes de diabète insipide, l'une l'azoturie, l'autre la polyurie. Enfin, en 1878, dans notre travail sur l'*Azoturie*, nous avons exposé l'histoire du diabète insipide avec azoturie, et nous avons proposé de lui donner le nom plus simple de *diabète azoturique* que nous lui conservons aujourd'hui, désignant par la même raison le diabète insipide sans azoturie, hydrurie de Falck, ou polyurie de Lécorché, sous le nom de *diabète hydrurique*.

Nous définissons donc le diabète azoturique une maladie générale caractérisé par la présence constante dans l'urine d'un excès d'urée, et l'ensemble symptomatique plus ou moins complet du diabète, c'est-à-dire la polyurie, la polydipsie, la polyphagie, l'autophagie. C'est le diabète insipide avec azoturie de R. Willis, la polypissurie de Falck, l'azoturie essentielle de Lécorché.

SYMPTÔMES. Le tableau clinique du diabète azoturique rappelle beaucoup celui du diabète glycosurique. C'est à peu près la même évolution morbide, le

plus souvent à forme chronique, parfois revêtant une allure aiguë, dans laquelle
on peut distinguer une période d'invasion ordinairement passant inaperçue, une
période d'état ou de diabète confirmé, une période de cachexie ou de consomption
diabétique. Les symptômes fondamentaux de ce genre de diabète peuvent également
se résumer dans les termes suivants : azoturie, polyurie, polydipsie, polyphagie, autophagie ; les complications sont également fréquentes et variées.

Le diabète azoturique débute tantôt d'une façon lente et insidieuse, tantôt au
contraire d'une façon brusque, par quelque trouble qui appelle vivement l'attention du malade. M. Bouchard rapporte un cas où la maladie débuta par une
faim canine qui survint deux heures après un repas, et à partir de ce moment
le malade resta azoturique. Le plus souvent c'est une soif ardente ou un besoin
plus fréquent d'uriner qui inquiète d'abord le malade ; chez le malade de Rendu,
ce furent des sueurs profuses qui ouvrirent la scène et qui furent bientôt remplacées par de la polyurie. Le début à forme brusque a lieu dans presque la
moitié des cas.

La soif ne serait jamais aussi intense que dans le diabète sucré (Lécorché) :
cependant, Kien et Kiener ont vu des malades absorber 12 et 15 litres d'eau en
vingt-quatre heures, et M. Bouchard rapporte un fait dans lequel le malade
buvait le chiffre effrayant de 30 à 40 litres d'eau par jour. D'autres fois la
quantité de boissons absorbée ne dépassa pas 5 à 6 litres (Lasègue), 3 à
4 litres (Kiener).

La polyurie est également fréquente dans le diabète azoturique ; elle est,
comme la soif, très-variable dans son intensité. Toujours la quantité d'urine
rendue est inférieure à celle des boissons absorbées ; quelquefois elles en représentent seulement la moitié (Bouchard) : aussi, dans les cas où la polydipsie est
elle-même peu considérable, la polyurie est presque insignifiante. En moyenne,
la quantité d'urine est doublée ou triplée : 4 litres (cas de Hayem), 6 litres (cas
de Rendu) ; elle atteint communément les chiffres de 10 à 12 litres en vingt-quatre
heures, et Kien l'a vue monter à 15 et 20 litres.

La polyurie peut dans sa marche quotidienne subir de nombreuses oscillations
chez le même malade ; elles paraissent liées surtout à son régime, aux émotions
qu'il a éprouvées et surtout au chiffre de l'urée éliminée en vingt-quatre heures.
L'urée paraît exercer sur la production de cette polyurie la même influence que
le sucre dans le diabète sucré (Lécorché). En outre, il est évident que les autres
émonctoires de l'eau, tels que la peau, le poumon, l'intestin, fonctionnant d'une
façon très-irrégulière et mal connue chez ces malades, il y a là encore une cause
importante, capable de faire varier notablement la quantité d'urine.

L'urine dans le diabète azoturique est transparente au moment de son émission ; elle est d'une couleur variant du jaune pâle au jaune foncé suivant le
degré de dilution des substances qui y sont contenues. Elle exhale habituellement une odeur franchement urineuse, sa saveur est âcre et amère, rappelant
celle de l'urée, et jamais sucrée comme dans le diabète glycosurique. Sa réaction
au papier de tournesol est franchement acide au moment de son émission ; le
degré d'acidité varie également suivant le degré de dilution. Par le repos bientôt
cette urine perd sa transparence, il se forme des sédiments et des nuages qui se
déposent, et assez promptement elle devient alcaline ; l'odeur urineuse est alors
remplacée par une odeur franchement ammoniacale et le liquide est devenu
complétement trouble. Les nuages qui se forment par le repos au début sont
constitués par du mucus et des corpuscules muqueux. « Le mucus paraît dû à

l'irritation que produit sur la muqueuse des conduits qu'elle traverse une urine trop chargée en substance excrémentitielle. Ce qui semble le démontrer, c'est que la desquamation épithéliale est assez abondante. Nombreuses sont les cellules épithéliales venant des uretères et des bassinets qu'on rencontre dans ces nuages ou dans les sédiments » (Lécorché). Ces sédiments sont le plus souvent composés d'acide urique et d'urates (Lécorché), quelquefois d'oxalate de chaux (Golding Bird). L'urine ne renferme ni sucre, ni albumine.

La densité de l'urine oscille habituellement entre 1002 et 1010; le matin elle est ordinairement plus élevée que dans la journée parce que le malade a moins bu pendant la nuit, d'où la nécessité de mélanger toutes les urines des vingt-quatre heures pour avoir une densité moyenne. Il est évident qu'il y a un rapport intime entre la pesanteur spécifique de l'urine et l'intensité de la polyurie : aussi, dans un cas de Moos, où la quantité d'urine ne dépassait pas 2 litres par jour, la densité s'est-elle élevée à 1012, 1015 et 1020; elle peut même monter jusqu'à 1045 et 1050 (Lécorché).

Ce qui caractérise chimiquement l'urine, c'est l'azoturie, c'est-à-dire la présence en excès dans ce liquide d'urée et de principes azotés, tels que les matières extractives. Le chiffre de 25 grammes d'urée dans l'urine des vingt-quatre heures est habituellement dépassé d'une façon notable; le malade de Moos rendait de 33 à 54 grammes d'urée par jour; celui de Hayem 69^{gr},50; celui de Rendu 87^{gr},30; Bouchard a noté 96 grammes d'urée et Bouchardat 133 grammes.

L'acide urique n'est pas en général augmenté d'une façon notable; cependant Bouchardat l'a vu monter à 9 grammes dans le cas que nous venons de citer; c'est lui qui constitue la plus grande partie des sédiments de cette urine; Lécorché rejette absolument l'idée émise par quelques auteurs que chez l'azoturique l'acide urique disparaît.

L'urée et l'acide urique ne constituent point la seule perte en azote par les urines chez ces malades : les matières extractives azotées sont aussi en excès.

L'uroxanthine y est presque constante et quelquefois en quantité abondante (Bouchard); la créatinine s'y trouve tantôt en plus, tantôt en moins (Senator); l'urochrome ne dépasse pas la quantité normale (Bouchard); il n'y a point d'albumine. Dans quelques cas le chiffre des matières extractives a atteint un taux véritablement prodigieux : ainsi, une fois, Kien a constaté peu d'urée et 88^{gr},80 de matières extractives; M. Bouchard a vu 96 grammes d'urée et 74 grammes de matières extractives; M. Bouchardat 133 grammes d'urée et 58 grammes de matières extractives dont 9^{gr},60 d'acide urique.

Les chlorures montent souvent à 15 et 30 grammes par jour et les phosphates à 5 et 9 grammes (Bouchard); ce qui n'a rien d'étonnant avec la polyphagie qui est presque constante.

La faim en effet est exagérée, dans certains cas elle rappelle la boulimie du diabétique glycosurique; dans un cas rapporté par Lasègue, le malade absorbait la quantité énorme de 10 livres de pain par jour; le plus habituellement il y a simplement une exagération notable d'appétit. Quelquefois enfin l'appétit peut tomber au-dessous de la normale; alors le chiffre de l'urée baisse, mais reste encore exagéré; cet état survient souvent après un temps de polyphagie notable et prolongée. La nécessité en effet pour le malade d'introduire dans son tube digestif et de digérer ces quantités prodigieuses d'aliments et de boissons amène à la longue des troubles gastro-intestinaux par une sorte de surmenage fonctionnel; l'urée en excès imprègne les tissus et altère les sécrétions, surtout celle du suc gastrique (Lécorché); la digestion devient difficile, l'absorption se ralentit; et ces troubles digestifs sont souvent ici, comme dans le diabète sucré, le prélude de la débâcle de l'organisme. De même que le glycosurique a besoin d'absorber une grande masse alimentaire pour fournir à sa production de sucre en excès, de même l'azoturique doit pourvoir par une abondante réparation aux pertes excessives qu'il fait en urée.

Malgré ce bel appétit, cette soif dévorante, le malade se plaint d'un sentiment de faiblesse inaccoutumé; il se fatigue rapidement, la marche devient pénible pour lui et il est obligé de se reposer à chaque instant; la faiblesse des jambes peut être extrême (Lasègue).

La langue est naturelle, non sèche comme chez les diabétiques glycosuriques; sa coloration est normale, jamais elle n'est noirâtre comme dans le diabète sucré (Lécorché). Les gencives sont saines, et on n'observe point la carie dentaire si fréquente chez les glycosuriques.

L'amaigrissement est la règle dans le diabète azoturique; il survient lentement, et jamais, suivant Lécorché, il ne serait précédé d'une période d'embonpoint comme dans le diabète sucré.

Avec la maigreur survient la pâleur des téguments; la face du malade « revêt une expression particulière de souffrance et de découragement. » La peau est sèche (Vogel), terreuse; la sécrétion cutanée ne se fait pas; la face est jaunâtre, les pommettes injectées; souvent on observe un état violacé des mains comme chez les lypémaniaques (Bouchard).

Le pouls est petit, faible, dépressible.

La température a été trouvée abaissée de quelques dixièmes de degré (Lécorché).

Le jeu de la respiration est entravé par la faiblesse musculaire générale; le moindre effort est impossible, « les malades ne peuvent monter, ne marchent que difficilement et sont à chaque instant obligés de s'asseoir; ils recherchent le grand air » (Lécorché).

Les phénomènes chimiques de la respiration n'ont point encore été étudiés comme pour les diabétiques.

Ici encore les troubles nerveux ne font point défaut et rappellent ceux que l'on observe dans le diabète sucré. Ils sont sensitifs et sensoriels, moteurs et intellectuels.

La céphalalgie n'est point rare, tantôt continue, tantôt intermittente, locale ou générale, frontale ou sincipitale. Dans certains cas elle revêt les allures des douleurs névralgiques; d'autres fois ces douleurs siègent au thorax ou s'irradient jusque vers les extrémités inférieures.

Hebra a noté une hyperesthésie de la peau avec prurit intense.

Dans le cas du professeur Lasègue, considéré par Lécorché comme un cas d'azoturie essentielle, il y avait au contraire anesthésie générale de la sensibilité tactile, tandis que la sensibilité thermique et la sensibilité douloureuse étaient exagérées; les muqueuses de la langue et des fosses nasales, la cornée, avaient subi des troubles analogues; les muqueuses des parties génitales externes avaient seules échappé.

D'autres fois enfin on a noté une hyperesthésie des organes des sens avec photophobie, ou une perte du goût et de l'odorat (Roberts, Lécorché), ou plus souvent une diminution de l'acuité visuelle sans altération de l'œil visible à l'ophthalmoscope; dans un cas pourtant, Galezwoski, cité par Lécorché, aurait constaté l'existence de taches apoplectiques dans les rétines.

L'impuissance, signalée par Vogel, est presque la règle; M. Bouchard rapporte le cas d'un homme qui, marié depuis six mois, n'avait pu avoir aucun rapport avec sa femme; il était azoturique depuis plusieurs années et les érections avaient complétement cessé.

Chez les femmes les troubles sont variables; à cet égard, Vogel a noté dès le début la suppression des règles; Lécorché pense qu'elles ne cessent de paraître qu'à la période cachectique; dans certains cas, elles sont conservées (Kien, Mehrbach).

Outre la faiblesse musculaire sur laquelle nous avons déjà insisté, on peut voir survenir des troubles moteurs tels que des tremblements (Lécorché), des mouvements convulsifs limités à l'une des extrémités (Haughton), des convulsions revenant par accès (Kien), et enfin un état comateux qui peut être fatal (Roberts).

Des troubles intellectuels ne tardent pas à se montrer; ils consistent parfois en des vertiges, en une fatigue cérébrale insolite; le moindre travail de l'esprit devient pénible; la mémoire se perd, et on peut observer « tous les degrés de la déchéance intellectuelle, depuis la fatigue et la faiblesse simples jusqu'à l'idiotie et l'imbécillité » (Bouchard). Si à cet état on joint une insomnie persistante et souvent complète, une céphalée plus ou moins intense, on comprendra combien un pareil tableau symptomatique peut parfois, ainsi que le fait judicieusement remarquer M. Lécorché, simuler des troubles d'une tout autre nature, surtout une affection cérébrale.

MARCHE, DURÉE, TERMINAISON. La maladie revêt le plus souvent une marche chronique; elle peut ainsi rester stationnaire pendant un nombre de mois ou d'années absolument illimité; Kien rapporte un fait où elle a duré dix ans. Déjà nous avons fait remarquer combien, dans nombre de cas, le début est insidieux, bien des malades sont certainement azoturiques depuis un temps assez long, quand la polyurie augmente et finit par les tourmenter; d'autres fois, c'est un affaiblissement, inexplicable pour eux, des fonctions génitales, qui les décide à consulter un médecin.

Après un temps variable, la période consomptive finit par survenir; les troubles digestifs ouvrent ordinairement la scène; l'appétit se perd, le malade maigrit de plus en plus et perd complétement ses forces. Dans quelques cas, cette période de cachexie est précédée par des phases d'amélioration qui se traduisent par une diminution de l'urée dans l'urine et le retour des forces; mais malheureusement ce mieux est souvent trompeur; une ou plusieurs rechutes se succèdent après autant de phases d'amélioration passagère, et néanmoins la cachexie survient.

Le malade maigrit alors davantage; son aspect devient véritablement squelettique; il est confiné au lit, incapable de faire le moindre mouvement; des œdèmes cachectiques apparaissent.

Cependant les urines se sont modifiées; le chiffre de l'urée s'est abaissé d'une façon notable, parfois même il est tombé au-dessous de la normale; la polyurie et la polydipsie peuvent persister. Dans d'autres circonstances, avant cette période cachectique, l'urée a baissé sous l'influence accidentelle d'une diarrhée abondante ou d'une sueur profuse (Pribram et Robisheck). Lorsque l'urine est ammoniacale dans la vessie même, ce que l'on peut reconnaître à l'effervescence qu'elle produit avec un acide immédiatement après son émission, la mort est proche (Bouchard). Ce n'est point là du reste un caractère exclusif à la maladie qui nous occupe.

La mort peut survenir dans le marasme le plus complet, par les progrès de cette période de dénutrition. Elle peut également être le résultat de complications : ce sont des accidents hémorrhagiques tels que des pétéchies, des épistaxis, des hémoptysies. Ces dernières annoncent souvent une phthisie pulmonaire analogue à celle qui survient dans le cours du diabète sucré, et évoluant de la même façon. Des accidents gangréneux peuvent également se montrer. Enfin la mort peut être due à des complications nerveuses graves telles que des convulsions (Kien), du coma (Roberts).

Cependant le diabète azoturique n'a point toujours une issue fatale; déjà nous avons signalé des rémissions passagères qui peuvent durer un certain temps et faire croire à une guérison. Comme le sucre, l'urée diminue dans l'urine quand une complication fébrile ou une maladie pyrétique intercurrente survient; ce fait peut-être le signal d'une crise favorable. C'est ainsi que M. Bouchard a vu l'azoturie disparaître et la guérison persister après une fièvre intermittente, une fièvre éruptive ou une pneumonie.

Enfin un régime et un traitement appropriés peuvent amener une guérison définitive : comme preuves, nous citerons les malades de MM. Bouchard et Hayem guéris l'un par la valériane, et l'autre par l'opium. Quant à la forme aiguë admise par M. Lécorché, pouvant ne pas durer plus de quinze jours, nous ferons quelques réserves à son égard, car nous nous croyons en droit de nous demander si l'on n'avait pas sous les yeux une polyurie azoturique passagère et purement symptomatique, telle que celle que l'on observe dans certaines convalescences, plutôt qu'à un véritable diabète azoturique.

DIAGNOSTIC. Si l'on s'est bien pénétré du tableau symptomatique du diabète azoturique, on a pu se convaincre qu'il rappelle, à s'y méprendre, celui du diabète sucré : ce sont des troubles de même ordre; la glycosurie, seule, fait constamment défaut; les complications, les symptômes nerveux, offrent les plus grandes analogies; nous avons, en les décrivant, signalé les différences. Il n'est donc point étonnant que, se trouvant en présence d'un cas type et confirmé de diabète azoturique, le médecin pense le plus habituellement d'abord à un diabète sucré; c'est seulement alors que les réactifs ordinaires n'auront point révélé la présence du sucre urinaire que l'on est conduit à soupçonner l'azoturie. L'analyse quantitative de l'urine des vingt-quatre heures est alors absolument nécessaire; il faut doser non-seulement l'urée, mais encore les matières extractives, pour avoir une idée suffisamment précise de la déperdition de l'azote total de l'économie. Nous avons, plus haut, suffisamment insisté sur ce point.

C'est encore, et par des raisons analogues, avec le diabète hydrurique (polyurie sans azoturie, seconde forme du diabète insipide), qu'il faudra faire un diagnostic différentiel. L'absence d'urée et des matières extractives en excès est seule caractéristique. Dans cette maladie, en outre, les symptômes généraux sont moins nets, les malades moins affaiblis, moins cachectiques que dans le diabète azoturique.

Dans quelques cas, surtout chez les femmes, on pourra confondre le diabète azoturique avec certains états chlorotiques compliqués de troubles nerveux, de polyurie, de boulimie, tels qu'on en observe souvent chez les hystériques. L'état général, les antécédents, la marche de la maladie, et surtout enfin l'analyse méthodique de l'urine, éclaireront bientôt la question. Il en est de même des polyuries observées parfois chez les enfants.

La polyurie de la néphrite interstitielle peut encore faire errer le diagnostic, mais jamais celle-ci n'atteint le chiffre élevé du diabète insipide, l'urine ne renfermant pas d'urée en excès, souvent un peu d'albumine, et enfin l'hypertrophie particulière du cœur et le dédoublement du premier bruit cardiaque signalés par M. Potain dans la néphrite interstitielle, font absolument défaut dans le diabète azoturique.

Il ne faut pas non plus confondre le diabète azoturique avec un état morbide décrit récemment par J. Tessier sous le nom de *diabète phosphatique*. Dans un cas signalé par l'auteur, on vit une polyurie abondante, de 6 à 7 litres, s'accompagner d'azoturie et de phosphaturie; la malade élimina une fois 37^{gr},50 d'urée et 6^{gr},65 d'acide phosphorique; une autre fois, 46^{gr},80 d'urée et 6^{gr},85 d'acide phosphorique. Cet état a surtout été observé dans les cas de tuberculose pulmonaire et ganglionnaire; il n'indique que l'état de dénutrition phosphatée de l'individu sous l'influence de la diathèse tuberculeuse; en outre, chez la malade dont nous venons de parler, il y avait une fièvre hectique, ce qui enlève beaucoup de valeur à l'azoturie dans ce cas; l'azoturie et la phosphaturie sont ici purement symptomatiques; cet état ne saurait donc, à notre point de vue, constituer un véritable diabète.

Dans d'autres cas, quand le malade se plaint de céphalalgie persistante, d'insomnie, de troubles dans la motilité : tels que du tremblement et un affaiblissement musculaire pouvant aller jusqu'à une véritable parésie, il peut être parfois fort difficile de formuler un diagnostic; on songe nécessairement au début d'une affection cérébrale mal définie, tumeur, pachyméningite, etc. L'examen attentif de l'urine peut seul encore, dans ce cas, trancher la question. Enfin, certains états de surmènement, après de grandes crises morales surtout, peuvent plonger un individu dans un état d'affaissement, de dépérissement, qui rappelle celui que nous avons décrit et dont il peut même être l'origine.

Il faut encore distinguer le diabète azoturique d'une variété spéciale d'*azoturie chronique sans polyurie* dont nous devons la connaissance à M. Bouchard. Dans certains cas, pris habituellement pour des chloroses persistantes, l'urine des vingt-quatre heures renferme une quantité considérable d'urée et de matières extractives, sans que toutefois la quantité d'urine soit augmentée; c'est une maladie chronique et apyrétique, dans laquelle la déperdition exagérée des matières azotées par l'urine semble être la cause de tous les accidents.

Les symptômes de consomption font presque tous les frais du tableau clinique : de jeunes malades, car c'est plus particulièrement une maladie de l'adolescence, tombent dans un état de langueur inexplicable, l'affaiblissement devient général, parfois excessif. D'autres fois, c'est une simple paresse physique et morale qui amène un état de tristesse et d'abattement. Il y a un dégoût profond pour la nourriture, et pourtant les organes digestifs fonctionnent régulièrement; la langue est nette. Le peu de nourriture que le malade consent à prendre est digéré facilement; ordinairement, il y a constipation.

Cependant la maigreur survient; les forces se perdent; la peau devient terreuse, sèche, quelquefois prend une coloration verdâtre, analogue à celle qu'on observe dans certaines chloroses; la sueur est rare et même complètement supprimée. Il n'y a pas de fièvre, la température ne dépasse pas 36°,8; le pouls est normal; il n'existe de souffle vasculaire anémique qu'à peine dans la moitié des cas.

Les urines sont presque toujours au-dessous de la quantité normale; il est habituel que le malade n'en rende pas plus d'un litre par jour; elles sont tantôt foncées, tantôt décolorées. Elles ne déposent pas; leur densité varie entre 1029 et 1049; elles ne renferment pas de sucre, mais seulement de l'urée et des matières extractives en excès; on y rencontre parfois des phosphates en excès provenant de la désassimilation des tissus, tandis que le chiffre des chlorures, lié à l'alimentation, est abaissé, puisque le malade mange peu. Cet état peut persister pendant un temps très long, mais ordinairement la maladie est curable et le pronostic est beaucoup moins grave que celui du diabète azoturique.

Reconnaître cet état morbide est souvent fort difficile : peu de signes, en effet, mettent le médecin en garde contre cette azoturie peu connue. On voit des jeunes filles refuser de manger, on met le fait sur le compte d'un caprice ou de l'hystérie; si c'est à l'époque de la puberté que surviennent les accidents, on les rattache à une chlorose. Un amaigrissement rapide sans cause appréciable. l'absence de troubles réels du tube digestif, l'absence de souffles vasculaires avec des signes de chlorose, sont les symptômes qui devront attirer l'attention du médecin; mais ce n'est qu'après un dosage rigoureux de l'urée qu'on reconnaîtra l'azoturie.

Pronostic. Le pronostic du diabète azoturique est, en somme, très-sérieux; il semble cependant l'être moins que celui du diabète sucré, si toutefois nous nous en rapportons au petit nombre d'observations bien concluantes que nous possédons à ce sujet; nous avons, en effet, pu citer quelques faits de guérison incontestable. En outre, les complications paraissent moins nombreuses, sinon moins graves que dans le diabète sucré.

Étiologie. Le diabète azoturique serait plus fréquent chez l'homme que chez la femme; il se montre vers l'âge moyen de la vie, de vingt à quarante ans: on l'a observé chez un homme de soixante-cinq ans; M. Lécorché admet que bien des cas considérés comme une simple polyurie chez des enfants ne sont autres que des polyuries avec azoturie. « Cela n'a rien de surprenant, dit-il; par le fait même de la rénovation incessante de leurs tissus, ils sont en imminence constante d'azoturie. »

Un fait est incontestable dans l'étiologie du diabète azoturique : c'est l'influence des causes nerveuses sur sa production. Elle a été signalée par tous les auteurs qui se sont occupés de la question, Vogel, Bouchard, Lécorché; c'est, du reste, encore un point qui le rapproche du diabète sucré. Ainsi, dans le plus grand nombre des observations, les accidents se sont développés à la suite de violentes secousses morales, telles que la perte d'une personne chère, des déceptions, des pertes d'argent, des entreprises malheureuses. Un malade de Rendu devint azoturique après une grande frayeur causée par une chute à la mer. Les souffrances physiques, comme les souffrances morales, peuvent amener le diabète azoturique; pour Lécorché, il n'y a pas de doute, et il rappelle à ce sujet les expériences de Magendie, montrant l'influence de la douleur sur la production de l'urée.

Dans certains cas, les lésions cérébrales ont été manifestes : sur 5 cas, M. Bouchard a observé une fois une commotion cérébrale, et deux fois des tumeurs cérébrales d'origine syphilitique; dans le cas de Hayem, il s'agissait d'un homme qui avait eu, auparavant, des accidents paralytiques dus incidemment à des lésions cérébrales ; Todd l'a vu succéder à une commotion cérébrale, Roberts à une inflammation cérébrale. Lécorché a observé une azoturie et un amaigrissement prononcé chez un malade qui succomba à une myélite hyperplasique avec sclérose du bulbe.

On a signalé encore comme causes les excès alcooliques (Kien, Neuffer), les variations de température excessives (Schleich), la présence de vers dans l'intestin, la masturbation (Fernet), les grossesses répétées. A ce sujet, Mehrbach rapporte un cas d'azoturie survenu après dix-neuf grossesses successives ; on sait, depuis les recherches de Quinquaud, que, normalement, la quantité d'urée éliminée pendant la grossesse dépasse de beaucoup la moyenne à l'état de vacuité de l'utérus : il y a donc là une cause prédisposante des plus évidentes.

ANATOMIE PATHOLOGIQUE. Comme pour le diabète sucré, les lésions primitives ou causales du diabète azoturique nous sont encore inconnues ; tout ce que nous savons, c'est que le sang renferme un excès d'urée pouvant aller au triple de l'état normal. Le fait a été mis hors de doute par Kien : cette quantité d'urée dans le sang est réellement énorme, si on songe à la quantité prodigieuse d'eau qui le lave constamment : aussi n'est-il point étonnant que le chiffre d'urée augmente dans le sang le matin, alors que le malade a moins bu et moins uriné.

PHYSIOLOGIE PATHOLOGIQUE. Le diabète azoturique, d'après ce que nous venons d'exposer, est une maladie générale, dyscrasique, caractérisée anatomiquement par la présence d'un excès considérable d'urée dans le sang, et, cliniquement, par un ensemble de symptômes que l'on peut résumer dans les mots : azoturie, polyurie, polydipsie, polyphagie, autophagie. L'azotémie et l'azoturie, accidentelles, contingentes dans le diabète sucré, deviennent ici constantes ; ce sont elles qui donnent la caractéristique de la maladie. L'azotémie entraîne à sa suite l'azoturie ; c'est de la quantité plus ou moins grande de matières azotées, urée et matières extractives, rendues dans les vingt-quatre heures, que dépend l'état du malade ; c'est cette quantité qui assure le diagnostic, dicte le pronostic et le traitement.

Ce même fait domine toutes les explications théoriques : il y a production exagérée d'urée dans l'organisme, accumulation dans le sang, et élimination de ce produit embarrassant et nuisible par les reins, son émonctoire naturel : de là l'azoturie.

Le malade a besoin d'une grande quantité d'eau pour laver son sang et ses tissus, pour dissoudre et entraîner cet excès d'urée : de là la polydipsie et la polyurie. Certains auteurs ont pensé que l'azoturie n'était qu'une conséquence de la polydipsie et de la polyurie ; ils s'appuient sur les expériences de Bidder et Jeanneret, qui ont montré que la quantité d'urée rendue augmentait de 5 grammes par litre de liquide ingéré en plus que la quantité habituelle : or, s'il est vrai que ce lavage du sang et des tissus entraîne une plus grande quantité d'urée à un moment donné dans l'urine, il faut admettre que la quantité d'urée ainsi éliminée par litre d'urine va peu à peu diminuer, à mesure que le lavage aura, en quelque sorte, épuisé la réserve d'urée dans l'organisme, à moins, ce qui est le cas, que cet organisme ne produise en même temps une quantité d'urée incessamment renouvelée. Pour répondre à cette objection, M. Lécorché pense que « la quantité excessive de liquide qui, dans un temps donné, traverse les organes, devient pour ces organes une cause d'irritation par suite de formation d'urée en excès. » N'est-ce point là une pétition de principes ? Et, d'ailleurs, Vogel n'a-t-il pas démontré que la polydipsie hystérique est accompagnée de diminution d'urée, malgré la polyurie et le lavage excessif des tissus, et pourtant l'irritation des tissus devrait entraîner ici les mêmes conséquences. Non, la polydipsie et la polyurie ne sont pas cause, mais effet, et on peut ajouter effet salutaire. Ceci est tellement vrai que, si l'on supprime la boisson au diabétique azoturique, non-seulement on n'arrête pas l'azoturie, mais on exaspère les accidents. Enfin, des boissons aqueuses, prises en abondance, n'entraînent qu'une polyurie passagère, dans laquelle l'urée peut augmenter dans les premières urines évacuées, pour retomber ensuite au-dessous de la normale (Bouchard).

On pourrait en dire autant de la polyphagie : si on prive le malade d'aliments azotés, le seul résultat est d'accélérer la consomption, les pertes continuent et la réparation est insuffisante. La polyphagie est donc le seul moyen que l'organisme emploie pour lutter contre l'énorme déperdition d'azote, et c'est grâce à elle que l'on voit parfois survenir des phases de rémission dans la maladie. Les troubles dyspeptiques, apparaissant d'une façon malencontreuse, donnent habituellement le signal de l'amaigrissement et de la consomption : c'est là encore une preuve indirecte de l'influence bienfaisante de la polyphagie; ce n'est donc point elle qu'il faut incriminer, pas plus que la polydipsie ou la polyurie.

C'est dans l'exagération des combustions internes qu'il faut rechercher la cause de l'azotémie et de l'azoturie. L'urée se forme dans l'organisme aux dépens des matières albuminoïdes des tissus, soit par dédoublement, soit par oxydation ; nous sommes mal édifiés sur la part qui revient aux tissus protéiques eux-mêmes ou à l'albumine du sang non encore assimilée ; mais ce que nous savons, c'est que cette urée vient des parties intégrantes de l'organisme et non directement des substances azotées introduites en excès par l'alimentation. Dans un cas de diabète azoturique, M. Bouchard, dosant d'heure en heure l'urée rendue par le malade, a constaté qu'il n'y avait pas de différence sensible suivant que l'on s'éloignait plus ou moins du moment des repas ; l'alimentation a donc bien peu d'influence. M. Bouchard a pu également le mettre en évidence d'une façon très-élégante : on sait que les chlorures rendus par l'urine, de même que les sulfates, viennent de l'alimentation en quantité à peu près proportionnelle à celle des matières azotées ingérées. Le diabétique qui désassimile trop et mange beaucoup rendra beaucoup d'urée et des chlorures; s'il va mieux, s'il désassimile moins, tout en continuant à prendre largement des aliments azotés, l'urée diminue dans ses urines, car alors il profite de sa nourriture ; les chlorures sont en abondance et le poids du corps augmente. Si la ration alimentaire devient normale, les chlorures tombent et le chiffre de l'urée reste le même : voilà donc la preuve que l'urée vient des tissus désassimilés et non de l'alimentation.

En résumé, le diabétique azoturique fait de l'urée en quantité excessive par la désassimilation exagérée de ses tissus ; cette urée passe dans le sang, soit directement, soit par le système lymphatique, et elle est enfin éliminée par les reins. C'est donc dans tous les tissus à la fois que se fait cette désassimilation : il serait intéressant de connaître la part relative qu'y prend chaque organe et le foie en particulier, que de récents travaux tendent à considérer comme l'organe formateur principal de l'urée. Mais, si le foie forme de l'urée, c'est surtout par dédoublement des matières albuminoïdes en glycogène et urée : or, dans le diabète azoturique, il n'y a pas de production exagérée de sucre. Puisqu'il n'y a pas glycosurie, il faudrait admettre que le sucre est complétement brûlé à

mesure de sa formation ; or rien ne le prouve, et le maintien de la température
au niveau normal, et même un peu au-dessous, montrerait absolument le contraire. La théorie exclusivement hépatique de la production de l'urée est donc
ici encore absolument en défaut.

Sous quelle influence se fait le trouble général de la nutrition ? Ici un fait
s'impose, c'est la fréquence des influences nerveuses comme cause du diabète
azoturique. On sait que Cl. Bernard, par la blessure du plancher du quatrième
ventricule, produisait à volonté, suivant le point piqué, la glycosurie, la polyurie, l'albuminurie ; on est tenté de se demander, avec MM. Bouchard et Lécorché, s'il n'y a pas un point de l'encéphale ou du bulbe dont l'irritation produirait l'azoturie. Mais la démonstration de ce fait n'éclaircrait certainement pas
plus cette question que celle du diabète sucré. Des lésions multiples et différentes comme siège dans l'encéphale peuvent produire la glycosurie ou l'azoturie ; c'est là un fait incontestable aujourd'hui ; mais là s'arrêtent nos connaissances. Tout ce que nous pouvons dire, c'est que le système nerveux intervient
pour régler le mouvement d'assimilation et de désassimilation, et qu'au cas
particulier la désassimilation des matières protéiques l'emporte.

TRAITEMENT. Nous pouvons maintenant établir un traitement rationnel du
diabète azoturique. Allons-nous nous attaquer directement à la polydipsie, à la
polyphagie, en empêchant le malade de boire à sa soif, de manger à sa faim ?
Non évidemment, car nous ne ferions que précipiter la ruine. C'est donc contre
l'azoturie, contre la dénutrition excessive de l'organisme, qu'il faut lutter par
un régime approprié et par une médication capable d'enrayer cette désassimilation ; l'azoturie ayant disparu, les autres symptômes disparaîtront à
leur tour.

Le régime occupe donc la première place dans cette thérapeutique, et à lui
seul il peut suffire ; un adjuvant utile, c'est le repos absolu au lit. Chez un
malade de M. Bouchard devenu diabétique azoturique après une chute de six
étages, et qui rendait 7 litres 1/2 d'urine et 170 grammes de matières azotées,
dont 96 grammes d'urée, le repos absolu au lit et une nourriture composée des
quatre portions réglementaires auxquelles on ajoutait 1 kilogramme de pain et
1 kilogramme de viande, des boissons à discrétion, amenèrent très-rapidement
une guérison absolue. Il est inutile, comme dans le diabète sucré, de supprimer
les féculents, mais le régime doit être surtout azoté.

Les médicaments antidénutritifs ont aussi donné d'excellents résultats : tels
sont le sulfate de quinine, l'arsenic (12 gouttes de liqueur de Fowler), la valériane. Celle-ci a été utilisée depuis longtemps par Trousseau et d'autres contre
la polyurie ; M. Bouchard l'emploie dans le diabète azoturique sous forme d'extrait à doses élevées ; il commence par 8 grammes à doses fractionnées dans la
journée, et monte rapidement jusqu'à 20 et 30 grammes dans les vingt-quatre
heures ; il obtint plusieurs succès par cette méthode.

L'opium a donné aussi de bons résultats (Hayem, Lécorché) ; mais il a l'inconvénient de fatiguer l'estomac, de faire perdre l'appétit et de diminuer la
polyphagie, si utile au malade.

Les médicaments reconstituants tels que le fer, le quinquina, ne doivent point
être négligés, mais seuls ils sont insuffisants.

Les altérants, tels que l'iodure de potassium, doivent être proscrits ; ils ne
font que précipiter la dénutrition. Au cas où l'on penserait, ainsi que M. Bouchard en a rapporté des exemples, devoir rapporter la maladie à des lésions

cérébrales de nature syphilitique, il faudrait en surveiller attentivement l'action.

Une des conditions de succès est de continuer la médication longtemps et d'une façon régulière.

III. **Diabète hydrurique.** Historique. Nous avons vu précédemment comment le diabète avait été séparé en deux maladies distinctes par Thomas Willis : le diabète sucré et le diabète insipide ; nous avons vu également comment l'histoire du diabète azoturique avait été en quelque sorte extraite de celle du diabète insipide par Robert Willis et ses successeurs. Il nous reste maintenant à décrire une troisième variété de diabète distincte du diabète azoturique.

R. Willis, s'appuyant sur la composition chimique de l'urine, avait établi trois espèces de diabète insipide : l'azoturie ou diabète avec exagération d'urée, l'anazoturie ou diabète avec diminution d'urée, l'hydrurie ou diabète avec urée normale. Ces deux dernières variétés, l'anazoturie et l'hydrurie, ne méritent pas d'être séparées ; elles constituent l'état morbide qui a été désigné successivement sous les noms de polyurie, polydipsie, polyurie essentielle. Toutes ces dénominations sont mauvaises en ce sens qu'elles désignent plus particulièrement un symptôme. Le terme de diabète insipide amène une confusion avec le diabète azoturique : nous proposons donc d'adopter celui de diabète hydrurique qui rappelle le genre de la maladie et sa variété, c'est-à-dire un diabète dans lequel l'élimination de l'eau seule est en excès sans augmentation des principes fixes de l'urine.

Ce groupe morbide n'est point encore bien défini ; les observations ne manquent pas, mais elles sont pour la plupart incomplètes, relativement surtout aux analyses chimiques ; nous rejetons tous les cas de polyurie symptomatique. Ainsi compris, le diabète hydrurique correspond aux maladies désignées par les auteurs sous les noms d'anazoturie, hydrurie (Willis), polydilu-turie (Falck), polydipsie (Grisolle, Trousseau), polyurie primitive ou essentielle (Lécorché).

Les premiers travaux importants après ceux que nous avons signalés sont ceux de Lacombe, de Parkes, de Vogel, puis plus récemment ceux de Kien, Kiener, Magnant, Ebstein, Mosler, Bouchard, Lancereaux, et enfin l'important chapitre de M. Lécorché sur la polyurie dans son *Traité du diabète*.

Symptomes. Un symptôme capital domine tout le tableau du diabète hydrurique : c'est la polyurie ; elle constitue presque à elle seule, avec la polydipsie qui en est la conséquence, toute la maladie. La polyphagie est loin d'être constante, et l'autophagie ne survient que d'une façon exceptionnelle, quand, sans doute, surgit quelque complication.

Les pertes de l'organisme sont en effet ici bien peu considérables, l'eau seule étant, ou à peu près, éliminée en excès et pouvant, grâce à des boissons abondantes, se renouveler sans cesse.

La quantité d'urine rendue dans les vingt-quatre heures par le malade varie essentiellement : le plus habituellement, elle varie de 3 à 5 et 10 litres ; mais on l'a vue atteindre les chiffres de 20 et 30 litres par jour. L'urine ainsi rendue en abondance est claire, d'un jaune pâle, parfois même presque incolore, transparente. Sa pesanteur spécifique varie de 1002 à 1010 tout au plus, la densité de l'urine normale étant de 1018 à 1020. Son odeur est très-faible, sa saveur presque nulle, et son acidité a presque disparu.

En général elle ne laisse pas déposer de sédiments, les sels y étant tout au plus en quantité égale à la normale, et par conséquent dans un état de dilution extrême.

L'urée y est parfois moindre qu'à l'état normal (anazoturie), ce qui s'observerait surtout chez les hystériques (Vogel). Les sulfates et les phosphates sont habituellement diminués; les chlorures seuls se rencontreraient parfois en excès.

La petite quantité d'urée fait que ces urines subissent difficilement la fermentation ammoniacale.

La polyurie augmente généralement quand le malade absorbe beaucoup d'aliments sucrés ou féculents; elle diminue au contraire par un régime azoté. Elle diminue également pendant les états fébriles, quelle qu'en soit la cause; quelquefois même elle a disparu après une pyrexie ou une maladie fébrile.

La quantité d'urine rendue est en général un peu inférieure à celle des boissons absorbées; jamais elle ne lui est supérieure. Ce fait résulte de la plupart des observations et surtout des dosages de Strauss et de Pribram.

Certains auteurs ont avancé que l'économie pouvait former de toutes pièces de l'eau, ensuite éliminée par les reins; si l'on admet que parfois la quantité d'urine éliminée est supérieure à celle des boissons, il faut bien en conclure que cette eau vient des aliments, voire même des produits des combustions internes et notamment de la graisse. Toutefois nos connaissances sont encore assez obscures à ce sujet; il est fort probable que le polyurique dont l'équilibre nutritif se maintient n'élimine, par ses urines et ses autres émonctoires naturels, que l'eau absorbée par les boissons ou introduite avec les aliments; vient-il à maigrir, à éliminer plus d'eau qu'il n'en absorbe, il faut bien admettre qu'il emprunte cette eau à son organisme, à ses tissus. De là ce dessèchement, cette déshydratation générale observée à la fin de certains diabètes hydruriques; de là encore les accidents observés chez ces malades lorsqu'on les prive de boissons.

La soif, en effet, est habituellement exagérée; la polydipsie est en rapport avec la polyurie. Fréquemment le malade absorbe de 4 à 6 et 10 litres par jour; assez souvent on observe le chiffre de 14 à 15 litres; Roberts l'a vu aller jusqu'à 25 et 30 litres par jour. Ce besoin de boire est impérieux, et l'on a cité certains polyuriques, privés de boissons, avalant avec délices les liquides les plus immondes que le hasard plaçait sous leur main. Les recherches de Falck, de Parkes, de Neuschle, ont prouvé que malgré la privation des boissons la polyurie persiste; Bouchard et Böcker ont insisté avec raison sur les accidents graves qui se montrent rapidement, en l'espace de quelques heures, chez les diabétiques polyuriques soumis à la diète sèche.

D'autre part il n'est pas sans intérêt de signaler cette sorte d'immunité que les polyuriques ont acquise contre l'alcoolisme aigu ou chronique : tel malade, qui pouvait boire 10 à 12 litres de vin sans présenter aucun symptôme d'ivresse alors qu'il avait une polyurie intense, ne pouvait plus en supporter une quantité beaucoup moindre quand sa polyurie avait cessé. Il est évident que c'est au degré de dilution de l'alcool dans l'organisme que celui-ci doit cette immunité apparente.

Les besoins d'uriner sont naturellement fréquents et pressants : de là une gêne considérable, une cause puissante d'insomnie qui fatigue souvent beaucoup les malades.

L'appétit est ordinairement conservé, quelquefois diminué; rarement il est augmenté au point de constituer une véritable boulimie comme dans le diabète sucré ou azoturique. Les digestions sont souvent lentes, pénibles; il semble que l'absorption gastro-intestinale soit ralentie, aussi trouve-t-on l'estomac distendu encore par des liquides longtemps après qu'ils ont été avalés.

La constipation est la règle; parfois même elle est très-opiniâtre; on admet généralement qu'elle tient à la diminution des sucs intestinaux et biliaires en raison de l'exagération des fonctions rénales. La diarrhée apparaît quelquefois vers la fin; dans ce cas elle indiquerait un trouble de nature urémique dû à une complication rénale (Kien).

Le diabète hydrurique, lorsqu'il est dépourvu de complications, est loin d'avoir sur la santé générale le même retentissement que le diabète sucré ou le diabète azoturique. Il peut durer longtemps sans porter le moindre trouble dans la santé; les malades ne maigrissent pas d'une façon sensible et conservent leurs forces et leur vigueur.

On n'observe pas les troubles nerveux si fréquents chez les glycosuriques et les azoturiques; l'intelligence n'est nullement affaiblie, et les fonctions génitales s'accomplissent d'une façon normale soit chez l'homme, soit chez la femme.

J. Vogel a signalé chez les polyuriques des troubles circulatoires qui consisteraient en des palpitations cardiaques; il y aurait pour Lecorché une augmentation de la tension artérielle. Le pouls serait en même temps petit et serré. Il serait intéressant de comparer ces troubles cardiaques, dus à la polyurie simple, à ceux signalés par Potain dans la néphrite interstitielle, affection s'accompagnant également de polyurie; mais les observations manquent à cet égard.

La température aurait une tendance à s'abaisser; chez un malade observé par Lécorché, et qui absorbait 14 à 15 litres de liquide par jour, l'abaissement était de 1 degré; il est pour cet auteur en rapport avec la quantité de liquide ingéré.

Les recherches de Strauss, Burger et Pribram, ont montré une diminution de la perspiration cutanée et de l'exhalation pulmonaire. Ainsi, tandis que chez un homme sain cette perte en eau est de 2000 à 2600 centimètres cubes, elle n'était plus chez un polyurique que de 540 à 640 centimètres cubes (Strauss). Un enfant polyurique ne perdait plus par la peau et les poumons que 685, 544 et 537 grammes, alors qu'un enfant du même âge et en état de santé perdait 901, 683, et 994 grammes par jour (Burger).

Pribram a noté en outre que cette perte en eau par la peau et les poumons augmentait quand la polyurie diminuait et réciproquement; chez un de ses malades elle variait entre 500 et 3000 grammes. En outre, elle semble affecter un rapport intime avec les variations de poids du corps qui augmente quand ces pertes diminuent, ainsi qu'on en peut juger par le tableau suivant dû à Pribram et rapporté par Lécorché :

ÉPOQUES.	BOISSONS.	URINE.	PERSPIRATION (PEAU ET POUMON)	POIDS DU CORPS
10 et 11 décembre	28513,7	28707,2	1282,0	+ 910
12 et 13	27967,7	27105,0	1183,4	+ 1200
18 et 19	26865,9	26637,8	2649,2	— 210
19 et 30 janvier	22345,7	20584,9	3981,1	— 2807

Quant aux variations de l'acide carbonique, elles sont inconnues. On n'observe pas non plus les complications si nombreuses chez les glycosuriques telles que les furoncles, les anthrax, les gangrènes, les caries dentaires, les troubles oculaires.

Le diabète hydrurique se distingue encore du diabète sucré et azoturique par son peu de tendance à produire la phthisie pulmonaire. Sur les 70 à 80 observations rassemblées dans sa thèse, Lancereaux n'a trouvé que deux faits de tuberculisation pulmonaire, et encore l'un d'eux se rapporte à un jeune homme qui abusait des alcooliques, et l'autre à un homme de trente-quatre ans qui avait des antécédents tuberculeux dans sa famille, d'après Kien, l'auteur de l'observation. Bertail, dans sa thèse, conclut également que l'influence de la polyurie sur la tuberculisation pulmonaire est sinon nulle, au moins fort douteuse.

Les diabétiques hydruriques supportent en général très-bien, et pendant fort longtemps, leur état, pourvu que les moyens de réparation ne leur fassent pas défaut, c'est-à-dire qu'ils puissent étancher leur soif à volonté. L'insuffisance des boissons amène chez eux une sensation incommode de chaleur, des picotements, des douleurs à l'épigastre, un malaise général; cependant ils sont plutôt maigres que gras.

La marche du diabète hydrurique est essentiellement chronique; les polyuries aiguës qui ont été décrites comme des cas de diabète insipide aigu doivent en être absolument séparées; ce sont des cas de polyurie consécutive ou symptomatique. La durée de cette maladie est donc toujours fort longue; « il n'est point rare de la voir persister des mois, des années, et se prolonger même pendant toute la vie des malades. C'est à la polyurie héréditaire qu'on a le plus souvent affaire dans les cas de polyurie chronique; elle peut se montrer dès l'enfance. Parfois elle n'apparaît qu'à une époque plus avancée de l'existence, vers l'âge de quatorze ans; elle se montre tantôt spontanément, et tantôt survient à la suite d'une maladie intercurrente (fièvre, inflammations). La sécrétion urinaire dans cette variété de polyurie est toujours considérable (15, 20, 25 litres par jour). Elle peut être améliorée par la médication, mais ne paraît pas susceptible de guérir » (Lécorché).

La polyurie chronique peut durer des mois, des années, et ne se terminer fatalement que par suite du développement des maladies accidentelles; la mort n'est que rarement le fait de complications, tenant à la maladie elle-même. « Nous avons eu, dit Lécorché, l'occasion d'observer des polyuriques dont la maladie remontait à vingt, vingt-cinq et trente ans, et dont la santé ne paraissait nullement troublée. Cette maladie paraît toutefois revêtir chez l'enfant une allure plus rapide, en se terminant plus rapidement par la mort, puisque Royer ne l'a pas vue dépasser dans les cas qu'il a observés trois, six, neuf ans. » Enfin, d'après Lancereaux, la mort pourrait, dans quelques cas rares, et après un temps toujours fort long, être le résultat de l'épuisement de l'organisme. « La fatigue qui résulte d'une soif insupportable et d'une diurèse exagérée, la déperdition un peu plus grande de quelques principes inséparables du lavage incessant des tissus par la grande quantité des liquides absorbés, finissent par amener l'affaiblissement des forces, la perte de la vigueur corporelle. C'est alors qu'il se manifeste une anémie plus ou moins marquée, qu'apparaît l'œdème des pieds, et que la mort vient clore la scène, si jusque-là il n'est pas survenu d'autres complications ». Il est à craindre que dans ces cas on ait eu sous les yeux des diabètes azoturiques passés inaperçus.

DIAGNOSTIC. Dès que l'on se trouve en présence d'une polyurie persistante, on doit songer à l'une des trois formes de diabète que nous avons décrites ? l'analyse qualitative de l'urine suffira pour reconnaître la présence du sucre, mais l'analyse quantitative est absolument nécessaire pour établir s'il y a ou non excès d'urée. Une fois l'hydrurie simple reconnue, il faut encore rechercher si l'on a sous les yeux une polyurie essentielle, un diabète hydrurique, ou une polyurie symptomatique. C'est par l'étude générale du malade, de la marche de la maladie, de ses causes, des circonstances dans lesquelles elle est survenue, qu'on arrivera à ce point de diagnostic si important et dont l'étude complète trouvera mieux sa place à l'article POLYURIE. Il faudra ainsi distinguer le diabète hydrurique des nombreux états pathologiques qui peuvent s'accompagner de polyurie.

Dans certains cas, on reconnaîtra que cette maladie est liée à une affection ou à une lésion cérébrale, traumatique ou autre ; d'autres fois elle est liée à une névrose, à l'hystérie surtout ; quelquefois elle survient à la suite d'accès d'asthme. Plus souvent elle est d'origine rénale, liée à un mal de Bright, à une néphrite interstitielle ou à une dégénérescence amyloïde des reins ; la présence de l'albumine et l'examen microscopique de l'urine mettront ici sur la voie du diagnostic. Dans quelques cas enfin on aura à la différencier d'une polyurie critique telle que celle qui s'établit pendant la convalescence de certaines maladies fébriles, ou qui accompagne la résorption de certains épanchements pleurétiques ou péritonéaux abondants ; enfin on doit encore ne pas la confondre avec la polyurie déterminée par l'usage de certaines boissons diurétiques.

PRONOSTIC. Le pronostic du diabète hydrurique est assurément beaucoup moins grave que celui du diabète sucré ou du diabète azoturique ; cette maladie en effet ne menace point constamment la vie du malade par une consomption sans cesse imminente ou par des complications terribles, telles que celles qu'on observe dans le diabète sucré, mais elle n'en est pas moins une affection sérieuse, très-tenace et fort incommode. Nous ne pouvons donc admettre sans restriction l'opinion de Trousseau sur la polyurie qu'il considérait comme beaucoup plus grave et conduisant bien plus rapidement à la mort que le diabète sucré. Mais, nous ne saurions trop le répéter, l'histoire de cette maladie est encore trop incomplète pour permettre de porter un jugement définitif.

La polyurie chronique essentielle aurait chez l'enfant un caractère de gravité bien plus grand que chez l'adulte, si l'on s'en rapporte du moins aux observations de Trousseau et Roger. Ce dernier l'aurait vue constamment se terminer par la mort après trois, six ou neuf ans, tantôt avec des accidents comateux, sans paralysie ni convulsions, tantôt avec des troubles nutritifs des plus prononcés, un amaigrissement excessif et des épistaxis. Rayer et Barthez au contraire rapportent des cas de guérison chez l'enfant. Ces observations sont à reprendre avec des analyses complètes d'urine qui manquent absolument dans celles publiées jusqu'ici.

ÉTIOLOGIE. Les causes qui produisent le diabète hydrurique sont très-mal connues, et les observations publiées jusqu'ici, le confondant pour la plupart avec le diabète azoturique et les diverses polyuries, ne peuvent que bien peu servir à éclairer la question.

Selon R. Willis, la polyurie essentielle serait plus fréquente à un *âge* avancé ; Vogel au contraire la considère comme plus commune chez l'adulte et l'enfant ;

Lécorché partage cette dernière opinion : pour lui, son maximum de fréquence a lieu de vingt à quarante ans, puis de cinq à vingt ans. C'est aussi ce qui résulte du tableau de Strauss relativement à la fréquence de la polyurie suivant les âges et que nous rapportons d'après Lécorché :

	Cas.
De 0 à 5 ans	9
5 à 10	12
10 à 25	36
25 à 40	21
40 à 60	7
	85

Chez les vieillards, les besoins d'uriner plus fréquents, en raison des altérations si communes de la vessie et de la prostate, font souvent croire à une polyurie alors qu'elle n'existe pas ; nous en avons recueilli la preuve en faisant mesurer exactement la quantité d'urine rendue dans les vingt-quatre heures chez un certain nombre de vieillards de notre service dans le but d'étudier les modifications des reins et de l'urine sous l'influence de la sénilité, et nous sommes arrivé dans notre travail à ce résultat que la polyurie est tout à fait exceptionnelle chez le vieillard.

L'influence du *sexe* paraît être en faveur du sexe masculin : ainsi sur les 85 cas de Strauss la polyurie se montre 57 fois chez l'homme et 28 fois seulement chez la femme.

L'*hérédité* paraît jouer un rôle important ; Dubrey, Héré, Lacombe, Wachsmuth, Anderson, en rapportent des faits concluants. Samuel Gee a observé un cas extrêmement remarquable de polydipsie héréditaire dans une famille pendant trois générations et devenant congénitale sur un enfant de la quatrième génération. Sur 51 cas, Lancereaux a signalé 11 fois l'hérédité. Dans certains cas, la polyurie survient chez des enfants dont les parents ont été diabétiques (Trousseau, Belloc et Brongniart).

Les *aliments froids*, les *temps froids*, prédisposeraient à la polyurie ; de même les refroidissements brusques, l'ingestion de liquides froids, l'immersion dans l'eau froide (Lacombe). Elle a succédé aussi à l'*insolation* (Ebstein). L'*ivresse*, l'*alcoolisme*, les *écarts de régime*, ont encore été la cause de la polyurie ; tels sont les faits de Haughton, Kien, Kiener, Poggiale, Griesinger. D'autres fois, c'est à la suite de l'usage abusif des médicaments diurétiques, d'eau minérale, de l'abus du chlorure de sodium et des bromures, que s'est montrée la polyurie essentielle (Bencke). Nous retrouvons encore ici d'une façon non douteuse l'influence des troubles nerveux sur la production de la polyurie essentielle. Dans le relevé de Lancereaux, qui comprend 51 cas, nous trouvons 21 fois cette cause signalée :

	Cas.
Traumatisme ayant porté sur la tête	5
Lésions non traumatiques de l'encéphale.	7
État hystérique ou névropathique	7
Émotion vive	2

On pourrait presque y joindre les 11 cas héréditaires, l'hérédité se transmettant surtout par des influences nerveuses.

Les troubles nerveux les plus divers ont pu en effet produire le diabète hydrurique ; tantôt ce sont de violentes émotions, des chagrins, des fatigues excessives, la frayeur, la crainte causée par une opération chirurgicale (Trousseau); d'autres fois, c'est sous la dépendance d'une hystérie, ainsi que Valentiner, Vogel, Lacombe et Landouzy, en ont rapporté des exemples.

Bien que le diabète insipide soit souvent lié à un trouble du système nerveux, pas plus que pour le diabète sucré nous ne connaissons la nature et le siège de la lésion nerveuse qui peut lui donner naissance. Dans un certain nombre de faits on ne peut cependant refuser un rapport de causalité entre la lésion cérébrale constatée à l'autopsie et la polyurie ; ces cas rentrent-ils réellement dans l'histoire du diabète hydrurique ou de la polyurie essentielle, telle que nous avons cherché à le faire comprendre ; ne doivent-ils pas plutôt être considérés comme des cas de polyuries symptomatiques de lésions cérébrales? Nous ne le pensons pas; on nous accordera que ces lésions ont au moins été la cause déterminante de la maladie. On ne peut en effet se défendre de rapprocher ces cas des résultats obtenus par Cl. Bernard sur les animaux, à savoir : une blessure de la moelle allongée un peu au-dessus des origines du nerf auditif détermine une polyurie simple, sans glycosurie ni albuminurie.

Les faits de traumatisme de la tête ayant entraîné la polyurie sont assez nombreux : c'est à la suite de chute sur la tête (Moutard-Martin, Debrou, Chassaignac, Fischer, Mosler), de coups sur la tête (Charcot, Baudin, Plagge, Jacquemet), de chute sur les pieds (Martin), qu'on l'a vue se développer ; d'autres fois ce sont des coups ou des chutes sur d'autres parties du corps tels que les reins (Vigla, Golding-Bird), sur l'hypochondre droit (Rostan, Piorry, Trousseau). Dans bon nombre de faits, on a observé des lésions non traumatiques de l'encéphale, des tumeurs siégeant vers la protubérance et le bulbe. Ainsi on a trouvé un glio-sarcome de 5 centimètres de long sur 1 d'épaisseur, adhérent au plancher du quatrième ventricule qu'il remplissait en partie se prolongeant en avant jusqu'à l'aqueduc de Sylvius et en arrière jusqu'au bec du calamus scriptorins (Mosler); un ramollissement des diverses régions des hémisphères et du quatrième ventricule chez un homme manifestement syphilitique (Mosler). Le même auteur a rapporté également un fait de polyurie simple chez un jeune garçon de sept ans qui, à l'âge de trois ans, avait eu une méningite cérébrospinale. Roberts a trouvé dans un cas un tubercule dans l'hémisphère gauche et dans le côté droit du cervelet; Potain, des foyers hémorrhagiques dans le cervelet et le quatrième ventricule, et au-dessus des nerfs acoustiques ; Liouville, un foyer d'hémorrhagie dans la protubérance ; Ollivier, dans les hémisphères et les ventricules. Enfin, dans certains cas, c'est le nerf pneumogastrique qui a été comprimé en un point quelconque de son trajet : ainsi Ralfe a signalé un véritable diabète insipide survenu chez deux sujets atteints d'anévrysme de l'aorte, et chez lesquels l'auteur croit pouvoir attribuer la polyurie à la compression du pneumo gastrique gauche par la dilatation anévrysmatique de la crosse de l'aorte; dans un cas de Haughton, cité par Dickinson, le diabète insipide aurait été la conséquence d'une compression exercée sur les nerfs de l'abdomen par une tumeur de cette région.

ANATOMIE PATHOLOGIQUE. Nous savons bien peu de chose sur ce point : les analyses du sang n'ont été faites que rarement, et la constitution de ce liquide a paru normale (Strauss). Lécorché chez un de ses malades n'a pas trouvé de modifications dans le nombre des globules. Il est probable du reste que l'urée n'est point en excès dans le sang, puisqu'il n'y a jamais azoturie.

Une lésion plus importante, et signalée par divers auteurs, est l'hypertrophie et la congestion des reins, résultant sans doute du fonctionnement exagéré de ces organes.

PHYSIOLOGIE PATHOLOGIQUE. Pouvons-nous, à l'aide des faits acquis, nous faire une idée de la pathogénie du diabète hydrurique? cette question est tout aussi embarrassante que pour le diabète sucré ou le diabète azoturique. Voilà une maladie générale, souvent héréditaire, reconnaissant ordinairement pour cause des troubles nerveux, caractérisée cliniquement par une polydipsie et une polyurie simple, souvent portées à un degré excessif, persistant pendant un temps ordinairement long, et pouvant entraîner chez le sujet des accidents de consomption dès que les moyens de réparation suffisante lui sont enlevés; enfin il n'existe aucune lésion organique constante, ni des reins, ni du système nerveux, ni d'aucun autre appareil pouvant expliquer les symptômes; les altérations du sang sont inconnues faute d'analyses suffisantes. Tel est l'exposé de la situation.

Personne ne voudra plus soutenir aujourd'hui que toute la maladie reconnaît pour cause une habitude vicieuse de boire; la polydipsie est l'effet de la polyurie; elle est le moyen réparateur de l'organisme. Je n'en veux pas d'autre preuve que les effets désastreux de la diète sèche sur les polyuriques.

De même on ne peut admettre, ainsi que l'a pensé Mosler, que les cas de polyurie essentielle étaient des cas d'inosurie méconnus. Pour lui, en effet, il y aurait un *diabète inosurique*, comme il y a un diabète glycosurique; et l'inosite dans le sang nécessite comme le sucre une grande quantité d'eau pour être éliminée. Or, ainsi que le fait remarquer Lécorché, l'inosite n'a jamais été constatée dans l'urine de polyuriques qu'en quantité trop faible, à peine 2 grammes (Strauss), pour pouvoir lui faire jouer le même rôle qu'à la glycose dans le diabète sucré. Enfin il est des cas authentiques où le diabète hydrurique existait sans qu'il y eût trace d'inosite dans les urines, ainsi que l'ont prouvé les analyses de Gallois, de Bürger et de Pribram.

Admettra-t-on une tension exagérée du système artériel? Cette explication peut bien rendre compte de la cause de certaines polyuries passagères, de celle qui résulte de l'impression extérieure du froid sur le corps, par exemple; mais ici elle est insuffisante. Il faudrait supposer une augmentation permanente de la tension artérielle, par le fait d'une lésion du bulbe; mais ce n'est là qu'une hypothèse : Si, dans cette maladie, il y a exagération de tension artérielle, c'est une simple conséquence de l'absorption d'eau en quantité considérable. Quand on met un polyurique à la diète sèche, il continue à uriner en excès : donc c'est qu'il forme de l'eau dans son organisme en quantité anormale et aux dépens de ses tissus, de sa graisse, de ses aliments; s'il boit beaucoup, c'est qu'il a besoin d'absorber une grande quantité d'eau pour réparer ses pertes. Il y a donc un vice de nutrition, une dyscrasie, dont la cause première nous échappe, de même que celle du diabète sucré ou azoturique nous a échappé jusqu'ici : le diabétique hydrurique fait de l'eau en excès avec ses tissus, comme les autres diabétiques font du sucre ou de l'urée. La théorie ne peut aujourd'hui dépasser ces limites. Si ce diabète est moins grave que les autres, c'est qu'il est plus facile de remplacer l'eau dans l'organisme que de faire du glycogène ou de l'urée; la réparation étant plus facile, la lutte peut durer plus longtemps.

TRAITEMENT. Le traitement du diabète hydrurique comporte des indications analogues à celles des autres formes de diabète : soustraire le malade aux causes présumées de l'affection; soutenir ses forces et réparer ses pertes par un régime approprié; diminuer, s'il est possible, la polyurie par une médication régulière.

C'est dans ce but qu'on recommandera une existence calme; on évitera les préoccupations trop vives, les grandes émotions, le surmènement, tout, en un mot, ce qui peut entretenir une surexcitation trop grande du système nerveux. Les conditions hygiéniques seront scrupuleusement observées; avant tout le malade se mettra en garde contre le froid et les variations brusques de température; il se couvrira de flanelle.

Tout en satisfaisant sa soif en buvant des tisanes et surtout de l'eau, le malade devra diminuer autant que possible la quantité des boissons; il évitera d'une façon absolue les tisanes diurétiques, les vins gazeux et blancs, la bière, les eaux minérales diurétiques, les légumes alcooliques; il boira de préférence des vins rouges fortement chargés de tannin.

Son alimentation sera principalement azotée; il devra diminuer l'usage des féculents, des sucres, qui nécessitent une assez forte proportion d'eau pour leur digestion.

Parmi les médicaments employés contre la polyurie chronique, ceux qui ont donné les meilleurs résultats sont ceux qui agissent en modifiant le système nerveux.

L'opium a été souvent administré et on en a tiré d'excellents avantages; on le donne sous forme d'extrait, ou en nature; la morphine est le seul de ses alcaloïdes qui paraisse influencer la polyurie.

On a prescrit également la belladone, le camphre, l'asa fœtida, le castoréum; mais c'est surtout la valériane qui a été mise en vogue par Trousseau; plus récemment Bouchard en a obtenu aussi d'excellents résultats; il faut l'administrer en poudre, et surtout en extrait à forte dose (8 à 15 grammes par jour).

L'électricité sous forme de courants continus, appliqués sur la colonne vertébrale, paraît avoir réussi entre les mains de Le Fort; chez son malade, l'action permanente d'un courant ascendant allant de la région lombaire à la région cervicale, et dont la force fut amenée progressivement à celle de 10 éléments, fit tomber la polyurie de 22 litres à 10 litres, après trois semaines de traitement, et à 4 à 5 litres au bout du deuxième mois.

On a aussi employé avec des résultats variés les préparations astringentes, le tannin, l'ergot de seigle, l'acétate de plomb, la noix vomique, le fer.

Enfin on a cherché à produire une dérivation du flux morbide en agissant sur la peau par des frictions sèches, des sudations, sur l'intestin par des purgatifs drastiques. Le jaborandi est resté sans résultat définitif dans un cas de Laycock.

E. Demange.

Bibliographie. — *Nota.* Nous avons placé ensemble la bibliographie du diabète azoturique et du diabète hydrurique, afin d'éviter de nombreuses répétitions. — Andersohn. *Beiträge zur Kenntniss der nichtzuckerführenden Harnruhr. Inaug. Diss.* Dorpat, 1862. — W. R. Basham. *On Diabetes mellitus and Diab. insipidus.* In *Medical Examiner,* 1876. — Baudix. *De la polydipsie et de la polyurie.* Paris, 1855. — Belloc et Brongniart. *Bull. de la Soc. philom.,* t. I. — Berthold et Hoffmann. *Ein seltenerer Fall von Diabetes insipidus.* In *Cent.-Blatt,* 1870. — Bidder und Schmidt. *Die Verdanungssäfte und der Stoffwechsel.* Mittau u. Leipzig. 1852. — Boissat. *Journ. gén. de méd.,* LXXX, 1822. — Bostock (J.). *Obs. on Diabetes insipidus, Experiments on the Extract from Diabetic Urine.* In *Med.-Chir. Transact.,* III, 1812, et *Journ. gén. de méd.,* LXV, 1817. — Ch. Bouchard. *Études sur l'administration de la valériane dans le diabète insipide.* In *Soc. de biol.,* 21 juin 1873, et *Gaz. méd.,* n° 27,

p. 571, 1873. — Bourdon. *Polyurie simple avec anthrax.* In *Gaz. d. hôp.*, 1869. — Bradburg. *Case of Diabetes insipidus, rapid Improvement under the Use of Valerian.* In *Lancet*, I, 1873. — Charcot. *Diabète non sucré suite d'un coup sur la tête.* In *Gaz. hebd.*, 1860. — Clubbe. *Diabète insipide traité par l'électricité.* In *Lancet*, 22 oct. 1881. — Da Costa. *Diabète insipide traité par le seigle ergoté.* In *Philad. Med. and Surg. Rep.*, fév. 1878. — Du même. *De l'ergot de seigle dans le traitement du diabète insipide.* In *the Med. News*, 7 janv. 1882. — Delpierre. *Courrier médical*, 1861. — Demange (E.). *De l'azoturie.* Thèse d'agrég. Paris, 1878. — Du même. *Le rein sénile.* In *Revue méd. de l'Est*, 1880, et *Mélanges de clinique médicale et d'anatomie pathologique.* Paris, chez Delahaye, 1880. — Eade. *Case of Diabetes insipidus.* In *Beale's Arch. of Med.*, II, 1860-1861. — Ebstein. *Du diabète insipide dans ses relations avec les maladies du système nerveux.* In *Deutsch. Arch. f. klin. Med.*, XI, 3° part., 1873. — Erb. *Med. Times and Gaz.*, 1868. — Falck. *Zur Lehre von der einfachen Polyurie.* In *Deutsche Klinik*, 1853. — Fieuzal. *Diabète avec polyurie et polydipsie; asphyxie rapide.* In *Tribune médic.*, 1876. — Fleury. *Un cas de polydipsie traitée par le calomel.* In *Arch. méd.*, 1848. — Galezowski. Thèse de Paris, 1865. — Samuel Gee. *A Contribution to the History of Polydipsia.* In *St. Bartholom. Hosp. Rep.*, XIII, p. 79, 1877. — Guéneau de Mussy. *Études sur le traitement de la polyurie.* In *Gaz. des hôp.*, 1871. — Grisolle. *Traité de pathologie interne.* Paris, 1862. — Haughton. *Notes on Diabetes insipidus.* In *Dublin Quart. Journ.*, 1863. — Hayem. *Observations de diabète insipide guéri par l'opium.* In *Soc. biol.*, 1876, et *Gaz. méd. de Paris*, n° 15, 1876. — Heijden (van H. A. H.). *Diabetes insipidus. Diss.* Leyden, 1875. — Hugonard. *Obs. de diabète insipide.* In *Lyon méd.*, 26 sept. 1880. — Kien. *Polyurie.* Thèse de Strasbourg, 1865. — Kiener. *Physiologie de la polyurie.* Thèse de Strasbourg, 1866. — Kirby. *Dublin Press*, 1845. — Lacombe. *De la polydipsie.* Thèse de Paris, 1841. — Lancereaux. *De la polyurie.* Thèse d'agrég. Paris, 1869. — Landouzy. *Gaz. des hôp.*, 1862, et *Union méd.*, XIV, 1862. — Lasègue. *De l'état actuel de nos connaissances sur la polyurie.* In *Arch. gén. de méd.*, II, 1866. — A. Laveran et J. Teissier. *Nouveaux éléments de pathologie et de clinique médicales.* Paris, 1879. — Laycok. *Beneficial Use of Jaborandi in Cases of Diabetes insipidus or Polydipsia.* In *the Lancet*, 1870. — Lécorché. *Traité du diabète (diabète sucré, diabète insipide).* Paris, 1877. — Leudet. *De la méningite chronique et de son influence sur la production de la polyurie.* In *Clinique de l'Hôtel-Dieu de Rouen*, 1874. — L. Mackenzie. *Clinique sur la polyurie (diabète insipide).* In *Med. Times and Gaz.*, p. 237, 31 août 1878. — Magniant. *Du diabète insipide.* Thèse de Strasbourg, 1862. — Madison Marsh. *Du diabète insipide.* In *Philad. Med. and Surg. Rep.*, 1873, p. 250. — Martini. *Uebersichtl. Bericht über militär. Med. und militär. Chir.* In *Schmidt's Jahrb.*, 1864. — Mascarel. *Gaz. des hôp.*, 1863. — Mehrbach. *Fall von Polyurie.* In *Zeitschr. f. Med., Chir. u. Geburtsk.*, 1865. — Mosler. *Neuropatische Entstehung der einfachen Harnruhr*, etc. (origine nerveuse de la polyurie dans la méningite cérébrale épidémique, le traumatisme, la syphilis). In *Arch. f. pathol. Anat.*, vol. XLIII, liv. 1. — Du même. *Ueber Harnanalyse von Diabetes insipidus (Inosurie mit Hydrurie).* In *Virchow's Arch.*, XLIII, 1868. — Moutard-Martin. *Polydipsie consécutive à une commotion cérébrale.* In *Gaz. des hôp.*, 1860. — William Murrel. *Un cas de diabète insipide traité par la belladone et le seigle ergoté.* In *Brit. Med. Journ.*, 1er janv., p. 8, 1876. — Neuffer. *Ueber Diabetes insipidus. Inaug. Diss.* Tubingen, 1856. — G. Niemann. *Étude sur le diabète insipide. Inaug. Diss.* Wurzbourg, 1877. — Ohne. *Ueber Azoturie.* In *Schmidt's Jahrb.*, 1855. — Pain. *Note à propos de quelques observations de polyurie chronique.* Thèse de Paris, 1879. — Poggiale. *Gaz. méd. de Paris*, 1854. — Potain. *Polyurie symptomatique d'une hémorrhagie cérébrale.* In *Gaz. des hôp.*, 1862. — Préaux. *Contribution à l'étude de la polyurie chronique essentielle.* Th. doct. Paris, 1881. — Pribram (Alf.). *Untersuchungen über zuckerlose Harnruhr.* In *Prag. Vierteljahrschr.*, CXII (XXVIII, 4), p. 1-31, 1871. — Prout. *Traité de la gravelle*, 1822. — Quist. *Cas de diabète insipide.* In *Finska läkaresalls, handl.*, XIX, 4, 1877. — H. Ralfe. *Deux cas d'anévrysme aortique avec augmentation de la sécrétion urinaire.* In *the Lancet*, p. 308, 1876. — Reith. *Polydipsia, Treatment by Large Doses of Valerian; Improvement.* In *Med. Times and Gaz.*, I, 1866. — Rendu. *Observations de polyurie azoturique guérie par l'ergot de seigle.* In *France médic.*, 1878. — Richard Rior. *Un cas de diabète insipide traité avec succès par la teinture de valériane et le valérianate de zinc.* In *the Lancet*, 15 oct. 1881. — Russell. *A Case of Diabetes insipidus.* In *Med. Times*, oct. 1880. — Schleich. *Ueber das Verhalten der Harnstoffproduction bei künstlicher Steigerung der Körpertemperatur.* In *Arch. f. exp. Pathol.*, IV. — Sidney-Ringer. *Cas de diabète insipide traité avec succès par l'ergot de seigle et nullement modifié par le jaborandi.* In *Brit. Med. Journ.*, 25 déc. 1875, p 775. — Strange. *Case of Diabetes insipidus.* In *Beale's Arch. of Med.*, III, 1861-1862. — Strauss (F.). *Die einfache zuckerlose Harnruhr.* Tubingen, 1870. — Texon, in Lacombe. Thèse de doct. Paris, 1841. — Trousseau. *Clinique médicale de l'Hôtel-Dieu.* Paris, 1862. — Tyson. *Diabète insipide traité par l'ergot de seigle et l'acide gallique.* In *Transact. of the College of Physicians.*

Philadelphia, 3ᵉ série, II, p. 179. — Valentiner. *Die Hysterie und ihre Heilung.* Erlangen, 1852. — Vogel (A.). *Ueber die Ausscheidung des Harnstoffs und der Chloride in Harnkrankheiten.* In *Henle u. Pfeuffer's Zeitschr.*, 1854. — Wachsmuth. *Ein Fall von Diabetes insipidus.* In *Arch. f. path. Anat. u. Phys.*, XXVI, 1863. — Willis (R.). *Urinary Diseases and their Treatment.* London, 1838. — Willis (Th.). *Pharmaceutice rationalis.* Oxford, 1674.

D.

DIABÉTOMÈTRE. Genre de polarimètre imaginé par Robiquet (*Rev. pharm.*, 1856-1857) pour la recherche du sucre dans les urines (*voy.* Diabète et Polarimètre).

D.

DIABLE. *Voy.* Démon.

DIABLE-AU-CORPS. Maladie mentale signalée chez les Samoyèdes par Cochrane (*Narr. of a Pedestr. Journey through Russia and Sibirian Tartary.* Lond., 1824). Elle consiste dans un hoquet continuel.

D.

DIABLOTINS STIMULANTS. Pastilles prétendues aphrodisiaques composées de la manière suivante :

♃ Sucre	500
Mastic.	12
Safran.	8
Musc.	4
Gingembre.	2
Ambre gris	2
Girofle.	4
Infusion de marum	Q. S.

Faites des tablettes de poids variable suivant le nombre qu'on devra prendre par jour. On y ajoute quelquefois de la cantharide.

D.

DIABOTANUM. Ancien emplâtre maturatif, dans lequel entrait un grand nombre de substances végétales (Galien, *De la comp. des médic.*).

D.

DIACARTHAME. Électuaire ancien à base de carthame, dans lequel entrait la manne. On préparait aussi, sous le nom de *diacarthame*, des tablettes dans lesquelles entraient les semences de carthame, le turbith végétal, le gingembre, le diagrède.

DIACARYON (κάρυον. noix). On préparait autrefois avec la noix verte et le miel un rob appelé *diacaryum* ou *nucum*.

D.

DIACATHOLICON. *Voy.* Catholicon.

D.

DIACÉTAMIDE. *Voy.* Acétamide et Amide.

DI-ACÉTYLÈNE. C^8H^4. En soumettant le gaz acétylène à une très-haute température, il se contracte, se combine à lui-même pour former des polymères. En condensant les produits de la réaction par le refroidissement, on obtient un liquide qui renferme de la *benzine* ou *acétylène* très-condensée $C^{12}H^6$ et l'acétylène bi-condensée ou *di-acétylène*. Ce dernier corps entre en ébullition avant 50 degrés ; on peut donc le séparer facilement de la benzine qui ne bout qu'à la température de 85 degrés. C'est un liquide très-volatil, incolore, doué d'une odeur d'ail pénétrante. L'acide sulfurique concentré le dissout et le détruit en même temps, en le colorant en rouge foncé. LUTZ.

DIACHYLON (δiα, avec, et χυλὸς, suc). Nom donné à un emplâtre et à un sparadrap particuliers.

L'*emplâtre diachylon gommé* est ainsi composé :

℣. Emplâtre simple	1500	grammes.
Cire jaune	250	—
Poix blanche purifiée	100	—
Térébenthine	150	—
Résine élémi purifiée	100	—
Huile d'olive	50	—
Gomme ammoniaque purifiée	30	—
Galbanum purifié	30	—
Sagapenum purifié	50	—

Mettez toutes ces substances dans une bassine et faites-les fondre à une douce chaleur ; quand la masse emplastique sera suffisamment refroidie, roulez-la en magdaléons.

Cet emplâtre sert à préparer le *sparadrap diachylon gommé*. On liquéfie l'emplâtre sur un feu doux et on l'étend sur des bandes de toile au moyen d'un couteau de fer ou d'un petit appareil appelé sparadrapier (*voy.* SPARA-DRAPS).

Ce *modus faciendi* pour la préparation de l'emplâtre diachylon n'est pas toujours suivi. Delondre a proposé le suivant : Faire fondre la cire et l'emplâtre simple ; d'autre part, faire liquéfier ensemble sur le feu la poix blanche, la térébenthine et les gommes-résines avec 150 grammes d'eau ; passer avec expression la masse fondue au-dessus de la bassine qui contient le mélange de cire et d'emplâtre. Dans ce procédé, les résines et l'huile volatile dissolvent les parties résineuses des gommes-résines, et l'eau dissout leurs parties gommeuses. Regnauld, dans le *Traité de pharmacie de Soubeiran*, 7ᵉ édit., t. II, 392), dit que le *modus faciendi* indiqué par Delondre ne réussit que sur de petites masses, parce que, dans la préparation en grand, comme elle a lieu à la pharmacie centrale des hôpitaux, les matières se refroidissent et prennent trop de consistance avant qu'on ait eu le temps de les passer.

En vue d'obtenir un sparadrap bien souple, un pharmacien, M. Denoix, a proposé de modifier la préparation de l'emplâtre simple destiné à entrer dans le diachylon. Lorsque, dans cette préparation, la saponification est opérée, on fait immédiatement évaporer toute l'eau à une douce chaleur ; de cette manière, l'emplâtre simple retient toute la quantité de glycérine qui s'est formée dans la réaction, et c'est cette glycérine qui donne de la souplesse au spara-drap.

A la pharmacie centrale, Soubeiran a introduit, pour la préparation de l'em-plâtre diachylon, la formule ci-après :

℣ Emplâtre simple	48
Cire jaune	3
Térébenthine	3
Poix blanche	3
Gomme ammoniaque	1
Bdellium	1
Galbanum	1
Sagapenum	1

On fait liquéfier l'emplâtre; on y ajoute la poix blanche, la térébenthine et la cire, qui ont été fondues ensemble et passées à travers un linge, et enfin les gommes-résines que l'on a divisées à chaud dans l'alcool à 60 degrés, ou mieux dans l'eau et l'essence de térébenthine. Pour la confection du sparadrap, on suit un procédé analogue à celui de M. Denoix (à qui il est d'ailleurs possible qu'on ne l'ait pas emprunté). « L'emplâtre simple, préparé au moment du besoin, dit M. Regnauld (loc. cit.), n'est pas séparé de l'eau chargée de glycérine qui résulte de la réaction, et l'addition de la cire et des matières résineuses émulsionnées ou divisées dans le mélange d'eau et d'essence de térébenthine s'opère immédiatement après la saponification, et lorsque toute l'eau est évaporée. »

Dans les hôpitaux militaires on emploie les matières indiquées au *Codex* et aux mêmes doses. On fait fondre l'emplâtre simple au bain-marie; on ajoute la cire et l'huile; on fait fondre les mêmes substances avec 10 grammes d'eau; on passe, on mêle et l'on agite jusqu'à refroidissement. Le rendement est de 95 pour 100 des matières employées. Pour préparer le sparadrap diachylon on prend : emplâtre de diachylon gommé, 10 kilogrammes; oléo-résine de térébenthine, 1 kilogramme; calicot, 50 mètres, largeur 0,80, pesant environ 5 kilogrammes. On fait fondre à une douce chaleur l'emplâtre et l'oléo-résine, et l'on étend sur le calicot divisé en bandes de 0,15 de largeur.

Quel que soit le procédé suivi pour la préparation du sparadrap, il est bon, par les basses températures, d'ajouter à l'emplâtre diachylon, au moment de l'étendre, 1 pour 100 d'huile de ricin.

Il est bon enfin d'ajouter, pour éviter une confusion possible, qu'on donne quelquefois le nom de *diachylon simple* à l'emplâtre simple ou à celui qu'on obtient avec la litharge et les huiles mucilagineuses.　　　A. DECHAMBRE.

DIACHYTIS, DIACHYTON. Nom donné à la Dauphinelle (*Delphinium Ajacis*) par Dioscoride.

PL.

BIBLIOGRAPHIE. — MÉRAT ET DE LENS. *Dict. mat. méd.*, II, 625.

PL.

DIACLASE (δία, à travers, et κλάσις, rupture). Méthode d'amputation d'un membre, dans laquelle on commence par fracturer l'os, pour diviser ensuite les parties molles au moyen de l'écraseur (*voy.* OPÉRATION, p. 492, et ÉCRASEMENT).

D.

DIACODE (δία, avec, et κωδία, tête de pavot). Ce sirop, selon le Codex, se prépare de la manière suivante :

	grammes.
♃ Extrait d'opium	0,50
Eau distillée	4,50
Sirop de sucre	995,00

Faites dissoudre l'extrait d'opium dans l'eau distillée, filtrez la dissolution et la mêlez avec le sirop. 20 grammes de ce sirop contiennent 1 centigramme d'extrait d'opium.

Ce sirop diffère notablement du *sirop d'opium* du *Codex* (*voy.* OPIUM); il remplace aujourd'hui le *sirop de pavot blanc* ou *sirop diacode* de l'ancien *Codex*, qui ne pouvait agir qu'à des doses très-élevées, et qui exigeait un certain tra-vail de préparation. D'après M. Meurein, l'extrait hydro-alcoolique de pavot recolté au moment convenable renferme environ 1 milligramme de morphine par 5 centigrammes d'extrait. La quantité d'extrait fourni par les têtes de pavots est d'ailleurs très-variable. Il n'est pas sans inconvénient que le nom de dia-code ait été conservé à un sirop beaucoup plus actif que l'ancien et que nombre de médecins, trompés par l'étymologie, peuvent croire préparé encore avec des capsules de pavot.

D.

DIACRISE (διαχρισις, solution, jugement). Évacuation critique qui juge la maladie.

D.

DIACULAHUEN. Ce nom est donné, d'après Molnia, à une plante du Chili employée comme vulnéraire. C'est peut-être un *Solidago* de la famille des Composées.

PL.

BIBLIOGRAPHIE. — MOLNIA. *Chili*, p. 122.

PL.

DIACYDONIUM. Nom donné dans quelques pharmacopées à une sorte de raisiné fait de coing et de moût de vin, qu'on nomme vulgairement Cotignac. C'est un aliment et un astringent.

PL.

DIADÉMA (*Diadema* Gray). Genre d'Échinodermes, de la classe des Échi-nides, qui a donné son nom à la famille des Diadématidés.

Les *Diadema* sont des oursins réguliers, au test mince, circulaire, déprimé, deux fois environ plus large que haut. Les plaques ambulacraires, étroites et percées de *pores* disposés obliquement par séries de trois paires, portent, de même que les plaques interambulacraires, deux ou quatre rangées de gros tuber-cules crénelés et perforés, sur lesquels s'articulent des piquants cylindriques, très-longs, tantôt noirs ou verdâtres, tantôt diversement annelés.

Ces Échinodermes, dont on connaît une soixantaine de fossiles des terrains jurassiques, crétacés et tertiaires, ne sont plus représentés dans les mers de l'époque actuelle que par un très-petit nombre d'espèces dont les principales sont : *D. europæum* L. Ag. (*Centrostephanus longispinus* Peters), spécial à la Méditerranée, *D. setosum* Gray, *D. Savignyi* Mich. et *D. Lamarcki* Rouss., de la mer Rouge et des côtes orientales de l'Afrique, *D. mexicanum* A. Ag., des côtes du Mexique, enfin *D. Turcarum* Rumph. (*Cidaris diadema* Lamk), du Grand Océan indien, qui, pour quelques auteurs, constitue le type du genre *Echinothrix* Peters, et chez lequel les tubercules ambulacraires, beaucoup plus petits que ceux des aires interambulacraires, sont surmontés de piquants séti-formes annelés de brun et de jaune.

Ed. LEFÈVRE.

DIAGNOSTIC ou **DIAGNOSE** (διαγνωσις, de δια, entre, et γιγνώσκω, *je connais*). Le diagnostic est cette partie de la pathologie qui a pour objet la distinction des maladies entre elles. Établir le diagnostic d'une maladie, c'est la distinguer, c'est-à-dire la reconnaître toutes les fois qu'elle existe, et, d'autre part, la diffé-rencier de toutes les autres maladies avec lesquelles, en raison des caractères similaires qu'elle présente, on pourrait la confondre.

Poser le diagnostic de la maladie qu'il a à combattre, tel est le premier problème dont la solution s'impose au médecin : sans diagnostic exact et précis, pas de pronostic légitime, pas de traitement rationnel ni efficace. Au lit du malade, le devoir du médecin est de tendre à porter un *diagnostic complet*. Pour mériter ce nom, le diagnostic doit porter sur un certain nombre de points, résoudre une série de problèmes, qui se divisent en deux groupes : le premier se rapporte au diagnostic de la maladie, le second au diagnostic de l'organisme malade.

I. DIAGNOSTIC DE LA MALADIE. Il comprend : 1° le *diagnostic anatomique*, qui lui même résume :

a. Le *diagnostic nominal*, qui indique l'organe malade et la nature de la lésion dont il est affecté; en portant le diagnostic de pleurite, on affirme que la plèvre est malade et qu'elle est le siége d'une inflammation. Quand, comme il arrive souvent, un état morbide complexe est caractérisé par des lésions organiques ou fonctionnelles multiples, le diagnostic nominal doit spécifier les rapports qui peuvent exister entre elles; il doit, selon les cas, déterminer : si les lésions observées sont antérieures à la maladie actuelle ou modifiées par elle; si, indépendantes les unes des autres, elles ne sont que concomitantes, ou si elles sont reliées par un lien pathogénique, et dans ce cas indiquer la lésion primitive, de laquelle par des rapports de causes à effets sont résultées toutes les autres. Le diagnostic nominal, bien qu'étant le premier et le plus important des problèmes diagnostiques à résoudre, est presque toujours insuffisant : aussi doit-on, pour caractériser un cas clinique, faire suivre son énoncé d'une indication qui le complète, à l'un des points de vue suivants :

b. Le *diagnostic local* ou *topographique* spécifie d'une manière plus rigoureuse le siége anatomique de la lésion dans un organe et son étendue : une pleurite peut être simple ou double, généralisée ou circonscrite, et dans ce cas siéger en avant, en haut, à la base des feuillets pleuraux; une cystite peut avoir envahi toute l'étendue de la muqueuse vésicale ou être localisée au col de la vessie. L'importance de cette spécification, au point de vue du pronostic et du traitement, est souvent prépondérante.

c. L'anatomie intervient encore dans la détermination du *diagnostic anatomo-pathologique* d'une maladie; le diagnostic nominal de tuberculose pulmonaire serait insuffisant, si la mention que les tubercules sont à l'état de crudité, de ramollissement, ou que des excavations pulmonaires se sont déjà formées, n'indiquait la phase d'évolution à laquelle est arrivée la maladie. Dans bon nombre de cas et grâce aux progrès toujours plus nombreux de l'anatomie pathologique, le diagnostic anatomo-pathologique doit porter non plus seulement sur les lésions macroscopiques grossières, mais bien sur la nature des lésions survenues dans l'intimité des tissus. Il importe, au double point de vue du pronostic et du traitement, de spécifier la constitution histologique d'une tumeur, si une néphrite est interstitielle ou parenchymateuse, etc.

2° Le diagnostic anatomique portant sur les lésions locales serait notoirement insuffisant, si le clinicien ne se hâtait d'y ajouter le *diagnostic de l'état général de l'organisme*, tel qu'il résulte de la maladie elle-même, et de l'état de santé antérieur : l'absence ou le degré d'intensité de la fièvre, l'excitation ou la prostration du système nerveux, la persistance ou le manque des forces, le maintien ou la disparition du tissu adipeux, etc., sont, par exemple, autant de symptômes généraux qu'il importe d'apprécier et de prendre en considération; d'autre part le rapport ou la disproportion entre les lésions locales et les symptômes généraux doit encore être apprécié comme il le mérite. Faute d'avoir établi avec soin le diagnostic de l'état général de l'organisme, le clinicien encourrait avec raison le reproche d'avoir été exclusif et d'avoir négligé un des points les plus importants du diagnostic. Les signes pronostiques et les indications thérapeutiques qui résultent de l'état général de l'organisme méritent, sans conteste, la première place dans un grand nombre de cas.

3° Une troisième série de problèmes diagnostiques à résoudre se rapporte à la *marche* qu'affecte la maladie, à la *période* à laquelle elle est arrivée, à son *degré d'intensité*. Le diagnostic doit déterminer si une maladie affecte une marche suraiguë, aiguë, subaiguë ou chronique, et, la maladie est-elle aiguë, si elle se trouve à la période d'augment, d'état ou de déclin, enfin si la maladie, d'après les caractères qu'elle présente, est de forte, moyenne ou légère intensité. La solution de toutes ces questions diagnostiques exerce une action directe et décisive sur la gravité du pronostic et le traitement à instituer. Il est évident qu'un rhumatisme articulaire aigu, caractérisé dès le début par des douleurs très-intenses, suggérera un pronostic et exigera un traitement très-différent de celui d'un rhumatisme articulaire chronique dont les manifestations ne seraient que légères.

4° Le *diagnostic étiologique* établit la cause à l'action de laquelle est due une maladie; son importance est considérable en raison des caractères particuliers que les causes des maladies impriment à leurs manifestations, en raison encore de l'influence qu'exercent ces causes sur la marche, la durée, la terminaison des maladies, sur leur tendance à récidiver, enfin sur la nature du traitement spécial qu'elles peuvent exiger. Un ulcère peut dépendre de troubles locaux de la circulation, d'une infection locale, ou d'une dyscrasie telle que la scrofulose ou la syphilis constitutionnelle; une dermatose peut dépendre de la présence de parasites, ou d'une cause générale telle que l'arthritisme, l'herpétisme, etc.; une arthrite peut être traumatique, rhumatismale, goutteuse, blennorrhagique, etc.

II. Diagnostic du malade. Si la pathologie assigne au diagnostic complet d'une maladie le cadre que nous venons de lui reconnaître, la clinique est plus exigeante; à côté de la maladie le clinicien doit étudier l'organisme dans ou sur lequel elle s'est développée, reconnaître les caractères individuels de cet organisme, scruter les conditions générales dans lesquelles il s'est développé, apprécier l'influence modificatrice que ces éléments peuvent exercer sur les symptômes, la marche, l'intensité de la maladie. En même temps que le diagnostic de la maladie, le clinicien doit, de toute nécessité, établir le diagnostic du malade qu'il s'efforcera de guérir ou de soulager. Rien ne fait mieux ressortir l'importance pratique du diagnostic du malade que les avantages incontestés que, au point de vue du diagnostic de la maladie, possède sur les médecins étrangers le médecin traitant ordinaire qui connaît son malade depuis longtemps. Ces avantages sont plus marqués encore pour les médecins qui, ayant donné pendant une longue série d'années leurs soins à une même famille, possèdent sur son histoire, sur les maladies de famille, les antécédents héréditaires, etc., maint renseignement précieux.

Outre les *conditions individuelles* d'âge, de sexe, de tempérament, de constitution, de modalités spéciales de tel ou tel organe ou appareil (idiosyncrasies) qui chacune peuvent, à des degrés divers, d'une façon directe ou indirecte, influer sur la maladie, les caractères qu'elle présente, sa marche, sa durée, sa terminaison, le médecin doit, pour apprendre à connaître son malade, rechercher les *conditions étiologiques* sous l'influence desquelles, en raison de sa profession ou de sa condition sociale, il vit ou a vécu, la nature, la fréquence et la durée des maladies déjà survenues, et leur influence sur l'*état de santé antérieur.* Chez les femmes devra tout d'abord avoir été déterminé tout ce qui a trait aux fonctions qui leur sont spéciales, la menstruation, les grossesses, les accouchements, la lactation, et aux accidents morbides qui ont pu les accompagner ou en résulter.

Il est nécessaire d'établir de plus le *diagnostic dynamique* de chaque malade, c'est-à-dire d'apprécier l'état général de ses forces physiques et morales, et d'en déduire le degré relatif de résistance que son organisme pourra opposer tant à l'action de la maladie qu'à celle des moyens thérapeutiques qui seront employés. Le diagnostic dynamique intervient à double titre, comme facteur important : permettant de prévoir si l'organisme sera capable ou non de faire les frais de la maladie, il rend le pronostic favorable ou fatal. Au point de vue du traitement, il peut devenir la source de contre-indications formelles : quelles que soient l'intensité et l'étendue d'une maladie inflammatoire, ne devra-t-on pas renoncer absolument à l'emploi des émissions sanguines, si le malade est trop faible pour pouvoir les supporter ? — La série des questions diagnostiques que le clinicien doit résoudre peut se résumer dans le tableau suivant :

DIAGNOSTIC . . . .
- I. *De la maladie* . .
  - Diagnostic anatomique. .
    - Diagnostic nominal.
    - Diagnostic local ou topographique.
    - Diagnostic anatomo-pathologique.
  - Diagnostic de l'état général réalisé par elle.
  - Diagnostic de la marche, période, du degré d'intensité de la maladie.
  - Diagnostic étiologique.
- II. *Du malade* . . .
  - Diagnostic des conditions individuelles qu'il présente.
  - Diagnostic de son état de santé antérieur.
  - Diagnostic dynamique.

Telles sont les questions de diagnostic, nombreuses, on le voit, afférentes à la maladie et au malade, dont la solution est, selon les cas, imposée au clinicien non pas une fois, lors du premier examen du malade, mais tous les jours, aussi longtemps que dure l'évolution morbide. De la comparaison des jugements successifs portés sur la maladie et le malade le clinicien déduit son appréciation sur la marche de la maladie et la manière dont elle est supportée par l'organisme malade, établit son pronostic et dirige son traitement.

Pour être en état de porter un diagnostic légitime, le *clinicien* doit être doué de *qualités* nombreuses : avoir les sens délicats et suffisamment exercés à la constatation matérielle des phénomènes morbides ; posséder une connaissance exacte, étendue et approfondie, des maladies et des lésions morbides qu'il peut avoir à reconnaître. A ces qualités *acquises* le clinicien doit en ajouter d'autres qui sont *innées :* être exempt d'une imagination trop féconde, et en même temps doué d'un esprit réfléchi, patient et perspicace, d'un jugement droit qui lui permet d'apprécier avec justesse les impressions de ses sens, d'interpréter avec rigueur les faits morbides, pour leur donner leur signification réelle, en tirer les inductions et en faire logiquement découler toutes les conséquences légitimes. Exempt au lit du malade d'idées préconçues, de préoccupations étrangères ou de craintes, le clinicien doit de plus avoir l'esprit suffisamment souple pour savoir renoncer au jugement porté par lui sur une maladie, dès que les faits observés lui en démontreront l'erreur. Si à cet ensemble de qualités le clinicien ajoute une expérience suffisante, il sera bien près de posséder le *tact médical*, c'est-à-dire cette faculté d'inspiration, ce don presque divinatoire grâce auquel ceux qui en sont doués savent saisir et reconnaître d'un coup d'œil les caractères qui distinguent une maladie. Si quelques-uns seulement ont le privilége d'être doués au plus haut degré du tact médical, il est donné au plus grand nombre de l'acquérir, dans une certaine mesure, par l'étude et une persévérante attention.

Éléments du diagnostic. Pour arriver à établir le diagnostic d'un cas morbide, le médecin doit recueillir sur le malade et la maladie toutes les données qui lui semblent pouvoir être utiles. Après avoir apprécié, avec toute l'attention qu'elle comporte, l'individualité de son malade, il recherche tous les symptômes de l'état morbide, les modifications que depuis son début ils ont pu subir, son mode d'invasion, sa marche, sa durée, l'influence exercée sur lui par les moyens thérapeutiques employés, puis encore certaines circonstances accessoires, telles que les conditions de milieu imposées par le climat ou la saison, les maladies épidémiques ou endémiques peut-être régnantes, etc. Donnant ensuite à chacun de ces facteurs la valeur relative qu'il mérite, le médecin les transforme par une interprétation judicieuse en signes (*voy.* le mot SÉMÉIOTIQUE, 3ᵉ sér., t. VIII, p. 560). Les *signes* deviennent les *éléments* du diagnostic; le diagnostic d'une maladie est d'autant plus certain que les signes eux-mêmes qui militent en faveur de son existence sont plus certains et plus nombreux.

Sources du diagnostic. Les éléments du diagnostic peuvent être obtenus : 1° par l'*interrogatoire du malade*, qui doit offrir trois qualités : être court, complet et méthodique, c'est-à-dire dirigé par l'idée que le médecin a conçue de la maladie probable qu'il a sous les yeux. L'interrogatoire doit porter : *a*: sur ce qui a rapport à l'individualité du malade; *b*. sur toute la durée de l'évolution morbide, antérieure au premier examen du malade; il a pour but d'en reconstituer l'histoire, d'en déterminer la cause probable; *c*. sur les symptômes subjectifs qu'éprouve le malade et dont seul il peut rendre compte. Les renseignements fournis par l'interrogatoire, bien que souvent sujets à caution et quoique devant toujours être mentalement soumis à un examen sévère, n'en sont pas moins d'une importance considérable. D'un interrogatoire incomplet ou mal dirigé, de réponses inexactes, évasives ou mal interprétées, il résulte souvent une idée erronée que le médecin se fait de la maladie qu'il a à combattre; idée qui le domine et l'obsède dans l'examen extérieur du malade, et le conduit à poser, au moins au début, un diagnostic inexact, qu'une observation plus prolongée le forcera de modifier.

Si le tact et la réserve doivent présider en général à l'interrogatoire du malade, ces qualités sont notamment exigées pour tout ce qui a trait aux causes de mort des membres de sa famille. Il va de soi que toute question susceptible de faire croire à l'imminence d'un grand danger ou d'une terminaison funeste et prochaine devra être prudemment évitée. Que pendant tout l'interrogatoire, comme durant l'examen physique du malade, le médecin garde une physionomie calme et impassible, et ne laisse deviner sa pensée ni au malade, ni aux assistants qui le scrutent avec anxiété.

2° L'*examen physique du malade* et l'observation ultérieure de la maladie constituent le deuxième moyen de recueillir, après l'interrogatoire, les éléments du diagnostic. Procéder à l'examen physique d'un malade, c'est le soumettre dans un but diagnostique à l'action de nos sens seuls, ou armés d'instruments spéciaux, qui augmentent la finesse de nos sensations ou en étendent le domaine. Cette application de nos sens à l'étude de l'organisme constitue les *moyens physico-chimiques d'investigation*. Ils se divisent en deux groupes. Les uns, tels que l'inspection, la palpation, la percussion, l'auscultation, l'emploi de certains réactifs chimiques, etc., sont dits *généraux* parce qu'ils peuvent porter sur la plupart des parties, des organes ou des produits normaux ou anormaux éliminés hors de l'économie ; les autres, tels que la laryngoscopie, l'ophthalmoscopie, la spirométrie, les différents modes de catéthérisme, etc., constituent des modes ou procédés d'exploration *spéciaux*, puisqu'ils ne sont applicables qu'à certains organes, et exigent d'ailleurs l'usage d'instruments spéciaux, dont l'emploi est soumis à des règles techniques déterminées. Les moyens physico-chimiques d'exploration conduisent à la connaissance des nombreux symptômes objectifs que peut présenter l'organisme malade.

Dans quel *ordre* doit-on *interroger* et *examiner un malade?* Avant de procéder à l'interrogatoire proprement dit, le clinicien doit, par un coup d'œil rapide, apprécier l'individualité de son malade (âge, sexe, constitution, tempérament, position sociale) et les modifications extérieures que la maladie peut avoir imprimées à l'organisme. L'état extérieur et l'attitude du corps, le maintien ou la disparition de l'embonpoint, la coloration de la peau, la rougeur ou la pâleur du visage, l'expression de souffrance qu'il trahit, joints à la constatation du degré de chaleur de la peau et du nombre des pulsations du pouls, permettent au médecin de reconnaître si la maladie qu'il aura à combattre est aiguë ou chronique, récente ou ancienne, fébrile ou apyrétique. Souvent le médecin est frappé en même temps par l'existence d'un symptôme important : dyspnée, cyanose, œdème partiel ou général, paralysie, convulsions, photophobie, tuméfaction de l'abdomen, etc., ou encore par la nature des excreta, crachats, urines, etc., qu'il trouve près du malade. Chacune de ces manifestations morbides rapprochée des symptômes généraux déjà constatés par l'inspection générale préalable peut suggérer au clinicien l'idée de la maladie que, selon toute apparence, il aura à rechercher, ou tout au moins lui indiquer l'appareil organique qui est le siége probable de la maladie. Certaines maladies, siégeant à la périphérie, les fièvres éruptives, les dermatoses, un érisypèle, une conjonctivite, bien des lésions chirurgicales, se reconnaissent à première vue ; une simple inspection suffit pour établir le diagnostic nominal. L'interrogatoire n'intervient que pour aider à résoudre ultérieurement les autres problèmes diagnostiques. Quoi qu'il en soit, ce premier examen rapide et muet est indispensable pour faire surgir dans l'esprit du médecin l'idée qui le dirigera dans l'examen ultérieur du malade, et tout d'abord dans l'interrogatoire.

Les questions adressées au malade devront être courtes, claires, précises, formulées en termes de compréhension facile, et empreintes d'un intérêt sympathique qui attire la confiance. L'ordre dans lequel elles se succéderont varie selon les cas, et est prédéterminé par l'idée que le médecin se fait, dès l'abord, de la maladie qui lui paraît la plus probable.

Dans le plus grand nombre des cas, notamment quand le malade ne saurait subir un interrogatoire prolongé, le médecin, après s'être enquis de l'âge et de la profession, débute par deux questions déjà recommandées par Rostan comme les plus importantes : *Où avez-vous mal?* et en même temps le malade doit indiquer du doigt le siége exact de la douleur ou de la tension, pesanteur ou brûlure qu'il éprouve, et la seconde : *Depuis quand souffrez-vous ?* ou, quand il n'existe pas de douleur, *depuis quand êtes-vous malade ?* Quelques questions afférentes aux troubles fonctionnels de l'organe que le siége de la douleur indique comme pouvant être lésé achèvent de fixer dans l'esprit du médecin l'idée de l'organe lésé et souvent de la lésion dont il est vraisemblablement affecté. Partant de cette idée et dirigé par elle, le clinicien, si les forces du malade le permettent, lui pose une série de questions tendant à déterminer avec rigueur les caractères, la nature, la succession des symptômes éprouvés, en commençant par ceux qui dépendent de l'organe, puis de l'appareil organique, siége probable de la maladie. L'interrogatoire porte ensuite sur les symptômes présentés par tous les autres appareils organiques, en commençant par ceux qui ont le plus de rapports avec celui qui est le siége de la maladie ; il pourra alors devenir plus sommaire, l'essentiel est que rien d'important ne soit omis.

Des questions relatives à l'étiologie de la maladie, aux antécédents personnels et héréditaires du malade, aux conditions hygiéniques, sous l'influence desquelles il a vécu, aux résultats du traitement antérieur qu'il a subi, complètent l'interrogatoire.

Trop souvent il advient que, pendant qu'il y procède, le clinicien se voit forcé de renoncer à l'idée qu'il s'était primitivement formé de la maladie qu'il a sous les yeux. Il n'hésitera pas à le faire et recherchera par une autre voie la vérité qu'il poursuit.

Comme l'interrogatoire, l'examen physique du malade doit être pratiqué avec douceur et ménagement, être méthodique pour être complet et aussi peu long que possible, pour ne pas fatiguer le malade. Il portera d'abord sur l'organe ou l'appareil organique siége probable de la maladie, puis sur tous les autres appareils d'après l'ordre d'importance de leurs rapports avec celui qui est affecté. Inspection, palpation, percussion, auscultation, mensuration, emploi des réactifs chimiques, et, s'il y a lieu, application des procédés spéciaux d'investigation : tel est l'ordre de succession usité en général dans l'examen physique du malade.

Muni des données qu'il a puisées aux sources du diagnostic, le clinicien les transforme en signes et doit dès lors se trouver suffisamment renseigné pour établir le diagnostic de l'état morbide survenu chez son malade.

Pour y arriver, deux voies se présentent. Dans le plus grand nombre des cas, quand la maladie présente des symptômes, une marche ou une cause bien caractérisés, le diagnostic est *direct ;* dans les cas obscurs, quand les caractères du mal sont peu nombreux, peu nets ou difficiles à mettre en évidence, le diagnostic est *indirect,* et on n'y aboutit que par *voie d'exclusion* en éliminant toutes les maladies avec lesquelles le cas observé pourrait offrir quelques traits communs.

La définition du terme diagnostic implique les deux points de vue auxquels il peut être établi. Le *diagnostic simple* ou *spécial* détermine, à l'aide de tous les signes qui la caractérisent, la maladie que l'on a à combattre. Le *diagnostic différentiel* ou *comparatif*, qu'il n'est nécessaire d'établir à titre de contre-épreuve que dans les cas litigieux, fait ressortir tous les signes positifs ou néga-tifs par lesquels une maladie donnée se distingue de toutes les autres, avec lesquelles, en raison des signes communs ou analogues qu'elle présente, on pourrait être tenté de la confondre.

Le plus souvent, le clinicien, après le premier examen de son malade, est en état de porter le diagnostic de la maladie qu'il a sous les yeux. Parfois, cependant, il advient que, pour formuler un avis, l'évolution de la maladie, sa marche, ses périodes, les effets produits par les moyens thérapeutiques employés, demanderaient à être plus longtemps observés. Il est prudent et légitime, dans des cas, de *réserver le diagnostic* pendant un temps suffisant. Mieux vaut agir ainsi que d'établir prématurément un diagnostic qu'une observation ultérieure pourrait forcer de modifier; la confiance que doivent inspirer les jugements émis par le médecin ne pourra qu'y gagner.

Difficultés du diagnostic. Les difficultés nombreuses, que si souvent nous éprouvons, chacun le sait, pour établir le diagnostic, engendrent les *erreurs* de diagnostic; elles peuvent se ranger sous trois chefs différents et reconnaître pour causes :

1° Le *malade.* Le malade peut être hors d'état de répondre d'une manière satisfaisante aux questions qui lui sont posées et empêcher ainsi le médecin de recueillir par l'interrogatoire des éléments précieux de diagnostic; tels sont : les enfants en bas âge; certains vieillards; les sourds-muets; les étrangers, dont on ne possède pas la langue; les personnes à intelligence obtuse, incapables de rendre nettement compte des symptômes subjectifs qu'elles éprouvent, à plus forte raison les individus privés de l'intégrité des facultés intellectuelles, affectés de certaines formes d'aliénation mentale, d'idiotie, d'imbécillité. D'autres fois, les malades, les femmes surtout, rendent par une pruderie exagérée le diagnostic difficile pour ne pas dire impossible, en ne permettant pas, au médecin de recourir à l'emploi de tous les procédés d'investigation exigés. D'autres fois encore, des malades de mauvaise foi rendent la tâche du médecin, et notamment du médecin expert, difficile, par des allégations mensongères ou des supercheries souvent habilement conçues (MALADIES EXAGÉRÉES, SIMULÉES OU DISSIMULÉES, *voy.* ces mots).

2° La *maladie.* La maladie peut, par les symptômes qui l'accompagnent ou qui en dépendent, empêcher le malade de répondre aux questions qui lui sont adressées (malades affectés d'aphasie, de certaines lésions de la bouche, d'orthopnée, plongés dans le coma, etc.) ou rendre difficilement constatables certains symptômes, ceux de la partie postéro-inférieure de la poitrine, par exemple. Le cortège de symptômes nerveux qui, chez les femmes surtout, accompagne et masque la maladie principale, peut, pour un certain temps du moins, obscurcir le diagnostic. Celui-ci est encore rendu difficile : par la coexistence de lésions morbides complexes, dont il s'agit de déterminer la filiation pathogénique; par l'existence de lésions morbides anciennes ou récentes, antérieures à la maladie actuelle; par la profondeur du siége des lésions morbides (pneumonie centrale, tumeurs de la région rénale, etc.); par l'absence de quelques-uns des symptômes principaux d'une maladie (formes frustes); par le peu d'intensité des manifestations morbides, auxquelles donnent lieu des lésions qui, faute d'une investigation minutieuse et attentive, risquent de rester à l'état latent (tumeurs, épanchements pleurétiques, tuberculisation pulmonaire au début, etc.). Enfin, le praticien peut, pour un certain temps du moins, rester dans le doute quand il se trouve en présence d'une maladie qui, bien que connue, est très-rare dans le pays qu'il habite, ou encore s'il a sous les yeux une de ces formes morbides, peu ou mal connues, qui ne figure pas encore, ou depuis peu seulement, dans le cadre nosologique.

3° Le *médecin.* Le médecin peut, sans qu'il y ait de sa faute, éprouver des

difficultés majeures à poser incontinent le diagnostic, en raison même des conditions défavorables dans lesquelles il se trouve placé, et notamment de la brièveté
du temps pendant lequel il a pu observer son malade. Appelé subitement auprès
d'un malade gravement atteint, dont il ignore absolument l'état de santé antérieur, et sur lequel aucun renseignement certain ne peut lui être fourni quant
aux causes probables et à la marche antérieure de la maladie, ou encore auprès
d'un malade dans un moment où la maladie présente des symptômes transitoires,
bientôt remplacés par d'autres (stade de chaleur d'une fièvre intermittente), le
médecin est excusable, s'il commet au début une erreur de diagnostic qu'une
observation plus prolongée lui permettra aisément de rectifier. Il cesse de l'être
quand l'erreur de diagnostic résulte d'un examen défectueux, hâtif, et par cela
même incomplet, d'où résultent des lacunes dans la constatation matérielle des
faits. On néglige, par exemple, d'examiner le malade *a capite ad calcem*, de
percuter et d'ausculter toute l'étendue du thorax, on ne procède pas à l'analyse
des urines, etc.; des éléments importants de diagnostic échappent ainsi à l'attention, une erreur de diagnostic en est le résultat.

D'autres fois, bien que l'examen du malade ait été complet, l'erreur de diagnostic provient d'un défaut de logique dans l'interprétation des faits constatés,
d'une appréciation erronée de la valeur relative ou de la cause des manifestations morbides, ou encore, il nous faut bien l'avouer, d'une connaissance imparfaite de la forme morbide qu'on a sous les yeux.

C'est de ces chefs divers que dépendent le plus souvent les erreurs de diagnostic; elles peuvent porter sur le diagnostic nominal ou sur une des questions
qu'un diagnostic complet doit élucider; le diagnostic nominal, par exemple, peut
être exact, et le diagnostic étiologique se trouve erroné.

C'est à donner, dès le début, toute la rigueur et la précision possible au diagnostic de la maladie et du malade; c'est à en réunir avec soin tous les éléments
en puisant aux sources qui les fournissent, c'est enfin à vaincre les difficultés
du diagnostic et à en éviter les erreurs, que le clinicien ne doit cesser de
consacrer une bonne partie de ses efforts.   L. HECHT.

DIAGOMÈTRE. Cet appareil a été imaginé en 1822 par Rousseau pour
étudier la conductibilité des corps mauvais conducteurs de l'électricité (διάγω,
je conduis à travers, μέτρον), et, comme conséquence, pour étudier la pureté de
certaines substances.

Le *diagomètre* se compose essentiellement d'une aiguille faiblement aimantée
montée sur un pivot et placée sous une cloche remplie d'air sec; sous cette
cloche se trouve également une colonne métallique terminée supérieurement
par une petite boule et communiquant par un conducteur également métallique
avec un support extérieur. Sur la cloche et à la hauteur de l'aiguille est tracée
une série de divisions.

Lorsqu'on veut faire une expérience, on amène l'appareil dans une situation
telle que le pivot central et le conducteur métallique sont dans le plan du méri-
dien magnétique. L'aiguille, qui se place naturellement dans ce plan, est alors
en contact avec la boule du conducteur. Si ce conducteur vient à être électrisé,
l'aiguille s'électrise par contact et, électrisée semblablement, est repoussée par
le conducteur, prenant une position d'équilibre qui dépend de son aimantation,
que l'on peut considérer comme invariable, et de la quantité d'électricité dont
est chargée la boule.

L'appareil comprend d'autre part, en dehors de la cloche, mais montée sur le même pied, une source d'électricité fournissant une charge constante, un potentiel invariable. Rousseau avait choisi une pile sèche (il s'était occupé plusieurs années de leur construction) dont un des pôles était en communication avec le sol et dont l'autre se maintenait à un potentiel sensiblement invariable. Ce pôle était relié à une tige recourbée qui venait se placer au-dessus du support métallique dont nous avons parlé précédemment. Entre cette tige et le support, on met la substance à étudier en contact avec ces deux conducteurs dont la distance est réglée une fois pour toutes. Si cette substance est un bon conducteur, la charge électrique est transmise dans un temps très-court et l'aiguille est aussitôt déviée. Mais il n'en est plus ainsi, si le corps est un mauvais conducteur ou un conducteur médiocre : il faut alors un certain temps pour que la charge le traverse et manifeste son action par la répulsion de l'aiguille aimantée. Cette répulsion, très-minime d'abord, croît jusqu'à une certaine valeur. Rousseau évaluait la conductibilité par le temps qui s'écoulait depuis l'instant où le contact avait été établi jusqu'à celui où l'aiguille avait pris une déviation déterminée.

Nous n'insisterons pas sur la valeur de cet appareil comme instrument de mesure ; d'autres moyens d'investigation ont été utilisés depuis pour cette étude de la conductibilité des corps mauvais et médiocres conducteurs, et nous signalerons seulement les applications pratiques que l'on en a pu faire.

Rousseau remarque, par exemple, qu'il y a, au point de vue de la conductibilité électrique, une très-grande différence entre les diverses huiles, l'huile d'olive présentant une conductibilité très-inférieure à celles de toutes les autres huiles végétales ou animales. Toutes choses égales d'ailleurs, il fallait quarante minutes pour produire avec l'huile d'olive une déviation de l'aiguille qui était obtenue en vingt-sept secondes avec de l'huile de faîne ou de pavot. Bien plus, le mélange d'une de ces huiles à l'huile d'olive, même dans une minime proportion, 1 centième, suffisait pour réduire à dix minutes le temps nécessaire pour que l'aiguille subît la déviation déterminée.

On conçoit, sans qu'il soit nécessaire d'insister, comment cet appareil peut être utilisé pour étudier la pureté de l'huile d'olive et reconnaître les fraudes.

Plus tard, en 1839, Rousseau, dans une note à l'Académie des sciences, indiqua la possibilité d'employer le *diagomètre* à l'analyse d'autres matières alimentaires. Il signale ainsi que le cacao torréfié et broyé est un très-mauvais conducteur et qu'il conduit mieux lorsqu'il est mélangé de farine ou de fécule. Le café torréfié en grains conduit assez bien, mais, finement moulu, il est isolateur ; la chicorée réduite en poudre conduit bien, et son mélange avec le café pourrait ainsi être décelé.

Nous ne croyons pas que ces dernières remarques aient jamais été utilisées et nous n'avons pas grande confiance dans les résultats auxquels elles peuvent conduire. Cet avis sera partagé, pensons-nous, par tous ceux qui, étudiant la conductibilité de corps pulvérulents, ont pu reconnaître combien elle varie avec toutes les circonstances de l'expérience et notamment avec le tassement plus ou moins considérable de la poudre. C.-M. G.

DIAGORAS. Médecin grec, né à Chypre, cité par Pline, par Érasistrate et par Érotien, florissait au troisième siècle avant l'ère chrétienne. Il avait écrit plusieurs livres sur le jardinage et sur les vertus médicinales des plantes ; Pline et Dioscoride en font mention, et Aétius nous a conservé une de ses formules médicales.

La *Biblioth. Arab.-Hisp. Esc.*, I, p. 237, parle d'un autre Diagoras médecin, sur lequel nous ne savons absolument rien.

Du reste, Diagoras le médecin a été confondu par une foule d'auteurs et même par Haeser avec Diagoras, surnommé l'*Athée*, philosophe natif de Mallos, qui vivait vers 420 avant l'ère chrétienne.

L. HN.

DIAGRÈDE (*diagrydium*, corruption de *dacrydium*, traduction latine de δακρύδιον, petite larme). Autrefois on *corrigeait* la scammonée en la mêlant à d'autres substances, particulièrement avec le coing : la poudre était introduite dans le fruit, qu'on soumettait ensuite à la cuisson. C'est cette préparation qui portait le nom de *diagrydium* (voy. SCAMMONÉE).

D.

DIALION. Un des noms grecs de l'Héliotrope d'Europe (*Heliotropium europæum* L.), de la famille des Borraginées.

PL.

DIALLYLE. $C^{12}H^{10} = (C^6H^5)^2$. Il se produit par l'action du sodium sur l'iodure d'allyle.

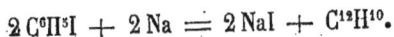

$$2\,C^6H^5I + 2\,Na = 2\,NaI + C^{12}H^{10}.$$

On a ajouté à 10 parties d'iodure d'allyle 4 ou 5 parties de sodium. La réaction est vive, la chaleur dégagée volatilise une partie de l'iodure d'allyle ; on fait refluer les vapeurs, après condensation, dans le récipient, on chauffe jusqu'à ce que la réaction soit terminée, on laisse reposer pendant douze heures et on distille. On purifie le produit en distillant sur du sodium.

C'est un liquide très-volatil, d'une odeur éthérée rappelant celle du raifort. Densité = 0,684 à 14 degrés. Il brûle avec une flamme très-éclairante ; il entre en ébullition à 59 degrés. Densité de vapeur = 2,92.

L'acide sulfurique le dissout avec dégagement de chaleur, après refroidissement, il se sépare un hydrocarbure différent du diallyle.

Le chlore s'y combine avec élimination d'acide chlorhydrique, et il se forme une huile lourde chlorée. L'acide azotique monohydraté l'attaque vivement, il se forme un corps nitré neutre.

L'acide chlorhydrique forme avec le diallyle deux combinaisons : un mono-chlorhydrate, liquide plus dense que l'eau, doué d'un odeur faiblement aromatique bouillant de 135 à 140 degrés, et un dichlorhydrate, liquide très-dense, incolore, insoluble dans l'eau, entrant en ébullition de 175 à 180 degrés. On les obtient en chauffant au bain-marie le diallyle avec de l'acide chlorhydrique fumant. La différence de volatilité sert à les séparer.

Les acides bromhydrique et iodhydrique forment avec le diallyle chacun deux combinaisons analogues.

Le brome et l'iode se combinent directement avec le diallyle pour former un tétra-bromure et un tétra-iodure. La combinaison se fait avec dégagement de chaleur ; quand la réaction est terminée, on traite par de la potasse pour enlever l'excès de brome ou d'iode, et on fait cristalliser dans l'éther bouillant.

Le tétra-bromure est solide, blanc et cristallin, d'une odeur éthérée faible, il fond à 37 degrés et subit facilement la surfusion, il est volatil sans décomposition, il est insoluble dans l'eau et soluble dans l'éther. Chauffé avec du sodium, il forme du bromure de sodium, et le diallyle est régénéré. Le tétra-iodure est en cristaux incolores, se colorant rapidement à la lumière par la mise en liberté d'une partie de l'iode, insolubles dans l'eau, presque insolubles dans l'éther froid, et peu solubles dans l'éther bouillant, ils entrent en fusion un peu au-dessus de 100 degrés ; une température plus élevée les décompose avec dégagement d'iode.

L'acide acétique se combine aussi avec le diallyle, mais indirectement seulement. Il se forme un mono-acétate et un bi-acétate. On fait digérer pendant vingt-quatre heures de l'acétate d'argent délayé dans de l'éther avec du di-iodhydrate de diallyle, il se forme de l'iodure d'argent, de l'acide acétique libre, du mono- et du bi-acétate d'allyle. Le mono-acétate bouillant à 175 degrés et le bi-acétate à 230 degrés, il sera facile de les séparer.

Le di-acétate de diallyle se purifie par de la potasse caustique, donne le pseudo-alcool diallylénique, liquide d'une odeur aromatique, insoluble dans l'eau, bouillant à 140 degrés. Densité $=$ 0,86. Cet alcool prend naissance également quand on traite le di-iodhydrate de diallyle par de l'oxyde d'argent récemment préparé, en même temps qu'il se forme de l'iodure d'argent. Traité par de l'acide iodhydrique concentré, il se reforme du di-iodhydrate de diallyle.

Lutz.

DIALURAMIDE. Syn. *Uramile, Murexane.* $C^8H^5Az^3O^6$. On la prépare en mélangeant une solution de chlorhydrate d'ammoniaque avec une solution d'*alloxantine* (*voy.* ce mot), toutes deux privées d'air par l'ébullition ; il se précipite bientôt des cristaux de *dialuramide*, tandis qu'il reste en solution de l'acide chlorhydrique libre et de l'*alloxane* (*voy.* ce mot).

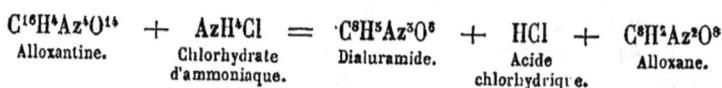

$$C^{16}H^4Az^4O^{14} \quad + \quad AzH^4Cl \quad = \quad C^8H^5Az^3O^6 \quad + \quad HCl \quad + \quad C^8H^2Az^2O^8$$

Alloxantine.	Chlorhydrate d'ammoniaque.	Dialuramide.	Acide chlorhydrique.	Alloxane.

La dialuramide cristallise en longues aiguilles, blanches, dures, brillantes, réunies en barbes de plume. L'eau froide ne la dissout pas, l'eau bouillante la dissout faiblement, elle s'en sépare par le refroidissement. Exposée à de l'air renfermant une petite quantité d'ammoniaque, elle se colore en rose.

A froid, elle est soluble dans l'ammoniaque, les acides la précipitent de la solution. A l'ébullition avec de l'ammoniaque elle est décomposée ; la liqueur, d'abord jaunâtre, se colore bientôt en rouge pourpre foncé, et donne par le refroidissement des aiguilles de *murexide* (purpurate d'ammoniaque).

Cette production de *murexide* a lieu également quand on traite la dialuramide suspendue dans de l'eau bouillante par de petites quantités d'oxyde d'argent ; à mesure que cet oxyde est introduit, la liqueur prend une teinte pourpre foncée, et donne par le refroidissement des cristaux de murexide très-purs ; un excès d'oxyde d'argent décolore la liqueur et détruit la murexide formée.

En traitant la dialuramide par une solution étendue de potasse caustique, il se dégage de l'ammoniaque, et la solution d'abord jaunâtre, en absorbant l'oxygène de l'air, se colore peu à peu en pourpre, et laisse déposer des cristaux de *purpurate de potasse.*

La dialuramide est soluble, à froid, dans l'acide sulfurique concentré, l'eau la précipite inaltérée de la solution. L'acide azotique concentré l'attaque vivement,

il se dégage des vapeurs nitreuses et il se forme de l'ammoniaque et de l'alloxane.   LUTZ.

DIALURIQUE (ACIDE). $C^8H^4Az^2O^8$. Cet acide se produit par l'action de
l'hydrogène naissant sur l'*alloxane* (*voy.* ce mot).

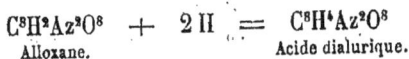

$$C^8H^2Az^2O^8 \quad + \quad 2 H \quad = \quad C^8H^4Az^2O^8$$
$$\text{Alloxane.} \qquad\qquad\qquad\qquad \text{Acide dialurique.}$$

On fait passer de l'hydrogène sulfuré en excès dans une solution bouillante
d'alloxane, il se dépose du soufre et la liqueur devient très-acide; en saturant
par du carbonate d'ammoniaque, on obtient, par le refroidissement, des cristaux
soyeux de dialurate d'ammoniaque. On fait dissoudre ces cristaux à chaud dans
de l'acide chlorhydrique moyennement concentré, et on abandonne au repos.
L'acide dialurique cristallise alors en longues aiguilles d'une saveur aigrelette,
assez solubles dans l'eau. Exposés à l'air, ces cristaux rougissent peu à peu, et
se convertissent en *alloxantine* (*voy.* ce mot).

Dialurate de potasse. Il se distingue par sa faible solubilité dans l'eau,
froide ou chaude, il se présente sous la forme d'un précipité cristallin, jaune
citron, mais on peut le décolorer en le dissolvant dans une solution très-faible
de potasse, et saturant par l'acide acétique, il se dépose alors sous la forme
d'un précipité blanc caillebuté.

Dialurate d'ammoniaque. Il cristallise en aiguilles très-solubles dans l'eau
bouillante; exposés à l'air, ces cristaux deviennent rosés, et d'un rouge de sang
par la dessiccation. Le dialurate d'ammoniaque précipite en blanc les sels de
chaux et de baryte, en jaune les sels de plomb; ces précipités prennent une teinte
violette à l'air. Il réduit les sels d'argent à l'état métallique.   LUTZ.

DIALYSE. En étudiant les propriétés osmotiques des divers corps (*voy.*
OSMOSE), on constate que les uns, les corps cristallisables, tels que le sel, le
sucre, etc., et certains liquides, tels que l'acide sulfurique, l'acide chlorhydrique, etc., se diffusent plus ou moins facilement, quoique inégalement, à
travers la membrane de l'*osmomètre*, tandis qu'il en est d'autres, les corps géla-
tineux, hydrate de silice, hydrate d'alumine, solutions de gomme, de gélatine, etc., et les matières extractives en général, qui ne se diffusent qu'avec
une extrême lenteur ou pas du tout ; Graham a donné aux premiers de ces corps
le nom de *cristalloïdes*, aux autres le nom de *colloïdes*. Dubrunfaut a fait
voir qu'il n'y a pas de limite précise entre ces deux classes de corps. Mais on
peut dire, en général, avec Sainte-Claire Deville, que les cristalloïdes sont les
corps se dissolvant aisément dans les liquides, et particulièrement dans l'eau,
tandis que les colloïdes sont insolubles, du moins dans l'eau froide, mais sont
susceptibles de gonfler au contact de ce liquide et de se transformer en une gelée
plus ou moins épaisse; en même temps les colloïdes conservent, comme l'eau
dont ils sont saturés, la propriété de rester perméables aux matières qui jouissent
d'un pouvoir diffusif considérable, tandis qu'elles s'opposent au passage des
matières colloïdes comme elles-mêmes. On conçoit aisément dès lors que, si
l'on place dans l'osmomètre un mélange de substances colloïdes et cristalloïdes,
il ne passe point de colloïde à travers la membrane, du moins au début de
l'expérience; s'il s'agit, par exemple, d'un mélange de gomme et de sucre
dissous dans l'eau, le sucre traverse seul la cloison pour se répandre dans le

liquide du vase extérieur. Le procédé imaginé par Dubrunfaut et par Graham
pour obtenir la séparation des cristalloïdes et des colloïdes mélangés dans une
dissolution a reçu de ce dernier le nom de *dialyse*, et l'appareil employé
celui de *dialyseur*.

Le dialyseur, tel qu'il a été imaginé par Graham, n'est que l'osmomètre modifié ;
le vase extérieur a la forme d'un cristallisoir et renferme de l'eau pure, le tube
de l'osmomètre est remplacé par un cylindre de bois ou de gutta-percha, dont
le fond est fermé par une lame mince de papier parcheminé ou de papier
parchemin albuminé, ou de tout autre diaphragme colloïde destiné à empêcher le
passage des colloïdes. Il importe de vérifier d'abord la non-porosité de cette
espèce de tamis ; dans ce but on passe une éponge mouillée sur l'une de ses
faces, et l'on ne doit point voir apparaître de tache d'humidité sur l'autre face.
Dans le cas où ce défaut existerait, il suffirait d'appliquer, à l'endroit où s'est
manifestée la tache, de l'albumine liquide qu'on coagulerait par la chaleur. Au
lieu de papier parcheminé, on peut encore se servir, pour former la séparation,
de gelée, d'empois, de mucilage de gomme adragante, d'albumine coagulée, etc.

On verse dans le cylindre flottant le liquide qu'on veut analyser, en ayant
soin qu'il ne forme qu'une couche de 10 à 12 centimètres environ. Au bout
d'un certain temps, surtout si le volume d'eau contenu dans le vase extérieur
est considérable, les matières cristalloïdes s'y trouvent répandues presque en
totalité, tandis que les colloïdes sont restés sur le dialyseur.

Comme exemple prenons un mélange liquide de sucre et de gomme, renfermant 5 pour 100 de chacun de ces corps ; après un contact de vingt-quatre
heures, on trouvera le liquide intérieur, celui du dialyseur, légèrement augmenté de volume, par suite d'un phénomène d'osmose ; d'autre part on trouvera,
dans le liquide extérieur, environ les trois quarts du sucre et extrêmement peu
de gomme. On obtient un résultat analogue avec un mélange liquide de sucre et
de sel, mais ici c'est le sel, dont la diffusibilité est la plus grande, qui passera
en majeure partie le premier. Nous reviendrons plus loin sur les applications
qu'a reçues cette expérience.

Cependant les choses ne se passent pas toujours aussi simplement, quand, par
exemple, le cristalloïde mêlé au colloïde forme, en arrivant de l'autre côté du
diaphragme, une solution pour laquelle la matière colloïde offre une grande
affinité endosmotique. C'est le cas d'un mélange d'albumine et de chlorure de
sodium ; au début, le chlorure de sodium traverse seul la membrane dialytique,
mais la solution de sel marin qui se forme dans le vase extérieur attire ensuite
avec énergie l'albumine. Pour parer à cet inconvénient, il faut fréquemment
renouveler l'eau distillée dans laquelle flotte l'appareil.

Graham a fait des expériences comparatives sur un grand nombre de substances ; il plaçait une couche liquide de 1 centimètre d'épaisseur sur un dialyseur dont le diaphragme était fait d'un décimètre carré de papier parchemin ;
les solutions, contenant 2 grammes de matière sèche, laissaient diffuser dans
l'eau extérieure, en vingt-quatre heures, et à la température de 12 degrés, les
quantités de matières sèches suivantes :

	Grammes.	Rapports.
Chlorure de sodium	1,657	1
Acide picrique	1,690	1,020
Ammoniaque	1,404	0,847
Théine	1,166	0,703
Salicine	0,835	0,505

	Grammes.	Rapports.
Sucre de canne	0,783	0,472
Amygdaline	0,517	0,311
Extrait de quercitron	0,305	0,184
Extrait de campêche	0,280	0,168
Cachou	0,265	0,159
Extrait de cochenille	0,086	0,051
Acide gallotannique	0,050	0,030
Extrait de tournesol	0,033	0,019
Caramel épuré	0,009	0,005

Il résulte de cette inégale diffusibilité des corps qu'un mélange de sel marin et de caramel, par exemple, se trouvera analysé presque totalement dans le dialyseur.

De tous les corps colloïdes, c'est la gomme qui est le moins diffusible; les membranes animales et le parchemin végétal n'en laissent pas passer de traces (Graham, Eckhard); un diaphragme de collodion en laisse passer très-peu (Schumacher). Avec les solutions de gélatine et de pectine on obtient le double courant d'endosmose et d'exosmose, même si l'on se sert de membranes animales. Mais plus que toutes les autres substances albuminoïdes les peptones jouissent d'une diffusibilité considérable (von Wittich). Si l'on dialyse le produit d'une digestion artificielle au moyen de la pepsine et de l'acide chlorhydrique, les peptones passent dans le vase extérieur, tandis que la pepsine reste sur le dialyseur. Ces faits ont une grande importance au point de vue physiologique.

Applications. La dialyse sert en chimie à préparer les corps colloïdes tels que la silice soluble, l'alumine soluble, le peroxyde de fer, le ferrocyanure de cuivre, le bleu de Prusse, l'oxyde de chrome, l'acide titanique, l'acide tungstique soluble, les saccharates colloïdes, l'albumine, l'acide gummique, etc. Dans ce but on se sert du grand dialyseur de Graham, en renouvelant l'eau du vase extérieur à diverses reprises.

On emploie également la dialyse pour la préparation des substances cristalloïdes: ainsi, on extrait par ce moyen l'urée et les sels de l'urine; on obtient ces corps directement en évaporant à sec l'eau du vase extérieur; de même on peut extraire l'urée de tous les liquides où elle se trouve en présence de substances colloïdes.

Rappelons à ce propos qu'en 1864 M. Péligot, en examinant l'eau de Seine dans le voisinage d'Asnières, obtint, comme résidu de ses analyses, une masse noirâtre, qu'il délaya dans de l'eau et dialysa; l'eau du dialyseur se chargea d'une matière cristallisable, que M. Péligot reconnut pour de l'urée, et dont la présence lui fit connaître l'une des principales causes d'altération des eaux (par les matières excrémentitielles).

Nous avons déjà vu plus haut que les peptones se séparent aisément de la pepsine par la dialyse.

Enfin le sucre peut également être obtenu par la dialyse. Les jus sucrés, ceux surtout provenant de la betterave, renferment des sels de potasse, chlorure, azotate, etc., qui empêchent la cristallisation d'une portion notable du sucre. Dubrunfaut, par l'examen de nombreuses mélasses, est arrivé à reconnaître, en effet, qu'une partie de salin suffit pour immobiliser de quatre à cinq fois son poids de sucre. Or par concentrations successives on obtient des eaux-mères de plus en plus riches en sels, et finalement le sucre ne cristallise plus du tout. Dubrunfaut a pensé avec raison qu'en enlevant aux jus une partie notable des sels qu'ils renferment on leur rendrait la propriété d'abandonner du sucre cristallisé. Il a résolu le problème au moyen d'un appareil auquel il a donné le nom d'*osmogène*.

La pièce essentielle de l'osmogène consiste en un cadre en bois, divisé par des traverses en plusieurs compartiments, communiquant entre eux par des ouvertures pratiquées dans ces traverses. Sur les deux faces du cadre sont tendues des feuilles de papier parchemin, de manière que, si l'on verse un liquide dans le cadre, il s'y trouve maintenu par les cloisons de parchemin. Sur ce premier cadre est fixé latéralement un second cadre absolument semblable, de sorte que l'ensemble des deux ne forme en quelque sorte qu'un récipient unique, divisé en deux moitiés par la feuille de papier parchemin commune aux deux cadres.

Supposons que dans l'un des cadres on verse des jus sucrés, et dans l'autre de l'eau pure : le sucre se diffusant bien moins vite que les sels, ceux-ci traversent la cloison de parchemin ; si l'expérience est suffisamment prolongée et l'eau fréquemment renouvelée, on arrivera ainsi à enlever leurs sels à des jus qui en étaient très-chargés.

Dans son osmogène, Dubrunfaut a réuni un grand nombre de couples de cadres fonctionnant en même temps, de sorte qu'entre deux cadres à eau se trouve toujours placé un cadre à mélasse. Tous les cadres à eau communiquent par le haut avec un canal unique par lequel arrive l'eau pure et par le bas avec un autre canal par où s'écoule l'eau chargée de sels. Avant de sortir de l'appareil, les eaux passent par une éprouvette dans laquelle est plongé un aréomètre indiquant le degré de concentration de ces eaux et réglant ainsi la marche de l'appareil : ainsi, pour que l'effet soit le plus grand possible, il ne faut pas que l'aréomètre Baumé marque plus de 1 à 2 degrés dans les eaux d'exosmose.

Les cadres à mélasse communiquent de même en haut et en bas avec un canal unique, et en sortant de l'appareil le jus passe également par une éprouvette où flotte un aréomètre.

Grâce aux indications des aréomètres, on peut, par le jeu des robinets, régler exactement l'arrivée de l'eau ou de la mélasse, de manière à maintenir une densité convenable dans les éprouvettes.

Le jus sucré circule de bas en haut, en sens inverse de l'eau : en effet, au fur et à mesure qu'il se débarrasse des sels qu'il renferme, sa densité diminue et il s'élève, tandis que l'eau, en se chargeant de sels, devient de plus en plus dense et tombe naturellement vers les parties inférieures de l'appareil.

L'osmose s'effectue avec une si grande rapidité que la marche de l'appareil est continue, et que, en vingt-quatre heures, il est possible de traiter 1800 à 2000 kilogrammes de mélasse.

Applications à la toxicologie. La dialyse peut servir à la recherche des poisons, soit minéraux, soit organiques, et avec l'avantage de ne point introduire de réactif étranger dans le liquide suspect. Pour ces sortes d'opérations on se sert, soit d'un tube dialyseur, soit d'un dialyseur en forme de cloche, tous deux fermés en bas par un fragment de vessie ou un papier parcheminé.

A titre d'essai, Graham introduisit d'abord dans le vase intérieur, dont le diaphragme avait 1 décimètre carré de superficie, 50 centimètres cubes d'eau, contenant en dissolution 25 centigrammes d'*anhydride arsénieux*; vingt-quatre heures après, on trouva 241 milligrammes d'acide arsénieux dans le vase extérieur qui renfermait 1 litre d'eau. La même expérience fut répétée avec divers liquides, solutions de gomme, d'ichthyocolle, d'albumine, d'albumine coagulée en suspension, de lait, bière, sang défibriné, macération d'intestin, etc. : on

retrouvait toujours, dans l'eau du vase extérieur, une proportion d'acide arsénieux suffisante pour subir l'action des réactifs, même quand le liquide placé
dans le dialyseur n'en renfermait que 1/10 000.

Comme exemple d'application de la dialyse à la recherche des poisons, mentionnons le procédé suivant pouvant servir à la recherche de l'*acide sulfurique*,
de l'*acide nitrique*, de l'*acide chlorhydrique* et de l'*acide oxalique*. Supposons
le poison mêlé à du lait, du sang, du mucus, ou à tout autre liquide visqueux ;
on place une portion de la liqueur suspecte dans un tube à réaction d'environ
15 centimètres de largeur et de 2,5 centimètres de diamètre, ouvert à l'une de
ses extrémités et fermé à l'autre extrémité par un fragment de vessie ; le tube
est alors plongé dans un vase renfermant de l'eau distillée. Au bout de quelques heures l'acide a passé à travers la membrane et peut être reconnu dans
l'eau. Ce procédé est applicable à titre d'essai au contenu stomacal, s'il a une
forte réaction acide. S'il s'agit d'acide sulfurique, il faut se rappeler que du
sulfate de soude ou de magnésie ou un acide inoffensif, comme le vinaigre, ou
le jus de citron, a pu être ingéré. Pour éviter toute cause d'erreur il faut évaporer une partie du liquide essayé et incinérer le résidu ; le sulfate alcalin, s'il
existe, sera obtenu alors sous forme solide.

Par des procédés semblables, Graham a réussi à séparer des matières organiques
les plus variées, la *strychnine* et l'*émétique*. M. Grandeau a fait des expériences
analogues sur la *digitaline*, la *brucine* et la *morphine*. En plaçant dans le dialyseur 100 grammes d'eau distillée, renfermant 0^{gr},01 de digitaline, par exemple,
en solution, il retrouva, après vingt-quatre heures, ce glycoside intégralement
dans le liquide du vase extérieur. Par ce même moyen, on a pu séparer la
digitaline de l'urine, et ce même glycoside, ainsi que la morphine et la brucine, de diverses matières organiques.

On voit toute l'importance d'une méthode qui permet de séparer les poisons
végétaux assez bien des matières animales pour les rendre sensibles aux réactifs.

L. HAHN.

DIAMAGNÉTISME. Le fer et l'acier ne sont pas les seuls corps qui soient
attirés par l'aimant, qui soient *magnétiques* (voy. MAGNÉTISME) : l'emploi
d'aimants puissants et surtout d'électro-aimants, qui jouent le même rôle avec
une plus grande intensité, a montré que d'autres substances jouissent de propriétés analogues ; parmi celles-ci, nous citerons le nickel et le cobalt, pour
lesquels la propriété magnétique est très-appréciable, quoique beaucoup moindre
que pour le fer.

Mais il y a d'autres corps qui sont repoussés par l'aimant ; les répulsions, qui
sont d'ailleurs très-faibles, s'observent, par exemple, pour le bismuth et l'antimoine. D'une manière générale, on peut dire que, à la condition d'employer des
aimants assez puissants, toutes les substances sont sensibles à l'action magnétique. Faraday a désigné sous le nom de *paramagnétiques* les substances atti-
rées par l'aimant (on dit généralement substances *magnétiques* seulement), et
sous le nom de *diamagnétiques* celles qui sont repoussées par l'aimant.

On met ces actions plus facilement en évidence en modifiant les conditions de
l'expérience. Les substances que l'on étudie sont réduites à l'état de barreaux
légers (s'il s'agit d'un solide) et sont suspendues par leur centre de gravité
entre les deux pôles d'un aimant, ou plus souvent d'un électro-aimant disposé
spécialement en vue de ces expériences, de manière que les deux pôles soient

placés en regard ; on peut d'ailleurs faire varier entre certaines limites la
distance de ces pôles

Lorsque le courant ne passe pas, que l'électro-aimant n'agit pas, le barreau
prend une position d'équilibre quelconque qui est déterminée parce que le fil
de suspension est alors sans torsion. Mais sitôt que, par le passage du courant,
l'électro devient actif, le barreau change de position et, après quelques oscillations, prend une position d'équilibre invariable. Si la substance est magnétique,
l'axe du barreau est dirigé suivant la ligne qui joint les pôles ; elle est perpendiculaire à cette ligne, si la substance est diamagnétique. On exprime ces résultats par une formule abrégée, en disant que dans le premier cas le barreau
prend la direction *axiale*, tandis qu'il prend la direction *équatoriale* dans le
second cas. Ces positions correspondent d'ailleurs l'une et l'autre à un état
d'équilibre stable.

Le cas des corps magnétiques s'explique facilement par l'hypothèse des fluides
magnétiques : le barreau subit d'abord une action d'influence qui fait naître en
face de chaque pôle de l'électro un pôle inverse dans le barreau, et la direction
axiale est la conséquence nécessaire des attractions qui se manifestent entre des
pôles contraires. La position équatoriale se comprendrait en admettant que dans
les corps diamagnétiques l'influence exercée par un pôle fait naître un pôle de
même nom. Mais on ne saurait comprendre cette action d'influence s'exerçant
d'une manière contradictoire avec les propriétés qu'on attribue aux fluides
magnétiques : aussi convient-il de chercher une autre explication, comme nous
le dirons plus loin.

Il n'en est pas moins nécessaire de s'assurer si les corps diamagnétiques, sous
une influence magnétisante, présentent réellement une polarité aux extrémités
des barreaux. Le fait est difficile à reconnaître dans les expériences directes,
d'abord parce que la polarité diamagnétique est très-faible, puis parce que les
effets auxquels elle pourrait donner naissance sont masqués par les effets magnétiques beaucoup plus intenses qui, en général, donnent naissance au diamagnétisme. Mais Tyndall a montré que cette polarité existe : le principe sur lequel il
s'est appuyé consiste en ce que le diamagnétisme, comme le magnétisme, peut
être produit par l'action d'un solénoïde entourant le barreau. Une hélice traversée
par un courant entoure un barreau de bismuth mobile à son intérieur ; extérieurement on place une aiguille aimantée. Le courant passant dans l'hélice, on
note la position de cette aiguille lorsqu'elle est en face du milieu du barreau ;
sans modifier le courant, on déplace le barreau de manière à amener une de
ses extrémités en face de l'aiguille dont la position est alors modifiée, ce qui
dénote une influence polaire spéciale. En réalité, pour plus de sensibilité, on
emploie un appareil double et un système d'aiguilles astatiques.

Les liquides présentent également des propriétés para ou diamagnétiques : on
peut le mettre en évidence en les plaçant dans de minces tubes en verre que
l'on suspend comme nous l'avons indiqué pour les barreaux solides. Quand
l'électro est en action, le tube prend, suivant les conditions, la direction axiale
ou la direction équatoriale. Mais il importe de tenir compte de l'influence que
peut avoir le tube même qui sert d'enveloppe et dont l'action peut être plus
considérable même que celle du liquide. Aussi convient-il d'avoir fait au préalable une expérience avec le tube vide pour se rendre compte de la grandeur de
cette action.

On peut opérer autrement : à cet effet les pièces qui constituent les pôles de l'électro sont enlevées et remplacées par d'autres présentant à leur partie supérieure des facettes planes. On pose sur celles-ci un vase mince contenant le liquide, un verre de montre, par exemple. Lorsque le courant ne passe pas, la surface est plane et horizontale; mais, dès que, le courant passant, l'électro entre en action, la surface change de forme et présente des dénivellations variées au-dessus des pôles. Tantôt il y a des dépressions et tantôt des surélévations; le premier cas correspond aux liquides magnétiques, le second aux liquides diamagnétiques.

Les gaz sont également sensibles à l'action des aimants et peuvent être paramagnétiques ou diamagnétiques. On peut le prouver en employant des tubes de verre mince remplis de gaz ou de vapeurs. Mais, dans ce cas, l'influence de l'enveloppe est trop grande par rapport à celle de la substance qu'elle renferme pour que les expériences aient une grande valeur.

On peut mettre le fait en évidence nettement, en envoyant entre les pôles un jet de gaz ou de vapeur colorée, ou plus simplement en plaçant entre ces pôles la flamme d'une bougie, la flamme étant constituée en somme par des gaz portés à l'incandescence. Les déviations du jet de gaz, la déformation très-apparente de la flamme, montrent d'une manière nette l'influence du magnétisme.

MM. Becquerel et Plucker ont étudié spécialement l'influence du magnétisme sur les liquides et ils sont arrivés à des résultats intéressants, en recherchant l'action du milieu ambiant sur l'effet subi par le corps soumis à l'aimant. Pour cela, ils ont suspendu un tube de verre mince rempli d'une dissolution d'un sel affecté par l'aimant dans une cuve contenant une dissolution de même nature placée entre les pôles d'un électro-aimant puissant. Dans ces conditions, ils ont observé que le tube peut soit être indifférent, soit prendre la position axiale, soit se diriger équatorialement: la différence dépend de la saturation relative des liquides. Le tube est inerte, si les deux dissolutions sont également riches en matière saline; il y a direction axiale, c'est-à-dire que le tube paraît magnétique, si la dissolution qu'il contient est plus riche que celle de la cuve. Dans le cas contraire, le tube prend la direction équatoriale, il semble diamagnétique.

De ces expériences et d'autres confirmatives on peut déduire une explication générale des divers effets produits par le magnétisme. Il suffit d'admettre que l'action exercée par un pôle d'un aimant, sur un corps situé dans un milieu, est la différence entre l'action que ce corps subit réellement et celle que subirait le gaz ou le liquide constituant le milieu qui occuperait la place du corps, si celui-ci ne s'y trouvait pas.

Il est à remarquer que cette idée est tout à fait analogue à celle qui est démontrée pour le principe d'Archimède: dans l'un et l'autre cas, il y a un corps plongé dans un milieu, le corps et le milieu étant soumis également à une force extérieure. Le mouvement final du corps est aussi déterminé par la différence entre deux actions (le poids et la poussée) et se fait dans un sens ou dans l'autre suivant que l'une ou l'autre de ces actions est plus considérable.

Dans le cas qui nous occupe, un corps serait neutre, insensible au magnétisme, s'il subissait de la part de l'aimant une action égale à celle que subit le milieu ambiant; — il serait *magnétique*, il y aurait une force attractive, s'il subissait de la part de l'aimant une action plus énergique que celle qui serait appliquée à une masse égale du corps constituant le milieu; — il serait *diamagnétique* dans le cas contraire.

Cette théorie à laquelle quelques objections ont été faites nous paraît fort intéressante : elle met en évidence le rôle important du champ magnétique et réunit dans une même explication des phénomènes qui, pour être opposés, n'en sont pas moins de nature semblable. Il est même possible d'étendre cette notion aux phénomènes électriques, ce qui permet d'abandonner définitivement l'hypothèse des deux fluides pour accepter l'hypothèse d'un agent unique dont la nature est encore inconnue (l'hypothèse de Franklin, légèrement modifiée, répond très-bien à tous les phénomènes).

L'étude des phénomènes qui se passent dans un champ magnétique est très-intéressante : sans parler ici des phénomènes qui paraissent se manifester dans l'organisme, il convient de citer les phénomènes d'induction, dont l'importance est si grande à tous égards. Les phénomènes lumineux, certains d'entre eux au moins, sont modifiés dans le champ magnétique; nous signalerons ici, sans insister d'ailleurs, la rotation du plan de polarisation : la question est traitée dans l'article OPTIQUE PHYSIQUE.

Enfin, il n'est pas jusqu'aux actions chimiques qui ne se comporteraient d'une manière particulière dans un champ magnétique puissant.　　　　　C.-M. G.

DIAMANT. Il en a été question à l'article CARBONE. C'est, en effet, un carbone cristallisé. On a déjà dit que ce produit naturel se rencontre dans des terrains d'alluvion qui proviennent de la destruction des roches ferrugineuses appartenant à la formation du schiste argileux et dont les débris ont été transportés par les eaux; que ses gisements les plus considérables sont au Brésil et dans plusieurs contrées des deux Indes, principalement dans les royaumes de Visapour, de Golconde, et dans l'île de Bornéo; enfin que le diamant cristallise dans le type cubique et peut affecter les principales formes qui se rapportent à ce type, telles que l'octaèdre, le dodécaèdre rhomboïdal, etc., etc. Sa densité varie entre 3,50 et 3,55. Sa réfraction est simple et son indice de réfraction est de 2,47; son pouvoir réfringent est de 1,456, et son pouvoir dispersif de 0,0388. C'est à l'ensemble de ces propriétés qu'il doit ses magnifiques effets de lumière lorsqu'il est taillé.

Les diamants sont fort rares dans la nature; on estime que le Brésil en produit annuellement 4 à 5 kilogrammes; mais la taille et le polissage en réduisent considérablement le poids. Au surplus il y en a qui sont connus sous le nom de *diamants de nature*, dont la forme est sphéroïdale, et qui ne peuvent être taillés.

D'après la description que Dufrenoy a faite de ce fameux diamant qui sous le nom d'*Étoile du Sud* figura à l'Exposition universelle de 1867, il paraîtrait que cette pierre précieuse aurait appartenu dans l'origine à un groupe de cristaux de diamants analogue à un groupe de cristaux de quartz, de spath d'Islande, de pyrite de fer et de la plupart des minéraux cristallisés.

Le diamant se trouverait donc tapissant des géodes, au milieu de certaines roches qui nous sont encore inconnues, mais qui probablement appartiendraient aux terrains métamorphiques du Brésil; ce serait là son véritable gisement, et sous ce rapport la formation des diamants aurait de l'analogie avec celle de la plupart des cristaux, notamment avec la formation des géodes de quartz que l'on observe dans le marbre de Carrare.

Certains diamants présentent, lorsqu'on les insole, une belle phosphorescence.　　　　　M.

DIAMIDES. *Voy.* AMIDES.

DIAMORUM. Mellite de mûres, qui figure dans la pharmacopée espagnole et qui est composé de 1 partie de suc de mûres et 2 de miel blanc. Il sert pour les boissons tempérantes et pour les gargarismes. D.

DIAMYLE. *Amyle*. $C^{20}H^{22}$ ou $(C^{10}H^{11})^2$. Ce carbure d'hydrogène est liquide, incolore, d'une odeur un peu aromatique, d'une saveur mordicante; il ne brûle que lorsqu'on le chauffe; il est insoluble dans l'eau, mais miscible à l'alcool et à l'éther. Il s'épaissit à 30 degrés sans cristalliser, bout entre 158 et 160 degrés. Sa densité à 0 degrés est 0,745, et à 20 degrés elle est 0,728; la densité de sa vapeur est de 4,90 à 4,95.

Le diamyle ne se dissout point dans l'acide sulfurique fumant; l'acide azotique le plus concentré ne l'attaque que lentement à l'ébullition. Soumis à l'action du chlore, il donne des produits de substitution réguliers.

On le prépare facilement en faisant agir du sodium en léger excès sur l'iodure d'amyle contenu dans un ballon surmonté d'un réfrigérant en serpentin; on recueille ce qui passe vers 158 degrés. M.

BIBLIOGRAPHIE. — FRANKLAND. *Chem. Soc. Quart. Journ.*, 1850, p. 32. — BRAZIER et GOSSELET. *Ann. der Chemie u. Pharm.*, t. LXXV, p. 249. — WURTZ. *Ann. de chim. et de phys.* (3), t. XLIV, p. 275; t. LI, p. 301, et *Bull. de la Soc. de chim.*, 1863, p. 314. — PELOUZE et CAHOURS. *Bull. de la Soc. de chim.*, 1863, p. 230. M.

DIAMYLÈNE $C^{20}H^{20}$. On doit à Bulard la découverte du diamylène. Ce chimiste l'obtint en faisant agir de l'acide sulfurique ou du chlorure de zinc, soit sur l'alcool amylique, soit sur l'amylène lui-même. Le diamylène bout à 165 degrés; sa densité à 0 degré est de 0,7777.

Lorsqu'on ajoute du brome dans une dissolution éthérée de diamylène formée de volumes égaux de ce carbure et d'éther, et qu'on a la précaution de refroidir le liquide, on obtient du *bromure de diamylène* $C^{20}H^{20}Br^2$.

Le diamylène soumis à l'action du chlore à la température de — 17 degrés qu'on élève peu à peu jusqu'à + 11 degrés et enfin jusqu'à 140 degrés passe à l'état de *chlorure de diamylène chloré* $C^{20}H^{19}Cl,Cl^2$, liquide soluble dans l'alcool et dans l'éther, entrant en ébullition entre 240 et 250 degrés et dont la densité déterminée à 0 degré est 1,1638.

On connaît aussi l'*oxyde de diamylène* $C^{20}H^{20}O^2$, liquide léger, bouillant entre 170 à 180 degrés, dont la densité de vapeur trouvée est de 5,364, tandis que la densité calculée est de 5,401. Ce composé est insoluble dans l'eau, soluble dans l'alcool et dans l'éther, et possède l'odeur de la rue. M.

BIBLIOGRAPHIE. — BALARD. *Ann. de chim. et de phys.* (3), t. XII, p. 320. — BAUER. *Répert. de chim. pure*, 1862, p. 3, et *Bull. de la Soc. de chim.*, 1863, p. 332; Ibid., 1867, t. VIII, p. 341, et *Zeitschr. f. Chem.*, nouv. série, t. III, p. 303. — BERTHELOT. *Chimie fondée sur la synthèse*, t. II, p. 700, et *Compt. rend.*, t. LVI, p. 1242. M.

DIAMYLOXALIQUE (ACIDE). $C^{24}H^{24}O^6$. En faisant digérer à 70 degrés un mélange de quantités équivalentes d'oxalate d'éthyle (éther oxalique) et d'iodure d'amyle avec du zinc granulé, celui-ci se dissout peu à peu et il se dégage de l'hydrure d'amyle et de l'amylène. Le résidu distillé avec de l'eau donne différents produits entrant en ébullition à des températures de plus en plus élevées. Le dernier de ces produits qui bout à 260 degrés est le diamyloxalate d'éthyle (éther diamyloxalique). Saponifié par l'eau de baryte, celui-ci donne le diamyloxalate de baryte, d'où l'on tire l'acide.

L'acide diamyloxalique forme des filaments soyeux et brillants, incolores, solubles dans l'alcool et dans l'éther, insolubles dans l'eau. Il est fusible à 122 degrés et à une température plus élevée se sublime en flocons neigeux, blancs et cristallisés.

On considère cet acide comme étant de l'acide oxalique, dont 2 molécules d'oxygène sont remplacées par deux groupes $C^{10}H^{11}$.

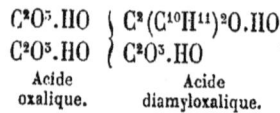

$$C^2O^3.HO \quad \left\{ \begin{array}{l} C^2(C^{10}H^{11})^2O.HO \\ C^2O^3.HO \end{array} \right.$$

$$C^2O^3.HO$$

Acide   Acide
oxalique.   diamyloxalique.

FRANKLAND et DUPPA. *Ann. der Chem. u. Pharm.*, t. CXLII, p. 1, et *Bull. de la Soc. de chim.*, 1868, t. VIII, p. 399.

M.

DIAMYLVALÉRAL $C^{30}H^{32}O^4$. Liquide qui bout entre 240 et 250 degrés. Sa densité déterminée à 7 degrés est de 0;849. Il est insoluble dans l'eau, il est doué d'une odeur désagréable, rappelant à la fois l'alcool amylique et le céleri.

On obtient le diamylvaléral en chauffant un mélange d'un volume de valéral, de trois volumes d'alcool amylique et d'un volume d'acide acétique.   M.

DIANNYÈRE (JEAN). Médecin français, né au Donjon, dans le Bourbonnais, le 3 mars 1701, mort à Moulins le 13 août 1782. Il exerça longtemps la médecine dans cette ville, où il s'était fixé pour être agréable à un oncle auquel il devait son éducation. « Il était le médecin des prisons, où il a fait des changements utiles, et celui des pauvres en faveur desquels il avait rédigé une suite de formules simples et peu dispendieuses, dont il se servait et dont il leur avait appris à faire usage avec un grand succès. Il est inutile d'ajouter qu'il prodiguait des secours avec des conseils..... » (Vicq d'Azyr). Diannyère était le doyen du Collége de médecine de Moulins. On a de lui :

I. *Analyse des eaux minérales de Bardon.* In *Journ. de méd.*, t. II, 1746. — II. *Observations sur le traitement d'une espèce de colique venteuse et périodique.* In *Journ. de Trévoux,* mai 1746. — III. *Essai sur la meilleure manière d'employer les vermifuges.* In *Journ. de méd.*, t. IV. — IV. *Considérations sur la paralysie des extrémités.* Ibid., t. XII. L. HN.

Diannyère (ANTOINE). Fils du précédent, né à Moulins le 26 janvier 1762, mort en 1802, était également docteur en médecine et membre de l'Institut. Il s'est fait connaître surtout comme homme de lettres et publiciste, mais n'a rien écrit sur la médecine.

L. HN.

DIANTHUS. *Voy.* ŒILLET.

DIAPALME (EMPLATRE). On fait fondre 25 grammes de sulfate de zinc dans une petite quantité d'eau, et l'on ajoute la dissolution à 800 grammes d'emplâtre simple et 50 grammes de cire blanche, fondus ensemble. La masse est tenue sur un feu doux et l'on remue continuellement jusqu'à ce que toute l'eau soit évaporée (Codex).

Certains pharmaciens font entrer dans cet emplâtre divers autres ingrédients, comme de l'huile de palme, ou la décoction de feuilles de chêne. C'est aux feuilles de palmier, qui y figuraient autrefois, qu'il doit le nom de diapalme.

D.

DIAPASME (de διαπάσσειν, saupoudrer). Médicament composé de substances sèches et aromatiques, résolutives, dont on saupoudrait les vêtements ou la peau, dans un but de toilette plus que de thérapeutique.   D.

DIAPASON. Le mot diapason signifie presque exclusivement aujourd'hui, au propre, un instrument qui sert à donner le *ton* et sur lequel doivent se régler les instruments de l'orchestre et les voix. Il serait inutile ici de nous arrêter sur le sens que ce mot a pu avoir autrefois, et nous devons traiter la question à un point de vue restreint, en laissant de côté le point de vue historique ou le point de vue exclusivement musical. Nous dirons seulement que l'on attribue l'idée du diapason à J. Shore, qui était trompette dans la musique de Georges d'Angleterre (1711) : des instruments de cette nature existaient au siècle dernier et étaient connus sous le nom de *choristes*, d'après Rousseau, dans son dictionnaire de musique : le nom de *corista* serait encore aujourd'hui donné au diapason en Italie.

Les diapasons dont on fait usage sont de deux formes entièrement différentes : les uns sont basés sur les vibrations des verges, les autres sur celles des anches.

Une verge élastique rigide que l'on fait vibrer transversalement est susceptible de se diviser en trois concamérations avec deux nœuds; les concamérations extrêmes terminées par des ventres aux extrémités libres ont une longueur qui est à peu près la moitié de la concamération moyenne comprise entre les deux nœuds. La même disposition se retrouve d'une manière générale alors que l'on vient à recourber la verge vers son milieu, seulement la concamération moyenne diminue de longueur, des nœuds se rapprochent et d'autant plus que la courbure est plus prononcée. On peut arriver ainsi à donner à la tige une forme correspondant à deux branches parallèles réunies par une portion à peu près demi-circulaire : une tige est implantée normalement au milieu de cette partie courbe, et c'est là ce qui constitue le diapason classique (le *tuning-fork* des Anglais).

Pour faire vibrer le *diapason*, on le tient par la tige qui sert de manche et on peut alors le frapper contre un corps dur; mais le choc peut donner naissance à des vibrations complexes et produire des sons étrangers qu'il importe d'éviter. Dans les diapasons qui ne sont pas destinés à des expériences de physique, les branches ne sont pas parallèles, mais se rapprochent légèrement par leurs extrémités

Fig. 1.

libres. Il suffit alors d'introduire entre les branches, vers la base, un cylindre dur (qui généralement fait partie de l'étui qui renferme l'appareil) que l'on fait glisser entre les branches qu'il écarte et qui, abandonnées à elles-mêmes lorsqu'il est sorti, vibrent fortement.

Le son que l'on obtient ainsi est faible et n'est entendu distinctement que lorsque le diapason est approché de l'oreille. Cela tient, d'une part, à ce que les branches ayant dans chaque vibration des mouvements égaux, mais inverses,

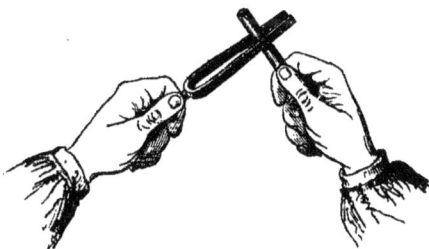

il y a interférence au moins d'une manière partielle ; mais, surtout, la faiblesse du son tient à ce que la masse d'air mise en vibration est faible. Le son produit est beaucoup plus intense, si l'on applique sur un corps élastique, sur une planche, le manche du diapason ; mieux encore, si le diapason est monté sur une caisse d'harmonie dont les dimensions ont été choisies de manière que la masse d'air qu'elle renferme puisse vibrer précisément au ton du diapason. Le son de celui-ci devient alors beaucoup plus intense, beaucoup plus ample, en même temps que sa sonorité est rendue très-satisfaisante. Il est vrai que, comme conséquence, les vibrations durent moins longtemps ; mais cela n'a pas d'importance, et d'ailleurs on emploie des procédés particuliers lorsque l'on veut entretenir les vibrations pendant longtemps, comme nous le dirons plus loin.

Le meilleur procédé pour faire vibrer un diapason monté sur une caisse sonore consiste à le frotter à l'aide d'un archet enduit de colophane. On obtient ainsi des sons très-purs dont on peut à volonté faire varier l'intensité.

On fait usage quelquefois, dans les orchestres, sinon dans les cabinets de physique, de diapasons qui sont constitués par une anche métallique placée dans un petit tube métallique de 27 millimètres de longueur environ et de 6 millimètres de diamètre. En soufflant à travers le tube, l'anche est mise en vibration et rend un son dont la hauteur varie avec les dimensions de l'anche et avec celle du tuyau et que l'on a fixée à l'avance. Cet appareil est fort commode, à cause de

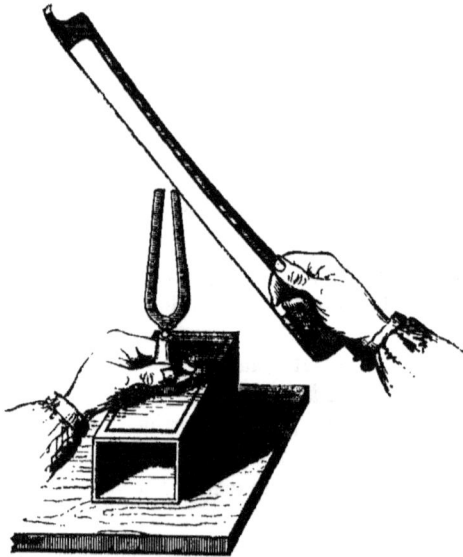

Fig. 2.

ses petites dimensions ; il n'a pas d'application en dehors de la musique.

Il n'en est pas de même du diapason à fourche, qui peut être utilisé dans diverses circonstances. C'est ainsi que, par exemple, il est employé pour étudier les conditions de transmission des vibrations par l'intermédiaire de la boîte crânienne et peut ainsi fournir des renseignements sur les conditions de fonctionnement de l'appareil auditif. Nous n'avons pas d'ailleurs à insister ici sur ce point qui est traité spécialement au mot OREILLE.

Mais le diapason est fréquemment employé en physiologie comme chronographe pour mesurer des temps très-courts. On sait, en effet, que les vibrations des corps sonores sont isochrones, que, par conséquent, si un diapason effectue 500 vibrations par seconde, chacune de ces vibrations aura une durée de 1/500 de seconde. Si donc on munit une des branches d'un diapason d'une pointe légère que l'on mette au contact d'un cylindre enregistreur enfumé, que l'on fait tourner, la pointe tracera une ligne sinueuse telle que chaque sinuosité correspondra à un temps ayant une valeur de 1/500 de seconde. Si à côté de ce tracé on a un appareil quelconque qui enregistre les diverses phases d'un phénomène, on pourra évaluer leur durée d'après les nombres de sinuosités auxquelles elles correspondent.

Si l'enregistrement devait durer un certain temps, les diapasons seraient insuffisants parce que les vibrations s'éteignent assez rapidement. On emploie alors des diapasons *entretenus* électriquement ou électro-diapasons, appareils dont M. Mercadier a donné une ingénieuse disposition pratique et dont les vibrations peuvent être indéfiniment prolongées.

A cet effet, un électro-aimant est placé entre les branches du diapason qu'il attirera lorsque le noyau sera aimanté par suite du passage du courant, et qui, abandonnées à elles-mêmes quand le courant cessera, reviendront à leur position d'équilibre qu'elles dépasseront en vertu de leur élasticité. On pourra donc entretenir indéfiniment ces vibrations en provoquant à des intervalles convenables le passage et l'interruption du courant. A cet effet le circuit qui contient une pile et l'électro-aimant comprend aussi le diapason même qui en un point situé vers son extrémité porte un fil de platine venant s'approcher d'une lame métallique en communication avec le second pôle de la pile. Dans les conditions ordinaires, le courant ne passe pas, puisqu'il y a une solution de continuité ; mais, si l'on fait vibrer le diapason, le stylet, au moment de l'élongation maxima, viendra toucher la plaque métallique, le courant s'établira, animera l'électro-aimant qui attirera les branches du diapason ; mais dès que celles-ci, obéissant tant à cette action qu'à leur élasticité propre, se rapprocheront de leur position d'équilibre, la solution de continuité se reproduira de nouveau, le courant cessera, l'attraction disparaîtra. Les branches du diapason auront reçu une impulsion, la vibration se produira avec assez d'amplitude pour qu'à la fin le fil de platine revienne en contact avec la plaque métallique et que, dès lors, les mêmes actions se reproduisent, et ainsi de suite indéfiniment.

Indépendamment de leur application à la mesure des petites durées, les diapasons entretenus peuvent servir dans diverses autres circonstances, par exemple, pour l'étude des courbes acoustiques de Lissajous, qui permettent de comparer les mouvements vibratoires divers de deux diapasons en recueillant sur un écran la trace d'un rayon réfléchi sur des surfaces polies fixées d'une manière convenable à chacun de ces diapasons.

On peut d'ailleurs se servir de ces diapasons entretenus pour étudier optiquement d'une manière directe de petits mouvements vibratoires. A cet effet le diapason porte une petite lunette à travers laquelle on regarde un point brillant du corps vibrant ; le point se déplace, d'une part, la lunette reçoit un mouvement périodique du diapason et l'observateur a une impression complexe provenant de la composition de ces deux mouvements. D'après la forme des courbes observées, et connaissant le mode de mouvement du diapason, on en peut déduire la nature du mouvement vibratoire du point observé.

Le mot diapason, dans un sens général, s'entend également de la hauteur absolue des sons représentant les diverses notes de la gamme. C'est généralement sur le *la* (le *la* du milieu du clavier du piano, le *la* à vide du violon) que l'on accorde les divers instruments et dont, par conséquent, la hauteur absolue détermine le ton réel, absolu dans lequel la musique sera exécutée.

L'étude des partitions des maîtres du siècle dernier, celle des instruments à sons invariables, comme les orgues, remontant à la même époque, ont montré une tendance marquée à une élévation du diapason. Le fait est du reste vérifié par des mesures précises, car Sauveur a trouvé en 1700 que le *la* du diapason correspondait à 808 vibrations par seconde, tandis que Lissajous en 1858 évaluait à 896 vibrations le *la* de l'Opéra, à Paris. En un siècle et demi environ le diapason avait monté de 0,845 de ton. Le même fait avait été observé à l'étranger.

Indépendamment des inconvénients qui résultaient de cette élévation croissante pour la voix des chanteurs, ces variations avaient eu pour résultat de créer des différences notables entre les diapasons des divers pays ou des diverses villes d'un même pays. Le *la* de Paris équivalait à 896 vibrations ; celui de Toulouse (Conservatoire) à 874 seulement et celui de Lille à 904. Il atteignait 911 à Bruxelles (musique des Guides) et descendait à 870 à Carlsruhe, et même 868 (pianos de MM. Broadwood pour l'accompagnement des concerts vocaux).

En 1858, une Commission fut nommée en France[1] pour étudier la question et rechercher s'il était convenable d'établir un étalon.

La Commission rapporta en détail les variations manifestes que nous avons précédemment résumées ; elle indiqua que cette tendance à l'élévation du diapason devait être attribuée aux fabricants d'instruments de musique qui recherchent naturellement à donner un son plus éclatant, plus aigu par suite, aux instruments qu'ils construisent. La Commission concluait à l'utilité qu'il y avait d'adopter un étalon qui servirait désormais de prototype. Enfin elle fixait la hauteur du son qu'il convenait d'adopter et, acceptant le son le plus bas parmi ceux qui étaient effectivement adoptés (à très-peu près du moins), elle proposait de décider que le *la* devait correspondre à 870 vibrations par seconde.

Ces dispositions furent adoptées : un diapason normal, correspondant à 870 vibrations par seconde, dut être utilisé dans tous les établissements musicaux de France autorisés par l'État. Tous ces établissements durent être pourvus d'un diapason identique comme hauteur au prototype conservé au Conservatoire de musique (arrêté du 16 février 1859) ; ces diapasons doivent être poinçonnés après vérification administrative. M. Lissajous était chargé de cette vérification.

Il ne nous paraît pas douteux que cette unification du diapason était utile, sinon nécessaire. Nous voyons sans peine les avantages qu'elle présente et qui sont trop évidents pour qu'il soit nécessaire d'insister ; nous ne pensons pas que des inconvénients aient jamais été signalés.

C.-M. G.

DIAPENSIA. Un des noms, dans les anciens auteurs, de la *Sanicle*.

H. Bn.

DIAPHŒNIX (Électuaire) (διά, avec, et φοῖνιξ, datte). L'électuaire diaphœnix simple contient : pulpe de dattes, 250 grammes ; amandes douces séparées de leur pellicule, 112 grammes ; sucre, 250 grammes, et miel, 1,000 grammes. On broie les amandes avec le sucre, de manière à en former une pâte homogène ; on mêle avec la pulpe de dattes et l'on ajoute le miel. L'électuaire diaphœnix composé est formé, outre la pulpe de dattes et les amandes, de poudres de gingembre, muscade, poivre noir, macis, cannelle, safran, daucus de Crète, fenouil, rue, turbith végétal, scammonée. On incorpore ces poudres dans le diaphœnix simple. La dose par la bouche est de 2 à 15 grammes ; en lavement de 15 à 20 grammes. Pour préparer le *lavement purgatif des peintres*, on ajoute à 30 grammes d'électuaire diaphœnix composé

---

[1] Cette commission était composée de MM. Pelletier, secrétaire général du ministère d'État, président, Halévy, rapporteur, Auber, Berlioz, Camille Doucet, Despretz, Lissajous, Général Mellinet, Meyerbeer, Ed. Monnais, Rossini, Ambroise Thomas.

4 grammes de poudre de jalap, 8 grammes de feuilles de séné, et 30 grammes
de sirop de nerprun. On fait infuser le séné dans 500 grammes d'eau bouillante,
et l'on ajoute les autres ingrédients.   D.

DIAPHORÉTIQUES (διαφορεῖν, disperser, faire évacuer et principalement
faire transpirer). Médicaments analogues aux *diapnoïques* (*voy.* ce mot);
néanmoins, le mot diaphorèse est habituellement pris, dans un sens général,
comme synonyme de sueur.   D.

ARTICLES

CONTENUS DANS LE VINGT-HUITIÈME VOLUME

PREMIÈRE SÉRIE

FIN DE LA TABLE DU VINGT-HUITIÈME VOLUME DE LA PREMIÈRE SÉRIE.

Typographie A. Lahure, rue de Fleurus, 9, à Paris.

www.ingramcontent.com/pod-product-compliance
Lightning Source LLC
Chambersburg PA
CBHW031543210326
41599CB00015B/1992